U0224396

中华医学百科全书

公共卫生学

卫生检验学

国家出版基金项目
NATIONAL PUBLICATION FOUNDATION

中国协和医科大学出版社

图书在版编目（CIP）数据

卫生检验学／黎源倩主编 . —北京：中国协和医科大学出版社，2017.6
（中华医学百科全书）
ISBN 978-7-5679-0681-5

Ⅰ . ①卫… Ⅱ . ①黎… Ⅲ . ①卫生检验 Ⅳ . ① R115

中国版本图书馆 CIP 数据核字 (2017) 第 094286 号

中华医学百科全书·卫生检验学

主　　编：黎源倩

编　　审：郭亦超

责任编辑：王　霞

出版发行：中国协和医科大学出版社
　　　　　（北京东单三条九号　邮编 100730　电话 010-6526 0431 ）

网　　址：www.pumcp.com

经　　销：新华书店总店北京发行所

印　　刷：北京雅昌艺术印刷有限公司

开　　本：889×1230　1/16 开

印　　张：39.5

字　　数：1110 千字

版　　次：2017 年 6 月第 1 版

印　　次：2017 年 6 月第 1 次印刷

定　　价：435.00 元

ISBN 978-7-5679-0681-5

《中华医学百科全书》编纂委员会

总顾问　吴阶平　韩启德　桑国卫

总指导　陈　竺

总主编　刘德培

副总主编　曹雪涛　李立明　曾益新

编纂委员（以姓氏笔画为序）

B·吉格木德		丁　洁	丁　樱	丁安伟	于中麟	于布为
于学忠	万经海	马　军	马　骁	马　静	马　融	马中立
马安宁	马建辉	马烈光	马绪臣	王　伟	王　辰	王　政
王　恒	王　硕	王　舒	王　键	王一飞	王一镗	王士贞
王卫平	王长振	王文全	王心如	王生田	王立祥	王兰兰
王汉明	王永安	王永炎	王华兰	王成锋	王延光	王旭东
王军志	王声湧	王坚成	王良录	王拥军	王茂斌	王松灵
王明荣	王明贵	王宝玺	王诗忠	王建中	王建业	王建军
王建祥	王临虹	王贵强	王美青	王晓民	王晓良	王鸿利
王维林	王琳芳	王喜军	王道全	王德文	王德群	
木塔力甫·艾力阿吉		尤启冬	戈　烽	牛　侨	毛秉智	毛常学
乌　兰	文卫平	文历阳	文爱东	方以群	尹　佳	孔北华
孔令义	孔维佳	邓文龙	邓家刚	书　亭	毋福海	艾措千
艾儒棣	石　岩	石远凯	石学敏	石建功	布仁达来	占　堆
卢志平	卢祖洵	叶　桦	叶冬青	叶常青	叶章群	申昆玲
申春悌	田景振	田嘉禾	史录文	代　涛	代华平	白春学
白慧良	丛　斌	丛亚丽	包怀恩	包金山	冯卫生	冯学山
冯希平	边旭明	边振甲	匡海学	邢小平	达万明	达庆东
成　军	成翼娟	师英强	吐尔洪·艾买尔		吕时铭	吕爱平
朱　珠	朱万孚	朱立国	朱宗涵	朱建平	朱晓东	朱祥成
乔延江	伍瑞昌	任　华	华　伟	伊河山·伊明		向　阳
多　杰	邬堂春	庄　辉	庄志雄	刘　平	刘　进	刘　玮
刘　蓬	刘大为	刘小林	刘中民	刘玉清	刘尔翔	刘训红
刘永锋	刘吉开	刘伏友	刘芝华	刘华平	刘华生	刘志刚
刘克良	刘更生	刘迎龙	刘建勋	刘胡波	刘树民	刘昭纯
刘俊涛	刘洪涛	刘献祥	刘嘉瀛	刘德培	闫永平	米　玛

许　媛	许腊英	那彦群	阮长耿	阮时宝	孙　宁	孙　光
孙　皎	孙　锟	孙长颢	孙少宣	孙立忠	孙则禹	孙秀梅
孙建中	孙建方	孙贵范	孙海晨	孙景工	孙颖浩	孙慕义
严世芸	苏　川	苏　旭	苏荣扎布	杜元灏	杜文东	杜治政
杜惠兰	李　龙	李　飞	李　东	李　宁	李　刚	李　丽
李　波	李　勇	李　桦	李　鲁	李　磊	李　燕	李　冀
李大魁	李云庆	李太生	李曰庆	李玉珍	李世荣	李立明
李永哲	李志平	李连达	李灿东	李君文	李劲松	李其忠
李若瑜	李松林	李泽坚	李宝馨	李建勇	李映兰	李莹辉
李继承	李森恺	李曙光	杨　凯	杨　恬	杨　健	杨化新
杨文英	杨世民	杨世林	杨伟文	杨克敌	杨国山	杨宝峰
杨炳友	杨晓明	杨跃进	杨腊虎	杨瑞馥	杨慧霞	励建安
连建伟	肖　波	肖　南	肖永庆	肖海峰	肖培根	肖鲁伟
吴　东	吴　江	吴　明	吴　信	吴令英	吴立玲	吴欣娟
吴勉华	吴爱勤	吴群红	吴德沛	邱建华	邱贵兴	邱海波
邱蔚六	何　维	何　勤	何方方	何绍衡	何春涤	何裕民
余争平	余新忠	狄　文	冷希圣	汪　海	汪受传	沈　岩
沈　岳	沈　敏	沈　铿	沈卫峰	沈心亮	沈华浩	沈俊良
宋国维	张　泓	张　学	张　亮	张　强	张　霆	张　澍
张大庆	张为远	张世民	张志愿	张丽霞	张伯礼	张宏誉
张劲松	张奉春	张宝仁	张宇鹏	张建中	张建宁	张承芬
张琴明	张富强	张新庆	张潍平	张德芹	张燕生	陆　华
陆付耳	陆伟跃	陆静波	阿不都热依木·卡地尔		陈　文	陈　杰
陈　实	陈　洪	陈　琪	陈　楠	陈　薇	陈士林	陈大为
陈文祥	陈代杰	陈红风	陈尧忠	陈志南	陈志强	陈规化
陈国良	陈佩仪	陈家旭	陈智轩	陈锦秀	陈誉华	邵　蓉
邵荣光	武志昂	其仁旺其格	范　明	范炳华	林三仁	林久祥
林子强	林江涛	林曙光	杭太俊	欧阳靖宇	尚　红	果德安
明根巴雅尔	易定华	易著文	罗　力	罗　毅	罗小平	罗长坤
罗永昌	罗颂平	帕尔哈提·克力木		帕塔尔·买合木提·吐尔根		
图门巴雅尔	岳建民	仝　玉	仝　奇	金少鸿	金伯泉	金季玲
金征宇	金银龙	金惠铭	郁　琦	周　兵	周　林	周永学
周光炎	周灿全	周良辅	周纯武	周学东	周宗灿	周定标
周宜开	周建平	周建新	周荣斌	周福成	郑一宁	郑家伟
郑志忠	郑金福	郑法雷	郑建全	郑洪新	郎景和	房　敏
孟　群	孟庆跃	孟静岩	赵　平	赵　群	赵子琴	赵中振

赵文海	赵玉沛	赵正言	赵永强	赵志河	赵彤言	赵明杰
赵明辉	赵耐青	赵继宗	赵铱民	郝 模	郝小江	郝传明
郝晓柯	胡 志	胡大一	胡文东	胡向军	胡国华	胡昌勤
胡晓峰	胡盛寿	胡德瑜	柯 杨	查 干	柏树令	柳长华
钟翠平	钟赣生	香多·李先加		段 涛	段金廒	段俊国
侯一平	侯金林	侯春林	俞光岩	俞梦孙	俞景茂	饶克勤
姜小鹰	姜玉新	姜廷良	姜国华	姜柏生	姜德友	洪 两
洪 震	洪秀华	洪建国	祝庆余	祝蘏晨	姚永杰	姚祝军
秦 川	袁文俊	袁永贵	都晓伟	晋红中	粟占国	贾 波
贾建平	贾继东	夏照帆	夏慧敏	柴光军	柴家科	钱传云
钱忠直	钱家鸣	钱焕文	倪 鑫	倪 健	徐 军	徐 晨
徐永健	徐志云	徐志凯	徐克前	徐金华	徐建国	徐勇勇
徐桂华	凌文华	高 妍	高 晞	高志贤	高志强	高学敏
高金明	高健生	高树中	高思华	高润霖	郭 岩	郭小朝
郭长江	郭巧生	郭宝林	郭海英	唐 强	唐朝枢	唐德才
诸欣平	谈 勇	谈献和	陶·苏和	陶广正	陶永华	陶芳标
陶建生	黄 峻	黄 烽	黄人健	黄叶莉	黄宇光	黄国宁
黄国英	黄跃生	黄璐琦	萧树东	梅长林	曹 佳	曹广文
曹务春	曹建平	曹洪欣	曹济民	曹雪涛	曹德英	龚千锋
龚守良	龚非力	袭著革	常耀明	崔 蒙	崔丽英	庾石山
康 健	康廷国	康宏向	章友康	章锦才	章静波	梁显泉
梁铭会	梁繁荣	谌贻璞	屠鹏飞	隆 云	绳 宇	巢永烈
彭 成	彭 勇	彭明婷	彭晓忠	彭瑞云	彭毅志	
斯拉甫·艾白		葛 坚	葛立宏	董方田	蒋力生	蒋建东
蒋建利	蒋澄宇	韩晶岩	韩德民	惠延年	粟晓黎	程 伟
程天民	程训佳	童培建	曾 苏	曾小峰	曾正陪	曾学思
曾益新	谢 宁	谢立信	蒲传强	赖西南	赖新生	詹启敏
詹思延	鲍春德	窦科峰	窦德强	赫 捷	蔡 威	裴国献
裴晓方	裴晓华	管柏林	廖品正	谭仁祥	谭先杰	翟所迪
熊大经	熊鸿燕	樊飞跃	樊巧玲	樊代明	樊立华	樊明文
黎源倩	颜 虹	潘国宗	潘柏申	潘桂娟	薛社普	薛博瑜
魏光辉	魏丽惠	藤光生				

《中华医学百科全书》学术委员会

主任委员　巴德年

副主任委员（以姓氏笔画为序）

汤钊猷　　吴孟超　　陈可冀　　贺福初

学术委员（以姓氏笔画为序）

丁鸿才	于是凤	于润江	于德泉	马　遂	王　宪	王大章
王文吉	王之虹	王正敏	王声湧	王近中	王邦康	王晓仪
王政国	王海燕	王鸿利	王琳芳	王锋鹏	王满恩	王模堂
王澍寰	王德文	王翰章	乌正赉	毛秉智	尹昭云	巴德年
邓伟吾	石一复	石中瑗	石四箴	石学敏	平其能	卢世璧
卢光琇	史俊南	皮　昕	吕　军	吕传真	朱　预	朱大年
朱元珏	朱家恺	朱晓东	仲剑平	刘　正	刘　耀	刘又宁
刘宝林（口腔）		刘宝林（公共卫生）		刘桂昌	刘敏如	刘景昌
刘新光	刘嘉瀛	刘镇宇	刘德培	江世忠	闫剑群	汤　光
汤钊猷	阮金秀	孙　燕	孙汉董	孙曼霁	纪宝华	严隽陶
苏　志	苏荣扎布	杜乐勋	李亚洁	李传胪	李仲智	李连达
李若新	李济仁	李钟铎	李舜伟	李巍然	杨　莘	杨圣辉
杨宠莹	杨瑞馥	肖文彬	肖承悰	肖培根	吴　坤	吴　蓬
吴乐山	吴永佩	吴在德	吴军正	吴观陵	吴希如	吴孟超
吴咸中	邱蔚六	何大澄	余森海	谷华运	邹学贤	汪　华
汪仕良	张乃峥	张习坦	张月琴	张世臣	张丽霞	张伯礼
张金哲	张学文	张学军	张承绪	张洪君	张致平	张博学
张朝武	张蕴惠	陆士新	陆道培	陈子江	陈文亮	陈世谦
陈可冀	陈立典	陈宁庆	陈尧忠	陈在嘉	陈君石	陈育德
陈治清	陈洪铎	陈家伟	陈家伦	陈寅卿	邵铭熙	范乐明
范茂槐	欧阳惠卿	罗才贵	罗成基	罗启芳	罗爱伦	罗慰慈
季成叶	金义成	金水高	金惠铭	周　俊	周仲瑛	周荣汉
赵云凤	胡永华	钟世镇	钟南山	段富津	侯云德	侯惠民
俞永新	俞梦孙	施侣元	姜世忠	姜庆五	恽榴红	姚天爵
姚新生	贺福初	秦伯益	贾继东	贾福星	顾美仪	顾觉奋
顾景范	夏惠明	徐文严	翁心植	栾文明	郭　定	郭子光
郭天文	唐由之	唐福林	涂永强	黄洁夫	黄璐琦	曹仁发
曹采方	曹谊林	龚幼龙	龚锦涵	盛志勇	康广盛	章魁华

梁文权　　梁德荣　　彭名炜　　董　怡　　温　海　　程元荣　　程书钧

程伯基　　傅民魁　　曾长青　　曾宪英　　裘雪友　　甄永苏　　褚新奇

蔡年生　　廖万清　　樊明文　　黎介寿　　薛　淼　　戴行锷　　戴宝珍

戴尪戎

《中华医学百科全书》工作委员会

主任委员　郑忠伟

副主任委员　袁　钟

编审（以姓氏笔画为序）

开赛尔	司伊康	当增扎西	吕立宁	任晓黎	邬扬清	刘玉玮
孙　海	何　维	张之生	张玉森	张立峰	陈　懿	陈永生
松布尔巴图	呼素华	周　茵	郑伯承	郝胜利	胡永洁	侯澄芝
袁　钟	郭亦超	彭南燕	傅祚华	谢　阳	解江林	

编辑（以姓氏笔画为序）

于　岚	王　波	王　莹	王　颖	王　霞	王明生	尹丽品
左　谦	刘　婷	刘岩岩	孙文欣	李元君	李亚楠	杨小杰
吴桂梅	吴翠姣	沈冰冰	宋　玥	张　安	张　玮	张浩然
陈　佩	骆彩云	聂沛沛	顾良军	高青青	郭广亮	傅保娣
戴小欢	戴申倩					

工作委员　刘小培　罗　鸿　宋晓英　姜文祥　韩　鹏　汤国星　王　玲　李志北

办公室主任　左　谦　孙文欣　吴翠姣

公共卫生学

总主编

李立明　北京大学公共卫生学院

本类学术秘书

王　波　北京协和医学院

本卷编委会

主　编

黎源倩　四川大学华西公共卫生学院

副主编

母福海　广东药科大学公共卫生学院

李　磊　南京医科大学公共卫生学院

裴晓方　四川大学华西公共卫生学院

学术委员

张朝武　四川大学华西公共卫生学院

邹学贤　昆明医科大学公共卫生学院

编　委（以姓氏笔画为序）

母福海　广东药科大学公共卫生学院

曲章义　哈尔滨医科大学公共卫生学院

吕昌银　南华大学公共卫生学院

刘衡川　四川大学华西公共卫生学院

孙成均　四川大学华西公共卫生学院

严浩英　四川大学华西公共卫生学院

杜晓燕　哈尔滨医科大学公共卫生学院

李　磊　南京医科大学公共卫生学院

李孝权　广州市疾病预防控制中心

杨大进　国家食品安全风险评估中心

邱景富　　重庆医科大学公共卫生学院

余　倩　　四川大学华西公共卫生学院

张加玲　　山西医科大学公共卫生学院

张克荣　　四川大学华西公共卫生学院

陆家海　　中山大学公共卫生学院

陈昭斌　　深圳市南山区疾病预防控制中心

周　颖　　复旦大学公共卫生学院

高希宝　　山东大学公共卫生学院

唐　非　　华中科技大学同济医学院

康维钧　　河北医科大学公共卫生学院

裴晓方　　四川大学华西公共卫生学院

黎源倩　　四川大学华西公共卫生学院

学术秘书

邹晓莉　　四川大学华西公共卫生学院

前　言

　　《中华医学百科全书》终于和读者朋友们见面了！

　　古往今来，凡政通人和、国泰民安之时代，国之重器皆为科技、文化领域的鸿篇巨制。唐代《艺文类聚》、宋代《太平御览》、明代《永乐大典》、清代《古今图书集成》等，无不彰显盛世之辉煌。新中国成立后，国家先后组织编纂了《中国大百科全书》第一版、第二版，成为我国科学文化事业繁荣发达的重要标志。医学的发展，从大医学、大卫生、大健康角度，集自然科学、人文社会科学和艺术之大成，是人类社会文明与进步的集中体现。随着经济社会快速发展，医药卫生领域科技日新月异，知识大幅更新。广大读者对医药卫生领域的知识文化需求日益增长，因此，编纂一部医药卫生领域的专业性百科全书，进一步规范医学基本概念，整理医学核心体系，传播精准医学知识，促进医学发展和人类健康的任务迫在眉睫。在党中央、国务院的亲切关怀以及国家各有关部门的大力支持下，《中华医学百科全书》应运而生。

　　作为当代中华民族"盛世修典"的重要工程之一，《中华医学百科全书》肩负着全面总结国内外医药卫生领域经典理论、先进知识，回顾展现我国卫生事业取得的辉煌成就，弘扬中华文明传统医药璀璨历史文化的使命。《中华医学百科全书》将成为我国科技文化发展水平的重要标志、医药卫生领域知识技术的最高"检阅"、服务千家万户的国家健康数据库和医药卫生各学科领域走向整合的平台。

　　肩此重任，《中华医学百科全书》的编纂力求做到两个符合：一是符合社会发展趋势。全面贯彻以人为本的科学发展观指导思想，通过普及医学知识，增强人民群众健康意识，提高人民群众健康水平，促进社会主义和谐社会构建；二是符合医学发展趋势。遵循先进的国际医学理念，以"战略前移、重心下移、模式转变、系统整合"的人口与健康科技发展战略为指导。同时，《中华医学百科全书》的编纂力求做到两个体现：一是体现科学思维模式的深刻变革，即学科交叉渗透/知识系统整合；二是体现继承发展与时俱进的精神，准确把握学科现有基础理论、基本知识、基本技能以及经典理论知识与科学思维精髓，深刻领悟学科当前面临的交叉渗透与整合转化，敏锐洞察学科未来的发展趋势与突破方向。

　　作为未来权威著作的"基准点"和"金标准"，《中华医学百科全书》编纂过程中，制定了严格的主编、编者遴选原则，聘请了一批在学界有相当威望、具有较高学术造诣和较强组织协调能力的专家教授（包括多位两院院士）担任大类主编和学科卷主编，确保全书的科学性与权威性。另外，还借鉴了已有百科全书的编写经验。鉴于《中华医学百科全书》的编纂过程本身带有科学研究性质，还聘请了若干科研院所的科研管理专家作为特约编审，站在科研管理的高度为全书的顺利编纂保驾护航。除了编者、编审队伍外，还制订了详尽的质量保证计划。编纂委员会和工作委员会秉持质量源于设计的理念，共同制订了一系列配套的质量控制规范性文件，建立了一套切实可行、行之有效、效率最优的编纂质量管理方案和各种情况下的处理原则及预案。

《中华医学百科全书》的编纂实行主编负责制，在统一思想下进行系统规划，保证良好的全程质量策划、质量控制、质量保证。在编写过程中，统筹协调学科内各编委、卷内条目以及学科间编委、卷间条目，努力做到科学布局、合理分工、层次分明、逻辑严谨、详略有方。在内容编排上，务求做到"全准精新"。形式"全"：学科"全"，册内条目"全"，全面展现学科面貌；内涵"全"：知识结构"全"，多方位进行条目阐释；联系整合"全"：多角度编制知识网。数据"准"：基于权威文献，引用准确数据，表述权威观点；把握"准"：审慎洞察知识内涵，准确把握取舍详略。内容"精"："一语天然万古新，豪华落尽见真淳。"内容丰富而精炼，文字简洁而规范；逻辑"精"："片言可以明百意，坐驰可以役万里。"严密说理，科学分析。知识"新"：以最新的知识积累体现时代气息；见解"新"：体现出学术水平，具有科学性、启发性和先进性。

《中华医学百科全书》之"中华"二字，意在中华之文明、中华之血脉、中华之视角，而不仅限于中华之地域。在文明交织的国际化浪潮下，中华医学汲取人类文明成果，正不断开拓视野，敞开胸怀，海纳百川般融入，润物无声状拓展。《中华医学百科全书》秉承了这样的胸襟怀抱，广泛吸收国内外华裔专家加入，力求以中华文明为纽带，牵系起所有华人专家的力量，展现出现今时代下中华医学文明之全貌。《中华医学百科全书》作为由中国政府主导，参与编纂学者多、分卷学科设置全、未来受益人口广的国家重点出版工程，得到了联合国教科文等组织的高度关注，对于中华医学的全球共享和人类的健康保健，都具有深远意义。

《中华医学百科全书》分基础医学、临床医学、中医药学、公共卫生学、军事与特种医学和药学六大类，共计144卷。由中国医学科学院/北京协和医学院牵头，联合军事医学科学院、中国中医科学院和中国疾病预防控制中心，带动全国知名院校、科研单位和医院，有多位院士和海内外数千位优秀专家参加。国内知名的医学和百科编审汇集中国协和医科大学出版社，并培养了一批热爱百科事业的中青年编辑。

回览编纂历程，犹然历历在目。几年来，《中华医学百科全书》编纂团队呕心沥血，孜孜矻矻。组织协调坚定有力，条目撰写字斟句酌，学术审查一丝不苟，手书长卷撼人心魂……在此，谨向全国医学各学科、各领域、各部门的专家、学者的积极参与以及国家各有关部门、医药卫生领域相关单位的大力支持致以崇高的敬意和衷心的感谢！

《中华医学百科全书》的编纂是一项泽被后世的创举，其牵涉医学科学众多学科及学科间交叉，有着一定的复杂性；需要体现在当前医学整合转型的新形式，有着相当的创新性；作为一项国家出版工程，有着毋庸置疑的严肃性。《中华医学百科全书》开创性和挑战性都非常强。由于编纂工作浩繁，难免存在差错与疏漏，敬请广大读者给予批评指正，以便在今后的编纂工作中不断改进和完善。

刘德培

凡　例

一、《中华医学百科全书》（以下简称《全书》）按基础医学类、临床医学类、中医药学类、公共卫生类、军事与特种医学类、药学类的不同学科分卷出版。一学科辑成一卷或数卷。

二、《全书》基本结构单元为条目，主要供读者查检，亦可系统阅读。条目标题有些是一个词，例如"蒸馏"；有些是词组，例如"微波辅助消解"。

三、由于学科内容有交叉，会在不同卷设有少量同名条目。例如《环境卫生学》《营养与食品卫生学》都设有"碘缺乏病"条目。其释文会根据不同学科的视角不同各有侧重。

四、条目标题上方加注汉语拼音，条目标题后附相应的外文。例如：

shī xiāo jiě
湿消解（wet digestion）

五、本卷条目按学科知识体系顺序排列。为便于读者了解学科概貌，卷首条目分类目录中条目标题按阶梯式排列，例如：

理化检验样品处理 ……………………………………………………………
　湿消解 …………………………………………………………………………
　微波辅助消解 …………………………………………………………………
　干灰化 …………………………………………………………………………
　液-液萃取 ……………………………………………………………………
　　液相微萃取 …………………………………………………………………
　索氏提取 ………………………………………………………………………
　微波萃取 ………………………………………………………………………

六、各学科都有一篇介绍本学科的概观性条目，一般作为本学科卷的首条。介绍学科大类的概观性条目，列在本大类中基础性学科卷的学科概观性条目之前。

七、条目之中设立参见系统，体现相关条目内容的联系。一个条目的内容涉及其他条目，需要其他条目的释文作为补充的，设为"参见"。所参见的本卷条目的标题在本条目释文中出现的，用蓝色楷体字印刷；所参见的本卷条目的标题未在本条目释文中出现的，在括号内用蓝色楷体字印刷该标题，另加"见"字；参见其他卷条目的，注明参见条所属学科卷名，如"参见□□□卷"或"参见□□□卷□□□□"。

八、《全书》医学名词以全国科学技术名词审定委员会审定公布的为标准。同一概念或疾病在不同学科有不同命名的，以主科所定名词为准。字数较多，释文中拟用简称的名词，每个条目中第一次出现时使用全称，并括注简称，例如：甲型病毒性肝炎（简称甲肝）。个别众所周知的名词直接使用简称、缩写，例如：B超。药物名称参照《中华人民共和国药典》2015年版和《国家基本药物目录》2012年版。

九、《全书》量和单位的使用以国家标准GB 3100～3102—1993《量和单位》为准。援引古籍或外文时维持原有单位不变。必要时括注与法定计量单位的换算。

十、《全书》数字用法以国家标准GB/T 15835—2011《出版物上数字用法》为准。

十一、正文之后设有内容索引和条目标题索引。内容索引供读者按照汉语拼音字母顺序查检条目和条目之中隐含的知识主题。条目标题索引分为条目标题汉字笔画索引和条目外文标题索引，条目标题汉字笔画索引供读者按照汉字笔画顺序查检条目，条目外文标题索引供读者按照外文字母顺序查检条目。

十二、部分学科卷根据需要设有附录，列载本学科有关的重要文献资料。

目　录

wèishēng jiǎnyànxué

卫生检验学（laboratory technology and science of public health）

以预防医学、化学、微生物学理论为基础，采用现代分离、分析和生物学技术，研究预防医学领域中与人体健康相关的化学物质和微生物的质、量及检验原理、方法和技术的应用性学科。卫生检验学是公共卫生与预防医学的重要组成部分，为食品安全和环境质量风险监测和评估、溯源和预警研究提供技术支持和可靠数据，以保障人群健康和社会安定。

简史 卫生检验学历史渊源长远，但学科建立较晚。我们的祖先在长期的生活、生产实践和与大自然搏击的生存斗争中，为寻找食物、防治疾病积累了鉴别自然和生活环境中有毒有害物质的丰富经验，总结了它们的定性和定量检验方法，其中许多方法沿用至今。

中国古代就有用银器验毒之说，用银筷子检验食物中是否有毒，表明了古代人们对食品安全的重视和对食物中有毒有害物质定性检查的尝试。2600 多年前中国有利用微生物进行酿酒、酿醋制酱的历史记载。17 世纪荷兰科学家安东尼·列文虎克（Antony van Leeuwenhoek）制作了第一台显微镜，开创了实验方法研究微生物的先河。1663 年，英国科学家罗伯特·波义耳（Robert Boyle）发明了实验室中常用的指示酸碱性的石蕊试纸。1773 年法国的化学家安托万-洛朗·德·拉瓦锡（Antoine-Laurent de Lavoisier）用汞在空气中加热的定量方法，确定了空气的组成。随后一些重要的化学元素也相继被发现和鉴定，并建立了相应的化学分析方法。19 世纪德国学者罗伯特·科赫（Robert Koch）和后期法国学者路易斯·巴斯德（Louis Pasteur）等人作为奠基者创建了微生物学，并发明了"巴氏消毒法"杀灭有害微生物。1830 年前后的几次霍乱大流行，人们逐渐认识到致病微生物在瘟疫流行过程中的病原作用，同时也注意到水源环境等的卫生状况。

1912 年奥地利分析化学家弗里茨·普雷格尔（Fritz Pregl）建立了一整套有机物中碳、氢、氮、卤素、硫、羰基等的微量分析方法，并在 1923 年获诺贝尔化学奖。随着化学、物理学、生物化学、微生物学、医学等学科的迅猛发展，促进了预防医学的发展，人们逐步认识到食物、外界环境与人体基本化学元素组成之间的关系。1912～1944 年分离和鉴定了食物中绝大多数营养素，相继建立了部分食物成分、水、空气和土壤环境中有害元素的化学分析方法，用于研究影响人体健康的因素及其作用规律。18 世纪末至 19 世纪初，卫生学发展成为一门学科，作为预防医学的一个分支，研究环境与人类健康的关系；食品卫生学、环境卫生学和流行病学等方面的工作逐渐开展起来，人们也进一步认识到卫生检验的重要性。

1884 年美国公职分析化学家协会（Association of Official Analytical Chemists，AOAC）成立，为政府、学术和行业机构、提供经过验证的方法、能力测试样品、认证标准和科学信息。日本、英国和欧洲各国也相继成立了相应的检验机构，从事医药品、空气、饮水、食品、土壤等样品中化学物质和卫生微生物的检验方法研究。其中 AOAC 国际官方分析方法对美国甚至是全球的卫生检验工作都具有重要的指导作用。

从卫生学学科发展的需要出发，1919 年美国在耶鲁大学和霍普金斯大学分别建立了卫生系，1920 年苏联成立了国家科学公共卫生研究所。1929 年中国（民国）建立了卫生部，下设医政、保健、防疫、统计等科，1930 年设立海关检疫处，1932 年卫生部设立中央卫生设施实验处，作为学术研究机构下设九个系，从事公共卫生方面的研究，卫生检验是其中的重要部分。

1949 年新中国成立后，建立了中国医学科学院卫生研究所（后改为中国预防医学科学院、中国疾病预防控制中心），全国各地相继成立了省、市、地区、县卫生防疫站，同时在一些医学院校建立了公共卫生系，培养公共卫生和预防医学专业人才。卫生工作者在疾病预防控制中，对食品、水质、空气和生物材料进行了大量的卫生理化检验和卫生微生物检验的工作，经过长期的实践、积累了丰富的经验。在中国预防医学科学院和相关高等院校的指导和参与下，各省、市、地防疫站也开展了多项科研工作，编写了卫生理化检验和卫生微生物检验的标准方法，并通过举办各种不同类型的培训班提高了卫生检验人员的专业技术水平。

为了适应公共卫生和预防医学发展和建设的需要，进一步培养专科、大学及以上学历的卫生检验专门人才，1958 年原四川医学院卫生学系（现四川大学华西公共卫生学院）开办了卫生检验专业（专科，招收两届后停招），1974～1976 年招收了三届卫生检验专业大学普通班，1977 年正式招收本科生，随后多所院校也相继开办了卫生检验专业。1981 年，

"卫生检验"列入高等学校专业目录。1983 年，经国务院学位委员会批准，华西医科大学、哈尔滨医科大学、昆明医学院、中国预防医学科学院等先后批准为"卫生化学""卫生检验学"硕士学位授权点。1990 年华西医科大学和中国预防医学科学院获得"卫生检验学"博士学位授予权。1998 年因专业目录调整，卫生检验专业并入预防医学相关专业。在 2002 年严重急性呼吸综合征（SARS）等重大突发公共卫生事件发生后，2004 年国家教委批准恢复卫生检验专业，全国多所高校逐步恢复了招生，2012 年该本科专业改为"卫生检验与检疫"。现全国共有 30 余所高等医学院校开办了卫生检验与检疫专业，编写出版了相应的规划教材，形成了完善的卫生检验与检疫学科体系和卫生检验学博士、硕士、本科、专科的完整人才培养体系。

在中华预防医学会的领导下，1988 年成立了全国卫生检验学会，随后全国大多数省、自治区、市、地级都先后成立了卫生检验学会。1991 年由中华人民共和国卫生部主管，中华预防医学会主办，卫生检验学的专业学术期刊《中国卫生检验杂志》创刊，在国内外公开发行，为广大卫生检验专业人员提供了良好的学术交流平台。为保证食品卫生，防止食品污染和有害因素对人体的危害，保障人民身体健康，增强人民体质，1995 年颁布了《中华人民共和国食品卫生法》；2009 年颁布了《中华人民共和国食品安全法》；1989 年颁布了《中华人民共和国环境保护法》，2014 年进行了修订；2007 年配有《环境监测方法标准汇编》并在 2015 年进行了修订。卫生检验一直受到国家和各级卫生行政部门的高度重视。随着食品安全和环境保护国家标准的陆续发布，国家标准体系的逐步完善，为卫生检验提供了工作准则和指南。

研究内容 对人类生活环境中可能影响人体健康的因素，包括物理因素、化学物质和微生物及其代谢产物等进行定性和定量检验；研究食品、水质、空气、土壤、生物材料、化妆品、消毒药械、环境物品和健康相关产品以及突发公共卫生事件中有关检验的理论、方法和技术；并不断提高检验方法的灵敏度和专属性，使卫生检测技术更为准确、灵敏、简便、快速，以适应预防医学发展的需求。

根据研究任务和范围不同，卫生检验学可分为卫生理化检验和卫生微生物检验两部分，按照中国国家标准或国际上公认的标准，进行有关指标的检验。卫生理化检验主要包括食品理化检验、水质理化检验、空气理化检验、生物材料理化检验、土壤理化检验以及化妆品理化检验，检验项目有重金属等无机物、农药和兽药残留、保健食品中具保健作用的成分和对人体有害的其他有机物以及食品掺伪检验和化学性食物中毒快速检验等。卫生微生物检验包括菌落总数、大肠菌群数等卫生指示微生物、传染病病原体检验、食物中毒病原菌及其毒素检验、不同环境卫生微生物检测、消毒检验以及与健康相关其他微生物检验等。卫生检验涉及的样品种类繁多、组成复杂，检测项目从常量分析到微量分析，从定性分析到定量分析，从组成分析到形态分析，从实验室检验到现场快速分析等。根据卫生检验的结果可以对食品、水质、空气、土壤和化妆品等人们生存和生活环境的质量以及突发公共卫生事件做出准确的判断。

研究方法 根据公共卫生与预防医学的需求，进行现场调查和实验研究。主要对食品、空气、水、土壤以及化妆品等样品中的有毒有害物质以及对人体、动植物和环境中可能影响人类健康的微生物及其代谢产物进行采样、监测，并对整个检验过程进行全面的质量控制，以保证检验结果的可靠性和可比性，为食品安全和环境质量的风险监测和评估、溯源和预警研究提供可靠数据。实验研究主要对现行的检验方法进行认证和改进，采用现代分析科学、生物化学、免疫学、微生物学、分子生物学的新理论和新技术，对预防医学领域中出现的新的有毒有害的化学污染物和致病菌进行检验方法学研究，为公共卫生和预防医学学科的发展，提供技术支撑。

随着公共卫生和预防医学的发展，卫生检验学正面临一系列前所未有复杂的微量、痕量甚至是超痕量待测物的分离、检验问题，传统的检测技术需要不断革新，因此研究新的检测方法是卫生检验学的前沿课题之一。样品前处理是建立新检验方法中十分重要的环节，是决定检验成败的关键步骤，因而需要对样品前处理条件、影响检验的主要因素和测试条件进行优化；通过方法的性能指标（线性范围、精密度、灵敏度、准确度、方法检出限、不确定度等）评价新方法的优劣。所建的新方法在对多种实际样品进行检验的实践中不断改进完善后，可以进一步申报为地方或行业、部门、国家的标准分析方法。因此新方法的建立对满足卫生检验的工作需要，提高检验工作水平，促进国家标准分析方法体系的完善和发展具有重要意义。

在实际的检验工作中，采用不同技术的检验方法各有其优缺点，在检验方法性能指标符合要求的情况下，应结合实验室的具体条件，尽量选用灵敏度高、选择性好、准确可靠、快速简便、适用范围广的检验方法。首先应采用相应的中华人民共和国国家标准、部门和行业的标准方法进行检验，也可以采用国际标准化组织、世界卫生组织、AOAC、美国环境保护署等国外先进的检测方法。

与相关学科的关系　卫生检验学是以预防医学、分析化学、生物化学、微生物学为基础的，20世纪70年代在中国逐步发展而形成的一门交叉应用学科。美国的加州大学洛杉矶分校等大学增设有 public health chemistry，public health laboratory，laboratory technology and science of public health 等与卫生检验学类似的课程、专业或学位。与卫生检验学相关的学科有：分析化学、环境分析、生物化学、微生物学、免疫学、营养与食品卫生学、环境卫生学、劳动卫生和职业卫生学、儿少与妇幼卫生学以及卫生检疫学等。涉及卫生检验工作的部门，包括疾病预防控制、检验检疫机构、产品质量监督机构、环境监测、食品药品监督管理机构、产品质量管理和控制机构以及医院营养和感染控制部门等。不同国家所设立的机构各不相同，如中国疾病预防控制中心和中华人民共和国环境保护部；美国疾病预防控制中心、美国环境保护署、美国药品食品管理署；日本国立医药食品卫生研究所等。

应用和有待解决的重要课题
卫生检验学是一门交叉、应用性学科，是公共卫生和预防医学的前沿阵地和技术支撑。在应对突发公共卫生事件中，只有完成了相关的卫生检验工作后，卫生防疫部门才能做出准确的判断，采取正确的应对措施；通过卫生检验的日常实验室检验才能做好与人民健康息息相关的卫生保障。卫生检验学的发展，将为预防医学各个领域提供更多、更新的实验方法和技术，推动相关学科的发展。

公共卫生和预防医学所面临的诸多问题，如食品安全、饮水安全、职业和自然环境安全等，对卫生检验工作提出了更高的要求和新的挑战。针对危害人类健康的持久性有机污染物、食品中农药残留、兽药残留、违法添加物、转基因成分、生物活性物质，以及不断出现的新型化学和生物性污染源和污染物、新的致病菌、病毒和微生物，卫生检验学需要不断创新和发展，研究新技术和新方法。面对多种多样、基底复杂、待测物含量甚微的样品，研究痕量甚至超痕量污染物的检测方法，新颖的样品分离技术，分析仪器和分析过程的自动化、智能化以及应用分子生物学技术在细胞甚至分子水平上检测多种致病菌，建立灵敏、快速、可靠、低成本的绿色检验方法势在必行；需进一步将现代信息技术应用于卫生检验中，促进公共卫生和预防医学的发展。

中国现有的检测方法和标准体系相对落后和滞后，检验项目远远不能满足实际需求，卫生检验的方法需要进一步完善和标准化，与国际相应的标准分析方法接轨。与此同时，不断加强卫生检验人才的培养，进一步提高卫生检验专业队伍的整体素质，才能满足应对突发公共卫生事件的能力和疾病预防控制工作的需要。

(黎源倩)

wèishēng lǐhuà jiǎnyàn

卫生理化检验（physical and chemical analysis for public health）　以物理学、分析化学、预防医学为基础，采用现代分离、分析技术，对影响人体健康的相关因素进行定性或定量检测，研究其检验方法的原理和分析技术。卫生理化检验是卫生检验学的重要组成部分，为贯彻执行国家食品安全法和环境保护法以及相关的卫生法律、法规和标准，为食品安全和环境质量的风险监测和评估、溯源和预警研究，以及保障人民健康提供可靠的数据和技术支持。

随着经济的高速发展，人们对生活、工作和环境的质量要求越来越高，环境污染、食品安全、职业卫生等问题已经引起了社会各界的广泛关注。食品是人类赖以生存和发展的物质基础，食品安全直接关系到公众健康、社会稳定和全球贸易等重大问题。虽然各国政府加大了监管力度，但突发公共卫生事件，特别是食品安全问题在世界范围内时有发生，如"塑化剂污染食品事件""瘦肉精中毒事件""奶粉中非法添加三聚氰胺事件"等，对卫生理化检验工作提出了更高的要求和挑战。在生产、加工、包装、运输和储存过程中，食品可能受到化学物质、真菌毒素或其他有害物质的污染，加上农药、兽药和添加剂的滥用以及环境污染等都使得食品的安全难于得到保障。因此，从食品生产的源头到餐桌，必须依照《中华人民共和国食品安全法》以及国家有关法律、法规，按照食品国家标准对食品原料、辅料、半成品及成品的质量进行全面的检测。由于自然和人为的原因，世界上许多国家的水体受到严重污染，饮用水安全受到前所未有的威胁。检测水中致病因素，包括重金属、农药和兽药残留、消毒副产物、环境激素以及其他持久性有机污染物，对于保障饮水安全十分必要。空气污染，特别是大气颗粒物 PM_{10} 和 $PM_{2.5}$ 的监测已日益受到人们的重视。随着人们生活水平的提高，居住条件的不断改善，室内装饰材料、吸烟、烹调、办公自动化设施以及空调的普遍使用，造成了室内空气污染，对室内外空气中主要污染物进行检测，以保证工作和生活环境空气的质量。随着工农业的迅猛发展，职业卫生安全已提到了新的高度，检测作业环境空气中有毒有害元素及其化合物和种类繁多的有机污染物对于保护作业工人的身体健康，避免职业中毒至关重要。因此，卫生理化检验在确保食品安全、环境质量、职业卫生和保护公众健康中起到了不可替代的作用。

研究任务和范围　主要任务是对人类生存和生活的环境中影响公众健康的有毒有害化学物质进行定性和定量检测，研究理化检验的方法、理论以及分离、分析技术，改进和完善卫生检验标准体系，为卫生检验技术的发展奠定基础。其研究范围涉及营养与食品卫生、环境卫生、职业卫生、儿少与妇幼卫生、卫生检疫、商检和质检等领域中的理化检验。

检验内容　主要包括食品、水、空气、生物材料、化妆品、土壤的理化检验以及食品掺伪和化学性食物中毒快速检验等。涉及感官性状、物理指标、有毒有害无机元素及其化合物检验、有机污染物检验、真菌毒素检验以及食品营养成分检验等。检验内容涵盖常量和微量分析、定性和定量分析、成分和形态分析、实验室仪器分析和现场快速检验等。

检验方法　通常采用的方法有：感官检查、物理检测、化学分析法、仪器分析法、生物分析法或生物化学分析法。①感官检查：利用人体的感觉器官，对食品或水质的感官性状进行检查。②物理检测：根据物质的某些物理常数，如相对密度、折射率和旋光度等与样品组成及其含量间的关系进行检测。③化学分析：包括重量法、滴定分析法（酸碱滴定、氧化还原滴定、配位滴定、沉淀滴定）等。④仪器分析法：常用的有紫外-可见分光光度法、荧光分光光度法、气相色谱法、高效液相色谱法、原子吸收光谱法、毛细管电泳法以及电化学法等。多种仪器联用技术：气相色谱-质谱、液相色谱-质谱、电感耦合等离子体-质谱等，在解决卫生理化检验中复杂体系的分离、分析中十分重要，已经广泛应用于样品中微量甚至痕量有机污染物以及多种有害元素等的同时检测，如动物性食品中多氯联苯、二噁英；酱油及调味品中的氯丙醇；油炸食品中的多环芳烃、丙烯酰胺等的检测。在标准分析方法中仪器分析所占的比例越来越大，在卫生理化检验中占有重要的地位。⑤生物分析法或生物化学分析法：主要有酶分析法、免疫学分析法、生物传感器、生物质谱法等。酶分析法是利用酶作为生物催化剂的高效和专一特征，进行定性或定量分析，如用于食品中维生素以及有机磷农药的快速

检验。免疫学分析法是利用抗原与抗体之间的特异性反应进行检测，可制成免疫亲和柱或试剂盒，用于食品和水中真菌毒素、农药或兽药残留的快速检测。

样品进行检验前，为消除干扰成分，保留待测组分，满足分析方法的要求，需要进行必要的样品前处理，以保证检验结果的准确、可靠。无机元素的测定，通常采用湿消解（包括微波辅助消解）或干灰化；样品中有机组分的测定，常采用溶剂提取法、索氏提取、超声波提取法、透析和沉淀分离、加压溶剂萃取、固相萃取、固相微萃取、超临界流体萃取等不同的分离、净化和浓缩等技术。

在卫生理化检验的实际工作中，应以《中华人民共和国食品安全法》、《中华人民共和国环境保护法》以及其他卫生法律、法规和国家标准为指南，应采用国家标准分析方法，如食品安全国家标准、《食品卫生检验方法》（GB/T 5009）、《生活饮用水卫生标准》（GB 5749）、《化妆品卫生规范》、《中华人民共和国国家职业卫生标准》（GBZ/T 210.1）等中相应的方法，也可以采用国际标准化组织、世界卫生组织、美国分析化学家协会、美国环境保护署等国外先进的检测方法进行检验，结合实验室的具体条件，尽量选用灵敏度高、选择性好、准确可靠、分析时间短、经济实用、适用范围广的分析方法。

发展趋势　随着科学技术的发展，特别是计算机在各个领域中的广泛应用，卫生理化检验所采用的各种分离、分析技术和方法得到了不断完善和更新。许多高灵敏度、高分辨率的分析仪器和仪器联用技术已经广泛应用于

卫生理化检验中。在线分离分析技术、具有快速检验和现场应用优点的传感器检测技术、芯片技术以及可以实现化学反应、分离检测的整体微型化、高通量和自动化的多学科交叉技术——微全分析系统（μ-TAS）等，都将有望在卫生理化检验中得到广泛应用，成为低成本、快速、绿色的检验方法。

随着分析科学的发展，卫生检验人才队伍的充实和素质提高，卫生理化检测方法与技术将会得到长足的进步，可以为公共卫生和预防医学的发展提供更加灵敏、可靠、快速的检验方法和技术支持。

（黎源倩）

wèishēng lǐhuà jiǎnyàn jīběn fāngfǎ

卫生理化检验基本方法（basic physical and chemical methods in public health technology）

卫生理化检验方法主要以物理、化学，特别是分析化学的基本理论和实验技术为基础，主要有化学分析法、仪器分析法、生物分析法、感官检查法和物理检查法等。

化学分析法　又称经典分析法。以物质化学反应为基础的分析方法。该法历史悠久，是分析化学的基础，一般用于测定相对含量在1%以上的常量组分，准确度高（一般情况下相对误差为0.1%～0.3%），所用仪器设备简单，主要为分析天平、滴定管、移液管、容量瓶等；在生产和生活的许多领域发挥着重要的作用。该法的局限性是灵敏度不高，不适用于微量或痕量分析。包括下列两种。

重量分析法　将被测组分从试样中分离出来，用准确称量的方法测定待测组分的含量。主要包含分离和称量两个过程。根据分离方法不同，又分为下列四种。

挥发重量法　又称气化重量法，是通过加热或其他方法使试样中的被测组分挥发逸出，根据试样质量的减少来计算试样中被测组分的含量，或用适当的吸收剂吸收逸出的挥发组分，根据吸收剂质量的增加计算被测组分的含量。

萃取重量法　又称提取重量法，是利用被测组分在互不相溶的两种溶剂中溶解度的不同，将被测组分从一种溶剂萃取到另一种溶剂中，将萃取液中的溶剂蒸去，称量剩余的物质，计算被测组分的含量。

吸附阻留重量法　将被测组分吸附或阻留在滤料（滤纸或滤膜）上，根据采样前后滤料的质量差，计算被测组分的含量。

沉淀重量法　利用沉淀反应，将被测组分以沉淀的形式从试液中分离出来，经过滤、洗涤、干燥或灼烧等过程转化为化学组成固定的称量形式，根据称量形式的质量计算被测组分的含量。

滴定分析法　将浓度准确、已知的试剂溶液（称为标准溶液）通过滴定管滴加到待测物质的溶液中，直到所加的试剂与待测物质按化学计量关系定量反应完全为止，根据加入标准溶液的浓度和体积以及被测物质与试剂所进行的化学反应计量关系，求出被测物质的含量。因此类方法是以测量标准溶液的体积为基础，故又称为容量分析法。因操作简单、快捷，具有较大的实用价值。按照滴定反应的类型，又分为下列四种。

酸碱滴定法　以质子传递反应为基础。一般的酸、碱以及能与酸、碱直接或间接发生质子转移反应的物质均可用酸碱滴定法测定。

配位滴定法　又称络合滴定法，以配位反应为基础。常用乙二胺四乙酸二钠盐（EDTA）为滴定剂，测定金属离子。

氧化还原滴定法　以氧化还原反应为基础。典型的有高锰酸钾法、重铬酸钾法、碘量法、溴量法和铈量法等。主要用于测定具有氧化还原性质的物质，或本身无氧化还原性质，但能与某种氧化剂或还原剂按确定的计量关系发生化学反应的物质。

沉淀滴定法　以沉淀反应为基础。最常用的是利用生成难溶银盐的反应，称为银量法。根据所用指示剂的不同，银量法又分为莫尔法、佛尔哈德法和法扬司法三种。主要用于测定 Cl^-、Br^-、I^-、SCN^- 和 Ag^+。

仪器分析法　根据物理或物理化学原理，建立被测物质含量与某物理量之间的关系，通过测定该物理量，求得被测物质的含量的方法。测定物理量需要特殊的仪器设备，故称仪器分析法。根据测定原理和信号特点，大致分为光谱分析法、电化学分析法、色谱分析法、其他仪器分析法以及联用分析技术等。

光谱分析法　利用物质与光（电磁辐射）相互作用（吸收、发射或散射）而建立的一类仪器分析方法。包括紫外-可见吸收光谱法、原子吸收光谱法、原子发射光谱法、原子荧光分析法、分子荧光分析法、红外光谱法、化学发光法以及核磁共振波谱法等，其中在卫生理化检验中常用的有下列几种。

紫外-可见吸收光谱法　又称紫外-可见分光光度法，是根据溶液中物质的分子或离子对紫外和可见光的吸收特征和程度对待测物质进行定性、定量和结构分析。定性和结构分析的依据是吸收光谱及其特征参数，定量的依据是光吸收定律（朗伯-比尔定律）。分析对象主要是含有不饱和键的有机化合物和一些金属配合物。所用的仪器称为紫外-可见分光光度计。

原子吸收光谱法　又称原子吸收分光光度法，是一种重要的元素测定方法。所用仪器为原子吸收分光光度计，主要由光源、原子化器、分光系统和检测系统组成。原子化器将溶液中的待测元素转化为基态原子蒸气，根据其对光源发射的特征辐射的吸收作用进行定量分析。该法灵敏度高、选择性好，是测定微量或痕量元素灵敏而可靠的分析方法。能直接测定70多种元素。

分子荧光分析法　利用物质的荧光光谱特征和荧光强度，对物质进行定性和定量分析。该法灵敏度高、选择性好、样品用量少、操作简便。其灵敏度比紫外-可见分光光度法高2~3个数量级。主要用于能产生荧光的物质分析。

原子发射光谱法　根据待测物质的气态原子或离子受激后所发射的光谱特征和强度对元素进行定性、定量分析。激发光源有直流电弧、低压交流电弧、高压火花和电感耦合等离子体（ICP）等，其中电感耦合等离子体原子发射光谱法（ICP-AES）使用广泛，有灵敏度高、精确度高、稳定性好、基体效应小、分析速度快以及多元素同时测定等优点。

原子荧光分析法　又称原子荧光光谱法，通过测量待测元素的原子蒸气在特定波长辐射能激发下发射的荧光强度进行定量分析。有原子吸收光谱和原子发射光谱两种技术的优点，主要用于金属元素的测定，尤其是汞和砷的同时测定。

电化学分析法　以电化学基本原理和实验技术为基础的一类分析方法，是以被测试液的电化学性质为基础，对物质进行定性、定量分析。它是将待测试液作为化学电池的一部分，通过测量该电池的某些电学参数或参数的变化，求出被测组分的含量。依据测量的电学参数不同，分为下列几种。

电位分析法　将两支电极插入待测溶液中组成一个原电池，其中一支电极是参比电极，其电极电位准确、已知、恒定（不随待测溶液组成的改变而改变）；另一支是指示电极，其电极电位随溶液中待测离子活度的变化而变化，且符合能斯特方程，即：

$$\varphi_{In} = \varphi^{\ominus} + \frac{2.303RT}{nF}\lg a_i$$

式中，φ_{In}为指示电极的电极电位；$\varphi^{\ominus}$为标准电极电位；R为气体常数［8.341J/（K·mol）］；T为温度（K）；n为电极反应中电子转移数；F为法拉第常数（96 485 C/mol）；a_i为待测离子的活度。

该电池的电动势为：

$$E = \varphi_{In} - \varphi_{R} = K + \frac{2.303RT}{nF}\lg a_i$$

式中，φ_{R}为参比电极的电极电位；K为常数。

常用的指示电极是离子选择性电极，又称膜电极，由敏感膜、内参比电极、内参比溶液等组成。常用的离子选择性电极有pH玻璃电极、氟离子选择电极等。

电导分析法　以测量电解质溶液的电导为基础。因电导是电阻的倒数，测量电解质溶液的电导实际上是测量其电阻。检验水的纯度是电导法的重要应用之一。

库仑分析法　根据被测物质在电解过程中所消耗的电量进行物质含量测定。分为控制电位库仑分析法和控制电流库仑分析法。

伏安分析法　以测量电解过程中得到的电流-电压曲线为基础。其中，以滴汞电极为工作电极的称为极谱法。

色谱分析法　简称色谱法，又称层析法，是一种重要的分离分析方法，广泛应用于多组分复杂混合物的分离分析。混合物中各组分利用其在相对运动的两相间分配行为的不同，获得分离，对分离后的各组分进行分别检测。在色谱分离过程中固定不动的相称为固定相，携带待测组分向前移动的相称为流动相。流动相携带试样对固定相做相对运动时，试样中各组分在固定相和流动相之间的作用力有微小差别，使得不同组分被流动相携带移动的速率不同，产生差速迁移，致使性质有微小差异的不同组分被分离。

按流动相的物理状态可分为气相色谱法、液相色谱法和超临界流体色谱法；按固定相的几何形状可分为柱色谱法和平面色谱法（薄层色谱法和纸色谱法）；按分离原理可分为吸附色谱法、分配色谱法、离子交换色谱法、尺寸排阻色谱法和亲和色谱法等。卫生检验中常用的有下列几种。

薄层色谱法　将固定相（常用的为吸附剂）均匀地涂铺在光洁的玻璃、塑料或金属薄膜上制成薄层板，然后把试样溶液点在薄层板一端的起始线上，再在密闭的容器中用适当的溶剂展开，由于差速迁移，各组分彼此分离，在薄层板上的不同位置形成不同的斑点。组分斑点的位置可用比移值 R_f 表示（图）。R_f 值为原点中心至斑点中心的距离（a 或 b）与原点至溶剂前沿的距离（c）之比。当色谱条件一定时，组分的 R_f 值为定值，是定性的依据。通过比较标准品和样品斑点的大小和颜色的深浅可进行半定量。

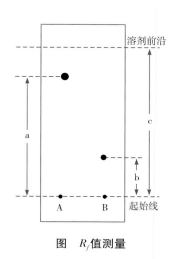

图　R_f 值测量

气相色谱法　以气体为流动相。按固定相的物理状态不同，又分为气-固色谱法和气-液色谱法。气-固色谱法的固定相为多孔性固体，其分离原理属吸附色谱，主要用于分离气态或低沸点物质；气-液色谱法的固定相为涂布在载体上的高沸点固定液，其分离原理属分配色谱，由于可选择的固定液种类多，方法的重现性好，在卫生理化检验中常用。气相色谱法按柱内径的大小可分为填充柱色谱和毛细管柱色谱。气相色谱法分离效能高、灵敏度高、分析速度快和应用范围广，但不适用于高沸点、难挥发和热稳定性差的高分子化合物和生物大分子的分离分析。

气相色谱仪通常由载气系统（气源、净化器、流量调节和测量元件）、进样系统（进样器和气化室）、分离系统（色谱柱和控温元件）、检测系统（检测器和控温元件）和数据采集与处理系统（一般为色谱工作站）组成。气相色谱分离系统由装在柱管内的表面涂有固定液的固体颗粒（固定相）和不断通过柱管的气体（流动相，称为载气）组成。载气经减压、稳压、稳流和净化后流经气化室、色谱柱和检测器后放空。样品从进样口注入气化室，随即气化，载气携带气态样品通过色谱柱，由于试样中各组分与固定相的相互作用力不同，各组分在固定相和流动相之间的分配系数有差异。当组分在两相中反复多次进行分配并随载气向前移动时，各组分沿色谱柱移动的速度不同，分配系数小的组分移动速度快，先流出色谱柱；分配系数大的组分移动速度慢，后流出色谱柱。分离后的各组分随载气依次流出色谱柱，进入检测器，检测器将各组分浓度或质量的变化转换为相应的电信号，由色谱工作站记录各组分信号强度随时间变化的曲线（称为色谱流出曲线或色谱图）。根据色谱图中色谱峰的位置、色谱峰高或面积可对组分进行定性、定量分析。

液相色谱法　以液体为流动相。根据固定相的不同，分为液-固色谱法、液-液色谱法和键合相色谱法，其中，应用最广的是以硅胶为基质的键合相色谱法。根据液体的压力可分为经典液相色谱法和高效液相色谱法，前者以常压液体为流动相；后者以高压输入的液体为流动相。在卫生理化检验中常用的是高效液相色谱法，其与经典液相色谱法相比，有高效、高速、高灵敏度、高自动化等特点；与气相色谱法相比，其应用范围广，不受样品挥发性和热稳定性的影响。

高效液相色谱仪主要由高压输液系统、进样系统、分离系统、检测系统和数据记录与处理系统五部分组成。高压输液泵将流动相经进样系统输入色谱柱，从检测器流出。试样由进样口注入，在流动相携带下进入色谱柱进行分离，分离后的各组分依次进入检测器，检测器将各组分浓度变化转变为电信号，经数据记录与处理系统记录色谱图。

离子色谱法　以离子交换剂为固定相。主要用于分离分析离子化合物，也可用于有机酸碱、氨基酸、水溶性维生素和食用色素等的分离和测定。

毛细管电泳法　以高压电场为驱动力，毛细管为分离通道，根据样品中各组分的淌度和（或）分配行为的不同进行分离，是经典电泳和现代微柱分离技术相结合的产物，属广义的色谱技术。

其他仪器分析方法　主要有质谱法和流动注射分析法等。

质谱法　利用离子化技术将物质分子或原子转化为离子，按质量与电荷数之比（质荷比，m/z）对这些离子进行分离和检测，进行物质成分和结构分析。一般可以分为核素质谱、无机质谱、有机质谱和生物质谱等。主要用于测定分子量、鉴定化合物、推测未知物的结构等。

流动注射分析法　在热力学非平衡条件下，液流中重现地处理试样或试剂区带的定量流动分析技术。把一定体积的试样溶液注入一个流动着的、非空气间隔的试剂溶液（或水）载流中，被注入的试样溶液流入反应盘管，形成一个区域，并与载流中的试剂混合、反应，再进入到流通检测器进行测定分析及记录。试样溶液经严格控制在试剂载流中分散，故只要试样溶液注射方法、在管道中存留时间、温度和分散过程等条件相同，不要求反应达到平衡状态就可按照比较法，由标准溶液所绘制的工作曲线测定试样溶液中被测物质的浓度。

联用分析技术　将不同特点的两种或多种分析仪器连接起来使用的技术。其能有效发挥联用仪器各自的特性，取长补短，是分离分析复杂成分样品的重要方法。例如，色谱法有极强的分离能力，但其定性能力差；质谱法有极强的定性和结构分析能力；色谱-质谱联用仪兼有色谱的强分离能力和质谱的强定性能力，已成为卫生检验领域重要的分离分析方法之一。常用的有气相色谱-质谱法（GC-MS）、气相色谱-串联质谱法（GC-MS/MS）、液相色谱-串联质谱法（LC-MS/MS）、液相色谱-质谱法（LC-MS）、毛细管电泳-质谱法（CE-MS）、色谱-色谱法、液相色谱-核磁共振波谱法（LC-NMR）、气相色谱-傅里叶变换红外光谱法（GC-FTIR）、电感耦合等离子体-质谱法（ICP-MS）等。

生物分析法　又称生物化学分析法。采用生物学方法对物质进行定性和定量分析，包括酶分析法、免疫分析法和生物传感器等。

酶分析法　利用酶催化反应进行待测物质的测定。分析对象可以是酶的底物、辅酶活化剂，甚至酶的抑制剂。酶是专一性强、催化效率高的生物催化剂。此法常用于复杂组分中结构和物理化学性质比较相近的同类物质的分离分析，且样品一般不需进行很复杂的预处理。此法特异性强，干扰少，操作简便，样品和试剂用量少，测定快速，灵敏度高，广泛用于医药、临床、食品和生化分析检测中，如有机磷农药、维生素类、毒素等的定

性和定量分析。

免疫分析法　利用抗原抗体特异性结合反应检测各种物质，分为非标记免疫分析法和标记免疫分析法。前者是利用抗原抗体反应后生成复合物进行检测，特异性很高，但灵敏度不高，且缺乏可供测量的信号；后者是在分析体系中引入探针系统实现检测，即在已知抗体或抗原上标记易显示的物质，通过检测标记物，反映有无抗原抗体反应，间接测定微量抗原或抗体。标记免疫分析法改善了分析方法的灵敏度，扩大了待测物的范围。常用的有放射免疫分析法（RIA）、酶联免疫吸附测定法（ELISA）、荧光免疫分析法（FIA）等。RIA 是最早建立的标记免疫分析方法，是将核素标记技术与抗原抗体反应相结合的微量分析方法，广泛用于激素、药物等化合物的定量分析。ELISA 是将抗原抗体免疫反应和酶的高催化作用相结合，用特定酶标记抗原或抗体，并用酶催化底物显色，对待测物进行定性和定量。FIA 是用荧光物质作标记物的分析方法。由于样品中存在的其他干扰物不会产生免疫识别，免疫分析法有高特异性和高分辨率，在卫生检验等领域应用广泛。

生物传感器　又称电化学生物传感器，是将生物活性材料作为敏感膜而构成的电极系统。当样品中的生物活性成分扩散进入敏感膜时，发生生物化学反应，引起某些性质变化，经转换器转换为可测量的电信号进行测量。根据生物活性材料的不同，有酶传感器、微生物传感器、免疫传感器等。酶传感器，又称酶电极，是一类将酶固化在电极表面制成的生物传感器，它利用固定于膜上酶的选择性催化作用对待测物

进行识别，由转换器将信号输出。微生物传感器是利用微生物活动过程中消耗氧或产生活性物质，借助气敏电极或离子选择性电极电位的变化指示待测物的含量。免疫传感器是将高灵敏度的传感技术和特异性免疫反应结合起来，用以检测抗原或抗体的生物传感器。生物传感器有较强的选择性、操作简便、测定速度快、灵敏度高、用量少、在生物体内可直接测量等特点，其检测对象从氨基酸等小分子到复杂的蛋白质、核酸等生物大分子，在生命科学领域应用广泛。

感官检查法　依靠检查者的感觉器官，即视觉、嗅觉、味觉、触觉和听觉，鉴定被测物质的外部特征，如外观、颜色、气味、味道、弹性和声响等。感官检查有时需要借助放大镜、显微镜、紫外灯等工具进行。通过感官检查，可以初步判断样品有无异常，并为进一步检验提供线索。感官检查简单易行，可在短时间内对大量样品做出判断，往往是卫生理化检验首先使用的方法。如果感官检验不合格，就没有必要进行进一步的检验。

物理检查法　根据样品的某些物理性质（如相对密度、熔点、折光率、旋光度等）与样品的组成及含量之间的关系进行检测的方法。常用的物理检查法有相对密度法、折光法和旋光法。

（毋福海）

wèishēng lǐhuà jiǎnyàn yàngpǐn cǎijí hé bǎocún

卫生理化检验样品采集和保存（collection and preservation of samples for physical and chemical analysis）　进行卫生理化检验所需样品（食品、空气、水、生物材料、化妆品、土壤等）的采集和保

存方法，以及相关的注意事项。样品的采集与保存是卫生理化检验工作的重要环节之一，使用正确的采样方法与合理地保存样品是获得准确、可靠的检验结果的前提。

采集 任何检验工作都不可能把待检验物质全部进行检验，一般取其一部分作为代表，通过对代表性样品的检验来推断全部待检物质的性质。具有相同属性待检物质的全体称为总体，从总体中抽出一部分作为总体的代表，称为样品。从总体中抽取样品的过程称为采样。所谓相同属性是指待检物质在性质、特征、经历和外观等方面是完全相同的，它们是完全同质的。不同属性的待检物质构成不同的总体，也应有不同的样品。

为了保证检验结果的准确、可靠，样品的正确采集十分重要。采集样品的原则：①代表性，采集的样品必须能充分代表被检验总体的性质。②典型性，检验具有特殊目的，采集的样品应能充分说明此目的，如掺伪食品的检验，应仔细挑选可疑部分作为样品。③适时性，样品的采集有严格的时间概念，如食物中毒时，应立即采集引起食物中毒的可疑样品。

保存 样品的某些检验项目只能在实验室进行，从样品采集到实验室检验需要一定时间。采集的样品应尽快检验，但由于受客观条件限制，某些样品短期内无法完成检验。样品离开了原来的环境，受各种因素的影响，样品的某些理化性质会发生变化，导致其检验结果无法反映所代表的样品。只有采取必要的保护措施，减少或延缓这些变化，使检验时样品的理化性质尽可能与采集时一致，检验结果才能客观反映实际情况。保存期间不发生变化是样品保存的关键。应根据样品的特点、检验项目及检验方法，选择适当的保存方法。常用的有密封保存法、冷藏保存法和化学保存法三种。

（毋福海）

shípǐn yàngpǐn cǎijí yǔ bǎocún

食品样品采集与保存（collection and preservation of food samples）

进行食品理化检验所需样品的采集和保存方法，以及相关的注意事项。这是食品理化检验的关键步骤，要获得准确、可靠的检验结果必须做到正确采样和合理保存。

样品特点 ①不均匀性：食品种类繁多，组成很不均匀。每种食品的成分因品种、产地、成熟程度、加工及保存条件等情况而变化；即使同一品种的不同个体，甚至同一个体的不同部位之间也有差异。②易变性：多数食品来自动植物组织，本身就是具有生物活性的细胞，食品又是微生物的天然培养基。在采样、运输、保存和销售过程中，食品的营养成分和污染状况都有可能发生变化。

采样前调查 采样前应根据食品卫生标准规定的检验项目和检验目的进行调查，包括样品的相关资料，如标签、说明书、卫生检疫证书、生产日期、生产批号等；食品的原料、生产、加工、运输、贮存等环节；采样现场的环境状况；样品的主要组分及含量范围；检测项目等。

采集 食品样品的采集方法有随机抽样和代表性取样两类。随机抽样是按照随机原则从大批食品中抽取部分样品，采样时应使所有食品的各个部分都有被抽到的机会。代表性取样是根据样品随空间（位置）、时间变化的规律进行采样，使采集的样品能代表其相应部分的组成和质量，如分层取样、在生产过程的各个环节采样、定期抽取货架上的样品等。具体的采样方法随样品的存在状态而异。

固态食品样品采集 固态食品又分大包装固态食品、小包装固态食品和散装固态食品。

大包装固态食品样品，如粮食和粉状食品，根据公式，采样件数 $= \sqrt{\text{总件数}/2}$，确定采样件数。在食品堆放的不同部位取出选定的大包装，用双套回转取样管（图1）插入包装中，从每一包装的上、中、下三层和五点（周围四点和中心）取出样品。将采集的样品充分混匀，按四分法（图2）缩分至所需采样量。

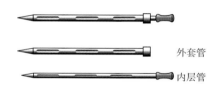

外套管
内层管

图1 双套回转取样管

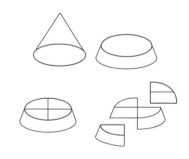

图2 四分法缩分样品

小包装固态食品，如罐头、袋或听装奶粉等，一般按班次或批号随机取样。如果小包装外还有大包装（纸箱等），可在堆放的不同部位抽取一定数量的大包装，按"三层、五点"抽取小包装，再缩减到所需采样量。

散装固态食品，如粮食，可根据堆放的具体情况，先划分为若干等体积层，在每层的四角和中心分别用双套回转取样管采取一定数量的样品，混合后按四分法缩分至所需采样量。

液态及半固态食品样品采集　半固态黏稠样品，如动物油脂、果酱等，启开包装后，用采样器从上、中、下三层分别取样，混合后用四分法缩减至所需采样量。液态样品，如植物油、鲜乳、酒或其他饮料等，充分混匀后采取一定量的样品；对于贮存在大容器（如桶、缸、罐等）内的液态食品，不便混匀，可采用虹吸法分层取样，即用一根玻璃管作采样器，玻璃管上端套一截附弹簧夹的橡皮管，松开弹簧夹，将玻璃管缓缓插入液态食品中，当达到一定深度时，夹紧弹簧夹，将玻璃管提出液面，将管内样品放入收集瓶中，混匀；对于散（池）装的液态样品，可采用虹吸法在贮存池的四角及中心五点分层取样，混匀后再分取缩减至所需采样量。

组成不均匀食品样品采集　肉类、水产、果品、蔬菜等食品，各部位极不均匀，个体大小及成熟程度差异很大，如同一个苹果，其向阳面和背阴面的维生素 C 含量不同，因此，采样时更要注意代表性。取样时，按检验目的和检测项目的要求，在被检物有代表性的部位（如肌肉、脂肪，果蔬的根、茎、叶等）分别采样，经捣碎、混匀后，再缩减至所需采样量。个体较小的样品，如葱、青菜、葡萄、小鱼、小虾等，可随机抽取多个样品，切碎混匀后取样。对个体较大的果蔬，如大白菜、南瓜、西瓜、苹果等，

可按成熟程度及个体大小的组成比例，选取其中部分个体，每一个体按生长轴心纵切成 4 或 8 等份，再横切，选取其对角的 2 或 4 份，切碎、混匀。

掺伪食品样品采集　食品掺伪是指食品掺杂、掺假和伪造的总称。食品掺假是指向食品中非法掺入物理性状或形态相似的非同种食品的物质，如牛奶中掺豆浆等；食品掺杂是指向食品中掺入非同一种类或同种类劣质物质，如大米中掺入沙石等；食品伪造是指人为地用若干种物质进行加工仿造，冒充某种食品销售的违法行为，如用色素、香精和糖精配制的溶液冒充果汁等。掺假、掺杂和伪造三者之间没有严格的界限，有时难以区分，可统称为食品掺伪。

样品采集的关键是典型性，而不是代表性，即以最能说明掺伪的本质为准。因此，采样时要选择掺入量明显的样品，如采集掺了硫酸镁的木耳样品，要选择附着物最多、重量较大的样品。

化学性食品中毒样品采集　化学性食品中毒是指摄入了含有化学性有毒有害物质的食品或者把有毒有害物质误作食品摄入后，出现的急性或亚急性中毒。化学性毒物的种类很多，主要有挥发性毒物，如氰化物、甲醇、乙醇和苯酚等；水溶性毒物，如强酸、强碱、亚硝酸盐等；金属毒物，如砷、汞、镉、铅等；不挥发有机毒物，如催眠药、兴奋剂、致幻剂等；农药和灭鼠药，如有机磷、氨基甲酸酯、拟除虫菊酯类以及毒鼠强等；动植物的毒性成分，如河豚毒素、毒蕈毒素等。

样品的采集原则是尽可能采集毒物含量高的部位，不能使用

简单混匀的方法采样。样品可分为现场样品（中毒者曾经吃过所剩余的食物、药物、盛装容器或中毒者的呕吐物、胃内容物和洗胃液）和中毒者的生物材料（血、尿，甚至是中毒死亡者的肝、肾等脏器）。

注意事项　①采集的数量应能反映该食品卫生质量和满足检验项目对样品量的需要，一式三份，供检验（用于项目检验）、复检（当检验结果有争议或分歧时用于复检）和备查或仲裁（保留样品，有争议时再作验证，通常封存保留 1 个月，但易变质食品不作保留），一般散装样品每份不少于 0.5kg。②采样容器根据检验项目选用硬质玻璃或聚乙烯制品。③化学性中毒样品中的毒物在运输和放置过程中可能会分解或挥发损失，因此，样品要尽快测定。如不能尽快测定，则应将样品低温运输和保存；采样人员应注意自身防护，除必备的乳胶手套、口罩和适用的采样工具外，在危害原因不明的情况下，应考虑配置防化学和生物危害的服装和器具。④采样时，要认真填写采样记录，写明样品的生产日期、批号、采样条件、方法、数量、包装情况等。外地调入的食品还应结合运货单，商检机关和卫生部门的化验单、厂方化验单等，了解起运日期、来源地点、数量、品质及包装情况；注意其运输及保管条件，并填写检验目的、项目及采样人。

保存　食品中富含营养物质，是微生物的天然培养基，有易变性。在样品的采集和制备过程中，食品部分组织的破坏和微生物的繁殖，均会导致食品样品的组成和性质发生变化，而样品的任何变化都将影响检验结果的正确性，

因此，必须高度重视食品的保存。

保存原则 ①防止污染：凡是接触样品的器皿和工具必须清洁，不得带入新的污染物。采集好的样品要密封。②防止腐败变质：通常可采取低温冷藏，以降低酶的活性，抑制微生物的繁殖。③稳定水分：即保持原有水分含量，防止蒸发损失或干燥食品的吸湿。④稳定待测成分：如果食品中含有易挥发、易氧化或易分解的成分，应结合检验方法，在采样时加入某些试剂或采取适当措施，以稳定这些成分，避免损失。例如，β-胡萝卜素、黄曲霉毒素 B_1、维生素等见光容易分解，含有此类成分的样品应避光保存。对于含氰化物的样品，采样时应加入氢氧化钠，以免在酸性条件下生成氰化氢而挥发损失。

方法 保存时要做到净、密、冷、快。①净：是指保存样品的容器清洁干净，不得含有被检组分。如检验某金属离子时，各种器具均不得含有该种金属组分。净也是防止污染和腐败变质的措施。②密：是指样品包装密闭，以稳定水分，防止挥发性成分损失，避免样品在运输和保存过程中被污染。③冷：是指将样品在低温下运输和保存，以降低食品内部的化学反应速度，抑制酶的活性和微生物的繁殖，同时减少某些组分在高温下的氧化损失。④快：是指采样后尽快检验。一般样品在检验结束后应保留1个月，以备需要时复查，保留期从检验报告单签发之日起开始计算；易变质食品不予保留。

样品制备 对所采取的样品进行分取、粉碎、混匀等过程。由于样品采集时所取样品量较大，且组成不均匀，必须对采集的样品加以适当的制备，以保证其能代表全部样品的情况，并满足检验方法对样品的要求。

常规食品样品的制备 根据待测样品的性质和检验项目的要求，采取摇动、搅拌、研磨、粉碎、捣碎、匀浆等方法。浆体或悬浮液体等样品一般充分摇匀或搅拌均匀即可；油水混合物等互不相溶液体可分离后再分别取样测定；固体样品可视情况采用切碎、捣碎、粉碎、研磨等方法使样品混合均匀。需要注意的是，样品在制备前必须先除去不可食用部分，水果除去皮、核；鱼、肉禽类除去鳞、骨、毛、内脏等。样品制备过程中，还应注意防止易挥发性成分的逸散和避免样品组成及理化性质发生变化。

测定农药残留量样品的制备 粮食充分混匀后用四分法取一定量，粉碎、过筛；肉类除去皮和骨，将肥瘦肉混合取样，每份样品在检测农药残留量的同时还应进行粗脂肪的测定，以便必要时分别计算脂肪与瘦肉中的农药残留量；蔬菜、水果洗去泥沙并除去表面附着水，依食用习惯，取可食用部分沿纵轴剖开，各取1/4，切碎，混匀；蛋类去壳后全部混匀；禽类去毛及内脏，洗净并除去表面附着水，纵剖后将半只去骨的禽肉绞成肉泥状，检测农药残留量的同时进行粗脂肪的测定；鱼去鳞、头、尾及内脏后，洗净并除去表面附着水，纵剖取一半，去骨、刺后全部绞成肉泥状，混匀。

（毋福海）

shuǐyàng cǎijí yǔ bǎocún

水样采集与保存（collection and preservation of water samples）

进行水质理化检验所需样品的采集和保存方法，以及相关的注意事项。这是水质理化检验工作的重要环节，样品的正确采集和合理保存是保证检验结果能正确反映受检水体水质的基础。

采样计划制订 采样计划是指导采样工作的纲领，也是监督采样工作的依据。在采样前调查的基础上，根据监测任务的目的和要求制订详细的采样计划，包括确定测定项目、选择采样点、采样时间、采样频率、采集方法、采样量、采样器和贮样容器，制订采样质量保证措施、安全保证措施以及人员分工和交通工具安排等。

采样设备准备 采样前按照采样计划选择采样器和贮样容器。常用的采样器有水桶、单层采水瓶、深层采水瓶、急流采水瓶、采水泵等，其选择取决于水体情况；存放水样的容器常用的有聚乙烯塑料瓶（桶）、硬质玻璃瓶、不锈钢瓶等，根据检验项目来选择。如测定微量元素常选用聚乙烯塑料瓶（桶），测定含油水样时选用玻璃瓶。

所选用的采样器和贮样容器应按要求清洗，并验收合格后方可使用。清洗方法依据样品性质和检验项目而定。一般先用水和洗涤剂等清洗干净，再用蒸馏水多次冲洗。对于特殊检验项目，需采用特殊方法。例如，检测微量及痕量金属元素时，容器用洗涤剂、蒸馏水洗干净后，还要用稀硝酸浸泡8~24小时，再用去离子水荡洗干净；测铬时，容器只能用稀硝酸浸泡，不可用铬酸洗液洗涤。

采集 水样分为地表水、生活饮用水、生活污水和工业污水等。根据检验目的、水样的来源和检验项目不同，采样方法不同。

地表水水样采集 地表水是降水在地表形成的径流和汇集后

形成的水体，包括江河水、湖泊水和水库水等。采样前，应对受检水体流域进行调查，包括受检水体流域的水文、气候、地质、地貌；水体沿岸城市分布、工业布局、污染源分布、排污情况和城市给水情况；水体沿岸资源现状、水资源用途和重点水源保护区情况；原有的水质检验资料等。

采样点确定　地表水水域面积较大，且受周围多种因素的影响，水体中不同区域水体的水质状况差别较大。同一水体，在不同点位上也有比较大的差异，导致水体中化学物质和物理性质分布不均。因此，在对水体进行监测时，需要科学布点，合理采样，保证水样的代表性。要针对水体的特点在不同的区域设置监测断面，根据水质分布状况在各监测断面上设采样垂线，在采样垂线上设置采样点。

对一条较长河流的污染状况进行调查时，应根据河流的不同区域特征设置背景断面、控制断面和消减断面。对某一城市或工业区对河流的污染状况进行调查时，应设置入境断面或对照（或清洁）断面、控制断面和出境断面，如果河段有足够长度（至少10km），在各控制断面下游，还应设消减断面。背景断面是指能够提供水系未受污染时的背景值的采样断面，应基本不受人类活动的影响，远离工业区、城市居民区、农药和化肥施用区以及主要交通干线，原则上应设在水系源头处或未受污染的上游河段。控制断面是用来了解水环境的污染状况及其变化情况或反映某排污区（口）排放的污水对水质的影响，通常应设置在排污区（口）的下游，污水与河水基本混匀处。入境断面或对照断面是用来反映

水系进入某行政区域之前或未受污染源（城市或工业区）污染时的水质状况，应设置在污染源的上游。出境断面用来反映水系进入下一行政区域前的水质，应设在本区域最后的污水排放口下游，污水与河水基本混匀并尽可能靠近水系出境处。消减断面是指废（污）水汇入河流，流经一定距离后，与河水充分混合，污染物因河水的稀释和水体自净作用浓度明显降低的断面，用来反映河流对污染物的稀释净化情况，应设置在控制断面的下游，主要污染物浓度有显著下降处。

监测断面的设置数量，应根据水质状况的实际需要，在考虑对各物理和化学参数分布和变化规律的了解、优化的基础上，以最少的断面、垂线和采样点获得代表性好的监测数据（表1、2）。

湖泊、水库通常只设监测垂线，如有特殊情况可参照河流的有关规定设置监测断面。在湖（库）区的不同水域，如进水区、出水区、深水区、浅水区、湖心区、岸边区等，按水体类别设置监测垂线。湖（库）区若无明显功能区别，可用网格法均匀设置监测垂线。监测垂线上采样点的设置一般与河流的规定相同，但对有可能出现温度分层现象时，应作水温、溶解氧的探索性试验后再定。受污染影响较大的重要湖泊、水库，应在污染物主要输送线路上设置控制断面（表3）。

采集方法　采样时可利用桥梁、索道、冰面等条件，通过丈

表1　监测断面上采样垂线的设置

水面宽	垂线数	注意事项
≤50m	1条（中泓线）	①垂线布设应避开污染带，要测污染带应另加垂线。②确能证明该断面水质均匀时，可仅设中泓垂线。③凡在该断面要计算污染物通量时，必须按本表设置垂线
50~100m	2条（近左、右岸有明显水流处）	
>100m	3条（左、中、右）	

表2　采样垂线上采样点的设置

水深	采样点数	注意事项
≤5m	1点（上层）	①上层指水面下0.5m处，水深不到0.5m时，在水深1/2处。②下层指河底上0.5m处。③中层指1/2水深处。④封冻时在冰下0.5m处采样，水深不到0.5m时，在水深1/2处采样。⑤凡在该断面要计算污染物通量时，必须按本表设置采样点
5~10m	2点（上、下层）	
>10m	3点（上、中、下层）	

表3　湖（库）监测垂线上采样点的设置

水深	分层情况	采样点数	注意事项
≤5m		1点（上层）	①上层指水面下0.5m处，下层指湖（库）底上0.5m处，水深<1m时，在1/2水深处设置。②中层指1/2斜温层处。③分层是指湖（库）水温度分层状况。④有充分数据证实垂线水质均匀时，可酌情减少采样点数
5~10m	不分层	2点（上、下层）	
	分　层	3点（上、中、下层）	
>10m		上、下层各1点，每一斜温层1/2处各1点	

量的方式确定采样垂线位置；以船采样时，应该使用定位仪确定采样垂线。在规定的采样垂线位置，用采样容器或采样器直接采集不同深度采样点位的水样，同时应对水体理化特征进行现场测定与描述。采样后取部分水样现场测定水温、pH 值等指标，测定气温、气压、风向、风速和相对湿度等气象因素，并详细记录采样现场情况。

注意事项　为避免油污和其他杂质污染，采样点应设在船只、桥梁的上游一侧；涉水采样时，为避免搅动沉积物，应站在下游向上游方向采样；测定油类的水样应在水面至 300mm 深处采集柱状水样，且不得用所采集的水冲洗采样瓶；测定溶解氧（DO）、生化需氧量（BOD）、油类、硫化物、余氯、悬浮物等项目时要单独采样；如果水体很不均匀，无法采得代表性水样时，应详细记录实际采样情况；采样结束前应核对采样计划、记录内容与水样。

生活饮用水水样采集　生活饮用水包括水源水、出厂水、末梢水、二次供水和分散式供水。水源水是指集中供水水源地的原水，包括河流、湖泊、水库、泉水和井水，采样点通常选在汲水处。出厂水是指集中式供水单位水处理工艺过程完成的水，其采样点设在出厂进入输送管道以前处。末梢水是指出厂水经过输水管网输送至终端（用户水龙头）处的水，采集时应注意采样时间，夜间可能析出可沉积于管道的附着物，取样时应打开水龙头放水数分钟，排出沉积物。二次供水是指集中式供水在入户之前经再度储存、加压和消毒或深度处理，通过管道或容器输水给用户的供水方式。应分别采集水箱（或蓄

水池）的进水、出水以及末梢水。分散式供水是指用户直接从水源取水，未经任何设施或仅有简易设施的供水方式，其采样点应根据实际使用情况确定。

废（污）水水样采集　工业废水多根据污染物类型和污染治理方式设置采样点。第一类污染物（在环境或动植物体内蓄积，对人体健康产生长远不良影响的污染物，如汞、镉、铬、砷、铅、镍等）采样点一律设在车间或车间处理设施的排放口或专门处理此类污染物设施的排放口；第二类污染物（对人体健康产生的长远影响小于第一类污染物，如 pH、色度、悬浮物、COD、石油类、挥发性酚、氰化物、硫化物、氨氮等）采样点一律设在排污单位的外排口；进入集中式污染处理厂和进入城市污水管网的污水采样点应根据地方环境保护行政主管部门的要求决定。对整体污水处理设施或各污水处理单元效率监测时，在入口和排口设置采样点。

废水的采样时间和频率可根据生产情况、排放情况和检验项目的要求选择。对于排放情况复杂、流量和污染物浓度变化较大的废水，采样时间间隔要短；对于流量和污染物浓度变化不大的废水，可适当降低采样频率。

应急监测水样采集　突发性水环境污染事故，尤其是有毒有害化学品的泄漏事故，常对水生生态环境造成极大的破坏，并直接威胁人民群众的生命安全。应急监测的主要目的是在已有资料的基础上，迅速查明污染物的种类、污染程度和范围、应急污染的发展趋势，及时、准确地为决策部门提供处理的可靠依据。

突发性水环境污染事故的应急监测一般分为事故现场监测和

跟踪监测两部分。现场监测的采样点一般设在事故发生地点及其附近，根据现场具体情况和污染水体的特征而定。对江河污染的监测应在事故地点及其下游设点，同时在事故发生地点的上游设对照点；对湖（库）污染的监测则以事故发生地点为中心，按水流方向，以扇形或圆形布点，同时设对照点；事故发生地点要设立明显标识，并进行现场录像和拍照；采集平行双样，一份现场快速测定，一份送回实验室测定。如有必要，同时采集污染地点的底质样品。

污染物进入水体后，随着稀释、扩散和沉降作用，其浓度会逐渐降低。为了掌握污染的程度、范围及变化趋势，还要连续跟踪监测，直至水环境恢复正常。对江河污染的跟踪监测要根据污染物的性质、数量以及河流的水文情况，沿河段设置采样断面。对湖（库）污染的跟踪监测，除根据具体情况布点外，还必须在出水口和饮用水取水口处设点。

采样量　取决于监测项目，应依各个监测项目的实际情况分别计算，再适当增加 20% ~ 30%。

保存　水样从采集到实验室检验这段时间里，受物理、化学和生物作用会发生不同程度的变化，使得样品的检验结果无法反映所代表的样品。为使这种变化降到最小，必须对采集到的样品合理保存。水样在贮存期间发生变化的程度主要取决于水样的类型、化学性质和生物学性质，也与保存条件、贮样容器的材质、运输以及气候变化等因素有关。采取合适的保存方法可以降低变化的程度或减缓变化的速度，但还没有能完全抑制这些变化的保存方法。

水样类型不同，保存方法不同。一般的保存方法对地表水和地下水比较有效，但对废（污）水则要根据废（污）水的性质和来源采取不同的保存方法。

将水样充满容器至溢流并密封　目的是避免样品在运输途中振荡，以及空气中的氧气、二氧化碳对容器内样品组分和待测项目的干扰。

过滤和分离　目的是除去水样中的悬浮物、沉淀、藻类以及其他微生物等。在滤器的选择上要注意可能的吸附损失。测有机物项目时一般选用砂芯漏斗和玻璃纤维过滤，测无机物项目时常用 $0.45\mu m$ 的滤膜过滤。

冷冻和冷藏　目的是抑制微生物的生长，减缓物理化学作用的速度。水样冷藏时的温度应低于采样时水样的温度，水样采集后立即放在冰箱或冰-水浴中，暗处保存，一般于 $2\sim5℃$ 冷藏。冷藏并不适用长期保存，对废水的保存时间则更短。冷冻（$-20℃$）一般能延长保存期，但需要掌握冻结和熔融的技术，以使样品在融解时能迅速、均匀地恢复其原始状态。水样结冰时，体积膨胀，一般都选用塑料容器。

加入保护剂（固定剂或保护剂）　目的是固定水样中某些待测组分，调节 pH 值，防止金属离子水解以及金属离子在器壁上吸附，抑制微生物的生长，防止某些挥发性成分挥发，减缓氧化还原作用。

（毋福海）

kōngqì yàngpǐn cǎijí yǔ bǎocún

空气样品采集与保存（collection and preservation of air sample）

进行空气理化检验所需样品的采集和保存方法，以及相关的注意事项。空气样品具有流动性和易变性，空气中有害物质的存在状态、浓度和分布状况易受气象条件影响。因此，采集空气样品时，应根据监测目的和检验项目的要求，在现场调查的基础上，选择采样点、采样时间和采样频率；根据待测物的理化性质、在空气中的存在状态和浓度、分析方法的特点选择合适的采样方法和采样仪器；根据方法的灵敏度及有害物质在空气中的最高容许浓度计算采样量；注意样品中待测组分在采集、运输和贮存过程中的稳定性。

采样点选择　空气样品的采样点应根据检验的目的进行选择。空气样品主要分为大气样品、工作场所空气样品和室内空气样品三大类。

大气样品检验的目的是监测大气污染情况，评价大气质量状况、研究大气质量的变化规律和发展趋势、研究大气污染情况与人体健康的关系。采样点应在充分了解监测区域污染源的类型、位置、主要污染物及排放量、排放高度，了解监测区域的功能、人口分布、地理位置、气象条件等情况的基础上合理选择。采样点的布点应遵守中国《环境监测技术规范》（大气和废气部分）的要求。布点方法可采用网格布点法、功能分区布点法、同心圆布点法和扇形布点法。采样点的数目应根据监测范围大小、污染物的空间分布特征、人口分布、气象条件、地形及经济条件等因素综合考虑。采样时间和采样频率根据中国《环境空气质量标准》（GB 3095）选择。

工作场所空气样品检验的目的是评价工作场所的环境条件、评价工作场所中通风等卫生设施的效果、调查职业中毒的原因等。工作场所空气样品的采样点应在了解工艺流程、工作人员的工作状况、工作场所空气中有害物质的存在状态等基础上合理选择。采样点的选择应遵守《工作场所空气中有害物质监测的采样规范》（GBZ 159）。

室内空气样品检验的目的是评价室内空气的质量、研究室内空气污染物的变化规律及治理方法、研究室内空气污染状况与人体健康的关系。采样点的选择应符合中国《室内空气质量标准》（GB/T 18883）和《民用建筑工程室内环境污染控制规范》（GB 50325）的要求。

采样方法　根据污染物的浓度、存在状态以及分析方法的灵敏度，分为直接采样法和浓缩采样法两大类。

直接采样法　将空气样品直接收集在一定体积的收集器内。该法适合于浓度较高的气体和蒸汽状态污染物、测定方法灵敏度较高、不宜使用动力采样的情况。测定结果只能表示空气中有害物质的瞬间浓度或短时间内的平均浓度。根据收集器和操作方法的不同，又分为注射器法、塑料袋法、置换法和真空法。

浓缩采样法　使空气样品通过收集器，其中的待测组分由于被吸收、吸附或阻留而被浓缩。该法适合于污染物浓度较低、测定方法的灵敏度较低的情况。测定结果表示采样时间内空气中有害物质的平均浓度。主要有溶液吸收法、填充柱采样法、滤料采样法、低温冷凝法、个体计量器法等。

采样仪器　由收集器、采气动力和流量调节装置等组成。直接采样法的收集器有注射器、塑料袋、采气管（图 1）和真空采气瓶（图2）；浓缩采样法的收集器有气泡吸收管（图3）、多孔玻板吸收管（图4）和冲击式吸收管（图5）、填充柱（图6）、滤料等。采气动力有手抽气筒、水抽气瓶、电动抽气机和压缩空气

吸引器等。流量调节装置主要有转子流量计（图7）、孔口流量计（图8）、皂膜流量计（图9）和湿式流量计（图10）等。

此外，还有将收集器、流量调节装置和采气动力组合在一起

的专用采样器，如大流量采样器、中流量采样器、小流量采样器、分级采样器和粉尘采样器等。

最小采气量　空气中待测有害物质的浓度为其最高容许浓度时，保证所采用的分析方法能检

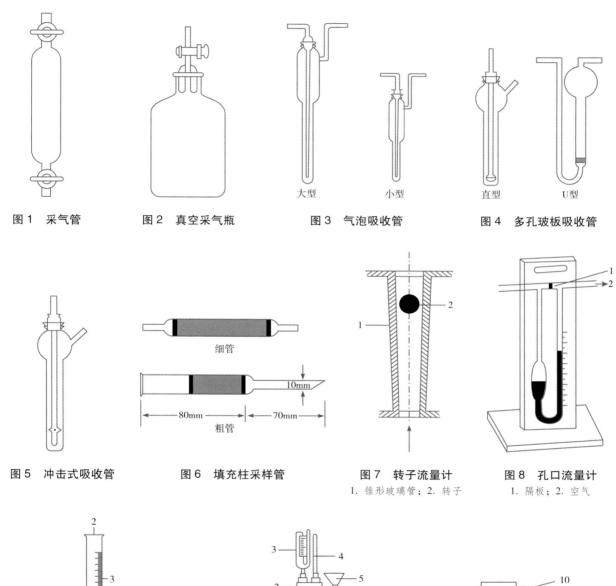

图1　采气管　　　　图2　真空采气瓶　　　　图3　气泡吸收管　　　　图4　多孔玻板吸收管

大型　　小型　　　　直型　　U型

图5　冲击式吸收管　　　　图6　填充柱采样管　　　　图7　转子流量计　　　　图8　孔口流量计
　　　　　　　　　　　　　　　　　　　　　　　　1. 锥形玻璃管；2. 转子　　1. 隔板；2. 空气

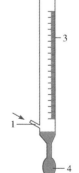

图9　皂膜流量计
1. 进气口；2. 出气口；3. 刻度线；4. 橡皮球

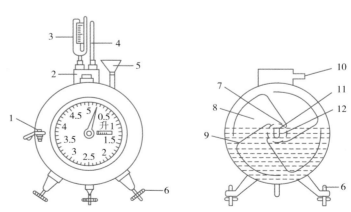

图10　湿式流量计
1. 水位口；2. 水平仪；3. 开口压力计；4. 温度计；5. 加水漏斗；6. 水平螺丝；7. 小室内孔；8. 小室；9. 小室外孔；10. 出气管；11. 进气管；12. 圆柱形室

出待测有害物质所需要采集的最小空气体积。它与国家卫生标准所规定的待测有害物质的最高容许浓度、分析方法的灵敏度以及分析时所用的样品量有关。计算公式如下：

$$V_{\min} = \frac{s \times a}{T \times b}$$

式中，$V_{\min}$ 为最小采样量，L；s 为分析方法的检测限，μg；T 为被测物质在空气中的最高容许浓度，mg/m^3；a 为样品溶液的总体积，ml；b 为分析时所取样品溶液的体积，ml。

采样效率 指在一定条件（如采样流量、被测物浓度、采样温度和采样时间）下，采集到待测物的量占总量的百分数。空气理化检验中要求采样方法的采样效率应大于90%。

注意事项 采样前准备好采样材料（吸收液、滤纸、滤膜等）、采样仪器以及采样所需的其他器材（采样动力、温度计、气压计和秒表等）；注意防止采样材料污染；试运行整套采样装置，保证能正常运转；设计好记录的表格。

采样过程中每个采样点都应采集平行样品，两个采集器的进气口相距应为5~10cm；随时注意观察流量计的流量；采集剧毒物质，必须佩戴防毒面具；使用吸收液采样，应注意吸收液冰冻或蒸发，可采取相应的保暖和降温措施；做好详细记录。

采样后，应注意将吸收管中心管内壁黏附的被测物质（特别是蒸汽、雾和烟等）尽量转入吸收液中；用滤纸或滤膜采集烟、尘后，应及时将其从采样夹内取出，把采集烟、尘面小心向内对折2~3次，放入采样盒内，避免

烟、尘的脱落损失；平行样品测定结果的偏差不应超过20%，如果偏差较大，可用多次单个采样分析结果的平均值或浓度波动范围来表示。

保存 直接采样法所采样品应尽快分析，如不能及时分析，应注意密封保存。对于用注射器采集的样品，在运输过程中，应将进气端朝下，注射器活塞在上方，保持近垂直位置，利用注射器活塞本身的重量，使注射器内空气样品处于正压状态，以防外界空气渗入注射器，影响空气样品的浓度或使其被污染。浓缩采样法所采集的样品也应尽快分析，用填充柱和滤料采集的样品相对比较稳定，可放置一定时间，但要注意采取密封、避光和冷藏等措施保存；对于用吸收液采集样品，则应根据所采集的污染物的性质进行保存，如采集含二氧化硫（SO_2）空气样品时，采取含甲醛的吸收液，使 SO_2 转化为稳定的羟甲基磺酸，并在避光的情况下进行保存。

（毋福海）

shēngwù cáiliào yàngpǐn cǎijí yǔ bǎocún

生物材料样品采集与保存

（collection and preservation of biological samples） 进行生物材料检验所需样品的采集和保存方法，以及相关的注意事项。生物材料样品主要有尿液、血液、毛发和呼出气等。

尿样 进入人体的大多数毒物及其代谢产物均从肾排出，且多数毒物在尿中的含量与接触该毒物的剂量（或接触浓度）相关。尿液还有易采集、无损伤、易被受检者接受、能采集较大量等特点，是最常用的生物材料样品。

尿样可以分为全日尿（又称24小时尿）、晨尿、定时尿（班前、班中、班后）和随机尿等。全日尿能较好地反映有毒物质的排泄量和机体的内剂量，受饮水量、出汗量等影响小，但收集、运输以及保存比较困难。晨尿和随机尿收集方便，但因尿样比重变化会使测定结果产生较大偏差，需要用比重法和肌酐法校正测定的结果。

比重法的校正公式：

$$c_{校} = c_{未} \times \frac{1.020 - 1.000}{d - 1.000}$$

式中，d 为实际尿液的比重；1.020 为中国采用的尿液的标准比重。

肌酐法的校正公式：

$$m = 1.8 \times \frac{c}{c_{肌酐}}$$

式中，m 为尿中某被测组分的质量，mg；c 为实测浓度；$c_{肌酐}$ 为肌酐的浓度。

其含义是将尿中被测物的质量校正到每排出 1g 肌酐所相当的被测物的毫克数。健康人一日排尿所含肌酐量为 1.8g 左右，故以 1.8g 所相当的被测物的毫克数来代表 24 小时尿中某被测组分的质量。

采集 通常将尿样收集于洁净的硬质玻璃瓶或聚乙烯塑料瓶中。盛放测定尿铅、尿汞等金属毒物样品的容器，需事先用稀硝酸浸泡，然后用去离子水冲洗干净，晾干。采集时间可直接影响测定结果，应根据毒物在体内的代谢速度，选择最佳的采样时间。例如，甲苯、二甲苯在体内代谢较快，故测定尿中马尿酸及甲基马尿酸应采集班后尿。

保存 尿液在常温下易腐败

变质，尤其是 24 小时尿，由于收集时间长，需加入少量防腐剂，并放在阴凉处。对测定尿铅、尿汞等样品，常在尿中加入硝酸，以防腐、防盐类沉淀、防止汞挥发及容器壁吸附等。

血样 血液中有毒物质的浓度可反映机体近期接触该毒物的程度，常与接触有毒物质的量呈正相关。血样有含量稳定、取样污染机会少及不受肾功能影响等优点，故测定血液中有毒物质及其代谢物的浓度更有意义。但血样采集不易被受检者接受。

血样分为血清、血浆和全血。加抗凝剂后分离出的上层淡黄色透明液体为血浆，不加抗凝剂分离出的上层淡黄色清液为血清。一些有毒物质在全血、血清和血浆中的含量不同，应根据分析目的和有毒物质在血液中的分布选用不同的血样进行测定。

采集 通常采集静脉血或末梢血。采用的采样器械为一次性注射器和取血三棱针。如测定金属成分，应依次用 1% 硝酸和去离子水清洗皮肤表面，再用乙醇消毒；如测定有机物，要注意乙醇的干扰。取末梢血时不得用力挤压采血部位，并弃去第一滴血。采全血样品时，将注射器或取血管采集的血注入装有抗凝剂的试管中，上下转动，使血液与抗凝剂充分混匀。采血清（或血浆）样品时，则应将采集的血缓慢注入干燥的试管中（采血浆应在试管中加抗凝剂），于室温放置 15 ~ 30 分钟，3000r/min 离心 10~15 分钟，分离后的血清（或血浆）立即转入另一容器。采样时间应根据毒物在体内的代谢而定。全血样所用的抗凝剂不得干扰被检物的测定。血清样品应避免溶血。

保存 保存血样的容器应清洁、干燥，一般用聚四氟乙烯、聚乙烯或硬质玻璃试管。血样一般可于 4℃ 冰箱中短期保存，如果长期存放，应置 -20℃ 以下冷冻保存。

发样 头发是人体机体代谢系统的组成部分，各种微量元素（铜、铁、锌等）和重金属元素（铅、镉等）进入机体后，可蓄积在毛发中，检验此类元素在头发中的含量有一定价值。

采集 各部位头发对被测组分的蓄积情况有所不同，有时需分段测定，以反映实际情况。为了反映机体的近期情况，一般多采集颈部发根处头发，通常用不锈钢剪刀采集距头皮约 20mm 的头发 1~2g。采样前 2 个月内不能染发和使用含有待测组分的洗发和护发品。

保存 发样表面易受污染，采样后要进行洗涤。洗涤时既要洗干净外源性污染物，又要保证不会造成内源性组分的损失。最简单的方法是用洗发液洗涤，后用蒸馏水冲洗，并在烘箱中干燥。发样比较稳定，一般贮存于小纸袋放在干燥器中即可。

呼出气样品 气态或挥发性有毒有害物质经呼吸道进入人体后，会随呼出气排出一部分，呼出气中有毒有害物质的浓度可反映血液中该物质或其代谢物的浓度。呼出气的优点是采样方便，可连续采样，样品中干扰物质比较少，易被受检者接受。

呼出气有混合呼出气和终末呼出气两种。混合呼出气是指尽力吸气后用最大力量呼出至不能再呼出为止所呼出的全部气体；终末呼出气是指尽力吸气，先平和呼气后，再尽力呼气至不能呼出为止的最后一段气体。

采集呼出气可采用塑料袋、玻璃管或装有固体吸附剂的采样管。塑料袋可采集混合呼出气和终末呼出气。玻璃管主要用于采集终末呼出气，它的两端装有阀门和取气装置。通过玻璃管吐气入塑料袋中，可达到分段收集的目的。用塑料袋和玻璃管采样，操作方便，但样品不易保存，且仅适合测定浓度高的样品。用装有固体吸附剂的采样管采样，待测组分被吸附在固体吸附剂上而富集，且比较稳定，可用于低浓度样品的采集，采集到的样品可保存一定时间。

（毋福海）

huàzhuāngpǐn yàngpǐn cǎijí yǔ bǎocún

化妆品样品采集与保存（collection and preservation of cosmetic samples）

进行化妆品理化检验所需样品的采集和保存方法，以及相关的注意事项。化妆品采样应尽可能顾及样品的代表性，以使分析结果能正确反映化妆品的质量；应遵守随机原则，特殊情况例外。采样的部位应有代表性，应从整批的各部位采样抽取，如从四角＋中间；分上、中、下层；或上、中上、中、中下、下层；梅花点式等。

化妆品样品有液体、半流体、固体、含推进剂的样品等。液体样品主要指油溶液、醇溶液、水溶液组成的化妆水、润肤液等。打开前应剧烈振摇容器，取出待检验样品后封闭容器。半流体样品主要是指霜、蜜、凝胶类产品。从细颈容器内取样时，应弃去最初移出样品，后挤出所需样品量，立刻封闭容器；从广口容器内取样时，应刮弃表面层，取出所需样品后立即封闭容器。固体样品主要指粉蜜、粉饼、口红等，粉蜜类样品在打开前应猛烈振摇，移取检验部分；粉饼和口红类样品应刮弃表面层后取样。含推进剂的样品如发胶等，取一定量75%乙醇于顶空瓶或蒸馏瓶中，在发胶瓶的喷嘴上装一个注射器针头，连接聚四氟乙烯细管，将此管另一端插入到乙醇液面下，缓缓按压喷嘴，使发胶从针头流出经聚四氟乙烯细管流入到乙醇溶液中。如难以压出样品，可将样品置于冰箱冷却后，再挤压取样。用差减称量法计算采样量。其他剂型样品可根据取样原则采用适当的方法进行取样。

采样工具和容器都必须清洁、干燥、无异味，不得将有害物质带入样品中。除了塑料袋、纸袋等不能洗涤的容器外，其他工具、容器在使用前和使用后都应洗净、沥干、包装好。要保持样品的真实性和完整性，保证样品送到实验室检验时能完全反映该批样品在采样时的真实情况，采样要尽量从原包装内采集，不要从已开启过的包装内取样，所采集的样品，不要和散发异味的样品一起保存。

化妆品样品保存分采集样品的保存和检品的保存。对于采集的样品，应按产品使用说明储存，除特别说明外，一般在室温（10~25℃）阴凉干燥处，避光保存。在检测开始前才可打开样品包装。对于检品，即已经打开包装取样以后的样品，取样后应立即密封，或充惰性气体后密封，按《化妆品卫生规范》保存。

（毋福海）

tǔrǎng yàngpǐn cǎijí yǔ bǎocún

土壤样品采集与保存（collection and preservation of soil samples）

进行土壤理化检验所需样品的采集和保存方法，以及相关的注意事项。可分为布点设计、样品采集、样品制备以及样品的保存。

布点设计 是土壤研究和监测的前期工作，也是土壤样品采集的准备阶段。原则由研究和监测目的决定，应根据具体任务的性质和要求制订科学、合理的布点方案。包括布点的前期准备、布点原则和布点方法。

前期准备 包括现场调查与资料收集、监测单元划分和布点数量确定三方面工作。

现场调查与资料收集 在布点之前应根据具体任务的性质和要求进行现场调查，收集相关资料，主要包括：区域自然环境特征、农业生产土地利用状况、区域土壤地力状况、土壤环境污染状况、土壤生态环境情况、土壤环境背景资料和其他相关资料等。对科学、合理设计布点方案，客观反映土壤的实际情况至关重要。

监测单元划分 土壤环境范围广、条件复杂，进行监测时常需要将研究范围划分为若干个单元。划分依据可是土壤类型、农作物种类、污染类型等。划分原则是每个监测单元内土壤的性质要尽可能均匀一致。

布点数量确定 布点的数量应保证能代表监测单元的土壤特性。每个监测单元布点数量的多少，首先取决于任务的性质、规模和复杂程度，任务的范围越广、区域越大、研究对象越复杂，需要的布点数量越大；其次，布点的数量又受到经费等条件的限制。在实际工作中，一般要求每个监测单元最少应设3个点；土壤污染纠纷的法律仲裁调查，布点数量要大；绿色食品产地、无公害基地等土壤环境质量监测，按《绿色食品产地环境调查、监测与评价导则》等有关规定执行；一般土壤质量调查，在保证样品代表性的前提下，可根据实际情况自定。

布点原则 在监测单元和布点数量确定后，应确定采样点的位置及分布，即布点。为了使采样点具有代表性和典型性，必须遵循一定的布点原则：①在确定的监测单元中，一般要求随机均匀布设，以能代表整个监测区域。②不应在不同监测单元的交界处设采样点。③最优监测原则，即在怀疑或已证实有污染处布点。④污染纠纷或污染事故调查时，按污染物的走向布点，并设置对照点。

布点方法 可分标点和定点两个步骤。标点是根据确定的布点数量、布点原则，将采样点预先标记在相应比例尺的地形图上，绘出样点布设图。定点则是在标点的基础上，按照样点布设图，在现场选择合适的、具体的采样位置。布点方法随监测单元而有所不同。

具体的主要有：①分类型随机布点法。将采样点随机均匀地分布在监测区域内，一般适用于地形平缓、土壤情况简单的情况。②放射状布点法。以污染源为中心，采样点呈放射状分布。布点密度自中心起由密渐疏，在同一密度圈内均匀布点，并在污染源主导风向的下风方向适当增加监测距离和布点数量，一般适用于大气污染和固体废弃物污染监测的情况。③带状布点法。在灌溉水体两侧，采样点按水流方向呈带状分布。布点密度自灌溉水体纳污口起，由密渐疏，各引灌段相对均匀，适用于灌溉水污染和固体废弃物污染监测的情况。④综合布点法。根据具体情况综合放射布点法、带状布点法及均匀布点法。

采集 一般包括采样准备和现场采样，还有特殊检验项目的采样。

采样准备 采样的准备工作包括组织准备、技术准备和物质准备。组织准备是指在采样前对采样人员进行统一培训，了解采样方案，并分工。技术准备包括采样点位置图、采样点分布一览表（内容应包括编号、位置、土类和母岩母质等）、各种图件（交通图、地质图、土壤图、大比例尺的地形图等）、采样计划、采样记录、土壤标签等。物质的准备包括采样工具、器材及安全防护品等。

现场采样 一般需定点、样品采集、记录拍照和检查等步骤。

定点 采样点虽已预先在样点布设图上确定了，但当采样人员进入采样现场后，往往发现图上确定的点并非与实际情况完全一致，还需要根据环境、地形、植被、母岩母质、侵蚀类型、人类活动的干扰等实际情况进行适当修正。野外定点应遵循原则：①采样点应设在有利于该土壤类型特征发育的环境，如地形平坦、自然状态良好、各种因素都相对稳定。②采样点应距铁路或主要公路300m以上。③不应在住宅周围、路旁、沟渠、废物堆以及坟堆等人为干扰明显而缺乏代表性的地点附近设采样点。④不应在坡脚、洼地等具有从属景观特征

的地方设采样点。⑤不能在刚施用农药、化肥等农用物资的地段设采样点。⑥若样点位置图上标明的样点受现场情况干扰时，要作适当修正。

样品采集 根据检验目的和检验项目不同，土壤样品一般可分为剖面样、整段样本的原状土壤、混合样和表层样四种类型。土壤类型不同，所采用的采样方法不同。

剖面样主要用于研究土壤各层物理、化学性状及元素迁移、转化规律，如进行土壤背景值调查、土壤普查、土壤中重金属迁移规律等，多进行分层采样。具体为：在采样点挖掘1m×1.5m左右的长方形剖面坑，挖掘土壤剖面要使观察面向阳，表土与底土分放土坑两侧；深度视土壤情况而定，一般要求达到母质层或地下水位层；准确划分土层，按计划项目逐项进行观察、记载；自下而上逐层采集中部位置土壤，每个土壤样品质量1kg左右，分层装袋记卡。

整段样本是为了详细观察整个剖面或为了陈列标本、教学示范等需要。采样前先准备好土壤标本盒。采集时先用刀、铲将剖面整理成一突出的土柱，大小与标本盒一致，将标本盒套在土柱上，再将土柱切下，加以修正，盖好盒盖，写好标签。

混合样主要了解土壤污染和养分供求状况等，为克服土壤不

均匀性带来的误差，更好地体现样品的代表性，采用多点多层混合、多点单层混合和单点多层混合等。采样时，先根据具体情况划分采样分点，如：①对角线法，适用于污水灌溉的农田土壤。由进水口向出水口引一对角线，以等份点为采样分点。②梅花点法，适用于面积较小，地势平坦，土壤物质和受污染程度均匀的地块。③棋盘式法，适宜中等面积，地势平坦、土壤不够均匀的地块。④蛇形法，适宜面积较大，土壤不够均匀，地势不平坦的地块（图）。在确定的采样分点，用小土铲挖一简单剖面，深度达到任务要求即可，修整剖面后，自上而下切取一片片土样，将各采样分点采集的样品集中混匀。测定重金属的样品，尽量用竹铲、竹片采样；每个采样分点应等量采集样品，混合后按四分法留取1kg；所采样品除特殊要求外，装入塑料袋内，外套布袋，填写土壤标签一式二份，一份放入袋内，一份贴在袋外，标签必须用铅笔填写。

表层样是混合样的一种，主要用于研究农田土壤环境质量，了解土壤表层或耕作层污染状况、养分供求状况等。一般只需采集表层或耕作层的土壤。其特点是：单层采样（仅在表层或耕作层采样），多点采样后混合。

记录拍照 现场采样的同时，应由专人填写标签、采样记录，

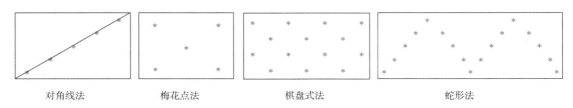

| 对角线法 | 梅花点法 | 棋盘式法 | 蛇形法 |

图　混合样采集布点法

详细描述现场采样情况；对重点研究的特征性状比较典型的土壤剖面和采样点，还应当拍摄彩色照片。

采样工作检查 每个剖面样品采好后，要由专人逐项检查、核对。对记录、样品数、比对样标本、拍照等逐一检查。

特殊检验项目采样 土壤中某些特殊检验项目，如含水量、挥发性和半挥发性有机污染物、硫化物、矿物油的检验等，由于此类成分有易变性，需要对鲜样进行检验。各分点样品混合均匀后，将样品装入铝盒或广口玻璃瓶，密封，加标签，送实验室尽快测定。

制备 采集的土样一般要经过风干、磨细、过筛、混合、分装、制成待分析样品。制样过程中必须遵循的原则：保持样品原有的化学组成，不被污染。在制样场地、制样工具、制样程序和样品管理等方面都应有严格规定。

制样工作场地 土壤样品制备应分别在风干室、粗磨室和细磨室三处进行，不可集中一处，以免制作时交叉污染。各室应向阳（但要严防阳光直射土样）、通风、整洁、无扬尘、无易挥发性化学物质。

制样工具 晾晒土壤样品采用白色搪瓷盘或木盘；磨样采用玛瑙研磨机（研钵）、白色瓷研钵、木棒（锤、辊）、有机玻璃棒（板）、硬质木板等；过筛采用尼龙筛；分装采用具塞磨口玻璃瓶、具塞无色聚乙烯塑料瓶、无色聚乙烯塑料袋或特制牛皮纸袋。

制样程序 包括土样交接、湿样晾干、样品粗磨、细磨、分装等。制样时要注意，土壤标签和样品要始终放在一起，每个样品在制样过程中使用的工具与盛样容器的编码应一致，制样所用工具每处理一份样品后擦洗一次，严防交叉污染，特殊分析项目样品不需要制样，直接用鲜样测定。

管理和保存 包括样品在制备、分装、分发过程中的动态管理和样品入库的静态管理。样品在制备过程中处于相对流动状态，要建立严格的岗位责任制，按规定的方法和程序工作，防止遗失和信息传递错误。土壤样品库应保持干燥、通风、无阳光直射、无污染；要定期检查样品，防止霉变、鼠害及标签脱落等；风干样品按编号、粒径分类存放样品库，通常保存 0.5~1.0 年，或分析任务全部结束，检查无误后，如无须保留，方可弃去。标准样品或对照品必须长期妥善保存，必要时需对样品的稳定性或变化情况做专门的实验研究。新鲜土样用于挥发性、半挥发性有机污染物或可萃取有机物分析，土样选用玻璃瓶置于冰箱，于 4℃ 以下保存半个月。

（毋福海）

lǐhuà jiǎnyàn yàngpǐn chǔlǐ

理化检验样品处理 （sample treatment for physicochemical analysis）

对样品进行理化检验时，为除去样品中的杂质，减少共存物质对测定的干扰，或为浓缩待测组分，提高分析的灵敏度所进行的操作。如被测组分缺乏适宜的检测方法，也可通过适宜的化学反应（如酯化、酰化、硅烷化等）将被测组分定量转化成易于分析的形式。样品处理是理化检验的重要环节，要求在样品处理过程中被测组分不受污染和损失。样品处理过程是分析误差的主要来源，直接关系到测定结果的准确性。卫生检验中涉及的样品，除少数气体、水样外，绝大部分都需要经过样品处理后才能测定。所需时间一般占整个分析时间的 60% 以上。

卫生检验所涉及的样品种类繁多、组成复杂、形态多样、被测组分含量差异大，故需要根据所采取的分析方法，将样品进行适当处理后检测。有些样品中待测组分易受微生物、酶的作用，或者本身化学性质不稳定，还需要经特殊处理才能获得可靠的测定结果。

样品处理应根据待测对象和样品的组成及性质而定。如测定样品中的元素或其化合物，常用的方法有有机物破坏法，如干灰化和酸消解法。广泛使用的微波辅助消解和高压消解罐消解法都属于酸消解法。紫外光分解法也是破坏有机物的一种方法。

对于有机化合物的测定，样品处理时要求被测组分与样品基体完全分离，并保证其化学结构不被破坏，一般采用适宜的有机溶剂提取、净化、浓缩一体的样品处理方法，以减少样品处理环节。有机化合物的提取净化方法众多，如液-液萃取（含反萃取、液相微萃取）、色谱分离法（如固相萃取、固相微萃取、基质固相分散萃取、免疫亲和色谱等）、微波萃取、索氏提取、超声波提取、超临界流体萃取、加速溶剂萃取、分子印迹技术等；对于挥发性和半挥发性有机化合物的提取可采用吹扫捕集和顶空萃取等。还有一些在无机元素分析和有机物分析中都有应用，如浊点萃取、蒸馏和沉淀分离等。

样品处理方法已向自动化方向发展，如在线透析仪、在线萃取仪和在线消解仪等，操作高度自动化，可加快分析速度。

（孙成均）

shīxiāojiě

湿消解（wet digestion）　利用氧化性强酸彻底破坏样品中有机物的样品处理方法。此法将适量有机物样品置于三角烧瓶或密闭容器中，加入一定量氧化性强酸，如浓硝酸、浓硫酸和高氯酸，通过电热板或微波加热消解，将有机物转变成二氧化碳和水，使待测的无机成分转变成稳定的非挥发性的无机离子，供分析测定。在某些情况下还需在样品中加入氧化剂和催化剂，以加速消解过程。常用的氧化剂有高锰酸钾和过氧化氢等；催化剂主要有硫酸铜和五氧化二钒等。湿消解加热主要用电热板、石墨电热板和微波消解仪。

此法具有有机物分解速度快、加热温度低、被测元素挥发逸散损失小等优点，但消解过程中易产生大量有毒酸雾，以及氧化氮、硫氧化物等腐蚀性气体；酸的用量大，且对其纯度要求高，否则空白值较高，故检测成本高。湿消解过程中如温度控制不好或反应过于剧烈易发生燃烧爆炸事故。

不同性质的样品消解方式各异。①硝酸消解法：硝酸氧化性强，但沸点低，易挥散损失，消解速度慢，在消解试样时，需不断补加硝酸。一般可根据消解对象、检测项目和对后续测定的影响情况，加入硫酸或高氯酸等提高消解温度，以加快试样的分解。②硝酸-高氯酸消解法：有很强的氧化能力，可满足大多数有机样品的消解处理。但高氯酸氧化性强，反应剧烈，如酸耗净烧干后生成的高氯酸盐易发生爆炸。故应先只加硝酸，待大部分有机物消解后，再加入少量高氯酸消解，或在有机物样品中加入一定量硝酸-高氯酸混合液（4：1），放置过夜后，再行消解。③硝酸-硫酸消解法：利用浓硫酸的脱水炭化作用，通过加热加速样品中有机物脱水炭化，待有机物炭化后，再加硝酸消解完全。但不宜用于含碱土金属和与硫酸生成难溶化合物的样品的消解。④硫酸-硝酸-高氯酸消解法：适用于样品中含有难以消解有机物的消解。也可加入过氧化氢加速氧化过程。

有些情况可只用硫酸作为消解液，因硫酸沸点高，不易挥发损失，加上催化剂和氧化剂的联合作用，可加速有机物的氧化分解。如食品中粗蛋白测定的凯氏定氮法，就用浓硫酸作消解液，加入硫酸钾提高沸点，加入硫酸铜催化分解有机物，可将有机氮转变为成氨，与硫酸结合成铵盐。在汞、砷、硒等易挥发元素的湿消化过程中，需要控制消化温度不能太高，否则这些元素会挥发损失。

（孙成均）

wēibō fǔzhù xiāojiě

微波辅助消解（microwave-assisted digestion）　在氧化性强酸存在下，利用微波的热效应破坏样品中的有机物，使被测元素进入溶液中的样品前处理方法。微波是位于红外光谱和无线电波之间的电磁波，其频率为300MHz～300GHz，有电磁波的性质，如反射、穿透、吸收和辐射等；可穿透玻璃、塑料和瓷器等，但不能穿透金属而被反射。微波的热效应于1945年发现，1947年研制成功世界第一台食品微波加热设备。微波加热属于内加热，其有加热速度快、加热均匀、无温度梯度和无滞后效应等特点。

微波辅助消解过程中，样品与酸混合物通过吸收微波能产生即时深层加热，微波产生的交变磁场使介质分子极化，极性分子随高频磁场交替排列，导致分子高速振荡，这种振荡受分子热运动和相邻分子间相互作用的干扰和阻碍，产生了类似摩擦的作用，使分子获得高能量。因这两种作用使样品表面层不断搅动破裂，不断产生新表面与酸反应，促使样品迅速溶解。主要用密封高压微波消解方式。采用聚四氟乙烯塑料密闭容器作为消解罐，在其中加入适量样品和强氧化性酸，在加热（170～220℃）和加压（10～15MPa）条件下可快速、完全消解有机物，且空白值低。但对密闭容器加热，随压力增加，溶剂沸点增高。为确保微波辅助消解仪的使用安全，对密封容器设计了多种安全保护装置，比如通过温度/压力监控来控制加热，当消解罐内的压力和温度达到设定的温度或压力时，微波消解系统将停止加热，如系统出现过压，可及时安全泄压。即使不能泄压，消化罐的耐压能力也大于最大工作压力。消解容器的制作材料主要是聚四氟乙烯。其最高工作温度为260℃。

微波消解可使用硝酸、盐酸、氢氟酸和硫酸。常用硝酸-过氧化氢混合消解液，过氧化氢有较强氧化性，可减少氮气生成，加速样品消解。

不同种类的消解罐消解样品量不同。最大可消解样品量取决于样品有机质含量、酸的种类、设定温度、消化罐体积、消化罐最大工作压力等。微波密闭消解，有一定危险性，消解的样品量（0.2～0.5g）较小。

（孙成均）

gānhuīhuà

干灰化（dry ashing）　利用高温除去样品中有机质，用适宜的酸液溶解残余灰烬后作为待测样液的样品处理方法。

基本要求　温度一般控制在500~600℃，过高有可能使被测元素挥发损失或引入坩埚成分引起污染。时间一般控制在4~8小时，脂肪或糖类含量高的样品可适当延长灰化时间。灰化的完全程度可通过残余灰烬的颜色判断，灰烬呈白色或灰白色且不含黑色炭粒时，可认为已灰化完全。处理的样品量一般根据分析方法的灵敏度和样品中被测元素的含量来决定，干样2~10g。样品量过大，灰化困难或时间太长；样品太少，会因样品不均匀而带来测定误差。

注意事项　样品在高温灰化前，须先将装有样品的坩埚置电热板上低温炭化至无烟后，再移入高温电炉中逐渐升温至灰化温度，否则样品会因温度过高燃烧发生溅失而损失。

测定的元素不同，对坩埚的材质要求也不尽相同。坩埚是用耐火材料（如黏土、石墨、瓷土、石英）或较难熔化的纯金属（如银、铂、铁、镍等）所制成的杯状容器，也有高分子材料如聚四氟乙烯为材质的。主要有瓷坩埚、银坩埚、铁坩埚、镍坩埚、铂坩埚、石墨坩埚和刚玉坩埚等。不同材质坩埚的使用温度和应用范围不同。如石墨坩埚材质为结晶形天然石墨，抗酸、碱腐蚀。镍坩埚适于氢氧化钠、碳酸钠等碱性熔剂熔融，其熔融温度一般不超过700℃。如使用氧化钠熔融，温度不能高于500℃，且时间不能长，否则侵蚀严重。镍坩埚不适用于酸性溶剂以及含硫的碱性硫化物熔剂。石英坩埚最高使用温度1650℃，但不能和氢氟酸接触；适于用焦硫酸钾（$K_2S_2O_7$）、硫酸

氢钾（$KHSO_4$）等酸性熔剂熔融样品和用焦硫酸钠（$Na_2S_2O_7$）作熔剂处理样品。不适于氢氧化钠（$NaOH$）、过氧化钠（Na_2O_2）、碳酸钠（Na_2CO_3）等碱性物质作熔剂。银坩埚最高使用温度750℃，不能使用碱性硫化物作溶剂，可用于氧化钠（钾）作溶剂的样品熔融处理。铂的熔点高达1774℃，化学性质稳定，大多数化学试剂对它无侵蚀作用，可使用氢氟酸和碳酸钾（钠）作溶剂。聚四氟乙烯坩埚化学稳定性好、耐热、机械强度高，最高工作温度260℃，可代替铂坩埚用于氢氟酸处理样品。

干灰化时，可于样品中加入助灰化剂加速样品的氧化或防止被测组分挥发损失。常用的助灰化剂有硝酸或硝酸盐、硫酸、硫酸铵和磷酸铵等。硝酸或硝酸盐不仅可加速样品氧化，还可使灰分松散。硫酸、硫酸铵或磷酸铵可使易挥发元素转变为挥发性较小的硫酸盐和磷酸盐，以减少被测元素的挥发损失。如试样灰化不彻底，有炭粒包裹，可取出坩埚放冷后再加硝酸，小火蒸干后再移入高温电炉中继续完成灰化。有些碱也可作为助灰化剂，其可防止氯化物、砷、磷和硼等损失。常用的是碱土金属氧化物或氢氧化物、碳酸钠（钾）、乙酸镁、硝酸钾（钠）等，加热时分解为氧化物。这些助灰化剂使灰分体积明显增加，可减少因和坩埚材料反应引起的损失。干灰化法后如从残渣中溶出待测组分不完全，会使测定结果偏低。一般用浓硝酸溶解残渣，若测定铁元素宜用盐酸溶解。

应用　该法适用于食品和植物等有机样品中部分元素的测定。对沸点较低、易挥发元素不适宜

用此法处理，如砷、铅、汞、锡、硒等。

（孙成均）

yè-yè cuìqǔ

液-液萃取（liquid-liquid extraction）　利用相似相溶原理，将一种或多种混溶的溶剂（即萃取剂）加入与之互不相溶的待测溶液中，通过振摇，静置或离心分层后，将目标化合物转移到萃取剂而实现组分分离的样品处理方法。又称溶剂萃取（solvent extraction）。此法是常用的分离富集方法，一般在分液漏斗中完成。液-液萃取是一个物理过程，不引起目标化合物化学成分的改变。作为萃取剂的溶剂必须与被萃取的混合物液体互不相溶，对目标化合物具有选择性的溶解能力，且稳定、低毒、无腐蚀性、易得。

理论基础　1891年由能斯特提出的分配定律，即在一定温度和压力下，某化合物与互不混溶的两种溶剂在不发生分解、电解、缔合和溶剂化等作用时，通过振摇达到平衡后，该物质在两相中的浓度比等于常数：

$$\frac{C_A}{C_B} = K$$

式中，C_A、C_B分别为某溶质在溶剂A和B中的溶解度，K为分配常数。

分配系数K与温度、压力、溶质和溶剂的性质有关。分配定律可用于定量计算液-液萃取时被萃取物的质量或萃取一定量的物质所需的溶剂量。

影响因素　在用有机溶剂萃取水相中的有机物时，可加入一定量的电解质（如氯化钠），利用其"盐析效应"降低被萃取有机物和有机溶剂在水相中的溶解度，提高萃取效率；也可通过增大萃

取剂用量和增加萃取次数来提高萃取效率。对于无机物的提取，可将拟提取的无机金属转换成螯合物或离子缔合物后再用适宜的有机溶剂萃取。

在实际工作中，为减少杂质的干扰，可将已萃取进入有机溶剂的物质转变成易溶于水相的形式而转入水相中，这种萃取过程称为"反萃取"。例如，在萃取废水中酚时，可加酸调节废水呈酸性，使酚呈分子态，再加入萃取剂二氯甲烷提取其中的酚，将二氯甲烷层分离后在其中加入氢氧化钠碱性水溶液使酚成为水溶性苯酚钠而进入水相。

液-液萃取过程中有时会产生乳化或生成第三相而妨碍萃取的正常进行。当水相含胶状微细颗粒、过量二氧化硅及其他杂质、萃取剂的降解以及过分剧烈振摇等都可能引起乳化现象。所以，在易出现乳化现象时，萃取过程不要剧烈振摇分液漏斗；如出现乳化现象，可通过加水或饱和盐溶液，以及延长静止时间等消除乳化现象。

特点　与其他提取方法相比，此法设备简单、易操作、快速、萃取效率高、分离和富集效果好；其缺点是手工操作、繁琐、有机溶剂易挥发、易燃、有毒，一般消耗有机溶剂量较大，有时需要减压浓缩过程。

应用　最初主要用于提纯或纯化化合物。样品分析中，此法主要作为提取、净化和浓缩被测物质的方法。例如，测定血清中微量脂溶性维生素时，可加入无水乙醇沉淀蛋白质，再加入正己烷作为萃取剂，通过振摇，脂溶性维生素很容易进入正己烷中而与其他杂质分离。

现亲水有机相液-液萃取有了较快发展，应用也越来越多。该法利用被萃取物质与亲水有机溶剂（如乙醇、丙醇、异丙醇、丙酮等）混合后，在无机盐（如磷酸氢二钾、氯化钠、硫酸铵、硫酸镁等）作用下分成液-液两相，被萃取物质的表面性质、电荷作用和各种力（疏水键、氢键和离子键等）的存在和环境因素的影响，使其在上、下相中的浓度不同，达到浓缩、分离的目的。该法的优点是采用均相萃取、异相分离，传质和分相速度快，不易出现乳化现象，所使用有机溶剂低毒或无毒、无残留、低黏度、容易回收，省去反萃取步骤，操作简便，成本较低。

（孙成均）

yèxiàng wēicuìqǔ

液相微萃取（liquid phase micro-extraction，LPME）　基于待测物在水性样品溶液及微小体积的疏水性有机溶剂之间平衡分配过程而对待测物进行萃取的样品处理方法。实际上，此法可看成是微型化的液-液萃取。其集萃取和浓缩于一体，富集倍数高、操作简便快速、成本低廉，是环境友好的样品前处理技术。

原理　1996 年，达斯古普塔（Dasgupta）等首次提出液相微萃取概念，并建立了 drop in drop 模型。萃取剂（接受相）可直接浸入样液中，也可悬于样液之上（顶空液相微萃取），搅拌后与萃取剂相溶的被测物从水相转移到萃取剂中。一般萃取剂的体积仅为微升级甚至纳升级，因样液体积/萃取剂体积比很大，故液相微萃取可获得很高的富集倍数。

方式　主要有下列模式。

单滴微萃取（single drop mi-croextraction，SDME）　将一滴萃取溶剂悬于常规的微量注射器针尖，浸于亲水性样液中（图 1）或悬于样品顶部空间（图 2），后者叫顶空液相微萃取（head space liquid phase microextraction，HS-LPME）。在搅拌下，使被测物从水相转移至有机相微滴中，经一定时间萃取后，将有机相微滴抽回微量注射器并注入色谱系统进行分析。HS-LPME 主要用于挥发性或半挥发性组分的萃取，一般在加热和搅拌下，被测组分进入密闭的顶空空气中，进而溶于悬于顶部的有机相微滴中（动态法）。如果不搅拌则为静态法。

中空纤维液相微萃（hollow fiber liquid phase microextraction，HF-LPME）　集采样、萃取和浓缩于一体的液相微萃取法。多孔中空纤维为微萃取溶剂的载体。微萃取通过有机溶剂在纤维壁孔中形成的液膜进行传质，在多孔的中空纤维腔中进行萃取，并不与样品溶液直接接触，大分子杂质等不易进入纤维腔，即使增大搅拌速度，也不易使溶剂挥发损失，具有很好的样品净化能力，可用于复杂基体样品的直接分析。根据萃取剂与纤维腔中溶剂的不同，HF-LPME 可分为三相液相微萃取和两相液相微萃取。

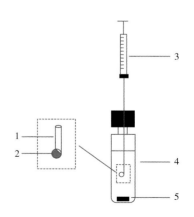

图 1　单滴微萃取（浸没式）

1. 注射针；2. 有机溶剂液滴；
3. GC进样针；4. 水样；5. 搅拌子

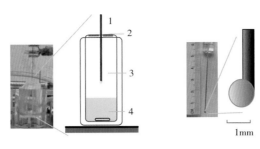

图2 顶空液相微萃取（动态法）
1. 针头；2. 隔膜；3. 顶空；4. 样液

分散液相微萃取（dispersive liquid phase microextraction，DLPME）

在亲水性样品溶液中加入数十微升密度较水大的萃取剂和一定体积的分散剂，经振荡后即形成一个水/分散剂/萃取剂的乳浊液体系，再经高速离心分层，用微量进样器取出下层萃取剂分析。该萃取方法集采样、萃取和浓缩于一体，避免了固相微萃取中可能存在的交叉污染问题。可直接同气相色谱、液相色谱、质谱、毛细管电泳等检测技术联用而进行在线分析。

连续流动微萃取（continuous-flow microextraction，CFME）原理如图3所示。被萃取的水溶液通过泵将PEEK管和萃取单元的玻璃容器充满，用微量注射器将有机溶剂通过玻璃容器的注射口注射到样液中，并在针尖形成悬挂液滴。在蠕动泵的作用下，流动的样液不断与有机液滴接触，则被测物不断被富集到微滴中。萃取完成后将有机液滴吸回，即可进样分析。CFME的最高浓缩倍数可达1000倍。

影响因素 主要有萃取剂的种类与液滴大小、搅拌速率、水溶液离子强度、酸碱度、温度和萃取时间等。萃取剂应与样品溶液不混溶，且对后续分析过程无影响。对于HS-LPME模式，要求萃取剂具有较高的沸点和较低的蒸汽压，以免溶剂挥发损失。离子液体代替有机溶剂可提高萃取效率。萃取效率在一定范围内与萃取剂液滴大小（或体积）、搅拌速度和萃取时间成正相关关系。样液酸碱度可改变被萃取物的存在形式，故对不同类型化合物萃取效率的影响不同，温度对不同萃取模式和不同类型物质的影响也不同。

应用 LPME在水样、土壤、空气、食品、饮料、血液、尿液等样品中多环芳烃类、多氯芳烃、芳香胺、酚类、重金属、农药、杀虫剂、除草剂、脂溶性维生素和环境雌激素等的测定中有较多报道，有的取得很好的效果。

（孙成均）

Suǒshì tíqǔ

索氏提取（Soxhlet extraction）
利用新生有机溶剂连续从固体物质中萃取目标化合物的样品处理方法。1879年由弗朗茨·冯·索格利特（Franz von Soxhlet）发明。最初主要用于固体物质中脂肪的提取。后来逐步用于可溶于溶剂的微量目标化合物的提取。此法利用新生有机溶剂回流及虹吸原理，使固体物质连续不断地被纯溶剂萃取，既节约溶剂，也提高了萃取效率。萃取前先将样品研碎，以增加固液接触面积；后称取一定量样品于滤纸袋内，将其置于索氏提取器又称脂肪提取器（图）的套筒中，套筒的下端与盛有溶剂的圆底烧瓶相连接，上面连接回流冷凝管。通过电热帽加热圆底烧瓶，使溶剂沸腾，溶剂蒸气通过提取器的支管上升至冷凝管，被循环水冷凝后滴入提取套筒内，新生溶剂和被萃取物质接触并浸提其中的脂溶性化合物，当溶剂量逐渐增加，达到虹吸管的最高处时，含有萃取物

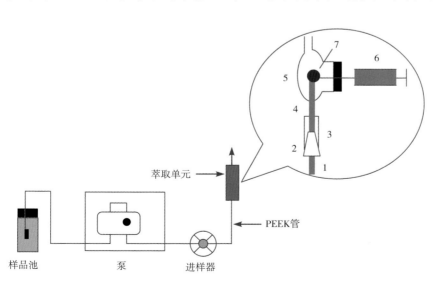

图3 连续流动微萃取
1. 连接PEEK管，插入萃取池；2. 管尖；3. O型环；4. 萃取池进口；5. 萃取池；6. 微量注射器；7. 溶剂滴

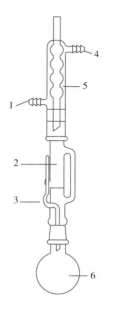

图　索氏提取器

1. 冷凝水进口；2. 套筒；3. 虹吸管；4. 冷凝水出口；5. 冷凝管；6. 圆底烧瓶

的溶剂被虹吸回圆底烧瓶内。随温度升高，再次回流开始，每次虹吸前，固体物质都能被新生溶剂所萃取。如此反复循环，最终将固体物质中目标化合物提取完全，且富集于圆底烧瓶中，该溶液可进行后续处理和分析，而提取套筒内的残渣可弃去。食品中粗脂肪的测定中，需保留残渣，并烘至恒重，可根据提取前后的样品重量差计算粗脂肪的含量。

此法提取效率高，但所用时间长，消耗溶剂量较大，常需要旋转蒸发浓缩过程，适用于热稳定性好的化合物，如大气颗粒物中多环芳烃化合物等的提取。

（孙成均）

wēibō cuìqǔ

微波萃取 （microwave extraction）　微波和传统的溶剂萃取法相结合后形成的新的萃取方法。

原理　微波具有吸收、穿透和反射的特性，即它可为极性溶剂选择性吸收；可穿透玻璃、陶瓷等非极性物质；金属可反射微波。分子对微波选择性地吸收，极性分子能吸收微波能。极性分子的两偶极在微波的较低频电磁场中将有时间欲与外电场达成一致而振荡，但微波频率要比分子转动频率快，迫使分子在转动时通过碰撞、摩擦放能生热。同种分子对不同频率微波吸收能力不同。微波加热是材料在电磁场中由介质吸收引起的内部整体加热，是将微波电磁能转变成热能，其能量是通过空间或介质以电磁波的形式来传递的，对物质的加热过程与物质内部分子的极化有着密切的关系。

微波辐射能穿透萃取介质，可到达被萃取物质的内部。萃取溶剂吸收微波能，其温度迅速上升，使被萃取物质在溶剂中的溶解度显著增加。同时，微波所产生的电磁场加速了被萃取组分向溶剂的扩散，也有利于溶剂对待测组分的提取。用水作溶剂时，在微波场下水分子高速转动成为高能激发态，此时水分子不稳定，很快释放能量又回到基态，所释放的能量传递给其他物质分子，加速其热运动，缩短了萃取组分的分子由物质内部扩散到萃取溶剂界面的时间，提高了萃取效率。

设备　1986 年，加拿大化学家理查德·格迪（Richard Gedye）等用普通家用微波炉通过选择参数和溶剂，数分钟内就实现了传统加热需数小时甚至十余小时才能完成的萃取过程。20 世纪 90 年代初，加拿大环境保护部与一公司携手开发了微波萃取系统。法国的一家公司于 1994 年成功研制出了萃取和有机反应两用微波仪。用作萃取的微波频率与微波消解的频率一样，都是 2450MHz。

微波萃取装置要求带有控温单元，微波萃取罐一般为聚四氟乙烯材料制成的密闭容器，装有罐内压力和温度控制器，抗酸碱、耐腐蚀。所用溶剂有极性溶剂或极性溶剂与非极性溶剂的混合溶剂。因非极性溶剂不吸收微波能，故使用非极性有机溶剂时，应在其中加入一定比例的极性溶剂，如非极性溶剂环己烷中可加入少量丙酮组成混合溶剂。微波萃取中要控制溶剂温度，不得使萃取剂沸腾，也不能高于被萃取物的分解温度。

影响因素　主要有下列几种，萃取溶剂的种类对萃取效率的影响至关重要。

萃取溶剂　其极性对萃取效率的影响很大。要求萃取溶剂对被萃取组分的溶解度要好，且对后续分析干扰小。用于微波萃取的溶剂主要有甲醇、丙酮、乙酸、二氯甲烷、正己烷、乙腈、苯和甲苯等有机溶剂及硝酸、盐酸等无机酸溶液。正己烷-丙酮、二氯甲烷-甲醇和水-甲苯等混合溶剂应用也不少。

萃取温度　应低于萃取溶剂的沸点，不同的物质最佳萃取温度不同。在微波密闭容器中，内部压力可达到 1MPa 以上，故溶剂沸点比常压下的溶剂沸点显著提高，用微波萃取可达到常压下使用同样溶剂所达不到的萃取温度，既可提高萃取效率又不至于分解待测萃取物。

萃取时间　与被测样品量、溶剂体积和萃取罐的加热功率有关。不同样品和溶剂对微波能的吸收能力不同，所需的汽化热、萃取时间也不相同。一般情况下，萃取时间在 10~15 分钟内。萃取过程中，一般加热 1~2 分钟即可达到要求的萃取温度。萃取效率随萃取时间的延长有所增加，但增长幅度不大。

溶液 pH 值　对微波萃取的效率产生一定的影响，针对不同的样品，最佳萃取酸碱度也不同。

特点　与传统加热萃取相比，微波萃取有简便快速、萃取效率高、样品处理量大、溶剂用量少和耗能低等优点。

应用　在土壤、食品、农药、中药、环境化学，以及矿物分析等方面均有应用。

（孙成均）

jiāsù róngjì cuìqǔ

加速溶剂萃取（accelerated solvent extraction，ASE）

升温和加压的条件下，用适宜的溶剂对固体或半固体样品中的有机或无机化合物进行快速萃取的样品处理方法。又称快速溶剂萃取。常用的萃取溶剂有有机溶剂、缓冲液和纯水等。溶剂萃取过程中，提高温度（一般不超过 200℃）和增加压力（一般低于 20MPa）不仅可降低基体与被萃取物之间的作用力、提高被萃取物的溶解性、降低样品基体对被萃取物的作用、加速被萃取物进入溶剂，还可通过增加压力使溶剂的沸点升高，确保溶剂在萃取过程中一直保持液态，防止溶剂蒸发溢出和易挥发性物质的挥发损失。与传统的溶剂萃取相比，ASE 有省时、省溶剂和萃取效率高等特点。

ASE 需要加速溶剂萃取仪来完成。加速溶剂萃取仪由溶剂瓶、高压泵、氮气钢瓶、气路、加热炉腔、不锈钢萃取池和样液收集瓶等组成，其工作流程如图。

萃取前，将样品装入萃取池，置于圆盘式传送装置上，通过控制面板设置萃取温度、压力、时间、溶剂选择和循环萃取次数等条件，仪器将自动通过圆盘式传送装置将萃取池送入加热炉腔并与之对应的收集瓶连接，泵将溶剂输送入萃取池。萃取池在加热炉被加热、加压，在设定的温度和压力下静态萃取，并少量多次向萃取池加入萃取溶剂，萃取液经过滤膜过滤后进入收集瓶，用氮气流吹洗萃取池和管道，萃取液全部进入收集瓶作为样液，再经净化、浓缩后，即可作为试液。

萃取效率除与被萃取物质的理化性质有关外，还与萃取温度、压力、萃取溶剂、溶剂加入量、循环次数和静态萃取时间等有关。此法在环境、食品、药品及工农业产品分析中应用广泛，如从土壤、大气颗粒物、动植物组织、奶制品、蔬菜和水果等样品中萃取农药、抗生素、兽药、多环芳烃、多氯联苯、二噁英等物质。

（孙成均）

chāoshēngbō tíqǔ

超声波提取（ultrasonic extraction）

利用超声波在溶剂和样品间产生的声波空化作用，使目标化合物快速进入溶剂而被萃取的样品处理方法。又称超声波辅助萃取或超声波萃取。超声波是频率为 20kHz~50MHz 的电磁波，在介质中有反射、折射、衍射、散射等特性。超声波穿过介质时，可产生膨胀和压缩作用。在能量传递过程中，超声波有正负压强交变周期。在正相位时，对介质分子产生挤压和压缩作用；负相位时，介质分子稀疏、离散，介质密度减小，产生膨胀作用。如超声波能量足够强，膨胀过程就会在液体中生成气泡或在液体中产生很小的空穴。这些空穴瞬间即闭合，同时产生瞬间压力，即空化作用。连续不断产生的高压就像一连串小爆炸不断地冲击固体颗粒表面，使颗粒表面及缝隙中的可溶性溶质迅速溶出。强烈的空化作用可将细胞壁破碎而使细胞内容物进入到溶剂中。除此之外，超声波还具有均匀化作用。

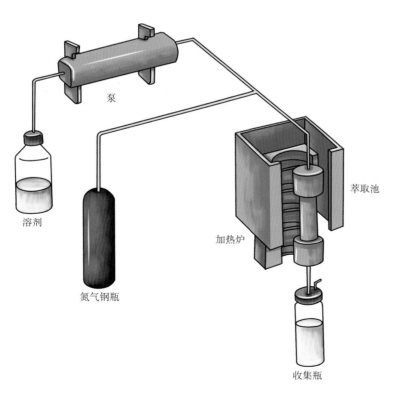

图　加速溶剂萃取仪

泵

溶剂

氮气钢瓶

萃取池

加热炉

收集瓶

与常规的萃取技术相比，此技术有简便快速、溶剂消耗量小、萃取效率高、能耗低、安全性好和适应性广等优点，已广泛应用于食品、环境样品、生物材料样品、药品等样品中有机和无机组分的提取，也可用于玻璃器皿等的清洗、溶液配制时助溶和溶液除气等。

（孙成均）

yèmó cuìqǔ

液膜萃取（liquid membrane extraction）

利用液膜的选择透过性，使试液中的目标化合物透过液膜进入接受相而实现分离的样品处理方法。包括三个液相所形成的两个相界面上的传质分离过程，实质上是萃取与反萃取的结合。液膜是乳状液滴分散在水相或油相中形成的复相乳液体系。和固态膜相比，液膜具有选择性高、传质面积大、通量大及传质速率高等特点。

此技术起始于 20 世纪 60 年代中期，按其构型和操作方式的不同，液膜主要可分为三种。①厚体液膜：一般采用 U 型管式传质池，其上部分别为试液相和接受相，下部为液膜相，三相在适宜强度搅拌下，达到利于传质而避免试液相与接受相相混合。有恒定的界面面积和流动条件。②乳状液膜：有"水-油-水"型（W/O/W）或"油-水-油"型（O/W/O）型的两种双重乳状液高分散体系。将互不相溶的两种液相通过超声处理制成乳状液，再将其分散到第三种液相中，就形成了乳状液膜体系，稳定性较好。③支撑液膜：其形状、面积和厚度，取决于支撑材料。微孔材料制成的膜片或中空纤维，用膜相溶液浸渍后，就形成了固体支撑的液膜。聚四氟乙烯、聚丙烯制成的微孔膜，用以支撑有机液膜；滤纸、乙酸纤维素微孔膜和微孔陶瓷，可支撑水膜。

不同物质在膜中的溶解度、扩散速度不同，因此，依靠膜对物质的选择性透过而将目标化合物分离。在内相中加入某些特定的试剂，可促使溶质快速传递、对溶质的选择性更好。例如，内相中加入可与被传递物质反应生成难溶性物质或水的试剂，使得溶质在内相界面处的浓度接近于零，增大传质推动力；或在膜相中加入载体，载体在膜相与外相界面处与溶质发生可逆反应生成更易溶于膜相的物质，在膜相中传递至膜相与内相界面处，并与内相中的反萃取剂发生反应，将溶质传递至内相，载体同时获得再生，就明显提高了膜相对溶质的选择性，并提高了传质速率。

有关液膜萃取的应用尚不多。原因是液膜萃取过程中不同相之间可能存在相互渗透，大面积支撑液膜的形成与支撑液体的流失等问题难以解决。

（孙成均）

chāolínjiè liútǐ cuìqǔ

超临界流体萃取（supercritical fluid extraction，SFE）

利用超临界流体的特性，从固体或液体样品中萃取可溶性目标化合物的样品处理方法。

原理　超临界流体（supercritical fluid，SF）是处于临界温度（T_c）和临界压力（P_c）以上、介于气体和液体之间的流体。SF 有气体和液体的双重特性，密度和溶剂化能力与液体相近，而黏度与气体相近，扩散系数比液体约大 100 倍，对许多物质有很强的溶解能力。这些特性使 SF 成为很好的萃取剂。在超临界状态下，SF 可有选择性地按极性大小、沸点高低和分子量大小不同的成分依次萃取目标化合物；再借助减压和升温的方法使 SF 变成普通气体挥发除去，而被萃取物质保留下来，达到分离浓缩目标化合物的目的。SF 相平衡示意见图。

特点　SF 主要有二氧化碳（CO_2）、一氧化氮（NO）、六氟化硫、乙烷、庚烷和氨等，但以 CO_2 最为常用，因其临界温度接近室温，其临界压力也易达到（7.38MPa）。CO_2 超临界流体萃取特点：可在 35～40℃及 CO_2 气氛中进行提取，能有效防止热敏性物质的氧化和逸散，把高沸点、低挥发性、易热解的物质在远低于其沸点的温度下萃取出来；是最绿色环保的提取方法，其不需

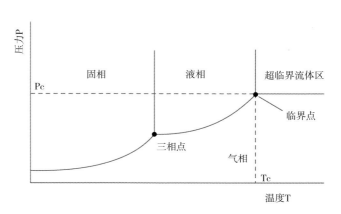

图　超临界流体的相平衡

要有机溶剂，萃取物无溶剂残留；萃取和分离过程合二为一，萃取效率高，且 CO_2 价格便宜，纯度高，容易制取，成本低廉。CO_2 为非燃气体，无嗅、无味、无毒，安全性好，在萃取过程中不发生化学反应；通过调节压力和温度等参数，可将不同物质分别萃取分离。在超临界状态下，CO_2 对低分子、低极性、亲脂性、低沸点的成分如挥发油、烃、酯、内酯、醚、环氧化合物等有极好的溶解性，对具有极性基团（如—OH、—COOH 等）和大分子化合物不易被萃取。对于这些分子量较大和极性基团较多的物质的萃取，需加入其他物质（夹带剂）来改变拟萃取化合物的溶解度。夹带剂一般为溶解性好的溶剂，如甲醇、乙醇、丙酮、乙酸乙酯等；用量较少，通过其与溶质分子间的范德华力或夹带剂与溶质的分子间作用，如氢键及其他各种作用力而影响 SF 对拟萃取化合物的溶解性和选择性。

影响因素 温度和压力是影响超临界流体萃取效率的两个重要因素。温度一定时，随着压力增大，流体密度增大，溶剂强度增强，溶剂的溶解度就增大。而一定压力下，升高温度被萃取物挥发性增加，使被萃取物在超临界气相中的浓度增加，萃取量增大。另一方面，温度升高，超临界流体密度降低，被萃取组分溶解度减小，萃取效率降低。

应用 在农药残留分析和植物中有效成分的提取中具有得天独厚的优势。利用此法可从动物组织中提取有机磷农药和氨基甲酸酯类农药等；从银杏叶中提取银杏黄酮；从鱼的内脏、骨头中提取多烯不饱和脂肪酸；从沙棘籽中提取沙棘油；从蛋黄中提取

卵磷脂；从药用植物蛇床子、桑白皮、甘草根、紫草、红花、月见草中提取有效成分。

（孙成均）

sèpǔ fēnlífǎ

色谱分离法（chromatographic separation） 利用试样中不同组分的物理化学性质差异而进行分离的方法。又称色层分离法。俄罗斯植物学家茨维特（Tsvet）于 1903 年提出。形式多样，分离载体主要有填充柱、薄层板和层析滤纸，相应的分离方法分别为填充柱色谱分离法、薄层色谱分离法和纸色谱分离法（图 1~3）。填充柱一般为玻璃柱，其中填充吸附剂（如氧化铝、硅胶、烷基硅烷等）；或将吸附剂加水调成糊状后涂覆在玻璃板上烘干制成薄层板。在分离时，吸附剂经活化后，试液首先经填充柱或薄层板上吸附剂吸附，也可直接将样液点在层析滤纸上吸附。吸附剂或层析滤纸作为固定相，加入洗脱溶剂（流动相）或将薄层板（层析滤纸）一端浸入洗脱剂（展开剂）中，在流动相（或展开剂）的作用下，试液中各组分因在固定相和流动相（展开剂）两相间的吸附、分配、离子交换、亲和力等理化性质存在微小差异，在两相间不断被吸附、洗脱，经过一段时间后而得到分离。色谱分离法不仅高效、快速，还具有良好的净化效果。由色谱分离法又衍生出一系列新的分离方法，如基质固相分散萃取、免疫亲和色谱和固相萃取等，已广泛应用于样品的前处理中。

（孙成均）

jīzhì gùxiàng fēnsàn cuìqǔ

基质固相分散萃取（matrix solid-phase dispersive，MSPD） 将样品与固相分散剂按一定比例混合

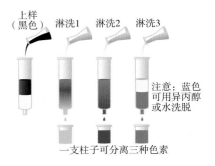

图 1 填充柱色谱分离法

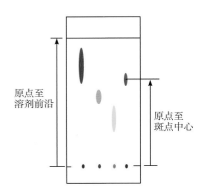

图 2 薄层色谱分离法

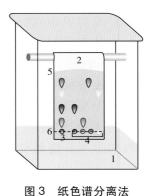

图 3 纸色谱分离法

1. 展开剂；2. 层析纸；3. 标准对照；4. 样液；5. 溶剂前沿；6. 原点

研磨、装柱、淋洗，再用合适的溶剂分离目标化合物的样品处理方法。1989 年美国路易斯安那州立大学的巴克（Barker）首先提出，并应用于动物组织中兽药残留的萃取。MSPD 适用的样品可以是固态，也可以是半固态或液态。常用固相分散剂是 C_{18}、C_8 或硅胶等，一般将样品与固相分

散剂以 1∶4 的比例混合研磨，使样品分散于固相分散剂表面，将该混合物装柱，先用适宜的洗脱剂淋洗干扰杂质，再用合适的溶剂将目标化合物洗脱下来（图）。该技术将传统的样品前处理中的样品均匀化、提取、净化等步骤融为一体，减少了样品的玷污和损失环节；所用萃取溶剂比传统的液-液萃取节省约 95%，萃取速度快约 90%，易自动化。

MSPD 影响因素主要是固相分散剂、洗脱溶剂，样品基质本身对萃取也有影响。①固相分散剂：孔径大小影响较小，但其粒径大小对萃取效率有重要影响。一般选用粒径为 40μm 的为宜。所选固相分散剂多为反相键合相填料，如 C$_{18}$ 用得最多，C$_8$ 和 C$_{30}$ 也有使用。现采用氨丙基硅胶取代 C$_{18}$ 应用于复杂脂溶性样品的提取。正相填料和非键合固相吸附剂，如硅碳镁土、氧化铝、硅胶、硅藻土和砂等材料也有应用，其吸附性能取决于吸附材料本身的含水量和酸碱性。②洗脱溶剂：选择时应考虑溶剂对目标化合物的淋洗效率及特异性，并能与后续的分析方法相适应；应低毒无害、绿色环保、价廉易得，对环境影响小。

MSPD 在兽药、农药残留分析领域得到了较多应用，已用于动物组织、水果、蛋及奶制品中的药物残留的提取净化，也可用于食品中 β-胡萝卜素和脂溶性维生素等的提取净化。

（孙成均）

miǎnyì qīnhé sèpǔ

免疫亲和色谱（immunoaffinity chromatography，IAC）

将免疫反应与色谱分离技术相结合的样品处理方法。又称免疫亲和层析。最早出现于 1968 年。

原理　将特异性的抗体吸附固定于适宜的载体上，装填于小柱中制成免疫亲和柱。分离时，使样液流过亲和柱，样品中的待测组分与吸附剂上的抗体发生抗原-抗体特异性结合反应而被保留在亲和柱上，其他成分不被吸附而穿过亲和柱或被适宜的溶液洗脱。最后，使用适宜的洗脱溶剂将待测组分从亲和柱上洗脱，作为分析试液（图）。

IAC 的关键是抗体的制备，一般利用抗原注入动物体内后被激发产生相应的抗体。通常，抗原有较大的分子量（一般大于 1000）。对于小分子化合物，本身不具备抗原性（称为半抗原），可以将其与大分子物质如蛋白质载体偶联后制成人工抗原，将抗原注入实验动物体内，一段时间后收集动物血液，分离血清后纯化，即可获得相应的抗体。人工抗原的制备方法较多，需要根据半抗原化学结构采取适宜的化学反应制得。如果半抗原带有游离羧基和游离氨基时，可以采用水溶性碳化二亚胺法、混合酸酐法和活性酯法；如果半抗原带有苯胺基时，可以采用重氮盐-偶氮法等。人工抗原制备中不能改变半抗原的结构和构型，且需对其进行纯化，除去未反应的半抗原和反应副产物。

抗体有多克隆抗体和单克隆抗体之分，其制备方法也不一样。多克隆抗体是混合抗体，是由体内不同的细胞系产生的；制备方法简单、成本低廉、技术要求不高。单克隆抗体是高度均质性的特异性抗体，由一个识别单一抗

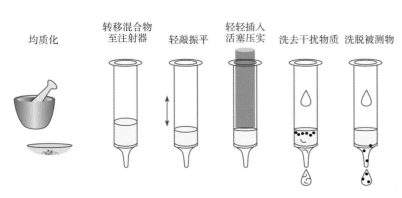

图　基质固相分散萃取

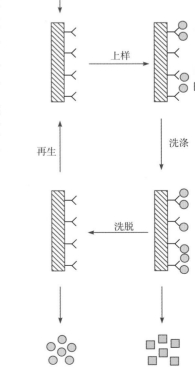

图　免疫亲和色谱

原表位的 B 细胞克隆所分泌；一般是通过淋巴细胞杂交瘤技术来完成的。

特点 IAC 有特异性好、灵敏度高、净化效率好等特点。但抗体的制备和纯化需要的时间比较长，并需要一定的生物技术支持，故亲和色谱柱的成本比较高。现已有各种免疫亲和色谱柱商品可供选用，有的可再生后多次使用，节约了分析成本。

应用 在卫生检验领域主要用于真菌毒素、农药、兽药、环境雌激素、抗生素等样品的净化。在蛋白组学的研究中，IAC 也是非常有用的工具。现仍主要用于样品净化，与其他技术联用，实现样品的定性或定量分析。但已有将样品净化、转移和分析全过程均自动化的例子。理论上，IAC 可与高效液相色谱仪、毛细管电泳仪和质谱检测器联用，但因仪器接口问题，最成熟的仍是与高效液相色谱仪的联用。

(孙成均)

gùxiàng cuìqǔ
固相萃取（solid phase extraction，SPE） 基于液-固色谱原理，利用固体吸附剂将液体样品中的目标化合物或杂质一起吸附，洗脱杂质后，用选择性溶剂洗脱目标化合物以达到分离和富集被测组分的样品处理方法。可分为在线固相萃取和离线固相萃取，前者将固相萃取与色谱分析装置联机，达到萃取与分析同步进行。

原理与模式 SPE 实质上是一种液相色谱分离（图），其主要分离模式也与液相色谱相同，根据固相萃取柱填充材料和洗脱溶剂的性质，有下列三种模式。

正相固相萃取 所用的吸附剂极性大于洗脱溶剂的极性，主要用于极性物质的萃取和净化。目标化合物如何保留在吸附剂上，取决于其极性官能团与吸附剂表面的极性官能团之间的相互作用，其中包括了氢键、π-π 键相互作用、偶极-偶极相互作用、偶极-诱导偶极相互作用以及其他的极性-极性作用。正相固相萃取柱的填充剂为极性较大的吸附剂，如硅胶、硅藻土、氧化铝和硅酸镁等，而以硅胶使用最为广泛。因吸附剂表面存在极性较大的硅醇基团，可吸附样液中极性较大的目标化合物，最后用强洗脱溶剂洗脱目标化合物。

反相固相萃取 所用的吸附剂极性小于洗脱溶剂的极性，所萃取的目标物通常是中等极性或非极性化合物，目标化合物与吸附剂间的作用是疏水性相互作用，主要是非极性-非极性之间的色散力。反相固相萃取柱的填充剂一般为非极性的烷烃类化学键合相，如 C_8、C_{18} 等，其可吸附极性较弱的目标化合物，而极性较大的杂质组分不被萃取柱保留，选择适宜的洗脱溶剂即可将目标化合物洗脱。反相固相萃取柱也可用于极性目标分析物的萃取，即在上样后，先用极性较强的溶剂将目标化合物洗脱，保留洗脱液作为测试样液，再用极性较弱的溶剂洗脱杂质，恢复柱子功能。

离子交换固相萃取 使用带有电荷的离子交换树脂作为吸附剂，其能萃取带有电荷的目标化合物，目标物与吸附剂之间的相互作用主要是静电吸引力。离子交换吸附柱填充剂为离子交换剂，如聚苯二烯、聚二乙烯苯等。分离的目标化合物主要是离子型化合物，如有机酸（碱）、无机阴阳离子、酸性（或碱性）蛋白等。

影响因素 固相萃取效率的主要影响因素有吸附剂的性质、粒度大小、洗脱溶剂的性质及流速、被吸附化合物的性质和浓度、温度等。

特点 相对于液-液萃取法，SPE 有省时、省溶剂、萃取效率高、可多个样品同时萃取、易于自动化等优点。

应用 已广泛用于环境、食品、医药、临床、法医等复杂样品中微量或痕量化合物的分离、富集，包括尿液、血液、水、饮料、土壤和岩矿分析等不同基体样品中分析物的提取和净化。

(孙成均)

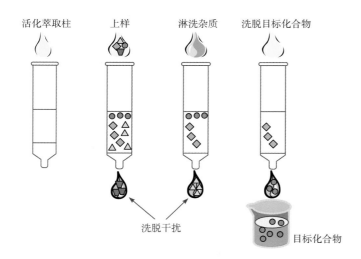

活化萃取柱　　上样　　淋洗杂质　　洗脱目标化合物

洗脱干扰　　目标化合物

图　固相萃取

gùxiàng wēicuìqǔ

固相微萃取 （solid-phase microextraction，SPME）

将涂有萃取固定相的石英纤维插入样品溶液或置于密闭的样品瓶溶液之上，在加热和搅拌的条件下，将待测组分从样品溶液转移到萃取固定相中而达到分离的样品处理方法。1989 年加拿大波利西恩（Pawliszyn）等提出，是不使用萃取溶剂的环保型样品处理技术。

原理 SPME 装置简单，由纤维支架和一根内有 SPME 纤维的可伸缩针头组成。SPME 纤维是一根很细的熔融石英纤维，其表面涂有聚合物膜（如聚二甲基硅氧烷），整个装置就像一支微量注射器。SPME 的典型应用包括采集气体（顶空）和采集溶液，针头都要插入适宜位置（即穿过膜进入顶空或样品溶液中），保护纤维的针头缩回，使纤维与样品接触。聚合物涂层通过吸附或吸收作用将样品中的被测组分浓缩。采样后，纤维缩回金属针头（机械保护），通过直接进样方式将被测物从 SPME 纤维转移至色谱仪进行后续分析（图）。如为气相色谱法或气质分析法，将针插入进样口后，纤维被推出针外，使 SPME 纤维在色谱进样口进行热解吸。如为液相色谱分析，则将针头置于改进的进样阀中，SPME 纤维上的被测物由流动相冲洗出来后按常规液相色谱分析。挥发性化合物一般采用顶空 SPME 采样和不分流进样，可达很高的灵敏度。极性和非挥发性样品常用直接浸取法采样（将纤维浸入样液中）。商业化的 SPME 纤维可多次重复使用，如为顶空采样，可重复使用数百次，而浸入法采样，可使用数十次。

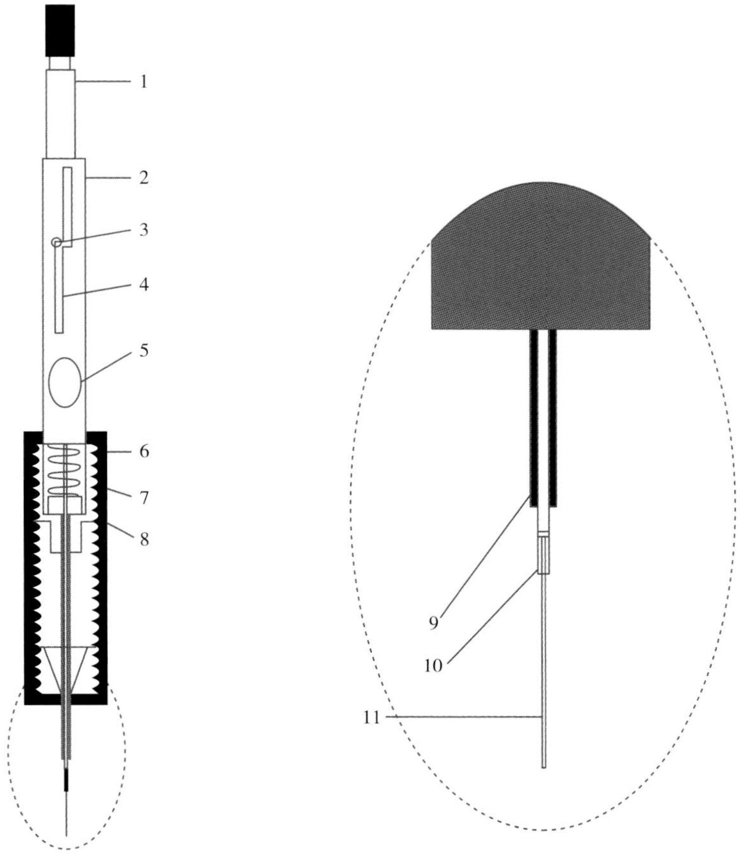

影响因素 SPME 的萃取效率受多种因素的影响，如 SPME 纤维表面形状、样液体积、纤维参数等。纤维越粗，萃取时间越长；被测物分子的扩散系数越小，萃取时间越长。萃取时间与搅拌方式也相关（搅拌、超声等）。如搅拌充分，萃取时间只取决于纤维形状和被测物在纤维中的扩散系数。纤维涂层物质的类型和厚度对萃取效率影响也显著。其他影响因素包括溶液中无机盐的含量（影响水溶液的离子强度），增高无机盐含量可降低有机物的溶解度，增大纤维的吸附量，提高方法的灵敏度。控制样液 pH 值可改变有机物在水中的溶解度，影响某些有机物的吸附量。最常用的固定相涂层物质是聚二甲基硅氧烷、聚丙烯酸酯等。被测物质通过溶解或扩散进入到涂层。

特点 SPME 将采样、萃取、浓缩和进样步骤融为一体，有简便快速、选择性好、成本低廉等特点；在溶液离子强度、pH 一定的条件下，受基体影响小，所需样品体积小，易自动化，特别适合气相色谱和气相色谱-质谱联用分析。

应用 该技术与其他分析方法相结合，已经广泛应用于空气、水、土壤、食品、药品和生物材料中挥发、半挥发性有机化合物的分析。

（孙成均）

图 固相微萃取

1. 推杆；2. 手柄筒；3. 支撑推杆螺丝；4. Z 形支点；5. 透视窗；6. 可调式针深度定位器；7. 弹簧；8. 密封膜；9. 针管；10. 纤维固定管；11. 熔融石英纤维

fēnzǐ yìnjì jìshù

分子印迹技术 （molecular imprinting technique，MIT）

仿照抗体的形成机制，利用分子印迹

聚合物来模拟抗体-抗原之间的相互作用,对印迹分子进行高度特异性识别的样品处理方法。此技术源于20世纪40年代免疫学研究中的抗体形成学说。1949年,迪基(Dickey)首先提出了"分子印迹"概念。1972年,德国科学家首次报道了人工合成分子印迹聚合物(molecular imprinting polymer,MIP)。1993年,莫斯巴赫(Mosbach)等首次发表有关茶碱MIP的研究论文。

原理 印迹分子(又称模板分子)与聚合物单体接触时会形成多重作用点,通过聚合过程这种作用被记忆。当印迹分子除去后,聚合物中就形成了与印迹分子空间构型相匹配的具有多重作用点的空穴,该空穴对印迹分子及其类似物有选择识别特性。根据印迹分子和聚合物单体之间形成多重作用点方式的不同,MIT可分为两类。①共价法:又称预组装法。印迹分子先通过共价键与单体结合,后交联聚合,聚合后再将共价键断裂而将印迹分子除去。该法识别的专一性好,但因共价键结合力较强,故结合与解离速度慢,形成的共聚物模板分子不易去除干净,对分离富集有一定影响;过程复杂,且需用化学方法除去模板分子,限制了其应用。②非共价法:又称自组装法。印迹分子与功能单体之间预先自组装排列,非共价键形成多重作用位点,聚合后这种作用保存下来。常用的非共价作用有氢键、静电引力、偶极作用、疏水作用、配合作用以及范德华力等,以氢键应用最多。与共价法相比,非共价法简单易行,模板分子易于除去,其分子识别过程也更接近于天然的分子识别系统;但其识别的特异性较共价法差,吸附量较低。共价键与非共价键作用印迹过程见图。

聚合物合成方法 主要有以下五种。

本体(块状)聚合 即把印迹分子、功能单体、交联剂和引发剂按一定比例溶于有机溶剂中,并密封在真空玻璃管中,经一定时间的聚合制得棒状聚合物,经洗脱、粉碎、过筛等得到所需粒状MIP。该法所得颗粒的均匀性和强度都较差,甚至破坏印迹空穴,导致柱效不高或吸附、脱附时间长。

原位聚合 即在色谱柱或毛细管等内直接聚合制得连续型棒状MIP。制备方法比较简便,不需要机械研磨过筛等操作,且制得具有连续性、均一性的特点,具有较好的分离效果。

悬浮聚合 先制备稳定的乳液连续相,再把印迹分子、功能单体、交联剂、引发剂等加入连续相,经搅拌热引发制备具有规则的球状聚合物,该法适合水溶性模板分子的印迹。根据聚合物在单体中的溶解性可分为均相聚合和非均相聚合。还有一种反相悬浮聚合法,即将水溶性单体的水溶液作为分散相悬浮于油类连续相中,在引发剂的作用下进行聚合的方法。

沉淀聚合 即把功能单体、印迹分子、交联剂、引发剂混溶于溶剂中,经超声波除氧后,用热引发聚合,再将沉淀离心或过滤、洗涤除去模板分子制备聚合物。该法聚合物颗粒较均匀,具有更多的均一识别位。

表面聚合 在硅胶、壳聚糖、

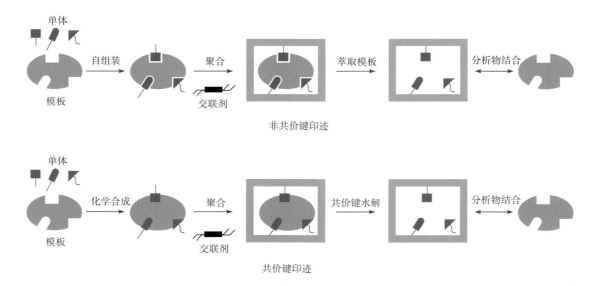

图　共价键与非共价键作用印迹过程

尼龙等表面进行活化处理，后在其表面进行印迹聚合。该法把印迹分子识别位点建立在印迹材料表面，可提高识位点与印迹分子的结合速度。

应用 广泛应用于色谱分离、抗体或受体模拟、生物传感器以及生物酶模拟和催化合成等领域。MIT 因对目标分子的高选择性，在环境、食品等检测中均有应用。已用于农药（如硫丹、三嗪类除草剂、阿特拉津、有机磷酸酯类）、重金属、多环芳烃、雌酮、17β-雌二醇、炔雌酮、孔雀石绿、尼古丁、戊脒、盐酸克伦特罗等的分离与富集。MIP 传感器是MIT 的重要应用方向之一，这种传感器具有很高的灵敏度与选择性。MIP 有耐高温、耐高压、耐酸碱和耐有机溶剂的能力，不易被生物降解破坏，可多次重复使用，易保存，可用标准化学方法合成，故将有望成为生物传感材料的理想替代品。

利用 MIT 的高选择性分离富集能力，结合其他快速检验技术，发展快速简便的检验方法，应用于现场快速检验，将是其发展的方向。

（孙成均）

zhuódiǎn cuìqǔ
浊点萃取（cloud point extraction）
利用表面活性剂溶液的增溶和分相作用实现溶质的富集和分离的样品预处理方法。浊点即均匀表面活性剂水溶液在温度变化时引发相分离而突然出现浑浊现象时的温度点。表面活性剂的浊点与分子中亲水、疏水链的长短有关。疏水链相同时，亲水链越长，浊点越高；反之，浊点下降。有些物质（添加剂）的存在可改变表面活性剂的浊点，即所谓共存效应，故可通过加入此类

物质而人为控制浊点的高低。1976 年，渡边（Watanabe）等首先报道了浊点萃取技术在分析化学领域的应用。

原理 表面活性剂的水溶液被加热到浊点时，将出现浑浊继而分离成两相：即表面活性剂的富集相及水相。在此过程中，原溶液中含有的疏水性物质从水相中脱离而浓缩在较小体积的富集相中，亲水性物质则留在水相，将两相分离即可实现对不同极性物质的分离或富集。此过程是可逆的，即当溶液冷却时，两相又变为一相。相分离后表面活性剂的富集相与水相的体积比非常小，故此技术有很高的富集倍数或萃取效率。

浊点萃取时的相分离机制仍不清楚。有人认为，相分离是温度升高时引起胶束聚合体数目的增加而引起胶束尺寸的增加。也有人认为，是因胶束间相互作用的改变引起的，低温下它们互相排斥，而高温环境中则相互吸引。还有人认为，温度升高时，水的介电常数降低，其对表面活性剂疏水部分的溶解度降低而引发胶束外层发生脱水作用。

影响因素 现常用的相分离引发方法是改变温度。此外，影响因素还有表面活性剂疏水性、浓度、溶液的酸碱度、离子强度和平衡时间等。

特点 与传统液-液萃取相比，该技术具有操作简便、节省溶剂和成本低廉等特点。

应用 现已被成功应用于高效液相色谱、毛细管电泳、毛细管电色谱和流动注射分析的样品前处理。非离子型表面活性剂，如辛基酚聚氧乙烯醚、壬基酚聚氧乙烯醚、聚氧乙烯脂肪醇醚、羟基合成醇聚氧乙烯醚等已被广

泛用于不同样品中多环芳烃、多氯联苯、酚及其衍生物、农药、杀虫剂、除草剂等的提取。一些两性表面活性剂以及阴离子型表面活性剂如十二烷基硫酸钠、十二烷基苯磺酸钠、十二烷基磺酸钠也可用于浊点萃取。

大多数表面活性剂在紫外区具有强吸收而干扰待测物的检测，可通过提高流动相中甲醇比例，使表面活性剂在短时间内流出而消除干扰，或选用在检测波长下低吸收的表面活性剂；也可用荧光检测器代替紫外检测器而降低表面活性剂的干扰。

（孙成均）

chuīsǎobǔjí
吹扫捕集（purging and trapping）
将惰性气体以一定流速连续通入固体或液体样品，将其中的挥发性有机化合物吹出，被吸附剂或冷阱吸附捕集的样品处理方法。实际上，此法是气相萃取技术。1974 年由贝拉（Bellar）和利希滕贝格（Lichtenberg）等提出，适用于各种样品，如土壤、塑料、食品、香料、乳液或水。

吹扫捕集过程一般分为吹扫、吸附和解吸三个步骤。第一步，在样品加热至一定温度后，挥发性有机化合物（VOC，沸点低于200℃）在样品上方空间存在分配平衡，利用氮、氦或氩等惰性气体对样品连续通气，将 VOC 从样品中吹扫出来；第二步，进入气相中的 VOC 在惰性气体推动下进入采集器并被吸附剂吸附；第三步，将采集器置于解吸器中并快速加热至一定温度，同时通入惰性气体，将被加热气化的 VOC 导入色谱柱进行色谱分析（图）。吹扫捕集与热解吸融为一体，简化了样品处理过程，提高了分析灵敏度。

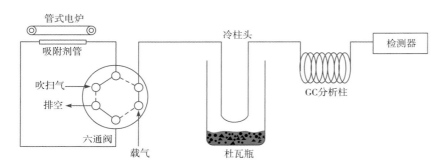

图　吹扫捕集-气相色谱联用装置

吹扫捕集有样品用量少、富集效率高、受基体干扰小、易于实现在线检测等优点。影响吹扫捕集效率的因素主要有惰性气体吹扫流速、温度、被测化合物和吸附剂的理化性质等。现已广泛用于不同样品中挥发性和半挥发性有机化合物、饮水中易挥发卤代烃化合物和海水中氧化亚氮等无机气体的测定。

（孙成均）

dǐngkōng cuìqǔ

顶空萃取 （head-space extraction） 利用待测组分的易挥发性，通过加热密闭系统中的样品溶液，使待测组分进入溶液上部空气中，而使待测组分与样品溶液分离的样品处理方法。常用于气相色谱分析，可分为静态顶空萃取和动态顶空萃取。前者是将样品置于密闭系统中，一定温度下恒温一定时间后，抽取样品上层气相进样色谱分析；后者与吹扫捕集近似。以静态顶空萃取与气相色谱联用应用较多。

原理 大多数样品都是由各种不同分子量、不同极性和挥发性的化合物组成。对于复杂样品中挥发性或半挥发性有机化合物的提取，顶空萃取法是快速且净化效果最好的方法。密闭的顶空样品瓶内一般装入样品、稀释溶剂和基体改进剂（图）。在一定温度下，挥发性化合物可以从难挥发性样品组分释放进入样品瓶上部空间，当达到气-液平衡后，可抽取部分顶空气相导入气相色谱系统即可分离测定。

影响因素 为提高顶空萃取的富集效率，应尽量增加顶空气相中挥发性化合物的浓度，可采用分配系数（K）和相比率（β）来定量说明。分配系数 K 可定义为一个化合物在样品相和气相中平衡时的浓度比，即：

$$K = C_{样品}/C_{气相}$$

分配系数小的化合物更容易进入顶空气相，而使富集效率增加，如正己烷在 40℃ 的 K 值为 0.14。相反，K 值大的化合物不易进入气相，则富集效率就低，

如乙醇在 40℃ 的 K 值为 1355。通过调整顶空瓶的温度和样品基质的组成，可使 K 值改变。如顶空瓶的温度从 40℃ 升至 80℃，乙醇的 K 值就从 1355 下降至 328。水溶液中加入无机盐可降低极性有机挥发性化合物的溶解度，故可降低 K 值。常用的无机盐有氯化铵、硫酸铵、氯化钠、硫酸钠和碳酸钾等。相比率（β）是顶空与样品瓶中样品的体积比。β 值越小，即样品体积越大，对挥发性有机化合物将有更高的富集效率，但降低 β 值并不总会如此。

综合 K 值和 β 值，气相中挥发性化合物的浓度可以表示为：

$$C_g = C_0/(K+\beta)$$

式中，C_g 是气相中挥发性化合物的浓度，C_0 为样品中挥发性化合物的初始浓度。降低 K 值和 β 值，可使气相中挥发性化合物的浓度增加，提高富集效率。

可通过衍生的方法改善某些化合物的挥发性和色谱性能。例如，酸、醇和胺等难以直接用气相色谱法分析测定，因它们常产生拖尾峰，且分析灵敏度很低。所以，可通过衍生反应提高其挥发性，并改善其色谱峰型。一般用于顶空-气相色谱法的衍生技术是酯化、乙酰化、硅烷化和烷化反应。但值得注意的是，衍生反应也可能带来反应副产物，有可能对测定带来干扰。

特点与应用 静态顶空萃取-气相色谱法用于浓缩和分析各类样品中的挥发性或半挥发性有机化合物，如乙醇、残留溶剂、工业聚合物、塑料单体、碘（衍生成碘甲烷）、二氧化硫、芳香族化合物、卤代烃化合物等，方法操作简单，分离富集效率高。

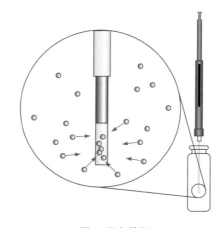

图　顶空萃取

（孙成均）

zhēngliú

蒸馏（distillation）　将溶液加热至沸腾，使液体变为蒸气，将蒸气冷凝为液体而与溶液分离的样品处理方法。此法是分离、纯化液态混合物的经典方法。

原理　由于分子运动，液体分子有从表面溢出的倾向，这种倾向随着温度的升高而增大。如果把液体置于密闭真空体系中，液体分子继续不断地溢出而在液面上部形成液体物质蒸气，最终液体分子由液体逸出的速度与分子由蒸气回到液体的速度趋于相等，蒸气保持恒定压力。此时液面上的蒸气达到饱和（即饱和蒸汽），其对液面所施加的压力即为该液体的饱和蒸汽压。液体的饱和蒸汽压与温度呈正相关。液体加热，其蒸汽压逐步上升，当液体的蒸汽压与外界大气压相等时，液体即沸腾，此时的温度即该液体的沸点。液体的沸点与其所受外界压力大小相关。通常所说的沸点是在 101.3kPa 标准大气压下液体的沸腾温度。

蒸馏可将易挥发和不易挥发的物质分离，也可将沸点不同的液体混合物分离。但液体混合物各组分的沸点须相差至少 30℃ 以上才能得到较好的分离效果。

加热不同沸点的混合物溶液时，沸点最低的化合物先蒸馏出来，沸点较高者后蒸馏出来，沸点太高、难以蒸发者则留在蒸馏器内。通过恒温蒸馏，可将不同沸点的化合物分离开来。但在蒸馏沸点接近的混合物时，这些混合物将被同时蒸出，难以达到分离提纯的目的，可采用分馏的方法提纯。

方式　一般有常压蒸馏、减压蒸馏和水蒸气蒸馏三种。蒸馏体系内外压力相等时为常压蒸馏；蒸馏体系内压力低于外界压力时为减压蒸馏；将水蒸气通入不溶于水的有机物中或使有机物与水经过共沸而蒸出即为水蒸气蒸馏。减压蒸馏快速，可缩短蒸馏时间。

纯液体有机化合物在一定的压力下的沸点是一定的，但沸点恒定的液态化合物不一定都是纯物质。因为有可能两个以上有机化合物形成了恒定沸点的二元或三元共沸混合物。如溶剂中含有难蒸发杂质，则溶剂的沸点比纯溶剂的沸点高。如溶剂中含有挥发性杂质，则蒸馏时溶剂的沸点可逐渐升高或者由于两种或多种物质组成了共沸点混合物，在蒸馏过程中沸点保持不变。蒸馏液体沸点在 140℃ 以下时，可用水冷凝管冷凝；冷凝水应从冷凝管的下口流入，上口流出，以保证冷凝管的套管内充满水（图）。沸点在 140℃ 以上时，可用空气冷凝管冷凝，以防水冷凝管接头处发生爆裂。

应用　在分析实验室中，蒸馏法主要用于纯化溶剂或分离混合溶液中不同沸点化合物，也常用于浓缩溶液和回收溶剂。如在水样中氰化物和挥发酚的测定中，可通过蒸馏法将待测组分蒸馏出来而与样品基体分离。

（孙成均）

méijiě

酶解（enzymolysis）　利用酶的催化分解作用，使结合物分解而释放出被测物质，或将基体组分裂解成小分子化合物以利消除的样品处理方法。酶是由生物体活细胞产生的以蛋白质形式存在的一类特殊生物催化剂，不仅具有无机催化剂的特点，还具有催化效率高、专一性强、作用条件温和等特点。

酶解对介质的温度、pH 等条件要求较高。因酶极易被高温和强酸、强碱等破坏。酶的种类很多，大约有 4000 多种，不同的酶所需最适温度和 pH 不同。一般说，来自动物体的酶最适使用温度 35~40℃，最适 pH 为 6.5~8.0，但胃蛋白酶的最适 pH 为 1.5，胰蛋白酶的最适 pH 为 8.0；来自植物体的酶最适使用温度 40~50℃，最适 pH 为 4.5~6.5；来自细菌和真菌体的酶最适使用温度差别较大。超过最适使用温度，酶将发

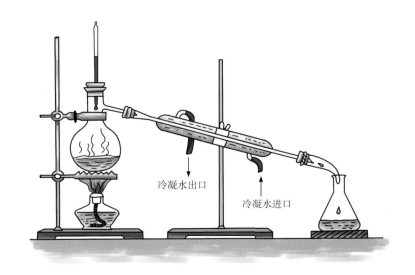

图　蒸馏装置

生不可逆变性，丧失催化作用。此外，酶解的效率也受酶浓度、底物浓度、激活剂和抑制剂（如重金属离子、农药、乙二胺四乙酸、表面活性剂等）的影响。酶解温和、高效，但酶的价格较贵，且保存条件要求较高、酶的活性易变。

作为样品处理方法，酶解主要用于食品中膳食纤维、葡聚糖、维生素等的测定以及尿样中代谢产物的测定时样品的前处理。例如，双酚A等环境雌激素进入人体后，与葡萄糖醛酸或硫酸结合成水溶性结合物，测定前需用β-葡萄糖酸酐酶、硫酸酯酶水解释放出被测物，再经提取净化后测定；总膳食纤维测定时样品经α-淀粉酶、蛋白酶和葡萄糖苷酶水解除去蛋白和淀粉等。

（孙成均）

紫外光分解（ultraviolet decomposition） 利用特定波长紫外线对样品中有机物进行氧化分解的样品处理方法。常用于废水和空气中有机物降解（包括灭菌）。空气中的氧在一定波长紫外线的照射下，可生成臭氧。臭氧有极强的氧化分解能力，使有机物氧化分解成 CO_2 和 H_2O。同时，具有紫外吸收的有机化合物也可在吸收紫外线后发生结构变化或被分解。紫外线波长范围 $10\sim400nm$，其中，波长 $>200nm$ 的紫外线可以在空气中传播，而波长为 $240\sim280nm$ 的紫外线氧化分解能力最强，是紫外光分解常用的波长。紫外线一般由高压汞灯提供。高压汞灯的石英玻璃管内充有汞和惰性气体，工作时，电流通过高压汞蒸气，使之电离激发，汞原子与激发产生的电子、离子间发生碰撞而发光，可发射出峰值

波长为 $253.7nm$、$365.0nm$ 的紫外线和 $404.7nm$、$435.8nm$、$546.1nm$ 和 $577.0\sim579.0nm$ 等可见谱线。

为加速有机物的分解，可在样品中加入催化剂或助氧化剂。二氧化钛是常用催化剂，过氧化氢是常用的助氧化剂。例如，测定植物样品中的无机元素，可称取一定量粉碎样品置于石英管中，加入少量过氧化氢后，用紫外线照射 $1\sim2$ 小时即可将有机物完全分解。紫外线的波长和强度、光解时间、样品的类型和有机物的量是影响紫外光分解效率的主要因素。

（孙成均）

透析（dialysis） 利用大分子物质不能透过半透膜，而小分子物质或离子在浓度梯度产生的扩散压力的推动下能穿过半透膜的原理，实现大分子与小分子物质分离的样品处理方法。1854年，苏格兰化学家托马斯·格雷姆（Thomas Graham）首先提出。1861年，他首次采用羊皮纸进行了尿液分离。透析最初主要用于临床，如血液透析和腹膜透析等。在生物化学中也常用于生物大分子制备过程中除去盐和生物小分子等杂质，后逐步被用于样品的提取和净化。

透析需要使用专用的透析膜（半透膜）。透析膜可用动物膜、玻璃纸和纤维素膜等，而现在以纤维素膜使用最多。通常是将半透膜制成袋状，将样品溶液置于透析袋内，将透析袋浸入水或缓冲液中，样品溶液中的大分子物质被阻留在袋内，而盐和小分子物质因浓度差的推动不断扩散透析到袋外水或缓冲溶液中，直到袋内外两边的浓度达到平衡为止。

透析的速度与小分子物质在

膜内外两边的浓度梯度、膜面积和温度成正比，与膜的厚度成反比。为加快透析速度，可增大透析袋外水或缓冲液体积或多次更换新的透析液，以及选用较薄的透析膜和增加搅拌等。采用以对流透析原理制作的透析器也可提高透析速度。

透析在食品样品中的糖精钠、苯甲酸、山梨酸的提取中应用较多，如可采用稀碱或稀的硼砂溶液为透析液，经一段时间处理后，样液经过滤后可用于高效液相色谱分析。

（孙成均）

磺化（sulfonation，sulphonation） 利用芳香烃化合物的氢原子被磺化剂分子中的磺酸基（—SO_3H）或磺酰氯基（—SO_3Cl）所取代的化学反应的样品处理方法。磺化过程中如取代的是芳烃化合物碳原子上的氢则为直接磺化；如取代的是芳香烃化合物碳原子上的卤素或硝基，则为间接磺化。磺化为放热反应。常用的磺化剂有浓硫酸或发烟硫酸，也可用三氧化硫、氯磺酸、二氧化硫加氯、二氧化硫加氧以及亚硫酸钠等。芳香族化合物主要用亲电取代反应的直接磺化法，而脂肪族化合物主要用间接磺化法。磺化有液相磺化法和气相磺化法两种方式。

大多数芳香族化合物采用过量硫酸磺化，因用浓硫酸磺化时，反应过程生成的水使硫酸浓度下降，反应速率降低。有的芳烃化合物很难磺化，可用反应活性更高的发烟硫酸或三氧化硫作磺化剂。而脂肪族化合物一般不能用三氧化硫或硫酸进行磺化，原因是它们不能发生反应，或使脂肪族化合物发生氧化分解，生成复杂混合物。烷烃可用二氧化硫加

氯气或加臭氧的混合物作磺化剂，在紫外光照射下进行磺氯化或磺氧化。某些烯烃化合物可与亚硫酸氢盐发生加成磺化。有机化合物分子中碳原子上有比较活泼的卤素或硝基时，如与亚硫酸钠作用可被磺基所置换。

有机分子中引入磺酸基可增加产物的水溶性和酸性。样品处理中，可采用磺化法使样品中的脂质引入磺酸基团，增加其水溶性，有利于样品中热稳定好的脂溶性目标化合物的提取分离。例如，油脂或脂肪中有机氯农药可先用石油醚提取，采用浓硫酸磺化法处理，使进入石油醚的脂质转变成水溶性物质，用水洗去，而有机氯农药不受磺化和水洗过程的影响，仍然存在于石油醚中。

经过磺化反应，还可增加产物表面活性。芳香烃化合物经磺化后，磺酸基可进一步被羟基（—OH）、氨基（—NH₂）、氰基（—CN）等取代，生成多种衍生物。用硫酸作磺化剂的磺化反应是可逆的，在一定条件下生成的磺酸可水解。磺化温度可影响磺基进入芳环的位置。

（孙成均）

zàohuà

皂化（sapnification）　利用酯在碱的作用下水解生成酸（或盐）和醇的反应的样品处理方法。即在碱催化下酯的水解反应。例如，脂肪和植物油的主要成分是甘油三酯，它们在碱性条件下加热水解成丙三醇和羧酸盐。

皂化反应是一个放热反应，反应速度较慢。为加快反应速度，可在化学反应的过程中，保持一定温度，并以物理方式不断搅拌溶液以增加分子碰撞的数量。但是温度过高，不利于皂化反应的进行。

皂化反应在样品前处理中主要用于除去样品中的脂肪或油脂。即利用皂化反应将脂肪或油脂转变成易溶于水的羧酸盐和醇类后，再用适宜的有机溶剂提取疏水性被测组分，消除脂类物质对测定的影响；也可将已成酯的被测组分水解成单体后再用适宜的有机溶剂提取。例如，测定保健食品中的脂溶性维生素（一般以维生素酯的形式存在）时，可将样品溶于无水乙醇中，再加入保护剂焦性没食子酸乙醇溶液或抗坏血酸，再加入氢氧化钾溶液，加热回流水解，最后用石油醚提取被测组分。但如被测组分在加热的碱性条件下不稳定的话，则不能使用此方法。

（孙成均）

chéndiàn fēnlí

沉淀分离（precipitation separation）　利用溶度积的原理，根据物质溶解度的不同，通过在待测溶液中加入适宜的沉淀剂和酸度等条件的控制，发生沉淀反应，使待测组分或干扰组分生成沉淀而被分离的样品处理方法。

分类　分为下列三种。

无机沉淀分离法　采用无机沉淀剂，如氢氧化物、硫化物、硫酸盐、磷酸盐等。氢氧化物和硫化物应用最多。除少数碱金属外，大多数金属均可与碱作用生成氢氧化物沉淀。金属氢氧化物沉淀的溶度积（K_{sp}）相差很大，所以，可通过控制溶液酸度使不同金属离子得到分离。例如，三价铁离子（$K_{sp} = 1.58 \times 10^{-39}$）完全沉淀的 pH 为 3.2，二价锌离子（$K_{sp} = 3.47 \times 10^{-17}$）完全沉淀的 pH 为 8.1。能形成难溶硫化物沉淀的金属离子有 40 多种，重金属离子可在不同酸度下形成硫化物沉淀。硫化物沉淀分离法所用的沉淀剂

主要是二元弱酸 H_2S，通过调节溶液 pH 值，可使不同溶度积的硫化物得到分离，但选择性不高。

有机沉淀分离法　采用有机沉淀剂，如 8-羟基喹啉、丁二酮肟、四苯硼钠、草酸、铜试剂、铜铁试剂、乙醇、乙腈等。含有许多疏水基团（如烷基、苯基、卤代烃基等）和其他功能基团，还可根据需要改变其结构，故可与金属离子形成难溶螯合物或离子缔合物，沉淀较为完全，选择性好，很少吸附其他杂质离子，易过滤和洗涤。有机沉淀剂有较大的分子量，所生成的沉淀分子量较大，因而称量误差也小，在定量分析中应用较为广泛。不同的有机沉淀剂所需酸度条件不一样。例如，铜试剂在 pH 5～6 时，可沉淀银（Ag^+）、铅（Pb^{2+}）、铜（Cu^{2+}）、镉（Cd^{2+}）、铋（Bi^{3+}）、铁（Fe^{3+}）、钴（Co^{2+}）、镍（Ni^{2+}）等离子；而铜铁试剂在 3mol/L 硫酸中，可沉淀 Cu^{2+}、Fe^{3+}、铈（Ce^{4+}）、钛（Ti，Ⅳ）、铌（Nb，Ⅳ）、钽（Ta，Ⅳ）、锡（Sn，Ⅳ）、锆（Zr，Ⅳ）、钒（V，Ⅴ）等。该法选择性好、沉淀的溶度积小、吸附杂质少、沉淀的摩尔质量大、大多数有机沉淀组成恒定。

共沉淀分离法　利用溶液中主沉淀物（作为载体）析出时，将体系中共存的某些微量组分包裹吸附一起沉淀下来而得到分离。共沉淀产生的机制主要有表面吸附、包藏和混晶生成等。例如，氯化银沉淀时，可将溶液中极微量的金离子吸附而被富集。故共沉淀分离法是富集痕量组分的有效方法之一。共沉淀剂既可采用无机沉淀剂，也可采用有机沉淀剂。共沉淀现象是玷污沉淀的重要因素，在重量分析中，应通过洗涤和陈化尽量减少共沉淀对测

定的影响。尽管不能减少混晶共沉淀，但可有效地减少表面吸附和包藏引入的杂质。

应用 此法在干扰元素或杂质元素的分离、微量目标成分的富集中应用广泛。一般主要用于毫克级常量组分的分离，共沉淀分离法可用于亚毫克级的痕量组分的分离。

（孙成均）

wèishēng jiǎnyàn zhìliàng bǎozhèng

卫生检验质量保证（quality assurance of public health technology）

为保证检验结果准确可靠所采取的一系列有计划的、全面的、系统的有效措施与活动。包括质量控制和质量评价两方面的内容。前者是指对检验过程进行质量控制，采取一系列措施减小测定误差，使总的测量不确定度控制在尽可能小的范围内；后者是指对检验结果进行质量评价，及时发现检验中的问题并纠正，确保检验结果准确可靠。

卫生检验质量保证既是一项技术工作，也是一项实验室管理工作。因此，要对检验工作的全过程进行质量控制，建立良好实验室操作规范，使检验行为规范、有序，并对检验结果进行质量评价。其主要内容是：建立质量体系，制定检验计划；根据需要，确定对检测数据的质量要求；规定相适应的检验程序，如样品的采集与贮存、样品的预处理、容器和量具的检定、标准物质的使用、检验方法的选择、样品的测定、质量控制程序、人员及技术培训等。

（毋福海）

Liánghǎo Shíyànshì Guīfàn

良好实验室规范（Good Laboratory Practice，GLP）

实验室管理的法规性文件。包括试验设计、实施、查验、记录、归档保存和报告等组织过程和条件的质量体系（GB/T 22278）。GLP 主要用于以获得登记、许可及满足管理法规需要为目的的非临床人类健康和环境安全试验，适用对象包括医药、农药、兽药、工业化学品、化妆品、食品/饲料添加剂等；应用范围包括实验室试验、温室试验和田间试验。实施 GLP 的目的：①确保试验结果的准确性、真实性和可靠性。②保证试验数据的统一性、规范性和可比性，实现试验数据的相互认可，避免重复试验，消除贸易技术壁垒，促进国际贸易的发展。③提高登记、许可评审的科学性、正确性和公正性，更好地保护人类健康和环境安全。

自 20 世纪 70 年代末以来，GLP 已成为国际上从事安全性研究和实验研究共同遵循的规范。美国规定向其环境保护署（EPA）和食品药物管理局（FDA）提交的安全性试验数据均应出自 GLP 实验室，否则概不受理。2006 年生效的欧盟《化学品注册、评估、许可和限制法规》（REACH）规定，物质注册所需的相应毒理学和生态毒理学测试数据也需源自 GLP 实验室。

1976 年 FDA 最先制定出 GLP 规则。按照世界卫生组织的提议，1981 年，经济合作与发展组织（OECD）接受了 GLP 规则，于是 GLP 规则成了所有 OECD 成员国对药物和有毒化学品进行质量控制的法规。2008 年中国国家标准委颁布了等同转化 OECD GLP 系列标准，建立了 GLP 评价体系，以 OECD GLP 原则为基本原则，规定了适用范围、相关术语和定义，以及主要技术规范。

中国首先从医药行业开始 GLP 认定。1993 年 12 月国家食品药品监督管理局（SFDA）颁布了《药物非临床研究质量管理规范（试行）》。中国农业部于 2003 年发布了《农药毒理学安全性评价良好实验室规范》。国家环境保护总局 2004 年发布了《化学品测试合格实验室导则》。2005 年中国被 OECD 接受为正式观察员。

（毋福海）

liàngzhí chuándì

量值传递（quantity-value transferring）

通过对计量器具的检定或校准，将国家基准所复现的计量单位量值经各级计量标准传递到工作用计量器具，以保证被测对象所测得量值的准确和一致的过程。

特点 计量目的不同，所要求的计量准确度也不一样。计量误差满足规定的准确度要求时，可认为计量结果所得量值接近于真值，可用来代替真值，称为"实际值"。在计量检定中，通常将高一级的计量标准复现的量值作为实际值，用它来校准低等级的计量标准或工作计量器具，或为其定值。在全国范围内，国家计量基准是最高计量标准。传递一般是自上而下，由高等级向低等级传递，有强制性的特点。

方式 一般都是阶梯式的，即由国家基准或比对后公认的最高标准逐级传递下去，直到工作用计量器具。但是，随着科学技术和工业生产的迅速发展，已有新的传递方式。如美国国家标准局制订了一种"测量保证程序制（Measurement Assurance Programs，MAP）"，提出了量值传递的新方案。具体方案因参数不同而异，由国家标准局制作一批一定准确度的传递标准，每年发两个给下级实验室，同时规定测量方法。

下级实验室用自己的工作标准测量收到的传递标准，将测量结果连同传递标准一起送回国家标准局。经数据分析后，再由国家标准局告知下级实验室的系统误差与随机误差。下一年，由国家标准局另换两个传递标准给该实验室。MAP 传递方式采用了闭环量值传递方式，在量值传递过程中，不但检查了下级实验室计量器具所能达到的测量准确度，而且检查了下级测量人员的技术水平和实验室工作现场条件引入的误差。

原则上，量值传递应由高一准确度等级的计量标准向下传递。但在缺乏更高准确度标准的情况下，为了保证量值的统一，须采用"比对"的传递方式。例如，各国的国家基准所具有的准确度是该国当代科学技术所能达到的最高水平，往往处于同一准确度等级上。为了保证国际上量值的统一，国际计量机构经常将准确度等级相同的各国国家基准进行相互比对，以达到量值相对统一的目的。在缺乏国家基准而有较多使用部门持有国内相同最高等级计量标准的情况下，也采用比对的方式求得使用部门之间或局部地区的量值相对统一。

实施 量值传递由国家法制计量部门以及其他法定授权的计量组织或实验室执行。各国除设置本国执行量值传递任务的最高法制计量机构外，还根据本国的具体情况设置若干地区或部门的计量机构，以及经国家批准的实验室，负责一定范围内的量值传递工作。

中国执行量值传递的最高法制计量部门为中国计量科学研究院。各省、市行政区设置相应的计量机构，负责本地区的量值传

递工作。此外，国务院所属部分有关部门也按行政系统和工程系统组织量值传递网，负责本系统的量值传递工作。

实现量值传递，需要各级计量部门根据有关技术文件的规定，对所属范围的各级计量器具的计量性能（准确度、灵敏度、稳定度等）进行评定，并确定是否符合规定的技术要求。这项工作称为计量器具检定。使用计量器具的部门要对所使用的各种计量器具进行周期检定，以保证本部门的量值统一，并在规定的误差范围内与国家基准保持一致。

必要性 量值传递是统一计量器具量值的重要手段，是保证计量结果准确可靠的基础，是维护计量立法宗旨，保障国家计量单位制的统一和量值准确可靠的具体措施和技术保证。任何一种计量器具，由于种种原因，都具有不同程度的误差。新制造的计量器具，由于设计、加工、装配和元件质量等各种原因引起的误差是否在允许范围内，必须用适当等级的计量标准检定，判断其是否合格。经检定合格的计量器具，经过一段时间使用后，由于环境的影响或使用不当、维护不良、部件的内部质量变化等因素将引起计量器具的计量特性发生变化，所以需定期用规定等级的计量标准对其进行检定，根据检定结果做出进行修理或继续使用的判断，经过修理的计量器具是否达到规定的要求，也须用相应的计量标准进行检定。

(毋福海)

jìliàng qìjù jiǎndìng

计量器具检定（verification of measuring instrument） 查明和确认计量器具（测量仪器）是否符合法定要求的程序。包括检查、

加标记和（或）出具检定证书。由计量检定人员利用计量标准，按照法定的计量检定规程要求，对新造的、使用中的和修理后的计量器具（测量仪器）进行全面评定，通过检定，校验计量仪器（测量仪器）的示值与相对应的已知量值之间的偏差，使其始终小于有关计量器具（测量仪器）的标准、规程或规范中所规定的最大允许误差。根据检定结果对计量器具（测量仪器）做出继续使用、进行核查、修理、降级使用或报废的决定。检定对象主要包括三大类：计量基准、计量标准和列入《中华人民共和国强制检定的工作计量器具目录》的工作计量器具。

分类 按管理形式可分为强制检定和非强制检定。

强制检定是指政府计量行政部门所属的法定计量检定机构或授权的计量检定机构，对社会公用计量标准器具、部门和企事业单位使用的最高计量标准器具，以及用于贸易结算、安全防护、医疗卫生、环境监测等方面并列入国家强制检定目录的工作计量器具，实行定点、定期的检定，其特点是：①检定由政府计量行政部门强制执行。②检定关系固定，定点定期送检。③检定必须按检定规程实施。

非强制检定是法制检定中相对于强制检定的另一种形式，是由使用单位自己对除了强制检定计量器具以外的其他计量标准和工作计量器具依法进行的定期检定，其特点是：①检定由使用单位依法自行管理，计量行政部门侧重于监督检查。②检定形式灵活，可自检，也可委托检定。③检定周期可在计量检定规程允许的范围内自行规定。

按检定性质可分为首次检定、后续检定。前者指对计量器具进行的第一次检定；后者包括周期检定、修理后检定和仲裁检定。

方法 分为整体检定和单元检定两种。①整体检定：又称综合检定，是直接用计量基准、计量标准检定测量仪器的计量特性的检定，是主要的检定方法。②单元检定：又称分项检定、部件检定或元件检定，是对影响被检定测量仪器准确度的各项因素所产生的误差进行分别检定，然后通过计算求出总误差或总不确定度，以判断被测量仪器合格与否的检定。

技术规范 包括计量检定系统和计量检定规程。《中华人民共和国计量法》规定，计量检定必须按照计量检定系统和计量检定规程进行。计量检定系统是国家为规定量值传递程序而编制的一种法定性技术文件，其目的是保证单位量值由计量基准经过计量标准，准确可靠地传递到工作计量器具。计量检定规程是由国务院计量行政部门组织制定并批准颁布的作为检定依据的法定性技术文件。

（毋福海）

jìliàng qìjù jiàozhǔn
计量器具校准（calibration of measuring instrument）
规定条件下，为确定计量器具（测量仪器）或测量系统所指示的量值、实物量具或参考物质所代表的量值与对应的由标准所复现的量值之间关系的操作。其含义是：①规定的条件下，用可参考的标准，对包括参考物质在内的测量器具的特性赋值，并确定其示值误差。②将测量器具所指示或代表的量值，按校准链，将其溯源到标准所复现的量值。

目的：①确定示值误差，并确定是否在预期的允差范围之内。②得出标称值偏差的报告值，可调整测量器具或对示值加以修正。③给任何标尺标记赋值或确定其他特性值，给参考物质特性赋值。④确保测量器给出的量值准确，实现溯源性。

校准一般是用更高精度的标准器具与被校测量仪器比较，以确定仪器设备的示值误差。特点主要有：①校准的对象属于强制性检定之外的计量器具。②校准不具有法制性，属市场行为，实施自主管理，是使用单位实施量值溯源的自愿性要求。③校准的依据是校准规范、校准方法，或双方认同的其他方法，可由国家统一制定，也可由校准单位自定。④校准周期由使用单位根据测量仪器的使用频次、维护和风险程度等自定。⑤校准结果只提供计量器具的示值误差、修正值或赋值以及不确定度，其形式是校准证书或校准报告或校准结果记录，不具备法律效力。

步骤包括检验、矫正、报告，或通过调整来消除被比较的测量装置在准确度方面的任何偏差。

（毋福海）

jiàozhǔn qūxiàn
校准曲线（calibration curve）
描述被测量值与仪器仪表实际测得值之间定量关系的曲线。在卫生检验工作中，常用校准曲线法进行定量分析，即配制一个被测物质的标准系列，在与样品相同条件下进行测定，以测定值为纵坐标，被测物质浓度或量为横坐标作图，所得曲线称为校准曲线。通常是一条直线。

分类 包括"标准曲线"和"工作曲线"。绘制校准曲线时，如果标准系列没有经过与试样相同的预处理过程，直接测定，以此获得的校准曲线称为标准曲线；如果标准系列经过了与试样相同的预处理过程后再进行测定，以此获得的校准曲线称为工作曲线。如果样品基体对测定影响不大，可采用标准曲线；如果样品前处理比较复杂，易导致被测组分损失时，则应采用工作曲线。

线性检验 相关系数 r 是衡量校准曲线两个变量之间的线性关系密切程度的量，决定校准曲线的质量和样品测定结果的准确度。两个变量之间完全存在线性关系时，$r = 1$；两个变量之间完全不存在线性关系时，$r = 0$；r 在 0 至 1 之间时，表示两个变量 y 和 x 之间存在相关关系。r 值愈接近 1，线性关系愈好。以相关系数判断线性关系好坏时，还应考虑测量次数和置信水平。对于以 4~6 个浓度单位所获得的测量信号绘制的校准曲线，一般要求其相关系数 $r \geqslant 0.9990$，否则应查明原因并加以纠正，重新绘制校准曲线。影响校准曲线线性关系的因素有方法本身的精密度、仪器设备的精密度、浓度变化、检验人员的操作水平等。

作图方法绘制校准曲线易受操作者主观因素的影响，存在较大误差。比较理想的方法是对测量信号值和浓度数据进行线性回归，求出回归方程 $y = a + bx$。

应用 为使检验结果的误差限定在要求的范围内，样品含量的测定范围应限定在校准曲线的线性范围内，而且取样量最好控制在使被测样品的含量处在校准曲线的中部。校准曲线的线性范围是指待测物的浓度（或质量）与测量信号值呈直线关系的浓度（或质量）的范围。线性范围越宽，样品测定越方便，即不必稀释或浓缩就可直接测定。校准曲线不可延长使用。因为校准曲线的斜率常因温度、试剂纯度、仪器等条件的变化而改变，最好在测定样品的同时绘制校准曲线。

（毋福海）

qījiān héchá

期间核查 （intermediate checks）

为保持对设备检定或校准状态的置信度，采用简单实用且相当可信的方法，在测量仪器相邻两次检定或校准期间，对可能造成不合格的测量设备或参考标准的某些参数进行检查。又称运行检查。包括设备的期间核查和参考标准的期间核查。

目的 实验室一般对测量设备进行定期检定或校准，以保证其有效性和可靠性。实际上，测量设备在使用一段时间后，由于频繁使用、环境条件变化等因素的影响，并不能保证检定或校准状态的持续置信度。因此，实验室应对其进行期间核查。旨在及时发现测量设备和参考标准出现的量值失准，缩短失准后的追溯时间，以便采取适当的方法或措施，尽可能减少和降低由于测量设备校准状态失效而产生的成本或风险。

对象 "核查"不是重新检定或校准，核查是实验室在两次检定/校准之间的适当时间，用适当的"核查标准"和方法对测量设备和参考标准进行等精度检查，以验证设备校准状态的置信度。核查的对象不是所有的仪器设备，而是那些本身容易发生变化，对结果具有重要影响的、计量性能稳定性置信度差的、使用频次高的、频繁搬动或受工作环境变化影响的以及脱离实验室直接控制的计量标准或检测设备。量值稳定可信的仪器设备则不需要期间核查。

时间 期间核查是等精度的检查，应根据检测仪器的使用特点及其功能指标确定核查周期。有的仪器在每次实验之前都应对性能指标和运行状态进行核查；有些仪器在每次启动时自动对系统运行状态进行核查；有的仪器则需要定期采用物理计量器具（如砝码、滤光片等）和化学计量手段（有证标准物质等）进行核查。实验室应针对不同的计量标准（器具）或检测设备分别规定期间核查的程序。期间核查通常在下述情况下进行：①仪器设备经过搬迁。②在检定或校准有效期内长期不用，而需重新启用。③长期脱离实验室控制的仪器设备在恢复使用前（如外借收回）。④使用在实验室控制范围以外的仪器设备（如租用）。⑤对测量结果有重大影响。⑥两次检定或校准之间的例行检查。

内容 一般包括仪器设备的基线漂移、本底水平、信噪比、零点稳定度、波长重现性和灵敏度、仪器设备的正确度和精密度、方法的正确度和精密度、校准曲线、线性范围和检出限等。

方法 主要包括参加能力验证计划或实验室间比对、使用有证标准物质或参考（标准）溶液、与相同准确度等级的测量设备的量值比较、留样再测等，条件允许时，也可按检定规程进行自校。

（毋福海）

shíyànshìnèi zhìliàng kòngzhì

实验室内质量控制 （laboratory internal quality control）

实验室内测定结果的误差控制在允许限度内，以保证测定结果在给定的置信度下满足规定的质量要求所采取的作业技术和活动。此是操作者为能提供满足要求的数据，对测定质量进行的自我控制过程以及内部质控人员对操作者实施质量控制技术管理的过程。质量控制工作既是一项具体的技术工作，又是一项实验室管理工作，既要保证测定结果准确可靠，又要具有较高的工作效率和较低的消耗。主要包括下列内容。

人员质控 检测人员必须具备与其工作相适应的专业知识、技术能力和操作水平，并且了解本专业的发展动态。应定期对检测人员进行培训，经考核合格后持证上岗。

测量溯源性 溯源性是通过一条具有规定不确定度的不间断的比较链，使测量结果或测量标准值能与规定的参考标准（通常是国家测量标准或国际测量标准）联系起来的特性。参考标准可以是国际单位制（SI）的基本单位或其导出单位，也可以是某一习惯用标度，还可以是国家或国际标准中描述的方法所得到的值为基础而建立的。这条不间断的比较链称为溯源链，是达到实验室间检测/校准结果数据一致、可比的参考依据，也是实验室间实现检测/校准结果数据互认的参考基准。确保测量溯源性，使实验室所进行的检测/校准可溯源到 SI 基准或国际公认的测量标准。实验室通过不间断的校准链或比较链使其检测/校准结果跟上述"基准"或"标准"连接起来的特性称为测量溯源性。保证量值的溯源性的措施包括仪器设备和计量器具要定期校准和检定、仪器设备的正确使用与维护、仪器设备的运行检查及期间核查、使用标准物质等。

试剂和材料质控 使用合格的试剂和材料是分析测试质量保证的重要内容，很多测定需要使用标准物质和基准物质标定溶液的浓度或仪器刻度示值。

标准物质 一种组成高度均匀、性质十分稳定和量值准确的材料或物质，用以校准测量装置、评价测量方法、检查实验室能力以及确定材料或产品的特性量值等。附有证书的标准物质称为有证标准物质。它的特性值的一种或多种已通过某种方法确定，可通过不间断的校准链溯源到相关SI基本单位、其他公认的有证标准物质或标准方法，每一种出证的特性值都附有给定置信水平的不确定度。有证标准物质一般成批制备，其特性值是通过对代表整批物质的样品进行测量而定，并具有相应的不确定度。

特征 标准物质是国家计量部门颁布的一种计量标准，有均匀性、量值稳定性、量值准确性和量值复现性等特征。

分级 中国将标准物质分为两个级别：一级标准物质和二级标准物质。一级标准物质，代号为GBW，是指采用绝对测量方法或其他准确、可靠的方法确定特性量值，其准确度达到国内最高水平，均匀性良好，稳定性在一年以上，由国务院计量行政部门批准、颁布、授权生产，并附有证书。二级标准物质，代号为GBW（E），是指采用准确、可靠的方法，或直接与一级标准物质相比较的方法定值的标准物质，其不确定度和均匀性未达到一级标准物质的水平，稳定性在半年以上。

作用 标准物质是国家计量法中依法管理的计量标准，有复现、保存以及量值传递与溯源等作用。此外，在分析质量保证、分析仪器的校准、评估分析数据的准确度、新方法的研究和验证，以及用于评价和提高协作实验室结果的精密度和准确度等方面起着重要的作用。一级标准物质主要用于研究与评价标准方法，对二级标准物质定值；二级标准物质主要用于评价分析方法及实验室的质量保证。

基准物质 用来直接配制标准溶液或标定溶液浓度的物质。应符合下列要求：①纯度要足够高，一般要求其纯度应在99.9%以上，而杂质含量应少到不影响分析的准确度；②物质的组成应与化学式完全相符，若含结晶水，则结晶水的含量也应与化学式相符；③性质稳定，一般情况下不易失水、吸水或变质，不与空气中的氧气及二氧化碳反应，加热干燥时组成不变等；④与被标定的物质之间的反应有确定的化学计量关系；⑤有较大的摩尔质量。

方法质控 选择准确可靠的分析方法是卫生检验工作质量控制的重要保障，通常首选国家或部门规定的标准分析方法，或者选择简便易行、精密准确、灵敏度和测量限能够满足要求的分析方法。

标准分析方法 得到国际、区域、国家或行业认可的，由相应标准化组织批准发布的国际标准、区域标准（如欧洲标准化委员会标准）、国家标准、行业标准等文件中规定的技术操作方法。计量检定规程和校准规范也属标准方法。

标准方法是政府权威机构对某项分析所作的统一规定的技术准则和各方面共同遵守的技术依据。它要求按照规定的程序和格式编制，方法的可行性和适应性得到公认，通过协作实验确定了方法各项特性指标和误差范围，并由权威机构审批和发布；对分析过程有规范化的描述，对仪器设备、实验条件、分析步骤、结果计算和表示、检出限、精密度以及不确定度等都有明确规定。标准方法是经过科学实验验证为准确的测量方法，其准确度和精密度能满足评价其他方法和给一级标准物质赋值的要求；在技术上不一定是先进的，准确度也可能不是最高的，但是，是在一般条件下简便易行、具有一定可靠性和经济实用的成熟方法；应是稳健的，即测量结果对测量过程中的微小变动不会产生意外的大变动。

选择检验方法时应注意正确性和合理性，有国家标准检验方法的，应使用规定的方法。同一检验项目可能有两个或两个以上的检验方法时，可根据设备条件、样品性质、被测组分含量水平及技术要求选择使用。

评价指标 有检出限、定量限、灵敏度、回收率等。

检出限 在一定置信水平，可从样品中定性检出待测物的最小浓度或最小量。国际纯粹与应用化学联合会（IUPAC）1998年发表的《分析术语纲要》中规定："检出限以浓度（或质量）表示，是指由特定的分析步骤能够合理地检测出的最小分析信号x_L求得的最低浓度c_L（或质量q_L）"。表达式为：

$$c_L(\text{or } q_L) = \frac{x_L - \bar{x}_b}{S} = \frac{ks_b}{S}$$

式中，$\bar{x}_b$为多次空白测量的平均值；s_b为空白测量的标准差；S为测定方法的灵敏度，即分析校准曲线的斜率；k为根据所需的置信度选定的常数，对于光谱分析法，IUPAC建议取$k = 3$。对于严格的单侧高斯分布，$k = 3$对应的置信度为 99.6%。由于 $\bar{x}_b$ 与 s_b 均基于有限次的测定，因此，实际上 $k=3$ 时，通常对应的置信度约为 90%。

对于其他分析方法检出限有特殊规定：气相色谱法以产生二倍噪声水平信号时，待测物质的浓度或量为检出限；离子选择电极法则以校准曲线两段直线部分切线的交点所对应的被测离子的活度（或浓度）作为检出限。

定量限　样品中被测物能被定量测定的最低量，其测定结果应具有一定的准确度和精密度。定量限反映了分析方法实际可能测定待测物质的下限。它不仅受测定噪声限制，而且还受到空白背景绝对水平的限制，只有当分析信号比噪声和空白背景大到一定程度时才能可靠地分辨与检测出来。噪声和空白背景越高，实际能测定的浓度就越高。定量限一般通过对一系列含有已知浓度被测物的试样进行分析，在准确度和精密度都符合要求的情况下，来确定被测物能被定量的最小量。一般按 $10S/N$ 推算（S/N 为信噪比）。

灵敏度　某方法对待测物质的单位浓度或单位量的变化所引起响应值的变化程度。它可用仪器的响应值或其他指示量与对应的待测物质的浓度或量之比来描述，一般为校准曲线的斜率，斜率越大，灵敏度越高。

回收率　又称加标回收率，是评价分析方法或分析系统准确度的一种方法。在测定试样的同时，于同一试样的子样中加入一定量的待测物质的标准进行测定，按照下式计算：

$$加标回收率（\%）= \frac{加标样品测定值 - 样品测定值}{加标量} \times 100$$

进行测定时应注意：加标物的形态应与待测物的形态相同；加标量应尽可能与试样中待测物的含量接近；加标后的测定值不应超出方法测量上限的 90%。

环境条件质控　实验室环境条件是指影响测量、检测和（或）校准结果质量的各种环境因素，如温度、湿度、气压、空气中悬浮颗粒物的浓度及气体污染物的成分和含量等。在卫生检验工作中必须对环境条件进行监测、控制和记录。精密仪器的使用须严格控制温度、湿度；痕量分析应采取防尘措施，超痕量分析工作应在超净室（或超净柜）中进行；相邻区域的活动有不利影响时，要采取隔离措施。实验室环境还应符合健康、安全和环保的要求。

样品质控　卫生检验工作一般是取检验对象中的一部分有代表性的物质进行测定，以此来推断检验总体的性质。样品的质量直接关系检验结果的正确性和可靠性。影响样品质量的环节有采集、运输、储存、接收、保管等。采集的样品要有代表性和公正性，符合检验要求，便于检验结果的复核；采样人员须经检验质量管理部门培训，熟悉掌握采样方法和相关技术，严格遵守采样规范；充分了解样品及待测组分的物理化学性质，掌握正确的运输及储存方法，保证样品的稳定性，使其不损失、不污染。为校正样品在采集、运输和储存过程中可能引入的检验误差，可以采用空白实验的方法，如现场空白、运输空白等。

接收实验样品时，应记录不符情况，并商定解决办法。实验室应对验收合格的样品及时进行登记，作好唯一性标识和状态标识，确保样品在实验室流通过程中不混淆。质量管理部门应从样品中取出 1 份保留样品，数量不得少于供 2 次检验的样品量，由质量管理部门保留。留样应该确保无污染、无损伤、不变质和不混淆。

测定过程控制　包括空白试验、对照试验、平行测定，以及质量控制图等。

空白试验　不加样品，采用与样品完全相同的方法和步骤进行测定的试验。空白试验应与样品测定同时进行，所得测定结果称为空白试验值，简称空白值。空白值的大小及分散程度可用于评价实验室的质量，是实验室内质量控制指标之一。在样品测定值中常通过扣除空白值抵消试剂及测定过程中发生的干扰或变化等许多未知因素的影响。实验室可以采取控制纯水的质量、提纯化学试剂，以及防止器皿和环境对样品的污染等措施获得稳定的空白值，并将其控制在很低的浓度水平。

对照试验　用已知结果的试样与被测试样进行试验，在进行样品分析的同时，分析含量相近的有证标准物质，在确认两者没有基体效应或基体效应可忽略时，通过标准物质的实际测定值是否符合证书给定值的不确定度要求，可确定试样分析结果的准确度是否可以接受。它是检验分析方法或测量体系系统误差的有效方法。

平行测定　对同一份试样同时采用完全相同的分析步骤、条件进行的平行操作。单一样品的测定，必须做平行样测定，两个平行测定结果的差值在小于方法允许差（重复性限 r）时取其平均值报告结果，否则应重做。两个实验室间测定的结果之差的绝对值应该小于再现性限 R。成批相同基体类型的样品可以取10%~20%的样品做平行测定。平行测定结果的允许差与方法特性及样品中被测组分的含量、理化性质等因素有关。

数据管理 检验结果的数值，不仅表示试样中被测成分含量的多少，还反映了测定的准确度，要正确保留实验数据和计算结果的有效数字位数。

准确度 测试结果与接受参照值间的一致程度。接受参照值是指用作比较的经协商同意的标准值，也称真值或约定真值，来自于：①基于科学原理的理论值或确定值。②基于一些国家或国际组织的实验工作的指定值或认证值。③基于科学或工程组织赞助下合作实验工作中的同意值或认证值。④可测量的期望，即规定测量总体的均值。准确度用误差表示，误差越大，测试结果的准确度越低；误差越小，则测试结果的准确度越高。误差可分为绝对误差和相对误差。测试结果与真值之间的差值称为绝对误差；绝对误差在真值中所占的百分比称为相对误差。测试结果的准确度一般用相对误差表示。准确度是反映测定方法和测量系统的系统误差和随机误差大小的综合指标，决定测定方法的可靠性。

评价方法 ①用有证标准物质评价：将标准物质与样品在相同条件下测定，如果标准物质的测定结果与证书上的标准值一致，表明分析方法与测定过程的准确度令人满意，样品的测定结果准确可靠。②用回收率试验评价：向样品中加入一定量待测物质的标准，用选定的分析方法进行测定，计算回收率。回收率愈接近100%，说明准确度愈高。③与标准方法对照评价：用待评价的方法与标准方法分别测定相同的样品（最好是高、中、低三种不同浓度）进行对照，测定结果经统计学检验，若两种方法测定结果的差异无显著性，则待评价方法的准确度符合要求。

系统误差 在重复性条件下，对同一被测量进行无限多次测量所得结果的平均值与被测量的真值之差。由于真值不能确定，实际上用的是约定真值。系统误差是由某些比较确定的原因引起，其特点是测量结果向一个方向偏离，其数值按一定规律变化，具有重复性、单向性。

系统误差可分为定值系统误差和变值系统误差。在测量过程中，大小和方向保持不变的误差称为定值系统误差；大小和方向按一定规律变化的误差称为变值系统误差。变值系统误差又可分为随测量值或测量时间变化呈线性递增或递减的线性变值系统误差、呈周期性变化的周期性变值系统误差及呈较复杂规律变化的按复杂规律变化的变值系统误差三种。

系统误差主要来源于下列几个方面。①理论误差（方法误差）：由于测量所依据的理论公式本身的近似性，或实验条件不能达到理论公式所规定的要求，或者是实验方法本身不完善所带来的误差。②仪器误差：仪器本身的缺陷或没有按规定条件使用仪器而造成的，如仪器的零点不准、仪器未调整好、外界环境（光线、温度、湿度、电磁场等）对测量仪器的影响所产生的误差。③试剂误差：分析过程中所用试剂纯度不符合要求等所引起的误差。④操作误差：操作者的实际操作不符合规范要求所引起的误差。

随机误差 测量结果与在重复性条件下，对同一被测量进行无限多次测量所得结果的平均值之差。随机误差等于误差减去系统误差。测量只能进行有限次数，故可能确定的只是随机误差的估计值。随机误差也称为偶然误差和不定误差，是在测定过程中一系列有关因素微小的随机波动而形成的误差，其大小和方向都不固定，也无法测量或校正。

统计学中随机误差分为两种类型。①抽样误差：从同一总体中随机抽取若干个大小相同的样本，各样本平均数（或率）之间会有所不同。这些样本间的差异，同时反映了样本与总体间的差异。它是从总体中抽取样本才出现的误差，统计学上称为抽样误差（或抽样波动），是一种难以控制的、不可避免的误差。②重复误差：是对同一受试对象或检样采用同一方法重复测定时所出现的误差。例如，用分析天平称量同一个样品的质量，重复称量多次，其结果会有某些波动。控制重复误差的手段主要是改进测定方法，提高操作者的熟练程度。

单次测量的随机误差没有规律，但多次测量的总体却服从统计规律。通过对测量数据的统计处理，发现随机误差具有一定规律。①对称性：绝对值相等的正误差和负误差出现的概率相等。②单峰性：绝对值小的误差出现的概率大，绝对值大的误差出现的概率小。③有界性：绝对值很大的误差出现的概率接近于零，即误差的绝对值不会超过某一个界限。④抵偿性：随着测量次数的增加，随机误差的算术平均值趋于零。

误差传递 在卫生检验中，最终的测定结果往往是多种仪器或量器的测量值按照一定的公式运算得到的。每个测量值都有各自的误差，因此各测量值的误差都会反映到最终的测定结果中，最终影响测定结果的准确度，这就是误差传递。误差传递的规律与误差的种类以及运算方法有关。

精密度　在规定条件下，独立测试结果间的一致程度。"独立测试结果"指的是对相同或相似的测试对象所得的结果，不受以前任何结果的影响。精密度仅依赖于分析方法或测量系统随机误差的分布而与真值或接受参照值无关。通常用偏差衡量精密度的高低，最常用的是标准偏差。标准偏差越大，精密度越低。在卫生检验中大都用室内重复性、中间精密度、协同试验、极差试验、标准偏差、相对标准偏差等方法表示精密度的好坏。精密度同被测量值的大小有关。故报告精密度时，应该指明获得该精密度的被测量值的大小。

重复性　在重复性条件下的精密度，即在相同测量条件下，对同一被测量进行连续多次测量所得结果之间的一致性。重复性条件包括相同的测量程序、相同的操作者、相同的条件下使用相同的测量仪器、相同地点、短时间内重复测量。从数理统计和数据处理的角度来看，这段时间内测量应处于统计控制状态，即符合统计规律的随机状态。也就是说，测量处于正常状态的时间间隔。重复测量中的变动性，正是各种影响量不能完全保持恒定而引起的。

再现性　在再现性条件下的精密度。又称为复现性、重现性。再现性条件是指在不同的实验室，由不同的操作人员，使用不同设备，按相同的测试方法，对同一被测对象相互独立进行的测试条件。也就是在改变了测量条件下，同一被测量的测量结果之间的一致性。在很多实际工作中，最重要的再现性是指不同操作者采用相同测量方法、仪器，在相同的环境条件下，测量同一被测量的重复测量结果之间的一致性，即测量条件的改变只限于操作者的改变。

标准差　即标准偏差，用来衡量检验结果的精密度。标准差分为总体标准差σ和样本标准差s。总体标准差表示各测定值与总体平均值的偏离程度，表达式为：

$$\sigma = \sqrt{\dfrac{\sum\limits_{i=1}^{n}(x_i - \mu)^2}{n}}$$

式中，x_i 为第 i 次测量的结果；n 为测定次数；μ 为总体平均值，即无限次测定结果的算术平均值，即：

$$\mu = \lim_{n \to \infty} \bar{x} = \lim_{n \to \infty} \dfrac{1}{n} \sum\limits_{i=1}^{n} x_i$$

一般的检验工作中只作有限次测定，且 μ 是未知的，此时，宜用样本标准差或实验标准差来衡量一组检验结果的精密度，其表达式为：

$$s = \sqrt{\dfrac{\sum\limits_{i=1}^{n}(x_i - \bar{x})^2}{n-1}}$$

相对标准差　即相对标准偏差，亦称为变异系数，指标准差在样本均值中所占的百分数，用 RSD 表示，即：

$$RSD = \dfrac{s}{\bar{x}} \times 100\%$$

在实际工作中，测定结果的精密度一般用相对标准差表示。

平均值的置信区间　在一定的置信水平下，以样本均值 $\bar{x}$ 为中心的总体均值 μ 可能存在的范围，即：

$$\mu = \bar{x} \pm t_{\alpha,\nu} \dfrac{s}{\sqrt{n}}$$

式中，μ 为总体平均值；$\bar{x}$ 为有限次测定的样本平均值；$t_{\alpha,\nu}$ 为显著性水平为 α、自由度为 ν 时的统计量 t 值，s 为样本标准差，n 为样本的有限测定次数。

（毋福海）

cèliáng búquèdìngdù

测量不确定度 （uncertainty of measurement）

与测量结果相关联、用以表征合理赋予被测量之值分散性的参数。从词义上理解，意味着对测量结果可信性、有效性的怀疑程度或不肯定程度，是定量说明测量结果质量的一个参数。实际上由于测量不完善和人们的认识不足，所得的被测量值具有分散性，即每次测得的结果不是同一值，而是以一定的概率分散在某个区域内的许多个值。虽然客观存在的系统误差是一个不变值，但由于人们不能完全认知或掌握，只能认为它是以某种概率分布存在于某个区域内，而这种概率分布本身也具有分散性。测量不确定度就是说明被测量之值分散性的参数，它不说明测量结果是否接近真值。

含义　测量目的是为了确定被测量的量值。测量结果的质量是量度测量结果可信程度最重要的依据。测量不确定度就是对测量结果质量的定量表征，测量结果的可用性很大程度上取决于其不确定度的大小。故测量结果表述必须同时包含赋予被测量的值及与该值相关的测量不确定度，才是完整并有意义的。

由此可见，测量不确定度一

般来源于随机性和模糊性，前者归因于条件不充分，后者归因于事物本身概念不明确。这就使得测量不确定度一般由许多分量组成，其中一些分量可用测量结果（观测值）的统计分布来进行估算，并且以实验标准差表征；另一些分量可用其他方法（根据经验或其他信息的假定概率分布）进行估算，并且也以标准差表征。测量结果应理解为被测量之值的最佳估计，所有不确定度分量均对测量结果的分散性有贡献。

不确定度愈小，测得结果与被测量的真值愈接近，质量越高，水平越高；不确定度越大，测量结果的质量越低，水平越低。在报告测量结果时，必须给出相应的不确定度，一方面便于使用者评定其可靠性，另一方面也增强了测量结果之间的可比性。

评定与表示 为表征这种分散性，用标准差表示。在实际使用中，人们常希望知道测量结果的置信区间，因此，测量不确定度也可用标准差的倍数或说明了置信水准的区间的半宽度表示。为区分这两种不同的表示方法，分别称为标准不确定度和扩展不确定度。

标准不确定度 以标准差表示的测量不确定度。

分类 按估计和推算的方法不同，分为 A 类不确定度和 B 类不确定度。通过统计方法计算的不确定度称为 A 类不确定度，又称不确定度的 A 类评定，如用统计方法计算多次重复测量的标准差以确定不确定度的大小。通过非统计方法估计或推算的不确定度称为 B 类不确定度，又称不确定度的 B 类评定，如依据一些相关信息（已有的实验数据、仪器的各项性能指标的标称值和误差范围等）来估计和评价不确定度的大小。不确定度的 A、B 类之分仅指评定方式而已，并不意味着两类分量有实质上的差别，它们都基于概率分布，都可用方差或标准差表示。

由于受多种因素的影响，每种影响因素有其自身的不确定度，检验结果的不确定度是由这些因素的不确定度按方差和协方差计算得到的。按其他各量的方差和协方差算得的标准不确定度，称为合成标准不确定度。

评定基本程序 ①测量方法概述：全面叙述测量对象、测量方法、测量所用的计量器具和仪器设备、测量的校准物质、环境等测量条件以及有关的测量参数等与测量不确定度评定有密切关系的因素。②建立数学模型：根据测量方法（测量标准）建立测量结果与各测量值之间的函数关系，列出测量结果的计算公式。③测量不确定度的来源分析：根据测量方法和测量条件对测量不确定度的来源进行分析，并找出主要的影响因素。④评定：对足以影响不确定度的主要因素分别进行 A 类不确定度分量评定和 B 类不确定度分量评定，并列表汇总。A 类分量的评定用统计方法计算其标准不确定度，B 类分量用其他方法估计其不确定度。

扩展不确定度 在一定置信概率下，合成标准不确定度与包含因子相乘所得到的不确定度，也称展伸不确定度或范围不确定度。包含因子，又称覆盖因子，为求得扩展不确定度，对合成标准不确定度所乘之数字因子。它等于扩展不确定度与合成不确定度之比。包含因子一般以 k 表示，置信概率为 P 时的包含因子用 k_p 表示。

（毋福海）

质量控制图（quality control chart） 评价和控制分析质量的统计学工具。其特点是简单明了，可直观反映分析质量的好坏，便于及时发现分析过程中可能发生的质量问题，有利于及时查找和修正分析误差，提高分析质量。

原理 由沃尔特·安德鲁·休哈特（Walter Andrew Shewhart）提出。他指出：每一个方法都存在着变异，都受到时间和空间的影响，即使在理想条件下获得的一组分析结果，也会存在一定的随机误差。但当某一个结果超出了随机误差的允许范围时，运用数理统计的方法，可判断此结果是异常的、不足信的。质量控制图可起到监测的仲裁作用，监测常规分析过程中可能出现误差，控制分析数据在一定的精密度范围内，保证常规分析数据质量。

绘制 对经常性的分析项目或批样检测时，应采用控制图来控制样品检测的质量。控制图是建立在实验数据分布接近正态分布假设之上，将分析数据用图表示。控制图的横坐标为测定值的次序或时间，纵坐标为测定值，均值为中心线，以均值的标准差定出警告限和控制限。常用的质量控制图有平均值控制图、极差控制图和标准差控制图等。其中，平均值控制图应用最广泛，根据数据意义不同又分为空白值控制图、浓度控制图和加标回收控制图等，可分别用于不同质量控制项目的质量评价。

实际工作中，按选定的实验方法分析样品，同时在相同的实验条件下，相隔 10～20 个样品插入一个标准物质或质控样品与样品同时测定，同样的方法至少重复 20 次。根据标准物质或质控样品的测量结果，计算其平均值 $\bar{x}$、标准差 s、$\bar{x} \pm 2s$ 和 $\bar{x} \pm 3s$。以测定次序为横坐标，测定值为纵坐标，将中心线（$\bar{x}$）、上下警告限（$\bar{x} \pm 2s$）和上下控制限（$\bar{x} \pm 3s$）绘制在图中（图）。

作用 在测定样品的同时对绘制质量控制图的标准物质或质控样品进行 2～3 次平行测定，并将测定结果与质量控制图上的数据进行比对，以评价分析工作的质量。如果测量结果位于中心线和上下警告限之间，则表明测量过程处于受控状态，样品的测定结果准确可靠；如果测量结果处于上下警告限之外，但仍在上下控制限之内，提示分析测量开始变劣，可能存在"失控"倾向，应进行初步检查，并采取相应的校正措施，测量结果仍在允许的误差范围内，实验结果可保留。如果测量结果超出上下控制限之外，则表明测量过程"失控"，应立即查找原因，予以纠正，样品应重新测定。如测量结果中有 7 个数据连续上升或下降（虽然数值在控制范围之内），则表示分析方法或测量体系可能存在系统误差，应立即查明原因，予以纠正。即

使测量过程处于控制状态，尚可根据相邻几次测定值的分布趋势，对分析质量可能发生的问题进行初步判断。当控制样品测定次数累积更多后，这些结果可以和原始结果一起重新计算总均值、标准偏差，再校正原来的控制图。

（毋福海）

shíyànshì jiān zhìliàng kòngzhì
实验室间质量控制（inter-laboratory quality control）
在实验室认真执行内部质量控制的基础上进行，其目的是发现和消除实验室检测结果存在的系统误差和影响因素，保证结果的可比性和可溯源性。其内容和方法如下。

标准溶液校正：通常由上级实验室向各个参加协作的实验室分发统一配制或购置的已知浓度的标准溶液，各实验室用此与自己配制的标准溶液进行对比实验，发现和消除测量系统可能存在的系统误差和影响因素，以保证测定结果的可比性和可溯源性。实验室对这两种标准溶液稀释至同一浓度，同时各测定 5 次以上，测定中可省略样品前处理步骤，并选用方法准确度最佳的浓度范围。两种标准溶液之间的误差不

得大于 5%。对比实验是设置两个或两个以上的实验组，通过对结果的比较分析，来探究各种因素与实验对象的关系。对比实验不设对照组，均为实验组（或互为实验组和对照组），是对照实验的一种特殊形式，即相当于"相互对照实验"。

实验室间比对样品测试：根据不同的目的，可以分为质量考核、实验技能评价、实验室间分析质量控制和实验室间数据核对等。在对标准溶液进行比对和校正的基础上，由组织者制定计划、并且发放未知浓度的考核样品，要求参加的实验室作为常规样品进行检测，结果汇总以后进行分析质量评价。组织质量控制的实验室将综合资料及时分发给各参加实验室，以便各实验室找出误差原因，采取措施，做出改进的方案。

（毋福海）

shíyànshì nénglì yànzhèng
实验室能力验证（laboratory proficiency testing）
利用实验室间指定检测数据的比对，对某种能力或水平的检验和确认。

目的 确定实验室进行某些特定检测和测量的能力，以及监控实验室的持续能力；识别实验室中的问题，并制定相应的补救措施；确定新的检测和测量方法的有效性和可比性，并对这些方法进行相应的监控；识别实验室间的差异；确定某方法的性能特征，通常称为协作实验；为参考物质赋值，并评价它们在特定检测或测量程序中应用的适用性；增加实验室用户的信心。参加能力验证计划为实验室提供了一个评估和证明其出具数据可靠性的客观手段。

计划类型 包括下列几种。

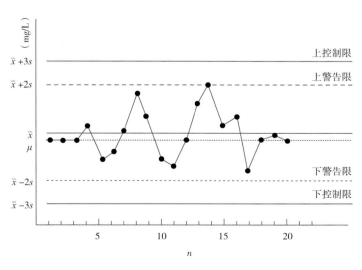

图 平均值控制图

测量比对计划 也称校准实验室间比对计划。一般是将被测物或被校物品作为"盲样"，按拟定的顺序在各参加比对的校准实验室间传递，实验室在规定的时间内完成测量工作，参考实验室将各测量值与指定值比较，评价参加实验室的校准能力。

实验室间检测计划 一般由计划的组织方从被测物品中随机抽取若干份，同时分发给参加比对的实验室按约定方案检测。完成检测后，将结果返回协调机构与指定值比对，评价参加实验室的校准能力。指定值由组织方确定，一般情况下为所有检测结果的平均值或中位值，称为公议值，也可以是有证标准物质的标准值。

分样检测计划 将样品分成两份或几份，每个参加实验室检测其中的一份，以识别不良的精密度、描述一致性偏移和验证纠正措施的有效性。在商业交易中经常采用类似的计划，即把样品在代表供方的实验室、代表买方的另一个实验室以及第三方实验室间进行分割。若供方和买方实验室出具结果出现显著差异时，由第三方的检验结果进行仲裁。

定性计划 评价实验室表征特定实物的能力，可能包含计划协调者专门制备外加目标组分的检测物品。因此，在性质上此计划是"定性"的，它们不需要多个实验室的参与或通过实验室间比对来评价一个实验室的检测能力。

已知值计划 要求实验室制备量值已知的待检物品，通过该物品的检测结果和已知值的比较，评价其检测能力。

部分过程计划 评价实验室完成检测或测量全过程中若干部分的能力。例如，评价实验室转换和报告一套给定数据的能力

（不进行实际上的检测或测量），或者根据规范抽取和制备样品的能力。

实施 包括制定方案、样品准备和分发、检测、回收结果、处理数据、能力评定、技术报告、处理意见、确认。

评价 实验室能力验证的评价主要有三个步骤。

指定值确定 指定值可以是已知值、有证参考值、参考值、从专家实验室得到的公议值、从参加实验室得到的公议值等。

统计量计算 能力验证的结果经常需要转换为一个能力统计量，以便于说明并与规定的目标进行比对。其任务是以与能力准则作比对的方式，测量与指定值的偏差。常用的统计量有：参加者的结果与指定值的差、z 比分数、E_n 值等。

能力评价 包括初始能力和监控整个时间的能力评价。初始能力评价可通过专家公议或能力统计量进行评价。一个能力验证计划可包含监测整个时间的能力技术，可以使参加者发现其能力的变动性；是否存在整体倾向性或不一致性，以及其能力在什么地方发生了随机性变化。监控整个时间的能力的评价可采用质量控制图等方式进行。

（毋福海）

shíyànshìnèi zhìliàng píngjià
实验室内质量评价 （laboratory internal quality evaluation）

对实验室内分析工作的质量进行评价，检查和监督测定结果的误差是否在允许的范围内。主要包括：①误差预测。用于估计实验室或分析方法的精密度和偏性。精密度可用于检查测定结果受随机因素的影响；偏性可用于检查诸如由于样品采集、干扰等系统影响

的不确定度情况。精密度和偏性试验是一种对分析方法的误差来源较全面的评价方法，也可考虑分析人员的分析技能。②分析方法评价。包括方法的准确度评价、精密度评价、方法的检出限、校准曲线和灵敏度、方法消除干扰能力以及方法的适应性。③仪器误差和操作误差的评价。定期运用各种有效的校核方法检查工作中的质量和技术问题，确保测定结果准确可靠。检查方法一般可采用内部质量控制方案、参加能力验证试验或实验室间的比对试验、使用有证标准物质、用相同或不同方法重复测定、对保留样品再测定等。④其他。还有利用实验室间比对和能力验证结果核查、测定结果及其相关性评价、核查室内质量控制计划结果的记录、其他判断测定结果可靠性的技术核查方法。

（毋福海）

shíyànshì jiān zhìliàng píngjià
实验室间质量评价 （inter-laboratory quality evaluation）

主要用以比较各实验室间是否存在系统误差。一般由上级或主管部门将标准样品或质控样品交与各实验室分别进行测定，根据各实验室的测定结果分布判断其测定结果是否存在系统误差，各实验室的测定结果是否具有可比性。

技术水平测试 用外部机构提供的已知浓度的标准样品或由质量管理部门提供（制备）的盲样（可采用有证标准物质或已经测定过的保留样品），对检验人员进行考核。通常是测试的总不确定度已被确定，如被测指标的回收率可接受值范围为85%～115%，要求考核结果都必须落在此范围内。①质量体系运行检查：对检测机构建立的工作流程作纵向检

查，以发现从样品接收、检测、原始记录、数据处理、报告编制、审核、签发等全过程是否有偏离程序、标准或规范的情况。②校准工作中使用标准的比对：有证标准物质和标准溶液是实验室计量标准之一，其准确与否直接影响测定结果的准确性。自行配制的标准溶液，虽有相应的标准规定，但不同实验室间仍会存在差异。国际上和国内都推荐使用有证标准溶液，实验室可直接使用或将此与自备的标准比对，以保持量值的溯源性和测定结果的可比性。③实验室间比对样品的测试：完善的质量评价要求各实验室间定期参加能力验证或比对活动，同时根据比对结果的质量对活动次数进行调整。

方法　为了减小各实验室的系统误差，使得到的数据有可比性，质量考核通常采用统一的分析方法，并规定方法的检出限、精密度、准确度以及制定允许误差；允许误差包括实验室内允许误差、实验室间允许误差和标准物质测定允许误差。对于实验室的协作，应合理确定分析误差的大小，并由此确定误差的允许范围，以便检查实验室间是否存在系统误差，它的大小和方向，以及对分析结果可比性的影响是否有显著性。实验室间分析质量评价方法较多，常用的有质量控制图、双样品测定及稳健统计法等。

稳健统计法　评价实验室测量结果质量的常用方法，是一种不易受到异常值影响的统计方法，最大限度降低了离群值的影响，使极端结果对平均值、估计值和标准差的影响减至最小。该方法给极端结果赋予较小的权，而不是将它们从数据中剔除。在经典统计学方法中，计算一组数据的平均值容易受到异常值的影响，而此法采用中位数代替平均值，归一化四分位数间距代替标准差，能准确反映出数据的统计特征。

为了评价参加考核实验室的结果，可使用基于稳健统计法的统计量 z 比分数值。$|z| \leqslant 2$ 时，测量结果出现在该区间的概率为 95% 左右，结果满意，通过；$2 < |z| < 3$ 时，测量结果出现在该区间的概率为 5% 左右，有问题或可疑结果，应认真检查结果偏差较大的原因；$|z| \geqslant 3$ 时，测量结果出现在该区间的概率小于 1%，结果不满意。

定秩检验　又称秩和检验，中心实验室首先把试样分发到各实验室中，再把每个实验室所得的数据从大到小排列，最大值得1分，最小值得 n 分。如果两个实验室在第 x 个秩数处出现了关联，则给予每个实验室的秩数为 $x+1/2$。每个实验室根据得到的秩数之和，对每个实验室记分。将实验室秩分与临界秩分表中的数据比较，如果超出范围就可认为该实验室有明显的系统误差。

双样图法　将两个均匀的样品 x、y 发给几个不同的实验室，每个实验室对这两个样品进行单次测定。以 x 和 y 的真值（或平均值）为坐标原点，将每个实验室的两个测定值（x_i、y_i）作为一个点标在坐标图上（图）。从图可直观地看出各实验室系统误差的大小与方向；也可看出个别实验室测定值的离群情况，评价出该实验室测定结果的不可靠程度。

如果各实验室之间只有随机误差，则两次测量结果存在四种可能，即两次都高、两次都低、x 高 y 低、x 低 y 高，在直角坐标系中可表示为++、--、+-、-+。因为这种发散性是由随机误差所致，相应实验室的点应均匀分布在原点周围，呈圆形分布，如图 a 所示；如果各实验室之间存在系统误差，且系统误差比较明显，则两次测定结果基本上只存在两种可能，即都高或都低，一高一低的情况不易出现，相应实验室的点主要分布在第一象限（++）和第四象限（--），如图 b 所示，各实验室的点呈椭圆形分布，椭圆的主轴与 x 轴呈 45° 的对角线。

用全部结果计算总体精密度，并用同心圆判断各实验室测定结果的质量。测定结果落在原点附近时，表示结果的准确度高，远离原点时表示准确度低。如果测量结果服从正态分布，则出现在 3σ 之外的点所对应的测定结果就不正常了，可以舍弃对应实验室的测定结果。

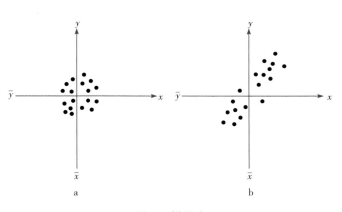

图　双样图法

曼德尔图 一种用于检验测试结果一致性的图示方法。该方法用到称为曼德尔 h 统计量和 k 统计量的两种度量。这两个统计量除用来描述测量方法的变异外，还可用于对实验室的评定。将统计量对实验室序号作图可得 h 图和 k 图。检查 h 与 k 图可发现某实验室的测试结果是否与所考察的其他实验室的测试结果相同。若明显不同，则应与该实验室接触，探究造成此类不同行为的原因。根据调查结果可暂时保留该实验室的数据或要求实验室重新进行测量或剔除该实验室的数据。

E_n 值 最为常用、也被国际认同的、典型地用于实验室间比对的一个统计量，通过将参加实验室与参考实验室的测量结果比较，并采用他们的测量不确定度评定其校准能力。E_n 是参加实验室的测量结果和参考值的差值与这两个测量结果不确定度的合成不确定度的比值。E_n 值和参加实验室的比较结果以及合成测量不确定度有关，而不仅仅是测量结果接近参考值的程度。

若 E_n 值始终保持正值或负值，则表明可能存在某种系统效应的影响。$|E_n| \leq 1$ 时，比对结果满意，通过。$|E_n| > 1$ 时，比对结果不满意，不通过，表明测量结果质量失控。

对 $|E_n| > 1$ 的实验室，必须仔细查找原因，采取纠正措施。对出现 $0.7 \leq |E_n| \leq 1$ 的实验室，表明测量结果接近临界值，必须调查原因，找出问题，采取预防措施。

（毋福海）

zīzhì rèndìng

资质认定 (mandatory approval)

中国国家认证认可监督管理委员会和省级质量技术监督部门依据《中华人民共和国计量法》及其实施细则、《中华人民共和国认证认可条例》等法律法规和标准、技术规范的规定，对检验检测机构的基本条件和技术能力是否符合法定要求实施的评价许可。

资质认定的目的是：①保障全国计量单位制的统一和量值的准确可靠。②提高检验检测机构的知名度和竞争力。③提高检验检测机构的管理能力、检测技术水平和第三方公正性，使"测量数据"受到法律的承认和保护。④确立检验检测机构的合法地位和权威。⑤为国际检测数据的互认，与国际接轨创造条件。

资质认定具有非常严格的科学性和严肃性，它是国家认证认可监督管理委员会和省级质量技术监督部门依据《中华人民共和国行政许可法》的有关规定，对为社会出具公证数据的检验检测机构（实验室）的资质认定条件所进行的强制审查和考核。

资质认定分为"国家级"和"省级"两级，分别适用于国家级检验检测机构和省级检验检测机构。

资质认定程序：申请人向资质认定部门提交书面的申请和相关材料；资质认定部门初审；资质认定部门依据检验检测机构资质认定基本规范、评审准则的要求，对申请人进行技术评审（包括书面审查和现场评审）；资质认定部门做出准予许可的书面决定，向申请人颁发资质认定证书。资质认定证书内容包括：发证机关、获证机构名称和地址、检验检测能力范围、有效期限、证书编号、资质认定标志。资质认定证书有效期为 6 年。

为保证评审结果的权威性、科学性、客观性和公正性，资质认定是第三方认证，而不是行政干预。资质认定工作坚持专家评审原则、技术考核与管理工作考核相结合原则、非歧视性原则以及采取考核与帮、促相结合的工作方法。

取得资质认定书的检验检测机构，可在资质认定证书规定的检验检测能力范围内，依据相关标准或者技术规范规定的程序和要求，向社会出具具有证明作用的检验检测数据、结果，在其检验检测报告上加盖检验检测专用章，并标注资质认定标志，资质认定标志，由 China Inspection Body and Laboratory Mandatory Approval 的英文缩写 CMA 形成的图案和资质认定证书编号组成。

（毋福海）

shíyànshì rènkě

实验室认可 (laboratory accreditation)

权威机构对实验室有能力进行规定类型的检测和（或）校准所给予的正式承认。中国合格评定国家认可委员会（China National Accreditation Service for Conformity Assessment，CNAS）是根据《中华人民共和国认证认可条例》的规定，由国家认证认可监督管理委员会批准设立并授权的国家认可机构，统一负责对认证机构、实验室和检查机构等相关机构的认可工作。

目的 ①向社会各界证明获准认可实验室（主要是提供校准、检验和测试服务的实验室）的体系和技术能力满足实验室用户的需要。②促进实验室提高内部管理水平、技术能力、服务质量和服务水平，增强竞争能力，使其能公正、科学和准确地为社会提供高信誉的服务。③减少和消除实验室用户（第二方）对实验室进行的重复评审或认可。④通过国与国之间的实验室认可机构签订相互承认协议（双边或多边互认）来达到对认可的实验室出具证书或报告的相互承认，以此减少重复检验，消除贸易技术壁垒，促进国际贸易。

根据国家有关法律法规和规范，认可是自愿的，CNAS仅对申请人申请的认可范围，依据有关认可准则等要求，实施评审并做出认可决定。申请人必须满足以下条件方可获得认可：①具有明确的法律地位，具备承担法律责任的能力。②符合CNAS颁布的认可准则。③遵守CNAS认可规范文件的有关规定，履行相关义务。④符合有关法律法规的规定。

程序 包括认可条件，初次认可，变更、暂停、恢复、撤销和注销认可，以及CNAS和实验室的权利和义务等，是CNAS认可活动相关方应遵守的程序规则。实验室初次认可包括下列的六个阶段。

意向申请 申请方可以通过来访、电话、传真以及其他电子通讯方式向CNAS秘书处表示认可意向。

正式申请 ①申请人应按CNAS秘书处的要求提供申请资料，并缴纳相关费用。②如果申请人的领域是CNAS新的认可领域，CNAS应对所具备的资源和自身能力进行评估。③CNAS秘书处审查申请人的申请资料，若资料齐全，对CNAS的相关要求基本了解，质量管理体系正式运行超过6个月，进行了完整的内审和管理评审，并至少参加一项适宜的能力验证计划、测量审核或比对计划，且获得满意结果证明，则可予以正式受理。正式受理后一般应在3个月内安排现场评审。

如申请人不能在3个月内接受评审，则应暂缓正式受理申请。④在资料审查过程中，CNAS秘书处应将所发现的与认可条件不符合之处通知申请人，但不做咨询。

评审准备 ①CNAS秘书处以公正性原则指定具备相应技术能力的评审组，并征得申请人同意，如经证实评审组的任何成员均不存在影响评审公正性的因素，申请人不得拒绝指定的评审组。②秘书处根据评审组长的提议，征得申请人同意，可进行预评审。③文件审查通过后，评审组长与申请人商定现场评审的具体时间安排和评审计划，报CNAS秘书处批准后实施。④需要时，CNAS秘书处可在评审组中委派观察员。

评审 包括文件评审和现场评审。

文件评审 评审组审查申请人提交的质量管理体系文件和相关资料，当发现文件不符合要求时，秘书处或评审组应以书面方式通知申请人采取纠正或纠正措施，经验证合格后，方可实施现场评审。

现场评审 ①评审组依据CNAS的认可准则、规则和要求及有关技术标准对申请人申请范围内的技术能力和质量管理活动进行现场评审。②现场评审时，应充分考虑和利用申请人参与能力验证活动的情况及结果，必要时应安排测量审核。CNAS将把申请人在能力验证中的表现作为是否给予认可的重要依据。③评审组要对申请人的授权签字人进行考核。④评审组现场评审时，如发现被评审实验室在相关活动中存在违反国家有关法律法规或其他明显有损于CNAS声誉和权益的情况，应及时报告CNAS秘书处，

并采取相应处理措施。⑤评审组长应在现场评审末次会议上，将现场评审结果提交给被评审实验室。⑥对于评审中发现的不符合，被评审实验室在明确整改要求后应拟定纠正措施计划，通常在3个月内完成。评审组应对纠正措施的有效性进行验证。如需进行现场验证时，被评审方应予配合，并承担相关费用，支付评审费。⑦纠正措施验证完成后，评审组组长将最终评审报告和推荐意见报CNAS秘书处。

认可评定 CNAS秘书处负责将评审报告、相关信息及推荐意见提交给评定委员会，评定委员会对申请人与认可要求的符合性进行评价并做出决定。评定结果可以是下列四种类型之一：同意认可；部分认可；不予认可；补充证据或信息，再行评定。

发证与公布 ①CNAS向获准认可实验室颁发认可证书，以及认可决定通知书和认可标识章，列明批准的认可范围和授权签字人。认可证书有效期一般为3年。②CNAS秘书处负责将获得认可的实验室及其被认可范围列入获准认可实验室名录（该目录可以是电子方式），予以公布。

(毋福海)

shípǐn lǐhuà jiǎnyàn

食品理化检验 （physical and chemical analysis of food） 以分析化学、营养与食品卫生学、食品化学、生物化学为基础，采用现代分离、分析技术，对食品中的营养成分和有毒有害化学物质进行的定性和定量检验。食品在生产、加工、包装、运输和储存过程中可能受到化学或微生物的污染；环境污染、农药和兽药的滥用、添加剂的不合理使用等也会直接影响食品的安全。为了

防止食品污染和食品中有害因素对人体健康的危害，《中华人民共和国食品安全法》建立了食品召回制度、取消食品"免检制度"，规范食品添加剂的生产和使用，建立了食品安全风险监测制度，监测食源性疾病、食品污染以及食品中的有害因素等。因此，食品理化检验在食品安全法的贯彻和实施中起到重要的作用。

检验对象包括各种食品，如粮谷类、豆和豆制品类、肉类和鱼类、蛋类和奶类、蔬菜类和水果类、调味品和饮料以及强化食品和保健食品类等。检验内容涉及食品感官检查、食品营养成分检验、保健食品理化检验、食品添加剂检验、食品中有毒有害物质（有害元素、农药和兽药残留、真菌毒素，加工过程中产生的有毒甚至致癌物等）检验、食品容器和包装材料检验、食品中转基因成分检验、食品掺伪检验以及化学性食物中毒快速检验。

检验指标 为了确保食品安全，世界各国都制定了评定食品质量和安全的各类标准。国际食品法典委员会制定的《食品法典》规定了食品卫生规范和标准，是各国食品管理机构、国际食品贸易、食品生产和加工者以及消费者的重要参照标准。中国对食品中有毒有害物质也规定了各自的最高容许量或限量；对各类食品分别制定了相应的卫生指标。根据国家标准，主要有：①感官指标。②毒理学指标，包括各种化学污染物（有害元素、农药、兽药残留等）、食品添加剂、食品在生产加工过程中产生的有毒化学物质、食品中天然有毒成分、真菌毒素以及食品的放射性污染等。③反映食品质量变化的指标，如酸价、过氧化值等能反映油脂的

酸败程度。④食品营养成分，包括蛋白质、脂肪、碳水化合物（糖类）、维生素、矿物质、水分和膳食纤维等的含量。

检验方法 常用的有：感官检查、物理检测法、化学分析法、仪器分析法和生物学分析方法。①感官检查：根据人们对各类食品的固有的概念，利用人体的感觉器官，即视觉、听觉、嗅觉、味觉和触觉等对食品的感官性状检查，包括食品的外观、风味和品质。②物理检测法：根据食品的某些物理常数，如相对密度、折光率和旋光度等与食品组成成分及其含量之间的关系进行检测。③化学分析法：主要包括重量分析法和容量分析法，在食品理化检验中应用较广。例如，食品中水分、灰分、脂肪等成分的测定采用重量法；食品中蛋白质、酸价、过氧化值等的测定采用容量法。④仪器分析法：食品中微量成分或低浓度的有毒有害物质的分析常采用仪器分析法，常用紫外-可见分光光度法、原子吸收光谱法、气相色谱法、高效液相色谱法、荧光分光光度法、薄层色谱法、电化学分析法以及气相色谱-质谱，液相色谱-质谱和电感耦合等离子-质谱联用等多种仪器联用技术。仪器联用技术可用于食品中微量或痕量有机污染物、农药或兽药多残留检测以及多种有害元素等的同时检测。⑤生物分析法：包括酶分析法和免疫学分析法。酶分析法是利用酶作为生物催化剂的高效和专一特征，进行定性或定量，可用于食品中维生素以及有机磷农药的快速检验。免疫学分析法是利用抗原与抗体之间的特异性反应进行检测，可制成免疫亲和柱或试剂盒，用于食品中真菌毒素、农药残留的快

速检测。

每种分析方法都有其各自的优缺点，应首先选用国家标准分析方法（包括食品安全国家标准和 GB 5009 系列标准方法），根据实验室的条件，尽量采用灵敏、准确、快速的检验方法。也可选用国际标准化组织和美国公职分析化学家协会制定的食品分析标准方法等。

(黎源倩)

shípǐn gǎnguān jiǎnchá

食品感官检查（organoleptic investigation of food） 根据人的视觉、嗅觉、味觉、听觉和触觉等感官，对食品的性质或特征即色、香、味、形、质、口感等指标进行的检查。用以快速评价食品的质量和安全性。对食品感官性状的检查可直观鉴别食品质量，并据此确定下一步所需检测的理化和微生物项目。如果食品的感官检查不合格，则不必再进行食品营养成分和其他有害成分的相关检测，直接判定为不合格产品，因此食品的感官检查应首先进行。感官检查直观实用，具有理化指标和微生物指标检验方法所不可替代的功能，广泛用于食品生产过程质量控制和检验、新产品研制及市场预测等方面。

食品感官检查主要包括下列五种。①视觉检查：肉眼观察食品样品的包装是否完整无损；标签和说明书是否与内容物相符，食品的新鲜或成熟程度；有无异物或沾污；是否添加人工着色剂等，对于液态食品需检查其透明度或澄清程度。②嗅觉检查：由远而近检查食品样品的气味，防止强烈气味对嗅觉的突然刺激。气味清淡的食品或液体食品可加盖温热或振摇后检查，辨别气味的性质和强度，特别要判定是否

有腐烂、霉变、酸败等异常气味。③味觉检查：一般是在视觉和嗅觉检查正常后进行。应取少量食品样品入口仔细咀嚼，评价食品的味道（酸、甜、苦、咸、辣、鲜、涩）、强度和入口的感觉。一般应在温热状态下进行品尝，如有腐败变质，应立即停止味觉检查。味觉反应快，可快速判断食品的优劣，在食品感官检查中占有重要的地位。④听觉检查：某些食品可采用听觉检查，如罐头食品可用特制的敲检棍进行，听其声音的虚、实、清、浊，判断其内食品的质量；对某些膨化食品，根据在咀嚼时发出的脆声，初步判断是否受潮其质量是否合格。⑤触觉检查：固态和半固态食品用手触摸食品检查其轻重、软硬、弹性、韧性、黏、滑和干燥程度等，可判断肉类、水产品等的组织状态、新鲜程度和保存效果等。

食品感官检验方法简单，但具有一定的主观性，易受检验者个人喜好的影响。一般是采用群检，由多名具有相关知识的专业人员组成检验小组，并对检验人员和检验场所均有相应的要求。依照不同的试验目的，经多人的感官评价，统计分析后得出检查结果。各类食品感官检查的指标，在相应的国家食品卫生标准中都有明确的规定，可以按照有关的规定检查。

（黎源倩）

shípǐn wùlǐ jiǎnyàn

食品物理检验 （physical test of food）

根据食品的某些物理常数，不破坏待测样品的结构进行无损分析，测量与食品的组成成分及其含量的关系采用的物理方法。包括相对密度测定、食品折射率测定和液态食品旋光度测定以及食品质构分析等。在正常情况下，各种液态食品的相对密度、折射率、旋光度以及光谱性质都有一定的范围值，可反映其浓度和纯度。当其掺杂、脱脂、浓度或品种改变时，物理量会发生变化，借此可初步判断该食品质量是否正常。食品的物理检验指标异常时，可确定食品质量出现问题，但指标正常则不能判断该食品质量合格，因为此类物理量不能全面反映该食品的本质变化，还须同时进行感官检查和其他理化指标的检测，才能正确评价食品的质量。物理检验是食品分析中常用、简便的检测方法，常用于食品生产过程中工艺参数的监控以及原料、半成品、成品的质量检验。

（黎源倩）

shípǐn yíngyǎng chéngfèn jiǎnyàn

食品营养成分检验 （examination of food nutritional components）

采用物理化学方法对食品中蛋白质、脂肪、碳水化合物（糖类）、维生素、矿物质、水分和膳食纤维等营养成分进行的定性和定量检验。食品含有人体所需的营养成分，包括营养素和有益成分。营养素是食品中具有特定生理作用，能维持机体生长、发育、活动、繁殖和正常代谢所需的物质，缺少时将会导致机体发生相应的生化或生理学的不良变化，可分为蛋白质、脂肪、糖类（碳水化合物）、矿物质、维生素五大类。不同的食品所含营养素的种类、组成、质量均不相同。一般粮谷类，包括稻米、小麦、玉米、高粱和薯类等富含淀粉等碳水化合物；肉、鱼、蛋和奶类食品主要含蛋白质和脂肪；蔬菜和水果类食品含有较多的维生素和无机盐。检验食品的营养成分，了解各种食品所含营养成分的种类、质和量，可合理搭配膳食，维持机体的正常生理功能，预防营养素缺乏疾病的发生；还可评价食品在生产、加工、烹调等过程中营养成分的变化和人们的实际摄入量；也可为开发食品新资源、研制新产品和改进食品生产工艺以及制定食品质量和卫生标准提供科学依据。

食品营养成分的检验包括食品中蛋白质检验、食品中脂肪检验、食品中糖类检验、食品中维生素检验、矿物质（包括微量元素和常量元素）检验、食品中水分检验和膳食纤维检验。通常采用滴定分析法、分光光度法检测蛋白质；重量法检测脂肪、水分和纤维素；原子吸收光谱法检测矿物质；而维生素的检验则多采用高效液相色谱法、荧光分光光度法或微生物法。

（黎源倩）

bǎojiàn shípǐn lǐhuà jiǎnyàn

保健食品理化检验 （chemical and physical examination of health food）

保健食品中可能存在的有毒、有害物质及其功效成分或标志性成分的定性和定量检测。保健食品是指声称具有特定的保健功能，适宜于特定人群食用，具有调节机体功能，但不以治疗疾病为目的的食品。保健食品必须经试验证实有明确和稳定的保健作用；各种原料及其产品必须符合食品的卫生要求，安全无毒，长期服用对人体不产生任何急性、亚急性或者慢性危害；生产过程应确保产品在保质期内功效成分稳定，且不产生有害的物质。

检验指标 根据中国保健食品管理办法和《食品安全国家标准 保健食品》（GB 16740-2014），保健食品必须符合通用卫生要求，所使用的添加剂必须符合中国

《食品安全国家标准 食品添加剂使用标准》（GB 2760-2014）规定的品种和限量；对其中可能含有的有害物质，如砷、铅、镉、汞、农药残留以及食品添加剂等进行检验；对其他可能的污染物，应按有关国家标准对其原料或产品进行检验。例如，加有中草药的保健食品应检测其中可能含有的农药（六六六、滴滴涕等）残留；含有海产品的保健食品应检测其中汞、镉、砷的含量；对含有乳和乳制品的保健食品应测定黄曲霉毒素 M_1 含量以及原料乳中抗生素含量；以山楂、苹果等为原料的保健食品则应检测其原料中展青霉素含量等。此外，还需对保健食品中与功能相关的功效成分或标志性成分进行定性、定量检测，常见检验项目主要有：总黄酮、总皂苷、人参皂苷、大蒜素、茶多酚、粗多糖、牛磺酸、膳食纤维、维生素和矿物质等。

检验方法 保健食品的功效成分或标志性成分、卫生学指标的检验方法主要采用《保健食品检验与评价技术规范》（2003 年版），以及适合于该产品的国家标准、药典、国际权威分析方法、卫生部部颁标准和行业标准方法进行检验。功效成分或标志性成分通常可采用分光光度法、原子吸收光谱法、色谱法或色谱-质谱联用技术测定。分光光度法一般用于检测保健食品中具有某种功效的一类物质的总量，如总黄酮、总皂苷、粗多糖、茶多酚等；某些保健食品中所含的钙、铁、锌、硒等元素，可采用原子吸收光谱法检测；某些有机功效成分，如褪黑素、红景天苷、牛磺酸、维生素类等可用高效液相色谱法检测；二十碳五烯酸（EPA）、二十二碳六烯酸（DHA）、二十二碳五烯酸（DPA）、γ-亚麻酸等主要采用气相色谱法检测。薄层层析法主要用于某些标志性成分的定性鉴别。

（黎源倩）

shípǐn tiānjiājì jiǎnyàn

食品添加剂检验（examination of food additives）

食品生产和加工过程中所用食品添加剂的种类和用量的检测。监督其使用情况，以保证食品的安全性。食品添加剂是指为改善食品品质和色、香、味以及为防腐、保鲜和加工工艺的需要而加入食品中的人工合成或者天然物质，营养强化剂、食品用香料、胶基糖果中基础剂物质、食品工业用加工助剂也包含在内。中国《食品安全国家标准 食品添加剂使用标准》（GB 2760-2014）规定了食品添加剂的使用原则、允许使用的品种、使用范围及最大使用量或残留量。食品添加剂使用的基本要求为：不应对人体产生任何健康危害；不应掩盖食品腐败变质；不应掩盖食品本身或加工过程中的质量缺陷或以掺杂、掺假、伪造为目的而使用食品添加剂；不应降低食品本身的营养价值；在达到预期目的前提下尽量降低在食品中的使用量。

合理使用食品添加剂可改善食品的感官性状和原有的品质、防止腐败变质，改善或提高食品质量和感官性状，但过量、滥用或违禁使用添加剂将会造成食品污染甚至可能引起中毒，危及人体健康。常用的食品添加剂多为化学合成物质，具有一定的毒性，使用时必须严格按 GB 2760-2014 的规定控制用量。食品添加剂种类繁多，性质各异，可按其来源、功能和安全性不同进行分类。添加剂在食品中可具有一种或多种功能，根据常用功能，可以分为 23 个类别，有 2000 多个品种，包括防腐剂、抗氧化剂、漂白剂、酸度调节剂、稳定剂和凝固剂、膨松剂、增稠剂、消泡剂、甜味剂、着色剂、护色剂、乳化剂、抗结剂、增味剂、酶制剂、被膜剂、面粉处理剂、水分保持剂、食品用香料、营养强化剂、胶基糖果中基础剂物质、食品工业用加工助剂以及上述功能类别中不能涵盖的其他功能。

检验指标 根据 GB 2760-2014，对不同种类食品中允许加入或禁止加入的食品添加剂进行定性或定量检测。食品添加剂在生产、加工、运输过程可能受到重金属污染，国家标准规定了食品添加剂中重金属、铅、砷的限量，对于食品中所含防腐剂（如苯甲酸钠、山梨酸钾）、甜味剂〔如糖精钠、环己基氨基磺酸钠（甜蜜素）〕、合成着色剂等都有各自的使用范围和限量。

检验方法 主要有紫外-可见分光光度法、高效液相色谱法、气相色谱法、薄层色谱法、荧光分光光度法等。对违禁的非食用物质一般只作定性鉴定；允许使用的食品添加剂则需根据相关国家标准进行定性和定量分析。一般需进行样品预处理，将待测添加剂从食物样品中分离、富集，常用的分离手段有蒸馏、透析、沉淀、萃取、色谱等方法，按相应的国家标准方法进行检验，如《食品安全国家标准 食品中苯甲酸、山梨酸和糖精钠的测定》（GB 5009.28-2016）、《食品安全国家标准 食品中对羟基苯甲酸酯类的测定》（GB 5009.31-2016）、《食品安全国家标准 食品中 9 种抗氧化剂的测定》（GB 5009.32-2016）、《食品安全国家标准 食品中亚硝酸盐与硝酸盐的测定》

（GB 5009.33-2016）、《食品安全国家标准 食品中二氧化硫的测定》（GB 5009.34-2016）、《食品安全国家标准 食品中合成着色剂的测定》（GB 5009.35-2016）。

具体方法见甜味剂检验、着色剂检验、抗氧化剂检验、防腐剂检验、酸度调节剂检验、增味剂检验、漂白剂检验、护色剂检验、营养强化剂检验等。

（黎源倩）

食品中农药残留检验

shípǐnzhōng nóngyào cánliú jiǎnyàn

食品中农药残留检验（examination of pesticide residues in food）　使用农药后，对残存于植物、动物性食品中的微量或痕量农药进行的定性和定量检验。农药残留是指由于使用农药而在食品、农产品和动物饲料中出现的被认为具有毒理学意义的农药衍生物，包括农药原体、代谢产物、降解物和杂质等。农药的使用可以减少病虫害，增加农作物的产量，但不合理的使用常会残留在粮食作物、蔬菜、水果等农产品中；某些农药在环境中不易降解，半衰期长，反复使用，残留在环境中的农药可通过食物链在动物体内富集，残存于动物性食品中。摄入一定量含有高毒或剧毒农药残留的食物可能引起人和动物急性中毒，长期食用农药残留量超标的食品会引起慢性中毒，甚至致癌、致畸、致突变，影响下一代的健康。

农药的种类繁多，可按其用途可分为杀虫剂、杀菌剂、杀螨剂、除草剂、植物生长调节剂等。食品检验中，按农药化学结构不同可分为：有机磷农药、有机氯农药、氨基甲酸酯类农药、拟除虫菊酯类农药等。有机氯农药其代谢产物化学性质稳定，在环境中难于降解；有机磷农药、氨基甲酸酯农药和拟除虫菊酯农药是使用量最大的杀虫剂。

检验指标　国际食品法典委员会标准和中国《食品安全国家标准 食品中农药最大残留限量》（GB 2763-2016）规定了不同种类上百种农药的最大残留限量。根据食品的种类不同，对其中可能残留的农药进行定量检测，其测定结果不得超过食品中农药最大残留限量的规定。最大残留限量是指在食品或农产品内部或表面法定允许的农药最大浓度，以每千克食品或农产品中农药残留的毫克数表示（mg/kg）。再残留限量是指一些持久性农药虽已禁用，但还长期存在环境中，再次在食品中形成残留，为控制此类农药残留物对食品的污染而制定其在食品中的残留限量，以每千克食品或农产品中农药残留的毫克数表示（mg/kg）。例如，20 世纪 80 年代、六六六、滴滴涕等农药就已经在中国禁用，但在食品中仍有可能再残留。

检验方法　农药残留分析多采用色谱或色谱-质谱分析。色谱技术可将待测物与干扰物质分离后进行测定，其分离效能高、灵敏度高、检出限低，能够满足农药残留分析的要求。在色谱分析中，气相色谱法和高效液相色谱法应用最广泛。气相色谱具有多种高选择性的检测器，可根据待测物的性质进行选择，电子捕获检测器对有机氯农药的灵敏度特别高；氮磷检测器和火焰光度检测器适合于含氮、磷、硫农药残留的检测。高效液相色谱检测对象范围宽，适合于高沸点、不稳定、易分解的样品，特别是生物样品的分析。薄层色谱法也用于农药残留的检测，但只能半定量、重现性较差，主要用作筛选。色谱-质谱联用技术可对待测农药残留进行确认和定量分析。食品安全国家标准、世界卫生组织和美国公职分析化学家协会颁布的分析方法中包括单一和多种农药残留（几十甚至几百种）分析方法。

食品中的农药残留含量很低，一般以 mg/kg 或 μg/kg 计，而食品样品的基质成分复杂，易对待测农药残留的测定产生干扰。因此在食品中农药残留分析前需要进行样品前处理，一般包括样品的提取、净化和浓缩。提取方法有浸渍、捣碎、液-液萃取、索氏提取、加速溶剂萃取等；净化是将样品提取液进行适当的处理，除去大部分干扰物，常用的方法有柱色谱、液-液萃取、皂化、磺化、纸色谱和薄层色谱、固相萃取、固相微萃取、凝胶渗透色谱法等；浓缩是为了减小用于分析的样液体积，使其浓度增加，提高分析灵敏度，常用的有水浴浓缩、吹氮浓缩、减压蒸馏浓缩等。

具体检验方法见有机氯农药残留检验、有机磷农药残留量检验、氨基甲酸酯类农药残留检验、拟除虫菊酯农药残留检验、杀菌剂残留检验、植物生长调节剂残留检验、杀螨剂残留检验。

（黎源倩）

食品中兽药残留检验

shípǐnzhōng shòuyào cánliú jiǎnyàn

食品中兽药残留检验（examination of veterinary residues in food）　动物性食品中所残留的兽药的定性和定量检验。包括原药及其在动物体内的代谢产物和与兽药相关的杂质。检验对象为动物性食品，主要包括肉、乳、蛋及其制品、水产品以及蜂蜜等，其中残留的兽药主要有抗生素类、生长促进剂类、镇静剂类、合成抗菌药物类、激素药类（β-肾上腺素受体阻断剂）和驱虫药类等。

食品检验中一般按兽药的化学结构和性质分为四环素类、氯霉素类、磺胺类、硝基呋喃类、β-内酰胺类、喹诺酮类、氨基糖苷类、大环内酯类、苯并咪唑类等。

随着食品工业的发展，现代畜牧业日益趋于养殖规模化和集约化生产。在养殖生产的各个环节，合理使用兽药对预防治疗动物疫病、促进动物生长和繁殖、改善动物性食品的品质方面发挥重要的作用。但是，如果用药不当或不遵守休药期甚至滥用，则会造成动物性食品中兽药残留过高，可能引起急性或慢性中毒，产生耐药性、过敏反应和激素样作用，甚至会致癌、致畸、致突变，危害人体健康。

检验指标　世界各国均制定了食品中兽药残留限量标准。国际食品法典委员会规定了多种药物在不同种类食品中的最高残留限量；中国农业部发布了《动物性食品中兽药最高残留限量》（农业部 2002 年 235 号公告）和《饲料和饲料添加剂管理条例》。根据动物性食品中兽药最高残留限量，按动物性食品的种类不同，对其中可能使用兽药的残留进行定量检测，其测定结果不得超过食品中兽药最大残留限量。

检验方法　动物性食品种类繁多，成分复杂，而兽药残留的水平一般以 μg/kg 或 ng/kg 计，甚至更低。因此，食品中兽药残留检验需要有效的样品前处理，将待测物富集、净化、浓缩后检测。食品中兽药残留检验方法主要有气相色谱法（GC）、高效液相色谱法（HPLC）、免疫分析法和色谱-质谱仪联用法等。GC 法和 HPLC 法是兽药残留的常规分析法，但是大多数兽药极性较大或沸点偏高，GC 法需进行衍生化；HPLC 法所用的紫外检测器对于多数动物性食品中兽药残留分析，检出限达不到要求。色谱-质谱联用技术集分离、定性和定量于一体，灵敏度、准确度、选择性均能满足食品中兽药残留分析，是国际上公认的确认方法。常用的联用技术有气相色谱-质谱法（GC-MS）、气相色谱-串联质谱法（GC-MS/MS）、液相色谱-质谱法（LC-MS）、液相色谱-串联质谱法（LC-MS/MS）、毛细管电泳-质谱法（CE-MS）等。通常采用 LC 或 GC-MS 检验后，进一步用 LC-MS 或 GC-MS/MS 确认。免疫分析法以抗原抗体特异性结合反应为基础，具有选择性强、灵敏度高、分析速度快等特点，常用作兽药残留检验的快速筛选方法，但此法影响因素较多，易出现假阳性结果。其中胶体金免疫检测试纸携带方便，可用于现场快速初筛；酶联免疫吸附测定法（ELISA）将抗原抗体反应特异性与酶的高效催化作用有机结合，可用于定性或半定量快速检测方法。此外，生物芯片检测技术具有高灵敏度、高通量的优点，已用于磺胺二甲嘧啶、链霉素等兽药残留以及违法添加的非食用物质瘦肉精（盐酸克伦特罗）的快速筛选。

具体检验方法见四环素族抗生素残留检验、氯霉素类抗生素残留检验、磺胺类抗生素残留检验、硝基呋喃类抗生素残留检验、β-内酰胺类抗生素残留检验、喹诺酮类抗生素残留检验、氨基糖苷类抗生素残留检验、大环内酯类抗生素残留检验、苯并咪唑抗生素残留检验、盐酸克伦特罗残留检验、孔雀石绿残留检验、结晶紫残留检验、激素类药物残留检验。

（黎源倩）

shípǐnzhōng zhēnjūn dúsù jiǎnyàn
食品中真菌毒素检验（examination of mycotoxin in food）　食品霉变后由真菌所产生的毒素的定性和定量检测。真菌在自然界分布广泛，真菌毒素是真菌在生长繁殖过程中产生的次生有毒代谢产物，多数真菌对人类有益，少数为产毒真菌。霉菌是能形成分枝繁茂菌丝体，且无较大子实体的多细胞真菌，是重要的产毒真菌。与食品卫生关系密切的真菌大部分属于霉菌，常见的有曲霉菌、青霉菌和镰刀菌等。真菌毒素的产生受食品中的水分、pH 值、环境温度、湿度及空气等因素影响，其种类较多，各种毒素的毒性大小、作用机制不同，有的可引起急性中毒或慢性中毒，有的甚至致癌、致畸和致突变。常见毒性较大的真菌毒素有黄曲霉毒素、杂色曲霉素、赭曲霉毒素、伏马菌素、展青霉素、桔青霉素、单端孢霉烯族化合物、玉米赤霉烯酮等，其中黄曲霉毒素、赭曲霉毒素、单端孢霉烯族化合物、展青霉毒素等都具有较强的致癌作用。对毒性较大的真菌毒素，世界卫生组织制定了相应的最高允许限量，中国《食品安全国家标准 食品中真菌毒素限量》（GB 2761-2017）规定了多种真菌毒素在不同食品中相应的限量。

测定真菌毒素的方法主要有高效液相色谱法、酶联免疫吸附测定法、薄层色谱法等，应按照相应的国家标准检测，如《食品安全国家标准 食品中黄曲霉毒素 B 族和 G 族的测定》（GB 5009.22-2016）、《食品安全国家标准 食品中黄曲霉毒素 M 族的测定》（GB 5009.24-2016）、《食品安全国家标准 食品中赭曲霉毒素 A 的测定》（GB 5009.96-2016）、《食品

安全国家标准 食品中杂色曲霉素的测定》（GB 5009.25-2016）、《食品安全国家标准 食品中脱氧雪腐镰刀菌烯醇及其乙酰化衍生物的测定》（GB 5009.111-2016）、《食品安全国家标准 食品中 T-2 毒素的测定》（GB 5009.118-2016）。

具体检验方法见黄曲霉毒素检验、杂色曲霉素检验、赭曲霉毒素 A 检验、展青霉素检验、脱氧雪腐镰刀菌烯醇检验、雪腐镰刀菌烯醇检验、T-2 毒素检验、玉米赤霉烯酮检验、伏马菌素检验、桔青霉素检验。

（黎源倩）

shípǐnzhōng zhuǎnjīyīn chéngfèn jiǎnyàn

食品中转基因成分检验（examination of genetically modified components in foods）

确定转基因食品中是否含有转基因成分及对转基因成分的品系（种类）和含量进行的定性和定量检验。转基因食品是指利用基因工程技术改变基因组构成的动物、植物和微生物生产的食品和食品添加剂。随着转基因生物技术的迅速发展，商品化的转基因食品日益增多，其是否会对人类健康和生态环境造成潜在危害尚无定论，因此需要对其进行安全性评价和管理。根据国际贸易相关条例以及国家《农业转基因生物标识管理办法》的要求，对转基因食品以及含有转基因成分的食品实行标识制度，需要对待检的食品进行定性和定量检验，鉴定是否含有转基因成分；含何种转基因成分，是否为授权使用的品系；定量检测是否符合相应的标签阈值规定。

转基因食品检验主要是针对其中转基因成分，即外源 DNA 及蛋白质检测。DNA 检测方法主要有聚合酶链反应（polymerase chain reaction，PCR）检测技术、基因芯片技术等；蛋白质检测方法主要有免疫测定法、蛋白印迹法等。加工后转基因食品中蛋白质容易被破坏，或外源基因不表达或表达量很低，故蛋白质检测方法存在试剂盒研制较困难等缺点，应用较少。PCR 检测外源 DNA 灵敏度高、速度快，可进行定性、定量检测，在实际检测工作中应用广泛。

具体的检验方法见转基因大豆检验、转基因玉米检验、转基因水稻检验、转基因小麦检验、转基因油菜籽检验、转基因番茄检验。

（黎源倩）

shípǐn jiēchùcáiliào hé zhìpǐn lǐhuà jiǎnyàn

食品接触材料和制品理化检验（physical and chemical examination of food contact materials and products）

以天然或人工合成材料为原料的食品接触材料及制品在与食品接触过程中迁移或释放的有毒有害物质进行定性、定量检验。食品接触材料及制品是指在正常使用条件下，已经或预期可能与食品或食品添加剂接触或其成分可能转移到食品中的各种材料和制品，包括食品生产、加工、包装、运输、存贮、销售和使用过程中用于食品的包装材料、容器、工具和设备（含不同或相同材质的复合或组合材料或制品），以及可能直接或间接接触食品的油墨、粘合剂、润滑油等；不包括洗涤剂、消毒剂和公共输水设施。与食品接触的材料和制品通常是由植物纤维（纸、竹、木）、金属（不锈钢、铝等）、搪瓷、陶瓷、塑料、树脂、玻璃等为原料制成。其中由金属、玻璃、搪瓷、陶瓷为原料的食具容器或

包装材料直接与食品接触时，其中可能含有毒有害物质，如铅、镉、铬等重金属会污染食品；树脂、塑料、化学纤维和涂料等材料中的低聚物、游离单体、降解产物以及制作过程中添加的双酚 A、壬基酚、邻苯二甲酯类等增塑剂和稳定剂等化合物均可能迁移到食品中；食品包装用纸所用的原辅料中可能加入一定量的废纸浆和荧光增白剂也会造成对食品的污染。长期使用质量不符合食品安全国家标准的食具容器和食品包装材料，食用被污染的食品会危及人体健康。

中国《食品安全国家标准 食品接触材料及制品通用安全要求》（GB 4806.1-2016）规定了食品接触材料及制品的基本要求、限量要求、检验方法等，定义了总迁移量（从食品接触材料及制品中迁移到食品模拟物中所有非挥发性物质的总量）和总迁移限量、最大使用量（在生产食品接触材料及制品时所加入的某种或某类物质的最大允许量）、特定迁移量（从食品接触材料及制品中迁移到与之接触的食品或食品模拟物中的某种或某类物质的量）和特定迁移限量、特定迁移总量（从食品接触材料及制品中迁移到与之接触的食品或食品模拟物中的两种或两种以上物质的总量）和特定迁移总量限量、残留量（食品接触材料及制品中某种或某类残留物质的量）和最大残留限量，以上指标应符合相关食品安全国家标准的要求。食品接触材料及其制品在推荐的使用条件下与食品接触时，迁移到食品中的物质水平不应危害人体健康，也不应造成食品成分、结构或色香味等性质的改变，同时不应对食品产生技术功能。为此，《食品安全国

家标准 食品接触材料及制品用添加剂使用标准》（GB 9685-2016）规定了食品接触材料及制品所用添加剂的使用原则、允许使用的品种、使用范围、最大使用量、特定迁移量或最大残留、特定迁移总量限量等，以确保食品安全和人体健康。

检验指标 根据食品接触材料及制品相关的食品安全国家标准，取食品接触材料及制品与食品或食品模拟物进行迁移试验的浸泡液检测，主要检验指标有：总迁移量或特定迁移量、高锰酸钾消耗量、重金属含量、脱色试验以及可能存在的有毒有害成分等。针对不同原料的食品接触材料和制品所需检验的项目也各不相同。例如，与食品接触的树脂材料及制品应检测树脂中挥发物、提取物、灼烧残渣和干燥失重；塑料树脂及制品中甲醛、乙苯、苯乙烯等含量测定，其单体及其原料的特定迁移限量、特定迁移总量限量和最大残留量等理化指标应符合《食品安全国家标准 食品接触用塑料树脂》（GB 4806.6-2016）的相关规定；食品接触用金属（包括各种金属镀层及合金）材料及制品、陶瓷、搪瓷、玻璃制品需做重金属（以铅计）、铅、镉、锑、砷、镍、铬等含量分析；对食品接触用涂料及涂层，如食品容器（含罐头）内壁涂渍聚酰胺、环氧树脂、过氯乙烯、聚四氟乙烯、环氧酚醛涂料等，对可能迁移到食品中双酚A、丙烯腈、酚类化合物、甲醛、氯乙烯等单体等指标进行检测，其单体及其原料的特定迁移限量、特定迁移总量限量和最大残留量等理化指标应符合《食品安全国家标准 食品接触用涂料及涂层》（GB 4806.10-2016）的相关规定；对

食品接触用纸和纸板材料及制品进行荧光检查和多氯联苯等指标的检验。

检验方法 采用迁移试验，在规定的条件下对食品接触材料及制品的组分迁移到与之接触的食品或食品模拟物中的量进行试验。《食品安全国家标准 食品接触材料及其制品的迁移试验方法预处理通则》（GB 5009.156-2016）和《食品接触材料及其制品的迁移试验方法通则》（GB 31604.1-2015），规定了迁移试验的采样与制样方法、试样清洗和特殊处理、食品模拟物的选择、试样接触面积计算、试样接触面积与食品模拟物体积比、迁移试验条件、试验方法、总迁移量和特定迁移量的测定、总迁移量和残留量筛查试验以及化学溶剂替代试验的要求。①采样与制样：所采试样应具有代表性、完整、无变形、规格一致，采样量应满足测试的要求，并供复测之用。样品采集和存贮应避免污染和变质，当试样含挥发性物质时，应密闭或低温保存。预处理尽可能在样品原状态下进行，无法直接测试的也可将样品切割或按实际加工条件制样。对于组合材料及制品尽可能按接触食品的各材质材料的要求分别采样。②食品模拟物的选择：食品模拟物是指采用能接近真实反映食品接触材料及制品中组分从与之接触的食品中迁移，具有某类食品的典型共性，用于模拟食品进行迁移试验的测试介质。当食品接触材料及制品预期接触某一类或多种类型食品时，应采用相应的食品模拟物进行试验，食品类别与食品模拟物的选择应符合 GB 31604.1-2015 的规定。通常用水、4% 乙酸、不同浓度乙醇和植物油（玉

米油、橄榄油）作为食品模拟物分别对水性、酸性、含酒精饮料和油脂及表面含油脂等食品进行食品接触材料及制品的迁移实验。③迁移试验条件选择：迁移试验条件（时间和温度）和食品接触材料及制品的接触面积（S）与食品或食品模拟物体积（V）之比应能反映实际的使用情况，且应选择最苛刻的试验条件（如最高使用温度和最长使用时间）和选取可预见使用情况下的最大 S/V 比（如最小包装）；当无法估计时，一般采用有科学证据的最严格测试温度和时间，用 6dm^2 食品接触材料及制品接触 1kg 食品或食品模拟物。对不同形状的试样，按照 GB 5009.156-2016，选用适当的方法准确测定试样与食品模拟物接触的面积。④迁移试验方法：一般可以将达到试验温度的食品模拟物直接加入受试的食品接触材料或制品中，或采用制袋法，即将塑料膜（袋）、复合包装膜（袋）封好切开袋子的一角，注入食品模拟物，然后将开口处热封口或用夹子固定；也可以采用全浸法、回流法、迁移测试池法进行预处理。迁移试验预处理结束后，应将浸泡液立即转移至干净的器皿中用作后续迁移量的测定，在进行迁移试验预处理时，应同时做空白试验。对于一次性或重复使用的食品接触材料及制品试样的特定迁移试验条件、总迁移试验条件（时间和温度）以及筛查试验和溶剂替代试验条件应符合 GB 31604.1-2015 的相关规定。

常用的检测方法：①总迁移量测定，按照《食品安全国家标准 食品接触材料及制品 总迁移量的测定》（GB 31604.8-2016）进行，取不同食品接触材料及制品的试样用适当的食品模拟物，如

蒸馏水、4%乙酸、不同浓度乙醇溶液（10%、20%、50%、95%或食品的实际浓度）浸泡。对于植物纤维食品容器用三氯甲烷提取，将浸泡液或提取液蒸发并干燥后即可得到试样向浸泡液迁移的不挥发物质的总量。②高锰酸钾消耗量，表示样品中可溶出有机物质和易被氧化物质的含量，应按《食品安全国家标准　食品接触材料及其制品　高锰酸钾消耗量的测定》（GB 31604.2-2016）进行。③重金属含量测定按《食品安全国家标准　食品接触材料及制品　食品模拟物中重金属的测定》（GB 31604.9-2016）进行，试样经4%乙酸浸泡后，检测所含铅等重金属被溶出的情况。④脱色试验能反映样品中是否有色素溶出，按《食品安全国家标准　食品接触材料及制品　脱色试验》（GB 31604.7-2016）检验。⑤对于聚氯乙烯、聚碳酸酯、环氧树脂及成型品中双酚A迁移量的测定可采用液相色谱-质谱/质谱检测，详见《食品安全国家标准　食品接触材料及制品　2,2-二（4-羟基苯基）丙烷（双酚A）迁移量的测定》（GB 31604.10-2016）。⑥食品接触材料及制品其他相关的检验指标的测定应采用国家标准检验方法，尚无相应国家标准检验方法的，可采用经充分技术验证的检验方法。

具体的食品接触材料及制品检验方法可参见食品接触用塑料材料及制品检验、食品接触用橡胶材料及制品检验、食品接触用涂料及涂层检验、食品接触用陶瓷制品检验、食品接触用搪瓷制品检验、食品接触用金属材料及制品检验、食品接触用纸和纸板材料及制品检验。

（黎源倩）

huàxuéxìng shíwù zhòngdú kuàisù jiǎnyàn

化学性食物中毒快速检验

（rapid examination of chemical food poisoning）　引起食物中毒的有毒金属、非金属及其化合物、农药、灭鼠药等化学物质的快速检验。化学性食物中毒是误食或摄入被化学物质污染的食物所致，其潜伏期短、发病快、死亡率高，直接影响人群的健康和生命安全，是食源性疾病中的重要部分，常见的有亚硝酸盐、有机磷农药、毒鼠强、砷化物、毒菌等引起的食物中毒。一般需要在卫生学调查的基础上，结合中毒症状，初步判断毒物的种类，进行快速定性鉴定，缩小检验范围，再用准确、可靠的分析方法确证，查明引起食物中毒的原因，以便及时采取措施。常见毒物包括水溶性毒物、挥发性和非挥发性毒物、农药和灭鼠药以及有毒动植物的毒性成分。快速检验的方法一般是利用待测毒物与试剂进行沉淀反应或颜色反应，根据生成的沉淀或有色化合物，进行定性或半定量；也可利用待测毒物的物理化学性质，制成速测卡、速测试剂盒进行快速测定。具体见水溶性无机毒物快速检验、挥发性有机毒物快速检验、不挥发性有机毒物快速检验、金属毒物快速检验、农药快速检验、灭鼠药快速检验以及有毒动植物快速检验。

（黎源倩）

shípǐn chānwěi jiǎnyàn

食品掺伪检验

（examination of food adulteration）　采用食品检验技术对食品掺伪进行的定性和定量检验。食品掺伪是采用不法手段对食品进行掺假、掺杂、伪造，以假乱真，以次充好，违法

添加非食用物质，严重影响食品安全。检验对象涉及掺伪的各类食品，根据国家标准，针对掺伪食品的感官（包括内外包装）、理化性质等具体情况选择相关的指标进行检测。常见的检验方法：①感官检查，对其包装、说明书以及食品固有的色、香、味进行检查；②物理检验，检测液态食品的密度、折光度、旋光度等评价其质量好坏，如检测牛奶是否掺水或脱脂，酒类的乙醇浓度，饮料、糖浆、蜂蜜中固形物含量等；③化学分析法，检查食品中可能掺入的理化性质相似的非固有成分；④仪器分析法，可用分光光度法、原子吸收光谱法、色谱分析法等检测食品中固有成分的含量或掺入的假冒、伪劣成分，以鉴别食品是否掺伪。根据不同种类食品的掺假情况选用不同的检验方法，见乳类掺伪检验、调味品掺伪检验、违法添加非食用物质检验、食用油掺假检验、酒类掺假检验。

（黎源倩）

shuǐzhì lǐhuà jiǎnyàn

水质理化检验

（physical and chemical examination of water）　水体中物理化学指标的检验。水在自然界中以溶液或悬浊液状态存在，各种水体通常所含杂质的种类和数量均相差很大，水及其中杂质共同表现出来的综合特征为水质，以水质指标或检验项目表示，其检验结果可反映出水中杂质种类和含量，借此可判断水质优劣等级和是否符合人类需求。检验旨在防止因水体污染导致的急慢性中毒和疾病传播，检查执行国家标准情况并为污染治理提供数据资料。

检验指标　中国国家标准《生活饮用水卫生标准》（GB 5749-

2006）中规定的常规检验指标为42项，其中4项为微生物检验指标，2项为放射性指标，其余均属于理化检验指标；非常规检验指标64项。根据一定原则可将水质指标分成不同类型：如可分为微生物指标、毒理指标、感官性状、一般化学指标和放射性指标（GB 5749-2006）；有的则分成一般性状指标、有机污染的三氧平衡参数、富营养污染指标、无机污染指标、有机毒物污染指标、放射性污染指标、病原微生物污染指标、水生生物物相组成指标。水质指标可为水中某种杂质的含量，如砷、铅、汞、二氯甲烷等，也可为某类杂质的含量，如石油、挥发酚类、阴离子表面活性剂、微囊藻毒素等，均可直接用杂质的含量或浓度表示；有的指标是利用某类杂质的共同特性间接反映其含量的，如化学耗氧量和生化需氧量，是利用有机物在特定条件下可被氧化的性质，反映了水中有机杂质的含量；少数指标由检验者感官测定，如肉眼可见物、臭和味、浑浊度、色度等，检验结果带有一定程度的不确定性。水体物理特性的指标主要有pH值、酸度、碱度、电导率、总硬度和溶解性总固体。

水质理化检验的任务包括一般水质本底值检验、水污染现状和趋势检验、污染源和污染程度检验、执行卫生标准检验。所涉及的对象有地表水、工业废水和生活污水、生活饮用水、饮用天然矿泉水、饮用纯净水、游泳池水、涉水产品（主要包括生活饮用水输配水设备及防护材料与水质处理器和各种饮用水化学处理剂等）。选择检验项目的主要依据为检验的目的要求，还需考虑到设备、经费、分析样品所需的时间和检验人员能力等因素。中国已制定了多种标准以保护水质和维护人体健康，如《污水综合排放标准》（GB 8978-1996）、《地表水环境质量标准》（GB 3838-2002）、《生活饮用水水源水质标准》（CJ 3020-93）、《饮用天然矿泉水》（GB 8537-2008）、《食品安全国家标准包装饮用水》（GB 19298-2014）、《游泳池水质标准》（CJ 244-2007）、《卫生部涉及饮用水卫生安全产品检验规定》（2001年版）、GB 5749-2006，可作为选择水质指标和评价结果的依据。

检验方法 有感官测试法、物理分析法、重量分析法、滴定分析法、光度分析法、原子光谱分析法、色谱分析法、电化学分析法、电感耦合等离子体-质谱法及色谱-质谱法等联用分析技术。感官测试法主要检测臭和味、色度、浑浊度、肉眼可见物等项指标，原子光谱法和电感耦合等离子体-质谱法多用于元素测定，色谱法和色谱-质谱法多用于有机组分测定。方法应具备定量线性范围宽、灵敏、特异、操作简便、分析周期短和经济实用等特点。

（张克荣）

dìbiǎoshuǐ jiǎnyàn

地表水检验（examination of surface water） 按照《生活饮用水标准检验方法》（GB/T 5750-2006）规定的检验方法对地表水各项指标进行的检验。此是了解地表水质量、检查执行地表水环境质量标准和保护水环境的重要措施之一。存在于地壳表面并暴露于大气的除海洋以外的水称为地表水，它是河流、冰川、湖泊、沼泽、水库等水体的总称，是水资源的主要组成部分，是人类生活用水的主要来源。其组成变化极大，其主要区别为杂质的种类和含量。一般含三类物质：①溶解性物质，主要为矿物盐和气体。②胶体物质，如硅酸盐和腐殖质等。③悬浮颗粒物，如黏土、砂、细菌、藻类等。

根据地表水水域使用目的和保护目标，可将其划分为五类：①Ⅰ类，主要适用于源头水和国家自然保护区。②Ⅱ类，主要适用于集中式生活饮用水水源地一级保护区、珍贵鱼类保护区和鱼虾产卵场等。③Ⅲ类，主要适用于集中式生活饮用水水源地二级保护区，一般鱼类保护区及游泳区。④Ⅳ类，主要适用于一般工业用水区及人体非直接接触的娱乐用水区。⑤Ⅴ类，主要适用于农业用水区及一般景观要求水域。

为更好地保护水资源和加强地表水环境管理，中国自1988年6月1日开始强制实施《地表水环境质量标准》（GB 3838）。现行标准GB 3838-2002项目共计109项，其中地表水环境质量标准基本项目24项，适用于江河、湖泊、运河、渠道、水库等有使用功能的地表水水域；集中式生活饮用水地表水源地补充项目5项，集中式生活饮用水地表水源地特定项目80项，适用于集中式生活饮用水地表水源地一级保护区和二级保护区。集中式生活饮用水地表水源地特定项目由县级以上人民政府环境保护行政主管部门根据本地区地表水水质特点和环境管理的需要选择，集中式生活饮用水地表水源地补充项目和选择确定的特定项目作为基本项目的补充指标。地表水检验应根据监测目的选择相应的检验项目，按规定检验方法测定各项目的数值。一般应优先选用GB 3838-2002规定的方法，也可采用经过适用性检验的其他等效分析方法。

地表水水质监测的采样布点、监测频率应符合国家地表水环境监测技术规范的要求，对丰、平、枯水期特征明显的水域，应分水期采样检测；水样采集后应自然沉降30分钟，取上层非沉降部分按规定方法进行。

(张克荣)

生活饮用水检验（examination of drinking water）

shēnghuó yǐnyòngshuǐ jiǎnyàn

按《生活饮用水标准检验方法》（GB/T 5750-2006）规定的检验方法对生活饮用水卫生指标进行的检验。判定所检测水样是否适合人类饮用，是保证人类饮水安全的重要措施之一。生活饮用水指供人生活的饮用水和生活用水。《生活饮用水卫生标准》（GB 5749-2006）规定生活饮用水水质应符合下列基本要求：不得含有病原微生物；化学物质不得危害人体健康；放射性物质不得危害人体健康；感官性状良好；应经过消毒处理。该标准规定了检验指标和限值，分为常规检验指标和非常规检验指标。常规指标共42项，反映生活饮用水水质基本状况；非常规指标共64项，属于根据地区、时间或特殊情况需要实施的水质指标。生活饮用水检验应优先采用 GB/T 5750-2006 规定的检验方法，或采用经过适用性检验的等效分析方法，检测送检水样的各项指标含量水平，与标准规定的限值比较判定水体质量。

(张克荣)

饮用天然矿泉水检验（examination of drinking natural mineral water）

yǐnyòng tiānrán kuàngquánshuǐ jiǎnyàn

按国家标准对饮用天然矿泉水是否符合天然矿泉水标准和饮用水卫生标准进行的检验。

天然矿泉水是指从地下深处自然涌出或经钻井采集、未受污染或已采取预防措施避免污染的水。它含有一定量矿物质、微量元素、氧或其他成分；在一般情况下，其化学成分、流量、水温等在天然周期波动范围内相对稳定；完全符合生活饮用水卫生标准。中国《饮用天然矿泉水》（GB 8537-2008）明确规定了矿泉水的物理、化学和生物学性质；只要锂、锶、锌、碘化物、偏硅酸、硒、游离二氧化碳、溶解性总固体中至少有一项达到界限指标，即可称为天然矿泉水。

检验指标分为感官指标、界限指标、限量指标、污染物指标和微生物指标五类。其中感官指标为色、嗅、味、浑浊度和肉眼可见物；界限指标为锂、锶、锌、碘化物、偏硅酸、硒、游离二氧化碳、溶解性总固体；限量指标为硒、锑、砷、铜、钡、镉、铬、铅、汞、锰、镍、银、溴酸盐、硼酸盐、硝酸盐、氟化物、耗氧量、镭-226放射性；污染物指标为挥发酚、氰化物、阴离子合成洗涤剂、矿物油、亚硝酸盐、总β放射性。各项指标应采用《食品安全国家标准 饮用天然矿泉水检验方法》（GB 8538-2016）和《生活饮用水标准检验方法》（GB/T 5750-2006）规定的方法检验。

(张克荣)

饮用纯净水检验（examination of purified drinking water）

yǐnyòng chúnjìngshuǐ jiǎnyàn

按国家标准对饮用纯净水是否符合饮用水和纯净水卫生标准进行的检验。饮用纯净水是以符合生活饮用水卫生标准的水为原料，通过电渗析、离子交换、反渗透、蒸馏及其他适当加工方法制得并不含任何添加物可直接饮用的水。

理论上纯净水应不含除水以外的任何异物，一般具有下列水质特征：①透明、无色、无臭、无肉眼可见物，口感甘甜醇和。②电导率非常接近水的理论电导率。③去除了水中可能含有的有机物、致癌物、重金属等各类有毒有害物质。④不含任何添加物。⑤可直接饮用。为规范瓶装饮用水供应，保证供水的卫生质量，中国在《食品安全国家标准 包装饮用水》（GB 19298-2014）中对指标要求、食品添加剂、生产加工过程的卫生要求、贮存、包装、运输、标识要求和检验方法均有明确规定。检验项目分为感官指标、理化指标和微生物指标。感官指标有色度、浑浊度、臭和味、状态；理化指标有游离氯、四氯化碳、三氯甲烷、耗氧量、溴酸盐、挥发性酚、氰化物、阴离子合成洗涤剂、总α放射性、总β放射性；微生物指标有大肠菌群、铜绿假单胞菌。应按照《生活饮用水标准检验方法》（GB/T 5750-2006）和《食品安全国家标准 饮用天然矿泉水检验方法》（GB 8538-2016）等规定的方法测定各项指标。

(张克荣)

游泳池水检验（examination of water in swimming pool）

yóuyǒngchíshuǐ jiǎnyàn

对人工游泳池池水质量是否符合规定标准进行的检验。此是保证提供合格游泳用水与防止介水传染病蔓延的重要措施之一。游泳池是供人们游泳的场所，在游泳过程中，游泳者的皮肤污垢、汗液、唾液、尿液等可污染池水，如不及时净化消毒，池水质量下降，严重时将危害游泳者健康。为加强监督管理，中国卫生部发布了《游泳场所卫生标准》（GB 9667-1996），规定了天然游泳场所和人工游泳池池水的检验项目和限值，检验项目有水温、pH值、浑浊度、尿素、游离性余氯、细菌总数、大肠菌群和有毒物质，比较重要的理化指标有尿素和游离性余氯。应按照《生活饮用水标准检验方法》GB/T 5750-2006规定的检验方法对各项指标进行测定。

（张克荣）

shèshuǐ chǎnpǐn wèishēng jiǎnyàn

涉水产品卫生检验 （examination of products related to drinking water）

涉及饮用水安全产品的相关卫生检验。此是保证饮水安全的重要措施之一。检验内容可分为基本项目和增加项目，前者是生活饮用水卫生标准规定的项目，后者则视具体情况而定。涉水产品为涉及饮用水卫生安全的产品，主要为生活饮用水的输配水设备及防护材料、水质处理器、饮用水化学处理剂。

饮用水输配水设备指用于饮用水供水系统的输配水管、设备和阀门、加氯设备和水处理剂加入器等机械部件；防护材料是为防止容器与饮用水接触受到腐蚀而在容器内壁使用的涂料或内衬等。对这类产品常需进行浸泡试验检验，输配水设备和防护材料应分别进行浸泡试验，凡与水接触的设备均不得污染水质，管网末梢水水质必须符合《生活饮用水卫生规范》（2001年）要求。

水质处理器指以自来水或其他集中式供水为水源，经过进一步处理，旨在改善水质和去除水中某些有害物质的饮用水水质处理器，主要有一般水质处理器、矿化水器和反渗透处理装置。其检验分为卫生安全检验和水质功能试验两大类。前者采用整机浸泡试验，即将其直接与饮用水接触的成型部件及过滤材料在浸泡液中浸泡一段时间，测定浸泡溶液中与水质有关指标的含量是否符合国家标准；后者则检测经过处理后的出水水质是否达到国家规定的饮用水水质标准、净化和矿化等标准。

饮用水化学处理剂是指能改善水体性质使其更适合人类饮用的试剂，主要有混凝、絮凝、消毒、氧化、pH调节、软化、灭藻、除氟、氟化等用途的化学处理剂。其卫生检验主要检测经过处理后的水质是否符合规定的卫生标准，还需检测化学处理剂带入水中的有害物质含量是否在规定范围内，检验项目有金属、无机物、有机物和放射性。进行此类检测时需注意样品的代表性。

（张克荣）

xiāodú fùchǎnwù jiǎnyàn

消毒副产物检验 （examination of disinfection byproducts）

经过消毒处理后水样产生的有害物质的检验。此是了解消毒处理操作是否对水体带来危害的重要措施之一，主要指氯化消毒副产物检验，采用规定的分析方法测定氯化消毒后水中副产物的含量水平。用于饮用水消毒的方法主要有氯化消毒、二氧化氯消毒、紫外线消毒和臭氧消毒。常用的氯消毒剂有液氯、漂白粉、漂白精片、次氯酸钠等。在氯化消毒过程中，氯与水中的有机物反应，产生一系列的氯化消毒副产物。水中能与氯形成副产物的有机物为有机前体物，天然水中有机前体物主要为含腐殖酸和富里酸的腐殖质、藻类及其代谢产物、一些具有活性碳原子的小分子有机物等。

已发现有上百种氯化消毒副产物，主要有三卤甲烷、卤乙酸、卤代酮、卤乙腈、卤乙醛、三氯硝基甲烷、甲醛、乙醛、2,4,6-三氯酚、3-氯-4-二氯甲基-5-羟基-2(5)氢-呋喃酮和2-氯-3-二氯甲基-4-氧-丁二烯酸等。氯化消毒副产物可分为挥发性和非挥发性卤代有机物两大类，挥发性卤代有机物主要为三卤甲烷和卤乙腈，非挥发性卤代有机物有卤乙酸、卤代酮、卤代酚、卤乙醛、卤代硝基甲烷等。三卤甲烷主要成分为三氯甲烷、一溴二氯甲烷、二溴一氯甲烷和三溴甲烷等，其中三氯甲烷含量最高；卤乙酸主要成分有一氯乙酸、二氯乙酸、三氯乙酸、一溴乙酸、二溴乙酸等；卤代酮主要成分有二氯丙酮、三氯丙酮等；卤乙腈主要成分有二氯乙腈、三氯乙腈、溴氯乙腈、二溴乙腈等；卤乙醛主要为水合氯醛等。许多国家已经在生活饮用水卫生标准中增加了消毒副产物指标，中国《生活饮用水卫生规范》（2001年）将三溴甲烷、二溴一氯甲烷、一溴二氯甲烷、二氯乙酸、三氯乙酸和三氯乙醛确定为非常规检验项目，并规定了相应的限量值。色谱分析技术、色谱-质谱联用技术等为氯化消毒副产物检验提供了更为有效的检测手段。

（张克荣）

chénjīwù jiǎnyàn

沉积物检验 （examination of sediment）

对水体中泥质沉积物进行的检验。为全面了解水环境现状、污染历史、污染物的沉积规律、沉积物污染对水层的潜在危害等提供重要的数据资料。沉积物是水体流动所移动并最终沉积在水下的固体颗粒，主要为矿物、岩石、土壤的自然侵蚀产物，生物的代谢产物，有机质的降解物，污水排出物和河床母质等随水流迁移而沉降的物质。沉积物组成与上面的水层密切相关，其污染状况在很大程度上取决于上层水层的污染状况，水层中的污染物是沉积物污染的直接来源，而在一定条件下，污染的沉积物又是水层的次污染源。沉积物检验关键是获得有代表性的样品，应根据检验目的和上层水层布点情况设置适宜的采样点，应尽量与水层的采样点重合。将采集的样品制成分析试样后可采用与土壤样品相似的样品处理技术制成相应的分析溶液进行测定。

（张克荣）

空气理化检验（physical and chemical analysis of air）　以化学、物理学和预防医学为基础，采用分析化学的理论和方法研究空气污染物的采样和检验方法。此为研究空气污染物的来源、种类、数量、迁移、转化和消长规律、防治空气污染、改善空气质量、制订相关卫生标准和保护人群健康提供科学依据。检验指标包括空气颗粒物、无机和有机化学污染物、噪声、电离辐射、电磁辐射、气象参数（气温、气压、气湿、气流和室内新风量）等。

常规分析方法包括化学分析法和仪器分析法；快速检验方法主要有试纸法、溶液法、检气管法和仪器法。中国国家检验标准方法一般包括采样和测定两部分。一般用直接采样法和浓缩采样法采集气体和蒸汽状态的空气污染物；用静电沉降法、滤料采样法和冲击式吸收管法采集气溶胶污染物；用浸渍滤料采样法、泡沫塑料采样法、多层滤料采样法、环形扩散管和滤料组合采样法同时采集以气体、蒸汽、气溶胶形式存在的空气污染物。测定方法涉及：①光谱分析法，包括紫外-可见分光光度法、红外吸收光谱法、原子吸收光谱法、原子发射光谱法、荧光光谱法、X-荧光射线法和化学发光法等。②色谱分析法，包括气相色谱法、高效液相色谱法、薄层色谱法、离子色谱法和色谱-质谱联用技术。③电化学分析法，包括极谱法、溶出伏安法、电导法、电位法、离子选择电极法和库仑法。④流动注射分析法。化学分析法应用较少；生物分析和酶分析法逐步得到应用。

（吕昌银）

大气质量监测（atmospheric quality monitoring）　采用国家检验标准方法，对某地区大气中的主要污染物进行布点采样、检验，根据国家《环境空气质量标准》（GB 3095-2012）评价该地区大气环境质量。旨在保护生态环境和人群健康，是大气质量评价的重要基础。北京、上海、沈阳、西安和广州参加了全球大气监测系统，每月向世界卫生组织报告空气中飘尘和二氧化硫（SO_2）等监测数据。

检验指标包括空气中的 SO_2、总悬浮颗粒物（total suspended particulate，TSP）、可吸入颗粒物（PM_{10}）、细颗粒物（$PM_{2.5}$）、氮氧化物、二氧化氮（NO_2）、臭氧（O_3）、一氧化碳（CO）、苯并[a]芘、铅（Pb）和氟化物。《环境空气质量监测规范（试行）》规定必测项目为 SO_2、NO_2、PM_{10}、CO 和 O_3，选测项目为 TSP、Pb、氟化物、苯并[a]芘和其他有毒有害有机物。

根据某个地区的规模、大气污染源分布情况、气象条件和地形地貌等因素，按《环境监测技术规范（大气部分）》要求，确定采样点、采样环境、采样高度和采样频率；按照国家标准检验方法检测大气中有毒有害物质的浓度。通过对规定项目进行定期监测，研究大气污染物在空气中的浓度变化及其迁移规律，评价大气质量。

（吕昌银）

gōngzuò chǎngsuǒ kōngqì zhìliàng jiǎnyàn

工作场所空气质量检验（examination of air quality in workplace）　依据国家职业卫生标准，对工作场所空气中的主要污染物进行检验，根据国家《工作场所空气中有毒物质容许浓度》等标准，用于评价工作场所空气质量。涉及对各种劳动场所的空气质量检验，包括对体力劳动场所、脑力劳动场所、室内劳动场所和室外劳动场所的空气质量检验。

中国国家职业卫生标准《工作场所空气有毒物质测定》（GBZ/T 160）、《职业卫生标准制定指南 第4部分：工作场所空气中化学物质测定方法》（GBZ/T 210.4-2008）推荐了工作场所空气中85种（类）物质的检验方法，包括铅、汞、镉、锑等28种金属及其化合物，硼、砷、硒、碲和碘5种非金属及其化合物，无机含碳、含氮、含磷化合物，氧化物、硫化物、氟化物、氯化物，有机磷农药、有机氯农药、有机氮农药，烷烃、烯烃、芳香烃和醇醚等39类有机化合物，以及药物、炸药、生物3大类物质。《工作场所空气中粉尘测定》（GBZ/T 192-2007）等标准中规定了工作场所空气中总粉尘浓度、呼吸性粉尘浓度、粉尘分散度和粉尘中游离二氧化硅含量等的检验方法。一般用原子吸收分光光度法检测金属及其化合物，用气相色谱法和高效液相色谱法测定有机化合物和农药，用紫外-可见分光光度法检测某些金属和非金属无机物。

（吕昌银）

shìnèi kōngqì zhìliàng jiāncè

室内空气质量监测 （monitoring of indoor air quality）

以国家《室内空气质量标准》和相关规范为依据，对室内空气中的有害物质、物理因素等指标进行卫生检验，用于评价室内空气质量状况及其对人体健康的影响。"室内"包括居住、办公、学习、娱乐、体育、医疗、交通工具等人们生活、工作、社交和活动的封闭场所。室内空气质量检验包括私宅室内空气和公共场所室内空气的质量检验。《民用建筑工程室内环境污染控制规范》（GB 50325-2010）强制性用于民用建筑工程交付使用前室内空气质量检验；《室内空气质量标准》（GB/T 18883-2002）适用于住宅、办公等建筑物室内空气质量检验。

检测指标：①物理因素，温度、相对湿度、空气流量和新风量。②可吸入颗粒物（PM_{10}）。③放射性物质氡（^{222}Rn）。④无机污染物质，二氧化硫（SO_2）、二氧化氮（NO_2）、氨气（NH_3）、一氧化碳（CO）、二氧化碳（CO_2）和臭氧（O_3）。⑤有机污染物质，甲醛、苯、甲苯、二甲苯、苯并[a]芘（BaP）和总挥发性有机化合物（TVOC）。挥发性有机化合物（VOC）是重要的室内空气质量检验指标。

检验方法：一般选用分光光度法测定 SO_2、NO_2、NH_3 和甲醛，红外光谱法测定 CO 和 CO_2，臭氧分析仪现场测定 O_3，采用气相色谱法同时测定苯系物和TVOC，高效液相色谱法检测

BaP，示踪气体法测量新风量，应用撞击式-重量法测定 PM_{10}。GB/T 18883-2002 推荐了室内氡浓度的 3 种测定方法：累积测量法、瞬时测量法、连续测量法。

（吕昌银）

gōnggòng chǎngsuǒ kōngqì zhìliàng jiāncè

公共场所空气质量监测 （monitoring of air quality in public places）

以国家《公共场所通用卫生要求》为依据，对公共场所空气中的有害物质、物理因素等进行卫生检验，为评价其空气质量状况及其对人体健康的影响提供依据。公共场所是公众从事社会活动的各种场所，是在自然环境或人工环境的基础上，根据公众生活和社会活动的需要，人工建成的具有多种服务功能的封闭式或开放式的公共建筑设施。国家《公共场所通用卫生要求》将公共场所分为住宿、沐浴、美容美发、文化娱乐、体育健身、文化交流、购物交易、候诊与公共交通 8 大类，它们都是公共场所空气质量检验的范围；按照《公共场所卫生检验方法》（GB/T 18204）检测其新风量、物理因素（室内温度、相对湿度、风速、照度、噪声、环境电磁场）和 10 种化学污染物（一氧化碳、二氧化碳、可吸入颗粒物、甲醛、氨、臭氧、总挥发性有机化合物、苯、甲苯和二甲苯）。

进行公共场所的发证监测和复证监测时，要对现场空气质量监测 1 天，上午、下午和晚上各采样一次，或在营业前、营业中和营业结束前各采样一次；对公共场所进行经常性卫生监测时，只进行一次性空气监测；对公共场所卫生学评价，需连续检测 3 天。

（吕昌银）

gètǐ jiēchùliàng jiāncè

个体接触量监测 （personal exposure monitoring）

一定时间内暴露对象接触空气污染物量的测定。在暴露对象身上佩戴个体监测器，跟踪其活动进行采样、测定，结果以时间加权平均浓度表示。个体接触量监测仪分为个体分析器和个体采样器两大类，特点是体积小，重量轻，噪声低，便于携带，安全可靠，便于推广使用；常用的有二氧化氮、二氧化硫、苯系物、甲醛、挥发性有机化合物等个体接触量监测仪。

个体分析器是用自动采样装置采集现场空气样品，送入自动分析装置的反应池发生化学反应，根据电化学等原理，将空气中待测物含量转变为电信号，经过数据贮存、处理，在现场直接指示出待测污染物的浓度。

个体采样器又分为有动力个体采样器和被动式个体采样器两种。有动力个体采样器开机后，恒流微型抽气泵连续抽取现场空气进入收集器，将待测物采集在收集器中。被动式个体采样器由壳体、挡风层、扩散腔和吸收层组成，采样时，待测物分子因浓度差自动扩散到吸收层，经渗透传质进入吸收层而被采集。用个体采样器采样后，将样品带回实验室进行处理、分析，再计算个体接触量。

个体分析器和有动力个体采样器可采集气态、蒸汽和气溶胶状态的空气污染物，被动式个体采样器一般用于采集气态和蒸汽状态的空气污染物。

（吕昌银）

kōngqì wūrǎnyuán jiāncè

空气污染源监测 （monitoring of air pollutant source）

为掌握污染物的排放来源、排放浓度和

种类，定期或不定期的对空气污染源进行的监测。监督性监测是定期检查污染源排放废气中有害物质的含量是否符合国家规定的大气污染物排放标准的要求，评价净化装置的性能、运行情况和污染防治状况；研究性监测是对污染源排放污染物的种类、排放规律、排放量的监测，有利于查清空气污染的主要来源，探讨空气污染发展的趋势，制订污染控制措施，改善环境空气质量。

根据空气污染源监测目的、内容和要求，主要检验排放废气中有害物质的种类、浓度、排放量等。常规监测项目主要有氮氧化物、二氧化硫、一氧化碳、挥发性有机化合物、可吸入颗粒物（PM_{10}）、总悬浮颗粒物（TSP）、细颗粒物（$PM_{2.5}$）等。

采集、监测污染源排放的污染物时，生产设备应正常运转；生产过程中，如果污染源的污染物排放量是变化的，则应根据其变化特点和周期进行系统性的采样、监测。中国国家标准《固定污染源排气中颗粒物测定与气态污染物采样方法》（GB/T 16157-1996）规定了各种锅炉、工业炉窑及其他固定污染源排气中颗粒物的测定方法和气态污染物的采样方法。采集工业锅炉烟尘时，锅炉应在稳定的负荷下运行，不能低于额定负荷的85%；对手烧炉，采样时间不得少于2个加煤周期。否则，采集的样品没有代表性，测定结果不能反映污染源排污状况。

（吕昌银）

biāozhǔn qìtǐ pèizhì

标准气体配制（preparation of standard gases）

空气检验工作中用作气态标准物质的配制。标准气体是一种高度均匀、稳定性良好、量值准确的气体，在空气检验工作中作为气态标准物质。按照气体组分的不同，标准气体分为单元气体标样、二元气体标样、三元气体标样和由三种以上组分气体配制多元气体标样。配制标准气体时，一般是用惰性高纯气体作稀释气体，向其中加入一种或几种其他高纯待测组分气体，混匀后用作待测气态物质检测时的标准。一般选用不与待测组分气体反应的惰性气体或空气作为稀释气，可选用纯净的气源，也可通过渗透、挥发、蒸发或由化学反应制备的纯净气体作待测组分气体。

配制方法 可分为静态配气法和动态配气法。

静态配气法 将一定量的气体（或易挥发的液体）加入已知容积的容器中，充入稀释气，混匀，计算所配气体的浓度。根据配气容器大小和种类的不同，分为下列四种方法。

大瓶配气法 用气体定量管或用注射器取适量待测气体；以20L玻璃瓶或塑料瓶作为容器，并标定其容积，抽负压后，吸入待测气体和稀释气，混匀。当待测组分在常温下是挥发性液体时，称取适量液体封装在小安瓿瓶内，再将小安瓿瓶放入大瓶中，抽负压、吸入稀释气体后，摇动大瓶使小安瓿瓶破碎，液体挥发，与稀释气混匀。

注射器配气法 用100ml大注射器作容器，用小注射器注入适量待测气体，再吸入稀释气至刻度，混匀。

塑料袋配气法 用塑料袋作容器，用气体定量管量取适量待测气体，并与塑料袋相连接，用大注射器注入一定量的稀释气，混匀。

高压钢瓶配气法 用高压钢瓶作容器，配制的标准气体是具有较高压力的混合气体。

动态配气法 将待测气体组分以较小的流速、稀释气以较大的流速恒定不变地流入气体混合器，混匀，连续不断地流出混合室，配制成标准气体。根据待测组分气体的初始浓度、两种气体的流速和流入时间，可计算标准气体的浓度。调节两种气体的流速比，可配制不同浓度的标准气体。分为渗透管法、扩散法、饱和蒸汽法、负压喷射法、电解法和气相滴定法等多种配气方法。

渗透管法 气体或液体组分通过渗透管的渗透膜，渗透进入稀释气流中，根据组分的渗透量和稀释气体量计算标准气体的浓度。渗透膜一般是用聚四氟乙烯等化学稳定性好的塑料制成，厚度<1mm。单位时间内，组分渗透通过渗透膜的量称为组分的渗透率。影响渗透率的因素有温度、渗透膜厚度、渗透面积以及所配制物质的性质等。常用称量法和化学分析法测定渗透管的渗透率。测定的时候，要求温度变化恒定在±0.1℃范围内。渗透率一般都很小，因此，渗透管法常用于配制低浓度的标准气体。

扩散法 将纯净低沸点液体物质装在扩散管内，在一定温度下，该物质的蒸气以恒定的速度经扩散口向外扩散，与稀释气混合，配成标准气体。根据扩散速度和稀释气的量计算标准气体的浓度。测定扩散率的方法与测定渗透率的相同。

饱和蒸汽法 在恒温条件下，以恒定低流量的稀释气将某种液体的饱和蒸汽带入气体混合室，再与一定量的稀释气混匀，配制标准气。根据一定温度下液体的饱和蒸汽压力计算饱和蒸汽的浓度，结合稀释气的总量计算所配制标准气体的浓度。

注意事项 静态配气法所用的配气容器可能吸附或与待测组分反应，使标准气的浓度改变，对低浓度标准气体的浓度将产生较大的误差。采用大瓶配气时，取用标准气体时，瓶内将产生负压，若补充稀释气，其气体浓度将会改变。因此，一般是将多瓶标准气体串联，由最后一瓶取用标准气，稀释气由第一瓶吸入，以保持瓶内压力平衡，以增加用气量。

适用范围 静态配气法一般只适用于配制少量的标准气体；动态配气法适用范围广，多用于配制大量、化学性质活泼物质的标准气体。标准气体具有复现、保存和传递量值的基本作用。在空气理化检验领域中，标准气体广泛用作检测气态污染物的标准、用于校准测量仪器、评价测量方法的准确度和量值仲裁等。

(吕昌银)

shēngwù cáiliào lǐhuà jiǎnyàn

生物材料理化检验 （physical and chemical analysis of biological material）

生物材料中化学物质及其代谢产物或由化学物质引起机体产生的生物学效应指标的检验。生物材料（biological material）主要指人体体液（如血液）、排泄物（如呼出气、汗液、尿液、粪便）、毛发、指甲等。通过生物材料检验结果的分析，结合作业或生活环境中有害物质的浓度水平，可较为准确地估计外源性有害物质进入人体内的剂量及产生的效应水平，反映机体吸收、代谢、排泄、生物利用和转化等信息，为正确评价人体接触有害物质的水平及其对人体造成的危害程度，为中毒诊断和治疗疗效观察提供重要参考依据；也可为地方病和营养元素缺乏病的诊断、防治以及为制订相关卫生标准、正常参考值和生物接触限值等提供科学依据。

检验指标 主要有三类。①化学物质原形：当某化合物不需经生物转化，或缺乏毒代动力学资料，或接触水平太低没有足够量的代谢产物产生，或几个毒物产生同一个代谢产物时，测定化合物原形是较好的选择。如尿和血中铅、镉、汞、铬、镍、钒、砷、氟、碘等的检验和呼出气中苯、甲苯、氯乙烯和三氯乙烯等的检验等。②化学物质代谢产物：即化学物质进入机体后，在体内发生生物转化反应，生成的代谢产物。有些是比较特异的监测指标，如尼古丁的代谢产物可的宁、氯乙烯的代谢产物亚硫基二乙酸、苯并[a]芘的代谢产物 1-羟基苯和 3-羟基苯并[a]芘的检验。③生物效应指标：即化学物质进入机体后，使机体发生某些生化、生理行为或其他效应方面的改变，可选择适当的效应指标作为接触有毒物质的检验指标。例如，铅中毒时，尿中 δ-氨基乙酰丙酸（δ-aminolevulinic acid，δ-ALA）、红细胞中游离原卟啉（free erythrocyte protoporphyrin，FEP）和血中锌原卟啉（zinc protoporphyrin，ZPP）均升高；有机磷农药中毒时，全血胆碱酯酶活性降低等。一些外源性化合物及其活性代谢产物能与靶分子（如 DNA、血红蛋白、白蛋白等）共价结合生成加合物如 DNA 加合物、烷化血红蛋白、白细胞羟化 DNA 等，也是预测致畸、致癌、致突变等遗传毒性的生物效应指标。

对于某一特定的化学物质，有的只能测定其原形或代谢产物或生物效应，有的既可测定其原形，也可测定其代谢产物或生物效应指标。例如，多数金属化合物以测定其原形为主，但铅既可测定尿铅、血铅，也可测定生物效应指标 ZPP、红细胞 δ-氨基-γ-酮戊酸脱水酶（δ-aminolevulinic acid dehydratase，ALAD）和 δ-ALA 等。许多有机化合物则常测定原形和代谢产物。

检验方法 基本方法除了常规分析方法如光度法、原子吸收光谱法、氢化物发生-原子荧光光谱法、气相色谱法、高效液相色谱法外，还有一些特殊的检测方法，如加合物检测时需用到的 [32]P-后标记法、加速器质谱法、序列测定法、竞争性免疫测定法、固相竞争或非竞争性酶联免疫吸附测定方法和超敏酶促放射免疫测定法等。生物芯片技术在生物材料检验中的应用也越来越多。

结果评价 可参考中国已制定的有毒物质生物接触限值以及美国政府工业卫生家协会颁布的生物接触指数。但因受地理条件、环境污染情况及不同测定方法结果间差异等的影响，同一成分的参考值可能不完全相同。某些成分的含量除受职业接触的影响外，还与受试者的年龄、性别、生理状态、饮食和用药情况等因素有关。

(孙成均)

tǐyè jiǎnyàn

体液检验 （body fluid analysis）

体液即人体内的水分及其溶解在其中的物质的检验。人体体液总量为体重的 60%~70%。体液可分为细胞内液（占体重的 40%~45%）和细胞外液（占体重的 20%~25%）。细胞外液还可进一步分为血液、组织间隙液（也称组织液或细胞间液）、淋巴液和脑脊液。血液分静脉血和动脉血。血液样品可分为全血、血清和血浆。加抗凝剂后分离出的上层淡黄色透明液体为血浆，不加抗凝剂通过离心分离出的上层淡黄色液体为血清。血液是最常用的体液检验材料。一般毒物和营养物质，不管经过何种途径进入机体，都会首先被血液吸收，故血液中物质的含量可反映机体的接触程度甚至蓄积水平。血样中待测物质含量相对较高、稳定性较好、取样时受污染的机会小。一般各种物质在全血、血清和血浆中的含量是不同的。例如，脂溶性维生素在血清和血浆中的含量就明显高于全血，血中铁主要集中在红细胞中。实际工作中应根据分析目的和化学物质在血液中的分布选用不同类型血液样品进行测定。

体液检验的内容主要包括四个方面：①有毒金属及其效应指标的检验，如血清中铅、镉、汞、铊等的检验，铅中毒的效应指标全血 δ-氨基-γ-酮戊酸脱水酶（δ-ALAD）的活性检验等。②微量元素的检验，如血清中铜、铁、锌、钙等的检验。③有机毒物或其代谢产物的检验，如血清中有机氯、百草枯、双酚 A 等的检验以及血中乙醇及其代谢产物乙醛的检验等。④营养成分的检验，如血清中维生素 A、D、E、K 的检验等。

(孙成均)

fàyàng jiǎnyàn

发样检验（hair analysis）

头发中健康相关成分的检验。头发主要由纤维素性的角质蛋白组成，其代谢缓慢，各种微量元素如铜、铁、锌、硒和重金属元素铅、镉、汞等在毛囊内与角质蛋白的巯基、氨基结合而进入毛发，故毛发常用于微量元素和重金属元素的生物监测。有些有机物如尼古丁等也可在头发中蓄积，所以，头发也可用于吸烟者尼古丁的生物监测。随着毛发不断生长，不同长度毛发中的化学物质的含量可反映血液浓度的历史记录，靠近皮肤的头发中铅含量与最近时期的血铅含量相关。但也有人认为，头发生长缓慢，所收集到的样品实际上是不同时期的混合样，因而测定结果与接触剂量的关系难以确定。

发样检验中，需注意空气污染、染发和头发护理所使用的化学品等对样品带来的污染，不同的检验项目需采取不同的样品前处理方法。如对发样中的重金属（如铅镉汞）和微量元素（铜铁锌）进行检验，样品一般需经中性洗涤剂水溶液浸泡、洗涤，然后反复用去离子水清洗至无泡沫，再用丙酮浸泡、烘干，称取适量样品用湿消解法或干灰化法处理后测定；如对发样的有机物进行检验，则需经二氯甲烷/正己烷等有机溶剂洗涤以除去头发表面的有机污染物，再经 NaOH 碱液消解，消解液中的被测物用适宜的有机溶剂萃取后测定，如发样中的多环芳烃化合物、尼古丁及其代谢产物可替宁的检验。但对碱不稳定的有机化合物不适宜采用碱水解。

(孙成均)

hūchūqì jiǎnyàn

呼出气检验（expired gas analysis）

由肺部经鼻腔排出气体中化学成分的检验。呼出气有混合呼出气和终末呼出气两种。尽力吸气后用最大力量呼气至不能再呼气为止所呼出的全部气体为混合呼出气。先尽力吸气，在平和呼气后，再尽力呼气至不能呼气为止的最后一段呼出气为终末呼出气。呼出气主要成分是二氧化碳、水蒸气和微量易挥发有机物。呼出气检验一般适用于在血中溶解度低的挥发性有机溶剂和（或）在呼出气中以原形排出的化合物。但患肺气肿者不适宜于呼出气检验。挥发性毒物经呼吸道进入人体后，在肺泡气与肺部血液之间达到血-气两相平衡，即挥发性物质在肺泡气相的分压和在肺末端毛细血管血液中的分压是相等的。所以，可通过呼出气中某毒物浓度估计其在血液中的浓度水平，估计环境空气毒物和人体摄入水平。

呼出气中被测有机物浓度一般较低，因此呼出气一般用采集管收集，再经活性炭管浓缩富集，最后经热解吸后进样色谱测定。如呼出气中苯、甲苯、二甲苯、乙苯等的检验。

(孙成均)

niàoyè jiǎnyàn

尿液检验（urinary analysis）

尿液中化学物质的检验。化学物质一般经机体吸收、代谢后，经肾脏随尿排出，尿液中化学物质的浓度与其在血液中的浓度呈正相关关系，且尿液采集方便、无损伤、易被受检者接受，可以采集较大量的样品，所以尿液常作为生物材料检验的样品。

外来化学物质进入机体后，在肝脏经混合功能氧化酶、还原酶、酯酶、结合酶，特别是细胞色素 P_{450} 等酶的作用而生成不同代谢产物。进入体内的金属和非金属化合物大部分与蛋白质结合，部分以游离态存在，其中部分经尿液排出；而进入体内的有机化合物一般与葡萄糖醛酸、硫酸、氨基酸（主要是甘氨酸、谷氨酰胺等）和谷胱甘肽等发生结合反应生成水溶性更好的代谢物而随尿排出。经尿液排出的化学物质或其代谢产物的浓度不仅与该化学物质进入人体的量有关，还受人体水分摄入量和膳食相关因素的影响。如需对尿液中有机化合物或其代谢产物的原型进行检验，有的需葡萄糖苷酸酶或硫酸酯酶等酶解后，再行提取、净化、浓缩、测定。尿液检验内容一般包括尿中金属元素（如铅、汞、镉、锰等）和非金属元素（如氟、碘、砷、硒等）以及有毒有机化合物及其代谢产物的检验（如尿中多环芳烃化合物的代谢产物羟基多环芳烃化合物；甲苯和二甲苯的代谢产物马尿酸和甲基马尿酸、尿中双酚 A 等）。

（孙成均）

huàzhuāngpǐn lǐhuà jiǎnyàn

化妆品理化检验 （physical and chemical analysis of cosmetics）

用物理化学方法对化妆品中有害、禁用和限用物质进行的检测。检验的目的是对化妆品的生产和经营实施有效的监管以及对产品的安全性进行科学的评价，保障人们安全使用化妆品。

化妆品是指以涂擦、喷洒或其他类似方法，散布于人体表面任何部位（皮肤、毛发、指甲、口唇等），以达到清洁、消除不良气味、护肤、美容和修饰的日用化学工业产品。中国的《化妆品安全技术规范》（2015 年版）收录了 7 类组分检验项目，其中，卫生化学检验方法 77 个，涉及功效、有毒、禁用和限用物质。化妆品分为非特殊用途化妆品和特殊用途化妆品，其中特殊用途化妆品包括育发类、染发类、烫发类、脱毛类、美乳类、健美类、除臭类、祛斑类和防晒类九类。中国《化妆品安全技术规范》（2015年版）要求，所有化妆品都必须进行有害物质铅、汞和砷的卫生化学检验并规定其含量，铅不得超过 10mg/kg、汞 1mg/kg 和砷 2mg/kg。中国化妆品理化检验依照《化妆品行政许可检验管理办法》附件《化妆品行政许可检验规范》进行许可检验，特殊用途化妆品按类别进行规定项目的检验，分别为：①育发类检测氮芥、斑蝥素和 7 种性激素，其中性激素和氮芥不得检出。②染发类规定了高效液相色谱法同时检测8 种染料（占允许使用 93 种染发剂原料的 9.7%）。③烫发类需检测巯基乙酸含量，同时检测 pH 值。④脱毛类检测巯基乙酸含量和 pH 值。⑤美乳类和健美类不得检出 7 种性激素。⑥除臭类需检测甲醛含量。⑦祛斑类需检测氢醌和苯酚，同时检测 pH 值指标，氢醌和苯酚在该类产品中不得检出。⑧防晒类规定了 15 种紫外线吸收剂同时检测的高效液相色谱法。另外，按规定宣称有去屑功效的产品需检测 4 种去屑剂；声称有除螨、祛痘等功效的产品需检测甲硝唑和 6 种抗生素；声称含有 α-羟基酸或虽不宣称但配方中 α-羟基酸总量大于 3% 时，需测定 α-羟基酸含量，同时测定产品的 pH 值。

（康维钧）

tǔrǎng lǐhuà jiǎnyàn

土壤理化检验 （physical and chemical analysis of soil）

用物理化学方法对土壤中与人群健康相关的环境背景值、有毒有害物质进行的检验。土壤是地球地表面的疏松表层，由矿物质、有机质、微生物以及土壤水分、空气等组成。土壤中矿物质对土壤的化学组成、物理性质产生多方面的影响，是土壤肥力的重要组成要素；土壤中有机质吸水能力强，能提高土壤温度，促进土壤微生物的活动，有助于土壤重金属和农药残留的降解；土壤所含有的水分是土壤肥沃程度的一个重要指标；土壤空隙中的空气是土壤中生物生存的物质条件之一，也影响土壤元素的转移以及土壤的温热程度。土壤中化学元素的含量受元素的地球化学行为影响而不同，可通过土壤→水→植物→食物→人体的生态食物链进入人体。土壤中化学元素分布不均，某些地区某种或某类元素含量严重不足或显著偏高，会导致特定区域的一群人患有共同的病症，即引起生物地球化学性疾病，如碘缺乏病、地方性氟中毒、克山病、大骨节病等。

随着经济的快速发展和人口的增长，工业生产所产生的废水和城镇生活污水未达到规定的排放标准而被排入土壤，工业废气、废渣和城市生活废气以及废弃物未经处理被转移入农田土壤，农药、化肥等农业生产原料的不合理使用，使土壤允许接纳的污染物量严重超过土壤环境容量而遭受污染。土壤污染的种类包括化学性污染物、生物性污染物以及放射性污染物等。其中，化学性污染物是指来自工农业生产中的各种有毒有害物质，包括无机污染物（如重金属等）和有机污染物（如农药等）。土壤中污染物通过食物链逐渐富集，最终对人体产生直接或间接危害。

为防治土壤污染，保护土壤生态环境，维护人类身体健康，世界各国制定了土壤环境质量标准和卫生标准。土壤卫生理化检验内容包括土壤元素环境背景值、土壤环境污染、土壤污染卫生事件调查等，可为生物地球化学性疾病病因探讨与防治，土壤污染环境质量评价提供科学依据。

检验指标　包括土壤 pH 值测定、土壤环境背景值检验、土壤重金属元素和无机化合物检验、土壤有机污染物检验、土壤放射性物质检验等。

检验方法 一般采用分光光度法、原子光谱法、色谱分析法、电化学分析法以及色谱-质谱联用技术等。具体检验项目可根据中国国家标准《土壤环境质量标准》（GB 15618），日本环境省水环境部《底质调查方法》、美国环境保护署等的规定和推荐方法进行。

（周　颖）

tǔrǎng huánjìng bèijǐngzhí jiǎnyàn

土壤环境背景值检验 （determination of background value of soil environment）

不受或很少受人类活动影响的情况下，对土壤在自然界存在和发展过程中本身原有的化学组成或元素含量水平的检验。土壤环境背景值在一定的地质历史时期和一定的地域范围内具有相对稳定性。人类活动与现代工业发展的影响已经遍布全球，很难存在绝对不受人类活动和污染影响的土壤，只有在一定时间和区域内相对不受污染的土壤。因此，土壤环境背景值代表某一个特定历史阶段、特定区域、相对意义上的数值，可以为环境科学（涉及环境基准、环境区划、环境影响评价、土壤污染防治等）、人体健康（如地方病病因探讨与防治等）以及表生地球化学等的研究提供基础资料。在一些地区土壤中某种或某些元素严重不足或显著偏高，会通过生态链引起生物地球化学性疾病。例如，低硒地区人群易发生地方性克山病，低碘地区人群易发生地方性克汀病，氟含量过高的地区易发生地方性氟中毒等。

土壤环境背景值检验主要是对其元素背景值进行检验。土壤的结构与化学元素组成非常不均匀，即使在土类、母质母岩均相同的地点采集的样品，分析结果也可能不同。因此土壤元素背景值检验是按照统计学的要求进行采样设计与样品采集，对每个元素的分析数据进行频数分布类型检验，确定其分布类型，以对应的特征值（如正态分布的，用算术平均值；对数正态分布的，用几何平均数）表达该元素背景值的集中趋势，以一定置信度表达该元素背景值的范围。检测方法可见相关元素的检验。

（周　颖）

tǔrǎng wújī wūrǎnwù jiǎnyàn

土壤无机污染物检验 （determination of inorganic pollution of soil）

土壤无机污染物如重金属、微量元素、放射性元素及酸类物质等的检验。土壤无机污染物主要包括重金属铬、镉、汞、铅、铜、镍、锌、锡，微量元素砷、硒、氟、硼等，盐类如氰化物、氟化物、氯化物等；营养元素氮、磷等，放射性元素铀、钍、镭、铯、锶等，酸类物质如硫酸、硝酸等。土壤污染有隐蔽性、累积性、长期性和不易修复等特点。土壤重金属污染基本上是一个不可逆转的过程，被污染的土壤可能需要数百年时间才能够恢复。土壤污染物主要通过农作物或雨水的冲刷、携带和下渗污染地下水和地表水，间接对人体健康造成危害。为避免土壤污染物对食品的影响，中国《食品安全国家标准 食品中污染物限量》（GB 2762-2017）规定了铅、镉、汞、铬、砷等的限量。

检验首先是采集土壤样品，其采样方法详见土壤样品采集与保存；而后进行土壤样品的消解。消解一般采用酸消解法、高压罐密闭消解法、微波消解法、恒温水浴消解法、熔融分解法等。其中熔融分解法是针对酸不能消解或者不能消解完全的试样，是将试样和熔剂在特定容器（如坩埚）中混匀后，于高温下进行熔融分解，常用的熔剂有碳酸钠、氢氧化钠、偏硼酸锂等。但碳酸钠、氢氧化钠不能用于钠和钾的测定；偏硼酸锂是用于土壤消解的新型熔剂，熔融效果好，熔块易取出，可用陶瓷坩埚，测定钾和钠。土壤样品中无机污染物的分析方法主要有分光光度法、原子吸收光谱法、原子发射光谱法、电感耦合等离子体子发射光谱法等。

（周　颖）

tǔrǎng yǒujī wūrǎnwù jiǎnyàn

土壤有机污染物检验 （determination of organic pollution of soil）

土壤有机污染物如挥发性有机物、多环芳烃类有机物、持久性有机物与农药等的检验。根据中国国家标准《土壤环境质量标准》（GB 15618），土壤有机污染物主要包括：挥发性有机物，如甲醛、丙酮、甲苯、二甲苯、三氯甲烷、四氯化碳、三氯乙烯、四氯乙烯等；多环芳烃类有机物，如苯并[a]芘、苯并[a]蒽等；持久性有机污染物与农药，如多氯联苯总量、二噁英总量、滴滴涕（DDT）、六六六、艾氏剂、狄氏剂、氯丹、七氯等以及石油烃总量、邻苯二甲酸酯类、酚类等。土壤中存在的多种有机污染物能干扰机体内分泌系统的结构和功能而产生相应的毒效应，抑制生物体免疫功能，降低生物体对病原体的抵抗能力，甚至致癌等，对人体健康造成严重的威胁，被称为环境内分泌干扰物。

土壤有机污染物检验可分为样品采集、样品预处理和有机污染物测定等步骤。样品采集方法见土壤样品采集与保存。土壤样品预处理目的是对样品中有机物进行提取、净化和浓缩。土壤样品中有机污染物检验主要采用色谱分析法。此条对农药残留、挥发性有机物、多环芳烃、石油烃的检验方法简述如下。

土壤中农药残留检验 土壤农药残留指在农药施用过程中进入土壤，在土壤中残留而造成土壤的污染。土壤中常见的农药包括有机氯、有机磷、氨基甲酸酯类、拟除虫菊酯类等。其中有机氯农药在土壤中残留时间长，如六六六、DDT等，是土壤中农药残留的重点监测对象。

土壤农药残留检验样品的布点设计、采集方法可参见土壤样品采集。土壤样品采集后应尽快分析，如暂不分析可保存在-18℃冷冻箱中。采集的样品经风干后去杂物，研碎过60目筛，充分混匀，取适量装入样品瓶中尽快分析。土壤中农药残留可根据待测农药的理化性质，采用不同的溶剂体系提取，如土壤中有机氯农药可用混合有机溶剂如石油醚-丙酮（1∶1）经索氏提取法提取。提取液须经净化，常用的有液-液萃取、固相萃取、凝胶渗透色谱法、硅胶柱层析法等，净化液经浓缩后通常采用色谱分析法或气相色谱-质谱法检测。具体的检测方法见有机氯农药残留检验、有机磷农药残留检验、氨基甲酸酯类农药残留检验、拟除虫菊酯农药残留检验等。

土壤中挥发性有机物检验 土壤中挥发性有机物主要有卤代烷烃、卤代烯烃、苯及苯系物、醛酮类如甲醛、丙酮、丁酮等。采集土壤中挥发性有机物样品时，采样器应采用不锈钢制品，使用前应用有机溶剂、去离子水冲洗、干燥处理。采样时切勿搅动土壤，以免造成土壤中有机污染物挥发

损失。用采样器尽快采集土壤样品至棕色样品瓶（一般为60ml广口螺纹玻璃瓶）中，并尽量装满、密封冷藏保存。样品送至实验室后应尽快分析，否则需在4℃以下密封保存，保存期限不超过7天。高含量试样（挥发性有机物浓度>1000μg/kg），可先用适量甲醇提取，后用甲醇提取液分析。

土壤中挥发性有机污染物的检测方法主要是气相色谱-质谱法。针对不同样品前处理技术，可分为顶空/气相色谱-质谱法和吹扫捕集/气相色谱-质谱法，分别按国家标准《土壤和沉积物 挥发性有机物的测定 顶空/气相色谱-质谱法》（HJ 642-2013）、《土壤和沉积物 挥发性有机物的测定 吹扫捕集/气相色谱-质谱法》（HJ 605-2011）检验。

顶空/气相色谱-质谱法 在一定温度条件下，土壤样品中挥发性有机组分在顶空瓶内挥发至液面上空，达到气-液-固三相的热力学动态平衡后，取顶空样品直接进样，经气相色谱分离，质谱检测器检测，依据保留时间和质谱图定性，内标法定量。

吹扫捕集/气相色谱-质谱法 土壤样品中挥发性有机物经高纯氦气或氮气吹扫富集于捕集管中，加热捕集管并用高纯氦气反吹，使组分热脱附后进入气相色谱分离，质谱检测器检测，根据保留时间和质谱图定性，内标法定量。

土壤中多环芳烃检验 多环芳烃是土壤中存在的一类有致癌、致畸、致突变等危害的持久性有机污染物，在土壤中降解缓慢，有生物累积性，并可通过食物链传递、放大，对人体健康造成威胁。检测的主要目标物包括萘、苊烯、苊、芴、菲、蒽、荧蒽、芘、苯并[a]蒽、䓛、苯并[b]荧

蒽、苯并[k]荧蒽、苯并[a]芘、茚苯[1,2,3-c,d]芘、二苯并[a,h]蒽、苯并[g,h,i]苝等，这16种化合物已被中国和美国环境保护署列入环境优先控制污染物名单。常见的检测方法为高效液相色谱法和气相色谱-质谱法。

高效液相色谱法 土壤样品中多环芳烃经适当有机溶剂提取后，萃取液用硅胶柱层析法或凝胶渗透色谱法净化，浓缩后定容，用高效液相色谱分离，紫外/荧光检测器检测，以色谱峰保留时间定性，外标法定量。

土壤样品采集后放在事先用有机溶剂处理过的洁净的磨口棕色玻璃瓶中，并密封避光、冷藏保存。一般4℃以下可保存10天。制备分析试样时，先除去非土壤成分的异物，然后完全混匀样品。易挥发的多环芳烃，如萘等，可用冷冻干燥法处理土壤样品；不挥发的多环芳烃，可直接室温下避光风干。干燥、研细的样品有较好的提取效果。土壤中多环芳烃的提取方法有索氏提取、加压流体萃取、超声萃取、超临界流体萃取等。如果萃取液中存在水分，需经脱水处理，然后进行浓缩。浓缩方法有氮气吹扫、减压快速浓缩、旋转蒸发浓缩等。土壤样品中存在干扰物需要净化处理，硅胶柱层析法、固相萃取法以及凝胶渗透色谱法均是较好的净化方法。

气相色谱-质谱法 依据色谱峰的保留时间和目标物的特征离子定性，内标法定量。使用前所有玻璃器皿都要彻底清洗，并在130℃下烘2~3小时，在干净的环境中保存，备用。

土壤中石油烃总量检验 石油烃是土壤中广泛存在的有机污染物之一，包括汽油、煤油、柴

油、润滑油、石蜡和沥青等，是多种烃类（正烷烃、支链烷烃、环烷烃、芳烃）和少量其他有机物，如硫化物、氮化物、环烷酸类等的混合物。石油烃对人的消化系统有危害，可致严重腹泻，甚至急性中毒；还可能引起麻痹、头晕、昏迷、神经紊乱等症状，对人的血液、免疫系统、肺、皮肤和眼睛等也有一定的毒害作用。检测方法主要包括红外分光光度法、5A 分子筛法、气相色谱法等。为防止污染，土壤样品采集时，采样工具在使用前要用有机溶剂、纯净水充分洗净。样品在保存和运输过程中必须放在密闭避光的容器中，避免待测物分解扩散，防止异物随周围空气混入。

红外分光光度法　石油烃中的直链烷烃和环烷烃类 C—H 键在波长 3.4μm 处具有特征吸收带，利用组分中 C—H 键的伸缩振动对红外区域有特征吸收的特点，可测定石油烃总含量。石油烃含量由波数分别为 2930cm^{-1}（CH$_2$ 基团中 C—H 键的伸缩振动）、2960cm^{-1}（CH$_3$ 基团中 C—H 键的伸缩振动）和 3030cm^{-1}（芳香环中 C—H 键的伸缩振动）谱带处的吸光度值进行计算。此法为美国环境保护署测量土壤矿物油的标准方法。采用无水硫酸钠干燥新鲜土壤样品，以四氯化碳为提取液，振荡提取土壤样品中的石油烃类物质。在四氯化碳提取矿物油过程中，可能有少量有机酸、腐殖酸、脂肪酸等被提取出来，干扰测定，可采用硅酸镁去除提取液中的动、植物油等极性化合物。

5A 分子筛法　又称非色散红外吸收光度法。原理同红外分光光度法，在四氯化碳提取石油烃过程中，可能有少量有机酸、腐殖酸、脂肪酸、油脂等一起被提取出来，用 5A 分子筛除去这些干扰物质，依据石油烃在近红外区（最大吸收波长为 3.4μm）有特征吸收峰，进行定量分析。称取适量土壤样品，加盐酸调节 pH 值至 3 以下，加入适量四氯化碳放置过夜后在水浴上浸提，加入无水硫酸钠，过滤于容量瓶中，向滤液加入适量 5A 分子筛，振摇数十分钟，过滤后于 3.4μm 波长处测定吸光度值。该法最低检出浓度为 0.5mg/kg。

气相色谱法　用有机溶剂萃取土壤中石油烃类化合物，萃取液浓缩后，用气相色谱分离，火焰离子化检测器检测。如果出现毛细管色谱柱不能分离所有目标物质情况，要更换色谱柱。

（周　颖）

lǚjiǎnyàn

铝检验（determination of aluminium）　饮用水中铝含量的定量测定。单质铝（Al）呈银白色，易氧化，高温下可与氮、硫和卤族元素反应；铝呈两性，既可溶于酸溶液又可溶于碱溶液中，与多数稀酸溶液反应缓慢，浓硝酸使其钝化；铝离子（Al^{3+}）可与配位体形成配位数为 6 的配位离子。铝盐常用作水净化剂，进入胃肠道的铝少量经肠道吸收进入体内，主要蓄积在脑和甲状腺中，大部分经粪便排出；呼吸道吸入的铝蓄积在肺组织中，高铝摄入可干扰人对磷的吸收并破坏钙磷平衡，产生各种骨骼病变；长期摄入铝或铝化合物可减少胃酸及胃液分泌，抑制胃蛋白酶活性，长期吸入 <1μm 的含铝粉尘可产生铝尘肺。监测样品中铝含量有利于了解人体铝的暴露水平、摄入水平或体内蓄积情况。中国规定生活饮用水中铝的最高允许浓度为 0.2mg/L。检验方法主要有分光光度法、石墨炉原子吸收分光光度法、电感耦合等离子体发射光谱法和电感耦合等离子体质谱法，见中国国家标准《生活饮用水标准检验方法　金属指标》（GB/T 5750.6-2006）。分光光度法主要利用铝离子可与配位体形成有色配合物而实现定量测定，等离子体发射光谱法和等离子体质谱法可实现多元素同时测定，质谱法更灵敏。

石墨炉原子吸收分光光度法　含铝溶液在电热石墨管中被裂解成基态铝原子，铝基态原子吸收铝空心阴极灯辐射的 309.3nm 谱线，其吸收强度在一定条件下与样品铝含量成正比，标准曲线法定量。

样品处理　清洁水样，可用硝酸酸化后直接测定；浑浊水样、食品样品和毛发、尿、粪便等生物材料样品，可用湿消解或干灰化消解后测定；富含蛋白质的样品，可先沉淀蛋白后直接测定或消解后测定。

操作步骤　以手动进样或自动进样装置将 20μl 溶液注入原子吸收分光光度计的石墨管中进行测定，石墨炉升温程序：干燥温度 120℃，30 秒；灰化温度 1400℃，30 秒；原子化温度 2400℃，3 秒，内气路停气。

注意事项　铝为高温难原子化元素，若预先用钽等涂镀石墨管能明显改善分析信号。

适用范围　适用于生活饮用水、水源水、饮用纯净水、饮用天然矿泉水、食品、毛发、尿、粪便等样品中铝的测定。

电感耦合等离子体发射光谱法　在等离子体中被测物质被裂解成相应的激发态原子，这些激发态原子回到基态时辐射出相应的谱线,其辐射强度在一定条件下与测试样品中该物质的浓度成正比,标准曲线法定量。

操作步骤 根据仪器制造商的说明调整仪器至最佳工作状态,编制测定方法,分别测定试剂空白、标准系列和样品溶液,绘制标准曲线,计算回归方程,根据分析信号计算样品中测定元素的含量。

注意事项 该法的干扰分光谱干扰和非光谱干扰,非光谱干扰又分为物理干扰和化学干扰。测定中选择适宜的测定波长和正确的背景校正能减少光谱干扰;通过稀释样品、基体匹配或采用标准加入法定量可减少物理干扰;仔细选择入射功率、等离子体观察位置等操作条件可减少化学干扰,基体匹配或采用标准加入法定量同样有效。

适用范围 可同时检测生活饮用水、水源水中的铝、锑、砷、钡、铍、硼、镉、钙、铬、钴、铜、铁、铅、锂、镁、锰、钼、镍、钾、硒、硅、银、钠、锶、铊、钒和锌。

电感耦合等离子体质谱法
雾化的样品溶液由载气送入电感耦合等离子体炬焰中转化成正离子,经离子采集系统进入质谱仪,质谱仪根据质荷比分离。对于一定的质荷比,质谱积分面积与进入质谱仪中的离子数成正比,也就是与样品中该物质的浓度成正比,通过测定质谱的峰面积并与标准比较则可求出样品中该元素的浓度。

操作步骤 以调谐液调整仪器各项指标,使仪器灵敏度、氧化物、双电荷分辨率等指标达到测定要求,编辑测定方法、干扰方程及选择各测定元素,引入在线内标溶液,观测内标灵敏度、调脉冲模式/模拟模式(P/A)指

标,符合要求后分别测定试剂空白、标准系列和样品溶液,选择各元素内标和标准,输入各参数,绘制标准曲线、计算回归方程,根据分析信号,计算样品中各元素的含量。

注意事项 通常仪器可自动校正同量异位素干扰;调整质谱仪的分辨率可减少丰度较大核素对相邻元素的干扰;仔细优化仪器测定参数可减少多原子(分子)离子的干扰;使用内标物可减少溶液黏度、表面张力、溶解性总固体不一致而引起的物理干扰;内标法可校正基体干扰;氯离子严重干扰测定,应避免用盐酸制备样品溶液;经常清洗样品导入系统可减少记忆效应。

适用范围 可同时检测生活饮用水、水源水中的银、铝、砷、硼、钡、铍、钙、镉、钴、铬、铜、铁、钾、锂、镁、锰、钼、钠、镍、铅、锑、硒、锶、锡、钍、铊、钛、铀、钒、锌、汞。

铬天青 S 分光光度法 在 pH 6.7~7.0 范围内和聚乙二醇辛基醚(OP)与溴代十六烷基吡啶存在下与铬天青 S 反应生成蓝色的四元胶束,测定 620nm 波长处的吸光度值,一定范围内吸光度值与样品铝含量成正比,与标准系列比较定量。测定时需注意减少铜、锰、铁的干扰。适用于生活饮用水、水源水、饮用天然矿泉水中铝的测定。

水杨基荧光酮-氯代十六烷基吡啶分光光度法 溶液中的 Al^{3+} 与水杨基荧光酮及阳离子表面活性剂氯代十六烷基吡啶在 pH 5.2~6.8 范围内形成玫瑰红色三元配合物,测定 560nm 波长处的吸光度值,一定范围内吸光度值与样品铝含量成正比,与标准比较定量。测定中需要注意减少钙、

镁、铁、钛等的干扰。适用于生活饮用水及其水源水中铝的测定。

(张克荣)

yínjiǎnyàn
银检验(determination of silver)
生活饮用水中银含量的定量测定。单质银(Ag)可与金、铜或锌形成合金,与汞生成汞齐。常温下不被氧化,溶于硝酸和热浓硫酸,微溶于热稀硫酸。银离子(Ag^+)与氯离子(Cl^-)形成白色 AgCl 沉淀,与硫离子(S^{2-})生成黑色 Ag_2S 沉淀,与氨(NH_3)、氰离子(CN^-)等形成配位离子。单质银无毒,离子银低毒,过量摄入可致皮肤上银斑沉淀或致内脏器官水肿,进入人体内的银主要蓄积在骨骼和肝中,离子银可使蛋白变性,有杀菌作用。检测水样中银含量有利于了解人体摄入情况并判定是否符合国家卫生标准。中国规定生活饮用水中银的最高允许浓度为 0.05mg/L。检验方法可按国家标准《生活饮用水标准检验方法 金属指标》(GB/T 5750.6-2006)和《食品安全国家标准 饮用天然矿泉水检验方法》(GB 8538-2016),主要采用石墨炉原子吸收分光光度法和火焰原子吸收分光光度法,也可用电感耦合等离子体发射光谱法和电感耦合等离子体质谱法(见铝检验)。石墨炉原子吸收分光光度法适合检测 ng/ml 水平,自来水、水源水和清洁的地表水可直接测定或过滤后测定;火焰原子吸收分光光度法则适合检测 mg/L 水平,多数水样需经必要的富集处理后测定。

石墨炉原子吸收分光光度法
含银溶液在电热石墨管中被裂解成基态银原子,银基态原子吸收银空心阴极灯辐射的 328.1nm 谱线,其吸收强度在一定条件下与样品中银含量成正比,标准曲

线法定量。

样品处理 若只测定总银，采集水样后立即用浓硝酸酸化样品至1%（V/V），若需测定溶解性银，则先用$0.45\mu m$滤膜过滤后再酸化水样。若水样中银含量低，可用液-液萃取、阳离子树脂交换、巯基棉吸附或活性炭吸附等方式富集，也可将酸化水样直接加热浓缩。

操作步骤 以手动进样或自动进样装置将$20\mu l$溶液注入原子吸收分光光度计的石墨管中测定，石墨炉升温程序视设备不同稍有差异：干燥温度120℃，30秒；灰化温度600℃，15秒；原子化温度1700℃，3秒，内气路停气。

适用范围 适用于生活饮用水、水源水、饮用天然矿泉水、饮用纯净水等样品中银的测定。

巯基棉富集-高碘酸钾分光光度法 银被巯基棉分离富集后在碱性介质中和过硫酸钾存在下，高碘酸钾将氯化银或氧化银氧化成黄色银配合物，测定335nm波长处的吸光度值，一定范围内吸光度值与样品银含量成正比，与标准系列比较定量。

操作步骤 1%硝酸酸化的水样，分别加乙酸-乙酸钠缓冲液、乙二胺四乙酸二钠盐、氟化铵和柠檬酸钠组成的除干扰溶液，混匀，以3ml/min流速流经装有0.1g巯基棉的吸附柱，样品流完后依次用缓冲液、水和硝酸溶液（1+9）过柱，再用水洗至中性，以盐酸溶液（1+5）洗脱，水冲洗，收集洗脱液备用。分别向样品和标准管中加氢氧化钠溶液、高碘酸钾溶液、过硫酸钾溶液并定容，沸水浴加热，冷却后测定。

适用范围 适用于生活饮用水及其水源水中银的测定。

(张克荣)

shēnjiǎnyàn

砷检验（determination of arsenic） 食品、饮用水、工作场所空气中的砷含量的定量测定。单质砷（As）有黄、灰、褐色三种同素异形体，灰色晶体具金属性，加热直接升华为蒸气，有难闻的大蒜臭味；易与氟和氯化合，加热下可与大多数金属和非金属反应；不溶于水，溶于硝酸、王水和强碱。砷为重要污染物，是少数几种可通过饮用水使人致癌的物质之一，对人和动物体内的巯基亲和力强，可使酶失去活性，影响细胞正常代谢，导致细胞死亡，造成组织营养障碍而产生急性和慢性砷中毒。砷可通过食物、水和空气进入人体并蓄积在头发、指甲、肾、肝等多种器官中，排出缓慢，可在体内长期蓄积，监测样品中砷含量有利于了解人体砷的暴露水平、摄入水平或体内蓄积情况。中国规定生活饮用水的限量值为0.01mg/L；工作场所空气中砷及其无机化合物时间加权平均允许浓度和短时间接触允许浓度分别为0.01mg/m³和0.02mg/m³，砷化氢（胂）的最大允许浓度为0.03mg/m³；谷物及其制品、水产动物及其制品、新鲜蔬菜、食用菌及其制品、肉及其制品、乳粉、调味品（水产调味品、藻类调味品和香辛料类除外）、食糖及淀粉糖、可可制品、巧克力和巧克力制品的总砷限量值均为0.5mg/kg，油脂及其制品、生乳、巴氏杀菌乳、灭菌乳、调制乳、发酵乳总砷为0.1mg/kg，包装饮用水总砷为0.01mg/L，水产动物及其制品（鱼类及其制品除外）、水产调味品（鱼类调味品除外）无机砷为0.5mg/kg，添加藻类产品的婴幼儿谷类辅助食品、以水产及动物肝为原料的婴幼儿罐装辅助食品无机砷为0.3mg/kg，稻谷、糙米、大米、婴幼儿谷类辅助食品（添加藻类的产品除外）无机砷为0.2mg/kg，鱼类及其制品、鱼类调味品、婴幼儿罐装辅助食品（以水产及动物肝为原料的产品除外）无机砷为0.1mg/kg。

检验方法主要有砷斑法、砷钼蓝分光光度法、二乙基二硫代氨基甲酸银分光光度法、锌-硫酸系统新银盐分光光度法、石墨炉原子吸收分光光度法、氢化物发生-原子吸收分光光度法、氢化物发生-原子荧光光谱法、电感耦合等离子体发射光谱法和电感耦合等离子体质谱法（见铝检验）、液相色谱-原子荧光光谱法和液相色谱-电感耦合等离子体质谱法，见中国国家标准《生活饮用水标准检验方法 金属指标》（GB/T 5750.6-2006）、《工作场所空气有毒物质测定 砷及其化合物》（GBZ/T 160.31-2004）、《食品安全国家标准 食品中总砷及无机砷的测定》（GB 5009.11-2014）。其中应用最多的是氢化物发生-原子荧光光谱法和氢化物发生-原子吸收分光光度法。砷测定多基于以下一系列反应：先将样品进行必要的消化处理，既可将样品中的有机物分解破坏，又可将各种形态的砷氧化成As^{3+}和（或）As^{5+}，先用弱还原剂将As^{5+}还原成As^{3+}，As^{3+}与新生态氢作用生成AsH_3。采用不同方式测定生成的AsH_3就演变成不同的检验方法：用溴化汞试纸检测AsH_3的方法为砷斑法，以吸收溶液吸收AsH_3后测定吸收溶液吸光度值的方法为分光光度法，将AsH_3导入原子吸收仪测定为氢化物发生-原子吸收分光光度法，导入原子荧光仪测定则为原子荧光光谱法。

氢化物发生-原子荧光光谱法

溶液中的 As^{5+} 被硫脲还原成 As^{3+}，在酸性介质中与硼氢化钠（$NaBH_4$）反应生成 AsH_3，由氩气带入石英原子化器被裂解为砷基态原子，在特制的砷空心阴极灯照射下基态砷原子被激发至高能态，在去活化回到基态时，发射出特征波长的荧光，在一定条件下荧光强度与样品砷含量成正比，标准曲线法定量。

样品处理 可采用湿消解、微波辅助消解、干灰化等方式处理样品并制成样品溶液；用浸渍微孔滤膜可采集工作场所空气样品中 As_2O_3 或 As_2O_5 的蒸气和粉尘，若不用浸渍微孔滤膜则只能采集气溶胶态的砷化物；若需分别检测无机砷和有机砷，可用溶剂萃取、活性炭吸附、巯基棉吸附、阴离子树脂交换等方式分离出无机砷，也可将试样在 6mol/L 盐酸（HCl）中 70℃ 水浴加热，以氯化物形式提取出无机砷，分别测定无机砷和总砷，总砷与无机砷之差则为有机砷。

操作步骤 按厂商推荐参数准备仪器并仔细优化测定条件使仪器处于最佳工作状态，点燃原子化器炉丝，稳定 30 分钟后分别测定空白、标准系列和样品溶液的荧光强度，根据测定结果计算样品中砷含量。

注意事项 消解样品时应注意防止砷的挥发损失；残留在样品溶液中的硝酸抑制氢化物发生，需脱硝。

适用范围 该法适用于生活饮用水、水源水、饮用纯净水、饮用天然矿泉水、食品、空气、生物材料、化妆品、土壤等样品中砷的测定。

石墨炉原子吸收分光光度法

含砷溶液在电热石墨管中被裂解成基态砷原子，砷基态原子吸收砷空心阴极灯辐射的 193.0nm 谱线，其吸收强度在一定条件下与样品砷含量成正比，标准曲线法定量。

操作步骤 以手动进样或自动进样装置将 $20\mu l$ 溶液注入原子吸收分光光度计的石墨管中进行测定，石墨炉升温程序：干燥温度 120℃，30 秒；灰化温度 400℃，20 秒；原子化温度 2400℃，3 秒，内气路停气。

注意事项 砷为易挥发元素，灰化温度过高可造成砷损失，使用二氯化钯等基体改进剂可提适当高灰化温度并能有效防止砷挥发损失。

适用范围 该法适用于生活饮用水、水源水、饮用纯净水、饮用天然矿泉水、食品、毛发、尿、粪便等生物材料样品中砷的测定。

液相色谱-原子荧光光谱法

样品中无机砷经 0.15mol/L 硝酸提取后，以液相色谱分离，分离后的目标化合物在酸性环境下与硼氢化钾（KBH_4）反应，生成气态砷化合物，以原子荧光光谱仪测定。保留时间定性，外标法定量。

操作步骤 分别吸取标准和试样溶液 $100\mu l$ 注入液相色谱-原子荧光光谱联用仪中，按推荐条件测定，得到色谱图，根据标准曲线得到试样溶液中 As^{3+} 与 As^{5+} 含量，As^{3+} 与 As^{5+} 含量的加和为总无机砷含量。液相色谱参考条件：①色谱柱，阴离子交换色谱柱，阴离子交换色谱保护柱。②流动相组成，A 为 1mmol/L 磷酸二氢铵溶液（pH 9.0）；B 为 20mmol/L 磷酸二氢铵溶液（pH 8.0）。流动相洗脱方式：梯度洗脱，0～8 分钟，流动相 A 100%；8～10 分钟，流动相 A 100%～0，流动相 B 0～100%；10～20 分钟，流动相 B 100%；20～22 分钟，流动相 A 0～100%，流动相 B 100%～0；22～32 分钟，流动相 A 100%；流动相流速 1.0ml/min；进样体积 $100\mu l$。原子荧光检测参考条件：负高压 320V，砷灯总电流 90mA，主电流/辅助电流 55/35；火焰原子化方式，原子化器温度，中温；载液 20%（V/V）HCl，流速 4ml/min；还原剂：3g/L 硼氢化钾溶液，流速 4ml/min；载气流速 400ml/min，辅助气流速 400ml/min。

适用范围 该法适用于稻米、水产动物、婴幼儿谷类辅助食品、婴幼儿罐装辅助食品中无机砷（包括砷酸盐及亚砷酸盐）含量的测定。

液相色谱-电感耦合等离子体质谱法

样品中无机砷经 0.15mol/L 硝酸提取后，以液相色谱分离，分离后的目标化合物经过雾化由载气送入电感耦合等离子体炬焰中，经过蒸发、解离、原子化、电离等过程，大部分转化为带正电荷的正离子，经离子采集系统进入质谱仪，质谱仪根据质荷比分离测定。以保留时间定性和质荷比定性，外标法定量。

用调谐液调整仪器各项指标，使仪器灵敏度、氧化物、双电荷、分辨率等各项指标达到测定要求。分别吸取标准系列溶液和试样溶液 $40\mu l$ 注入液相色谱-电感耦合等离子质谱联用仪，得到色谱图，以保留时间定性，色谱峰面积定量。液相色谱参考条件：①色谱柱，阴离子交换色谱分析柱，阴离子交换色谱保护柱。②流动相，5mmol/L 磷酸氢二铵溶液 + 10mmol/L 硝酸铵溶液（pH 9.2）；流动相流速 1.0ml/min，等度洗脱；进样体积 $50\mu l$。电感耦合等离子体质谱仪参考条件：RF 入射功率 1550W；载气为高纯氩气，载气流速 0.85L/min，补偿气 0.15L/min，泵速 0.3rps；检测质量数（m/z）= 75（As），m/z = 35（Cl）。

锌-硫酸系统新银盐分光光度法　在碘化钾、氯化亚锡、硫酸和锌的作用下，溶液中的砷被还原成 AsH_3，并与吸收溶液中的 Ag^+ 反应，在聚乙烯醇的保护下形成胶态银，溶液呈黄色，测定 400nm 波长处的吸光度值，一定条件下吸光度值与样品砷含量成正比，标准曲线法定量。

操作步骤　将空白、样品溶液和标准系列溶液分别置于砷化氢发生装置中，依次加硫酸溶液、碘化钾溶液、氯化亚锡溶液，混匀，放置 15 分钟，将已加有吸收溶液的吸收管与发生器连接好，迅速加锌粒并密塞，室温下反应，反应完成后测定吸收溶液的吸光度值。

样品处理　见氢化物发生-原子荧光光谱法。

注意事项　消解样品时应注意防止砷的挥发损失；残留在样品溶液中的硝酸抑制氢化物发生，需脱硝。汞、银、铬、钴等离子抑制砷化氢气体的生成产生负干扰，>0.1mg/L 的锑产生正干扰，测定时应注意减少这些干扰，用乙酸铅棉花可减少硫化物的干扰。

适用范围　见氢化物发生-原子荧光光谱法。

砷斑法　锌与酸作用产生新生态氢，在碘化钾和氯化亚锡存在下，五价砷还原成三价砷，三价砷与新生态氢生成砷化氢气体，通过用乙酸铅棉花去除硫化氢干扰，于溴化汞试纸上生成黄棕色斑点，比较砷斑颜色深浅定量。该法为半定量方法，可现场测定。

（张克荣）

péngjiǎnyàn
硼检验（determination of born）

饮用水、工作场所空气中硼含量的定量测定。单质硼（B）呈结晶和无定形状态，常温下不溶于水或乙醇，在高温的水蒸气中生成硼酸（H_3BO_3），也易被硝酸氧化成硼酸，与碱共熔生成硼酸盐；硼酸与含氧有机酸作用可形成有 4 个配位数的硼原子配合有机硼酸，与多元醇反应生成醇硼酸或糖硼酸，在水溶液中相当稳定。硼为动物必需元素，对人体有蓄积性毒性，进入人体的硼主要贮存在骨骼中，肾为主要排泄途径，血硼及尿硼含量测定对诊断有一定参考价值。硼酸和硼砂有抑菌、杀菌作用，为皮肤黏膜的消毒剂和食品防腐剂。中国规定生活饮用水的限量值为 0.5mg/L，饮用天然矿泉水为 30mg/L（按 H_3BO_3 计），工作场所空气中三氟化硼的最大允许浓度为 3mg/m³，乙硼烷的时间加权平均允许浓度为 0.1mg/m³。检验方法主要有分光光度法、电感耦合等离子体发射光谱法和电感耦合等离子体质谱法（见铝检验），见中国国家标准《生活饮用水标准检验方法　无机非金属指标》（GB/T 5750.5-2006）、《工作场所空气有毒物质测定　硼及其化合物》（GBZ/T 160.27-2004）、《生活饮用水标准检验方法　金属指标》（GB/T 5750.6-2006）。

甲亚胺-H 酸分光光度法　在 pH 5.6 的盐酸-乙酸铵缓冲溶液中，硼与甲亚胺-H 形成黄色配合物，最大吸收波长为 410～420nm，在一定条件下吸光度值与硼浓度成正比，标准曲线法定量。铜、铁、铝干扰测定，加乙二胺四乙酸二钠盐可减少铁、铝的干扰。适用于生活饮用水、水源水和饮用天然矿泉水中可溶性硼的测定。

苯羟乙酸分光光度法　用氢氧化钠溶液采集空气中三氟化硼，分解生成的硼酸与苯羟乙酸及孔雀绿反应生成配合物，经苯提取，测量 633nm 波长处的吸光度值，一定范围内吸光度值与样品硼含量成正比，标准曲线法定量。在吸收管前串联滤料采样夹可过滤除去空气样品中的含硼粉尘，平均采样效率为 96.8%。测定中应该注意将反应溶液控制在 pH 2.8～3.8，苯提取后应在 20 分钟内完成吸光度值测量。适用于工作场所空气中硼的测定。

（张克荣）

bèijiǎnyàn
钡检验（determination of barium）　饮用水、工作场所空气中钡含量的定量测定。单质钡（Ba）在潮湿空气中能自燃，与卤素和氧可直接反应，与水反应猛烈，加热下能与氢、硫、氮、碳作用，硫酸钡为难溶。钡离子可使蛋白变性，溶解性钡盐对人体有毒。中国规定生活饮用水的限量值为 0.7mg/L，工作场所空气中钡及其可溶性化合物时间加权平均允许浓度和短时间接触允许浓度分别为 0.5mg/m³ 和 1.5mg/m³，硫酸钡的时间加权平均允许浓度为 10mg/m³。检验方法有比浊法、分光光度法、石墨炉原子吸收分光光度法、电感耦合等离子体发射光谱法和电感耦合等离子体质谱法（见铝检验），见中国国家标准《工作场所空气有毒物质测定　钡及其化合物》（GBZ/T 160.2-2004）、《生活饮用水标准检验方法　金属指标》（GB/T 5750.6-2006）。

石墨炉原子吸收分光光度法　含钡溶液在电热石墨管中被裂解成基态钡原子，钡基态原子吸收钡空心阴极灯辐射的 553.6nm 谱线，其吸收强度在一定条件下与溶液中钡含量成正比，标准曲线法定量。该法适用于生活饮用水、水源水、饮用天然矿泉水中钡的测定。

二溴对甲基偶氮甲磺分光光度法　在酸性条件下，溶液中钡与二溴对甲基偶氮甲磺反应生成蓝色配合物，测量 630nm 波长处的吸光度值，一定条件下吸光度值与溶液中钡含量成正比，标准曲线法定量。用微孔滤膜采集空气中可溶性钡化合物，平均采样效率为 100%；以水洗脱采集在滤膜上的钡，平均洗脱效率为 96%。钙离子和铅离子干扰测定。适用于工作场所空气中可溶性钡化合物的测定。

（张克荣）

pǐjiǎnyàn

铍检验（determination of beryllium）　食品、饮用水、大气中铍含量的定量测定。铍（Be）的化学性质活泼，具两性，既能和稀酸又能与强碱反应；不溶于冷水，微溶于热水，溶于稀盐酸、稀硫酸和氢氧化钾溶液，也溶于冷浓硝酸。氧化物、卤化物呈共价性，化合物在水中易分解，形成聚合物及热稳定性的共价化合物。铍化合物对人体的毒性强，影响机体内多种酶的活性，具致癌性；食品、饮用水、大气为人体铍的主要来源，长期吸入氧化铍粉尘或金属铍粉尘可致慢性中毒；吸入的可溶性铍化合物主要蓄积于骨骼，不可溶性铍化合物则主要存留于上呼吸道、肺、支气管和肺淋巴结，吸入的铍主要经尿缓慢排出，食入的铍主要经粪便排出。监测水样中铍含量可判定是否符合中国卫生标准，监测工作场所空气中铍有利于了解作业人员的暴露水平。中国规定生活饮用水的限量值为 0.002mg/L，工作场所空气中铍及其化合物的时间加权平均允许浓度为 $0.0005mg/m^3$，短时间接触允许浓度为 $0.001mg/m^3$。检验方法主要有分光光度法、石墨炉原子吸收分光光度法、电感耦合等离子体发射光谱法和电感耦合等离子体质谱法（见铝检验），见中国国家标准《生活饮用水标准检验方法 金属指标》（GB/T 5750.6-2006）。

桑色素荧光分光光度法　在碱性溶液中铍与桑色素反应生成黄绿色荧光化合物，激发波长为 430nm，发射波长为 530nm，荧光强度在一定条件下与样品铍含量成正比，标准曲线法定量。低铍含量的水样可用萃取法富集：用四氯化碳萃取在 pH 5～8 下铍与乙酰丙酮形成的配合物，收集四氯化碳并用水浴蒸干，加适量盐酸溶液（1+11）溶解备用；用微孔滤膜采集空气中铍及其化合物，消解后制成样品溶液备用。在 0.08～0.12mol/L 氢氧化钠溶液中铍-桑色素配合物的荧光强度最大且最稳定。适用于生活饮用水、水源水和空气中铍的测定。

铝试剂分光光度法　在乙酸缓冲溶液中，铍与铝试剂生成红色染料，测定 515nm 波长处的吸光度值，在一定条件下吸光度值与样品铍含量成正比，标准曲线法定量。共存的多种金属离子可用乙二胺四乙酸掩蔽，必要时需对铜进行基体匹配校正。铝试剂别名玫红三羧酸铵、金红三甲酸铵、金精三羧酸铵，黄棕色或棕红色粉末，易溶于水，微溶于乙醇，几乎不溶于乙醚、丙酮和三氯甲烷。熔点 220～225℃（分解）。最大吸收波长 522nm。此法适用于生活饮用水及其水源水中铍的测定。

石墨炉原子吸收分光光度法　含铍溶液在电热石墨管中被裂解成基态铍原子，铍基态原子吸收铍空心阴极灯辐射的 234.9nm 谱线，其吸收强度在一定条件下与溶液中铍含量成正比，标准曲线法定量。此法适用于生活饮用水及其水源水中铍的测定。

（张克荣）

géjiǎnyàn

镉检验（determination of cadmium）　食品、饮用水、大气中镉含量的定量测定。单质镉（Cd）易溶于酸，不溶于水和碱；空气中稳定，加热可与大多数非金属反应；氧化态 Cd^{2+}，与氨、氰离子（CN^-）、氯离子（Cl^-）、碘离子（I^-）等形成配合离子，也可与二硫腙、吡咯烷二硫代氨基甲酸铵等形成有机配合物。镉为有毒元素，过量摄入或吸入可引起肾、肺、肝、骨、生殖效应及癌变。监测样品中镉含量有利于了解人体镉的暴露水平、摄入水平或体内蓄积情况。中国规定生活饮用水的限量值为 0.005mg/L；工作场所空气中镉及其化合物的时间加权平均允许浓度和短时间接触允许浓度分别为 $0.01mg/m^3$ 和 $0.02mg/m^3$；鱼类罐头（凤尾鱼和旗鱼罐头除外）、豆类、香菇和姬松茸除外的新鲜食用菌、叶菜蔬菜、芹菜、稻谷、糙米、大米为 0.2mg/kg，肉类（畜禽内脏除外）、肉制品（肝制品、肾制品除外）、鱼类、其他鱼类制品（凤尾鱼、旗鱼制品除外）、鱼类调味品为 0.1mg/kg，新鲜蔬菜（叶菜、豆类、块根和块茎、茎类蔬菜除外）、新鲜水果、蛋及蛋制品为 0.05mg/kg，矿泉水除外的包装饮用水为 0.005mg/L，矿泉水为 0.003mg/L。检验方法主要有石墨炉原子吸收分光光度法、火焰原子吸收分光光度法、原子荧光光谱法、电感耦合等离子体发射光谱法和电感耦合等离子体质谱法（见铝检验），见中国国家标准《生活饮用水标准检验方法 金属指标》（GB/T 5750.6-2006）、《食品安全国家标准 食品中镉的测定》（GB 5009.15-2014）、《工作场所空气有毒物质测定 镉及其化合物》（GBZ/T 160.5-2004）。

石墨炉原子吸收分光光度法

含镉溶液在电热石墨管中被裂解成基态镉原子，镉基态原子吸收镉空心阴极灯辐射的 228.8nm 谱线，其吸收强度在一定条件下与溶液中镉含量成正比，标准曲线法定量。

样品处理 清洁水样可直接测定，浑浊水样需消化；用微孔滤膜采集空气中镉及其化合物，消化处理滤膜制成样品溶液；食品、生物材料等样品可采用硝酸-高氯酸、硝酸-过氧化氢等体系湿法消解，也可用压力罐消解、微波消解或干灰化方式处理；土壤、沉积物等样品还可用酸浸提方式处理。

操作步骤 以手动进样或自动进样器将 20μl 溶液置于原子吸收分光光度计的石墨管中，测定波长 228.8nm 下的峰高或峰面积，计算回归方程和样品的含量。石墨炉升温程序，干燥温度 120℃，20 秒；灰化温度 350℃，15 ~ 20 秒；原子化温度 1700~2300℃，3~5 秒。

注意事项 样品处理过程中应注意防止镉的挥发损失。设置石墨炉升温程序应考虑到镉易挥发，宜使用比较低的灰化温度，使用基体改进剂可适当提高灰化温度。

适用范围 该法适用于生活饮用水、水源水、饮用纯净水、饮用矿泉水、食品、生物材料、空气、土壤和沉积物样品中镉的测定。

原子荧光光谱法 在酸性条件下，溶液中的 Cd^{2+} 与硼氢化钠（$NaBH_4$）或硼氢化钾（KBH_4）反应生成镉的挥发性物质，由载气带入石英原子化器裂解成镉基态原子，在特制镉空心阴极灯照射下产生原子荧光，其荧光强度一定条件下与样品镉含量成正比，标准曲线法定量。

火焰原子吸收分光光度法 溶液中的镉在乙炔-空气火焰中被裂解成基态镉原子，镉基态原子吸收镉空心阴极灯辐射的 228.8nm 谱线，其吸收强度一定条件下与溶液中镉含量成正比，标准曲线法定量。

（张克荣）

gèjiǎnyàn

铬检验（determination of chromium） 食品、饮用水、大气中铬含量的定量测定。单质铬（Cr）耐腐蚀，不溶于水，能溶于盐酸、氢溴酸、氢碘酸、硫酸和草酸，几乎不溶于硝酸，能与苛性碱、碳酸钾、碳酸钠作用。常见氧化态为 Cr^{3+} 和 Cr^{6+}，一定条件下两者可相互转换。铬为动物和人体必需元素，其生理功能和毒性与价态有关，三价为人体必需，缺乏可导致糖、脂肪或蛋白质代谢紊乱，六价有致癌性；单质铬和二价铬化合物基本无毒，三价毒性不大，六价毒性最强；铬化物可经消化道、呼吸道、皮肤进入人体，经短时间贮存后主要经肾排出，血铬、尿铬、发铬可作为判断环境污染危害的指标，监测样品中铬含量有利于了解人体铬的暴露水平、摄入水平或体内蓄积情况。中国规定生活饮用水中 Cr^{6+} 的限量值为 0.05mg/L；工作场所空气中三氧化铬、铬酸盐和重铬酸盐的时间加权平均允许浓度为 $0.05mg/m^3$；水产动物及其制品、乳粉的铬限量为 2.0mg/kg，肉及肉制品、豆类、谷物、谷物碾磨加工品为 1.0mg/kg，新鲜蔬菜 0.5mg/kg，生乳、巴氏杀菌乳、灭菌乳、调制乳、发酵乳为 0.3mg/kg。Cr^{6+} 检验方法有二苯碳酰二肼分光光度法，见中国国家标准《生活饮用水标准检验方法 金属指标》（GB/T 5750.6-2006）；总铬检验方法有石墨炉原子吸收分光光度法、火焰原子吸收分光光度法、电感耦合等离子体发射光谱法和电感耦合等离子体质谱法（见铝检验），见中国国家标准《食品安全国家标准 食品中铬的测定》（GB 5009.123-2014）、《工作场所空气有毒物质测定 铬及其化合物》（GBZ/T 160.7-2004）、GB/T 5750.6-2006。

二苯碳酰二肼分光光度法

在酸性溶液中，Cr^{6+} 与二苯碳酰二肼作用，生成紫红色配合物，测定 540nm 波长处的吸光度值，一定条件下吸光度值与溶液中 Cr^{6+} 含量成正比，标准曲线法定量。该法需仔细控制酸度，酸度过低，显色反应缓慢，酸度过高，颜色不稳定，适宜的酸度为 0.2mol/L，在该酸度下颜色可稳定 1.5 小时。颜色的稳定性与其温度有关，30 ~ 38℃，颜色只稳定 30 分钟。50 倍 Cr^{6+} 含量的铁、>200mg/L 的钼和汞干扰测定，10 倍 Cr^{6+} 含量的钒干扰测定，但显色 10 分钟后钒与试剂所显颜色全部消失。样品不经氧化处理测定，所得结果为 Cr^{6+} 含量，氧化后再测定，所得结果为总铬，两者之差可视为 Cr^{3+} 含量。该法适用于生活饮用水及其水源水中铬的测定。

石墨炉原子吸收分光光度法

含铬溶液在电热石墨管中被裂解成基态铬原子，铬基态原子吸收铬空心阴极灯辐射的 357.9nm 谱线，其吸收强度在一定条件下与溶液中的铬含量成正比，标准曲线法定量。该法测定的为总铬含量。清洁水样可以直接测定，浑浊水样需要消化；用微孔滤膜采集空气中铬及其化合物，消化处理滤膜制成样品溶液时需要控制消化温度≤200℃，平均消解回收率>95%；食品、生物材料、土壤和沉积物等样品需先消化后再制成样品溶液。该法适用于生活饮用水、水源水、饮用纯净水、饮用矿泉水、食品、生物材料、空气、土壤和沉积物样品中铬的测定。

火焰原子吸收分光光度法

含铬溶液在乙炔-空气火焰中被裂解成基态铬原子，铬基态原子吸收铬空心阴极灯辐射的 357.9nm 谱线，其吸收强度在一定条件下与溶液中铬含量成正比，标准曲线法定量。需使用富燃焰测定。该法测定的为总铬含量。适用于生活饮用水、水源水、饮用纯净水、饮用矿泉水、食品、生物材料、空气、土壤和沉积物样品中铬的测定。

(张克荣)

gǔjiǎnyàn

钴检验 (determination of cobalt)

食品、工作场所空气中钴含量的定量测定。单质钴（Co）常温下不与水和空气作用，赤热时能分解水放出氢气，加热与氧、硫、氯、溴反应剧烈；溶于稀盐酸、硫酸和硝酸，易被氨水和氢氧化钠侵蚀；常见氧化态为 Co^{3+} 和 Co^{2+}，可与氰离子（CN^-）等形成配合离子，前者的配位数为

6，后者为 4，形成配合离子的 Co^{2+} 很容易被氧化成 Co^{3+}。稳定核素为钴-59，钴-60 是经济的 γ 射线源。钴为动物和人体必需元素，是维生素 B_{12} 和核糖核酸还原酶的重要成分，钴缺乏可引起贫血、食欲缺乏等一系列不良反应，植物性食品是人获得钴的主要来源，钴易被人吸收，体内的钴主要经尿排出。中国规定工作场所空气中钴及其氧化物的时间加权平均允许浓度和短时间接触允许浓度分别为 0.05mg/m³ 和 0.1mg/m³。检验方法主要有石墨炉原子吸收分光光度法、火焰原子吸收分光光度法、电感耦合等离子体发射光谱法和电感耦合等离子体质谱法（见铝检验），见中国国家标准《生活饮用水标准检验方法 金属指标》（GB/T 5750.6-2006）、《工作场所空气中钴及其化合物的测定方法》（GBZ/T 160.8-2004）。

石墨炉原子吸收分光光度法

含钴溶液在电热石墨管中被裂解成基态钴原子，钴基态原子吸收钴空心阴极灯辐射的 240.7nm 谱线，其吸收强度在一定条件下与溶液中钴含量成正比，标准曲线法定量。清洁水样可直接测定，浑浊则需先消化处理；食品、生物材料、采集有空气样品的滤膜等需先消化后再制成样品溶液供测定用。适用于生活饮用水、水源水、食品、生物材料、空气等样品中钴的测定。

火焰原子吸收分光光度法

含钴溶液在乙炔-空气火焰中被裂解成钴基态原子，钴基态原子吸收钴空心阴极灯辐射的 240.7nm 谱线，其吸收强度在一定条件下与溶液中钴含量成正比，标准曲线法定量。

(张克荣)

tóngjiǎnyàn

铜检验 (determination of copper)

食品、饮用水、工作场所空气中铜含量的定量测定。单质铜（Cu）在干燥空气中稳定，空气中加热形成氧化物，在含 CO_2 的潮湿空气中形成铜绿；常温下与卤素反应缓慢，加热反应剧烈，与浓硫酸或浓硝酸反应；主要氧化态 Cu^+ 和 Cu^{2+}，Cu^{2+} 在水溶液中稳定；Cu^+ 和 Cu^{2+} 均可与配位体形成配位离子，常见配位数 4。铜为动物和人体必需元素，为铜蛋白的组成成分，几种氨基酸氧化酶的必需成分，人体缺乏铜可引起贫血、酶活性降低、肝硬化、冠心病、类风湿关节炎等病变，人体所需铜主要从食品获得，监测生活饮用水中铜含量可判断是否符合中国卫生标准，监测食品中铜有利于了解人体的摄入水平，监测血、尿等生物材料样品中铜有利于了解体内蓄积情况。中国规定生活饮用水的限量值为 1.0mg/L，工作场所空气中铜尘和铜烟的时间加权平均允许浓度分别为 1mg/m³ 和 0.2mg/m³。检验方法主要为火焰原子吸收分光光度法、石墨炉原子吸收分光光度法、电感耦合等离子体发射光谱法和电感耦合等离子体质谱法（见铝检验），见中国《食品安全国家标准 食品中铜的测定》（GB 5009.13-2017）、《生活饮用水标准检验方法 金属指标》（GB/T 5750.6-2006）、《工作场所空气有毒物质测定 铜及其化合物》（GBZ/T 160.9-2004）。

石墨炉原子吸收分光光度法

含铜溶液在电热石墨管中被裂解成基态铜原子，铜基态原子吸收铜空心阴极灯辐射的 324.7nm 谱线，其吸收强度在一定条件下与溶液中铜含量成正比，标准曲

线法定量。清洁水样可直接测定，浑浊水样需消化；食品、生物材料、采集有空气样品的滤膜、土壤和沉积物等样品需先消化后再制成样品溶液。适于生活饮用水、水源水、饮用纯净水、饮用天然矿泉水、食品、生物材料、空气、土壤和沉积物等样品中铜的测定。

萃取-火焰原子吸收分光光度法　在弱酸性条件下，水溶液中的金属离子与吡咯烷二硫代氨基甲酸铵（ammonium pyrrolidine dithiocarbamate，APDC）形成疏水性配合物，用戊酮-2萃取，有机相直接喷入乙炔-空气火焰中原子化，溶液中的金属化合物被裂解成相应的基态原子，基态原子吸收相应的空心阴极灯辐射出的谱线，其吸收强度在一定条件下与溶液中金属含量成正比，标准曲线法定量。

操作步骤　分液漏斗中加适量水样和一系列标准溶液，加酒石酸溶液，混匀，以溴酚蓝为指示剂滴加硝酸或氢氧化钠至蓝色变为黄色，加APDC和戊酮-2，震摇萃取，静置分层，有机相备用。按厂商推荐参数设置仪器，优化好测定条件，直接将有机相喷入空气-乙炔火焰中以测定各元素的分析信号，根据测得的信号计算回归方程和样品中各元素的含量。

注意事项　直接测定有机相应适当减少样品提升量；萃取操作也可在具塞比色管中进行。采用反萃取操作可增大富集倍数：加适量浓硝酸于有机相中，猛烈振摇并放置片刻，金属有机配合物被分解，再加适量水提取，金属离子重新被提取到水相中，测定水相中金属离子的含量。采用萃取-反萃取操作时有机相宜用三氯甲烷。

适用范围　该法适用于测定生活饮用水及其水源水中铜、铁、锰、锌、镉和铅含量低的样品，若取100ml水样萃取，则最低检测质量浓度铁、锰、铅为25μg/L，铜为7.5μg/L，镉为2.5μg/L。适宜测定范围依次为25～300μg/L，7.5～90μg/L，2.5～30μg/L。

巯基棉富集-火焰原子吸收分光光度法　溶液中的金属离子在乙炔-空气火焰中被裂解成相应的基态原子，基态原子吸收相应空心阴极灯辐射的特征谱线，其吸收强度在一定条件下与溶液中金属含量成正比，标准曲线法定量。pH 6.0～7.5的样品溶液以5.0ml/min流速流经装有0.1g巯基棉的分液滤斗，再以热盐酸洗脱，收集洗脱液备用。适用于生活饮用水及其水源水中痕量铅、镉、铜等金属离子的测定，若取500ml水样富集，则最低检测质量浓度铅和铜为4μg/L，镉为0.4μg/L。

（张克荣）

fújiǎnyàn

氟检验（determination of fluoride）　食品、饮用水、大气中氟含量的定量测定。氟气呈淡黄色，具辛辣味，腐蚀性极强；氟（F）是最活泼的非金属元素，氧化力极强，能与所有非金属和金属元素发生猛烈反应，氧化态为F^-，配位能力极强，与多种金属离子形成配合离子，为分析化学中常用的掩蔽剂。氟为动物和人体必需微量元素，正常成年人体中含2～3g，可从食物、水、空气中摄取，主要经呼吸道和胃肠道进入人体并经肾排出，人体每日摄入4mg以上会造成中毒，摄取过多或不足均可导致多种疾病。监测样品中氟含量有利于了解人体氟的暴露水平、摄入水平或体内蓄积情况。中国规定生活饮用水的

限量值为1.0mg/L，饮用天然矿泉水限量值为<2.00mg/L，工作场所空气中氟化氢的最高允许浓度为2mg/m³，除氟化氢外氟化物的时间加权平均允许浓度为2mg/m³，羰基氟的时间加权平均允许浓度和短时间接触浓度分别为5mg/m³和10mg/m³。检验方法主要有离子色谱法、离子选择电极法和分光光度法，见中国国家标准《生活饮用水标准检验方法　无机非金属指标》（GB/T 5750.5-2006）、《食品中氟的测定》（GB/T 5009.18-2003）、《工作场所空气有毒物质测定　氟化物》（GBZ/T 160.36-2004）。

离子色谱法　溶液中待测阴离子随碳酸盐-重碳酸盐淋洗液进入由保护柱和分离柱组成的离子交换柱系统，根据分离柱对各阴离子不同的亲和度进行分离，已分离的阴离子流经阳离子交换柱或抑制器系统转换成具高电导度的强酸，淋洗液则转变为弱电导度碳酸，由电导检测器检测各阴离子的电导率，以相对保留时间定性，一定条件下峰高或峰面积与溶液中待测离子含量成正比，标准曲线法定量。

样品处理　水样经0.2μm滤膜过滤除去浑浊物质，硬度高的水样可先过阳离子交换树脂柱后再用0.2μm滤膜过滤，含有机物的水样可先经过C_{18}柱过滤除去，也可用蒸馏法分离出氟后再测定；食品、生物材料、化妆品等多以蒸馏法分离出氟后再测定；工作场所空气样品则用浸渍玻璃纤维滤纸采集，若需分别测定氟化氢和氟化物，采样时，前一张用玻璃纤维滤纸采集氟化物，后一张用浸渍滤纸采集氟化氢；用水提取土壤样品所得的结果为总溶解性氟，先加适量氢氧化钠（NaOH）固体600℃熔融30分

钟，再加浓盐酸调节至 pH 8~9，所得到的结果为总氟。

操作步骤 参照使用说明书调节洗液和再生液流速，使仪器达到平衡并指示稳定的基线，选择适当量程，依次将标准和样品溶液注入进样系统，记录峰高或峰面积，计算回归方程和样品含量。

注意事项 样品溶液必须用 $0.2\mu m$ 滤膜过滤以防止堵塞保护柱和分离柱系统；防止纯水、器皿和样品处理操作引入的沾污以确保测定结果的准确性；高浓度钙、镁离子在碳酸盐淋洗液中沉淀，应先经过强酸性阳离子交换树脂柱；一种阴离子浓度过高影响其他被测离子，适当稀释可减少这种干扰；标准加入法可减少小分子量有机酸的干扰。

适用范围 该法可同时测定 F^-、Cl^-、NO_3^-、SO_4^{2-}，可同时测定空气中的氟化氢、盐酸和硫酸。适用于生活饮用水、水源水、饮用纯净水、饮用天然矿泉水、食品、生物材料、空气、化妆品、土壤和沉积物等样品中氟的测定。

离子选择电极法 氟化镧单晶对 F^- 有选择性，在氟化镧电极膜两侧的不同 F^- 浓度溶液之间有电位差，该电位差为膜电位，膜电位与 F^- 的活度有关。由氟化镧组成的氟电极与饱和甘汞电极构成一对原电池，利用电动势与离子活度对数值呈直线关系，通过测定电动势直接求出 F^- 浓度。

操作步骤 将适量水样与标准系列置于一系列烧杯中，加总离子强度缓冲液，加电磁搅拌子于电磁搅拌器上搅拌水溶液，插入氟离子电极和甘汞电极，搅拌下读取平衡电位值。以电位值（mV）为纵轴，氟化物活度为横轴，在半对数纸上绘制标准曲线，

在标准曲线上查出样品溶液中氟化物的质量浓度。

注意事项 该法特异，OH^- 干扰测定，需控制测定溶液在 pH 5.5~6.5；理论上 F^- 活度变化 10 倍电动势变化 59.1mv，但各氟电极的性能有差异，应检查氟电极的斜率并用标准加入法定量。

适用范围 该法适用于测定生活饮用水、水源水、饮用纯净水、饮用天然矿泉水、食品、生物材料、空气、化妆品、土壤和沉积物等样品中氟的测定。

氟试剂分光光度法 F^- 与氟试剂和硝酸镧反应生成蓝色配合物，测定 620nm 的吸光度值，一定条件下吸光度值与 F^- 浓度成正比，标准曲线法定量。氟试剂与 F^- 和镧离子（La^{3+}）形成 $1:1:1$ 三元配合物。蓝色三元配合物颜色随 pH 增大而变深，样品溶液和标准系列溶液需要控制在 pH 4.1~4.6，pH 4.5 下有色物可稳定 24 小时，也可以采用双波长分光光度法减少试剂背景的干扰。氟试剂又称茜素络合酮，化学名 1,2-二羟基蒽醌-3-甲基-N,N-二乙酸，橙色固体粉末，微溶于水，水溶液的颜色随 pH 值改变，pH 4.3 为黄色，pH 6~10 为红色，pH>13 为蓝色。

锆盐茜素比色法 在酸性溶液中茜素磺酸钠与锆盐形成红色络合物，当有 F^- 存在时，形成无色的氟化锆而使溶液褪色，用目视法与标准系列比较定量。该法只适合测定清洁和干扰物少的水样，若干扰物质超过下列含量（mg/L）必须先进行蒸馏处理：氯化物 500，硫酸盐 200，磷酸盐 1.0，铝 0.1，铁 2.0，浑浊度 25NTU（散射浊度单位），色度 25 色度单位。

（张克荣）

tiějiǎnyàn

铁检验（determination of iron）

食品、饮用水中铁含量的定量测定。单质铁（Fe）化学性质活泼，易氧化，潮湿空气中生成 Fe_3O_4，可从金、铂、银、汞、铋、锡、镍或铜等离子溶液中将其还原成单质。常见氧化态 Fe^{2+} 和 Fe^{3+}，在碱性溶液中 Fe^{2+} 易被氧化成 Fe^{3+}。Fe^{2+} 和 Fe^{3+} 可与多种配位体形成稳定的配位离子，分析测定中常利用该性质将其掩蔽以减少干扰作用。单质铁可与一氧化碳形成羰基铁。铁为动物和人体必需元素，为血红蛋白、肌红蛋白的必要成分，也是细胞色素酶等多种酶的活性部分，铁缺乏可发生缺铁性贫血，食物为人体铁的主要来源，监测食品和水中铁含量有利于了解人体铁的摄入水平。中国规定生活饮用水的限量值为 0.3mg/L。检验方法主要为火焰原子吸收分光光度法、石墨炉原子吸收分光光度法、分光光度法、电感耦合等离子体发射光谱法和电感耦合等离子体质谱法（见铝检验），见中国国家标准《生活饮用水标准检验方法 金属指标》（GB/T 5750.6-2006）、《食品安全国家标准 食品中铁的测定》（GB 5009.90-2016）。

二氮杂菲分光光度法 在 pH 3~9 条件下，Fe^{2+} 与二氮杂菲形成稳定的橙色配合物，测定 510nm 波长处的吸光度值，一定条件下吸光度值与溶液中铁含量成正比，标准曲线法定量。测定时先对水样加酸煮沸，既可加速难溶铁盐溶解，又可减少氰化物、亚硝酸盐、磷酸盐的干扰；加入盐酸羟胺可将高铁还原成亚铁，同时减缓氧化剂的干扰。水样过滤后不加盐酸羟胺测定，此结果为溶解性铁含量，先加酸煮沸，再加

盐酸羟胺还原，测定结果为总铁含量。应注意消除>5mg/L的钴和铜、>2mg/L的镍和10倍铁含量的锌的干扰。适用于生活饮用水及其水源水中铁的测定。

火焰原子吸收分光光度法
含铁溶液在乙炔-空气火焰中被裂解成基态铁原子，铁基态原子吸收铁空心阴极灯辐射的248.3nm谱线，其吸收强度在一定条件下与溶液中铁含量成正比，标准曲线法定量。适用于生活饮用水、水源水、饮用纯净水、饮用天然矿泉水、食品、生物材料、空气、土壤等样品中总铁的测定。

石墨炉原子吸收分光光度法
含铁溶液在电热石墨管中被裂解成基态铁原子，铁基态原子吸收铁空心阴极灯辐射的248.3nm谱线，其吸收强度在一定条件下与溶液中铁含量成正比，标准曲线法定量。适用于生活饮用水、水源水、饮用纯净水、饮用天然矿泉水、食品、生物材料、空气、土壤等样品中总铁的测定。

（张克荣）

zhějiǎnyàn
锗检验（determination of germanium）
食品、药材、尿样品中锗含量的定量测定。单质锗（Ge）粉末状呈暗蓝色，结晶状为银白色，化学性质稳定，常温下不与空气或水蒸气作用，高温下很快生成二氧化锗；不溶于水、盐酸、稀苛性碱溶液，溶于王水、浓硝酸或硫酸、熔融的碱、过氧化碱、硝酸盐或碳酸盐，氧化态为Ge^{2+}和Ge^{4+}，其中Ge^{4+}比Ge^{2+}稳定。能形成众多有机锗化合物，所含的Ge-O键有促进机体氧化而清除废物的功能，如赖氨酸锗氧化物、氨基酸锗氧化物、Ge-132，它们水溶性高，生物活性强，人体主要经消化道吸收并经肾排出，

无明显蓄积作用，监测食品、尿等样品中锗有利于了解人体摄入和代谢情况。检验方法主要有分光光度法、石墨炉原子吸收分光光度法、氢化物发生-原子荧光光谱法等，见中国国家标准《食品中锗的测定》（GB/T 5009.151-2003）。分光光度法多采用苯基荧光酮显色体系，也可用罗丹明B等碱性染料与表面活性剂结合，生成离子缔合物进行水相比色。

氢化物发生-原子荧光光谱法
含锗溶液在酸介质中与硼氢化钠或硼氢化钾反应生成锗化氢，由载气送入原子化器原子化，在特制锗空心阴极灯照射下基态锗原子被激发至高能态，去活化回到基态时辐射出特征谱线，一定条件下荧光强度与溶液中锗含量成正比，标准曲线法定量。

样品处理 食品、生物材料等样品可采用湿消化法处理；低锗含量样品需进行分离富集，溶剂萃取应用最普遍，也可采用微孔滤膜或壳聚糖及其衍生物吸附富集；若需测定有机锗，可利用锗氯化物的挥发性，在盐酸介质中加热样品使无机锗蒸发分离，再消解样品测定有机锗，也可用带—COOH的阴离子树脂吸附有机锗，氢氧化钠洗脱，硝酸-硫酸消解后测定。

操作步骤 设定好仪器测定条件并将炉温升至所需温度，稳定10~20分钟后分别测量空白、标准系列和样品溶液的荧光强度，根据测定结果计算回归方程和样品锗含量。

注意事项 消化处理时应意防止锗氯化物的挥发损失。

适用范围 适用于食品、生物材料等样品中锗的测定。

石墨炉原子吸收分光光度法
含锗溶液在电热石墨管中被裂

解成基态锗原子，锗基态原子吸收锗空心阴极灯发射的265.2nm谱线，其吸收强度在一定条件下与溶液中锗含量成正比，标准曲线法定量。使用氯化钯或硝酸镍基体改进剂可提高灰化温度并减少锗的挥发损失。

苯基荧光酮分光光度法 样品溶液中的锗与苯基荧光酮发生显色反应，测定512nm波长处的吸光度值，一定条件下吸光度值与溶液中锗含量成正比，标准曲线法定量。可用于食品、生物材料、药材等样品中锗的测定。

（张克荣）

gǒngjiǎnyàn
汞检验（determination of mercury）
食品、饮用水、大气中汞含量的定量测定。汞（Hg）又称水银，是唯一在室温下呈液态并易流动的金属，银白色，易蒸发，单质汞不溶于水，能溶于类脂质，易溶于硝酸，在空气中不易被氧化，加热至沸可与氧缓慢作用，与多种金属形成汞齐。主要氧化态为Hg^{1+}和Hg^{2+}，可与多数无机离子反应生成沉淀或配合物。甲基汞、乙基汞、氯化甲基汞、氯化乙基汞和乙酸苯汞等为重要有机汞。汞为有毒元素，毒性与形态有关，有机汞大于无机汞，烷基汞大于离子汞。监测样品中汞含量有利于了解人体汞的暴露水平和体内蓄积情况。中国规定生活饮用水的限量值为0.001mg/L；在工作场所空气中，金属汞蒸气和有机汞化合物的时间加权平均允许浓度分别为0.02mg/m^{3}和0.01mg/m^3，短时间接触允许浓度分别为0.04mg/m^{3}和0.03mg/m^3，氯化汞的时间加权平均允许浓度为0.025mg/m^3；食用菌及其制品、食用盐中总汞为0.1mg/kg，肉类、鲜蛋中总汞为0.05mg/kg，

稻谷、大米、玉米、小麦、婴幼儿罐装辅助食品等中总汞为 0.02mg/kg，乳类、新鲜蔬菜中总汞为 0.01mg/kg，矿泉水中总汞为 0.001mg/L，肉食性鱼类及其制品甲基汞为 1.0mg/kg，水产动物及其制品（肉食性鱼类及其制品除外）中甲基汞为 0.5mg/kg。总汞的检验方法主要有原子荧光光谱法、冷原子吸收光谱法、电感耦合等离子体质谱法（见铝检验），甲基汞分离后可用气相色谱测定，分别见中国国家标准《生活饮用水标准检验方法 金属指标》（GB/T 5750.6-2006）、《食品安全国家标准 食品中总汞及有机汞的测定》（GB 5009.17-2014）、《工作场所空气中汞及其化合物的测定方法》（GBZ/T 160.14-2004）。

原子荧光光谱法 溶液中的 Hg^{2+} 在酸性介质中与硼氢化钠（$NaBH_4$）或硼氢化钾（KBH_4）作用被还原成单质汞，由载气氩气送入原子化器，在特制汞空心阴极灯照射下，汞基态原子被激发到高能态，从高能态回到基态并以光辐射形式释放能量，产生特征波长的荧光，在一定条件下荧光强度与溶液中汞含量成正比，标准曲线法定量。

样品处理 清洁水样酸化后可直接测定，否则需先消化处理；粮食、豆类、蔬菜、水果、瘦肉类、鱼类、蛋类、乳及乳制品等样品可用高压消解法处理；食品、生物材料、采集有空气样品的滤膜、化妆品等可用湿消化法或微波消解法处理；土壤、沉积物等泥土样品可采用酸浸提方式处理。

操作步骤 按厂商推荐参数设置仪器，调节至最佳工作状态，依次测定空白、标准系列和样品溶液，记录分析信号，计算回归方程和样品汞含量。

注意事项 注意防止汞的挥发损失，残留的硝酸干扰测定，需进行脱硝处理。

适用范围 该法适用于生活饮用水、水源水、饮用纯净水、饮用天然矿泉水、食品、生物材料、空气、化妆品、土壤等样品中汞的测定。

冷原子吸收光谱法 在酸性介质中汞离子被氯化亚锡转化成元素态汞，用载气送入原子吸收仪光路中，汞蒸气吸收汞空心阴极灯发射的 253.7nm 谱线，其吸收强度在一定条件下与溶液中汞含量成正比，标准曲线法定量。适用于生活饮用水、水源水、饮用纯净水、饮用天然矿泉水、食品、生物材料、空气、化妆品、土壤等样品中汞的测定。

酸提取巯基棉分离-气相色谱法 试样中的甲基汞，用氯化钠研磨后加含 Cu^{2+} 的盐酸（1+11），（Cu^{2+} 与组织中结合的甲基汞交换）完全萃取后，经离心或过滤，将上清液调至 pH 3.0～3.5，巯基棉吸附，再用盐酸（1+5）洗脱，以甲苯萃取甲基汞，用带电子捕获检测器的气相色谱仪分析。镍-63 电子捕获检测器：柱温 185℃，检测器温度 260℃，汽化室温度 215℃；氚源电子捕获检测器：柱温 185℃，检测器温度 190℃，气化室温度 185℃。适用于水产品中甲基汞的测定。

（张克荣）

diǎnjiǎnyàn

碘检验（determination of iodine） 食品、饮用水、大气中碘含量的定量测定。碘（I）为紫黑色晶体，具金属光泽，易升华，难溶于水，易溶于乙醚、乙醇、三氯甲烷等有机溶剂，也溶于碘化氢（HI）和碘化钾（KI）溶液。可与大部分元素直接化合，单质碘

遇淀粉变蓝色。氧化态为 I^-、I^+、I^{3+}、I^{5+} 和 I^{7+} 价。碘为动物和人体必需元素，通过形成甲状腺素发挥生物作用，碘缺乏可导致一系列生化紊乱及生理功能异常。监测样品中碘含量有利于了解人体碘的暴露水平、摄入水平或体内蓄积情况。中国规定饮用天然矿泉水限量值为<0.50mg/L，工作场所空气中最高允许浓度为 $1mg/m^3$，三碘甲烷和碘甲烷的时间加权平均允许浓度均为 $10mg/m^3$。检验方法主要有分光光度法、气相色谱法、电感耦合等离子体质谱法（见铝检验），见中国国家标准《生活饮用水标准检验方法 无机非金属指标》（GB/T 5750.5-2006）。

三氯甲烷萃取分光光度法 在碱性条件下灰化，样品中碘生成碘化物，在酸性条件下碘化物被重铬酸钾氧化成单质碘，用三氯甲烷萃取碘，测定有机相 510nm 波长处的吸光度值，在一定条件下吸光度值与溶液中碘含量成正比，标准曲线法定量。

砷铈催化分光光度法 在酸性条件下，亚砷酸（H_3AsO_3）与硫酸铈[$Ce(SO_4)_2$]发生缓慢的氧化还原反应，I^- 可催化加速该反应，反应中黄色的 Ce^{4+} 被还原成无色的 Ce^{3+}，反应速度随 I^- 含量增高而加快，剩余 Ce^{4+} 越少，在单位时间内被还原 Ce^{4+} 的量与 I^- 成正比，控制反应温度和时间，测定体系 405nm 波长处的吸光度值，标准曲线法定量。方法最低检测质量 1ng（以 I^- 计），线性范围 0.1～300μg/L。应严格控制反应温度和时间。

高浓度碘化物分光光度法 在酸性溶液中 I^- 被溴水氧化成碘酸盐，过量的溴用甲酸钠除去，在酸性溶液中加热使剩余的甲酸

钠转化成甲酸挥发溢出，冷却后加 KI 析出单质碘，再与淀粉生成蓝紫色复合物，测定 570nm 波长处的吸光度值，一定条件下吸光度值与溶液中碘含量成正比，标准曲线法定量。本法的最低检测质量为 0.5μg（以 I⁻ 计），若取 10ml 水样测定，最低检测质量浓度为 0.05mg/L。适用于生活饮用水及其水源水中高浓度碘化物的测定，大量的氟化物、氯化物、溴化物和硫酸盐不干扰测定，加磷酸可消除铁离子干扰。

顶空气相色谱法 在 70℃ 条件下，样品溶液中的 I⁻ 与硫酸二甲酯发生甲基化反应，生成碘甲烷，用气相色谱柱分离，电子捕获检测器测定，在一定条件下碘甲烷的色谱峰高与样品 I⁻ 含量成正比，标准曲线法定量。

（张克荣）

jiǎjiǎnyàn

钾检验（determination of potassium） 食品、饮用水、工作场所空气中钾含量的定量测定。钾（K）的化学性质活泼，与水甚至与冰可发生剧烈反应。土壤的水溶性钾易为植物吸收利用，称为速效钾；不能被中性盐在短时间内浸提出的钾称为缓效钾，又称非交换性钾。钾为动物和人体必需元素，对维持机体的正常功能非常重要，与钠一起调节身体的电解质平衡，钾水平偏低可损害细胞活动。中国规定工作场所空气中氢氧化钾的时间加权平均与浓度为 2mg/m³。检验方法主要有火焰原子发射光谱法、火焰原子吸收分光光度法、离子色谱法（见钠检验）、电感耦合等离子体发射光谱法和电感耦合等离子体质谱法（见铝检验），见中国《食品安全国家标准 食品中钾、钠的测定》（GB 5009.91-2017）、

《生活饮用水标准检验方法 金属指标》（GB/T 5750.6-2006）、《工作场所空气中钾及其化合物的测定方法》（GBZ/T 160.17-2004）。

火焰原子发射光谱法 溶液中的钾、钠、锂在乙炔-空气火焰中被裂解并激发成相应的激发态原子，激发态原子去活化回到基态时分别辐射出特征谱线，一定条件下发射强度与溶液中元素含量成正比，标准曲线法定量。

样品处理 清洁水样可直接测定，水中颗粒物可过滤或离心除去；食品、生物材料、采集有空气样品的滤膜需消化处理制成样品溶液供测定；以 1mol/L 乙酸铵等中性溶液浸提土壤样品所得的钾为速效钾，适当提高浸提液温度可加速提取效率；土壤样品经氢氟酸-高氯酸消煮后以盐酸溶解残渣，所得结果为总钾。

操作步骤 按厂商推荐参数设置仪器，将仪器置于原子发射档，确定检测波长，钾、钠、锂的灵敏线依次为 766.5nm、589.0nm、670.8nm，用一定浓度的标准调整发射强度 100，依次测定空白、标准系列、样品溶液的发射强度，计算回归方程和样品中各元素的含量。

注意事项 为易电离元素，必要时可加消电离剂。

适用范围 该法适用于生活饮用水、水源水、饮用纯净水、饮用天然矿泉水、食品、生物材料、空气、土壤等样品中钾、钠、锂的测定。

火焰原子吸收分光光度法 含钠、钾、锂的溶液在空气-乙炔火焰中被裂解成相应的基态原子，吸收钠、钾或锂空心阴极灯辐射的谱线，其吸收强度在一定条件下与溶液中钠、钾或锂含量成正比，标准曲线法定量。宜用

贫燃焰测定，必要时可加消电离剂。高钠、钾含量的样品可采用它们的次灵敏线钠 303.3nm、钾 404.4nm 测定。适用于生活饮用水、水源水、饮用纯净水、饮用天然矿泉水、食品、生物材料、空气、土壤等样品中钾、钠、锂的测定。

（张克荣）

nàjiǎnyàn

钠检验（determination of sodium） 食品、饮用水、工作场所空气中钠含量的定量测定。钠（Na）的化学性质活泼，与水反应猛烈，可与钾、锡、锑等成合金，与汞反应生成汞齐，它是一种活泼的还原剂。钠为动物和人体必需元素，维持体液的渗透压和酸碱平衡和参与新陈代谢等生理活动。中国规定生活饮用水的限量值为 200mg/L，工作场所空气中氢氧化钠的时间加权平均允许浓度为 2mg/m³。检验方法主要有火焰原子发射光谱法和火焰原子吸收分光光度法（见钾检验）、离子色谱法、电感耦合等离子体发射光谱法和电感耦合等离子体质谱法（见铝检验），见中国《食品安全国家标准 食品中钾、钠的测定》（GB 5009.91-2017）、《生活饮用水标准检验方法 金属指标》（GB/T 5750.6-2006）、《工作场所空气中钠及其化合物的测定方法》（GBZ/T 160.18-2004）。

离子色谱法简述如下。①原理：溶液中的锂离子（Li⁺）、钠离子（Na⁺）、铵根离子（NH₄⁺）、钾离子（K⁺）、镁离子（Mg²⁺）和钙离子（Ca²⁺）随盐酸淋洗液进入阳离子分离柱，根据离子交换树脂对各阳离子不同亲和程度进行分离。经分离后的组分流经抑制系统，将强电解质的淋洗液转化成弱电解质溶液，降低了背景电导。

流经电导检测系统，测量各离子组分的电导率。以相对保留时间定性，峰面积定量。②操作步骤：按照仪器说明书开启仪器，调节淋洗液和再生液流速，使仪器达到平衡并指示稳定的基线，选择适宜量程，依次测定空白、标准系列、样品溶液的峰高或峰面积，计算回归方程和样品中各离子的含量。③注意事项：溶液需要用 $0.2\mu m$ 滤膜过滤。电导检测器的测量量程为 $3\sim300\mu S$，可以达到的线性范围分别为 Li^+ $0.02\sim27mg/L$，Na^+ $0.06\sim90mg/L$，K^+ $0.16\sim225mg/L$；$10\sim300\mu S$ 为 Mg^{2+} $1.2\sim35mg/L$，Ca^{2+} $1.7\sim360mg/L$。④适用范围：适用于生活饮用水、水源水、饮用纯净水、饮用天然矿泉水、空气等样品的测定。

(张克荣)

gàijiǎnyàn

钙检验（determination of calcium） 食品、饮用水中钙含量的定量测定。单质钙（Ca）在空气中与氧和氮缓慢作用，与冷水作用缓慢，与热水反应剧烈，与卤族元素直接反应，加热下与硫、碳反应。氧化态为 Ca^{2+}。钙为动物和人体必需元素，是骨骼与牙齿的主要组成成分，参与细胞分裂、增殖等重要生理功能。中国规定工作场所空气中氧化钙和氢氧化钙的时间加权平均允许浓度分别为 $2mg/m^3$ 和 $1mg/m^3$。中国营养学会建议的正常人钙的摄入量，儿童为 $800\sim1200mg$，少年为 $1000\sim1200mg$，成年人为 $800mg$，老年人为 $800mg$，特殊人群（孕妇）为 $1500mg$。首选火焰原子吸收分光光度法，见中国《食品安全国家标准 食品中钙的测定》（GB 5009.92-2016）、《工作场所空气中钙及其化合物的测定方法》（GBZ/T 160.6-2004）；也可用电感耦合等离子体发射光谱法和电感耦合等离子体质谱法（见铝检验）、离子色谱法（见钠检验），高含量钙还可采用乙二胺四乙酸二钠滴定法测定。

火焰原子吸收分光光度法：含钙溶液在乙炔-空气火焰中被裂解成基态钙原子，钙基态原子吸收钙空心阴极灯辐射的 $422.7nm$ 谱线，其吸收强度在一定条件下与溶液中钙含量成正比，标准曲线法定量。用微孔滤膜采集空气中的钙及其化合物，消解后制成样品溶液备用；清洁水样可直接测定，浑浊水样需先消化；食品、生物材料等样品可用湿消化、干灰化等方式制成样品溶液供测定用。测定时应使用富燃焰，用镧盐或乙二胺四乙酸二钠盐可减少共存离子的干扰。适用于生活饮用水、水源水、饮用纯净水、食品、空气、生物材料样品中钙的测定。

(张克荣)

lǐjiǎnyàn

锂检验（determination of lithium） 饮用水、工作场所空气、血样中锂含量的定量测定。锂（Li）易与氧、氮、硫等化合，可溶于液氨，在室温下与水反应慢，其弱酸盐均难溶于水，LiCl 易溶于有机溶剂。锂对人体有一定生理作用，可调节中枢神经活动和改善造血功能，口服过多的锂盐可出现共济失调、意识模糊、精神错乱等，严重时可致死亡，血锂为锂治疗者需经常监测的指标。中国规定饮用天然矿泉水限量值为 $<5.0mg/L$，工作场所空气中氢化锂的时间加权平均允许浓度和短时间接触允许浓度分别为 $0.025mg/m^3$ 和 $0.05mg/m^3$。检验方法主要有火焰原子发射光谱法和火焰原子吸收分光光度法（见钾检验）、离子色谱法（见钠检验）、电感耦合等离子体发射光谱法和电感耦合等离子体质谱法（见铝检验），见中国国家标准《生活饮用水标准检验方法 金属指标》（GB/T 5750.6-2006）。

(张克荣)

měijiǎnyàn

镁检验（determination of magnesium） 食品、饮用水、工作场所空气中镁含量的定量测定。镁（Mg）能与大多数非金属和酸反应，可与多种配位体形成配位离子，氧化态为 Mg^{2+}。镁为动物和人体必需元素，参与蛋白质合成、神经传导、肌肉收缩、体温调节、维持细胞完整及能量代谢等活动，镁缺乏可引起一系列病症，人体血镁水平若突然下降可致心律失常或痉挛、免疫力下降。中国规定工作场所空气中氧化镁烟的时间加权平均允许浓度为 $10mg/m^3$。检验方法主要有火焰原子吸收分光光度法、石墨炉原子吸收分光光度法、离子色谱法（见钠检验）、电感耦合等离子体发射光谱法和电感耦合等离子体质谱法（见铝检验），见中国《食品安全国家标准 食品中镁的测定》（GB 5009.241-2017）、《工作场所空气有毒物质测定 镁及其化合物》（GBZ/T 160.12-2004）、《生活饮用水标准检验方法 金属指标》（GB/T 5750.6-2006）。

火焰原子吸收分光光度法 溶液中镁在乙炔-空气火焰中被裂解成基态镁原子，镁基态原子吸收镁空心阴极灯辐射的 $285.2nm$ 谱线，其吸收强度在一定条件下与溶液中镁含量成正比，标准曲线法定量。适用于生活饮用水、水源水、饮用纯净水、天然矿泉水、食品、生物材料、空气、土壤等样品中镁的测定。

石墨炉原子吸收分光光度法

溶液中镁在电热石墨管中被裂解成基态镁原子，镁基态原子吸收镁空心阴极灯辐射的 285.2nm 谱线，其吸收强度在一定条件下与溶液中镁含量成正比，标准曲线法定量。适用于生活饮用水、水源水、饮用纯净水、天然矿泉水、食品、生物材料、空气、土壤等样品中镁的测定。

（张克荣）

mǎngjiǎnyàn

锰检验（determination of manganese） 食品、饮用水、大气中锰含量的定量测定。单质锰（Mn）易溶于稀酸中生成 Mn^{2+}，与水缓慢反应生成 $Mn(OH)_2$，Mn^{2+} 易被空气氧化，在酸性或中性溶液中比在碱性溶液中稳定。常见的氧化态为 Mn^{2+}、Mn^{4+}、Mn^{6+}、Mn^{7+}，高氧化态多以含氧阴离子形式存在。锰为动物和人体必需微量元素，为若干酶的活性基团或激活剂，在葡萄糖、脂肪氧化磷酸化及其他基础生化中起重要作用，监测样品中锰含量有利于了解人体锰的暴露水平、摄入水平或体内蓄积情况。中国规定生活饮用水的限量值为 0.1mg/L，工作场所空气中锰及其无机化合物（以二氧化锰计）的时间加权平均允许浓度为 0.15mg/m^3。检验方法主要为分光光度法、原子吸收分光光度法、电感耦合等离子体发射光谱法和电感耦合等离子体质谱法（见铝检验），见中国国家标准《生活饮用水标准检验方法 金属指标》（GB/T 5750.6-2006）、《工作场所空气有毒物质测定 锰及其化合物》（GBZ/T 160.13-2004）、《食品安全国家标准 食品中锰的测定》（GB 5009.242-2017）。分光

光度法主要是利用高锰酸盐特有的紫红色定量。

火焰原子吸收分光光度法

溶液中锰在乙炔-空气火焰中被裂解成基态锰原子，锰基态原子吸收锰空心阴极灯辐射的 279.5nm 谱线，其吸收强度在一定条件下与溶液中锰含量成正比，标准曲线法定量。

样品处理 清洁水样可直接测定，否则需先消化处理；食品、生物材料、采集有空气样品的滤膜、沉积物、土壤等样品可用湿消化法、干灰化法等方式处理。

适用范围 该法适用于生活饮用水、水源水、饮用纯净水、天然矿泉水、食品、生物材料、空气、土壤等样品中锰的测定。

石墨炉原子吸收分光光度法

溶液中锰在电热石墨管中被裂解成基态锰原子，锰基态原子吸收锰空心阴极灯辐射的 279.5nm 谱线，其吸收强度在一定条件下与溶液中镁含量成正比，标准曲线法定量。该法适用于生活饮用水、水源水、饮用纯净水、天然矿泉水、食品、生物材料、空气、土壤等样品中锰的测定。

过硫酸铵分光光度法 在硝酸银存在下，锰被过硫酸铵氧化成紫红色的高锰酸盐，测定 530nm 波长处的吸光度值，一定条件下吸光度值与样品中锰含量成正比，标准曲线法定量。若溶液中有过量的过硫酸铵，紫红色至少可稳定 24 小时。适用于生活饮用水及其水源水中总锰的测定。

磷酸-高碘酸钾分光光度法 在磷酸溶液中，锰离子被高碘酸钾氧化成紫红色高锰酸盐，在 530nm 波长下测量吸光度值，一定条件下吸光度值与溶液中锰含量成正比，标准曲线法定量。显色完全后，有色物可稳定 2 小时。

铬干扰测定，必要时用过氧化氢使高锰酸盐褪色再测量吸光度，从总吸光度中减去该吸光度可消除铬的干扰。适用于空气中锰的测定。

（张克荣）

mùjiǎnyàn

钼检验（determination of molybdenum） 食品、饮用水、工作场所空气中钼含量的定量测定。单质钼（Mo）常温下稳定，不与盐酸或氢氟酸反应，氧化态为 Mo^{2+}、Mo^{4+} 和 Mo^{6+}，其中 Mo^{6+} 最稳定。钼为动物和人体必需元素，为黄嘌呤氧化酶等的重要成分，参与体内的铁代谢，人体钼主要来自食物，肾为主要排泄途径，血清、尿、发的钼含量一定程度上可反映人体缺钼的情况。中国规定生活饮用水的限量值为 0.07mg/L，工作场所空气中不溶性钼化合物和可溶性钼化合物的时间加权平均允许浓度分别为 6mg/m^3 和 4mg/m^3。检验方法主要有分光光度法、石墨炉原子吸收分光光度法、电感耦合等离子体发射光谱法和电感耦合等离子体质谱法（见铝检验），见中国国家标准《工作场所空气有毒物质测定 钼及其化合物》（GBZ/T 160.15-2004）、《生活饮用水标准检验方法 金属指标》（GB/T 5750.6-2006）。

石墨炉原子吸收分光光度法

含钼溶液在电热石墨管中被裂解成基态钼原子，钼基态原子吸收钼空心阴极灯辐射的 313.3nm 谱线，其吸收强度在一定条件下与溶液中钼含量成正比，标准曲线法定量。

样品处理 清洁水样可直接测定，浑浊水样可过滤或离心后测定；用微孔滤膜采集工作场所空气样品，消解滤膜制成样品溶

液进行测定；生物材料样品多用湿消化法处理。

适用范围 该法适用于生活饮用水、水源水、饮用天然矿泉水、空气、生物材料等样品中钼的测定。

硫氰酸盐分光光度法 含钼样品溶液与硫氰酸离子反应生成橙红色配合物，测量470nm波长下的吸光度值，一定条件下吸光度值与溶液中钼含量成正比，标准曲线法定量。1000μg钨、硅、铅，100μg铁、铬、钒、钴不干扰测定。适用于空气中钼的测定。

(张克荣)

nièjiǎnyàn
镍检验（determination of nickel）

食品、饮用水、工作场所空气中镍含量的定量测定。单质镍（Ni）常温下稳定，溶于稀酸，浓硝酸可使镍表面钝化；加热时与氯、硫、溴发生剧烈反应。主要氧化态为Ni^{2+}，与氰离子（CN^-）形成稳定的$Ni(CN)_4^{2-}$。在常压和60℃下，镍直接与一氧化碳（CO）反应生成羰基镍，该反应可逆，180℃下又可分解为CO和镍。羰基镍又称四羰基镍或四碳酰镍。镍为动物和人体必需微量元素，与体内多种酶的活性有关；空气中的镍危害人体健康，危害程度与形态有关，其中羰基镍危害最大。人体所需的镍主要从食物获得，谷类和蔬菜含较高的镍，镍作业工人主要通过呼吸道吸收大量的镍，人体内的镍主要经粪便、汗液和尿液排出，监测食品中镍有助于了解人们的摄入水平，监测工作场所空气中镍有利于了解职业暴露风险。中国规定生活饮用水的限量值为0.02mg/L；工作场所空气中金属镍与难溶性化合物的时间加权平均允许浓度为$1mg/m^3$，可溶性化合物

为$0.5mg/m^3$，羰基镍的最大允许浓度为$0.002mg/m^3$；氢化植物油及氢化植物油为主的产品为1.0mg/kg。检验方法主要有分光光度法、火焰原子吸收分光光度法、石墨炉原子吸收分光光度法、电感耦合等离子体发射光谱法和电感耦合等离子体质谱法（见铝检验），见中国《食品安全国家标准 食品中镍的测定》（GB 5009.138-2017）、《工作场所空气中镍及其化合物的测定方法》（GBZ/T 160.16-2004）、《土壤质量 镍的测定 火焰原子吸收分光光度法》（GB/T 17139-1997）、《生活饮用水标准检验方法 金属指标》（GB/T 5750.6-2006）。

石墨炉原子吸收分光光度法

含镍溶液在电热石墨管中被裂解成基态镍原子，镍基态原子吸收镍空心阴极灯辐射的232.0nm谱线，其吸收强度在一定条件下与溶液中镍含量成正比，标准曲线法定量。

样品处理 清洁水样可以直接测定，否则需先消化处理；食品、生物材料等样品可用混合酸湿法消解或微波消解等方式处理；工作场所空气样品用微孔滤膜采集，对滤膜消化处理制成样品溶液测定；空气中的羰基镍用活性炭管采集，3%硝酸溶液解吸；土壤样品用盐酸-硝酸-氢氟酸-高氯酸全分解方法处理，所得结果为总镍。

注意事项 消化土壤样品时所得的消解溶液应为白色或淡黄色，无明显沉淀物，否则应重新处理。

适用范围 该法适用于生活饮用水、水源水、饮用纯净水、饮用天然矿泉水、食品、生物材料、空气、土壤等样品中镍的测定。

火焰原子吸收分光光度法

含镍溶液在乙炔-空气火焰中被

裂解成基态镍原子，镍基态原子吸收镍空心阴极灯辐射的232.0nm谱线，其吸收强度在一定条件下与溶液中镍含量成正比，标准曲线法定量。适用于生活饮用水、水源水、饮用纯净水、饮用天然矿泉水、食品、生物材料、空气、土壤等样品中镍的测定。

(张克荣)

línjiǎnyàn
磷检验（determination of phosphorus）

食品、饮用水、工作场所空气中磷含量的定量测定。磷（P）有白、紫和黑三种固态变体，白磷剧毒，不溶于水，溶于乙醚和苯，易溶于二硫化碳，与氧化合生成三氧化二磷（P_2O_3）和五氧化二磷（P_2O_5），P_2O_5有很强的吸水性。重要磷化合物有磷酸盐、亚磷酸盐和磷化氢。磷化氢（PH_3）为无色剧毒气体，有类似大蒜的气味，在水中的溶解度比氨（NH_3）小，水溶液的碱性比氨水弱，为强还原剂。主要氧化态为P^{3-}、P^{3+}和P^{5+}价。磷为辅酶核酸的主要成分，构成细胞膜的必要成分，参与骨骼形成，与机体发育、生物遗传有关，对细胞代谢有稳定作用。中国规定工作场所空气中黄磷和磷酸的时间加权平均允许浓度分别为$0.05mg/m^3$和$1mg/m^3$。检验方法主要为分光光度法，见中国国家标准《生活饮用水标准检验方法 无机非金属指标》（GB/T 5750.5-2006）、《食品安全国家标准 食品中磷的测定》（GB 5009.87-2016）、《工作场所空气中无机含磷化合物的测定方法》（GBZ/T 160.30-2004）。

磷钼蓝分光光度法 在强酸性溶液中，磷酸盐与钼酸铵作用生成磷钼杂多酸，氯化亚锡等还原剂可将其还原成蓝色配合物，

测定 650nm 波长处的吸光度值，在一定条件下吸光度值与溶液中磷酸盐含量成正比，标准曲线法定量。

样品处理 清洁水样可直接测定，若水样浑浊或有色，可用活性炭处理后测定；食品、生物材料、土壤等样品可用硝酸-高氯酸等体系消化处理；工作场所空气样品用微孔滤膜采集，水洗脱制成样品溶液进行测定，用水为吸收液可采集空气中的五氧化二磷和三氯化磷。

操作步骤 对空白、样品和标准系列溶液加钼酸铵-硫酸溶液，混匀，加氯化亚锡溶液，混匀，放置 10 分钟后测定各溶液的吸光度值。

注意事项 磷钼配合物还原成磷钼蓝必须在一定酸度下进行，酸度过低则空白管呈蓝色。以氯化亚锡为还原剂时，最适宜的硫酸溶液浓度为 $0.80 \sim 0.95$ mol/L；加入量应一致。显色达到稳定后，应尽快测定。测定三氯化磷（PCl_3）时，加入过多硫酸肼溶液可降低吸光度值；采用氧化与不氧化，可以消除正磷酸、正磷酸盐和五氯化磷水解生成的磷酸的干扰。

适用范围 该法适用于生活饮用水、水源水、食品、生物材料、空气、土壤等样品中磷酸盐的测定。

气相色谱法 用采气袋采集空气中的磷化氢，直接进样，经色谱柱分离，用火焰光度检测器检测，以保留时间定性，峰高或峰面积定量。如用 100ml 注射器稀释标准气，应尽快测定，因磷化氢扩散很快，超过 2 小时，浓度会明显降低。标定后的浓标准气在采气袋至少可保存 15 天浓度不变。适用于工作场所空气中磷化氢的测定。

吸收液采集-气相色谱法 用苯-无水乙醇（2：3）混合溶液为吸收液采集空气中黄磷，直接进样，经混合柱分离，用火焰光度检测器（磷滤光片，526nm）检测，以保留时间定性，峰面积定量。配制标准溶液时，手不可直接接触黄磷，必须用镊子取出黄磷，在装有水的平皿中，用热水浸过的刀子去除表面氧化物，并将黄磷切割成小块；当黄磷发生自燃时，应尽快用水浇灭。PH_3、P_2O_5 和红磷不干扰测定。该法适用于工作场所空气中黄磷的测定。

对氨基二甲基苯胺分光光度法 空气中五硫化二磷或三氯硫磷用吸收液采集，加热水解生成磷化氢，在强酸性溶液中，硫酸铁铵存在下，与对氨基二甲基苯胺反应生成亚甲蓝，在 665nm 波长下测量吸光度值，标准曲线法定量。若吸收液中硫化氢的浓度 $>0.8\mu g/ml$ 干扰测定，应测定 A、B 管，以扣除硫化氢的值。适用于工作场所空气中五硫化磷或三硫磷的测定。

（张克荣）

qiānjiǎnyàn

铅检验（determination of lead）

食品、饮用水、大气中铅含量的定量测定。铅（Pb）易溶于硝酸、盐酸和稀硫酸中。主要氧化态为 Pb^{2+} 和 Pb^{4+}，且 Pb^{2+} 比 Pb^{4+} 稳定。四乙基铅为无色油状液体，易溶于乙醇、汽油、三氯甲烷、丙酮等有机溶剂中。铅可与体内一系列蛋白质、酶和氨基酸中的功能团结合，干扰机体多方面的生化和生理活动。监测样品中铅含量有利于了解人体铅的暴露水平、摄入水平或体内蓄积情况。中国规定生活饮用水的限量值为 0.01mg/L；工作场所空气中铅尘和铅烟的时间加权平均允许浓度分别为 0.05mg/m^3 和 0.03mg/m^3；茶叶限量为 5.0mg/kg，食用盐为 2.0mg/kg，蔬菜及水果制品、食用菌及其制品、藻类及其制品（螺旋藻及其制品除外）、去内脏的鲜和冻水产动物（鱼类、甲壳类、双壳类除外）及蜂蜜为 1.0mg/kg，肉制品、鱼类、甲壳类、乳粉、淀粉制品等为 0.5mg/kg，豆类蔬菜、薯类、谷物及其制品为 0.2mg/kg，婴幼儿配方食品（液态产品除外）为 0.15mg/kg，新鲜蔬菜水果、油脂及其制品为 0.1mg/kg，豆浆和乳类为 0.05mg/kg，液态婴幼儿配方食品为 0.02mg/kg（以即食状态计），包装饮用水为 0.01mg/L。

检验方法主要有火焰原子吸收分光光度法、石墨炉原子吸收分光光度法、氢化物发生-原子荧光光谱法、氢化物发生-原子吸收分光光度法、微分电位溶出法、电感耦合等离子体发射光谱法和电感耦合等离子体质谱法（见镉检验），见中国国家标准《食品安全国家标准 食品中铅的测定》（GB 5009.12-2017）、《生活饮用水标准检验方法 金属指标》（GB/T 5750.6-2006）、《工作场所空气中铅及其化合物的测定方法》（GBZ/T 160.10-2004）。

石墨炉原子吸收分光光度法 含铅溶液在电热石墨管中被裂解成基态铅原子，铅基态原子吸收铅空心阴极灯辐射的 283.3nm 或 217nm 谱线，其吸收强度在一定条件下与溶液中铅含量成正比，标准曲线法定量。

样品处理 清洁水样可直接测定，否则需先消化处理；食品、生物材料、采集有空气样品的滤膜、化妆品、土壤和沉积物等样品可用压力罐消解、微波消解、硝酸-高氯酸等混合酸湿法消解或干灰化等方式处理；工作场所空气样品用微孔滤膜采集，不能分别采集测定铅尘和铅烟；四乙基铅用活性炭管采集，100mg活性炭对汽油中的四乙基铅的穿透容量为 0.063mg，酸洗脱制成样品溶液进行测定；检测四乙基铅时需先将四乙基铅分离出来：在氯化钠存在下，四乙基铅先为三氯甲烷萃取，再与溴反应生成溴化铅（$PbBr_2$），以硝酸将 $PbBr_2$ 分解转化成易溶于水的 Pb^{2+}，用水反萃取后再测定水溶液中铅含量。

操作步骤 按厂商推荐参数设置仪器并调节至最佳工作状态，测定波长 283.3nm 或 217nm，进样量 20μl，石墨炉升温程序：干燥温度 120℃，20 秒；灰化温度无基体改进剂 400℃，加基体改进剂 900℃，20 秒；原子化温度 1700~2300℃，4~5 秒；净化温度 2400℃，3 秒；背景校正为氘灯或塞曼效应。依次测定空白、标准系列、样品的峰高或峰面积，计算回归方程和样品中铅含量。

注意事项 处理样品时应注意控制温度以防止铅的挥发损失；石墨炉测定铅的背景吸收严重，应采用有效的背景扣除装置，使用磷酸铵、二氯化钯等基体改进剂可提高石墨炉的灰化温度；50~100 倍四乙基铅含量的无机铅、锌、镉等不干扰四乙基铅的测定。

适用范围 该法适用于生活饮用水、水源水、饮用纯净水、饮用天然矿泉水、食品、生物材料、空气、化妆品、土壤等样品中铅的测定。

氢化物发生-原子荧光光谱法 在酸性介质中，铅与硼氢化钠（$NaBH_4$）或硼氢化钾（KBH_4）反应生成挥发性四氢化铅（PbH_4），由载气导入石英原子化器，在特制铅空心阴极灯发射的

谱线激发下产生原子荧光，其荧光强度在一定条件下与被测溶液中铅浓度成正比，标准曲线法定量。适用于生活饮用水、水源水、饮用纯净水、饮用天然矿泉水、食品、生物材料、空气、化妆品、土壤等样品中铅的测定。

火焰原子吸收分光光度法 含铅溶液在乙炔-空气火焰中被裂解成基态铅原子，铅基态原子吸收铅空心阴极灯辐射的 283.3nm 或 217nm 谱线，其吸收强度在一定条件下与溶液中铬铅含量成正比，标准曲线法定量。适用于生活饮用水、水源水、饮用纯净水、饮用矿泉水、食品、生物材料、空气、化妆品、土壤和沉积物样品中铅的测定。

微分电位溶出法 用微孔滤膜采集空气中铅尘、铅烟，洗脱后，铅离子用微分电位溶出法测定。电解液的酸度应在 pH 0.8 左右，既能保证体系的氧化剂正常有效，又能保证不产生氢气溢出。酸度太高，汞膜容易溶蚀脱落。清洗电位不能超过 +0.20V，否则，汞膜开始氧化溶解。在硝酸介质中，锌离子（Zn^{2+}）、镉离子（Cd^{2+}）、Pb^{2+} 不干扰测定；锡离子（Sn^{2+}）可产生正干扰，加铜离子（Cu^{2+}）可抑制其干扰，0.4μg/ml Pb^{2+} 可消除 1μg/ml Sn^{2+} 的干扰。适用于工作场所空气中铅的测定。

（张克荣）

bójiǎnyàn

铂检验（determination of platinum） 保健食品中铂含量的定量测定。铂（Pt）化学性质不活泼，在空气和潮湿环境中稳定，高温下能与硫、磷、卤素发生反应；不溶于盐酸、硫酸、硝酸和碱溶液，可以溶于王水和熔融的碱，容易形成配位化合物，如顺铂

[$Pt(NH_3)_2Cl_2$]、五氯氨合铂酸钾 [$KPt(NH_3)Cl_5$]；氧化态为 Pt^{2+}、Pt^{3+}、Pt^{4+}、Pt^{5+}、Pt^{6+}。重要化合物有氯铂酸、顺铂等。顺铂又称氯氨铂、顺-双氯双氨络铂、二氯二氨铂、顺氯氨铂，具有一定抗癌活性。

检验方法主要为石墨炉原子吸收分光光度法。①原理：含铂溶液在电热石墨管中被裂解成基态铂原子，铂基态原子吸收铂空心阴极灯辐射的 265.9nm 谱线，其吸收强度在一定条件下与溶液中铂含量成正比，标准曲线法定量。②操作步骤：按厂商推荐参数设置仪器并调节至最佳工作状态，测定波长 265.9nm，进样量 20μl。石墨炉升温程序，干燥温度 120℃，20 秒；灰化温度 1200℃，20 秒；原子化温度 2700℃，3 秒；背景校正为氘灯或塞曼效应。依次测定空白、标准系列、样品的峰高或峰面积，计算回归方程和样品中铂含量。③适用范围：该法适用于保健食品、生物材料等样品中铂的测定。

（张克荣）

tíjiǎnyàn

锑检验（determination of antimony） 食品、饮用水、工作场所空气中锑含量的定量测定。锑（Sb）化学性质不活泼，室温下不被空气氧化，能与氟、氯、溴化合，加热能与碘和其他金属化合，高温下被氧化成三氧化二锑；不与盐酸和稀硫酸反应，易溶于热硝酸；主要氧化态为 Sb^{3+} 和 Sb^{5+}。锑对人体及生物具有毒性和致癌性，在体内可与巯基结合，抑制一些巯基酶的活性，干扰糖及蛋白质代谢，损害肝、心脏及神经系统。锑主要由消化道或呼吸道进入体内，主要经粪便排出，接触高浓度锑尘与烟雾可引起急性

中毒，长期吸入低浓度锑尘与烟雾可致锑尘病，监测样品中锑含量有利于了解人体锑的暴露水平、摄入水平或体内蓄积情况。中国规定生活饮用水的限量值为 0.005mg/L，工作场所空气中锑及其化合物的时间加权平均与浓度为 0.5mg/m³。检验方法主要有氢化物发生-原子荧光光谱法、氢化物发生-原子吸收分光光度法、火焰原子吸收分光光度法、石墨炉原子吸收分光光度法、电感耦合等离子体发射光谱法和电感耦合等离子体质谱法（见铝检验），见中国国家标准《生活饮用水标准检验方法 金属指标》（GB/T 5750.6-2006）、《食品安全国家标准 食品中锑的测定》（GB 5009.137-2016）、《工作场所空气有毒物质测定 锑及其化合物》（GBZ/T 160.1-2004）。

氢化物发生-原子荧光光谱法

在酸性条件下，以硼氢化钠（NaBH₄）或硼氢化钾（KBH₄）将锑还原成锑化氢（SbH₃），由载气带入原子化器中被裂解成锑基态原子，在特制的锑空心阴极灯照射下锑基态原子被激发至高能态，在去活化回到基态时，发射出特征波长的荧光，在一定条件下荧光强度与锑含量成正比，标准曲线法定量。

样品处理 清洁水样可直接测定；食品、生物材料、采集有空气样品的滤膜、土壤等样品可用湿消化法、微波消解等方式处理，制成样品溶液测定。

操作步骤 按厂商推荐参数设置仪器，向样品和标准系列溶液中分别加硫脲-Vc 溶液和盐酸溶液，混匀，以硼氢化钠为还原剂，测定荧光强度，计算回归方程和样品含量。

适用范围 该法适用于生活饮用水、水源水、饮用纯净水、饮用天然矿泉水、食品、生物材料、空气、土壤中锑的测定。

氢化物发生-原子吸收分光光度法 NaBH₄ 或 KBH₄ 与酸反应生成新生态氢，在碘化钾和硫脲存在下，Sb⁵⁺ 还原成 Sb³⁺，Sb³⁺ 与新生态氢生成 SbH₃，以载气送入原子化器中，930℃ 下被裂解成基态锑原子，锑基态原子吸收锑空心阴极灯辐射的 217.6nm 谱线，其吸收强度在一定条件下与溶液中锑含量成正比，标准曲线法定量。适于生活饮用水及其水源水中锑的测定。

火焰原子吸收分光光度法

含锑溶液被乙炔-空气火焰裂解成锑基态原子，基态锑原子吸收锑空心阴极灯辐射的 217.6nm 谱线，其吸收强度在一定条件下与溶液中锑含量成正比，标准曲线法定量。适用于空气中锑的测定。

石墨炉原子吸收分光光度法

含锑溶液在电热石墨管中被裂解成锑基态原子，基态锑原子吸收锑空心阴极灯辐射的 217.6nm 谱线，其吸收强度在一定条件下与溶液中锑含量成正比，标准曲线法定量。适用于生活饮用水、水源水、饮用纯净水、饮用天然矿泉水、食品、生物材料、空气、土壤中锑的测定。

（张克荣）

xījiǎnyàn

硒检验（determination of selenium） 食品、饮用水、大气中硒含量的定量测定。单质硒（Se）不溶于水，能溶于硝酸和浓碱液中，与盐酸和稀硫酸均不反应；室温下不氧化，在空气中加热燃烧生成二氧化硒，二氧化硒溶于水生成亚硒酸，亚硒酸具有还原性，可被氧化成硒酸，也可与卤素、金属等反应；氧化态为 Se²⁻、Se²⁺、Se⁴⁺、Se⁶⁺，以 Se⁴⁺ 和 Se⁶⁺ 最常见。硒为动物和人体必需元素，强抗氧化剂，谷胱甘肽过氧化酶的重要组成成分，参与辅酶 A 和辅酶 B 的合成，在一定条件下可保护细胞膜，拮抗汞和砷的毒性并减少癌症发病率。食物为人体摄取硒的主要来源，通过尿、粪便、汗液和呼出气排泄。硒化合物对人的毒性较强，对皮肤黏膜有刺激作用，可造成局部损伤，亚硒酸和亚硒酸盐毒性最大，元素硒毒性最小。长期接触一定浓度硒及其化合物的蒸气和粉尘，2~3 年后可引起慢性中毒。监测水、食品、空气、血和尿等生物样品中硒含量有利于了解人体硒的暴露水平、摄入水平或体内蓄积情况。中国规定生活饮用水的限量值为 0.01mg/L，工作场所空气中硒及其化合物（不包括六氟化硒、硒化氢）的时间加权平均与浓度为 0.1mg/m³。检验方法主要有分光光度法、荧光光谱法、氢化物发生-原子荧光光谱法、氢化物发生-原子吸收分光光度法、石墨炉原子吸收分光光度法、电感耦合等离子体发射光谱法和电感耦合等离子体质谱法（见铝检验），见中国国家标准《生活饮用水标准检验方法 金属指标》（GB/T 5750.6-2006）、《食品安全国家标准 食品中硒的测定》（GB 5009.93-2017）、《工作场所空气中硒及其化合物的测定方法》（GBZ/T 160.34-2004）。

氢化物发生-原子荧光光谱法

在盐酸介质中，以硼氢化钠（NaBH₄）或硼氢化钾（KBH₄）将硒还原成 SeH₂，由载气带入原子化器中被裂解成硒基态原子，在特制的硒空心阴极灯照射下硒基态原子被激发至高能态，在去活化回到基态时，发射出特征波长的荧光，一定条件下荧光强度与溶液中硒含量成正比，标准曲线法定量。

样品处理 清洁水样可直接测定，否则需消化处理；食品、生物材料、采集有空气样品的滤膜、土壤等多用硝酸-高氯酸、硝酸-硫酸等混合酸湿法消解或微波消解。

操作步骤 开机，设定仪器最佳条件，点燃原子化器炉丝，稳定30分钟后开始测定，计算回归方程和样品含量。

注意事项 消解时注意控制温度防止硒挥发损失，不同价态硒产生氢化物速度不同，必要时应进行价态处理，通常是先将其他价态硒氧化成 Se^{4+} 或 Se^{6+}，再以 6mol/L 盐酸（HCl）将 Se^{6+} 还原成 Se^{4+}。

适用范围 该法适用于生活饮用水、水源水、饮用纯净水、饮用天然矿泉水、食品、生物材料、空气、土壤等样品中总硒的测定。

石墨炉原子吸收分光光度法 含硒溶液在电热石墨管中被裂解成基态硒原子，硒基态原子吸收硒空心阴极灯辐射的 196.0nm 谱线，其吸收强度在一定条件下与溶液中硒含量成正比，标准曲线法定量。适用于生活饮用水、水源水、饮用纯净水、饮用天然矿泉水、食品、生物材料、空气、土壤中硒的测定。

氢化物发生-原子吸收分光光度法 Se^{4+} 被酸性溶液中的 $NaBH_4$ 或 KBH_4 还原成 SeH_2，由载气带入原子化器中被裂解成基态硒原子，硒基态原子吸收硒空心阴极灯辐射的 196.0nm 谱线，其吸收强度在一定条件下与溶液中硒浓度成正比，标准曲线法定量。样品中其他价态的硒需先转化成 Se^{4+}，Se^{2-}、Se^{2+} 可氧化成 Se^{4+}，Se^{6+} 则需在 6mol/L HCl 中还原成

Se^{4+}。样品不经氧化或还原处理（直接测定）测得的结果为 Se^{4+} 含量，还原处理后测得的结果为 Se^{4+} 和 Se^{6+} 含量，先氧化再还原处理后测得的结果为总硒含量。总硒含量与 Se^{4+} 和 Se^{6+} 结果之差为其他价态硒的含量，还原后测得的结果与直接测定结果之差为 Se^{4+} 硒含量。适于生活饮用水及其水源水中硒的测定。

二氨基萘荧光法 在 pH 1.5~2.0 溶液中，2,3-二氨基萘选择性地与 Se^{4+} 生成苯并[a]硒二唑化合物绿色荧光物质，环己烷萃取，用荧光仪测定有机相的荧光强度，激发波长为 376nm，发射波长为 520nm，标准曲线法定量。要严格控制样品消化的温度和时间以及测定的操作条件。该法条件下，100μg 锌、铅、铜、铁、锡、钙、锰、铬、镉、铝、镍，10μg 钒，不干扰测定。

二氨基联苯胺分光光度法 在酸性条件下，3,3'-二氨基联苯胺与 Se^{4+} 作用生成黄色化合物，在约 pH 7 以甲苯萃取，测定有机相的吸光度值，与标准比较定量。3,3'-二氨基联苯胺，暗红色片状结晶，对光敏感，露置在空气中颜色迅速变深，溶于稀酸和热水，熔点 172~173℃，可能致癌，应充氮气密封于干燥处避光保存。

(张克荣)

xījiǎnyàn

锡检验 （determination of tin）

食品、饮用水、工作场所空气中锡含量的定量测定。锡（Sn）缓慢溶解于稀酸溶液中，溶于浓酸和强碱性溶液，加热与卤素反应生成四卤化锡；主要氧化态为 Sn^{2+} 和 Sn^{4+}，Sn^{4+} 比 Sn^{2+} 稳定。单质和多数无机化合物对人体的毒性低，有机锡毒性强。中国规定工作场所空气中二氧化锡的时间

加权平均允许浓度为 $2mg/m^3$，三乙基氯化锡的时间加权平均允许浓度和短时间接触允许浓度分别为 $0.05mg/m^3$ 和 $0.1mg/m^3$，（仅限于采用镀锡薄板容器包装的）食品（饮料类、婴幼儿配方食品、婴幼儿辅助食品除外）限量为 250mg/kg，饮料类为 150mg/kg，婴幼儿配方食品、婴幼儿辅助食品为 50mg/kg。检验方法主要有分光光度法、氢化物发生-原子荧光光谱法、火焰原子吸收分光光度法、石墨炉原子吸收分光光度法、微分电位溶出法、电感耦合等离子体质谱法（见铝检验）、有机锡还可用气相色谱法测定，见中国国家标准《生活饮用水标准检验方法 金属指标》（GB/T 5750.6-2006）、《工作场所空气中锡及其化合物的测定方法》（GBZ/T 160.22-2004）、《食品中有机锡含量的测定》（GB/T 5009.215-2008）。

氢化物发生-原子荧光光谱法 在酸性条件下，以硼氢化钠（$NaBH_4$）或硼氢化钾（KBH_4）将锡还原成 SnH_4，由载气带入原子化器中被裂解成锡基态原子，在特制的锡空心阴极灯照射下锡基态原子被激发至高能态，在去活化回到基态时，发射出特征波长的荧光，在一定条件下荧光强度与溶液中锡含量成正比，标准曲线法定量。

样品处理 清洁水样可直接测定；食品、生物材料、采集有空气样品的滤膜、土壤等可采用湿法消解、微波消解、干法消解等方式处理。

注意事项 消解温度不宜过高并应挥尽硫酸，否则测定结果偏低。

适用范围 该法适用于生活饮用水、水源水、饮用天然矿泉水、食品、生物材料以及空气中

锡的测定。

火焰原子吸收分光光度法
溶液中的锡在乙炔-空气火焰中被裂解成基态锡原子，锡基态原子吸收锡空心阴极灯辐射的224.6nm谱线，其吸收强度在一定条件下与溶液中锡含量成正比，与标准比较定量。该法适用于生活饮用水、水源水、饮用天然矿泉水、食品、生物材料、空气中锡的测定。

石墨炉原子吸收分光光度法
溶液中的锡在电热石墨管中被裂解成基态锡原子，锡基态原子吸收锡空心阴极灯辐射的224.6nm谱线，其吸收强度在一定条件下与溶液中锡含量成正比，与标准比较定量。该法适用于生活饮用水、水源水、饮用天然矿泉水、食品、生物材料、空气中锡的测定。

苯芴酮分光光度法　在弱酸性溶液中，Sn^{4+}与苯芴酮形成微溶性橙红色配合物，在保护性胶体存在下测定510nm波长处的吸光度值，一定条件下吸光度值与样品锡含量成正比，标准曲线法定量。适用于生活饮用水、水源水、饮用天然矿泉水、食品、生物材料、空气中锡的测定。

气相色谱法　试样中定量加一甲基锡和三丙基锡内标，超声辅助有机锡析出，以（1+20）氢溴酸-四氢呋喃提取，提取液经凝胶渗透色谱净化、戊基格林试剂衍生，以弗洛里硅土净化，气相色谱-脉冲火焰光度检测器法测定，内标法定量。色谱柱：DB-1毛细管柱或等效，30m×0.25mm×0.25μm，不分流方式进样，进样口温度280℃；柱温程序：开始温度50℃，保持1分钟，10℃/min升至120℃，5℃/min升至200℃，10℃/min升至280℃，保持5分钟。脉冲火焰光度检测器参考条件：模式，硫滤光片；温度，350℃；燃气和助燃气流速，空气1 21ml/min，氢气22ml/min，空气2 11ml/min；光电倍增管电压550V；门槛时间4ms，延迟时间5ms，激发电压100mV。适用于鱼类、贝类、葡萄酒和酱油等样品中二甲基锡、三甲基锡、一丁基锡、二丁基锡、三丁基锡、一苯基锡、二苯基锡、三苯基锡的测定。

槲皮素分光光度法　空气中二氧化锡用微孔滤膜采集，灰化后，锡离子在酸性溶液中，硫脲存在下，与槲皮素反应生成黄色配合物；在440nm波长下测量吸光度值，标准曲线法定量。该法的最适反应条件：酸度为0.01～0.1mol/L盐酸溶液，1g/L的槲皮素溶液用量为1.0～2.0ml，50g/L的硫脲溶液用量0～2.5ml时，对显色反应无影响。1倍的锑稍有干扰。新铁坩埚应经灼烧，除去油污后洗净，用盐酸溶液（1+3）浸泡除锈，再用硝酸溶液（1+1）和5%（V/V）硫酸溶液浸泡5分钟后，洗净晾干，在700℃钝化处理5～10分钟。此法适用于工作场所空气中二氧化锡的测定。

微分电位溶出伏安法　草酸介质中，以表面活性剂增敏，锡在汞膜电极上与-0.6V左右呈现一灵敏的溶出峰，在一定条件下峰高与锡含量成正比，标准曲线法定量。镉离子（Cd^{2+}）产生正干扰。适用于生活饮用水、水源水、饮用天然矿泉水、食品、生物材料、空气中锡的测定。

（张克荣）

sījiǎnyàn

锶检验（determination of strontium）　饮用水中锶含量的定量测定。锶（Sr）的化学性质活泼，能直接与水反应，与酸反应猛烈，迅速与卤素、氧和硫反应，空气中加热可以燃烧，在一定条件下可以与氮、碳、氢直接化合。锶为人体骨骼及牙齿的重要组成部分，具有促进骨骼生长发育和预防心血管病发生等的作用。中国规定，饮用天然矿泉水限量值为<5.0mg/L。检验方法主要为火焰原子吸收分光光度法，见中国国家标准《工作场所空气有毒物质测定　锶及其化合物》（GBZ/T 160.19-2004）；另外，电感耦合等离子体发射光谱法和电感耦合等离子体质谱法见铝检验。

火焰原子吸收分光光度法：溶液中的锶在乙炔-空气火焰中被裂解成基态锶原子，锶基态原子吸收锶空心阴极灯辐射的460.7nm谱线，其吸收强度在一定条件下与溶液中锶含量成正比，标准曲线法定量。需使用富燃焰，溶液中添加适量镧盐或乙二胺四乙酸二钠盐可在一定程度上减少共存离子的干扰。适用于生活饮用水、水源水、饮用天然矿泉水、食品、生物材料、空气、土壤等样品中锶的测定。

（张克荣）

tàijiǎnyàn

钛检验（determination of titanium）　饮用水中钛含量的定量测定。钛（Ti）极耐腐蚀，广泛用于人造关节、头盖骨、主动脉瓣、心瓣、骨骼固定夹等医疗器械中。检验方法主要有分光光度法、单扫描示波极谱法和电感耦合等离子体质谱法（见铝检验），见中国国家标准《生活饮用水标准检验方法　金属指标》（GB/T 5750.6-2006）。

单扫描示波极谱法　溶液中的活性钛与铜铁试剂反应生成配位化合物，在六次甲基四胺-硫酸钠-酒石酸钾钠（pH 6~6.4）体系中，生成电活性配位化合物，于峰电位-0.92V（vs SCE）产生一个灵敏的配合物吸附催化极谱峰，在一定条件下峰高与溶液中钛浓度呈线性，标准曲线法定量。单扫描示波极谱仪的参考测定条件为三电极系统，阴极化导数扫描，原点电位为-0.70V，峰电位为-0.92V（vs SCE），电流倍率0.015。适用于生活饮用水及其水源水中钛的测定。

水杨基荧光酮分光光度法

在硫酸介质中，钛离子与水杨基荧光酮及溴代十六烷基三甲胺生成黄色三元配合物，测定540nm波长处的吸光度值，一定条件下吸光度值与样品钛含量成正比，标准曲线法定量。适用于生活饮用水及其水源水中钛的测定。

（张克荣）

tājiǎnyàn

铊检验（determination of thallium） 饮用水、工作场所空气中铊含量的定量测定。室温下铊（Tl）与氧和卤素反应，高温下与硫、硒、碲、磷反应，缓慢溶于盐酸中，迅速溶于硝酸和稀硫酸中，卤化物具光敏性，见光分解，主要氧化态为 Tl^{1+} 和 Tl^{3+}。铊为蓄积性剧烈的细胞毒素，主要损害人体中枢和周围神经系统、肝和肾，进入体内的铊大量蓄积在肾、肝及骨骼中，主要经尿排出，尿、头发、指甲中铊含量为中毒诊断指标。中国规定生活饮用水的限量值为 0.0001mg/L，工作场所空气中铊及其可溶性化合物的时间加权平均允许浓度和短时间接触允许浓度分别为 0.05mg/m³ 和 0.1mg/m³。检验方法主要有石墨炉原子吸收分光光度法、电感耦合等离子体发射光谱法和电感耦合等离子体质谱法（见铝检验），

见中国国家标准《生活饮用水标准检验方法 金属指标》（GB/T 5750.6-2006）、《工作场所空气中铊及其化合物的测定方法》（GBZ/T 160.21-2004）。

石墨炉原子吸收分光光度法：含铊溶液在电热石墨管中被裂解成基态铊原子，铊基态原子吸收铊空心阴极灯辐射的 276.7nm 谱线，其吸收强度一定条件下与溶液中铊含量成正比，标准曲线法定量。消化处理时避免使用盐酸或高氯酸，并控制消解温度防止挥发损失。适用于生活饮用水、水源水、饮用天然矿泉水、生物材料等样品中铊的测定。

（张克荣）

fánjiǎnyàn

钒检验（determination of vanadium） 工作场所空气中钒的定量测定。单质钒（V）常温下不与空气、水、苛性碱、非氧化性酸作用，可与氢氟酸作用，能溶于硝酸、硫酸和王水中，氧化态为 V^{2+}、V^{3+}、V^{4+}、V^{5+}，其中 V^{5+} 最稳定，常见化合物 V_2O_3、V_2O_5、VCl_3 和 NH_4VO_3。钒具有刺激造血功能，抑制胆固醇合成，有利于正常的糖代谢及骨骼发育等功能，缺钒可引起贫血、冠心病、糖尿病、龋齿、骨骼发育不良等。钒的毒性与价态、溶解度、摄取途径等有关，价态越高，毒性越大。食品为人体钒的主要来源，尿为主要排泄途径。中国规定工作场所空气中 V_2O_5 烟尘和钒铁合金尘的时间加权平均允许浓度分别为 0.05mg/m³ 和 1mg/m³。检验方法主要有单扫描示波极谱法、石墨炉原子吸收分光光度法、分光光度法、电感耦合等离子体发射光谱法和电感耦合等离子体质谱法（见铝检验），见中国国家标准《生活饮用水标准检验方法

金属指标》（GB/T 5750.6-2006）、《工作场所空气中钒及其化合物的测定方法》（GBZ/T 160.24-2004）。

石墨炉原子吸收分光光度法

含钒溶液在电热石墨管中被裂解成基态钒原子，钒基态原子吸收钒空心阴极灯辐射的 318.3nm 谱线，其吸收强度一定条件下与溶液中钒含量成正比，标准曲线法定量。清洁水样可直接测定；用微孔滤膜采集空气样品，消解滤膜制成样品溶液进行测定；样品处理时加磷酸后需控制加热温度和时间，出现胶状物质将影响测定结果。此法适用于生活饮用水、水源水、饮用天然矿泉水、生物材料、空气等样品中钒的测定。

N-肉桂酰-邻-甲苯羟胺分光光度法 在盐酸溶液中，钒与N-肉桂酰-邻-甲苯羟胺反应生成红色配合物，三氯甲烷提取，测量提取溶液 530nm 波长处的吸光度值，一定条件下吸光度值与溶液中钒含量成正比，标准曲线法定量。配合物提取的适宜盐酸浓度 4mol/L，Ti^{4+} 不干扰测定，20μg Cr^{6+} 和 200μg Fe^{3+} 干扰测定，加入 100g/L 六偏磷酸钠 2ml，可消除 Fe^{3+} 的干扰。此法适用于空气中钒的测定。

单扫描示波极谱法 在 pH 3.7~4.2 和铜铁试剂-苦杏仁酸体系中，样品溶液中的钒与铜铁试剂形成的配合物被吸附在滴汞电极表面，产生一个灵敏的极谱催化峰，一定条件下峰高与溶液中钒含量成正比，标准曲线法定量。单扫描示波极谱仪测定参考条件为三电极系统，阴极化，二阶导数，原点电位为-0.70V，峰电位为-0.86V（vs SCE）。检出限为 0.3μg/L，测定的范围为 0.3~100μg/L。应严格控制溶液

pH值，铜铁试剂溶液易氧化，氧化产物难溶于水，放置后会出现少量沉淀，可取上清液用。样品中70倍的铁、铝，30倍的钛和铬，100倍的硒，不干扰测定。此法适用于生活饮用水、水源水、饮用天然矿泉水、生物材料等样品中钒的测定。

（张克荣）

xīnjiǎnyàn

锌检验（determination of zinc）

食品、饮用水、大气中锌的定量测定。锌（Zn）为活泼金属，与铜等多种金属形成合金，氧化态为Zn^{2+}，可与多种配位体形成配位数位4的配合离子。锌为许多酶的组成成分，可影响有些非酶有机分子的配位结构构型，参与体内多种物质的能量代谢，人体缺乏可引起生殖生长发育迟缓、先天畸形、侏儒症、糖尿病、高血压等多种疾病。食品为人体锌的主要来源，粪便为其主要排泄途径，监测样品中锌含量有利于了解人体锌的摄入水平。中国规定生活饮用水的限量值为1.0mg/L。火焰原子吸收分光光度法测定锌既灵敏又特异，是锌检验的首选方法；也可用分光光度法、电化学方法、电感耦合等离子体发射光谱法和电感耦合等离子体质谱法（见铝检验），见中国国家标准《生活饮用水标准检验方法 金属指标》（GB/T 5750.6-2006）、《工作场所空气有毒物质测定 锌及其化合物》（GBZ/T 160.25-2004）。

火焰原子吸收分光光度法

含锌溶液在乙炔-空气火焰中被裂解成基态锌原子，锌基态原子吸收锌空心阴极灯辐射的213.8nm谱线，其吸收强度一定条件下与溶液中锌含量成正比，标准曲线法定量。

样品处理 清洁水样直接测定，浑浊水样先消化处理；用微孔滤膜采集工作场所空气样品；食品、生物材料、采集有空气样品的滤膜、土壤等样品可采用湿法消解、微波消解、干法消解等方式处理。若样品含量低，可采用液-液萃取、共沉淀、巯基棉吸附等方式富集。

适用范围 适宜测定范围0.02～1.0mg/L。该法适用于生活饮用水、水源水、饮用纯净水、饮用天然矿泉水、食品、生物材料、空气、土壤等样品中锌的测定。

石墨炉原子吸收分光光度法

含锌溶液在电热石墨管中被裂解成基态锌原子，锌基态原子吸收锌空心阴极灯辐射的213.8nm谱线，其吸收强度一定条件下与溶液中锌含量成正比，标准曲线法定量。适用于生活饮用水、水源水、饮用纯净水、饮用天然矿泉水、食品、生物材料、空气、土壤等样品中锌的测定。

锌试剂-环己酮分光光度法

在pH 9.0条件下，锌与锌试剂生成蓝色配合物。其他重金属也可与锌试剂形成有色配合物，加入氰化物可配合锌和其他重金属，但加入环己酮能使锌有选择性地从氰配合物中游离出来，并与锌试剂发生显色反应，测定620nm波长处的吸光度值，一定条件下吸光度值与溶液中锌含量成正比，标准曲线法定量。适用于生活饮用水及其水源水中锌的测定。

（张克荣）

xītǔ yuánsù jiǎnyàn

稀土元素检验（determination of rare earths elements）

食品中稀土元素的定量测定。位于元素周期表中第三副族的钪、钇和镧系元素总称为稀土元素，钪的原子半径为0.1439nm，钇为0.1616nm，镧为0.1690nm，故钪的性质与钇和镧系元素相差比较大，故也可认为稀土元素仅包括钇和镧系元素。这些元素均可形成正三价的化合物，其氢氧化物均具有碱性，且随钪—钇—镧的次序逐步增强。稀土元素在农业中应用较多，具有增加种子活力、促进作物种子发芽、促进植物根系生长和促进叶绿素生长等作用。检验方法有重量法、配合滴定法、分光光度法，见中国国家标准《食品安全国家标准 植物性食品中稀土元素的测定》（GB 5009.94-2012）；电感耦合等离子体发射光谱法和电感耦合等离子体质谱法见铝检验。

（张克荣）

duōyuánsù tóngshí jiǎnyàn

多元素同时检验（simultaneous determination of multi-elements）

食品、饮用水、大气中两种及两种以上元素同时的定量测定。检验方法主要为电感耦合等离子体发射光谱法和电感耦合等离子体质谱法；也可采用连续光源原子吸收光谱法，最突出之处是不再需要空心阴极灯，而是采用特制的高聚焦短弧氙灯为连续光源，一只氙灯即可满足全波长（189～900nm）所有元素的原子吸收测定需求，并可选择任何一条谱线进行分析，可测量元素周期表中70余个元素，采用顺序或同时检测方式可实现多元素检验；离子色谱法和电化学分析方法也可实现部分多元素检验。

电感耦合等离子体发射光谱法

样品溶液中的待测化合物在等离子体中被裂解成相应的激发态原子，这些激发态原子回到基态以光量子形式辐射出过剩的能量，其辐射谱线的波长取决于元素种类和原子核外电子能级差，其辐射强度在一定范围内与样品中该物质含量成正比，根据辐射强度标准曲线法定量。

载气氩气经 27.1MHz 射频磁场离子化，所形成的气溶胶称为等离子体，温度 6000~8000℃。样品中的分子在高温下几乎完全分解，因而明显降低了化学干扰；高温提高了原子发射效率，原子的高电离度减少了离子发射谱线；多数元素动态线性范围达 4~6 个数量级，多数样品可以直接测定，减少了样品处理操作，提高了分析速度；该法并非"无干扰"分析技术，基态效应、谱线干扰等是分析者主要应考虑的问题。可对 72 种金属元素和硼（B）、磷（P）、硅（Si）、硒（Se）、碲（Te）等非金属元素进行定性和定量分析，分析速度快，一分钟内可分析 20 个元素以上，适用于多种样品中多元素同时测定。

电感耦合等离子体质谱法
雾化的样品溶液由载气送入电感耦合等离子体炬焰中转化成正离子，经离子采集系统进入质谱仪，质谱仪根据质荷比分离。对于一定的质荷比，质谱积分面积与进入质谱仪中的离子数成正比，也就是与样品中该物质的浓度成正比，通过测定质谱的峰面积并与标准系列比较则可求出样品中该元素的浓度。该法具有极好的灵敏度和高效的样品分析能力，可同时测量周期表中大多数元素，多数元素的检出限为 ng/L 或 pg/L 水平。适用于多种样品中多种元素的同时测定。

离子色谱法 可以分别检测阴离子和阳离子。样品溶液中的锂离子（Li^+）、钠离子（Na^+）、铵根离子（NH_4^+）、钾离子（K^+）、镁离子（Mg^{2+}）和钙离子（Ca^{2+}）随盐酸淋洗液进入阳离子分离柱，根据离子交换树脂对各阳离子不同亲和程度进行分离。经分离后的组分流经抑制系统，将强电解质的淋洗液转化成弱电解质溶液，降低了背景电导。流经电导检测系统，测量各离子组分的电导率。以相对保留时间定性，峰面积定量。

样品溶液中待测阴离子随碳酸盐-重碳酸盐淋洗液进入由保护柱和分离柱组成的离子交换柱系统，根据分离柱对各阴离子不同的亲和度进行分离，已分离的阴离子流经阳离子交换柱或抑制器系统转换成具高电导度的强酸，淋洗液则转变为弱电导度碳酸，由电导检测器检测各阴离子的电导率，以相对保留时间定性，峰高或峰面积定量。该法可同时测定氟离子（F^-）、氯离子（Cl^-）、硝酸根离子（NO_3^-）、硫酸根离子（SO_4^{2-}）。若进样 50μl，电导检测器量程为 10μS，适宜的测量范围依次为 0.1~1.5mg/L（以 F^- 计）、0.15~2.5mg/L（以 Cl^- 计）、0.15~2.5mg/L（以 NO_3^--N 计）、0.75~12mg/L（以 SO_4^{2-} 计）。

单扫描示波极谱法 显著特点是非破坏性测定，所需设备经济。选择适合底液体系可获得比较高的灵敏度和多元素连续测定。

铅-镉同时测定 在盐酸-碘化钾-酒石酸底液中，铅和镉分别在 -0.49V 和 -0.60V（vs SCE）产生灵敏的催化吸附波，在一定条件下铅和镉浓度与其峰电流呈线性关系，标准曲线法定量。铅和镉的最低检测质量为 0.2μg（以元素计），若取 20ml 的水样分析，最低检测质量浓度则为 0.01mg/L。

锌-铁-锰同时测定 在酒石酸钾钠-亚硫酸钠-乙二胺体系中，锌、铁、锰离子与乙二胺形成配合物，吸附于滴汞电极表面，分别于 -1.45V、-1.74V 和 -1.84V（vs SCE）形成吸附催化波，峰电流与样品中元素含量成正比，与标准比较定量。JP$_3$-1 示波极谱仪参考测定条件：起始电位 -1.30V，终止电位 -1.98V，在阴极、模拟、100μA 和 2.5 次微分导数档扫描测定。

铜-铅-镉-锌同时测定 在氨-氯化铵-氨基乙酸体系中，铜、铅、镉、锌分别产生一导数催化波，峰电位依次为 -0.4V、-0.6V、-0.8V 和 -1.2V（vs SCE），分别在原点电位 -0.2V、-0.3V、-0.5V 和 -0.9V 处进行阴极化导数扫描测定，记录峰电流并与标准系列比较，标准曲线法定量。

（张克荣）

hánliú wújī huàhéwù jiǎnyàn
含硫无机化合物检验（determination of inorganic sulfur compounds） 空气、水和食品中含硫无机化合物的定量检测。用于评价含硫无机化合物对空气、水和食品的污染情况。含硫无机化合物包括单质硫、硫与其他元素结合形成的无机化合物。环境中含硫无机污染物种类较多，主要有二氧化硫、三氧化硫、硫酸、硫酸盐、硫化氢、硫化物和二硫化碳等。有些食品中添加了亚硫酸钠、焦亚硫酸钠（钾）、低亚硫酸钠等含硫还原型漂白剂，或加热硫磺产生二氧化硫熏蒸漂白食品，有的食品中可能违规添加硫氰酸盐、次硫酸氢钠甲醛（吊白块）等。

气态含硫无机化合物主要经呼吸系统进入人体，损伤呼吸器官，引起急性支气管炎，甚至窒息，硫化氢、二硫化碳还可影响神经系统。饮用水中硫酸盐含量过高时，可引起腹泻。摄入少量硫氰酸钠就会对人体造成极大的伤害。

含硫化合物的检验涉及空气、水、食品样品。检验方法有离子色谱法、分光光度法、气相色谱法等，见中国国家标准《工业循环冷却水及锅炉水中氟、氯、磷酸根、亚硝酸根、硝酸根和硫酸根的测定 离子色谱法》（GB/T 14642-2009）、《生活饮用水标准检验方法 无机非金属指标》（GB/T 5750.5-2006）、《工作场所空气有毒物质测定 硫化物》（GBZ/T 160.33-2004）、《环境空气 二氧化硫的测定 甲醛吸收-副玫瑰苯胺分光光度法》（HJ/T 482-2009）、《水质 硫酸盐的测定 铬酸钡分光光度法（试行）》（HJ/T 342-2007）、《食品中二氧化硫的测定》（GB 5009.34-2016）；全球监测系统和环境监测中，采用自动监测系统监测大气中的二氧化硫；气态含硫化合物可用气相色谱法检测；溶于水的含硫无机化合物可采用离子色谱分析，当硫酸盐等含硫无机物含量较高时，可应用硝酸银比色法、硫酸钡比浊法进行检测。

（吕昌银）

liúsuānyán jiǎnyàn

硫酸盐检验（determination of sulfates）　应用离子色谱法或重量法对空气中和生活饮用水等水样中硫酸盐的测定。用于评价硫酸盐的污染状况。硫酸盐是由硫酸根离子（SO_4^{2-}）与金属离子组成的化合物，重金属和碱土金属的硫酸盐难溶于水，其余多数可溶于水。空气中硫酸盐形成的气溶胶腐蚀材料，危害动植物健康，随降水到达地面以后，对水环境也有不利影响。测定方法有硫酸钡比浊法、离子色谱法、铬酸钡分光光度法、硫酸钡烧灼称量法等，见中国国家标准《生活饮用水标准检验方法 无机非金属指标》（GB/T 5750.5-2006）、《水质 硫酸盐的测定 铬酸钡分光光度法（试行）》（HJ/T 342-2007）。硫酸钡比浊法适用于测定 40mg/L 以下的硫酸盐样品；铬酸钡分光光度法适用于可溶性硫酸盐的测定；重量法是经典测定方法，但手续繁琐，不能测定浓度低于 10mg/L 的硫酸盐。离子色谱法可用于居住中大气和水样中 SO_4^{2-} 等多种阴离子的同时测定。

硫酸钡比浊法　在待测溶液中，硫酸盐与钡离子作用生成难溶硫酸钡，其浑浊程度与硫酸盐含量呈正比，以纯水为参比，于 420nm 波长下测定吸光度值或用浊度仪测定浑浊度，工作曲线法定量。

操作步骤　向氯化钠溶液中加入盐酸、甘油和 95% 乙醇，混匀，配成稳定剂溶液。向硫酸盐标准系列溶液和样品溶液分别加入稳定剂、氯化钡晶体，搅拌。以纯水为参比，于 420nm 波长处测定吸光度值，工作曲线法定量。

注意事项　当水样硫酸盐含量过高时，先用纯水稀释。测定过程中要严格控制搅拌速度、反应时间等条件。

离子色谱法　硫酸盐以 SO_4^{2-} 离子形式存在于溶液中，与其他待测阴离子一起随碳酸盐-碳酸氢钠淋洗液进入离子色谱柱，与其他离子分离。用电导检测器检测，以相对保留时间定性，以峰高或峰面积标准曲线法定量。

色谱条件　电导检测器，阴离子分离柱，阳离子抑制柱，以碳酸钠-碳酸氢钠为淋洗液，流速 3.0ml/min。

操作步骤　用滤膜采集空气中的硫酸盐，先用异丙醇-无水乙醇洗去空气采样滤膜上的硫酸酸雾。再将该滤膜置于淋洗液中，振摇、加热，洗脱样品中的硫酸盐，取上清液测定用。

注意事项　对于降水和其他水样，采样后，应用微孔滤膜过滤除去颗粒物和微生物。若某阴离子浓度过高，先将水样稀释；若钙、镁离子浓度过高，可将水样先经过阳离子交换柱除去钙、镁，再过 0.2μm 滤膜；对于含有机物的水样可先经过 C_{18} 柱除去。

铬酸钡分光光度法（热法）　在酸性溶液中，铬酸钡与硫酸钠溶液反应生成硫酸钡沉淀和铬酸根离子。中和后，过滤除去生成的硫酸钡和剩余的铬酸钡沉淀，滤液因含有铬酸根而呈黄色，根据溶液吸光度值，标准曲线法定量。

操作步骤　取硫酸盐标准溶液和适量水样，配制硫酸盐标准系列和样品溶液，分别加盐酸酸化、煮沸，滴加氨水中和，冷却后定容，过滤，于 420nm 波长处测定滤液的吸光度值，标准曲线法定量。

注意事项　该法适用于测定生活饮用水和水源水中的硫酸盐，其中热法适用于测定硫酸盐浓度为 5～200mg/L 的水样，冷法适用于测定硫酸盐浓度为 5～100mg/L 的水样。测定时，碳酸盐与铬酸钡反应转化为碳酸钡后干扰测定，热法通过加热煮沸法排除碳酸盐的干扰，冷法通过向样液中加入钙氨溶液（氯化钙+氨水），将碳酸盐转化为碳酸钙排除影响。

（吕昌银）

liúqíngsuānyán jiǎnyàn

硫氰酸盐检验（determination of thiocyanate）　水、体液中硫氰酸盐的定量检验。用于评价硫氰酸盐对水体的污染和对人体的危害。硫氰酸盐是硫氰酸根离子（SCN⁻）所成的盐，常见的有硫氰酸钾、硫氰酸钠、硫氰酸铵和硫氰酸汞。人们经水、食品摄入少量硫氰酸钠就会对人体造成极大的伤害，在酶的催化下，人体暴露氰化物后，大部分氰化物变成了硫氰酸盐，随尿排出。检测体液中硫氰酸盐可了解人体对氰化物的暴露情况，通过检测尿、血液或唾液中硫氰酸盐的含量，可评价被动吸烟的危害。测定方法主要有吡啶-巴比妥酸分光光度法、异烟酸-吡唑啉酮分光光度法，还可用离子色谱法测定硫氰酸盐，见国家标准《尿中硫氰酸盐的吡啶-巴比妥酸分光光度测定方法》（WS/T 39-1996）、《水质 硫氰酸盐的测定 异烟酸-吡唑啉酮分光光度法》（GB/T 13897-92）、《工业循环冷却水及锅炉水中氟、氯、磷酸根、亚硝酸根、硝酸根和硫酸根的测定 离子色谱法》（GB/T 14642-2009）。

吡啶-巴比妥酸分光光度法

在微酸性条件下，尿中硫氰酸盐与氯胺T反应生成氯化氰，使吡啶环裂开产生戊烯二醛。戊烯二醛与巴比妥酸作用生成紫红色染料，用分光光度法测定。

操作步骤 取硫氰酸钾（KSCN）标准溶液，并加入非接触氰化物人员新鲜尿样作为基底，配制硫氰酸盐标准系列溶液，同时取班后一次尿样于样品管中。再向各管分别加入 pH 7.0 磷酸盐缓冲溶液、氯胺T溶液，混匀，5 分钟后加入吡啶-巴比妥酸溶液，混匀，以加有尿样的试剂空白为参比，测定各管溶液 580nm 波长处吸光度值，标准曲线法定量。

注意事项 测定中要用加标的模拟尿、接触者混合尿或加标

的正常人混合尿作为质控样，在测定前后和每测定 10 个样品后，要测定一次质控样。尿样必须新鲜，取班后一次尿样 4 小时内测定。该法适用于测定正常人、接触无机氰化物和有机氰化物工人尿中硫氰酸盐；测定中 CN⁻、SCN⁻同样显色，因此测定的结果是 CN⁻ 和 SCN⁻ 的总量。

异烟酸-吡唑啉酮分光光度法

在中性介质中，水样中硫氰酸盐与氯胺T反应生成氯化氰，再与异烟酸作用，水解后生成戊烯二醛，与吡唑啉酮缩合生成紫蓝色染料，用分光光度法测定。

样品处理 用玻璃容器采集水样，加入亚硫酸钠，并加氢氧化钠溶液至 pH ≥12，低温保存。测定时，加硫代硫酸钠溶液，用硫酸酸化，加热至微沸，蒸发除去干扰物；再于碱性条件下加磷酸钠、过滤除去干扰物，取滤液备用。

操作步骤 配制硫氰酸钠标准系列溶液，并按"样品处理"操作后，用乙酸调节标准系列和样品管的酸度至红色消失，再加磷酸盐缓冲溶液、氯胺T溶液，混匀，水浴加热，冷却，再加入异烟酸-吡唑啉酮溶液，显色，取出快速冷却后，在 638nm 波长处测定吸光度值，再用标准曲线法定量。

注意事项 水样中汞氰配合物含量超过 1mg/L 时，对测定有干扰。

（吕昌银）

èryǎnghuàliú jiǎnyàn

二氧化硫检验（determination of sulfur dioxide） 为了评价空气中二氧化硫的污染状况，鉴定食品中是否加有吊白块、是否使用过硫磺熏蒸漂白，应用副玫瑰苯胺分光光度法、乙酸铅试纸法或

乙酰丙酮法对二氧化硫进行的检测。二氧化硫（SO_2）是一种酸性气体，具有强烈的刺激性臭味，对眼结膜和鼻咽部黏膜产生刺激作用；易溶于水，形成亚硫酸盐，是一种水溶性刺激性气体，急性中毒可导致窒息死亡。吸附 SO_2 的细颗粒物进入深部呼吸道，可因协同作用导致严重的健康损害。在苯并[a]芘（BaP）致肺癌的过程中，SO_2 有一定的促癌作用。

SO_2 可与尘粒结合形成气溶胶状态的空气污染物，是形成酸雨的重要原因。SO_2 溶于水汽形成亚硫酸，再形成亚硫酸雾，氧化后形成硫酸雾；在大气中，SO_2 也可先氧化成 SO_3，与水汽结合直接形成硫酸雾。硫酸雾凝聚成为大颗粒，可形成酸雨。硫酸雾是 SO_2 的二次污染物，对呼吸道的附着和刺激作用比 SO_2 更强。食品加工过程中，非法加入二水合次硫酸氢钠甲醛（吊白块）防腐、用硫磺熏蒸漂白的现象时有发生。因此，SO_2 和亚硫酸等相关物质是环境监测、食品卫生检验的重要检测指标。

中国空气质量标准规定，环境空气中 SO_2 的年平均、24 小时平均和 1 小时平均的一级标准浓度限值分别为 $20\mu g/m^3$、$50 \mu g/m^3$ 和 $150\mu g/m^3$，二级标准浓度限值分别为 $60\mu g/m^3$、$150\mu g/m^3$ 和 $500\mu g/m^3$；室内空气中 SO_2 1 小时均值不得大于 $500\mu g/m^3$；不得向食品中添加吊白块，不得使用硫磺熏蒸漂白食品。

副玫瑰苯胺分光光度法灵敏度高，选择性好，广泛用于测定环境空气和食品中的 SO_2，见中国国家标准《环境空气 二氧化硫的测定 甲醛吸收-副玫瑰苯胺分光光度法》HJ/T 482-2009）；采用紫外荧光法测定大气中的 SO_2 具

有不消耗化学试剂、选择性好、适用于连续自动监测等特点，已用于全球监测系统。检测食品样品中的 SO_2 也可以用蒸馏法，见《食品安全国家标准 食品中二氧化硫的测定》（GB 5009.34-2016）。

副玫瑰苯胺分光光度法　甲醛缓冲溶液吸收空气中 SO_2，生成稳定的羟甲基磺酸加成化合物，加入氢氧化钠溶液后，羟甲基磺酸与盐酸副玫瑰苯胺反应生成紫红色化合物，测定 577nm 波长处吸光度值，根据标准曲线定量。

样品处理　以甲醛缓冲溶液为吸收液，用多孔玻板吸收管采集 SO_2；将样品溶液放置让其自动分解可能含有的 O_3。加入氨基磺酸钠，混匀，放置，除去 NO_x 的干扰。若样品溶液混浊，应离心分离混浊物。

操作步骤　取 A、B 两组比色管，A 组依次加入 SO_2 标准溶液或样品溶液，用甲醛缓冲吸收液定容后，向各标准溶液加入氨基磺酸钠和 NaOH 溶液，混匀。B 组各管分别加入副玫瑰苯胺溶液。将 A 组各管的溶液迅速倒入对应的 B 组各管中，立即混匀，于恒温水浴中显色。再于 577nm 波长处测定吸光度值。

注意事项　该法适用于测定空气中的 SO_2。吸收液甲醛-邻苯二甲酸氢钾缓冲液的最佳采样温度是 23～29℃。在操作中，将 A 组标准系列管和样品管溶液迅速倒入对应的 B 管强酸性副玫瑰苯胺溶液，克服了显色剂加入方式不同对吸光度值的影响。

食品中吊白块检验　二水合次硫酸氢钠甲醛俗称吊白块，易溶于水，分解产生 SO_2 和甲醛。在面粉、腐竹、米粉、豆腐、粉条、银耳、白糖、罐头和水产品等食品中违规加入吊白块，可改善食品外观，但食用后可引起人体过敏、肠道刺激等不良反应，严重者可产生中毒，肾、肝受损等疾病。

检验方法：①用乙酸铅试纸法检测 SO_2。取适量固体食品样品，粉碎，加 10 倍量水，混匀。加盐酸和锌粒后，迅速用乙酸铅试纸密封，放置，观察其颜色变化，同时做对照试验。若试纸变为棕色至黑色，表明 SO_2 定性试验为阳性，样品可能含有吊白块。也可用离子色谱法检测 SO_2 形成的 SO_3^{2-} 离子。②乙酰丙酮法检测甲醛。取适量固体食品样品，粉碎，用蒸馏水浸泡，过滤。向滤液中加入乙酰丙酮和乙酸铵溶液，混匀，沸水浴加热，若溶液变为黄色，表明甲醛定性试验为阳性。

样品中甲醛和 SO_2 的定性结果都为阳性时，要进一步进行两者的定量检验，并与正常样品的本底值进行比较，两者含量均高于本底值时，结合两者的质量比，综合判断该食品样品中吊白块的存在与否。

（吕昌银）

liúhuàqīng jiǎnyàn

硫化氢检验（determination of hydrogen sulfide）　应用亚甲蓝分光光度法、硝酸银比色法、气相色谱法或者荧光光度法，对空气中硫化氢进行的卫生检验。用于评价硫化氢的污染状况。硫化氢（H_2S）是无色、有臭鸡蛋气味的剧毒气体，具有强还原性，与空气混合的体积分数达到 4.3%～46% 时形成爆炸混合物。在细菌的作用下，硫酸盐还原或环境中含硫有机物分解都可产生硫化物。H_2S 是一种神经毒物，主要从呼吸道侵入人体而致人中毒。中国《工作场所有害因素职业接触限值》（GBZ 2.1）规定，

H_2S 的最高容许浓度为 $10mg/m^3$。

测定方法主要有亚甲蓝分光光度法、硝酸银比色法、气相色谱法和荧光光度法等。亚甲蓝分光光度法应用最普遍，该法灵敏度高，是中国居住区大气中 H_2S 的卫生检验标准方法，见中国国家标准《生活饮用水标准检验方法 无机非金属指标》（GB/T 5750.5-2006）、《硫化物的测定（亚甲蓝分光光度法）》（SL 89-1994）。《工作场所空气有毒物质测定 硫化物》（GBZ/T 160.33-2004）中的硝酸银比色法是测定工作场所空气中 H_2S 的标准方法。《天然气 含硫化合物的测定》（GB/T 11060-2010）中，碘量法、亚甲蓝法和乙酸铅反应速率双光路检测法都可用于天然气中 H_2S 的检测。

亚甲蓝分光光度法　空气中 H_2S 被碱性氢氧化镉悬浮液吸收，形成硫化镉沉淀。在硫酸溶液中，H_2S 与对氨基二甲基苯胺溶液和三氯化铁溶液作用，生成亚甲蓝，用分光光度法测定。

样品处理　①空气样品，以硫酸镉、氢氧化钠和聚乙烯醇磷酸铵的白色悬浮液为吸收液，用大型气泡吸收管避光采集空气样品，采样后暗处存放；或者在现场加显色液，带回实验室，当天测定。吸收液中加入聚乙烯醇磷酸铵可以降低光对硫化镉沉淀的分解作用。②水质样品，采集水样前，在硬质玻璃瓶中加入乙酸锌溶液和氢氧化钠溶液，再注入水样至近满，减少瓶中空气量，只留少许空隙，盖好瓶塞反复摇动，混匀，密封，避光带回实验室测定。硫化物在水中容易分解，H_2S 容易从水样中逸出，因此采样时要尽量避免曝气。

操作步骤　对于空气样品，向标准系列各管加入吸收液、硫

化钠标准溶液后，立即加入对氨基二甲基苯胺溶液和三氯化铁溶液的混合显色液，混匀。665nm波长处测定吸光度值。标准曲线法定量。水样中硫化物与乙酸锌作用，生成硫化锌沉淀。测定时，该沉淀溶解于酸性溶液，与显色剂 N, N-二乙基对苯二胺溶液和三氯化铁溶液显色，在 665nm 波长处测定。

硝酸银比色法 H_2S 与硝酸银反应生成黄褐色硫化银胶体溶液，与标准系列比较，测定空气中 H_2S 的含量。

操作步骤 以亚砷酸钠-碳酸铵溶液为吸收液，用多孔玻板吸收管采集空气中的 H_2S。摇匀，供测定用。向标准系列、样品和样品空白对照溶液分别加入适量淀粉溶液和硝酸银溶液。摇匀，放置，目视比色定量。

注意事项 该法用亚砷酸钠-碳酸铵溶液吸收，再加硝酸银生成硫化银比色，测定的结果比用硝酸银溶液直接吸收测定的结果更准确。采样后须密闭保存，防止日光照射。硫化物对 H_2S 的测定有干扰。适用于工作场所空气中硫化物浓度的测定。

(吕昌银)

hánlǜ wújī huàhéwù jiǎnyàn

含氯无机化合物检验 （determination of inorganic chlorine compounds） 应用离子色谱法、硝酸银容量法等分析方法，对环境和食品中的含氯无机化合物进行的卫生检验。氯与其他元素结合形成的无机物质属于含氯无机化合物，种类较多，涉及环境和食品样品，检验项目主要有氯化氢、氯化物、氯气、余氯、次氯酸盐和高氯酸盐等。大多数含氯无机化合物易溶于水，离解形成离子，可用离子色谱法检测，见

中国国家标准《环境空气和废气氯化氢的测定 离子色谱法（暂行）》（HJ 549-2009）。对于氯化物含量较高的样品，可用硝酸银容量法，见《固定污染源废气 氯化氢的测定 硝酸银容量法（暂行）》（HJ 548-2009）；还可用硝酸汞滴定法、佛尔哈德法和电位滴定法等经典的化学分析方法进行检验。应用余氯与碘进行氧化还原反应的特点，常用碘量法测定余氯。氯化物可置换硫氰酸汞中的硫氰酸根，后者可用分光光度法测定，见《固定污染源排气中氯化氢的测定 硫氰酸汞分光光度法》（HJ/T 27-1999），可间接测定氯化物。

(吕昌银)

gāolǜsuānyán jiǎnyàn

高氯酸盐检验 （determination of perchlorates） 应用离子色谱法等现代分析技术对水中高氯酸盐进行的卫生检验。用于评价高氯酸盐的污染状况。高氯酸盐（ClO_4^-）通常以高氯酸铵（NH_4ClO_4）、高氯酸钾（$KClO_4$）、高氯酸钠（$NaClO_4$）等形式存在，物理化学性质稳定，是普遍存在的潜在无机污染物，因其水溶性强，在水中吸附作用小，扩散快速，持续迁移，可大范围污染饮用水源，其降解时间长，是持久性污染物。高氯酸盐主要是通过水和食物进入人体，也可以粉尘的形式从呼吸系统进入人体。较低浓度的高氯酸盐干扰甲状腺的正常功能，影响人体代谢，阻碍生长发育。美国环境保护署依据服用高氯酸盐的临床毒性实验，制订了不会产生可观察到副作用的剂量为 $0.14mg/(kg \cdot d)$，确定饮用水中高氯酸盐的安全浓度范围为 $0.004 \sim 0.008mg/L$。检测高氯酸盐的主要方法有离子色谱法

（IC）、滴定法和化学发光法等。IC 是检测高氯酸盐的首选方法，用亲水色谱柱后分离效果好，美国环境保护局以 IC 法作为测定水样中高氯酸盐的标准方法。高氯酸盐含量高的样品可用容量分析方法进行滴定定量，见中国国家标准《烟花爆竹 烟火药中高氯酸盐含量的测定》（GB/T 20614-2006）。

离子色谱法：高氯酸盐样品溶液随 NaOH 淋洗液进入离子色谱柱后，与样液中的其他离子分离，经电导检测器检测。①色谱条件：离子色谱柱，4mm；淋洗液，50mmol/L NaOH 溶液，流速 1.5ml/min；抑制器装置，抑制电流设定为 300mA，外加水流速 5ml/min。检测器为电导检测器。②样品处理：用塑料瓶或玻璃瓶采集水样，经 $0.45\mu m$ 滤膜过滤，取滤液备用。③操作步骤：以高氯酸钠为标准物质配制高氯酸根的标准系列溶液。分别取样品液和标准系列溶液注入离子色谱仪分离、测定，以相对保留时间定性，标准曲线法定量。如果样品中高氯酸根的含量超出标准曲线中高氯酸根的浓度范围，应该先将样品溶液适当稀释后重新分析。④注意事项：样品中含有>$0.45\mu m$ 的固体粒子，或者淋洗液中含有>$0.2\mu m$ 的固体粒子时，对分离柱有损坏作用。$25\mu g/L$ 的高氯酸盐不受基体中高浓度（1000mg/L）干扰离子 SO_4^{2-}、CO_3^{2-} 和 Cl^- 的影响。该法适用于测定水溶液、表面水、地下水、处理好的饮用水和各种复杂基体中的高氯酸根。

(吕昌银)

lǜhuàqīng jiǎnyàn

氯化氢检验 （determination of hydrogen chloride） 应用离子色谱法、硝酸银容量法和硫氰酸汞

分光光度法等分析技术，对空气中氯化氢进行的卫生检验。氯化氢是无色酸性气体，刺激性强，与水蒸气作用形成白色盐酸酸雾，腐蚀作用很强，污染环境，危害人体健康。人体接触、吸入氯化氢后，对眼睛和呼吸道产生强烈刺激作用，出现头痛、头晕、胸闷等，严重时发生肺炎、肺水肿等。中国空气质量标准规定，工作场所空气中氯化氢及盐酸的最高容许浓度为 $7.5mg/m^3$。测定方法有离子色谱法、硝酸银容量法和硫氰酸汞分光光度法，见中国国家环境保护标准《环境空气和废气 氯化氢的测定 离子色谱法（暂行）》（HJ 549-2009）、《固定污染源废气 氯化氢的测定 硝酸银容量法（暂行）》（HJ 548-2009）、《固定污染源排气中氯化氢的测定 硫氰酸汞分光光度法》（HJ/T 27-1999）。

离子色谱法　以氢氧化钠-碳酸钠溶液为吸收液采集空气中的氯化氢，形成氯化物样品溶液，经离子色谱柱分离，电导检测器检测。

色谱条件　电导检测器，阴离子色谱柱。流速为 1.0ml/min，柱温控制为室温 ±0.5℃，不低于 18℃。

样品处理　以氢氧化钠-碳酸钠溶液为吸收液，串联两支多孔玻板吸收管，采集有组织排放空气样品；串联两支大型气泡吸收管采集环境空气样品。采样后，将两支吸收管中的样液分别稀释，定容，过 0.45μm 滤膜后，贮于聚四氟乙烯瓶中作离子色谱测定用。同样的步骤处理、制备空白样液。

操作步骤　以氯化钾溶液为标准物质。分别取标准系列溶液、样品溶液和空白样品溶液进样进行离子色谱测定，测定保留时间和各响应值（峰高或峰面积），用标准溶液的响应值对 Cl^- 浓度值分别绘制标准曲线，根据样品溶液的保留时间定性，用标准曲线法计算空气样中氯化氢的量。

注意事项　采样时，在吸收管前连接滤膜过滤装置，阻止含氯化合物颗粒进入吸收液。将采样吸收管置于 120℃ 保温夹套内，避免空气中水汽凝结。

硫氰酸汞分光光度法　以稀氢氧化钠溶液为吸收液，采样同上述"离子色谱法"。测定时，样液中的 Cl^- 与硫氰酸汞反应生成难电离的氯化汞，置换出来的硫氰酸根离子与铁离子反应生成橙红色的硫氰酸铁配合离子，溶液在 460nm 波长处的吸光度值与 Cl^- 含量呈线性关系，根据标准曲线定量样品中的氯化氢。

（吕昌银）

lǜhuàwù jiǎnyàn

氯化物检验（determination of chloride）　工作场所空气、生活饮用水和大气降水等样品中氯化物的检验。氯化物是氯离子与无机阳离子结合形成的无机物。氯化银和氯化亚汞难溶于水，氯化铅微溶于冷水，其他氯化物易溶于水，并形成离子而导电。氯化物一般具有较高的熔点和沸点。中国《环境空气质量标准》中规定，生活饮用水水源和饮用净水中氯化物 ≤250mg/L，工作场所空气中氯化铵烟和氯化锌烟的时间加权平均容许浓度分别为 $10mg/m^3$ 和 $1mg/m^3$，氯化苦和氯化氰的最高容许浓度分别为 $1mg/m^3$ 和 $0.75mg/m^3$。

工作场所空气、生活饮用水和大气降水等样品中的氯化物，可用离子色谱法、硝酸银滴定法和硫氰酸汞分光光度法进行测定，见中国国家标准《生活饮用水标准检验方法 无机非金属指标》GB/T 5750.5-2006）。地表水、地下水的氯化物可选用硝酸汞容量法测定；经过前处理能够消除干扰的废水水样，也可用硝酸汞容量法测定其氯化物；测定肉与肉制品中的氯化物时，常用佛尔哈德法和电位滴定法，见《肉与肉制品 氯化物含量测定》（GB/T 9695.8-2008）。

硝酸汞滴定法　取适量水样，若水样呈现颜色，则加入氢氧化铝悬浮液，振摇过滤，弃去最初滤液 20ml，取滤液备用。若水样含有硫化物，先加氢氧化钠溶液调节至中性或弱碱性，再加过氧化氢，摇匀，放置后，加热除去过量的过氧化氢。若水样含有高铁离子、铬酸盐，可加新配的对苯二酚溶液排除。饮用水中各种物质在通常浓度下不干扰滴定。

将水样酸化（pH 3.0~3.5），以二苯卡巴腙为指示剂，用硝酸汞溶液滴定，水样中的氯化物生成难离解的氯化汞。氯化物反应完全后，过量的汞离子与指示剂二苯卡巴腙作用生成蓝紫色的二苯卡巴腙的汞配合物，指示滴定终点。根据滴定剂硝酸汞标准溶液的用量计算水样中氯化物的量。

佛尔哈德法　用均质器处理肉或肉制品样品，加水，沸水浴中加热，用热水提取样品中的氯化物。冷却后加入（亚铁氰化钾+乙酸锌+冰乙酸）溶液，沉淀除去蛋白质，过滤后，酸化滤液，加入过量的硝酸银溶液，并加入硝基苯或 1-壬醇，混匀，凝结沉淀氯化银。再以硫酸铁铵溶液为指示剂，用硫氰酸钾标准溶液滴定过量的硝酸银。同样操作做空白试验。根据样品中氯化物消耗硝酸银溶液的量，计算肉与肉制品中的氯化物含量。

(吕昌银)

水中余氯检验（determination of residual chlorine in water）

经过氯化消毒杀菌后，对水中游离性余氯和化学性余氯的检测。中国主要采用氯化消毒法对饮用水进行净化消毒，为了保证消毒效果，实际加氯量超过了杀菌消毒的需氯量，向水中加氯一定时间后，水中所剩余的有效氯称为余氯。余氯有两种形式：①游离性余氯，包括 HOCl 及 OCl$^-$ 等。②化合性余氯，又称结合性余氯，包括 NH_2Cl、$NHCl_2$、NCl_3 及其他氯胺类化合物。游离性余氯与化合性余氯之和为总余氯。游离性余氯的杀菌能力比化合性余氯的强，一般要求水中加氯 30 分钟后，游离性余氯量应该达到 0.3~0.5mg/L；对化合性余氯则要求加入 1~2 小时后有 1~2mg/L。余氯稳定性差，特别是日光直射、水中含有还原性无机物和有机物时，更易分解。因此需及时测定余氯。

饮水中余氯含量太低时，难以确保消毒效果和饮水质量，但余氯含量过高则对人体有害。水样总余氯含量≥1mg/L 时，常用碘量（滴定）法测定；浓度较低时，可采用分光光度法测定，如 N,N-二乙基对苯二胺（DPD）分光光度法和 3,3′,5,5′-四甲基联苯胺目视比色法，见中国国家标准《工业循环冷却水中余氯的测定》（GB/T 14424-2008）、《生活饮用水标准检验方法 消毒剂指标》（GB/T 5750.11-2006）。

分光光度法 pH 6.2~6.5 时，游离氯氧化 DPD 生成红色化合物，用分光光度法测定。

样品处理 生活饮用水样一般不需要前处理。当水样中游离余氯含量较高时，应稀释后再测定，以防过高含量的游离余氯进一步氧化，使 DPD 反应后生成的红色褪色。

操作步骤 取水样和空白溶液，用高锰酸钾作为余氯的标准物质，配制标准系列溶液，用无氯水稀释，用 pH 6.5 磷酸-磷酸盐缓冲溶液调节酸度，加入 DPD 显色，混匀，于 510nm 波长处测定吸光度值，标准曲线法定量。在碘化物催化下，一氯胺与 DPD 也能反应显色；在加入 DPD 溶液前加入碘化物，一部分三氯胺与游离余氯一起显色；改变试剂的加入顺序和操作步骤，还可测定一氯胺、三氯胺的含量。

注意事项 当水样中一氯胺含量过高时，可用亚砷酸盐或硫代乙酰胺处理。如果样品中二氯胺含量过高，可加入新配的碘化钾溶液。该法可用高锰酸钾溶液配制永久性余氯标准系列。

3,3′,5,5′-四甲基联苯胺比色法 以氯化钾-盐酸缓冲溶液（pH 2.2）为溶剂配制重铬酸钾-铬酸钾溶液，用作余氯的标准溶液。在 pH<2 的酸性条件下，加入适量重铬酸钾-铬酸钾标准溶液，再加入 3,3′,5,5′-四甲基联苯胺溶液，二者反应生成黄色的醌式化合物，用氯化钾-盐酸缓冲溶液定容，配制成为余氯的标准系列溶液，密封，可作为永久性标准系列溶液。取水样，加入 3,3′,5,5′-四甲基联苯胺溶液，混匀，立即目视比色，可测定水样中游离性余氯的含量；放置 10 分钟后，目视测定所得结果为水中总余氯量；两者之差为化合性余氯量。

(吕昌银)

含碳无机化合物检验（determination of inorganic carbon compounds）

空气样品中含碳无机化合物的测定。碳与其他元素结合形成的无机化合物称为含碳无机化合物，主要包括一氧化碳（CO）、二氧化碳（CO_2）、硫氰酸盐等。CO 是有毒气体，轻度中毒时，全身乏力、心动过速、昏厥，血中碳氧血红蛋白的含量在达到 10%~20%；中度中毒时，上述症状加重，心律失常，还可能昏迷，血中碳氧血红蛋白含量高达 30%~40%；重度中毒者因呼吸麻痹而死亡。空气中 CO_2 含量增加时，常伴随空气中氧气浓度降低，对人体健康造成不利。低浓度的 CO_2 可兴奋呼吸中枢，使呼吸加深加快；高浓度 CO_2 可抑制和麻痹呼吸中枢。

CO、CO_2 是工作场所等环境空气的重要检验项目，是室内空气质量监测的主要指标之一。采用不分光红外线气体分析法、气相色谱法和氢氧化钡溶液容量滴定法可单独测定空气中的 CO_2；用不分光红外线气体分析法，可同时检测工作场所等现场空气中的 CO 和 CO_2；应用气相色谱法可同时检测空气中 CO、CO_2 和碳氢化合物，见国家标准《气体中一氧化碳、二氧化碳和碳氢化合物的测定 气相色谱法》（GB/T 8984-2008）、《公共场所卫生检验方法 第 2 部分：化学污染物》（GB/T 18204.2-2014），CO 中毒常采用的生物监测指标是碳氧血红蛋白（见血中碳氧血红蛋白检验）。

(吕昌银)

一氧化碳检验（determination of carbon monoxide）

空气中和呼出气中一氧化碳的检测。用于

评价空气中一氧化碳的污染状况，监测相关人员对一氧化碳的接触量。一氧化碳（CO）对人体具有毒害作用，中国《室内空气质量标准》（GB/T 18883-2002）规定，室内空气中的 CO 1 小时均值为 $10mg/m^3$。CO 常温下是无色、无臭、无味、易燃的气体，分子量为 28.01，沸点为 $-191.5℃$；与空气混合爆炸限为 12.5% ~ 74.2%，自燃点 609℃；标准状况下气体密度为 1.25g/L，略轻于空气（密度 1.293g/L）；难溶于水，常温下每 100ml 水中能溶解 2.1ml，易溶于氨水；与过渡金属反应生成金属羰基化合物，可还原银盐、钯盐、钼酸盐、五氧化二碘等。这些性质可被用于一氧化碳的定性或定量分析。

CO 中毒的临床表现与血中碳氧血红蛋白（HbCO）的浓度密切相关，因此，HbCO 是应用最广泛的 CO 中毒的生物监测指标。通过测定 HbCO 的浓度，反映血液中 CO 的浓度（见血中碳氧血红蛋白检验）。另外，可利用呼出气中 CO 含量来监测即时的 CO 接触量，特别是在某些紧急情况下（如发生火灾），采血存在困难，用呼出气中 CO 含量作为监测指标具有实际意义，但该指标的评价结果没有血中 HbCO 值准确。检验方法是利用 CO 的红外光谱等特用性仪器检测或利用其还原性进行检测，见中国国家标准《公共场所卫生检验方法 第2部分：化学污染物》（GB/T 18204.2-2014）规定。

一氧化碳测定仪法 有多种测定 CO 的专用直读式仪器，适合现场测定：①一氧化碳红外测定仪，利用 CO 对 4.67μm、4.72μm 波长的红外辐射具有选择性吸收的原理测定 CO。②一氧化碳电化学测定仪，原理是 CO 分子在扩散式电极上氧化，用电化学方法检测定量。③扩散型一氧化碳测定仪，原理是 CO 经扩散后遇到专用指示胶产生由粉红色至棕色的颜色变化定量。

呼出气样品采样应在接触 3 小时后，临近工作班末进行，收集终末呼出气。采样时，检测对象先深呼吸 2~3 次，收集最后的 100ml 呼出气。如无便携直读式仪器，可将终末呼出气收集在采样管或复合膜采气袋中，立即密封，带回实验室尽快测定。

检气管法 CO 可将五氧化二碘还原成游离碘，碘与三氧化二硫作用，生成绿色配合物，根据检气管变色长度，确定一氧化碳含量。将采有样品的注射器用乳胶管与检气管（将两端锉断）的进气端连接，按说明书要求的速度，均匀地将气体推入检气管中，3 分钟后按检气管上的变色长度，直接读出 CO 的浓度值。

（张加玲）

èryǎnghuàtàn jiǎnyàn

二氧化碳检验 （determination of carbon dioxide） 应用不分光红外线气体分析法和气相色谱等方法对空气中二氧化碳的测定。二氧化碳（CO_2）是无色无臭的气体，溶于水生成碳酸，与钡、钙等离子反应生成难溶盐。它是主要的温室气体，对长波辐射有很强的吸收作用；大气环境中 CO_2 含量增加，将影响气候变化，可导致全球气候变暖、冰川融化、海平面升高；是酸雨和海洋酸化的主要因素。CO_2 属于呼吸中枢兴奋剂，生理活动需要 CO_2，但是环境空气中 CO_2 浓度超过一定范围时，将危害人体健康；浓度低于 $1400mg/m^3$（0.07%）时，人体感觉良好；浓度为 $2000mg/m^3$

（0.1%）时，个别敏感者有不舒服感觉；浓度为 $3000mg/m^3$（0.15%）时，人体明显感觉不舒服；浓度达到 8% ~ 10% 时，人体呼吸困难，脉搏加快，全身无力，严重时神志丧失；浓度达到 30% 时，可出现死亡。中国《室内空气质量标准》（GB/T 18883-2002）规定，室内空气中 CO_2 的日平均浓度不大于 0.1%。某些人为活动和自然原因都可导致环境空气中 CO_2 含量增加，威胁人体健康与安全，对室内和工作场所空气都需要进行 CO_2 的检测。

一般采用不分光红外线气体分析法、气相色谱法和氢氧化钡溶液容量滴定法测定空气中的 CO_2，见中国国家标准《公共场所卫生检验方法 第 2 部分：化学污染物》（GB/T 18204.2-2014）、《气体中一氧化碳、二氧化碳和碳氢化合物的测定 气相色谱法》（GB/T 8984-2008）。

不分光红外线气体分析法 CO_2 选择性地吸收红外线，在一定浓度范围内，吸收强度与 CO_2 的浓度呈线性关系，根据吸收强度可测定空气中 CO_2 的含量。

样品处理 以注射器为采气动力，用塑料铝箔复合薄膜采气袋采样。

操作步骤 开启 CO_2 不分光红外线气体分析仪，用干燥高纯氮气（N_2）进行零点校正，再用 CO_2 标准气体进行终点刻度校准，使仪器处于正常状态运行。空气样品经变色硅胶或无水氯化钙过滤后，自动抽入仪器气室，由表头读取 CO_2 的浓度值。也可把仪器带到现场，间歇进样测定 CO_2。安装有记录仪的分析仪可用于现场空气中 CO_2 浓度的长期监测。

注意事项 该法适用于测定公共场所空气中、室内空气中和

其他气体中 CO_2 含量。甲烷、一氧化碳（CO）、水蒸气等影响测定结果，在透过红外线的窗口安装了波长为 $4.26\mu m$ 红外线滤光片后，可排除甲烷和CO的干扰；将样气进行干燥处理，可消除水蒸气的影响。

气相色谱法　CO_2 与空气中其他组分经色谱柱分离后，热导检测器检测。在一定浓度范围内，电信号的强弱与样气中 CO_2 的含量成正比，用气相色谱法测定。

色谱条件　热导检测器，高分子多孔聚合物色谱柱。根据实际情况选择相关实验条件，可选用柱温、检测室温度和气化室温度都控制为室温（$10\sim35℃$），氢气为载气，流速 $50ml/min$。

样品处理　参见"不分光红外线气体分析法"采样。CO_2 浓度过高时，用纯 N_2 稀释。

操作步骤　用100ml注射器，以纯 N_2 为稀释气，配制 CO_2 标准气体系列。经六通阀进样，测定 CO_2 峰高，取峰高均值对浓度绘制标准曲线，建立回归方程，或取与空气样品中 CO_2 浓度接近的 CO_2 标准气体进样测定其峰高，用单点校正法计算校正因子。

（吕昌银）

hándàn wújī huàhéwù jiǎnyàn

含氮无机化合物检验（determination of inorganic nitrogen compounds）

空气中含氮无机化合物的测定。主要是对氮氧化物中一氧化氮和二氧化氮的测定。含氮无机化合物是指氮与其他元素结合形成的无机物。卫生检验涉及的含氮无机化合物主要有氮氧化物（NO_x）、氨、氨氮、亚硝酸盐氮、硝酸盐氮、尿素和氰化等。NO_x 是由氮、氧两种元素组成的化合物，常见的有一氧化氮（NO）、二氧化氮（NO_2）、笑气

（N_2O）、五氧化二氮（N_2O_5）等，其中 N_2O_5 是固体，其他氮氧化物都呈气态。作为空气污染物的 NO_x 常指 NO 和 NO_2，是形成酸雨、大气光化学烟雾的重要物质，对环境质量的影响极大。NO_x 也是破坏臭氧（O_3）层的一个重要因子，在平流层，NO_x 与 O_3 反应生成 NO 与 O_2，NO 进一步反应生成 NO_2，使 O_3 浓度降低，打破 O_3 平衡，导致 O_3 层的耗损。中国空气质量标准规定，环境空气中 NO_x 1小时平均浓度 $\leq 250\mu g/m^3$，对其他含氮无机化合物也规定了浓度限值。

大多数含氮无机化合物都可用分光光度法、离子色谱法检测，见中国国家标准《环境空气 氨的测定 次氯酸钠-水杨酸分光光度法》（HJ 534-2009）、《生活饮用水标准检验方法 无机非金属指标》（GB/T 5750.5-2006）、《工作场所空气有毒物质测定 无机含氮化合物》（GBZ/T 160.29-2004）、《环境空气 氮氧化物（一氧化氮和二氧化氮）的测定 盐酸萘乙二胺分光光度法》（HJ 479-2009）。盐酸萘乙二胺分光光度法可用于测定水中亚硝酸盐氮和空气中的氮氧化物。

（吕昌银）

yīyǎnghuàdàn jiǎnyàn

一氧化氮检验（determination of nitrogen monoxide）

应用盐酸萘乙二胺分光光度等方法对空气中和血样中一氧化氮的检测。是监测空气中氮氧化物的重要检测项目。一氧化氮（NO）是无色无臭的气体，相对密度 1.3402，溶点 $-163.6℃$，沸点 $-151.8℃$，在空气中很容易与氧发生反应生成二氧化氮（NO_2）。NO 是常见的空气污染物，是空气理化检验的重要指标之一。

在体内 NO 属细胞内信使，也可由一氧化氮合酶催化精氨酸而生成。在平滑肌松弛、感觉传入，乃至学习记忆中具有重要作用。NO 能促使心血管扩张，对血红蛋白的亲和力比一氧化碳和氧大得多，与血红蛋白结合形成亚硝基血红蛋白，导致血液中高铁血红蛋白含量增加，红细胞携氧能力下降。在相关医学领域中，开展了生物材料中 NO 的检测。

盐酸萘乙二胺分光光度法　NO 与水不反应，经三氧化铬氧化成 NO_2 后，与水反应生成 HNO_2，经重氮化、偶合反应，生成紫红色偶氮染料，标准曲线法测定空气中 NO 的浓度。

样品采集　在多孔玻板吸收管中加入吸收液对氨基苯磺酰胺、N-(1-萘基)乙二胺的乙酸溶液，采样。用于测定空气中 NO_2 的含量。在另一多孔玻板吸收管中加入相同吸收液，在吸收管前串联一个三氧化铬氧化管，采样。样气通过氧化管时，其中的 NO 被氧化成 NO_2，吸收液采集了空气中的 NO 和 NO_2。用于测定空气中 NO 和 NO_2 的总量。

操作步骤　取以上两种样液，按照盐酸萘乙二胺分光光度法测定空气中 NO_2 的操作步骤，分别测定空气中 NO_2 的量、空气中 NO 和 NO_2 的总量，两者之差为空气中 NO 的浓度。

注意事项　《工作场所空气有毒物质测定 无机含氮化合物》（GBZ/T 160.29-2004）用三氧化铬试剂氧化 NO；《环境空气 氮氧化物（一氧化氮和二氧化氮）的测定 盐酸萘乙二胺分光光度法》（HJ 479-2009）用酸性高锰酸钾溶液为氧化剂。

化学发光法　用氮氧化物分析仪检测 NO 时，将空气样品直

接进入反应室，不进入转化器，测定的结果就是空气样品中 NO 的量（见二氧化氮检验）。

（吕昌银）

èryǎnghuàdàn jiǎnyàn

二氧化氮检验 （determination of nitrogen dioxide）

应用盐酸萘乙二胺分光光度法、库仑原电池法和化学发光法对空气中二氧化氮进行的卫生检验。此是监测空气中氮氧化物的主要检测项目。二氧化氮（NO_2）是具有刺激性气味的红棕色气体，助燃。0～140℃时，NO_2 和 N_2O_4 共存，温度降低，NO_2 比率下降。二者均能溶于水生成等量的 HNO_3 和 HNO_2；与碱反应生成等量的亚硝酸盐和硝酸盐，也可被还原剂还原成氮气（N_2）。吸入 NO_2 对肺组织具有强烈的刺激性和腐蚀性，吸入少量即可能出现肺水肿中毒症状。NO_2 是工业合成硝酸的中间产物，也是影响空气质量的重要污染物。中国空气质量标准规定，环境空气中 NO_2 的 1 小时平均浓度不大于 $200\mu g/m^3$，室内空气中 1 小时平均浓度不大于 $240\mu g/m^3$。

二氧化氮的检验方法较多，主要有盐酸萘乙二胺分光光度法、库仑原电池法和化学发光法，见《环境空气 氮氧化物（一氧化氮和二氧化氮）的测定 盐酸萘乙二胺分光光度法》（HJ 479-2009）、《工作场所空气有毒物质测定 无机含氮化合物》（GBZ/T 160.29-2004），国内外广泛采用盐酸萘乙二胺分光光度法。化学发光法简便快速、灵敏度高、选择性好、干扰少，准确度高。氮氧化物专用分析仪根据库仑原电池原理测定氮氧化合物。

盐酸萘乙二胺分光光度法 NO_2 与水作用生成 HNO_2，HNO_2 与对氨基苯磺酰胺反应形成重氮化合物，与 N-（1-萘基）乙二胺偶合，生成紫红色偶氮染料。用分光光度法测定。

样品采集 以对氨基苯磺酰胺和 N-（1-萘基）乙二胺的乙酸溶液为吸收液，用多孔玻板吸收管采样。

操作步骤 以 $NaNO_2$ 为标准物质，加入对氨基苯磺酰胺和 N-（1-萘基）乙二胺乙酸混合溶液，配制标准系列溶液，放置 20 分钟，温度低于 20℃时放置 40 分钟以上。在 540nm 波长处测定吸光度值，绘制标准曲线。将样品溶液和空白溶液进行同样处理、测定，根据样品溶液的吸光度值、空白溶液的吸光度值、NO 氧化为 NO_2 的氧化系数和萨尔茨曼（Saltzman）系数，计算空气中 NO_2 的浓度。

注意事项 该法适用于测定空气中的 NO、NO_2 和其他氮氧化物。空气中二氧化硫浓度达到氮氧化物浓度的 30 倍、臭氧（O_3）含量超过 $0.25mg/m^3$ 时，对氮氧化物测定结果都将产生负误差；过氧乙酰硝酸酯对其产生正误差。

化学发光法 待测空气连续抽入氮氧化物分析仪，在 NO_2-NO 转化器中，NO_2 被转化为 NO，进入反应室后被 O_3 氧化成为激发态二氧化氮（NO_2^*），NO_2^* 返回基态时释放出峰值波长 1200nm 的光，通过滤光片后，光电倍增管将光转变成为电信号，其强度与 NO 浓度成正比，可直接从仪器上读出 NO 的浓度。

操作步骤 氮氧化物分析仪有两条气路，一条气路发生 O_3，在紫外光照射或无极放电的作用下，空气产生一定浓度的 O_3，在反应室中作为氧化剂。另一条是样品气路，通过三通进样阀控制调零与进样。调零、校准仪器刻度后，旋转测量旋钮选择三通阀，使空气样品不经转化器，直接进入反应室让 NO 与 O_3 反应、发光，测定的结果是空气样品中 NO 的浓度。将空气样品先经过转化器将 NO_2 转化成 NO，再进入反应室与 O_3 反应、发光，测定的结果是样气中 NO 和 NO_2 的总浓度；两次结果之差是空气样品中 NO_2 的浓度。

注意事项 单独测定 NO 时，NO_2 不干扰测定。NO_2-NO 转化器要定期进行清洁除污处理，将玻璃碳加热至 500℃以上，通清洁空气数小时，确保 NO_2-NO 转化器的转化效率。

（吕昌银）

ānjiǎnyàn

氨检验 （determination of ammonia）

应用纳氏试剂分光光度法、水杨酸分光光度法等方法对空气污染物氨的检测。氨（NH_3）对人体有害，室内空气质量标准规定，室内空气中 NH_3 的 1 小时均值不大于 $200\mu g/m^3$。氨是无色气体，有强烈辛辣刺激性臭味，熔点 -77.8℃，沸点 -33.5℃，对空气的相对密度 0.5962，易溶于水、乙醇和乙醚；水溶液呈碱性，有腐蚀性；有可燃性，生成有毒的氮氧化物烟雾；可与许多金属离子形成配合物。氨在空气中含量达到 16.5%～26.8%（V/V）时，形成爆炸性气体。高温时氨分解成氮和氢，有还原作用。经催化，氨可氧化成一氧化氮。氨以铵盐或游离态形式存在于空气中。在水溶液中，NH_4^+ 与 NH_3 之间的平衡受温度、酸度和离子强度的影响，温度升高、pH 值增大有利于 NH_3 的形成。

纳氏试剂分光光度法是最经典的检测方法，方法操作简便，适应范围广，不足之处是需要使用有毒的含汞试剂，对环境和人体有较大影响，见中国国家标准《工作场所空气有毒物质测定 无机含氮化合物》（GBZ/T 160.29-2004）、《生活饮用水标准检验方法 无机非金属指标》（GB/T 5750.5-2006）、《环境空气和废气 氨的测定 纳氏试剂分光光度法》（HJ 533-2009）、《水质 氨氮的测定 纳氏试剂分光光度法》（HJ 535-2009）；酚盐法也是测定氨氮的常用的方法；水杨酸分光光度法用水杨酸代替酚盐中的苯酚作显色剂，既避免了苯酚的污染，又增加了显色产物的水溶性，灵敏度更高，见《环境空气 氨的测定 次氯酸钠-水杨酸分光光度法》（HJ 534-2009）、《水质 氨氮的测定 水杨酸分光光度法》（HJ 536-2009）。国际标准化组织将水杨酸分光光度法列为推荐方法。电极法通常不要求对水样进行预处理，还具有测量范围宽等优点。蒸馏-中和法常用于检测氨氮含量较高的样品，见《水质 氨氮的测定 蒸馏-中和滴定法》（HJ 537-2009）。

纳氏试剂分光光度法 NH_4^+ 与纳氏试剂反应生成黄色配合物，用分光光度法测定。

样品处理 以稀硫酸为吸收液，用多孔玻板吸收管采集空气中的氨。向样液加入少量酒石酸掩蔽 Fe^{3+} 等高价金属干扰离子，加盐酸除去硫化物，将酸化（$pH \leqslant 2$）样液煮沸，消除有机物对测定的干扰。

操作步骤 取碘化钾（KI）、氯化汞（$HgCl_2$）或碘化汞（HgI_2）和氢氧化钠（NaOH）配制纳氏试剂。以氯化铵（NH_4Cl）溶液为氨的标准溶液，用无氨水定容，分别加入酒石酸溶液和纳氏试剂显色后，测定样品溶液和标准系列溶液在 420nm 处的吸光度值，绘制标准曲线，由标准曲线计算样品中氨的含量。

注意事项 试剂空白值过高将影响测定准确性。要控制试剂空白的吸光度值 $A \leqslant 0.030$。为保证纳氏试剂具有良好的显色能力，配制纳氏试剂时，要控制好 $HgCl_2$ 和 KI 的用量之比大约为 2.3∶5。实验要用无氨水，可用离子交换法、蒸馏法或纯水器法制备无氨（铵）水。$HgCl_2$ 和 HgI_2 属剧毒试剂，避免经皮肤和口腔接触。

水杨酸分光光度法 用 NH_4Cl 溶液作为氨的标准溶液，用无氨水定容，分别加入水杨酸-酒石酸溶液、亚硝基铁氰化钠试剂和次氯酸钠溶液，摇匀，配制标准系列溶液。样品溶液和空白溶液按相同步骤进行。碱性条件下，经亚硝基铁氰化钠催化，NH_3 与次氯酸钠（NaClO）反应生成氯胺（NH_2Cl），NH_2Cl 又进一步与水杨酸作用，生成蓝色化合物。在 697nm 波长处测定吸光度值，标准曲线法定量。样品处理和注意事项等，见“纳氏试剂分光光度法”。

（吕昌银）

yàxiāosuānyándàn jiǎnyàn

亚硝酸盐氮检验（determination of nitrite nitrogen） 应用重氮偶合分光光度法、离子色谱法等技术对水体和食品中亚硝酸盐的测定。亚硝酸盐氮是含氮有机物受细菌作用分解的氮循环中间产物。水体中的亚硝酸盐主要来自化肥工业废水、酸洗工业废水和生活污水中含氮有机物的分解产物，农田排水也可引入较高浓度的亚硝酸盐氮。亚硝酸盐氮不稳定，在水中容易分解：在缺氧条件下还原成氨氮，在氧和微生物的作用下容易氧化成为硝酸盐。根据水体中亚硝酸盐氮的含量，结合水中氨氮和硝酸盐氮的存在水平，可了解水体的自净情况，评价水体受污染的状况。当从水样中检出了亚硝酸盐氮时，说明水体正在污染之中。亚硝酸盐氮进入人体后，在酸性条件下，可与二级胺类形成致癌物质亚硝胺；与亚铁离子反应，可将低铁血红蛋白氧化成高铁血红蛋白，使血液降低甚至失去输送氧的能力。《生活饮用水卫生标准》（GB 5749-2006）规定，亚硝酸盐的浓度不大于 1mg/L；《饮用天然矿泉水》（GB 8537-2008）规定，亚硝酸盐（以 NO_2^- 计）的浓度不大于 0.1mg/L。

测定方法主要有分光光度法、气相分子吸收光谱法和离子色谱法等，见中国国家标准《水质 亚硝酸盐氮的测定 气相分子吸收光谱法》（HJ/T 197-2005）、《生活饮用水标准检验方法 无机非金属指标》（GB/T 5750.5-2006）。其中，重氮偶合分光光度法灵敏、简便、快速，应用最广泛。

重氮偶合分光光度法 采集水样，若水样浑浊或色度较深，加氢氧化铝悬浮液过滤处理。调节酸度接近至 pH 7 后，加入对氨基苯磺酸与亚硝酸盐重氮化，再加入盐酸 N-(1-萘基)-乙二胺进行偶合显色，生成紫红色偶氮染料，于 540nm 处测定溶液的吸光度值，标准曲线法定量。

气相分子吸收光谱法 于反应瓶中加水、通入载气净化气相分子吸收光谱仪的测量系统，调整仪器零点。向反应瓶依次加入亚硝酸盐氮标准溶液、柠檬酸和乙醇，用来配制标准系列。在 0.15～0.3mol/L 柠檬酸介质中，乙醇催化亚硝酸盐氮转化成气态分子二氧化氮，随载气进入吸光管。在 213.9nm 处测量吸光度值，绘制标准曲线。同样的条件下测定样品和空白溶液的吸光度值，标准曲线法定量。该法选择213.9nm为测定波长时，测定浓度范围为0.012～10mg/L；选择279.5nm为测定波长时，方法的测定上限浓度可达500mg/L。

（吕昌银）

xiāosuānyándàn jiǎnyàn

硝酸盐氮检验 （determination of nitrate nitrogen）

水体中含氮有机化合物的最终氧化产物硝酸盐氮的检测。用于监测水体有机物污染状况。化肥、氧化氮是水体硝酸盐氮的污染来源，生活污水、垃圾、粪便及含氮废弃物的自然降解都可能造成水环境硝酸盐氮污染。在水体中若检出了硝酸盐氮，而有机氮、氨氮、亚硝酸盐氮均未检出，表明水体中含氮有机化合物已被分解完全。硝酸盐氮是水质检验的主要指标之一，饮用水中一般均可检出硝酸盐氮。在人体内，硝酸盐氮可还原成为亚硝酸盐氮，进入人体后可形成致癌物质亚硝胺。饮用硝酸盐氮含量过高的水将危害人体健康。《生活饮用水卫生标准》（GB 5749-2006）规定，硝酸盐（以N计）的含量不大于10mg/L，小型集中式供水和分散式供水硝酸盐（以N计）的含量不大于20mg/L；《饮用天然矿泉水》（GB 8537-2008）规定，硝酸盐（以NO_3^-计）的含量小于45mg/L。

测定方法较多，有分光光度法、离子色谱法、镉柱还原法等，见中国国家标准《水质 硝酸盐氮的测定 紫外分光光度法（试行）》（HJ/T 346-2007）、《生活饮用水标准检验方法 无机非金属指标》（GB/T 5750.5-2006）。

麝香草酚分光光度法 向水样和硝酸盐氮标准系列溶液中依次加入氨基磺酸铵溶液、麝香草酚乙醇溶液后，再加入（硫酸银+硫酸）溶液。在硫酸溶液中，硝酸盐与麝香草酚形成硝基酚化合物；加入氨水至氯化银沉淀溶解，在碱性溶液中，硝基酚化合物发生分子重排，生成黄色化合物，于415nm处测定吸光度值。标准曲线法定量。该法适用于生活饮用水和水源水中硝酸盐氮的测定；最低检测浓度为0.5mg/L。加入氨基磺酸铵溶液可消除亚硝酸盐氮的干扰；加入硫酸银把氯化物转变成难溶的氯化银，可消除氯化物的干扰。

离子色谱法 水样中NO_3^-随碳酸盐-重碳酸盐淋洗液进入离子交换柱系统，与F^-、Cl^-、SO_4^{2-}等离子分离，流经离子交换柱或抑制器系统后NO_3^-转换成强酸而具有高导电率，淋洗液转变成为弱电导率的碳酸。经电导检测器检测。以相对保留时间定性，以峰高或峰面积标准曲线法定量。

紫外分光光度法 NO_3^-和溶解的有机物在220nm波长处都有吸收，在275nm波长处有机物有吸收，NO_3^-没有吸收，根据这两个波长处吸收强度，定量水样中硝酸盐氮的含量。用大孔径中性树脂制备吸附柱，并分别用水和甲醇洗涤、浸泡吸附柱。向水样中加入硫酸锌溶液，并用氢氧化钠溶液调至中性。取上清液过柱，弃去前部分，收集适量备用。在220、275nm两个波长处测定吸光度值A_{220}、A_{275}，计算$A_{校}=A_{220}-A_{275}$。按照相同方法测定硝酸盐氮标准系列溶液的吸光度值，绘制标准曲线。根据水样的$A_{校}$值标准曲线法定量水样中硝酸盐氮的含量。该法适用于测定地表水和地下水中的硝酸盐氮。

（吕昌银）

shuǐzhōng niàosù jiǎnyàn

水中尿素检验 （determination of urea in water）

应用二乙酰一肟-安替比林等方法对水中动物蛋白质代谢产物尿素的检验。尿素含氮量46.67%，溶于水、醇，不溶于乙醚、三氯甲烷，呈弱碱性，可与酸作用生成盐，有水解作用；160℃分解产生氨气，同时变为氰酸；通常用作植物的氮肥。人体内尿素主要经肾随尿排出，部分可随汗液排出。游泳池水被尿素污染后，对人体有刺激性，尿素含量过高时，游泳者会出现皮肤瘙痒、潮红、红斑和脱屑等症状。

测定水中尿素的方法主要有二乙酰一肟-安替比林法、邻苯二甲醛法、苯酚-次氯酸盐分光光度法等，中国国家标准《公共场所卫生检验方法 第2部分：化学污染物》（GB/T 18204.2-2014）用二乙酰一肟-安替比林法测定游泳池水中的尿素。

二乙酰一肟-安替比林法：向尿素标准系列溶液和水样中依次加入二乙酰一肟溶液、安替比林溶液，混匀后于沸水浴中加热，冷却后，立即以纯水为参比，在460nm处测定各管的吸光度值，标准曲线法定量。该法线性范围窄，反应时间长，反应产物不稳定，加热45～55分钟时呈色最深，时间延长吸光度值下降。

（吕昌银）

qínghuàwù jiǎnyàn

氰化物检验 （determination of cyanide）

水和空气中无机氰化物和有机氰化物的检测。氰化物是一类含有氰基(CN)的物质，大部分有剧毒。中国国家标准《环境空气质量标准》（GB 3095-2012）中规定，工作场所空气中氰化物（按CN计）的最高允许浓度为

$1mg/m^3$，氯化氰的最高允许浓度为$0.75mg/m^3$，Ⅰ类地表水氰化物含量$\leq 0.005mg/L$，一级生活水水源氰化物含量$\leq 0.05mg/L$。氰化物可经消化道、呼吸道和皮肤进入人体，产生或代谢出CN^-，抑制酶的活动，导致中毒。工业生产是造成氰化物污染的主要原因。在水体中，氰化物与CO_2等酸性物质作用产生气态氰化氢（HCN），污染空气。水中氰化物可以无机氰化物和有机氰化物两种形式存在。HCN、氰化钠（$NaCN$）和氰化钾（KCN）是常见的简单无机氰化物，溶于水后离解出剧毒的CN^-。CN^-生成配合物后非常稳定，毒性降低。丙烯腈等属有机氰化物，与酸碱共存可水解为羧酸和氨，与氧化剂共存时，经紫外线照射可全部转变为游离氰基。水中氰化物主要通过挥发和氧化途经净化。检验方法有滴定分析法、分光光度法、离子色谱法和离子选择电极法等。银量法、异烟酸-吡唑啉酮分光光度法、异烟酸-巴比妥酸分光光度法和吡啶-巴比妥酸分光光度法是测定水中氰化物的标准方法，见中国国家标准《水质 氰化物的测定 容量法和分光光度法》（HJ 484-2009）。滴定分析法适用于测定氰化物含量$>1mg/L$的高浓度水样；分光光度法适合于低浓度水样的检测。采用异烟酸钠-巴比妥酸钠法测定工作场所空气中氰化氢及氢氰酸盐，见《工作场所空气有毒物质测定 无机含氮化合物》（GBZ/T 160.29-2004）、《车间空气中氰化氢及氢氰酸盐的异蒎酸钠-巴比妥酸钠分光光度测定方法》（GB/T 16033-1995）。

样品处理　测定车间空气中的氰化物时，以氢氧化钠溶液为吸收液，用小型气泡吸收管采气。用样液直接测定氰化物。测定水环境中的氰化物时，用聚乙烯瓶采集水样，立即加入固体氢氧化钠（NaOH）至水样 pH>12，固定氰化物。水样含硫化物较多时，先加碳酸铅（$PbCO_3$）或碳酸镉（$CdCO_3$）粉末，除去硫化物后，再加固体 NaOH，以防在碱性条件下，氰离子与硫离子反应转变为硫氰酸根离子而干扰测定；或将水样蒸馏，使不同形式的氰化物转变为简单氰化物，而与水体分离；选用"酒石酸-乙酸锌"蒸馏体系蒸馏水样，用 NaOH 溶液吸收馏出液，可用于测定水样中简单氰化物；选用"磷酸-乙二胺四乙酸"蒸馏体系蒸馏水样，用 NaOH 溶液吸收馏出液，用于测定水样中总氰化物。

硝酸银滴定法　取 pH>11 的碱性馏出样品溶液，滴加试银灵指示剂，用硝酸银标准溶液滴定至溶液由黄色变为橙红色。同样做空白滴定，根据硝酸银标准溶液的用量来计算水样中氰化物的含量。

吡啶-巴比妥酸分光光度法　①原理：水样中的待测氰化物与氯胺 T 等含卤素的氧化剂反应，生成卤化氰；卤化氰与吡啶（或其衍生物异烟酸等）反应，水解生成活性很高的戊烯二醛（或其衍生物）；戊烯二醛与巴比妥（或吡唑啉酮）反应，分子间脱水，缩合生成有色化合物，于 580nm 波长处测定吸光度值，标准曲线法定量。②操作方法：用氰化钾标准溶液配制标准系列，加入 NaOH 溶液后，用盐酸调节至中性，再加磷酸缓冲溶液（pH 7），混匀，加入氯胺 T 溶液，混匀，加入吡啶-巴比妥酸溶液，混匀，加热，冷至室温后，立即于 580nm 波长处测定吸光度值，绘制标准曲线。平行测定样品溶液和空白溶液。

（吕昌银）

chòuyǎng jiǎnyàn

臭氧检验（determination of ozone）　空气中臭氧含量的定量测定。用于表述空气中总氧化剂的浓度。臭氧是室内外环境空气中的主要卫生检验指标之一，中国《环境空气质量标准》（GB 3095-2012）规定，室内空气中臭氧的 1 小时平均浓度不得大于$160\mu g/m^3$，环境空气二级标准要求臭氧 1 小时平均浓度不得大于$200\mu g/m^3$。臭氧是具有特殊臭味的蓝色气体，不稳定，在常温下缓慢分解，200℃时迅速分解；在水中的溶解度较氧大，0℃，标准大气压时，1 体积水中可溶解 0.494 体积臭氧。臭氧具有强氧化作用，是空气中的主要氧化性物质，一般用臭氧的含量来表述空气中总氧化剂的浓度；大气臭氧层可吸收短波紫外线，防止其到达地球，保护地球上的生物免受紫外线的伤害。臭氧具有强烈的刺激作用，可刺激黏膜，引起呼吸道疾病，甚至损害中枢神经系统，危害人体健康。

测定臭氧的方法很多，早期广泛采用中性碘化钾法和碱性碘化钾法。国家标准《公共场所卫生检验方法 第 2 部分：化学污染物》（GB/T 18204.2-2014）、《环境空气 臭氧的测定 靛蓝二磺酸钠分光光度法》（HJ 504-2009），采用靛蓝二磺酸钠分光光度法检测空气中的臭氧；《环境空气 臭氧的测定 紫外光度法》（HJ 590-2010）中的紫外光度法是环境空气中臭氧的瞬时和连续测定标准方法；这两种方法也是《室内空气质量标准》（GB/T 18883-2002）中室内空气中臭氧的标准分析方法。

靛蓝二磺酸钠分光光度法

在磷酸缓冲溶液（pH 3.7）中，空气中的臭氧与吸收液中蓝色的二磺酸钠等摩尔反应，生成无色的靛红磺酸钠，溶液褪色，其褪色的程度与空气中臭氧的浓度成正比。

样品处理　以磷酸缓冲溶液配制二磺酸钠吸收液，用多孔玻板吸收管避光采集空气中的臭氧，当吸收液褪色约 60% 时停止采样。样液严格避光运输、保存，3 天内测定。

操作方法　用二磺酸钠吸收液配制标准系列，磷酸缓冲溶液定容，摇匀。以水作参比，在 610nm 波长处测定吸光度值，平行测定样品和空白样品的吸光度值。计算标准系列 0 号管的吸光度值（A_0）与各管吸光度值（A）差值（ΔA），以臭氧浓度值对标准系列的 ΔA 值建立回归方程，计算空气中臭氧含量。

注意事项　该法是应用褪色反应进行的测定，吸收液的量直接影响褪色的程度，必须准确。

紫外光度法　先将空气样品依次恒流通过臭氧分析仪的除湿器和过滤器，消除水汽和颗粒物对紫外线的吸收和散射。再分两路将样气引入仪器的气路系统：一路进入洗涤器，选择性洗去空气中的臭氧成为"零空气"，进入参比池，对 253.7nm 紫外线无吸收，检测到的光强度为 I_0；另一路样气不作洗涤处理，直接进入样品吸收池，其中的臭氧对 253.7nm 紫外线产生吸收，检测到的光强度为 I；根据朗伯-比尔定律，仪器的微机处理系统由样气的透光率（I/I_0）计算出样品空气中臭氧的浓度。某些仪器由电磁阀控制，将样品空气和零空气交替进入同一个样品吸收池，

分别测定 I 和 I_0，同样用透光率计算臭氧的浓度。紫外光度法设备简单，无须试剂，灵敏准确，可在线连续自动监测臭氧。

（吕昌银）

yǒujīlǜ nóngyào cánliú jiǎnyàn

有机氯农药残留检验 （determination of organochlorine pesticide residue）

食品、生活饮用水和水源水、工作场所空气中微量或痕量有机氯农药的定性定量分析。有机氯农药曾在全世界范围内大量使用，但后来发现其化学性质稳定，在环境中半衰期长并产生蓄积效应，造成环境污染，对人类生存条件产生直接威胁。20 世纪后半叶，世界各国逐渐废弃使用。由于有机氯农药广泛使用的历史，加之其在环境中的稳定性，使得有机氯农药残留的检测仍有现实意义。有机氯农药中使用量最大、应用最广泛的品种是六六六和滴滴涕。

有机氯农药的分子结构中均含有氯原子，品种很多，主要有六六六、滴滴涕、六氯苯、灭蚁灵、七氯、氯丹、艾氏剂、异艾氏剂、狄氏剂、异狄氏剂、硫丹、五氯硝基苯、四氯硝基苯、环氧七氯等多种有机氯农药，其检验涉及食品、饮用水和水源水、工作场所空气等领域。

六六六，化学名称为六氯环己烷或六氯化苯（hexachlorocyclohexane，HCH），分子式 $C_6H_6Cl_6$，分子量 290.8。根据其环己烷环上氯原子和氢原子的空间排布不同，有八种异构体，分别为 α-HCH、β-HCH、γ-HCH、δ-HCH、ε-HCH、η-HCH、θ-HCH、τ-HCH，其中 γ-HCH 又称为林丹，结构式见图 1。六六六为白色晶体，熔点 112℃，不溶于水，溶于苯、丙酮、二氯乙烷、氯苯、乙醚等有

机溶剂；对光、热、酸均稳定，不能被浓硫酸分解破坏，在碱性条件下分解，释放出氯原子。

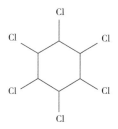

图 1　六六六结构式

滴滴涕，化学名称为二氯二苯三氯乙烷（dichlorodiphenyl trichloroethane，DDT），分子式 $C_{14}H_9Cl_5$，分子量 354.49。根据苯环上氯原子的取代位置不同，有六种异构体，分别为 p,p′-DDT（图 2）、o,p-DDT、m,p-DDT、o,o-DDT、m,m-DDT、o,m-DDT。滴滴涕为白色晶体，熔点 108~109℃，常温下稳定，在 195℃分解，不溶于水，溶于丙酮、乙醇、乙醚、苯、四氯化碳、二噁烷、石油醚和吡啶等有机溶剂；对酸稳定，不能被浓硫酸分解破坏，在碱性条件下分解。

图 2　p,p′-DDT 结构式

六氯苯，分子式 C_6Cl_6，分子量 284.78，CAS 编号 118-74-1。纯品为无色细长针状结晶，熔点 228.7℃，沸点 319.3℃，不溶于水及乙醇，可溶于乙醚、三氯甲烷、苯、甲苯、二氯甲烷等有机溶剂中；对酸稳定，在碱性溶液中能分解生成五氯酚盐。结构式见图 3。

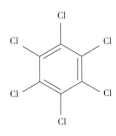

图3 六氯苯结构式

七氯，化学名称为七氯化茚，分子式 $C_{10}H_5Cl_7$，分子量373.3，CAS编号 76-44-8。纯品为白色晶体，熔点95～96℃，沸点135～145℃，难溶于水，溶于丙酮、苯、二甲苯、环己酮、四氯化碳等有机溶剂，乙醇中溶解度小；对光、热稳定。结构式见图4。

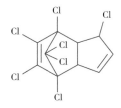

图4 七氯结构式

灭蚁灵，化学名称为十二氯五环癸烷，分子式 $C_{10}Cl_{12}$，分子量 545.59，CAS编号 2385-85-5；白色无味结晶体，挥发性很小，沸点 485℃/分解，不溶于水，溶于苯、四氯化碳、二甲苯等有机溶剂；对硫酸、硝酸和盐酸均稳定。结构式见图5。

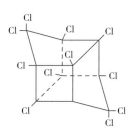

图5 灭蚁灵结构式

氯丹，化学名称为八氯化甲桥茚，或简称氯化茚，分子式 $C_{10}H_6Cl_8$，分子量 409.78，CAS编号 57-74-9；无色或淡黄色液体，沸点175℃，蒸汽压很低，不溶于水，溶于芳香族或脂肪族的烃类、酯类、酮类和醚类等有机溶剂，在碱性溶液中易分解。结构式见图6。

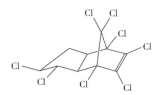

图6 氯丹结构式

艾氏剂，化学名称为六氯-六氢-二甲撑萘，分子式 $C_{12}H_8Cl_6$，分子量 364.90，CAS编号 309-00-2。纯品为白色无臭晶体，易挥发，几乎不溶于水，易溶于苯、二甲苯和丙酮等有机溶剂；在240℃长时间加热亦不分解，对热碱和弱酸稳定。结构式见图7。

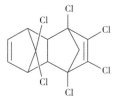

图7 艾氏剂结构式

异艾氏剂，化学名称为 1,2,3,4,10,10-六 氯-1,4,4a,5,8,8a-六氢-1,4-桥-桥-5,8-二甲撑萘，分子式 $C_{12}H_8Cl_6$，分子量 364.7，CAS编号 465-73-6，为艾氏剂的异构体，白色结晶，温度在100℃以上时分解，不溶于水，可溶于苯、二甲苯等有机溶剂。结构式见图8。

狄氏剂，化学名称为1,2,3,4,10,10-六氯-6,7-环氧-1,4,4a,5,6,7,8,8a-八氢-1,4-桥-5,8-二亚甲基萘，分子式 $C_{12}H_8ClO$，分子量 380.91，CAS编号 60-57-1；白色晶体，不溶于水，溶于丙酮、苯和四氯化碳等有机溶剂，对酸或碱都稳定；化学性质稳定，不燃烧；在土壤中非常稳定。结构式见图9。

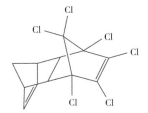

图8 异艾氏剂结构式

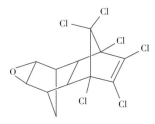

图9 狄氏剂结构式

异狄氏剂，化学名称为 1,2,3,4,10,10-六 氯-6,7-环 氧-1,4,4a,5,6,7,8,8a-八 氢-1,4-挂-5,8-挂-二甲撑萘（内-1,4:5,8-二甲撑萘），分子式 $C_{12}H_8Cl_6O$，分子量 380.91，CAS编号 72-20-8；白色结晶，熔点 226～230℃（分解），不溶于水，微溶于醇类和石油烃，可溶于苯、二甲苯和丙酮；对酸和碱稳定。结构式见图10。

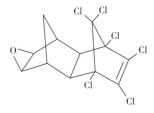

图10 异狄氏剂结构式

硫丹，化学名称为 1，2，3，4，7，7-六氯双环［2，2，1］庚烯-（2）-双羟甲基-5，6-亚硫酸酯，分子式 $C_9H_6Cl_6O_3S$，分子量 406.92，CAS 编号 115-29-7。硫丹是两种立体异构体的混合物，无色晶体，熔点 80℃；对光稳定，在酸性和碱性溶液中缓慢水解，形成二醇和二氧化硫。结构式见图 11。

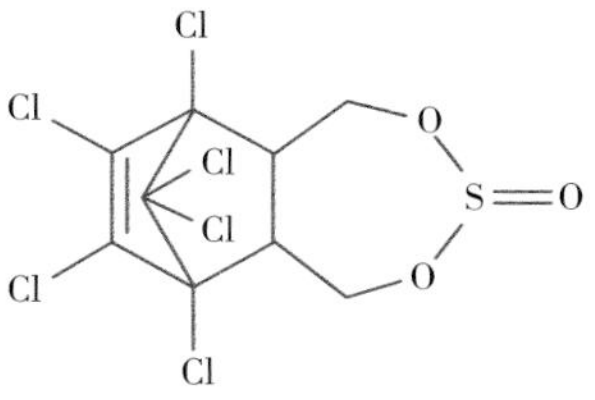

图 11 硫丹结构式

五氯硝基苯，分子式为 $C_6Cl_5NO_2$，分子量 295.34，CAS 编号 82-68-8。纯品为白色针状结晶，易溶于苯、三氯甲烷、二硫化碳，微溶于乙醇，难溶于水；化学性质稳定，在阳光、空气、温度及一般酸碱条件下均稳定，在土壤中稳定性较高。结构式见图12。

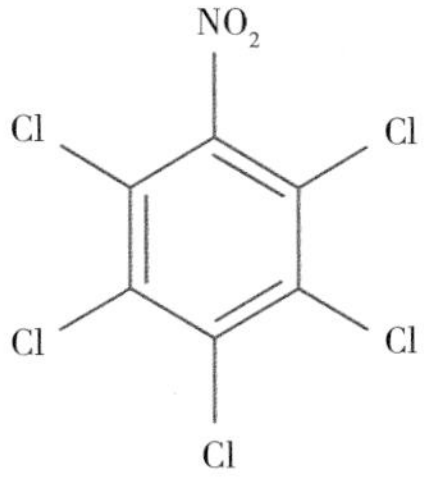

图 12 五氯硝基苯结构式

四氯硝基苯，分子式为 $C_6HCl_4NO_2$，分子量 260.89，CAS 编号 117-18-0；灰白色粉末，不溶于水，溶于乙醇，易溶于苯、三氯甲烷、二硫化碳，熔点 98～101℃，沸点 304℃。结构式见图 13。

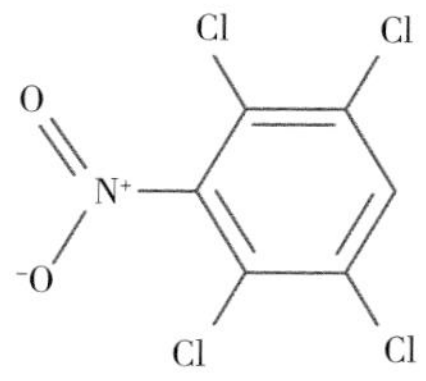

图 13 四氯硝基苯结构式

环氧七氯，分子式 $C_{10}H_5Cl_7O$，分子量 389.32，CAS 编号 1024-57-3。结构式见图 14。

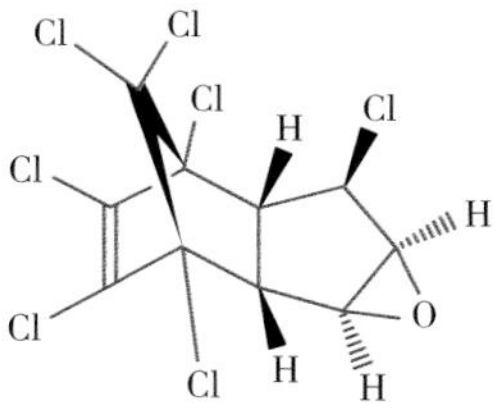

图 14 环氧七氯结构式

有机氯农药残留的检测基本上都是气相色谱法分离、电子捕获检测器测定，或采用气相色谱-质谱联用技术测定。由于有机氯农药分子中含有电负性较大的氯元素，选用对电负性元素敏感的电子捕获检测器具有高选择性和高灵敏性的效果。采用气相色谱-质谱联用技术，则定性更为准确，可直接用于测定，也可作为确证手段。曾用薄层色谱法测定有机氯农药残留，但基本上已被淘汰。气相色谱-电子捕获检测器法和气相色谱-质谱法测定有机氯农药的检出限很低，食品为 μg/kg 级，水中为 μg/L 级，空气为 μg/m³ 级（采集 75L 空气样品），能满足大多数检测的要求。

对于有机氯农药中最具代表性的六六六（HCH）和滴滴涕（DDT），常检测 α-HCH、β-HCH、γ-HCH、δ-HCH 四种异构体，结果以四种异构体之和计六六六总量；检测 p,p′-DDT、o,p-DDT 两种异构体，以及 p,p′-DDD（对，对-二氯二苯二氯乙烷）和 p,p′-DDE（对,对-二氯二苯二氯乙烯）两种衍生物，结果以这四种化合物之和计算滴滴涕总量。p,p′-DDT 在成品中占的比重最大，并能在生物体内产生 p,p′-DDD 和 p,p′-DDE 两种代谢产物，所以检测 p,p′-DDD 和 p,p′-DDE 也具有卫生学意义。

有机氯农药残留检测方法的中国国家标准有《食品中有机氯农药多组分残留量的测定》（GB/T 5009.19-2008）、《植物性食品中有机氯和拟除虫菊酯类农药多种残留的测定》（GB/T 5009.146-2008）、《动物性食品中有机氯农药和拟除虫菊酯农药多组分残留量测定》（GB/T 5009.162-2008）、《生活饮用水标准检验方法 农药指标》（GB/T 5750.9-2006）、《工作场所空气有毒物质测定 有机氯农药》（GBZ/T 160.77-2004）。

食品中有机氯农药残留测定

样品经过处理后，进行气相色谱分离，分离后的各组分进入电子捕获检测器或质谱仪进行检测。与标准品物质对照，以保留时间定性（或质谱确认），色谱峰高或峰面积定量。

样品处理 食品样品多种多样，基质复杂，前处理过程相对复杂。样品前处理包括提取、净化和浓缩三个步骤。具体操作因样品而不同。提取多采用溶剂提取，丙酮水或石油醚作为提取溶剂。提取方法有机械振摇、超声波振荡和匀浆机高速捣碎。提取后溶液常用液-液萃取或固相萃取净化除去部分杂质。若样品中脂肪含量高，可用浓硫酸磺化法除去脂肪，此时有机氯农药不被浓硫酸破坏。除去脂肪也可用凝胶渗透色谱法净化处理，淋洗剂常

用乙酸乙酯-环己烷溶液。浓缩操作伴随整个样品前处理过程，根据需要可以进行多次浓缩。

色谱条件　色谱分离柱有填充色谱柱和毛细管柱两种。填充柱的固定相有多种，在实践中，可视测定组分选用合适性质的填充柱及固定相。担体多采用80～100目白色硅藻土，如Chromosorb W AW DMCS，固定液则多用OV-17和QF-1等混合固定液。填充柱多用玻璃柱，以减小色谱柱对有机氯农药的吸附作用。毛细管柱柱长一般为20～30m，分离功能强，借助程序升温程序，可以分离足够多的待测组分，在有机氯农药残留分析中使用越来越普遍。

适用范围　国家标准《食品中有机氯农药多组分残留量的测定》（GB/T 5009.19-2008）中，毛细管柱气相色谱-电子捕获检测器法适用于食品中六六六、滴滴涕、六氯苯、灭蚁灵、七氯、氯丹、艾氏剂、狄氏剂、异狄氏剂、氯丹、五氯硝基苯的残留测定；填充柱气相色谱-电子捕获检测器法适用于食品中六六六、滴滴涕的残留测定。

食品中有机氯农药和拟除虫菊酯农药的多残留同时测定　多数拟除虫菊酯农药分子中也含有电负性大的卤族元素，故有机氯农药和拟除虫菊酯农药残留可采用气相色谱-电子捕获检测器法或气相色谱-质谱法同时测定。

样品处理　粮食蔬菜样品用丙酮提取，提取液以石油醚或二氯甲烷液-液分配萃取，再过弗罗里硅土柱或凝胶渗透色谱柱（若采用气质联用法，还须过活性炭固相萃取柱处理），收集洗脱液浓缩后供分析用。果汁样品加硅藻土吸附，正己烷淋洗。动物性食

品用丙酮水或石油醚提取，浓缩后过凝胶渗透色谱柱净化。方法采用内标法定量，内标物为六氯苯和灭蚁灵，与样品处理同时操作，在提取步骤时即加入。

适用范围　国家标准《植物性食品中有机氯和拟除虫菊酯类农药多种残留的测定》（GB/T 5009.146-2008）适用于粮食蔬菜中16种有机氯和拟除虫菊酯农药残留以及果蔬和果汁中40种有机氯和拟除虫菊酯农药残留测定。《动物性食品中有机氯农药和拟除虫菊酯农药多组分残留量测定》（GB/T 5009.162-2008）中气相色谱-质谱法适用于肉类、蛋类、乳类食品及油脂（含植物油）中36种有机氯和拟除虫菊酯农药残留测定，气相色谱-电子捕获检测器法适用于肉类、蛋类、乳类动物性食品中20种有机氯和拟除虫菊酯农药残留测定。

饮用水和水源水中有机氯农药测定　水样处理后，用填充柱（或毛细管柱）气相色谱-电子捕获检测器法测定。

样品处理　水样品的处理相对简单。洁净水样用环己烷或石油醚提取，无水硫酸钠脱水后供测定用。污染较重水样用环己烷提取后，加硫酸和硫酸钠溶液洗涤，环己烷用无水硫酸钠脱水后供测定用。或水样加入氯化钠，用二氯甲烷萃取，二氯甲烷浓缩至干，正己烷溶解定容，供分析。

色谱条件　玻璃填充柱，担体为80目～100目的Chromosorb W AW DMCS，固定液用0.5% OV-17和3% QF-1混合固定液。毛细管柱为 DM-1701（30m×0.32mm×0.25μm）石英毛细管或同等极性毛细管柱。

注意事项　采集后样品于4℃冰箱保存。

适用范围　适用于生活饮用水和水源水中的四种六六六异构体和四种滴滴涕异构体或代谢物的检测。

工作场所空气中有机氯农药测定　空气中气溶胶态的六六六和滴滴涕用玻璃纤维滤纸采集，正己烷洗脱后进样，经色谱柱分离，电子捕获检测器检测，以保留时间定性，峰高或峰面积定量。

采样　短时间采样：玻璃纤维滤纸采样，以5L/min流量采集15分钟。长时间采样：玻璃纤维滤纸采样，以1L/min流量采集2～8小时。个体采样：玻璃纤维滤纸呼吸带位置采样，以1L/min流量采集2～8小时。

样品处理　采样玻璃纤维滤纸用正己烷超声洗脱，洗脱液供测定。

色谱条件　电子捕获检测器，玻璃色谱柱（2m×3mm），OV-17：QF-1：Chromosorb W AW DMCS为（2：1.5：100），柱温193℃，气化室温度250℃，检测室温度250℃，载气（氮气）流量50ml/min。

注意事项　可采用相应的毛细管色谱柱。

适用范围　适用于工作场所空气中六六六和滴滴涕的检测。

（严浩英）

yǒujīlín nóngyào cánliú jiǎnyàn

有机磷农药残留检验（determination of organophosphorus pesticide residue）　食品、生活饮用水和水源水、工作场所空气中微量或痕量有机磷农药的定性定量分析。有机磷农药泛指磷酸中的羟基被有机基团取代后形成的有机磷酸酯，是广泛使用的有机杀虫剂之一。有机磷农药在食品、土壤和水体中都有可能存在残留，因为其急性毒性强，常引

起人和动物急性中毒；在碱性环境中易降解，因取代基团的不同而显不同极性，大多数具中等极性，不溶于或微溶于水，易溶于丙酮、苯、三氯甲烷、二氯甲烷、乙腈、二甲亚砜等有机溶剂。溴水处理或紫外光照射可使硫代磷酸酯转化为相应的普通磷酸酯，少数品种可在一定条件下发生分子重排，生成不同的有机磷品种。

敌敌畏，化学名称为 2,2-二氯乙烯基二甲基磷酸酯，化学式 $C_4H_7Cl_2O_4P$，分子量 220.98，CAS 编号 62-73-7。纯品为无色液体，具芳香气味，有挥发性，沸点 74℃（133.322Pa），室温下水中的溶解度约为 10g/L，溶于大多数有机溶剂。结构式见图 1。

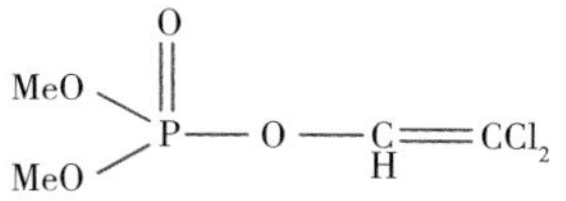

图 1　敌敌畏结构式

甲拌磷，化学名称为 O,O-二乙基-S-乙硫基甲基二硫代磷酸酯，化学式 $C_7H_{17}O_2PS_3$，分子量 260.38，CAS 编号 298-02-2。纯品为无色透明，有蒜臭的油状液体，溶解度水中 50mg/L（25℃），溶于乙醇、乙醚、丙酮等多数有机溶剂。结构式见图 2。

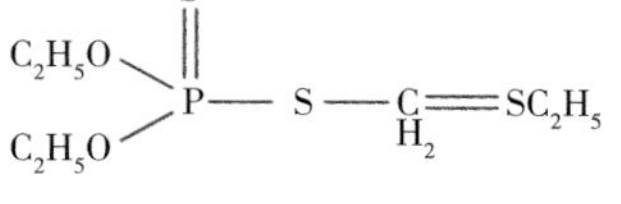

图 2　甲拌磷结构式

二嗪磷，化学名称为 O,O-二乙基-O-(2-异丙基-4-甲基-6-嘧啶基)硫代磷酸酯，化学式 $C_{12}H_{21}O_3N_2PS$，分子量 304.35，

CAS 编号 333-41-5。二嗪磷为无色油状液体，水中溶解度 60mg/L（20℃），与乙醚、乙醇、苯、甲苯、环己烷、己烷、二氯甲烷、丙酮等有机溶剂混溶中性介质中稳定，碱性介质中缓慢水解。100℃以上易氧化，120℃以上分解。结构式见图 3。

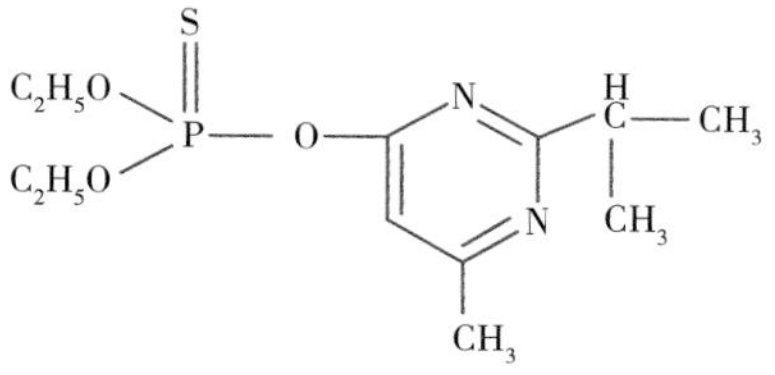

图 3　二嗪磷结构式

甲基对硫磷，化学名称为 O,O-二甲基-O-对硝基苯基硫代磷酸酯，化学式 $C_8H_{10}NO_5PS$，分子量 263.21，CAS 编号 298-00-0；无色无味晶体，熔点 35~36℃，沸点 154℃/136Pa，水中溶解度 55mg/L（20℃），溶于大多数有机溶剂中，几乎不溶于石油醚，碱性介质中水解。结构式见图 4。

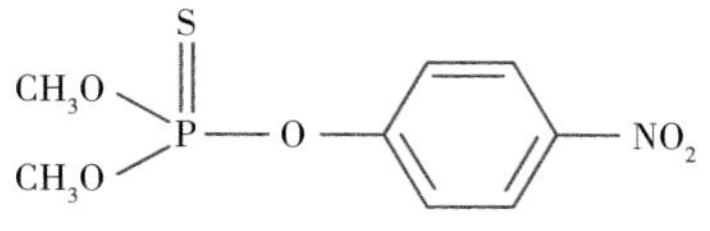

图 4　甲基对硫磷结构式

乙硫磷，化学名称为 O,O,O,O-四乙基-S,S'-亚甲基双（二硫代磷酸酯），化学式 $C_9H_{22}O_4P_2S_4$，分子量 384.45，CAS 编号 563-12-2；白色至琥珀色液体，熔点 15~12℃，沸点 164~165℃/0.3mmHg，水中溶解度 2ppm（25℃），溶于丙酮、乙醇、甲醇、二甲苯、煤油、石油醚等有机溶剂，酸碱液中水解，空气中缓慢氧化。结构式见图 5。

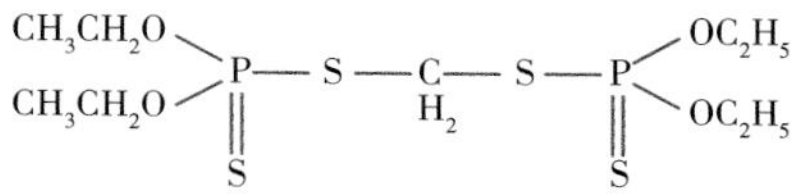

图 5　乙硫磷结构式

稻丰散，即氧化喹硫磷，化学名称为二硫代磷酸-O,O-二甲基-S-(α-乙羧基)苄基酯，化学式 $C_{12}H_{17}O_4PS_2$，分子量 320.28，CAS 编号 2597-03-7。纯品为无色结晶，熔点 17~18℃，水中溶解度为 10mg/L（25℃）。溶于丙酮、苯、乙醇、甲醇、环己烷等有机溶剂；对酸稳定，在碱性条件降解。180℃分解。结构式见图 6。

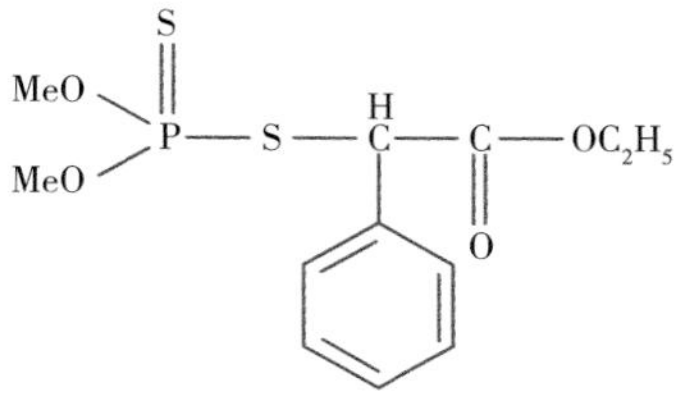

图 6　氧化喹硫磷结构式

乐果，化学名称为 O,O-二甲基-S-(2-甲氨基-2-氧代乙基)二硫代磷酸酯，化学式 $C_5H_{12}NO_5PS_2$，分子量 229.25，CAS 编号 60-51-5。纯品为白色针状结晶，水中溶解度为 39g/L（室温）。溶于大多数有机溶剂，如醇类、酮类、醚类、酯类、苯、甲苯等；在酸性溶液中较稳定，在碱性溶液中迅速水解。结构式见图 7。

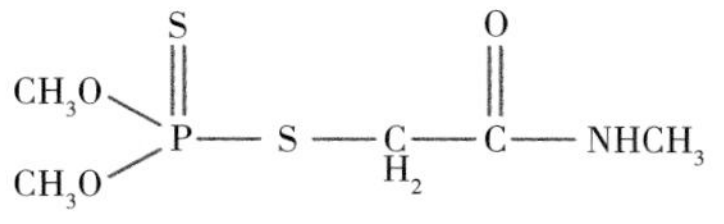

图 7　乐果结构式

对硫磷，化学名称为 O,O-二乙基-O-对硝基苯基硫代磷酸酯，

化学式 $C_{10}H_{14}NO_5PS$，分子量 291.25，CAS 编号 56-38-2。纯品为无色无臭的液体，水中溶解度 11mg/L（20℃），与二氯甲烷、异丙醇、甲苯、己烷等有机溶剂混溶，酸性介质中（pH 1~6）水解缓慢，碱性介质中水解迅速。结构式见图 8。

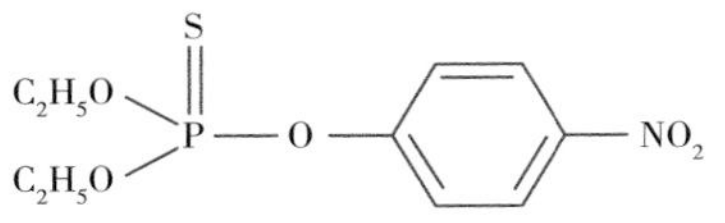

图 8 对硫磷结构式

马拉硫磷，化学名称为 O,O-二甲基-S-[1,2-双（乙氧羰基）乙基]二硫代磷酸酯，化学式 $C_{10}H_{19}O_6PS_2$，分子量 330.36，CAS 编号 121-75-5。纯品为无色液体，水中溶解度 145mg/L（25℃），与醇类、酯类、酮、醚类、芳香烃类有机溶剂混溶，中性介质、水溶液中稳定，遇酸、碱分解。结构式见图 9。

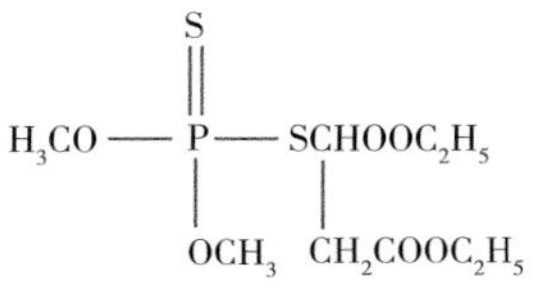

图 9 马拉硫磷结构式

甲基嘧啶磷，化学名称为 O-[2-（二乙氨基）-6-甲基-4-嘧啶基]-O,O-二甲基硫代磷酸酯，化学式 $C_{11}H_2O_3N_3PS$，分子量 305.34，CAS 编号 29232-93-7。纯品为淡黄色液体，溶解度水 8.6~9.9mg/L（20℃），溶于醇、酮、卤代烃等有机溶剂，遇浓酸和碱水解。结构式见图 10。

倍硫磷，化学名称为 O,O-二甲基-O-(4-甲硫基-3-甲苯基)硫代磷酸酯，化学式 $C_{10}H_{15}O_3PS_2$，分子量 278.33，CAS 编号 55-38-9。纯品为无色液体，熔点 7.5℃，水中溶解度 4.2mg/L（20℃），溶于二氯甲烷、甲苯、异丙醇、己烷等有机溶剂，210℃ 以上分解。结构式见图 11。

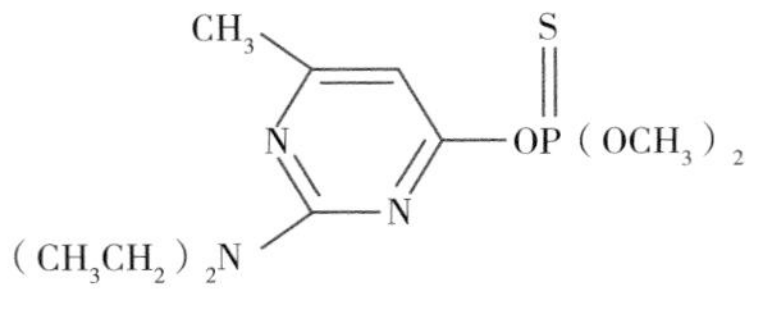

图 10 甲基嘧啶磷结构式

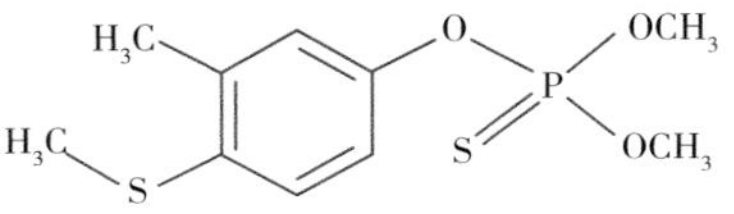

图 11 倍硫磷结构式

有机磷农药残留的检测方法有气相色谱法、分光光度法和酶化学法。其中气相色谱法应用广泛，毛细管色谱柱分离技术应用得越来越普遍，检测器则选用高灵敏性、高选择性的火焰光度检测器或氮磷检测器。采用气相色谱-质谱联用技术，可使得定性更为准确、可靠。某些特定有机磷农药品种的残留检测也可用分光光度法。酶化学法则是利用有机磷农药能抑制人和动物体内胆碱酯酶活性的毒理机制而建立，以应付快速测定的需要。由于有机磷农药和氨基甲酸酯农药的毒理机制相同，所以酶化学法快速测定也可同时检测样品中氨基甲酸酯农药残留。

中国国家标准方法中涵盖了有机磷农药多残留同时分析和单一组分分析（表），可根据不同的样品和检验目的以及实验室条件选择不同的检验方法。通常检验的样品有食品、水、工作场所空气、生物材料、土壤等。

食品中有机磷农药残留测定

主要有气相色谱法和酶化学法快速测定。

气相色谱法 样品中有机磷农药经提取、净化和浓缩等前处理步骤后，进行气相色谱分离，用火焰光度或氮磷检测器检测，或者与质谱仪联用检测。与标准物质对照，以保留时间定性（或质谱确认），色谱峰高或峰面积定量。

样品处理 ①提取：可以用浸渍法或匀浆捣碎法，浸渍法辅以机械振荡或超声波振荡，以缩短提取分离时间。由于丙酮对于细胞的穿透力较强，提取溶剂多用丙酮。对于果蔬样品，可以用无水硫酸钠脱水后，用二氯甲烷提取。也可以用乙酸乙酯匀质提取（GB/T 5009.207-2008 和 GB/T 5009.144-2003）。如提取液有色，可以用活性炭脱色。②净化：通常用液-液分配萃取和柱色谱净化除去脂肪等干扰物质。液-液分配萃取时，用二氯甲烷或环己烷（石油醚）作为萃取溶剂。柱色谱净化采用弗罗里硅土、硅镁吸附剂柱或凝胶渗透色谱柱。对于脂肪含量较多的样品，净化过程比较复杂，可以采用中性氧化铝脱脂，或凝胶渗透色谱柱除去脂肪。测定甲基异柳磷时可以采用无水硫酸钠、活性炭、弗罗里硅土混合柱净化（GB/T 5009.144-2003）。③浓缩：采用旋转蒸发器减压浓缩后进样，有利于提高检测灵敏度。

色谱条件 不同的方法采用不同的色谱柱和色谱条件。填充柱和毛细管柱都有应用实例。固定相包含了众多不同的固定液。检测器包括火焰光度和氮磷检测器，或采用气-质联用技术。常根

表　有机磷农药残留检测的国家标准分析方法

方法标准号	检验方法	适用样品	检测目标物（种）
GB/T 5009.20-2003	气相色谱	果蔬、谷类	20
	气相色谱	粮、菜、油	9
	气相色谱	肉类、鱼类	4
GB/T 5009.102-2003	气相色谱	植物性食品	辛硫磷
GB/T 5009.103-2003	气相色谱	植物性食品	甲胺磷、乙酰甲胺磷
GB/T 5009.107-2003	气相色谱	植物性食品	二嗪磷
GB/T 5009.109-2003	气相色谱	柑桔	水胺硫磷
GB/T 5009.112-2003	气相色谱	大米、柑桔	喹硫磷、喹氧磷
GB/T 5009.131-2003	气相色谱	植物性食品	亚胺硫磷
GB/T 5009.144-2003	气相色谱	植物性食品	甲基异柳磷
GB/T 5009.145-2003	气相色谱	植物性食品	20（含氨基甲酸酯）
GB/T 5009.161-2003	气相色谱	动物性食品	13
GB/T 5009.199-2003	酶化学法	蔬菜	有机磷、氨基甲酸酯通用
GB/T 5009.207-2008	气相色谱	糙米	50
GB/T 5009.218-2008	气-质联用	水果、蔬菜	211（含其他类）
	气-质联用	水果、蔬菜	107（含其他类）
GBT 5750.9-2006	气相色谱	生活饮用水和水源水	7
GBZ/T 160.76-2004	气相色谱	工作场所空气	11
	分光光度	工作场所空气	敌百虫
	酶化学法	工作场所空气	有机磷农药通用

据实际情况选择合适的方法和色谱条件。对于多种有机磷农药残留的同时检测，大多采用了毛细管色谱柱，以程序升温进行分离。如用气-质联用技术测定，多采用离子监测模式。

酶化学法快速测定　见氨基甲酸酯农药残留检验。

水中有机磷农药残留测定　主要有气相色谱法（GB/T 5750.9-2006）。水样用二氯甲烷提取，减压浓缩后供气相色谱-火焰光度检测器分析。

样品处理　水样用二氯甲烷液-液萃取，无水硫酸钠脱水。

色谱条件　①玻璃填充柱（1.5m×3mm），固定液2%SE-30+3%QF-1混合固定液，担体80～10目 Chromosorb W AW-DMCS。②石英玻璃毛细管色谱柱，DB-1701（30m×0.32mm×0.25μm）或同等极性毛细管柱。

适用范围　适用于生活饮用水和水源水中对硫磷、甲基对硫磷、内吸磷、马拉硫磷、乐果、甲拌磷和敌敌畏的测定。

工作场所空气中有机磷农药残留测定　主要有气相色谱法、分光光度法和酶化学法（GBZ/T 160.76-2004）。

气相色谱法　空气中的有机磷农药用硅胶管或聚氨酯泡沫塑料管采集，溶剂解吸后进样，经色谱柱分离，火焰光度检测器检测，以保留时间定性，峰高或峰面积定量。

样品处理　①硅胶管采样（用于乐果、氧化乐果、杀螟松、甲基对硫磷、亚胺硫磷、久效磷、异稻瘟净和倍硫磷等）后，用丙酮或丙酮-苯解吸。②聚氨酯泡沫塑料管采样（用于敌敌畏、对硫磷和甲拌磷等）后，用甲醇解吸。

色谱条件　该法提供了四种填充色谱柱，根据不同的检测目标物选择合适的色谱柱以及相应的色谱条件。也可采用毛细管色谱柱。

注意事项　根据不同的检测目标物选择采样管。

适用范围　适用于工作场所空气中包括久效磷、甲拌磷、对硫磷、亚胺硫磷、甲基对硫磷、倍硫磷、敌敌畏、乐果、氧化乐果、杀螟松、异稻瘟净等有机磷农药的测定。

分光光度法　空气中的敌百虫用多孔玻板吸收管采集，经碱性水解生成的二氯乙醛与2,4-二硝基苯肼反应生成蓝色苯腙，于580nm波长下测定吸光度值，进行定量。

适用范围　适用于工作场所空气中敌百虫含量测定。

酶化学法　空气中有机磷农药用多孔玻板吸收管采集，有机磷农药抑制胆碱酯酶活性，影响底物乙酰胆碱的水解，由测定乙酰胆碱量的变化，进行有机磷农药的定量测定。氯化乙酰胆碱在胆碱酯酶作用下水解成胆碱和乙酸，未被水解的剩余乙酰胆碱与碱性羟胺作用，生成乙酰羟胺。乙酰羟胺在酸性溶液中与高铁离子作用，形成棕色复合物，分光光度法测定并计算出剩余氯化乙酰胆碱含量。将采样吸收液置入反应体系中，若吸收液中含有机磷农药，就会抑制胆碱酯酶的活性，则剩余的氯化乙酰胆碱含量比空白、对照管高。有机磷农药量越多，剩余氯化乙酰胆碱量越高。反之亦然，即剩余氯化乙酰胆碱的量与样品中有机磷农药量呈正相关。控制条件，可定量测定有机磷农药含量。

注意事项 ①酶来源为健康马血清，实验前应做酶活力测定。马血清可以在冰箱里保存，但保存时间超过 1 个月，应该重新做测定酶活力。②反应时间和温度对测定结果影响很大，时间应该准确控制在 30 分钟 ± 0.5 分钟以内，温度控制在 37℃±0.5℃及之内。③采样后，在 24 小时内完成测定。

适用范围 此法适用于工作场所空气中磷胺、内吸磷、甲基内吸磷或马拉硫磷的测定。

(严浩英)

ānjījiǎsuānzhǐlèi nóngyào cánliú jiǎnyàn

氨基甲酸酯类农药残留检验

(determination of carbamates pesticide residue) 对食品、生活饮用水和水源水中微量或痕量氨基甲酸酯类农药的定性定量分析。氨基甲酸酯为常用农药，在食品和环境中都可造成残留存在，进入人体后，抑制体内胆碱酯酶活性，可造成急性中毒。纯品多为白色晶体，在高温下不稳定，碱性条件下易水解；不溶于水，易溶于丙酮、二氯甲烷等有机溶剂。此类农药品种很多，结构中均含有氨基甲酸。常见的氨基甲酸酯类农药如下。

涕灭威，化学名称为 O-(甲氧氨基甲酰基)-2-甲基-2-甲硫基丙醛肟，分子式 $C_7H_{14}N_2O_2S$，分子量 190.29，CAS 编号 116-06-3；白色结晶，蒸汽压 0.133×10⁻⁴kPa（25℃），熔点 100℃。室温下，水中溶解度 6g/L，溶于大多数有机溶剂，几乎不溶于己烷，遇强碱分解。结构式见图 1。

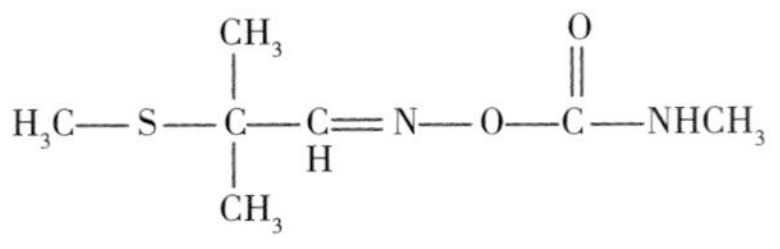

图 1 涕灭威结构式

速灭威，化学名称为甲氨基甲酸-3-甲苯酯，分子式 $C_9H_{11}NO_2$，分子量 165.21，CAS 编号 1129-41-5。纯品为白色结晶，熔点 76～77℃，沸点 180℃，30℃时水中的溶解度为 2.3g/L，溶于丙酮、甲醇、乙醇、三氯甲烷等有机溶剂，微溶于乙醚、苯、甲苯；碱性条件下易分解。结构式见图 2。

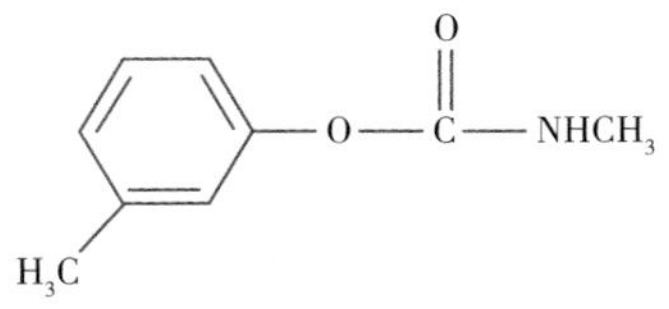

图 2 速灭威结构式

呋喃丹，化学名称为 2,3-二氢-2,2-二甲基-7-苯并呋喃基-N-甲基氨基甲酸酯，分子式 $C_{12}H_{15}NO_3$，分子量 221.3，CAS 编号 1563-66-2，为白色无气味疏松状粉末，熔点 153～154℃，25℃时水中的溶解度为 700mg/L；可溶于多种有机溶剂，难溶于二甲苯、石油醚；在碱性介质中不稳定，温度和 pH 对水解速度有影响。结构式见图 3。

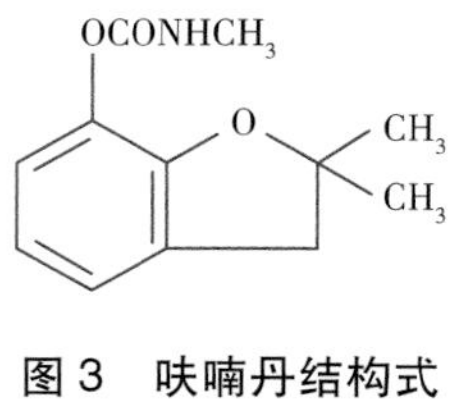

图 3 呋喃丹结构式

甲萘威，又名西维因，化学名称为 1-萘基-N-甲基氨基甲酸酯，分子式 $C_{12}H_{11}NO_2$，分子量 201.2，CAS 编号 63-25-2。纯品

为白色晶体，密度 1.232，熔点 145℃，水中溶解度 120mg/L（20℃），溶于大多数有机溶剂，易溶于极性有机溶剂；对水、日光或热都稳定；遇强碱分解生成 1-萘酚。结构式见图 4。

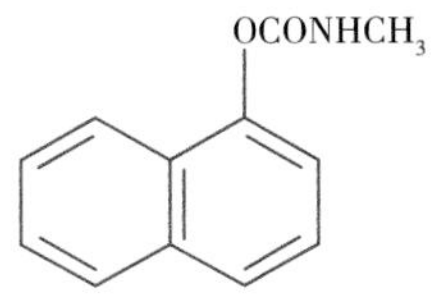

图 4 甲萘威结构式

异丙威，化学名称为甲氨基甲酸-2-异丙基苯酯，分子式 $C_{11}H_{15}NO_2$，分子量 193，CAS 编号 2631-40-5。纯品为白色结晶粉末，熔点 96～97℃，沸点 128～129℃，不溶于水，易溶于乙醇、丙酮和乙酸乙酯；碱性条件下分解。结构式见图 5。

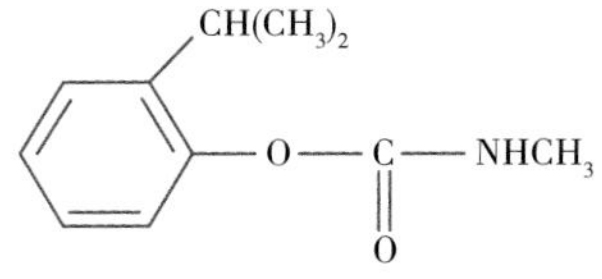

图 5 异丙威结构式

仲丁威，化学名称为甲基氨基甲酸邻仲丁基丙酯，分子式 $C_{12}H_{17}NO_2$，分子量 207.27，CAS 编号 3766-81-2。纯品为无色固体，熔点 35℃，难溶于水，易溶于二氯甲烷、异丙醇、甲苯等有机溶剂。结构式见图 6。

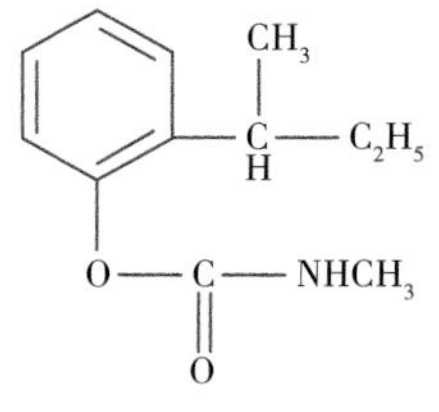

图 6 仲丁威结构式

抗蚜威，化学名称为 2-二甲氨基-5,6-二甲基嘧啶-4-二甲基氨基甲酸酯，分子式 $C_{11}H_{18}N_4O_2$，分子量 238.29，CAS 编号 23103-98-2。纯品为无色无味结晶，熔点 90.5℃，25℃时水中溶解度为 2.7mg/L，溶于大多数有机溶剂，易溶于醇、酮、酯、芳烃、氯代烷烃；在一般条件下稳定，遇强碱或紫外光照射易分解。结构式见图7。

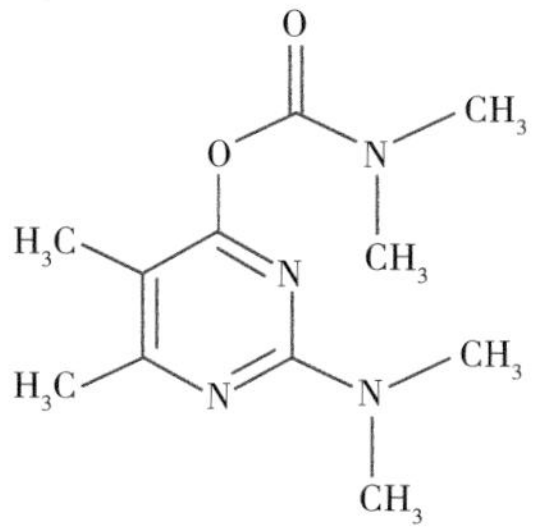

图7　抗蚜威结构式

氨基甲酸酯农药残留的检验方法主要为气相色谱法和高效液相色谱法等。由于氨基甲酸酯农药均含有氮原子，气相色谱法多用氮磷检测器，见中国国家标准《植物性食品中氨基甲酸酯类农药残留量的测定》（GB/T 5009.104-2003）；采用氮磷检测器时可与有机磷农药残留同时检测，见《植物性食品中有机磷和氨基甲酸酯类农药多种残留的测定》（GB/T 5009.145-2003）；高效液相色谱法则用紫外可见检测器和荧光检测器测定，见《粮、油、菜中甲萘威残留量的测定》（GB/T 5009.21-2003）、《动物性食品中氨基甲酸酯类农药多组分残留高效液相色谱测定》（GB/T 5009.163-2003）、《生活饮用水标准检验方法 农药指标》（GB/T 5750.9-2006）；芳基N-氨基甲酸酯农药是氨基甲酸酯农药中的一类，其水解产物中含有酚类物质，可利用这些酚类

产物经偶合显色后，用分光光度法测定。食品中氨基甲酸酯农药残留的快速检验法为基于其毒理机制的酶化学法，见《蔬菜中有机磷和氨基甲酸酯类农药残留量的快速检测》（GB/T5009.199-2003）。

食品中氨基甲酸酯农药残留测定　主要有气相色谱法、高效液相色谱法和酶化学快速测定法。

气相色谱法　植物性食品中氨基甲酸酯类农药残留用有机溶剂提取后，经气相色谱柱分离，用氮磷检测器（火焰热离子检测器）检测，与标准对照品比较，以保留时间定性、峰面积或峰高比较定量。

样品处理　植物性样品用甲醇或丙酮溶液提取，经凝结法、液-液分配萃取或硅胶小柱等前处理技术净化处理，浓缩定容。

色谱条件　涂渍 2% OV-101＋6% OV-210（或 1.5% OV-17＋1.95% OV-210）Chromosorb W（HP）玻璃填充柱（GB/T 5009.104-2003），以及 BP5 或 OV-101 石英弹性毛细管柱，程序升温分离（GB/T 5009.145-2003）。

适用范围　适用于粮食、蔬菜中速灭威、异丙威、残杀威、克百威、抗蚜威和甲萘威的残留分析（GB/T 5009.104-2003），粮食、蔬菜中速灭威、异丙威、仲丁威、甲萘威等多种氨基甲酸酯以及多种有机磷农药残留量的测定（GB/T 5009.145-2003）。

高效液相色谱法　动物性样品经提取、凝胶柱净化、浓缩，以乙酸乙酯定容，微孔滤膜过滤后进样，用反相高效液相色谱分离，紫外检测器检测，根据色谱峰的保留时间定性，外标法定量。

样品处理　蛋类、肉类和乳类样品用丙酮-水提取，二氯甲烷

液-液萃取，浓缩后过凝胶柱，乙酸乙酯-环己烷作为洗脱剂，收集合适流分的洗脱剂浓缩后分析。

色谱条件　C_{18} 色谱柱，流动相为甲醇-水（60＋40）；流速为 0.5ml/min，柱温为 30℃，紫外检测波长 210nm。

适用范围　适用于肉类、蛋类及乳类食品中涕灭威、速灭威、呋喃丹、甲萘威、异丙威残留量测定。

分光光度法　样品中的甲萘威用有机溶剂提取后，在碱性条件下水解成 1-萘酚、二氧化碳和甲胺。在酸性条件下，1-萘酚和对硝基苯偶氮氟硼酸盐呈橙黄色，在 475nm 波长下检测，与标准系列比较定量。

样品处理　①粮食试样用二氯甲烷提取。蔬菜、水果经无水硫酸钠脱水后，二氯甲烷浸泡提取。将提取液浓缩至干，丙酮溶解残渣，凝固法净化，收集丙酮和凝固液混合溶液。②纯净油用丙酮溶解，丙酮层用二氯甲烷萃取，浓缩至干，丙酮溶解，凝固法净化。③毛油和棉籽用石油醚提取后，加入二甲基亚砜萃取，加入水后用二氯甲烷萃取。用氢氧化钠溶液洗涤二氯甲烷提取液，以除去植物样品中的天然酚类物质。将提取液浓缩至干，丙酮溶解，凝固法净化。

注意事项　①同时做试剂空白和试样空白。②此法的显色原理同样用于生活饮用水和水源水中甲萘威含量测定（GB/T 5750.9-2006）。

适用范围　适用于植物性样品中甲萘威残留量测定。

酶化学快速检验法　有速测卡法与酶抑制率法。

速测卡法（纸片法）　①原理：胆碱酯酶可催化靛酚乙酸酯

（红色）水解生成乙酸与靛酚（蓝色），而有机磷或氨基甲酸酯类农药对胆碱酯酶有抑制作用，影响上述反应。根据靛酚乙酸酯药片是否变色可判断样品中是否有有机磷或氨基甲酸酯类农药残留存在。②样品处理：蔬菜样品用磷酸盐缓冲溶液提取，将提取液加到速测卡含酶药片（白色）上，然后将红色的靛酚乙酸酯药片与白色的含酶药片对折使两药片紧贴，数分钟后观察白色药片上是否变色。若白色药片不变色或略有浅蓝色表示胆碱酯酶活性受到抑制，靛酚乙酸酯未分解，为阳性结果；药片变为蓝色表示胆碱酯酶活性未被抑制，催化靛酚乙酸酯水解生成了蓝色的靛酚，为阴性结果。

酶抑制率法（分光光度法）①原理：在一定条件下，有机磷和氨基甲酸酯类农药对胆碱酯酶正常功能有抑制作用，其抑制率与农药的浓度呈正相关。正常情况下，酶催化神经传导代谢产物（乙酰胆碱）水解，其水解产物与显色剂反应，生成黄色物质，在412nm处测定吸光度随时间的变化值，计算出抑制率，通过抑制率可判断出样品中是否有有机磷或氨基甲酸酯类农药残留存在。②样品处理：蔬菜样品用磷酸盐缓冲溶液提取，加入胆碱酯酶液，静置。再加入二硫代二硝基苯甲酸显色剂。加底物硫代乙酰胆碱溶液，立即测定吸光度值。蔬菜样品提取液对酶的抑制率≥50%时，表示蔬菜中有高剂量有机磷或氨基甲酸酯类农药存在，样品为阳性结果。③注意事项：对叶绿素含量较高的蔬菜、葱、蒜、萝卜、韭菜、芹菜、香菜、茭白、蘑菇及番茄汁液中，容易产生假阳性，可采取整株（体）蔬菜浸提或采用表面测定法，以减轻色素的干扰。温度条件低于37℃，酶反应的速度随之放慢，酶促反应时间应相应延长，并注意样品放置的时间应与空白对照放置的时间一致才有可比性。阳性结果的样品需要重复检验2次以上。④适用范围：适用于蔬菜中有机磷和氨基甲酸酯类农药残留量的快速检测。

生活饮用水和水源水中氨基甲酸酯农药残留测定 主要是对甲萘威和呋喃丹的检验（GB/T 5750.9-2006）。

甲萘威和呋喃丹检验 水样用二氯甲烷提取，浓缩后进样，经 C_{18} 色谱柱梯度洗脱分离，柱后在碱性条件下水解，水解产物甲胺与邻苯二醛和2-疏基乙醇发生衍生化反应，生成荧光物质，用荧光检测器检测，与标准比较，保留时间定性，峰面积定量。

样品处理 样品用二氯甲烷提取，浓缩后进样分析。

色谱条件 色谱柱为 C_{18} 柱，150mm×4.6mm，5μm；流动相为甲醇水梯度洗脱；流速1ml/min；荧光检测器，检测波长，激发波长为339nm，荧光波长为445nm；柱温：室温。

注意事项 水样中氯含量高时可能造成测定干扰和待测物的分解损失，若水样中有余氯存在，可加入硫代硫酸钠消除余氯干扰。

适用范围 适用于生活饮用水和水源水中的甲萘威和呋喃丹测定。

甲萘威检验 水中甲萘威经提取后，转移至乙醇溶液中，液相色谱分离，紫外检测器检测。以保留时间定性，色谱峰高或峰面积定量。

样品处理 水样过滤后，用二氯甲烷萃取，浓缩至干，用无水乙醇溶解定容。

色谱条件 紫外检测器，检测波长 280nm，C_{18} 色谱柱，流动相为甲醇-水（3+2）。

注意事项 水样中的甲萘威容易降解，采样后在水样中加入磷酸，并尽快分析测定。

适用范围 适用于生活饮用水和水源水中的甲萘威测定。

（严浩英）

nǐchúchóngjújzhǐ nóngyào cánliú jiǎnyàn

拟除虫菊酯农药残留检验

（determination of pyrethroid pesticide residue） 食品、生活饮用水和水源水、工作场所空气中微量或痕量拟除虫菊酯农药的定性定量分析。拟除虫菊酯农药是对植物中天然除虫菊素的杀虫作用及化学结构进行研究而人工模拟合成的一类杀虫剂，在农业生产和卫生方面广泛应用，具有杀虫高效、速效、广谱等特点，对人、畜毒性比有机磷和氨基甲酸酯杀虫剂低。在自然环境中易分解，农产品中残留较低。该类杀虫剂分子由菊酸和醇两部分组成。绝大多数为黏稠油状液体，呈黄色或黄褐色，也有少数为白色结晶如溴氰菊酯。易溶解于多种有机溶剂，难溶于水，不易挥发，在酸性溶液中稳定，遇碱则易分解失效。常见的拟除虫菊酯农药如下。

溴氰菊酯，化学名称为 α-氰基苯氧基苄基（1R,3R）-3-（2,2-二溴乙烯基）-2,2二基甲环丙烷羧酸酯，分子式 $C_{22}H_{19}Br_2NO_3$，分子量 505.21，CAS 编号 52918-63-5。纯品为白色斜方形针状晶体，熔点 98～101℃；常温下几乎不溶于水，溶于丙酮及二甲苯等大多数芳香族有机溶剂，在碱性介质中不稳定。结构式见图1。

氯菊酯，化学名称为（3-苯氧

苄基)顺式,反式-(±)-3-(2,2-二氯乙烯基)-2,2-二甲基环丙烷羧酸酯,分子式 $C_{21}H_{20}Cl_2O_3$,分子量 391.3,CAS 编号 52645-53-1;熔点 34~35℃,难溶于水,溶于二甲苯、己烷、甲醇等有机溶剂,遇热稳定,最适宜稳定条件 pH 值约 4。结构式见图 2。

氰戊菊酯,化学名称为 α-氰基-3-苯氧苄基-(R,S)-2-(4-氯苯基)-3-甲基丁酸酯,分子式 $C_{25}H_{22}ClNO_3$,分子量 419.9,CAS 编号 51630-58-1;油状液体,难溶于水,溶于正己烷、二甲苯、甲醇等有机溶剂,对光、热稳定,酸性介质中相对稳定,碱性介质中迅速水解。结构式见图 3。

氯氰菊酯,化学名称为 α-氰基-3-苯氧基苄基(1R,S)-顺、反-3-(2,2-二氯乙烯基)2,2-二甲基环丙烷羧酸酯,分子式 $C_{22}H_{19}Cl_2NO_3$,分子量 416.3,CAS 编号 52315-07-8;水中溶解度极低,易溶于酮类、醇类及芳烃类溶剂,在中性、酸性条件下稳定,强碱条件下水解。结构式见图 4。

胺菊酯,化学名称为 3,4,5,6-四氢邻苯二甲酰亚氨基甲基(±)顺式,反式菊酸酯,分子式 $C_{19}H_{25}NO_4$,分子量 331.40,CAS 编号 7696-12-0。纯品为白色结晶,难溶于水,溶于苯、二甲苯、甲苯、丙酮、三氯甲烷等有机溶剂;对碱及强酸不稳定,乙醇溶液中不稳定。结构式见图 5。

氟氯菊酯,化学名称为(1R,S)-顺式-(Z)-2,2-二甲基-3-(2-氯-3,3,3-三氟-1-丙烯基)环丙烷羧酸-2-甲基-3-苯基苄酯,分子式 $C_{23}H_{22}ClF_3O_2$,分子量 422.87,CAS 编号 82657-04-3。纯品为白色固体,难溶于水,溶于丙酮、三氯甲烷、二氯甲烷、乙醚、甲苯等有机溶剂;酸性条件下稳定。

结构式见图 6。

甲氰菊酯,化学名称为(RS)-α-氰基-3-苯氧苄基-2,2,3,3-四甲基环丙烷羧酸酯,分子式 $C_{22}H_{23}NO_3$,分子量 349.42,CAS 编号 64257-84-7。纯品为白色结晶固体,熔点 49~50℃,溶于丙酮、环己酮、甲基异丁酮、二甲苯、乙腈、三氯甲烷、二甲基甲酰胺、甲醇和正己烷,难溶于水;在日光、热和潮湿条件下稳定,在碱性溶液中分解。结构式见图 7。

三氟氯氰菊酯,化学名称为 3-(2-氯-3,3,3-三氟丙烯基)-2,2-二甲基环丙烷羧酸 α-氰基-3-苯氧苄基酯,分子式 $C_{23}H_{19}ClF_3NO_3$,分子量 449.9,CAS 编号 68085-85-8;易溶于丙酮、二氯甲烷、甲醇、乙醚、乙酸乙酯、己烷、甲苯等有机溶剂;对光稳定,碱性条件下分解。结构式见图 8。

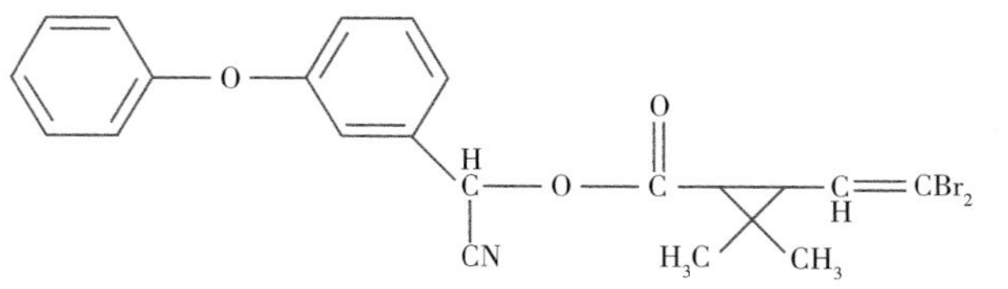

图 1 溴氰菊酯结构式

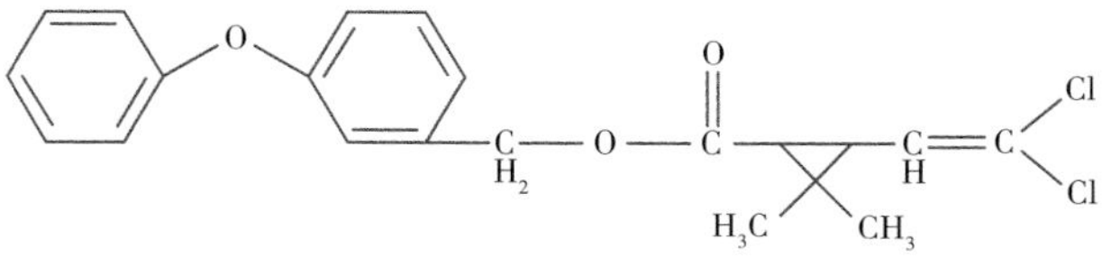

图 2 氯菊酯结构式

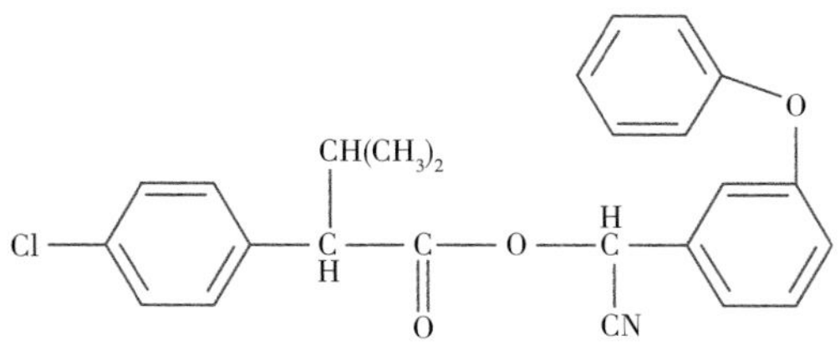

图 3 氰戊菊酯结构式

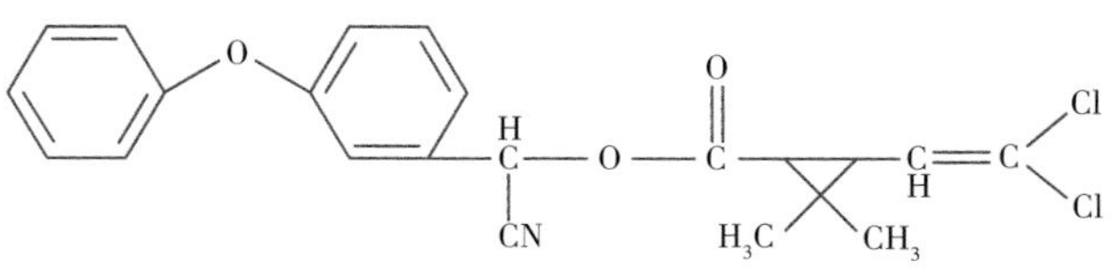

图 4 氯氰菊酯结构式

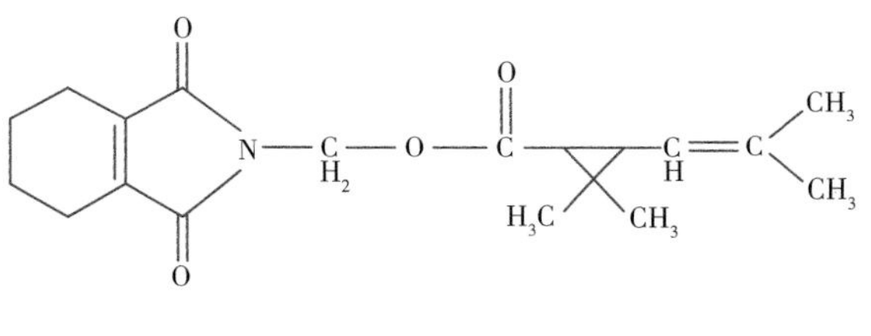

图 5 胺菊酯结构式

图 6　氟氯菊酯结构式

图 7　甲氰菊酯结构式

图 8　三氟氯氰菊酯结构式

氟胺氰菊酯，化学名称为 N-(2-氯-4-三氟甲基苯基)-(RS)-α-氨基异戊酸-α-氰基-(3-苯氧苯基)甲基酯，分子式 $C_{26}H_{22}ClF_3N_2O_3$，分子量 502.9，CAS 编号 102851-06-9；溶于芳香烃类、醇类、乙醚、二氯甲烷等有机溶剂，不溶于异辛烷；光照条件下分解。结构式见图 9。

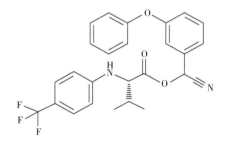

图 9　氟胺氰菊酯结构式

拟除虫菊酯农药残留的分析方法多采用气相色谱法、气相色谱-质谱联用法和高效液相色谱法。因其多数含有电负性强的卤族元素，所以气相色谱法中多用电子捕获检测器，以达到选择性好、灵敏度高的效果。有机氯农药含有卤族中的氯原子，所以拟除虫菊酯农药可与有机氯农药残留一起用电子捕获检测器进行多组分同时测定（见有机氯农药残留检验）。

拟除虫菊酯农药残留检测的国家标准方法有《植物性食品中氯氰菊酯、氰戊菊酯和溴氰菊酯残留量的测定》（GB/T 5009.110-2003）、《生活饮用水标准检验方法 农药指标》（GBT 5750.9-2006）、《工作场所空气有毒物质测定 拟除虫菊酯类农药》（GBZ/T 160.78-2007）；美国公职分析化学家协会（AOAC）标准方法：AOAC 998.01 为"气相色谱同时测定农产品中多种拟除虫菊酯农药残留"，是中国研究建立的第一个国际 AOAC 标准方法，主研者庞国芳院士，适用于水果蔬菜谷物等农产品中氟氯菊酯、甲氰菊酯、三氟氯氰菊酯、氯菊酯、氯氰菊酯、氰戊菊酯、氟胺氰菊酯和溴氰菊酯八种拟除虫菊酯农药残留测定。

食品中拟除虫菊酯农药残留测定　样品经提取、净化、浓缩处理后，进行气相色谱分离，组分进入电子捕获检测器产生响应。用保留时间定性，色谱峰高或峰面积定量，见《植物性食品中氯氰菊酯、氰戊菊酯和溴氰菊酯残留量的测定》（GB/T 5009.110-2003）。

样品处理　谷类样品用石油醚提取，蔬菜类样品加丙酮和石油醚提取。取石油醚过无水硫酸钠-中性氧化铝-活性炭层析柱，用石油醚淋洗，收集淋洗液，浓缩后供分离测定

色谱条件　涂渍 3% OV-101 Chromosorb W AW DMCS 玻璃填充柱。

适用范围　适用于植物性食品中氯氰菊酯、氰戊菊酯和溴氰菊酯残留量的测定。

生活饮用水和水源水中拟除虫菊酯农药残留测定　见《生活饮用水标准检验方法 农药指标》（GBT 5750.9-2006）。

气相色谱法　样品经处理后，进行气相色谱分离，电子捕获检测器检测。与标准对照品比较，用保留时间定性，色谱峰高或峰面积定量。

样品处理　水样用石油醚提取，KD 浓缩器浓缩。

色谱条件　涂渍 3% OV-101 Chromosorb W AW DMCS 玻璃填充柱。

注意事项　待测物在水中不稳定，易分解，样品采样后于 4℃ 冰箱内保存，并在 24 小时内萃取测定。

适用范围　此法适用于生活饮用水和水源水中的溴氰菊酯、甲氰菊酯、功夫菊酯、二氯苯醚菊酯、氯氰菊酯和氰戊菊酯残留量的测定。

高效液相色谱法　样品经处理后，由液相色谱 C_{18} 柱分离、紫外-可见分光光度检测器检测。用保留时间定性，色谱峰高或峰面积定量。

样品处理　水样用环己烷-乙醚萃取，KD 浓缩器浓缩。

色谱条件　色谱柱为 UporasiL 250mm×3.9mm，流动相为环己烷-乙醚，流速 1.0ml/min，紫外检测器，检测波长 280nm，柱温为室温。

注意事项　样品采样后应在 24 小时内溶剂萃取待测物，萃取液于 4℃冰箱内保存，48 小时内分析测定。

适用范围　此法适用于测定生活饮用水和水源水中的溴氰菊酯残留。

工作场所空气中拟除虫菊酯农药测定　见《工作场所空气有毒物质测定　拟除虫菊酯类农药》（GBZ/T 160.78-2007）。

气相色谱法　工作场所空气中拟除虫菊酯用聚氨酯泡沫塑料吸附采集，用正己烷解吸附后进样进行气相色谱-电子捕获检测器分离测定。与标准对照品比较，用保留时间定性，色谱峰高或峰面积定量。

样品处理　用正己烷将经空气采样后吸附在聚氨酯泡沫塑料上的拟除虫菊酯解吸附。

色谱条件　涂渍 3% OV-101 Chromosorb W AW DMCS 玻璃填充柱。

注意事项　可采用其他相应的毛细管柱。

适用范围　此法适用于工作场所空气中溴氰菊酯和氰戊菊酯的测定。

高效液相色谱法　样品经处理后，由液相色谱 C_{18} 柱分离，紫外检测器检测。用保留时间定性，色谱峰高或峰面积定量。

样品处理　用玻璃纤维滤纸抽气采样，甲醇浸泡洗脱。

色谱条件　色谱柱为 C_{18} 柱（200mm×4.6mm）；流动相为甲醇：水（95+5）；流速 1.0ml/min。紫外检测器，检测波长为 254nm 或 220nm。

注意事项　溴氰菊酯和氯氰菊酯检测波长为 254nm，氰戊菊酯检测波长为 220nm。

适用范围　此法适用于工作场所空气中溴氰菊酯和氯氰菊酯以及氰戊菊酯含量测定。

（严浩英）

shājùnjì cánliú jiǎnyàn

杀菌剂残留检验（determination of fungicide residue）　食品中微量或痕量常用杀菌剂的定性定量分析。杀菌剂是指防治各种病原微生物引起的植物病害的一类农药，一般指杀真菌剂，但国际上通常是作为防治各类病原微生物的药剂的总称。杀菌剂按来源分类，除农用抗生素属于生物源杀菌剂外，其他主要品种都是化学合成物，过度、过量使用会在作物中残留，威胁人类健康。杀菌剂多为有机化合物，其残留测定一般采用气相色谱法，根据分子结构以及所含元素选择合适的检测器或色谱-质谱联用技术，也可采用分光光度法检测。

甲基托布津和多菌灵残留测定　甲基托布津又名甲基硫菌灵，属苯并咪唑类，是广谱性内吸杀菌剂，能防治多种作物病害，具有内吸、预防和治疗作用；化学名称为1,2-双（3-甲氧羰基-2-硫脲基）苯，分子式 $C_{12}H_{14}N_4O_4S_2$，分子量 342.4，CAS 编号 23564-05-8。纯品为无色结晶，熔点 127℃（分解）几乎不溶于水，可溶于丙酮、甲醇、乙醇、三氯甲烷等有机溶剂，对酸、碱稳定。结构式见图1。

多菌灵是广谱、内吸性的杀菌剂，可防治各种真菌引起的作物病害及作水果保鲜用；可在纺织、纸张、皮革、制鞋、涂料工业中作防霉剂；化学名称为 N-（2-苯骈咪唑基）氨基甲酸甲酯，分子式 $C_9H_9N_3O_2$，分子量 191.1，CAS 编号 10605-21-7。纯品为白色结晶粉末，在 215～217℃时开始升华，大于 290℃ 时熔解，306℃时分解，不溶于水，微溶于丙酮、三氯甲烷和其他有机溶剂，可溶于无机酸和乙酸，并形成相应的盐，化学性质稳定。结构式见图2。

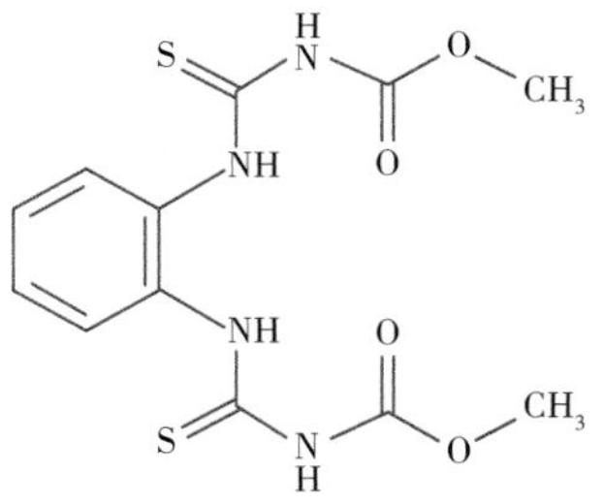

图1　甲基托布津结构式

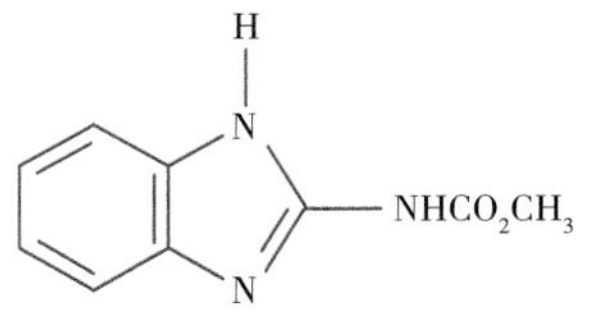

图2　多菌灵结构式

甲基托布津和多菌灵残留检测可采用分光光度法，见中国国家标准《蔬菜、水果中甲基托布津、多菌灵的测定》（GB/T 5009.188-2003）。

原理　果蔬样品用甲醇提取，多菌灵经二氯甲烷液-液分配净化处理并反萃取进入盐酸溶液，以紫外分光光度法定量测定。甲基托布津则需在甲醇提取后，于 pH 为 1～2 条件下，用二氯甲烷提取与多菌灵分离，经水解闭环反应转变为多菌灵后，再进行紫外分光光度法定量测定。

样品处理 蔬菜、水果样品加甲醇振摇提取分离，用石油醚萃取甲醇提取液中杂质后，用盐酸调 pH 为 1~2，再用二氯甲烷提取。静置分层，此时，多菌灵留在甲醇水溶液中，供多菌灵测定用；甲基托布津进入二氯甲烷层，供甲基托布津测定用。

操作步骤 ①甲基托布津的测定：取二氯甲烷提取液自然挥干后，乙酸-乙酸铜溶液溶解残渣，煮沸，用盐酸溶液转移至分液漏斗中，用二氯甲烷萃取杂质，盐酸溶液加氢氧化钠溶液至 pH 6.0~6.5，用二氯甲烷提取甲基托布津，再用盐酸溶液反萃取。盐酸提取液用于测定。②多菌灵的测定：取留作多菌灵测定的甲醇水溶液，用氢氧化铵中和至 pH 6.0~6.5，用二氯甲烷提取，二氯甲烷提取液中加盐酸溶液反萃取，盐酸提取液用于测定。

分别将样品与标准系列于 250~300nm 处测定其吸光度值，以波长为横坐标，吸光度值为纵坐标绘制吸收图谱。将图谱上 260~300nm 的吸光度读数点连成直线，以直线上的 282nm 处的吸光度值与吸收图谱上 282nm 处的吸光度值之差为校正吸光度值，再以校正吸光度值为纵坐标，甲基托布津或多菌灵的含量为横坐标，绘制标准曲线。由样品校正吸光度值在标准曲线上查得甲基托布津或多菌灵含量并进行计算。

注意事项 ①多菌灵是甲基托布津在植物中的主要代谢物，由甲基托布津经水解和闭环反应形成，因此，甲基托布津的残留量是以这两个化合物测得的残留量之和表示。②为排除不同样品基质的干扰，采用作图法校正吸光度值后定量。③多菌灵具有苯并咪唑的特异吸收，植物成分对其测定干扰不大。

适用范围 此法适用于蔬菜、水果中甲基托布津和多菌灵残留量测定。

百菌清残留测定 百菌清又称打克尼尔，是广谱、高效、安全的杀菌剂，被广泛应用于农、林业真菌病害的防治，农业上可用于蔬菜、水果的保鲜；化学名称为 2,4,5,6-四氯-1,3-苯二甲腈，分子式 $C_8Cl_4N_2$，分子量 265.9，CAS 编号 1897-45-6。纯品为白色无味结晶，熔点 250~251℃，沸点 350℃（101kPa）。难溶于水，溶于丙酮、二甲苯、环己烷等有机溶剂。对弱酸、弱碱以及光热均稳定。结构式见图 3。

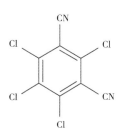

图 3 百菌清结构式

百菌清残留的检测主要采用气相色谱法，其分子中含有氯原子，故多采用电子捕获检测器，见《黄瓜中百菌清残留量的测定》（GB/T 5009.105-2003）。

原理 黄瓜样品经提取、净化、浓缩处理，气相色谱分离，电子捕获检测器检测。保留时间定性，色谱峰高或峰面积定量。

样品处理 将黄瓜样品匀浆，加丙酮及磷酸溶液振摇提取，滤液加硫酸钠溶液后用环己烷萃取。环己烷层减压浓缩，过无水硫酸钠-弗罗里硅土柱净化，环己烷-丁酮混合液淋洗，收集，浓缩，定容，进行气相色谱分析。

色谱条件 电子捕获检测器；

玻璃色谱柱，填装涂有 1.5% OV-17+2.5% OV-210 的 Chromosorb W HP（80~100 目）。

适用范围 此法适用于黄瓜等蔬菜中百菌清残留量的测定。

三唑酮和三唑醇残留测定

三唑酮又称粉锈宁，属于三唑类杀菌剂，化学名称为 1-(4-氯苯氧基)-3,3-二甲基-1H-(1,2,4-三唑-1-基)-2-丁酮，分子式 $C_{14}H_{16}ClN_3O_2$，分子量 293.7，CAS 编号 43121-43-3。纯品为无色结晶体，熔点 82.3℃，水中溶解度小，易溶于二氯甲烷、环己酮、甲苯、异丙醇、石油醚等有机溶剂。对酸碱稳定。结构式见图 4。

三唑醇又名羟锈宁，属于三唑类杀菌剂，化学名称为 1-(4-氯苯氧基)-3,3-二甲基-1-(1H-1,2,4 三唑-1 基)丁基-2-醇，分子式 $C_{14}H_{18}ClN_3O_2$，分子量 295.8，CAS 编号 55219-65-3。纯品为无色晶体，水中的溶解度（20℃）为 0.095g/L。结构式见图 5。

三唑酮和三唑醇残留检测可采用气相色谱法，因为其分子中含有氮原子，可采用氮磷检测器，两者可同时测定，见《植物性食品中三唑酮残留量的测定》（GB/T 5009.126-2003）。

原理 试样中三唑酮和三唑醇残留提取、净化浓缩后用气相色谱法测定，氮磷检测器测定。保留时间定性，色谱峰高定量。

样品处理 粮食、瓜果和蔬菜样品用丙酮提取，丙酮提取液浓缩后加氯化钠溶液，用二氯甲烷萃取待测物。挥干二氯甲烷，用丙酮溶解残渣即为色谱进样液。如果色谱测定时有干扰并影响定量，则可将丙酮提取浓缩液过无水硫酸钠-弗罗里硅土-活性炭混合柱净化，以丙酮-三氯甲烷混合液淋洗，收集淋洗液，浓缩至近干，

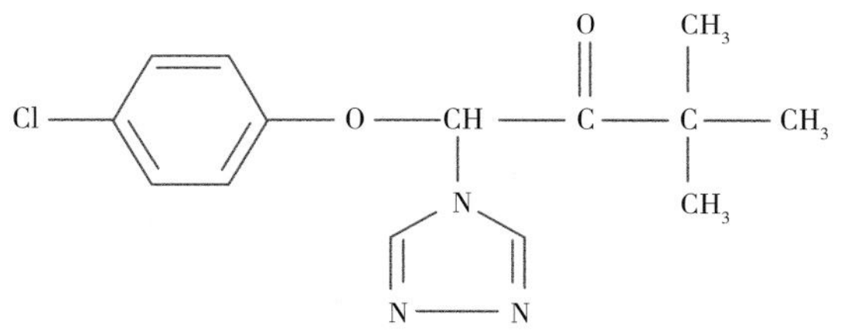

图4 三唑酮结构式

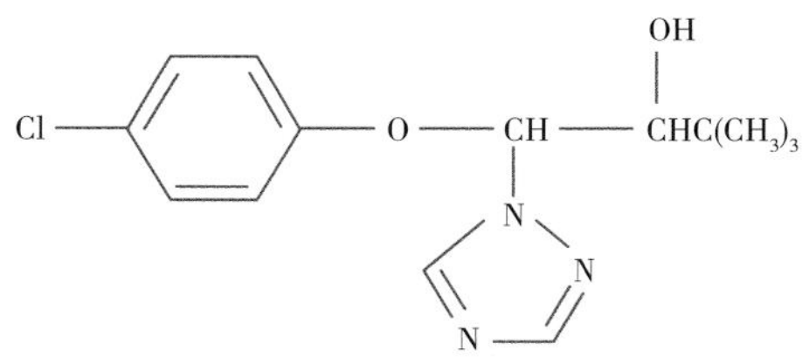

图5 三唑醇结构式

丙酮定容即可。

色谱条件 玻璃色谱柱，内装涂有4%OV-17和4%OV-210混合固定液的80~100目Chromosorb W AW-DMCS。

注意事项 一般情况下，样品处理不需过柱处理。如需要过柱处理，应先做淋洗曲线。

适用范围 此法适用于植物性食品中三唑酮及羟锈宁残留量同时测定。

烯唑醇残留测定 烯唑醇属于三唑类杀菌剂，化学名称为(E)-(RS)-1-(2,4-二氯苯基)-4,4-二甲基-2-(1H-1,2,4-三唑-1-基)戊-1-烯-3-醇，分子式 $C_{15}H_{17}Cl_2N_3O$，分子量326.2，CAS编号83657-24-3；无色晶体，熔点134~156℃，不溶于水，溶于丙酮、甲醇、二甲苯等有机溶剂，对光、热和潮湿稳定。结构式见图6。

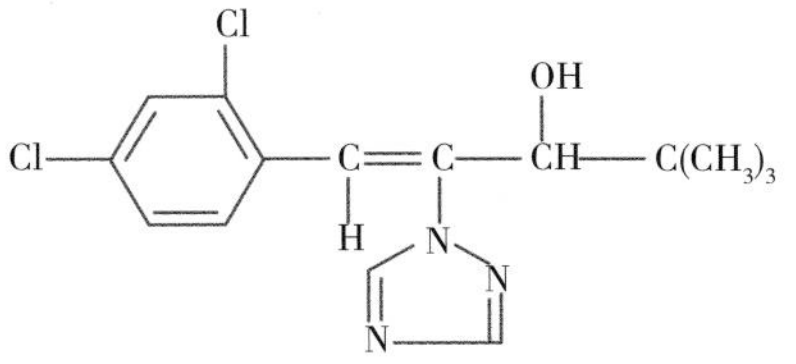

图6 烯唑醇结构式

烯唑醇残留检验可采用气相色谱法，因为分子中含有氮原子，用氮磷检测器检测，见《梨中烯唑醇残留量的测定》（GB/T 5009.201-2003）。

原理 样品中的烯唑醇用丙酮提取，经液-液分配及柱色谱净化除去干扰物质，浓缩定容后，毛细管气相色谱分离，氮磷检测器检测。保留时间定性，外标法定量。

样品处理 样品加丙酮提取，滤液加氯化钠溶液后用二氯甲烷萃取烯唑醇，旋转蒸发器浓缩至干，转入正己烷溶液内，过无水硫酸钠-硅胶柱，以甲苯-丙酮淋洗，收集，浓缩。

色谱条件 色谱柱：HP-608，15m×0.53mm×0.5μm；程序升温分离。

适用范围 此法适用于梨等水果中烯唑醇残留量的测定。

（严浩英）

zhíwù shēngzhǎng tiáojiéjì cánliú jiǎnyàn

植物生长调节剂残留检验

（determination of residue of plant growth regulator） 食品中微量或痕量常用植物生长调节剂的定性定量分析。植物生长调节剂是一类与植物激素具有相似生理和生物学效应的物质，从外部施用于植物，在较低浓度下能够调节植物的生长发育，主要有植物激素类似物、生长延缓剂和生长抑制剂三大类。植物生长调节剂过度使用也会造成食物污染，国家标准对其在食品中规定有最大限制值。包括天然和人工合成物质，多为有机物，其残留分析一般采用气相色谱和高效液相色谱技术。根据待测物性质选择合适的检测器，或者色谱-质谱联用技术。

2,4-滴残留测定 2,4-滴（2,4-D）是苯氧乙酸类激素型选择性除草剂和植物生长调节剂，化学名称为2,4-二氯苯氧乙酸，分子式 $C_8H_6Cl_2O_3$，分子量221.04，CAS编号94-75-7；白色菱形结晶，能溶于醇、醚、酮等大多数有机溶剂，几乎不溶于水；熔点137~141℃，沸点160℃，密度1.563。结构式见图1。

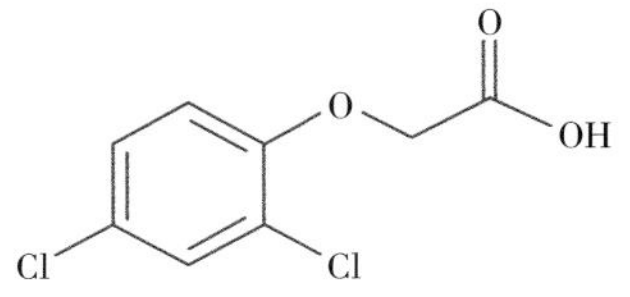

图1 2,4-滴结构式

2,4-滴残留量的检测多采用气相色谱法，因分子中含有氯元素，故多采用电子捕获检测器，见中国国家标准《粮食和蔬菜中2,4-滴残留量的测定》（GB/T 5009.175-2003）。

原理 试样中2,4-滴用有机溶剂提取，用三氟化硼丁醇溶液将2,4-滴衍生成2,4-滴丁酯，液-液萃取、柱层析净化除去干扰物质，以气相色谱分离，电子捕获检测器测定。依据色谱峰保留时间定性，外标法峰面积定量。

样品处理 粮食和蔬菜样品在酸性条件下用乙醚提取，挥干乙醚，甲苯溶解残渣。加三氟化硼丁醇溶液水浴衍生化，衍生化反应液加氯化钠溶液，用石油醚萃取。氮气吹干石油醚，再用石油醚溶解残渣，过硅镁吸附剂小柱，石油醚和石油醚-丙酮淋洗，收集，浓缩。

色谱条件 电子捕获检测器。玻璃色谱柱（2m×32mm），填充1.7%OV-17和2%QF-1混合固定液，担体：Chromorsorb（HP），60~80目。

适用范围 此法适用于粮食蔬菜等植物性样品中2,4-滴残留量的测定。

2,4-滴丁酯残留测定 2,4-滴丁酯是苯氧乙酸类激素型选择性除草剂和植物生长调节剂，化学名称为2,4-二氯苯氧乙酸丁酯，分子式$C_{12}H_{14}Cl_2O_3$，分子量277.14，CAS编号94-80-4；无色油状液体，沸点146~147℃（133Pa），相对密度1.2428；易溶于有机溶剂，难溶于水；挥发性强，对酸、热稳定，遇碱分解为2,4-滴钠盐及丁醇。结构式见图2。

图2 2,4-滴丁酯结构式

2,4-滴丁酯残留量的检测多采用气相色谱法，因分子中含氯元素，故多采用电子捕获检测器，见《粮食中2,4-滴丁酯残留量的测定》（GB/T 5009.165-2003）。

原理 样品中的2,4-滴丁酯用有机溶剂提取，经液-液分配及柱净化除去干扰物质，气相色谱电子捕获检测器测定，依据色谱峰保留时间定性，外标法峰面积定量。

样品处理 样品用石油醚振荡提取，氮气吹干石油醚，再用石油醚溶解残渣后，过硅镁吸附剂色谱小柱，石油醚和石油醚-丙酮淋洗，收集，浓缩。

色谱条件 电子捕获检测器。色谱柱（2m×3.2mm）：1.7%OV-17和2%QF-1混合固定液，担体：Chromorsorb。

适用范围 此法适用于粮食样品中2,4-滴丁酯残留量的测定。

矮壮素残留测定 矮壮素有控制植株的根茎叶的生长，促进植株的生殖生长生理功能，化学名称为2-氯-N,N,N-三甲基乙基氯化铵，分子式$C_5H_{13}ClN$，分子量122.6，CAS编号7003-89-6。纯品为无色晶体，极易溶于水和潮解。溶于低级醇，难溶于乙醚及烃类等有机溶剂，遇碱分解；熔点235℃，245℃分解。结构式见图3。

$$\left[ClH_2CH_2C-\overset{\overset{\displaystyle CH_3}{|}}{\underset{\underset{\displaystyle CH_3}{|}}{N^+}}-CH_3 \right] \cdot Cl^-$$

图3 矮壮素结构式

测定方法主要有气相色谱-质谱联用法，见《粮谷中矮壮素残留量的测定》（GB/T 5009.219-2008）。

原理 样品用甲醇提取，经氧化铝小柱净化，矮壮素与苯硫钠衍生化反应，气相色谱分离后，衍生物用气相色谱-质谱法检测。保留时间定性，色谱峰面积定量。

样品处理 样品用甲醇提取，过中性氧化铝柱净化，用甲醇洗脱，收集、浓缩至干。加入苯硫钠溶液，在氮气保护下，水浴衍生化。

气相色谱-质谱条件 HP-5 MS毛细管柱（30m×0.25mm×

0.25μm），程序升温，电离方式EI，电离能量：70ev，监测离子（m/z）：91、109、124，测定方式：离子监测模式。

适用范围 此法适用于玉米、荞麦中矮壮素残留量的测定。

赤霉素残留测定 赤霉素（gibberellin）具有促进细胞伸长，引起植株增高，促进种子萌发和果实生长的生理作用；属于双萜类化合物，从高等植物和微生物中分离出70余种，分别以GA1、GA2、GA3……表示之，统称为GAs。所有的赤霉素在化学结构上都具有共同的基本骨架，即赤霉烷（含20个碳原子的双萜），并且都含有羧基，故呈酸性。各种赤霉素之间结构的差异主要在于双键、羟基数目和位置不同，它们对植物的生理效应也有一定的差异。其中最常见、生理活性较强、应用最普遍的是赤霉素（GA3）。赤霉素（GA3），化学名称为2,4a,7-三羟基-1-甲基-8-亚甲基赤霉-3-烯-1,10-二羧酸-1,4a-内酯，分子式$C_{19}H_{22}O_6$，分子量346.37，CAS编号77-06-5；白色结晶粉末，熔点233~235℃（分解），易溶于醇类、丙酮、乙酸乙酯、碳酸氢钠溶液及pH 6.2的磷酸缓冲液，难溶于水、乙醚、三氯甲烷和苯；在pH 3~4溶液中最为稳定，遇碱便会中和失效；遇硫酸呈深红色。结构式见图4。

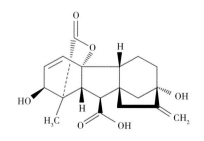

图4 赤霉素结构式

检验方法主要有高效液相色谱-质谱联用法。

原理　水果和蔬菜样品用乙腈水提取，过滤后进行高效液相色谱分离，质谱仪检测。

样品处理　试样用50%乙腈（pH 2.5）超声提取。滤液过滤后，进样分析。

色谱条件　色谱柱 ZORBAX SB-Aq 柱，3.5μm，2.1mm×15.0mm；流速0.25ml/min；柱温30℃；进样量25μl；流动相为甲醇：0.1%甲酸水溶液（40+60）。仪器用高效液相色谱-串联四极杆质谱联用仪。

质谱条件　离子源为电喷雾离子源（ESI）；扫描方式，正离子扫描；检测方式为多反应监测（MRM）；离子化温度340℃。

注意事项　如果提取后乙腈水溶液颜色深，则用石油醚萃取脱色。

适用范围　此法适用于水果和蔬菜中赤霉素残留量的测定。

乙烯利残留测定　乙烯利具有促进果实成熟，调节性别转化等效应。化学名称为2-氯乙基膦酸，分子式 $C_2H_6ClO_3P$，分子量144.50，CAS编号16672-87-0。纯品为白色针状结晶，易溶于水、甲醇、丙酮、乙二醇、丙二醇，微溶于甲苯，不溶于石油醚。结构式见图5。

ClCH₂CH₂—P(=O)(OH)—OH

图5　乙烯利结构式

食品中乙烯利残留量的检测多采用气相色谱法，因分子中含有磷元素，故可采用火焰光度检测器或氮磷检测器，见《水果蔬菜中乙烯利残留量的测定 气相色谱法》（NY/T 1016-2006）。

原理　样品用甲醇提取，以重氮甲烷作为衍生剂将乙烯利衍生为二甲基乙烯利，气相色谱分离后，用火焰光度检测器检测。与标准对照品比较，以保留时间定性，色谱峰高或峰面积定量。

样品处理　样品用盐酸甲醇超声振荡提取，浓缩后加入甲醇盐酸用无水乙醚萃取，无水乙醚萃取液浓缩，加入重氮甲烷衍生化，再次浓缩后，进样作气相色谱分析。

色谱条件　FFAP 石英毛细管色谱柱（30m×0.32mm×0.25μm），程序升温分离，磷滤光片。

注意事项　标准系列溶液须同样品一样衍生化处理。

适用范围　此法适用于蔬菜水果中乙烯利残留量的测定。

脱落酸残留测定　脱落酸因能促使叶子脱落而得名，有导致芽休眠、叶子脱落和抑制生长等生理作用。化学名称为丙烯基乙基巴比妥酸，分子式 $C_{15}H_{20}O_4$，分子量264.32，CAS编号14375-45-2；白色粉末，对光敏感，溶于碳酸氢钠溶液、三氯甲烷、丙酮、乙酸乙酯和乙醚，微溶于水、苯和石油醚；熔点188～190℃。结构式见图6。

图6　脱落酸结构式

测定方法主要为高效液相色谱法。

原理　样品用甲醇提取，进样以 C_{18} 柱分离，紫外检测器检测。与标准对照品比较，以保留时间定性，色谱峰高或峰面积来定量。

样品处理　取植物叶片，加甲醇提取，过滤、定容，即为进样液。

色谱条件　C_{18} 色谱柱（150mm×5mm），流动相40%甲醇-磷酸缓冲液（pH 2.0），流速0.5ml/min，紫外检测器，检测波长254nm。

适用范围　此法适用于植物性样品中赤霉素、3-吲哚乙酸和脱落酸残留量同时测定。

3-吲哚乙酸残留测定　3-吲哚乙酸有促进植物细胞分裂、加速根形成的生理功能。分子式 $C_{10}H_9NO_2$，分子量175.18，CAS编号87-51-4；白色结晶性粉末，熔点165～166℃（168～170℃），易溶于无水乙醇，溶于乙醚和丙酮，微溶于水和三氯甲烷；其水溶液能被紫外线分解，但对可见光稳定。结构式见图7。

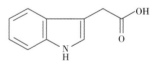

图7　3-吲哚乙酸结构式

3-吲哚乙酸残留量测定可用高效液相色谱法，见"脱落酸残留测定"。

（严浩英）

shāmǎnjì cánliú jiǎnyàn

杀螨剂残留检验（determination of acaricide residue）食品中微量或痕量常用杀螨剂的定性定量分析。杀螨剂是指用于防治危害植物螨类的化学物质，一般指只杀螨不杀虫或以杀螨为主的农药，即专性杀螨剂。有些农药既可杀螨，也可杀虫，但以杀虫、杀菌为主，杀螨为辅，如有机氯农药、有机磷农药和拟除虫菊酯农药，称为兼性杀螨剂。现代杀螨剂多为有机化合物，其检测主要用气相色谱或高效液相色谱技术。高效液相色谱常使用紫外-可见分光光度检测器，气相色谱则根据所含元素选择合适的检测器。兼性杀螨剂的残留检测参见有关条目。

三氯杀螨醇残留测定 三氯杀螨醇属于有机氯杀螨剂。化学名称为2,2,2-三氯-1,1-双（4-氯苯基）乙醇，分子式 $C_{14}H_9Cl_5O$，分子量 370.5，CAS 编号 115-32-2；白色结晶，熔点 78.5℃，沸点 180℃（13.3Pa），几乎不溶于水，溶于苯、丙酮、醚、醇等多数有机溶剂；对酸稳定，遇碱能水解为三氯甲烷和苯酮。结构式见图 1。

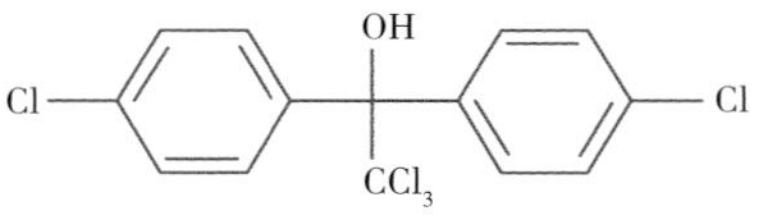

图 1 三氯杀螨醇结构式

三氯杀螨醇残留的检测多采用色谱法。因分子中含有氯原子，气相色谱检测采用电子捕获检测器，高效液相色谱检测用紫外-可见分光光度检测器，见中国国家标准《茶叶、水果、食用植物油中三氯杀螨醇残留量的测定》（GB/T 5009.176-2003）、《出口茶叶中三氯杀螨醇残留量检验方法》（SN/T 0348-2010）。

气相色谱法 试样中的三氯杀螨醇经提取，其提取液与标准系列同时用浓硫酸酸净化后，由气相色谱分离，电子捕获检测器测定，根据色谱峰的保留时间定性，与标准比较定量。

样品处理 水果匀浆，丙酮提取，以石油醚萃取提取液中三氯杀螨醇，脱水，浓缩。茶叶匀浆，石油醚提取，脱水，浓缩。植物油直接用石油醚溶解。上述石油醚溶液用浓硫酸振摇处理，上清液供气相色谱分析。

色谱条件 电子捕获检测器；DB-1 型弹性石英毛细管柱（30m×0.25mm）。

注意事项 标准系列也需与样品液一致经浓硫酸处理。

适用范围 此法适用于茶叶、水果、食用植物油中三氯杀螨醇残留量的测定。

高效液相色谱法 茶叶中三氯杀螨醇经提取净化处理后，用高效液相色谱-紫外检测器法分离测定。保留时间定性，色谱峰高或峰面积定量。

样品处理 茶叶样品用丙酮-正己烷提取，提取液加浓硫酸净化处理后，浓缩至干，甲醇溶解。

色谱条件 采用 C_{18} 色谱柱（3.9mm×150mm×10μm）；流动相为甲醇：水（90+10），流速 0.5ml/min，检测波长 230nm。

适用范围 适用于茶叶中三氯杀螨醇残留量的测定。

双甲脒残留测定 双甲脒，化学名称为 N-甲基-双（2,4-二甲苯基亚胺甲基）胺，分子式 $C_{19}H_{25}N_3$，分子量 293.4l，CAS 编号 33089-61-1；白色至黄色晶体，熔点 86～87℃，不溶于水，可溶于甲苯和丙酮等有机溶剂，在酸性介质中不稳定。结构式见图 2。

双甲脒残留的检测可采用气相色谱法，见《蔬菜、水果、食用油中双甲脒残留量的测定》（GB/T 5009.143-2003）。

原理 样品中双甲脒（及代谢物）水解成 2,4-二甲基苯胺，正己烷提取，酸、碱反复液-液分配净化。用七氟丁酸酐将 2,4-二甲苯胺衍生成 2,4-二甲苯七氟丁酰胺，气相色谱分离，电子捕获检测器测定，外标法定量。

样品处理 水果、蔬菜和食用油样品加盐酸溶液回流提取，用氢氧化钠溶液中和盐酸，正己烷萃取双甲脒，又用盐酸溶液反萃取，再次用氢氧化钠中和盐酸，正己烷再次萃取。在正己烷溶液中加入七氟丁酸酐，于 50℃ 的恒温水浴中反应 1 小时衍生化。加入饱和碳酸氢钠溶液液-液分配萃取除去杂质，有机相经无水硫酸钠脱水后供测定。

色谱条件 电子捕获检测器；玻璃色谱柱（2m×3mm），填充物为涂渍 5%SE-30 的 Chromosorb W（80～100 目）。

注意事项 反复多次进行液-液分配萃取，每次萃取时间不得少于 1.5 分钟。

适用范围 此法适用于蔬菜、水果、食用油中双甲脒残留量的测定。

单甲脒残留测定 单甲脒属于甲脒类杀螨杀虫剂。化学名称为 N-(2,4-二甲苯基)-N-甲基甲脒，分子式 $C_{10}H_{14}N_2$，分子量 162.234，CAS 编号 33089-74-6；白色结晶，熔点 163～165℃；白色片状结晶，熔点 75～76℃。盐酸盐易溶于水

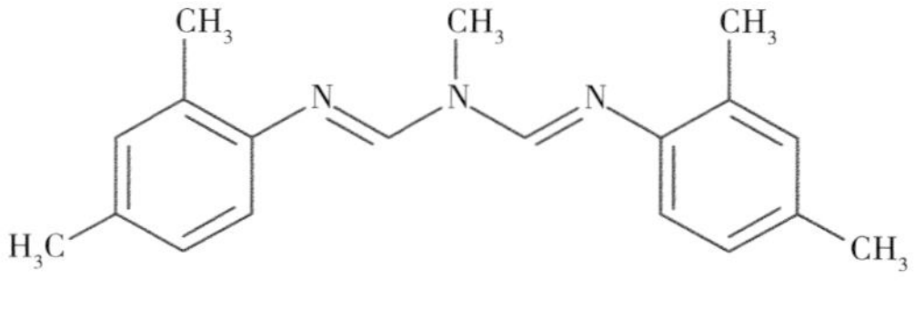

图 2 双甲脒结构式

和低级醇，难溶于苯、二甲苯、石油醚、正己烷等有机溶剂；稳定性较差，在潮湿的空气中会水解变质。结构式见图3。

图3　单甲脒结构式

单甲脒残留的检测可采用高效液相色谱法，见《水果中单甲脒残留量的测定》（GB/T 5009.160-2003）。

原理　水果中的单甲脒经盐酸提取、二氯甲烷萃取净化后，用具有紫外检测器的高效液相色谱仪测定，根据色谱峰的保留时间定性，外标法峰高定量。

样品处理　水果样品匀浆，0.2mol/L盐酸溶液超声振荡提取，上清液用氢氧化钠溶液调节至 pH 12~13，用二氯甲烷萃取单甲脒，脱水、浓缩。

色谱条件　采用 C_{18} 色谱柱（3.5mm×100mm×5μm）；流动相为甲醇：0.01mol/L 醋酸铵溶液（75+25），流速 1ml/min，紫外检测波长 254nm。

适用范围　此法适用于水果中单甲脒残留量的测定。

噻螨酮残留测定　噻螨酮，化学名称为5-(4-氯苯基)-3-(N-环己基氨基甲酰)-4-甲朗基噻唑烷-2-酮，分子式 $C_{17}H_{21}ClN_2O_2S$，分子量 352.9，CAS 编号 78587-05-0；白色结晶，熔点108~108.5℃，难溶于水，溶于甲醇、三氯甲烷、丙酮等有机溶剂。结构式见图4。

噻螨酮残留的检测可采用高效液相色谱法，见《梨果类、柑桔类水果中噻螨酮残留量的测定》（GB/T 5009.173-2003）。

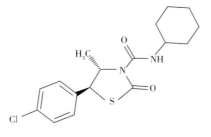

图4　噻螨酮结构式

原理　水果中的噻螨酮经提取、净化后，用具有紫外检测器的高效液相色谱仪测定，与标准对照比较，保留时间定性，峰高或峰面积定量。

样品处理　样品匀浆后用甲醇超声波提取，加硫酸钠溶液后，石油醚萃取噻螨酮，浓缩石油醚，过 PT-硅镁吸附剂小柱，石油醚-乙酸乙酯淋洗，浓缩淋洗液，甲醇溶解残渣，供高效液相色谱分析用。

色谱条件　C_{18} 不锈钢柱（200mm×4.6mm×5μm）；流动相，乙腈：水（70+30）；流速 1ml/min；检测波长 225nm；柱温 30℃。

适用范围　此法适用于水果中噻螨酮残留量的测定。

（严浩英）

sìhuánsùzú kàngshēngsù cánliú jiǎnyàn

四环素族抗生素残留检验

（determination of tetracycline antibiotics residue）动物源性食品、化妆品等产品中可能残留的并四苯类衍生物的定量测定。在畜禽饲养、水产养殖、养蜂及化妆品生产中，基于抑菌和抗感染需要，常使用金霉素、土霉素、四环素及其半合成衍生物多西环素、米诺环素等抗生

素，并可能残留于终产品中。因此类抗生素结构中均含有并四苯基本骨架（图），故统称为四环素族抗生素。人类食用或使用含有此类化合物的产品时，可能产生毒副作用或产生耐药菌株，严重威胁人类健康。

四环素族抗生素呈黄色晶状粉末，理化性质相近。因化学结构中4位的二甲氨基使其呈碱性，又因 C3、C5、C6、C10、C12、C12a 中含有酚羟基或烯醇基而显酸性，故为酸碱两性化合物，能在酸性或碱性溶液中溶解。在干燥条件下比较稳定，但遇光易变色。基于这些理化性质，其检验方法主要有微生物法、高效液相色谱法和高效液相色谱-质谱法以及免疫分析法等，见中国国家标准《蜂蜜中四环素族抗生素残留量的测定》（GB/T 5009.95-2003）、《畜、禽肉中土霉素、四环素、金霉素残留量的测定（高效液相色谱法）》（GB/T 5009.116-2003）、《可食动物肌肉中土霉素、四环素、金霉素、强力霉素残留量的测定 液相色谱-紫外检测法》（GB/T 20764-2006）、《牛奶和奶粉中土霉素、四环素、金霉素、强力霉素残留量的测定 液相色谱-紫外检测法》（GB/T 22990-2008）、《蜂王浆中土霉素、四环素、金霉素、强力霉素残留量的测定 液相色谱-质

图　四环素族抗生素的基本结构式
R_1 =H，R_2 =OH，R_3 =CH$_3$，R_4 =Cl，金霉素
R_1 =OH，R_2 =OH，R_3 =CH$_3$，R_4 =H，土霉素
R_1 =H，R_2 =OH，R_3 =CH$_3$，R_4 =H，四环素

谱/质谱法》（GB/T 23409-2009）、《动物源性食品中四环素类兽药残留量检测方法 液相色谱-质谱/质谱与高效液相色谱法》（GB/T 21317-2007）、《蜂蜜中土霉素、四环素、金霉素、强力霉素残留量的测定方法 液相色谱-串联质谱法》（GB/T 18932.23-2003）、《蜂蜜中四环素族抗生素残留量测定方法 酶联免疫法》（GB/T 18932.28-2005）进行检验。

微生物法是四环素族抗生素残留量检验时广泛应用、简便而且费用低廉的方法，适于批量样品快速筛选，但其测定步骤繁琐、周期长、缺乏专一性和精确度，只能检测总残留量，不能确定四环素的种类。免疫分析法主要是酶联免疫分析，其操作过程及样品处理简便、灵敏度高、专一性强、适用于批量样品分析。高效液相色谱法和质谱法作为四环素类抗生素残留检测中最常用的方法，其灵敏度、特异性都非常高，可以准确地进行定性、定量分析。尤其是高效液相色谱-质谱联用分析法已作为产品中四环素族抗生素残留检验的确证方法。另外，薄层色谱法、毛细管电泳色谱法、化学发光法、分光光度法等也可用于产品中四环素族残留的检验。

微生物法 四环素族抗生素具有很强的抑菌作用。选择对四环素族抗生素敏感的蜡样芽胞杆菌为实验菌。在接种敏感菌的培养基上，采用牛津杯或管叠法，根据其在适当条件下所产生的抑菌圈大小和药物浓度呈比例关系而进行检验。

样品处理 称取一定量的样品，固体样品中加入一定量的0.1mol/L 磷酸盐缓冲液（pH 4.5），经均质提取后离心，取上清液待检。液体样品用 pH 4.0 柠檬酸-磷酸盐缓冲液（Mcllvaine）溶解，进一步经 C_{18} 柱固相萃取、过滤、水洗净化、甲醇洗脱，洗脱液经减压浓缩至干，用磷酸盐缓冲液溶解后待测。

操作步骤 首先制备蜡样芽胞杆菌菌液和检定用平板，以 0.25μg/ml 四环素标准溶液可产生 15mm 以上的清晰、完整的抑菌圈作为最适芽胞用量。按要求将四环素标准溶液和待检样液进行测定，分别求出 3 个检定用平板上标准浓度和被检试样抑菌圈直径数值，校正后以标准曲线和被检样液抑菌圈直径大小求出样品中四环素族抗生素残留量。

注意事项 检定用平板应在检验当天准备，否则影响实验结果的准确性。

适用范围 适用于肉和肉制品以及天然或加工蜂蜜中四环素族抗生素残留量的检验。

高效液相色谱法和高效液相色谱-质谱法 用适当的溶剂提取残留在样品中的四环素族抗生素，经过滤或净化后用高效液相色谱分离，紫外或质谱检测器检测，外标法或用核素内标法定量。

样品处理 动物源性食品（如肌肉、内脏、水产品、牛奶、蜂蜜等）中的四环素族抗生素用0.1mol/L 乙二胺四乙酸二钠（Na_2-EDTA）Mcllvaine 缓冲液（pH 4.0）提取，经过滤和离心后，上清液用固相萃取柱净化。对于畜禽肉类产品，也可采用高氯酸沉淀蛋白质，提取后直接进样进行紫外检测。化妆品中的四环素族抗生素宜以甲醇为溶剂、超声波提取，过滤后检测。

操作步骤 提取后的待测成分经高效液相色谱分离，紫外、二极管阵列检测器或质谱检测器进行检测。液相色谱-质谱法可采用 C_8 分离柱，流动相可选择乙腈-甲醇-0.4%甲酸溶液（18+4+78）或甲醇-三氟乙酸梯度洗脱，电喷雾离子源，正离子模式，多反应扫描监测。高效液相色谱-紫外分析法可采用 C_8-3 或不同规格的 C_{18} 分离柱，甲醇-乙腈-三氟乙酸梯度洗脱，或乙腈-磷酸盐溶液或甲醇/乙腈-草酸溶液为流动相，检测波长为 270～355nm。为缩短检测时间，可采用超高效液相色谱-四极杆-飞行时间串联质谱（UPLC-Q-TOF-MS/MS）法，土霉素、四环素和金霉素的检测可在 5 分钟内完成。

注意事项 四环素容易与金属离子形成螯合物，并在反相色谱柱的硅醇基上吸附，因此常常产生拖尾峰。为避免这种情况，常在流动相中加入各种有机酸，如磷酸、草酸、酒石酸等。另外，生物样品中四环素族抗生素易与蛋白质结合，因此常用强酸或酸性脱蛋白剂提取。但在酸性条件下（pH<2.0）四环素类抗生素降解为脱水物，加热时有可能转变为差向异构体。因此，提取时最好用含有乙二胺四乙酸（EDTA）的酸性溶液。

适用范围 适用于动物源性食品和化妆品中四环素残留的检测。

免疫分析法 试样中残留的四环素族抗生素与微孔板中结合的四环素族抗生素共同竞争四环素族抗生素抗体，在酶标记物的作用下，形成的酶标记抗原抗体复合物与显色剂发生反应，用酶标仪测定吸光度值。根据吸光度值得出试样中四环素族抗生素的含量。

操作步骤 液化制样，对无结晶样品，将其搅拌均匀；对有结晶样品，在密闭条件下水浴加热（不超过60℃）融化。液体样品中加入磷酸盐缓冲溶液（pH 7.4），在超声波水浴中提取待测成分，过滤后测定。酶标仪设定波长为450nm。

注意事项　如果被测样品中四环素族抗生素残留量的值高于检出限，则应采用高效液相色谱-质谱法进行确证。

适用范围　适用于蜂蜜中四环素族抗生素残留量的测定。

（李 磊）

lǜméisùlèi kàngshēngsù cánliú jiǎnyàn

氯霉素类抗生素残留检验

（determination of chloramphenicol antibiotics residue）　动物源性食品、饲料、化妆品中残留的氯霉素、甲砜霉素及氟甲砜霉素等氯霉素类抗生素的定量测定。氯霉素是由委内瑞拉链丝菌产生的一类抑菌性广谱抗生素，其结构中含有氯、二氯乙酰胺、对硝基苯基和丙二醇（图），呈白色针状或微带黄绿色的针状、长片状结晶或结晶性粉末；无嗅、味苦，难溶于水，微溶于苯与石油醚，易溶于乙醇、乙酸乙酯、丙酮、丙二醇；耐热，性质稳定。甲砜霉素是氯霉素苯环上的硝基被一甲砜基所取代的产物，别名硫霉素、甲砜氯霉素，属于酰胺醇类，为白色结晶性粉末，无嗅，微溶于水和无水乙醇，易溶于二甲基甲酰胺，可用于防治畜禽敏感菌，如流感嗜血杆菌、大肠埃希菌、沙门菌属等所致的呼吸道及肠道等感染。氟甲砜霉素，[R-(R1.T)]-2,2-二氯-N-{(氟甲基)-2-羟-2-[4-(甲基磺酰)苯基]乙基}乙酰胺，又名氟洛芬、氟苯尼考、氟氯霉素，是甲砜霉素的单氟衍生物，为白色或类白色结晶性粉末，主要用于敏感细菌所致的猪、鸡及鱼的细菌性感染疾病。

图　氯霉素结构式

氯霉素类抗生素在养殖业及化妆品生产中的使用，会导致其在动物源性食品、化妆品等中残留，不仅使人体产生耐药性，而且可引起再生性障碍性贫血和其他恶性血液病，严重威胁人类健康。国内外对氯霉素类抗生素的使用和残留均有明确规定。欧盟、美国等均在法规中规定氯霉素残留限量标准为"零容许量"，即不得检出。因此，建立简便易行、灵敏度高且特异性强的检验方法非常必要。

根据氯霉素类抗生素的理化性质，检验方法主要有气相色谱法和气相色谱-质谱法、高效液相色谱-串联质谱法、免疫分析法等，见中国国家标准《肉与肉制品 氯霉素含量的测定》（GB/T 9695.32-2009）、《动物源性食品中氯霉素类药物残留量测定》（GB/T 22338-2008）、《饲料中氯霉素的测定 气相色谱法》（GB/T 8381.9-2005）、《可食动物肌肉、肝脏和水产品中氯霉素、甲砜霉素和氟苯尼考残留量的测定 液相色谱-串联质谱法》（GB/T 20756-2006）、《蜂蜜中氯霉素残留量的测定方法 液相色谱-串联质谱法》（GB/T 18932.19-2003）、《饲料中氯霉素的测定 高效液相色谱串联质谱法》（GB/T 21108-2007）、《进出口化妆品中氯霉素、甲砜霉素、氟甲砜霉素的测定 液相色谱-质谱/质谱法》（SN/T 2289-2009）、

《蜂蜜中氯霉素残留量的测定方法 酶联免疫法》（GB/T 18932.21-2003）进行检验。其中气相色谱-质谱法和高效液相色谱-串联质谱法是氯霉素类抗生素残留检验的确证方法。

气相色谱法和气相色谱-质谱法　样品中残留的氯霉素、甲砜霉素及氟甲砜霉素等，用乙酸乙酯提取，正己烷去除脂肪，再用C_{18}固相萃取小柱或弗罗里硅土（Florisil）柱净化后，以N,O-双三甲基硅烷三氟乙酰胺（BSTFA）和三甲基氯硅烷（TMCS）衍生化，用气相色谱-电子捕获检测器分析或用气相色谱-质谱仪分析，负化学电离源、选择离子模式检测，内标或外标法定量。

样品处理　将一定量（通常为10g）的待测样品粉碎或均质后，加入乙酸乙酯（根据需要，可同时加入内标物）震荡或超声提取，离心后将上清液浓缩，残渣可用乙酸乙酯多次提取，合并提取液，低温旋转蒸发至近干。然后加入甲醇-氯化钠溶液和正己烷进行液-液萃取，弃去正己烷层。水相用乙酸乙酯分两次萃取后，蒸发浓缩，氮气吹至近干，用水或乙醚溶解后过C_{18}柱或Florisil柱净化。用于净化的小柱需事先按要求活化，添加样品后，用相应的溶剂洗脱，氮气缓慢吹干。样品处理后加入一定量的甲苯和硅烷化试剂，在60~70℃温度下进行硅烷化，用氮气吹干，适量（1ml）正己烷溶解后待测。

操作步骤　净化处理后的样液经气相色谱柱分离后，用配有镍-63的电子捕获检测器或质谱仪进行检测。同时配制标准工作溶液并进行硅烷化。用气相色谱-电子捕获法检验时，色谱柱可选择5%苯基和95%的聚二甲基硅氧烷

柱。升温程序为：起始80℃保持1分钟，以20℃/min升至150℃，保持2分钟，然后以20℃/min升至200℃，保持5分钟，再以50℃/min升至280℃，直至待测组分全部流出。进样口温度为230℃，检测器温度310℃。无分流进样。流速2.5ml/min。

采用气相色谱-质谱法检测时，色谱柱可选择石英毛细管柱，升温程序：初始50~55℃保持1分钟，以25℃/min升至280℃，保持5~6分钟。进样口温度为250℃，无分流（保持1分钟）进样。化学电离源负离子模式，离子源温度150℃。选择离子监测。氯霉素监测离子（m/z）为466、468、376、378，定量离子（m/z）为466。甲砜霉素监测离子（m/z）为409、411、499、501，定量离子（m/z）为409。氟甲砜霉素监测离子（m/z）为339、341、429、431，定量离子（m/z）为339。对同一试样要求进行平行试验测定。

注意事项 定性测定时，待检组分色谱峰的保留时间应与标准物质相一致，且选择离子均出现在扣除背景后的样品质谱图上，相对离子丰度比与标准物质在一定范围内相一致。如果不能确证，应重新进样或采用其他确证离子的方式。

适用范围 气相色谱法适用于水产品和饮料中氯霉素类残留的检验。气相色谱-质谱法适用于畜禽产品、水产品、畜禽副产品中氯霉素、甲砜霉素及氟甲砜霉素残留的定性确证和定量检验，其方法检出限分别为0.1μg/kg、0.5μg/kg和0.5μg/kg。

高效液相色谱-串联质谱法 样品中残留的氯霉素、甲砜霉素及氟甲砜霉素等，用适当的溶剂（乙腈、乙酸乙酯-乙醚、乙酸乙酯或甲醇）提取，提取液用固相萃取柱净化，高效液相色谱-串联质谱法检测，内标或外标法定量。

样品处理 对于不同样品，处理方法稍有不同。可食动物组织宜用乙酸乙酯或乙腈提取，在固相萃取小柱上，由丙酮-正己烷洗脱，净化后进行分析，也可由正己烷脱脂后待测。动物肝和肾组织先用β-葡萄糖醛酸苷酶于37℃温育、过夜消解后用乙酸乙酯-乙醚提取。蜂蜜和饲料样品宜用乙酸乙酯提取，由固相萃取柱净化、C18柱富集，乙酸乙酯或乙腈洗脱。化妆品中的氯霉素可用甲醇提取后直接进行检测。

操作步骤 待测成分经高效液相色谱C18柱分离后，进行质谱检测。化妆品中氯霉素检验可以使用C8柱进行分离。可供选择的流动相和洗脱方式有多种：甲醇-水（50+50或40+60）等度洗脱用于动物源性食品的检验、乙腈-水（20+80或30+70）用于蜂蜜或饲料检验、甲醇-水梯度洗脱用于化妆品检验、水-乙腈-乙酸铵体系梯度洗脱用于动物源性食品和蜂蜜产品的检验等。流动相流速在0.2~0.5ml/min。质谱条件为：电喷雾离子源、负离子扫描、多反应监测。氯霉素定性离子对（m/z）为320.9/151.9、320.9/256.9，定量离子对（m/z）为320.9/151.9。甲砜霉素定性离子对（m/z）为353.9/289.9、353.9/184.9，定量离子对（m/z）为353.9/289.9。氟甲砜霉素定性离子对（m/z）为356.0/336.0、356.0/184.9，定量离子对（m/z）为356.0/336.0。采用内标（氘代氯霉素）法或外标法定量。

注意事项 对待测组分进行定性时，应与浓度相当的标准工作溶液的相对丰度一致，但允许有一定的偏差。

适用范围 适用于可食动物肌肉、水产品、动物内脏、蜂蜜、饲料及化妆品中残留的氯霉素、甲砜霉素及氟甲砜霉素检验。方法检出限可低至0.1μg/kg。

免疫分析法 待测样品中残留的氯霉素与试剂盒中的氯霉素酶标记物共同竞争氯霉素抗体，形成有酶标记或无酶标记的抗原抗体复合物而被吸附于微孔板底。用酶标仪测定吸光度，根据吸光度值得出样品中氯霉素的残留量。

操作步骤 肉与肉制品需要搅碎均质。如果样品是无结晶的蜂蜜，搅拌均匀即可。对于有结晶的蜂蜜，要在封闭的情况下，在低于60℃下水浴温热震荡，融化搅匀。样品中氯霉素残留用乙酸乙酯进行提取。必要时，可用正己烷脱脂。酶标仪测定波长为450nm。

注意事项 如果被测样品中氯霉素残留量高于检出限时，应用气相色谱-质谱法或高效液相色谱-串联质谱法进行确证。

适用范围 适用于肉与肉制品和蜂蜜中氯霉素残留检验，方法检出限分别为0.05μg/kg和0.30μg/kg。

（李 磊）

β-nèixiān'ànlèi kàngshēngsù cánliú jiǎnyàn

β-内酰胺类抗生素残留检验

（determination of β-lactam antibiotics residue） 动物源性食品中可能含有的结构中具有β-内酰胺环的化合物的定量或定性检测。化学结构中具有β-内酰胺环的化合物统称为β-内酰胺类抗生素，包括青霉素类、头孢菌素（先锋霉素）类、头霉素类、碳青霉烯类、氧头孢类、碳头孢烯类、青霉烯类、单环 β-内酰胺类和 β-内酰胺酶抑制剂等。其中，头孢菌素类和青霉素类抗生素的杀菌力强、副作用小，在动物饲养过程中应用非常普遍，造成在动物源性食品中的残留，给人类健康带来影响，引起食用者过敏、产生抗药性等。因此，世界各国都对这类抗生素残留限量制定了严格的标准。

青霉素类分为天然青霉素和半合成青霉素。天然青霉素是从青霉菌培养液中提取得到，含 G、K、X、F 和双氢 F 等，其中 G 产量高，有应用价值。半合成青霉素是在中间体 6-氨基青霉烷酸（6-APA）侧链上加入不同基团。青霉素类药物主要种类有青霉素 G、青霉素 V、氨苄西林（氨苄青霉素）、阿莫西林（羟氨苄青霉素）、萘呋西林（乙氧萘青霉素）、派拉西林（氧哌嗪青霉素）、苯唑西林（苯唑青霉素）、氯唑西林（邻氯青霉素）、双氯西林（双氯青霉素）、阿洛西林（苯咪唑青霉素）、甲氧西林（甲氧苯青霉素）、非奈西林（苯氧乙基青霉素）等。头孢菌素类和青霉素类不同的是：头孢菌素类的母核是 7-氨基头孢烷酸（7-ACA），而青霉素的母核则是 6-APA，这一结构上的差异使头孢菌素能耐受青霉素酶。

此类抗生素本身不具有荧光发色基团，但对于含有氨基的青霉素，可在甲醛和三氯乙酸溶液中形成荧光的衍生物，经液相色谱分离后，用荧光检测器测定，方法检出限可达 $0.5\mu g/kg$。由于此类抗生素不易气化，应用气相、气相色谱-质谱检测时需用重氮甲烷进行衍生化，形成易挥发的青霉素甲基酯类化合物，检测仪器有氮磷检测器和质谱检测器等，

但回收率较低，不常采用。常用的方法主要有高效液相色谱法和高效液相色谱-串联质谱法、微生物抑制法和放射受体分析法等，见中国国家标准《蜂蜜中青霉素 G、青霉素 V、乙氧萘青霉素、苯唑青霉素、邻氯青霉素、双氯青霉素残留量的测定方法 液相色谱-串联质谱法》（GB/T 18932. 25-2005）、《动物源性食品中青霉素族抗生素残留量检测方法 液相色谱-质谱/质谱法》（GB/T 21315-2007）、《牛奶和奶粉中阿莫西林、氨苄西林、哌拉西林、青霉素 G、青霉素 V、苯唑西林、氯唑西林、萘夫西林和双氯西林残留量的测定 液相色谱-串联质谱法》（GB/T 22975-2008）、《畜禽肉中九种青霉素类药物残留量的测定 液相色谱-串联质谱法》（GB/T 20755-2006）、《饲料中氨苄青霉素的测定 高效液相色谱法》（GB/T 23385-2009）、《进出口动物源性食品中 β-内酰胺类药物残留检测方法 微生物抑制法》（SN/T 2127-2008）、《动物源性食品中 β-内酰胺类药物残留检测方法 放射受体分析法》（GB/T 21174-2007）进行检验。高效液相色谱-串联质谱法为此类抗生素检验的确证方法。

高效液相色谱法和高效液相色谱-串联质谱法 试样经捣碎、混匀或均质后，其中残留的青霉素类或头孢菌素类药物用适当的溶剂（水、pH 8.5 磷酸二氢钠缓冲液或乙腈-水）提取后，再用固相萃取柱净化，高效液相色谱-串联质谱仪或高效液相色谱-紫外检测法测定，内标法或外标法定量。

样品处理 不同的样品组成及状态要求的处理方式不同。蛋白质含量少的液体食品（如蜂蜜），可直接加入 5 倍水混匀后，过固相微萃取柱或相当的固相萃

取柱、经水洗除杂质，乙腈-水洗脱后，由液相色谱-串联质谱测定。牛奶等液体奶制品宜先用乙腈沉淀蛋白质，再用磷酸盐缓冲液（pH 8.5）处理后，过固相微萃取柱净化。对于动物源性固体食品（如肉类、内脏、蛋类），应先在搅拌机里捣碎、混匀，用磷酸二氢钠缓冲液（pH 8.5）或乙腈-水提取后，固相微萃取柱净化后由液相色谱-串联质谱测定，也可以在净化后将待测组分用 1, 2, 4-三唑汞（Ⅱ）中衍生化，后在 325nm 下进行测定。有些样品（配合饲料、浓缩饲料、添加剂预混合饲料等）中抗生素含量较高，待测组分可不必进行衍生化，直接进行紫外检测。

操作步骤 经提取净化后的待测组分，经高效液相色谱柱分离后，用串联质谱仪或紫外检测器进行检测。色谱分离柱可选用 C_{18} 柱或相当者，也可采用超高效液相色谱专用柱进行分离。流动相可选用乙腈-水（含 0.4% 乙酸或 0.05% 甲酸）或乙腈-0.01mol/L 乙酸铵（pH 4.5）梯度洗脱。质谱条件为：电喷雾离子源、正离子扫描、多反应监测，离子源温度 400℃，根据不同的待测成分选择相应的定性及定量离子。净化后的待测组分，如果衍生化后用紫外检测器（波长 325nm）测定，可考虑使用 C_8 分离柱，以乙腈-混合盐（磷酸盐+硫代硫酸钠+硫酸氢化四丁基铵）溶液为流动相等度洗脱。饲料中的氨苄西林、双氯西林、阿莫西林等可用 C_{18} 柱分离，磷酸盐缓冲液-乙腈（或甲醇）洗脱，于 220～254nm 下检测，外标法峰面积定量。

注意事项 对于抗生素的残留可能分布不均匀的样品（如肌肉组织等），要注意取样的代

表性，适当增加取样量并混匀。青霉素类药物的紫外吸收波长200~254nm，在残留检测中干扰严重，因此采用液相色谱检测时常需衍生化。在相同试验条件下，样品中待测物质与同时检测的标准品具有相同的保留时间，并且所选择的两对离子丰度比相一致，才可判定为样品中存在残留。

适用范围 适用于蜂蜜、畜禽肉、动物源性食品、牛奶及奶制品、饲料中青霉素类、头孢菌素类等抗生素残留的检验。

微生物抑制法 试样经缓冲液提取、温育和离心后，取上清液进行测定。利用抗生素对敏感菌的抑制作用来判别试样中是否含有抗生素。

样品处理 不同的样品有不一样的处理要求。脱脂奶可直接用于检测。但全脂牛奶及制品应先进行脱脂处理（如离心等），调节pH至6.5~7.0，再进行检测。对于肉类、鱼和虾等样品，宜先捣碎、均质，在pH 6.0磷酸盐缓冲液-丙酮（1+1）中振荡，并于80℃水浴保温30分钟后，离心取上清液作为样液备用。

操作步骤 在样品处理后，制备菌悬液和检定用平板。以抗生素标准品在检定用平板上产生的抑菌圈大小（直径>14mm）作为平板是否合格的标准。取制备好的检定用平板2个，在平板底部做好标记，将适当间隔的滤纸片置于平板上，每个平板最多不超过6个，在其中一个滤纸片上加入约90μl（以纸片吸满为准）0.005μg/ml苄青霉素标准工作液作为阳性对照，其余的滤纸片中加入约90μl样液，冷藏放置30分钟后，63℃±1℃培养3.5小时后开始观察，若苄青霉素标准工作液产生清晰、完整的抑菌圈且

大于14mm时终止培养，记录标准工作液和样液的抑菌圈结果。每份样品做2个平板上的平行试验。如果样液在平板上无抑菌圈，而苄青霉素标准工作液的抑菌圈直径>14mm，即报告"阴性"；如果样液在平板上呈现抑菌圈，抑菌圈直径>13mm，即报告"初筛阳性"。如果样液在平板上呈现抑菌圈，抑菌圈直径10~13mm，或者两个平行结果不一致时，视为可疑，应重新测试后判定。

注意事项 进行嗜热脂肪芽胞杆菌悬液制备时，一般情况下，菌种的传代次数不应超过5代，否则在每次使用前确证其生化特性没有发生变异，或另行购置新的标准菌株。制样过程中，应防止样品受到污染或发生残留物含量的变化。

适用范围 适用于牛奶、肉类、鱼和虾中的苄青霉素、氨苄青霉素、羟氨苄青霉素、邻氯青霉素、双氯青霉素、苯唑青霉素和头孢噻呋等药物残留筛选检测，阳性结果应用高效液相色谱-串联质谱法进行确证。

放射受体分析法 基于受体免疫反应，样品中残留的β-内酰胺类抗生素与受体试剂中相应受体的结合位点结合，阻止了碳-14（^{14}C）标记的青霉素G与受体试剂位点结合。样品中β-内酰胺类药物含量越高，竞争的结合位点越多，^{14}C标记的青霉素G结合的则越少，用液体闪烁计数仪测定样品中^{14}C含量的计数值（即每分钟脉冲数，cpm）越低。样品中β-内酰胺类抗生素残留量与cpm成反比。

样品处理 液态奶离心脱除上层脂肪层，而奶粉、乳清粉样品用水溶解后，冰浴冷却待测。对于肉类和水产品，宜先进行捣

碎均质，再用规定的萃取缓冲液处理。

操作步骤 将样品置于恒温加热器中，温育温度为55~65℃，时间2分钟。控制点是判断样品阴性与初筛阳性的一个界定值。正常情况下，新批号应设定一个新的控制点。样品的cpm大于控制点时，判定为"阴性"，即样本中β-内酰胺类含量低于筛选水平。样品的cpm等于或小于控制点，视为"初筛怀疑阳性"，此时应重新测定样品、阴性对照液和阳性对照液。阴性对照液和阳性对照液的cpm需在正常范围波动。样本测试结果cpm大于控制点，判定为"阴性"；若样本cpm仍等于或小于控制点，则判定样品为"筛选阳性"。

注意事项 制样过程中，应防止样品受到微生物或化学物的污染或发生残留物含量的变化。被测样品中β-内酰胺类抗生素残留筛选结果为初筛阳性的，应当用高效液相色谱-串联质谱法进行确证。

适用范围 该法适用于鲜奶、奶粉、乳清粉及肉类、水产品中β-内酰胺类抗生素残留的筛选测定。

（李 磊）

ānjītánggānlèi kàngshēngsù cánliú jiǎnyàn

氨基糖苷类抗生素残留检验（determination of aminoglycoside antibiotics residue）动物源性食品中残留的氨基糖苷类药物的定量检测。氨基糖苷类抗生素是一类含有两个或多个氨基糖基团并通过糖苷与氨基环多醇键合而成的一类抗生素的总称。由于环多醇不同而分为多个类别，其中较为重要的是环多醇为链霉胍的链霉素（图）和双氢链霉素，

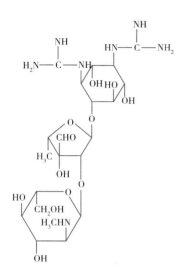

图 链霉素结构式

环多醇为脱氧链霉胺的庆大霉素、卡那霉素和新霉素等。氨基糖苷类药物通过阻断细菌核糖体合成，达到破坏细菌细胞膜的合成和杀菌的目的，被广泛用于动物源性食品生产过程中的疾病预防和控制，由此产生的药物残留可能带来一系列食品安全问题。

此类抗生素不具有挥发性，不宜直接进行气相色谱测定；水溶性好、极性大且分子质量高，因此特别适宜采用液相色谱分析，但缺少紫外和荧光生色团，需与衍生化试剂形成紫外区有吸收或有荧光的物质，才便于紫外或荧光检测。主要的衍生化试剂有邻苯二甲醛、β-萘醌-4-磺酸、β-萘醌-4-磺酸盐、1-氟-2,4-二硝基苯、9-芴基甲氧基碳酰氯、2,4,6-三硝基苯亚磺酸等。另外，电化学法、高效液相色谱-蒸发光散射法等也可用于此类抗生素的测定。

常用检验方法主要为高效液相色谱-串联质谱法，见中国国家标准《动物组织中氨基糖苷类药物残留量的测定 高效液相色谱-质谱/质谱法》（GB/T 21323-2007）。此外，放射受体分析法、微生物法和薄层色谱法等也可用于此类化合物的检验。高效液相色谱-串联质谱法是此类兽药残留检验的确证方法。

高效液相色谱-串联质谱法

试样中残留的氨基糖苷类药物，用含 0.4mmol/L 乙二胺四乙酸（EDTA）和 2% 三氯乙酸溶液的磷酸盐缓冲液提取，经 C_{18} 固相萃取柱净化并进一步浓缩后，使用 100mmol/L 七氟丁酸作为离子对试剂，高效液相色谱-串联质谱测定，内标法定量。

样品处理 动物源性样品用高速组织捣碎机捣碎，后用磷酸盐缓冲液震荡提取，离心后的上清液用盐酸调节酸度值（约 pH 3.5），加入七氟丁酸溶液后涡旋混匀，上 C_{18} 固相萃取柱净化。C_{18} 柱应当先用甲醇和七氟丁酸溶液淋洗除杂，上样后用乙腈-七氟丁酸溶液（80+20）洗脱，氮气吹干。

操作步骤 待测组分用七氟丁酸溶液溶解后进样分析。用 C_{18} 柱或相当者分离，可选用甲醇-水-100mmol/L 七氟丁酸组成的流动相梯度洗脱。流速 0.3ml/min。质谱条件为：电喷雾离子源、正离子扫描、多反应监测。离子源温度 500℃。选择对应成分的离子对进行定性和定量检测。

注意事项 定性分析时应符合相对离子丰度的最大允许偏差要求。

适用范围 此法适用于动物内脏、肌肉及水产品中壮观霉素、潮霉素 B、丁胺卡那霉素、妥布霉素、链霉素、双氢链霉素、庆大霉素、新霉素、卡那霉素、安普霉素等氨基糖苷类药物残留量测定和确证。

放射受体分析法 基于竞争性受体免疫反应。试样中残留的氨基糖苷类药物经提取、稀释后与 ^{3}H 标记的氨基糖苷类药物相互竞争结合位点，试样中残留的氨基糖苷类药物越多，竞争结合的位点越多，则 ^{3}H 标记的氨基糖苷类药物结合位点越少。用液体闪烁计数仪测定 ^{3}H 衰变发生的 β 粒子放射性计数值（每分钟脉冲数，cpm）。该值与试样中氨基糖苷类药残留量成反比。

样品处理 动物源性食品中链霉素和双氢链霉素测定时，用特定萃取缓冲液处理，在 80℃ 下温育 30 分钟，用相应缓冲液调 pH 7.5 后待测。如果测定庆大霉素、新霉素、卡那霉素、安普霉素、巴龙霉素等，宜用 Ag 萃取缓冲液处理，在 80℃ 下温育 30 分钟，用 0.1mol/L 氢氧化钠或 0.1mol/L 盐酸调 pH 至 6.0 后待测。

操作步骤 首先配制阴、阳性对照溶液，阴性对照液由相应的缓冲液稀释或缓冲液加入阴性对照样溶解而成；阳性对照液由对应的萃取液溶解多种抗生素对照品制成，使用前配制。将抗生素受体药片压入离心管，加水溶解混匀后，加入样品提取液和抗生素氚标记物温育。离心后倾出上清液，沉淀用适量水溶解后加入闪烁液，用液体闪烁计数仪记录 β 粒子放射性计数 cpm 值。

适用范围 适用于猪肉、牛肉、鸡肉、鱼肉中链霉素、双氢链霉素、庆大霉素、新霉素、卡那霉素、安普霉素、巴龙霉素等氨基糖苷类药物残留的放射受体分析筛选法。

注意事项 此法是筛选方法，对于阳性样品，需要用高效液相色谱-串联质谱确证。

微生物法 由于此类物质大多数没有特征的紫外吸收，因此微生物效价法是各国药典（如中国药典、美国药典以及英国药典等）测定该类抗生素含量的主要方法。在对此类抗生素的含量测定大多采用微生物法，一般采用琼脂扩散法或比浊滴定法。微生物法检测成本相对低廉，适于推广，但测定的是总效价，不能区分主成分和相关组分，且灵敏度也不高。

薄层色谱法　以其操作简单、适用性广、快捷以及低耗费等原因，已成为最重要的氨基糖苷类物质检测方法之一。英国药典与欧洲药典中对卡那霉素和新霉素的定性、定量检测都是采用薄层色谱法。薄层色谱分离和生物技术的结合可建立薄层色谱/生物自显影法（BAG）。该技术是先将抗生素在薄层板上分离，然后用接种细菌的培养基覆盖薄层板，或者将薄层板朝下放在培养基上进行检测。抗生素扩散到培养基中，经培养后就会出现细菌生长抑制带。正相和反相薄层色谱法都能用来检测氨基糖苷类抗生素，检出限为 0.4~0.6μg/kg。采用高效薄层色谱-光度检测法对兽用制剂中壮观霉素进行鉴定及定量分析（检测波长为 421nm），其回收率可达 100%。

（李 磊）

dàhuánnèizhǐlèi kàngshēngsù cánliú jiǎnyàn

大环内酯类抗生素残留检验

（determination of macrolide antibiotics residue）　动物源性食品中可能残留的大环内酯类抗生素的定量或定性检测。大环内酯类抗生素是利用放线杆菌或小单孢菌生产的具有大环状内酯环的抗生素的总称，包括红霉素、罗红霉素、替米卡星、泰乐菌素、北里霉素、交沙霉素、竹桃霉素及螺旋霉素 I 等，多为碱性亲脂性化合物，广泛用于畜禽细菌性和支原体感染的化学治疗。红霉素（图）是大环内酯抗生素的典型代表，为白色或类白色结晶或粉末，无嗅，味苦，易溶于甲醇、乙醇或丙酮，但在水中溶解极微。由于大环内酯抗生素或其代谢产物都会有独特的变异性反应，药物在体内蓄积达到一定的浓度，可造成前庭和耳蜗神经的损害，导致眩晕和听力减退，严重者造成肝肾的严重损害，许多国家和地区都对动物源性食品尤其是蜂产品中的大环内酯类药物残留都设定了相应限量要求。

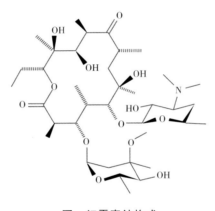

图　红霉素结构式

常用的检验方法有高效液相色谱法和高效液相色谱-串联质谱法、放射受体分析法和微生物抑制法等，见中国国家标准《蜂蜜中大环内酯类药物残留量测定 液相色谱-质谱/质谱法》（GB/T 23408-2009）、《进出口蜂王浆中大环内酯类抗生素残留量的检测方法 液相色谱串联质谱法》（SN/T 2062-2008）、《动物源性食品中大环内酯类抗生素残留测定方法 第 2 部分：高效液相色谱串联质谱法》（SN/T 1777.2-2007）、《动物源性食品中大环内酯类抗生素残留测定方法 第 1 部分：放射受体分析法》（SN/T 1777.1-2006）、《动物源食品中大环内酯类抗生素残留检测方法 第 3 部分：微生物抑制法》（SN/T 1777.3-2008）检验。其中，高效液相色谱-串联质谱法是此类抗生素残留检验的确证方法。

高效液相色谱法和高效液相色谱-串联质谱法　试样中残留的大环内酯类抗生素用适当的溶剂（碱性磷酸盐或碳酸盐缓冲液、乙腈等）提取，加氯化钠盐析法去除蛋白质，正己烷脱脂，固相萃取柱净化后，用高效液相色谱分离，紫外检测（二极管阵列检测器）或串联质谱法测定，外标法或以罗红霉素为内标进行定量。

样品处理　针对样品的特性采用不同的处理方法。蜂王浆样品，在室温下解冻，待样品全部融化后搅匀。有结晶的蜂蜜应在 60℃下水浴温热融化后搅匀。肉类和内脏等固态样品应在组织捣碎机中捣碎混匀。蜂蜜和蜂王浆类产品可根据实际情况用甲醇脱除蛋白质，在碱性磷酸盐（pH 8.0）或碳酸盐缓冲液（pH 9.5）中提取。提取液过 C_{18} 固相萃取小柱（500mg 或相当者，使用前依次用 5ml 甲醇和 5ml 水预洗活化），经水、甲醇-水淋洗除杂后，收集甲醇洗脱液待测。也可用 0.1mol/L pH 10.5 的三羟甲基氨基甲烷（Tris）缓冲液提取，在 C_{18} 柱上固相萃取净化。对于动物源性的肌肉、内脏等产品，可用乙腈或 0.3% 偏磷酸-甲醇（7+3）提取，乙腈饱和的正己烷脱脂或利用异辛烷液-液萃取去除脂肪，再用固相萃取柱净化后测定。

操作步骤　样品处理后，经高效液相色谱分离后，用二极管阵列检测器或质谱仪检测。分离柱可选用 C_{18} 柱或 C_8 柱。紫外检测时，流动相可选用 0.025mol/L 磷酸缓冲液-乙腈梯度系统（pH 2.5），流速 1.0ml/min，交沙霉素、柱晶白霉素、米罗萨霉素和螺旋霉素检测波长 232nm，泰乐霉素检测波长 287nm；或者 0.05% 三氟醋酸-乙腈梯度系统，替米考星、泰乐霉素、螺旋霉素采用两种梯度模式，检测波长分别为 287nm 和 232nm；或者乙腈-0.05% 三氯乙酸（TCA）梯度洗脱，二极管检测器定量检测。串联质谱法检测时，以乙腈-0.15% 甲酸水溶液或甲醇-0.1% 甲酸为流动相进行洗脱，流速 0.25~0.4ml/min。质谱条件为：电喷雾离子源、正离子扫描、多反应监测。离子源温度 540℃。

注意事项　在操作过程中，应防止样品污染或发生残留物含量的变化。

适用范围　适用于蜂产品和动物源性食品中多种大环内酯类抗生素残留的同时检测。

放射受体分析法　基于竞争性受体免疫反应，样品中残留的大环内酯类药物经提取稀释后与 ^{14}C 标记的红霉素共同竞争结合特异的受体位点。在一定温度反应后，离心分离，清除未结合的大环内酯类药物，最后用液体闪烁计数仪测定 ^{14}C 衰变发生的 β 粒子放射性计数值（每分钟脉冲数，cpm）。测定的 cpm 与样品中大环内酯类药物残留量成反比。

样品处理　对于肉类及水产样品，经捣碎均质后用特定萃取缓冲液震荡处理，在 80℃ 下温育 45 分钟，经离心后取上清液（注意除去表层的脂肪），用相应缓冲液调 pH 至 7.5 后待测。对于肝、肾等内脏样品，宜用 0.1mol/L 磷酸盐缓冲液（pH 2.5）、甲醇和水混合震荡提取，上清液用固相萃取小柱（3ml）净化（甲醇洗脱，

氮吹干，特定萃取缓冲液溶解）待测。液态奶样品可直接离心除去脂肪层；奶粉和乳清粉用水溶解后冰浴冷却备用。

操作步骤　首先配制阴、阳性对照溶液，阴性对照液由相应的缓冲液稀释或缓冲液加入阴性对照样溶解而成；阳性对照液由对应的萃取液溶解多种抗生素对照品制成，使用前配制。将抗生素受体药片压入离心管，加水溶解混匀后，加入样品提取液和红霉素氚标记药片温育。离心后倾出上清液，沉淀用适量水溶解后加入闪烁液，用液体闪烁计数仪记录 β 粒子放射性计数值。

注意事项　该法是筛选方法，对于阳性样品，需要用高效液相色谱-串联质谱确证。

适用范围　适用于肉类、内脏和水产品以及乳与乳制品中大环内酯类抗生素残留的测定。

微生物抑制法　试样经压榨得到样液，样液加到含有一定数量的嗜热脂肪芽胞杆菌培养基中，64℃ 培养 3~4 小时。利用抗生素对敏感菌的抑制作用来判别试样中是否含有抗生素。

样品处理　肉类、水产品、动物内脏样品用肉类榨汁器榨汁，取大约 250μl 汁液作为待测样液。取禽蛋液体至清洁容器中，均质后直接取样。牛奶可直接取样。

操作步骤　首先制备菌悬液和检定安瓿，菌种的传代次数不应超过 5 代。制备好嗜热脂肪芽胞杆菌菌悬液后，加入到融化后冷却至 60℃ 左右的灭菌检定培养基中，充分混匀，使得培养基中嗜热脂肪芽胞杆菌的浓度达到 1.0×10^6 CFU/ml。在灭菌安瓿中加入 1ml 混合液，保持水平待其凝固。取制备好的检定安瓿，其中一个加入 100μl、0.05μg/ml 泰

乐菌素标准工作液作为阳性对照，另一个加入 100μl 阴性样品样液作为阴性对照。吸取 100μl 待测样液加入检定安瓿中，将安瓿放置室温，20 分钟预扩散。对于蛋、鱼、肾样品，预扩散后，需置于 80℃ 水浴加热 10 分钟。预扩散后，用蒸馏水洗涤安瓿两次，洗去待测样液，去除安瓿内剩余的水，用铝箔纸封住安瓿口。将安瓿置于培养箱中，64℃±1℃ 培养 3~4 小时，直到阴性对照安瓿颜色变为黄色时停止培养。取出安瓿，根据安瓿内固体琼脂底部的 2/3 部分的颜色判定结果。如果待测样液安瓿内琼脂底部 2/3 部分由紫色变为黄色，阳性对照安瓿内琼脂底部 2/3 部分仍呈现紫色，即报告"阴性"。如果待测样液安瓿和阳性对照安瓿内琼脂底部 2/3 部分仍呈现紫色，即报告"初筛阳性"。

注意事项　初筛阳性的样品可进一步用 β-内酰胺酶排除 β-内酰胺类药物存在的可能。

适用范围　适用于肉类、水产品、动物内脏、鸡蛋和牛奶中大环内酯类兽药筛选检测，阳性结果应用其他方法（高效液相色谱-质谱法）进行确证。

（李　磊）

huáng'ānlèi kàngjūnyào cánliú jiǎnyàn

磺胺类抗菌药残留检验（determination of sulfonamide residue）

动物源性食品、饲料、化妆品中残留的磺胺类抗菌药的定量分析。磺胺类抗菌药是指具有对氨基苯磺酰胺结构的人工合成的一类药物（图），种类可达数千种，其中应用较广的有几十种，如磺胺醋酰、磺胺嘧啶、磺胺吡啶、磺胺噻唑、磺胺甲噻二唑等，多为两性化合物（磺胺脒仅呈碱性）。一般为白色或微黄色结晶性

粉末，遇光易变质，色泽逐渐变深。磺酰胺基上的氢易被金属离子（银、铜）取代，可生成难溶性的金属盐沉淀。大多数磺胺类药物在水中溶解度低，较易溶于稀碱，但形成钠盐后则易溶于水，其水溶液呈强碱性。主要用于预防和治疗细菌感染性疾病，抗菌谱较广，性质稳定。

图　对氨基苯磺酰胺结构式

在畜牧和水产养殖业、化妆品生产中，磺胺类药物的滥用常会导致其在畜禽肉蛋及制品、奶与奶制品、水产品等中残留，并最终会通过食物链对人体产生毒副作用，具有潜在的致畸、致癌、致突变等危害。多数国家或组织普遍限制磺胺类药物在动物饲养过程的使用，并提出了严格的限量要求。因此，需要建立简便易行、灵敏度高且特异性强的检验方法。

检验方法有高效液相色谱法、高效液相色谱-串联质谱法、放射受体分析法等，见中国国家标准《畜禽肉中十六种磺胺类药物残留量的测定 液相色谱-串联质谱法》（GB/T 20759-2006）、《牛奶和奶粉中16种磺胺类药物残留量的测定 液相色谱-串联质谱法》（GB/T 22966-2008）、《动物源性食品中磺胺类药物残留量的测定 液相色谱-质谱/质谱法》（GB/T 21316-2007）、《蜂蜜中16种磺胺残留量的测定方法 液相色谱-串联质谱法》（GB/T 18932.17-2003）、《饲料中磺胺类药物的测定 高效液相色谱法》（GB/T 19542-2007）、《饲料中磺胺喹噁啉的测定 高效液相色谱法》（GB/T 8381.10-2005）、

《化妆品中二十一种磺胺的测定 高效液相色谱法》（GB/T 24800.6-2009）、《动物源性食品中磺胺类药物残留测定方法 放射受体分析法》（GB/T 21173-2007）进行检验。高效液相色谱-串联质谱法为此类药物残留检验的确证方法。

高效液相色谱法和高效液相色谱-串联质谱法　样品中残留的磺胺类药物用乙腈等溶剂提取、正己烷脱脂或无机酸（磷酸、高氯酸）提取、固相萃取柱或碱性氧化铝柱净化，高效液相色谱-紫外检测或串联质谱法检验，内标或外标法定量。

样品处理　不同的样品采用不同的前处理方法。对于肌肉、内脏、水产品等样品应在提取前用组织捣碎机均匀捣碎。用乙腈或乙腈-水、甲酸酸化后乙腈提取，正己烷脱脂净化后进行检验。如果待检样品是有结晶的蜂蜜，宜于封闭情况下，在低于60℃下进行水浴温热震荡，融化搅匀，而无结晶的蜂蜜，搅拌均匀即可用磷酸溶液（pH 2.0）提取，过固相萃取柱，甲醇洗脱，0.1mol/L乙腈-乙酸铵溶解后待测。奶与奶制品可用乙腈沉淀蛋白质或用高氯酸提取、固相萃取柱净化、甲醇洗脱后测定。饲料可用甲醇提取，离心后直接进样分析或乙腈提取后，碱性氧化铝柱净化待检。化妆品处理较为简单，唇膏类样品用四氢呋喃超声提取，而膏霜、乳液、水剂、散粉、香波等样品用甲醇超声提取后，离心、过滤后即可测定。

操作步骤　样品处理后，待测组分经高效液相色谱柱分离，可用紫外检测或串联质谱测定。高效液相色谱分离柱可选择不同规格的C_{18}柱或C_8柱。高效液相色谱-串联质谱法测定时，可使用的

流动相包括：乙腈-0.01mol/L乙酸铵（12＋88）溶液或含0.02%（V/V）甲酸的乙腈溶液-0.02%（V/V）甲酸溶液（20＋80）等度洗脱、乙腈-0.1%（V/V）甲酸及甲醇-0.2%（V/V）乙酸梯度洗脱。选择电喷雾离子源，正离子扫描，多反应监测。离子源温度350~400℃。采用紫外检测器或二极管阵列检测器检测时，可选用甲醇-0.1%（V/V）甲酸梯度洗脱或乙腈-水等度洗脱，检测波长根据待检测的磺胺种类不同而变化，约为268nm。

注意事项　对同一试样宜进行平行试验测定。待测样液中各种成分的响应值应当在标准曲线线性范围内，超过线性范围则应当稀释后再进样分析。紫外检测时，一般需要再用串联质谱法进行确认。

适用范围　高效液相色谱-串联质谱法多用于畜禽肉类、奶制品、水产品、蜂蜜等产品中磺胺类药物残留量的检验，检出限可达到0.2μg/kg。高效液相色谱-紫外检测法多用于饲料、化妆品样品检测。

放射受体分析法　基于竞争性受体免疫反应，将^3H标记的磺胺二甲嘧啶和样品中残留的磺胺类药物与微生物细胞上的特异性受体竞争性结合。采用液体闪烁计数仪测定样品中^3H含量的计数值，计数值与样品中磺胺残留量成反比。

样品处理　肉类或水产品以剔除方法除去脂肪，将可食部分放入高速组织捣碎机中捣碎，混合均匀。取一定量样品，用特定的萃取缓冲液震荡提取，并于80℃±2℃孵育45分钟，离心后取上清液，用1mol/L盐酸溶液调至pH 7.5后待测。鲜奶（奶制品先

进行溶解）离心脱脂，除去上层脂肪层，用 1mol/L 盐酸溶液或 1mol/L 氢氧化钠调节 pH 6.5~7.0，冷却至 0~4℃待测。

操作步骤　先配制对照液，将阴性对照样品或阴性组织液用水或特定萃取缓冲液溶解制成阴性对照液。取适量磺胺二甲基嘧啶或多种抗生素混合标准品（含磺胺二甲基嘧啶），用阴性对照液溶解，配制成阳性对照溶液。在洁净的玻璃试管内溶解受体药片，加入待测样液或阴性对照液或阳性对照液，然后再加入 ^{3}H 标记的磺胺二甲基嘧啶药物，并在一定温度下孵育，弃上清液后加入少量水和闪烁液，放入液体闪烁计数仪内，读 ^{3}H 项的计数值。

注意事项　样品处理过程中应注意防止样品受到微生物或化学物的污染或发生残留物含量的变化。应控制样品中所含微生物的量。如果检测结果为阳性，则需要用高效液相色谱-串联质谱法进行确证。

适用范围　适用于动物源性食品中以磺胺二甲基嘧啶计的磺胺类药物残留总量的测定。

（李　磊）

xiāojīfūnánlèi kàngjūnyào cánliú jiǎnyàn

硝基呋喃类抗菌药残留检验

（determination of nitrofurans residue）　动物源性食品、水产品中残留的硝基呋喃类药物及其代谢产物的定量或定性检测。硝基呋喃类药物是人工合成的广谱抗菌药，因其价格较低且抗菌效果好，而被广泛用于畜禽及水产养殖业。硝基呋喃类药物具有一个共同的结构，即硝基。硝基还原会造成机体 DNA 的损伤，既构成了该类药物发挥抗菌作用的药效基础，也是药物产生毒性的主要原因。由于此类药物及其代谢产物对人体有致癌、致畸等副作用，世界各国均已经限制其应用，并严格执行对有关产品中硝基呋喃及其代谢物残留的检测。主要有四种（见表）。

呋喃唑酮，又名 3-（5-硝基糠醛缩氨基）-2-噁唑烷酮、3-（5-硝基呋喃甲叉氨基）-2-噁唑烷酮、痢特灵，分子式 $C_8H_7N_3O_5$；黄色

表　硝基呋喃及其代谢产物结构式

硝基呋喃	代谢产物

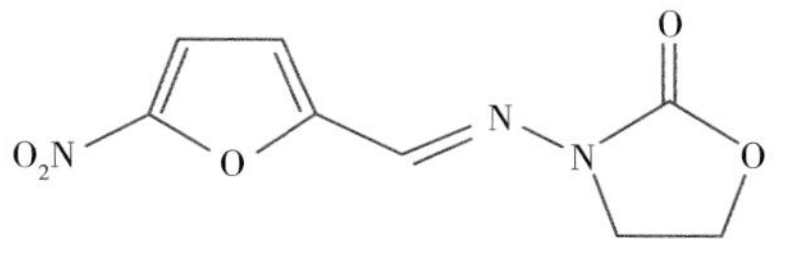

呋喃唑酮

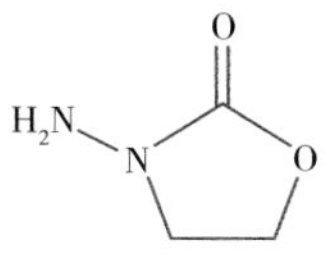

3-氨基-2-噁唑烷基酮（AOZ）

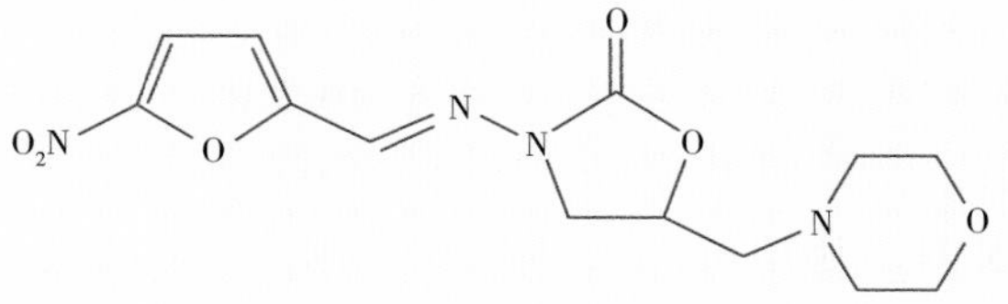

呋喃它酮

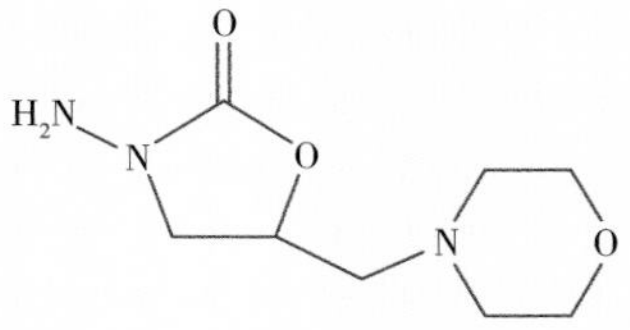

5-吗啉甲基-3-氨基-2-噁唑烷基酮（AMOZ）

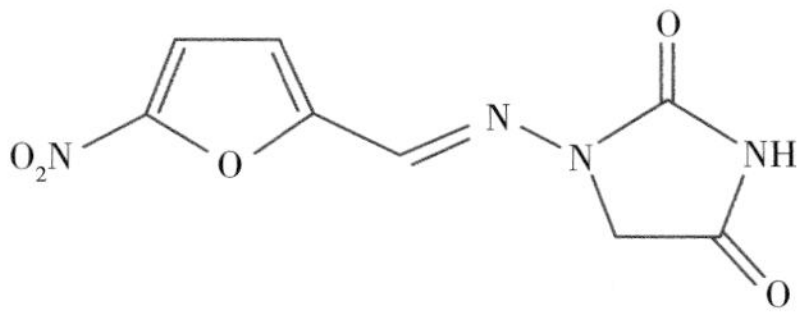

呋喃妥因

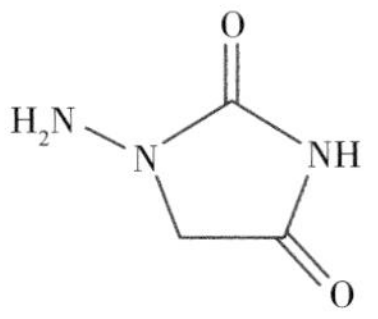

1-氨基-2-内酰脲（AHD）

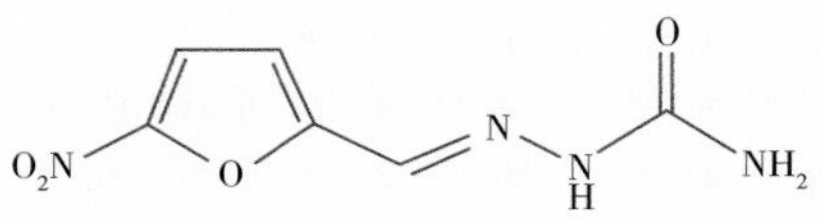

呋喃西林

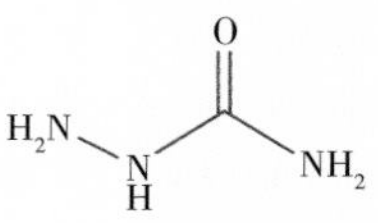

氨基脲（SEM）

粉末或结晶性粉末，无嗅，不溶于乙醚，极微溶于水及乙醇，微溶于三氯甲烷，易溶于二甲基甲酰胺及硝基甲烷中。呋喃唑酮的代谢产物是 3-氨基-2-噁唑烷基酮（AOZ）。

呋喃它酮，别名呋吗唑酮。分子式 $C_{13}H_{16}N_4O_6$。作为呋喃它酮的代谢物，5-吗啉甲基-3-氨基-2-噁唑烷基酮（AMOZ）在一般的烹调中不易分解，在温和的酸性条件下可从组织中释放出来，进行检测。

呋喃妥因，别名呋喃坦丁、呋喃坦啶、硝呋妥因、硝基呋喃妥因，化学名称为1-{[（5-硝基-2-呋喃基）亚甲基]氨基}-2,4-咪唑烷二酮，分子式 $C_8H_6N_4O_5$，为鲜黄色结晶性粉末，无嗅，味苦，遇光色渐变深；能溶解于二甲基甲酰胺中，但在丙酮、乙醇中微溶，几乎不溶于水或三氯甲烷。呋喃妥因的代谢产物是1-氨基-2-内酰脲（AHD）。

呋喃西林，别名呋喃新、呋喃星、硝基呋喃腙，分子式 $C_6H_6N_4O_4$，黄色结晶性粉末，无嗅，味苦，几乎不溶于乙醚、三氯甲烷。日光下色渐变深。呋喃西林的代谢产物是氨基脲（SEM）。

硝基呋喃类原型药在生物体内代谢迅速，因此，检测原型药物的残留有一定难度，但其代谢产物与生物体内蛋白质结合后相当稳定。人食用了含有硝基呋喃代谢物的动物性食品，在胃酸的作用下代谢物与蛋白质发生解离，而游离的代谢物会被人体吸收，故测定动物组织中硝基呋喃代谢物，比检测药物母体更具有现实意义。

检验方法包括初筛方法和确证方法。

初筛方法 用酶联免疫吸附测定法（ELISA）。在微孔条上预包被偶联抗原，样品中的残留物经衍生化后和微孔条上预包被的偶联抗原竞争抗呋喃唑酮代谢物的衍生物抗体，加入酶标二抗后，用3,3′,5,5′-四甲基联苯胺（TMB）底物显色，样品吸光度值与其所含残留物 AOZ、AMOZ、AHD、SEM 的含量成负相关，与标准曲线比较即可得出相应残留物呋喃唑酮、呋喃它酮、呋喃妥因、呋喃西林代谢物的量。检验所得阳性样品需要确证。

确证方法 按中国国家标准《猪肉、牛肉、鸡肉、猪肝和水产品中硝基呋喃类代谢物残留量的测定 液相色谱-串联质谱法》（GB/T 20752-2006）、《动物源性食品中硝基呋喃类药物代谢物残留量检测方法 高效液相色谱/串联质谱法》（GB/T 21311-2007）进行操作。

原理 样品中残留的硝基呋喃类代谢物在酸性条件下用 2-硝基苯甲醛衍生化，经固相萃取柱净化，或者经乙酸乙酯提取、正己烷净化之后，用高效液相色谱-串联质谱定性检测，用外标法或稳定同位素标记的内标法定量。

样品处理 对于肌肉、内脏、鱼、虾等固体样品，应先用组织捣碎机充分捣碎混匀。然后加入甲醇-水（1+1）震荡，离心后弃液相，残渣用盐酸酸化，均质，依次加入混合内标标准液、2-硝基苯甲醛混匀，于 37℃ 恒温震荡水浴进行衍生化反应约 16 小时。对于奶、蜂蜜、蛋类等样品用组织捣碎机充分混匀后，直接加入盐酸、混合内标及 2-硝基苯甲醛进行衍生化。AOZ、AMOZ、AHD 和 SEM 的内标物分别为 D_4-AOZ、D_5-AMOZ、$^{13}C_3$-AHD 和 $^{13}C^{15}N$-SEM。

衍生液放置至室温后，可采取两种方法进行净化。一种是固相萃取净化，用 0.1mol/L 磷酸氢二钾溶液调 pH 至 7.4，离心后的上清液以 2ml/min 流速通过固相萃取柱，水洗并抽干后用乙酸乙酯洗脱待测成分。洗脱液用氮气在 40℃ 水浴下吹干，用酸性乙腈溶解待测。另一种方法是液-液萃取净化，用乙酸乙酯分两次萃取，合并乙酸乙酯层，用氮气在 40℃ 水浴下吹干，然后用 0.1% 的甲酸水溶液溶解，再用乙腈饱和的正己烷脱脂，下层水相过滤后待测。

操作步骤 样品经处理、衍生化及净化后，提取的待测成分经高效液相色谱柱分离，串联质谱法测定。色谱分离柱可选用 C_{18} 柱或相当者，柱温 30~35℃。可利用的流动相包括：乙腈-0.1% 甲酸水溶液 或 0.3% 乙酸水溶液-0.3% 乙酸乙腈溶液梯度洗脱。选择电喷雾离子源，正离子扫描，多反应监测模式。离子源温度 120℃。3-氨基-2-噁唑烷基酮定性离子对为 236/104、236/134，定量离子对 236/134；5-吗啉甲基-3-氨基-2-噁唑烷基酮定性离子对为 335/262、335/291，定量离子对 335/291；1-氨基-2-内酰脲定性离子对为 240/104、240/134，定量离子对 240/134；氨基脲定性离子对为 209/166、209/192，定量离子对 209/166。

注意事项 为保证检验结果的准确性，处理样品的同时应作阴性样品基质空白。另外，由于 SEM 的来源不仅仅是兽药残留，食品中的卡拉胶及偶氮二甲酰胺添加剂降解也会产生 SEM，因此，应避免相关食品的检验可能出现的假阳性问题。

适用范围 适用于动物源性食品中硝基呋喃类代谢物残留的检验，检出限可低至 0.25μg/kg。

（李　磊）

kuínuòtónglèi kàngjūnyào cánliú jiǎnyàn

喹诺酮类抗菌药残留检验

（determination of quinolone antimicrobial agents residue）　动物源性食品、水产品和蜂蜜中残留的喹诺酮类药物的定量测定。喹诺酮类药物又称吡酮酸类或吡啶酮酸类药物，含 4-喹诺酮基本结构，抗菌谱广、高效低毒、组织穿透力强，而且价格低廉，已成为畜禽和水产养殖中最重要的抗感染药物之一，属于合成抗菌药。

常见的喹诺酮类药物有诺氟沙星、依诺沙星、环丙沙星、氧氟沙星、恩诺沙星、双氟沙星、吡哌酸等。在水溶液中，该类化合物结构 3 位上的羧基使分子显酸性，而 7 位哌嗪基上的氨基又使其显碱性，常以阳离子、两性离子和阴离子三种形式存在（图）。喹诺酮类在多数溶剂中溶解性差，在 pH≤4 或 ≥9 时，易溶于含水相溶液（质子化或酸解离）中。pH 为 6～8 时，水溶性最差。因此，绝大多数样品使用酸化或碱化溶剂作为提取溶剂，例如，乙腈-偏磷酸溶液、甲醇-磷酸溶液、丙酮-乙酸溶液、丙酮-氢氧化钠溶液等。

环丙沙星，化学名称为 1-环丙基-6-氟-1,4-二氢-4-氧代-7-(1-哌嗪基)-3-喹啉羧酸，又名环丙氟哌酸、适普灵，是合成的第三代喹诺酮类抗菌药物，分子式 $C_{17}H_{18}FN_3O_3$，常以盐酸环丙沙星形式使用。可用高效液相色谱仪-紫外吸收检测器（波长 277nm）检测。

恩诺沙星，化学名称为 1-环丙基-7-(4-乙基-1-哌嗪基)-6-氟-1,4-二氢-4-氧代-3-喹啉羧酸，又名乙基环丙沙星、恩氟沙星、恩氟奎林羧酸，分子式 $C_{19}H_{22}FN_3O_3$，为白色结晶性粉末，不溶于水，易溶于氢氧化钠溶液、甲醇及氰甲烷等有机溶剂。

氧氟沙星，化学名称为 (±)-9-氟-2,3-二氢-3-甲基-10-(4-甲基-1-哌嗪基)-7-氧代-7H-吡啶并 [1,2,3-de]-[1,4] 苯并噁嗪-6-羧酸，又名氟嗪酸，分子式 $C_{18}H_{20}FN_3O_4$，结构中 3 位为手性碳原子，白色或微黄色结晶粉末。

吡哌酸，化学名称为 8-乙基-5,8-二氢-5-氧-2(1-哌嗪)-吡啶-〔2,3-d〕骈嘧啶-6-羧酸，别名吡卜酸，分子式 $C_{14}H_{17}N_5O_3$，为微黄色或淡黄色的结晶性粉末，无嗅，味苦；微溶于甲醇或二甲基甲酰胺，在水或三氯甲烷中溶解度小，易溶于氢氧化钠溶液或冰乙酸中。

诺氟沙星，别名力醇罗、淋克小星、氟哌酸、淋沙星等，分子式 $C_{16}H_{18}FN_3O_3$，类白色至淡黄色结晶性粉末，无嗅，味微苦；在空气中能吸收水分，遇光色渐变深，易溶于酸、碱溶液，极微溶于水和醇。可用高效液相色谱仪于波长 278nm 处检测定量。

依诺沙星，化学名称为 1-乙基-6-氟-1,4-二氢-4-氧代-7-(1-哌嗪基)-1,8-萘啶-3-羧酸，别名氟啶酸，为类白色或微黄色的结晶性粉末，无嗅，味苦；易溶于冰乙酸或稀碱液，微溶于甲醇、乙醇、丙酮或三氯甲烷，不溶于水、苯或乙酸乙酯。

诺酮类药物残留可导致人体内病原体的耐药性，所以欧盟和

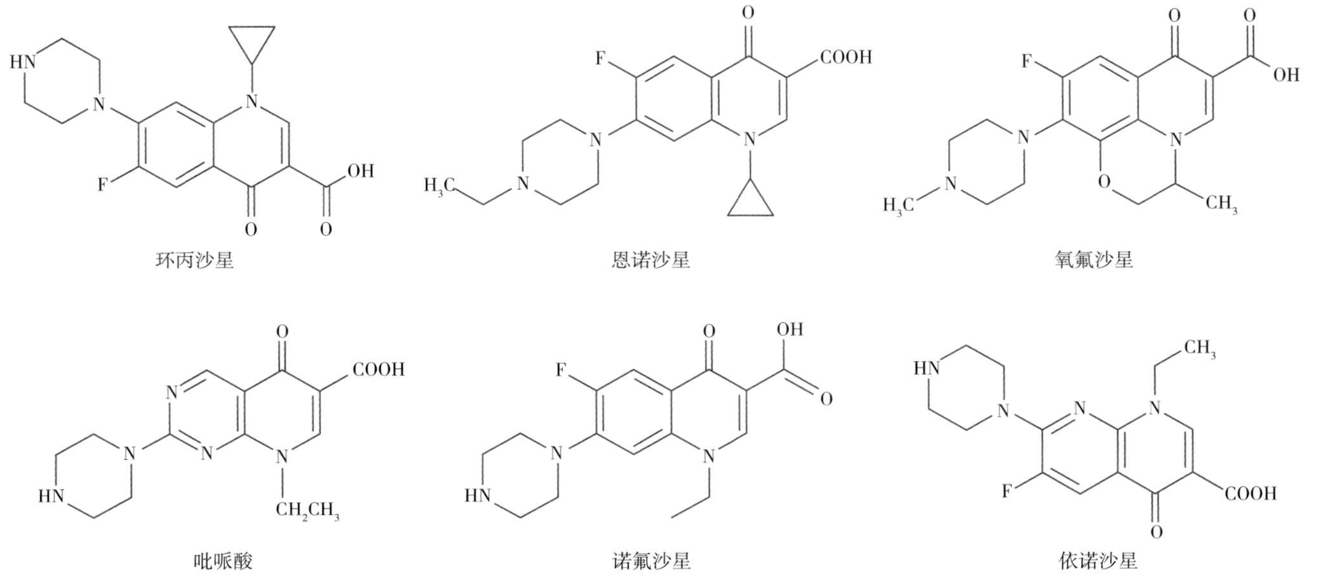

环丙沙星　　　　　　　　　恩诺沙星　　　　　　　　　氧氟沙星

吡哌酸　　　　　　　　　诺氟沙星　　　　　　　　　依诺沙星

图　喹诺酮类抗菌药结构式

联合国粮农组织/世界卫生组织（FAO/WHO）食品添加剂联合专家委员会（JECFA）规定了多种喹诺酮的最大残留量，食品中喹诺酮的多残留同时检测已成为监测研究的重点。由于喹诺酮类药物熔点比较高，气相色谱法应用较少，检测方法主要有高效液相色谱法、毛细管电泳法及其他多种检测方法，见中国国家标准《鳗鱼及制品中十五种喹诺酮类药物残留量的测定 液相色谱-串联质谱法》（GB/T 20751-2006）、《动物源产品中喹诺酮类残留量的测定 液相色谱-串联质谱法》（GB/T 20366）、《动物源性食品中14种喹诺酮药物残留检测方法 液相色谱-质谱/质谱法》（GB/T 21312-2007）、《蜂蜜中十四种喹诺酮类药物残留量的测定 液相色谱-串联质谱法》（GB/T 20757-2006）、《蜂蜜中19种喹诺酮类药物残留量的测定方法 液相色谱-质谱/质谱法》（GB/T 23412-2009）检验。其中高效液相色谱-串联质谱法是复杂基质中喹诺酮类药物多残留检验的定量和确证方法。

原理 试样中残留的喹诺酮类药物经适当的溶剂［乙腈、甲酸-乙腈、pH 3.0 的磷酸盐缓冲液、pH 4.0 的 0.1mol/L 乙二胺四乙酸（EDTA）-Mcllvaine 缓冲液或稀 NaOH 溶液等］提取，正己烷脱脂或固相萃取柱进一步净化后，高效液相色谱-串联质谱法检测，外标或内标法定量。

样品处理 动物性食品中常含有大量的蛋白质和脂肪，在样品处理时应考虑到同时除蛋白、脱脂。一般情况下，提取时用甲醇、乙腈、二氯甲烷、三氯乙酸作为溶剂脱除蛋白，用正己烷萃取脱脂。除用溶剂法脱除蛋白和脂肪外，也采用超临界流体萃取和双相渗透。另外，由于检测的样品基质复杂，干扰成分多，所以在分离测定前需要净化。常用的方法有固相萃取和液-液萃取。固相萃取常采用反相柱 C_{18}、C_8 柱和阴阳离子交换固相萃取柱。过柱之前，用水、酸溶液、乙腈-水或甲醇-水混合液或低浓度的有机溶剂的混合液进行活化。最常用的洗脱液是甲醇、酸性或碱性的甲醇-水混合液（含有大于 20% 的甲醇）。在净化过程中，上样体积、淋洗体积和样品洗脱溶剂的强度都将影响净化效果和回收率，因此，要选择最佳净化条件。

不同样品的预处理方法略有不同。对于动物源性固态试样，在组织捣碎机中捣碎、均质，用相应的溶剂提取后，进行正己烷脱脂或固相萃取柱进一步净化。蜂蜜等样品可直接用 0.05mol/L 磷酸盐缓冲液（pH 3.0）提取、过固相萃取柱净化、氢氧化铵-甲醇洗脱后待测，或者用 0.1mol/L NaOH 溶液提取、阴离子交换树脂柱净化后待测。

操作步骤 待测试样经处理和净化、高效液相色谱柱分离后，用串联质谱仪检测。广泛使用反相键合相（C_{18}、C_8 等）柱作为分离柱。固定相表面存在酸性位点，而喹诺酮结构上的叔胺基和羧基官能团在水中能电离，这些酸性位点可通过氢键或离子交换强烈吸附喹诺酮而出现色谱峰拖尾，保留时间不稳定或过长。优化流动相的组成是控制保留时间和选择性最方便的方法，还可采用端基封闭键合相。流动相一般采用乙腈-甲醇-磷酸盐缓冲液，pH 值保持在 2~4，目的是减少硅烷醇电离，减少固定相与喹诺酮类的相互作用。除了磷酸缓冲溶液被用来调节 pH 值外，也可用柠檬酸、草酸等。温度一般控制在 30~50℃，这样可以降低流动相的黏度，降低柱压力。以 C_{18} 柱为固定相时，可参考选用的梯度洗脱体系有：乙腈-2% 甲酸、乙腈-甲醇-0.1% 甲酸、乙腈-0.01mol/L 乙酸、甲醇-乙腈-0.2% 甲酸以及甲醇-0.1% 甲酸等。质谱条件为：电喷雾离子源、正离子扫描、多反应监测。离子源温度 500℃。

适用范围 适用于鳗鱼及其制品、动物源性食品、蜂蜜等试样中多种喹诺酮残留的同时检验，检出限为 0.1μg/kg。

(李　磊)

běnbìngmīzuòlèi yàowù cánliú jiǎnyàn

苯并咪唑类药物残留检验

（determination of benzimidazole residue） 动物源性食品、蔬菜、水果等农副产品中可能残留的苯并咪唑类药物的定量检测。苯并咪唑类药物是一类具有苯并咪唑结构（图）、高效、广谱、低毒的杀菌和抗虫药，包括抗寄生虫药、质子泵抑制剂和一些植物杀菌剂等。

图　苯并咪唑结构式

常用的有甲苯咪唑（又称甲苯达唑、二苯酮咪胺酯、安乐士）、阿苯哒唑（又称丙硫苯咪唑、肠虫清、阿苯唑、抗蠕敏、扑尔虫）、丙氧咪唑（又称奥苯达唑、丙氧苯咪唑、丙氧苯达唑）、奥芬达唑（又称苯亚砜咪酯、苯硫氧咪唑、奥酚哒唑）、芬苯达唑（又称苯硫咪唑）、氟苯哒唑（又称氟化甲苯哒唑、氟苯咪唑）、噻苯咪唑（又称噻苯哒唑、别噻苯哒唑）、多菌灵（又称棉萎灵、苯并咪唑44号）、噻菌灵（又称硫苯唑、特克多、涕必灵）、甲基硫菌灵（又称甲基托布津）、硫菌灵（又称托布津）等。作为植物杀菌剂和动物抗寄生虫药，苯并咪唑类药物在农业和水产养殖中广泛应用。

大多数苯并咪唑类药物具有明显的致畸作用和一定的致突变作用，这类药物残留期比较长，可通过食物链对人体造成毒害。中国以及联合国粮农组织、欧盟、美国、日本等国家和组织都将苯并咪唑类药物列入限制使用的兽药药物品种。不同种类的农副产品中残留量都有限量标准。

由于多菌灵具有苯并咪唑的结构，有特异紫外吸收，蔬菜和水果中的甲基托布津及多菌灵可采用紫外分光光度法进行检测。动植物产品中苯并咪唑类药物残留最常用的检测方法是高效液相色谱分离、串联质谱或紫外检测或荧光检测法，见中国国家标准《食用动物肌肉和肝中苯并咪唑类药物残留量检测方法》（GB/T 21324-2007）、《噻菌灵和5-丙基磺酰基-1H-苯并咪唑-2-胺检测方法》（JAP 119）、《进出口食品中苯并咪唑类农药残留量的测定 液相色谱-质谱/质谱法》（SN/T 2559-2010）、《水果、蔬菜中多菌灵残留的测定 高效液相色谱法》（GB/T 23380-2009）、《进出口浓缩果汁中噻菌灵、多菌灵残留量检测方法 高效液相色谱法》（SN/T 1753-2006）、《蔬菜水果中多菌灵等4种苯并咪唑类农药残留量的测定 高效液相色谱法》（NY/T 1680-2009）检验。

原理 试样中残留的苯并咪唑类药物经一定溶剂（乙酸乙酯、乙腈、甲醇等）提取后，进一步净化（固相萃取柱、石墨化炭黑吸附剂、N-丙基乙二胺吸附剂、十八烷基硅烷、氧化铝小柱等），用高效液相色谱分离，串联质谱仪或紫外检测器或荧光检测器测定，内标法或外标法定量。

样品处理 从待测样品中取出有代表性的试样，充分捣碎均匀。浓缩果汁样品可直接加水稀释，用氢氧化钠溶液调酸碱度（pH 10），离心后取上清液过固相萃取小柱净化，用氨水-甲醇洗脱后待测。对于动物肌肉和肝等试样，在碱性条件下用乙酸乙酯提取，离心浓缩，以乙腈-0.1mol/L盐酸溶解，正己烷脱脂，再用0.1mol/L盐酸溶解混匀后，注入已经甲醇活化处理的固相萃取柱（150mg，6ml）或其他类似的固相萃取柱中净化。对于大米、小麦、肉类、奶类、鱼类、茶叶、果蔬等农副产品，宜加入少量无水硫酸镁、氯化钠，用乙腈重复提取，再在提取液中加入N-丙基乙二胺吸附剂和十八烷基硅烷和/或石墨化炭黑吸附剂混匀吸附后离心净化，取上清液过滤后待测。果蔬试样也可采用甲醇快速溶剂萃取、固相萃取小柱净化后进行检测。

操作步骤 净化后的试样溶液，用适当的分离柱分离、洗脱后经质谱或紫外或荧检测器测定。常选用的分离柱为 C_{18} 柱。常用的洗脱液和检测方法有：乙腈-5mmol/L乙酸铵梯度洗脱，流速0.5ml/min，用串联质谱检测，串联质谱条件为：电喷雾离子源，正离子扫描，多反应监测。离子源温度450℃；乙腈-5mmol/L甲酸，流速0.35ml/min，串联质谱检测；甲醇-葵烷磺酸钠离子对试剂（40+60），流速1.25ml/min，

紫外检测或二极管阵列检测器检测；0.02mol/L磷酸盐缓冲液（pH 6.8）-乙腈（80+20）等度洗脱或甲醇-0.02mol/L磷酸二氢钾溶液梯度洗脱，流速1.0ml/min，紫外检测（波长286～292nm）等。根据不同的苯并咪唑类待测组分选择相应的定性和定量离子。

注意事项 不同的苯并咪唑类药物有最佳的紫外吸收波长，同时测定多种药物残留时，可采用附带可调波长的紫外检测器或二极管阵列检测器，以达到最佳检测效果。

适用范围 适用于动物肌肉和肝中奥芬达唑、芬苯达唑、阿苯达唑、甲苯咪唑、氟苯咪唑、噻苯咪唑及相关代谢产物的测定；大米、小麦、柑桔、葡萄、菠菜、土豆、肉类、茶叶、鱼肉、肝脏及奶类等农副产品中多菌灵、噻菌灵、甲基硫菌灵、麦穗宁和烯菌灵残留量的测定；水果和蔬菜中多菌灵、噻菌灵、甲基硫菌灵和2-氨基苯并咪唑的测定。

（李 磊）

yánsuānkèlúntèluó cánliú jiǎnyàn
盐酸克伦特罗残留检验（determination of clenbuterol hydrochloride residue） 动物源性食品或动物组织中盐酸克伦特罗的定量检测。盐酸克伦特罗，化学名称为2-[（叔丁氨基）甲基]-4-氨基-3,5-二氯苯甲醇盐酸盐或羟甲叔丁肾上腺素，别名瘦肉精、克伦特罗、盐酸双氯醇胺、氨哮素、克喘素、氨双氯喘等，是从天然儿茶酚胺衍生合成的化合物（图）。该物质是β肾上腺素受体激动剂，将其添加到饲料中能促进动物生长，改善动物脂肪分配，并增加瘦肉率，故俗称瘦肉精。该物质分子式 $C_{12}H_{18}C_{12}N_2O \cdot HCl$，分子量313.7，熔点为174～175.5℃，无

色或（类）白色微结晶粉末，无嗅，味苦；易溶于水、甲醇、热乙醇，微溶于三氯甲烷、丙酮、乙酸乙酯，不溶于苯和乙醚，其化学性质稳定，高温不易分解。摄入含有盐酸克伦特罗的动物性食品后，会出现恶心、头晕、四肢无力、手颤等中毒症状，运动员会呈现尿检阳性。

图　盐酸克伦特罗结构式

基于药代动力学的研究，早在 1976 年就有关于盐酸克伦特罗放射免疫分析法研究的报道。20 世纪 80 年代盐酸克伦特罗用于动物饲养后，90 年代初在法国、西班牙等地相继出现其残留引发的食物中毒事件，国内外才对动物性食品中盐酸克伦特罗残留检测方法进行研究，相继发展了色谱和免疫分析技术。1994 年，欧盟制定了《欧盟兽药残留方法：动物性食品中兽药残留的测定方法》，用酶联免疫吸附测定法（ELISA）初筛，用气相色谱-质谱联用（GC-MS）进行确证。2003 年，中国国家标准《动物性食品中克伦特罗残留量的测定》（GB/T 5009.192-2003）中，采用酶联免疫法筛选、高效液相色谱法（HPLC）定量，GC-MS 联机法确证和定量，对中国动物性食品中克伦特罗残留进行监控。2007 年，中国进出口检验检疫行业标准《进出口动物源食品中克伦特罗、莱克多巴胺、沙丁胺醇和特布他林残留量的检测方法 液相色谱-质谱/质谱法》（SN/T 1924-2011），规定了动物源食品中克伦特罗等药物残留的液相色谱-质谱-质谱法，可同时检测动物食品或组织中包括克伦特罗在内的多种药物残留。国内外对动物组织中盐酸克伦特罗残留的检测方法主要有色谱技术、色谱-质谱联用技术、免疫分析技术、金标免疫检测技术和生物传感技术等多种方法。

气相色谱-质谱法　为盐酸克伦特罗的确证方法。由于盐酸克伦特罗的极性大，沸点高，不宜直接用于 GC-MS 分析，需要对其分子中的羟基、氨基等极性基团衍生化。对于固态食品试样，用高氯酸溶液匀浆；对于液态食品试样，加入高氯酸溶液后进行超声波加热提取。然后用异丙醇-乙酸乙酯（40+60）萃取，浓缩有机相，经弱阳离子交换柱分离后，用乙醇-浓氨水（98+2）溶液洗脱后，吹氮浓缩至干，加入 N,O 双三甲基硅烷三氟乙酰胺（BSTFA）进行衍生，以美托洛尔为内标，在气相色谱-质谱仪上测定。气相色谱柱为 DB-5MS 柱。色谱柱升温程序为：70℃ 保持 1 分钟，以 18℃/min 速度升至 200℃，以 5℃/min 的速度再升至 245℃，再以 25℃/min 升至 280℃ 并保持 2 分钟。EI 源电子轰击能 70eV，离子源温度 200℃，接口温度 285℃。EI 源检测特征质谱峰：克伦特罗，m/z 86，187，243，262；美托洛尔，m/z 72，223。方法检测限为 0.5μg/kg。线性范围为 0.025～2.5ng。GC-MS 检测灵敏度高，假阳性率低。

高效液相色谱法　检测原理和样品处理方法与 GC-MS 基本相同，只是不需要进行衍生化。可以选用紫外检测器、电化学检测器、质谱检测器等，其中紫外检测器最常用。样品经提取、净化、浓缩至干，加入适量流动相，在涡旋式混合器上充分振摇溶解后，用 0.45μm 的针筒式微孔过滤膜过滤，进行液相色谱测定，外标法定量。色谱柱为十八烷基键合柱，流动相为甲醇-水（45+55），检测波长 244nm。该方法检测限为 0.5μg/kg，线性范围为 0.5～4ng。作为检测盐酸克伦特罗残留的半确证性方法，其优点是专属性好、选择性强、检测精确度较高，而且假阳性率低。缺点是样品处理费时，操作繁琐。

高效液相色谱-串联质谱法　试样中的药物残留采用 pH 5.2 的乙酸铵缓冲溶液提取，同时加入 β-盐酸葡萄糖醛苷酶-芳基硫酯酶进行酶解（37℃，16 小时）后，提取液经 C_{18} 串联固相萃取小柱（500mg/3ml）净化，液相色谱-质谱法检测，内标法定量。色谱条件：色谱柱可使用 C_{18} 柱，柱温 35℃，流动相 A 为乙腈+0.1%甲酸，B 为 2mmol/L 乙酸铵水溶液+0.1%甲酸，梯度洗脱。质谱条件：离子源采用电喷雾（ESI）正离子模式，多反应监测（MRM）扫描。检测母离子 m/z 为 277.3，子离子 m/z 为 259.2、203.1，定量离子对 m/z 为 203.1。氘代克伦特罗作为内标物（286/204）。检测低限为 0.5μg/kg。

酶联免疫吸附测定法（ELISA）　基于抗原抗体反应进行竞争性抑制特征进行测定。微孔板包被有针对克伦特罗 IgG 的包被抗体。克伦特罗抗体被加入，经过孵育及洗涤步骤后，加入竞争性酶标记物、标准或试样溶液。克伦特罗与竞争性酶标记物竞争克伦特罗抗体，没有与抗体连接的克伦特罗标记酶在洗涤步骤中被除去。将底物（过氧化尿素）和发色剂

（四甲基联苯胺）加入到孔中孵育，结合的标记酶将无色的发色剂转化为蓝色的产物。加入反应停止液后使颜色由蓝色转变为黄色。在 450nm 处测量吸光度值。克伦特罗浓度的自然对数与吸光度值成反比。ELISA 方法操作简单、快速，通常用作大规模样品筛选。该方法检测限为 0.5μg/kg，线性范围为 200～2000ng/L。该方法检测结果的假阳性概率较高，尤其当样品中含有抗生素或磺胺类药物时，会使结果呈假阳性。对于检测阳性结果的，需要用 GC-MS、HPLC-MS-MS 法等进一步确证。

其他方法 食品中盐酸克伦特罗残留检测也有其他相关检测技术的报道，例如，毛细管区带电泳法、化学发光酶免疫分析法、金标免疫技术、生物传感器检测方法等。国外用分子印记聚合膜（MIP）作为分子识别系统检测牛肝中克伦特罗残留，特异性高。酶标免疫传感技术利用酶的化学放大作用，可将检测灵敏度提高至 0.01μg/kg，而且可在几分钟之内完成检测，比 ELISA 法更灵敏、简便和快速。

（李 磊）

kǒngquèshílǜ cánliú jiǎnyàn

孔雀石绿残留检验（determination of malachite green residue）水产品中孔雀石绿的定量检测。

孔雀石绿，别名中国绿、苯胺绿、碱性孔雀石绿、品绿、盐基块绿，为带有金属光泽的绿色结晶体，易溶于水，水溶液呈蓝绿色，溶于乙醇、甲醇和戊醇，属于三苯基甲烷型的绿色染料，分子式$C_{23}H_{26}N_2O$，分子量 346.47。因其对鱼类或鱼卵的寄生虫、真菌或细菌感染特别有效，常用在水产养殖中；也可以用作消毒剂，

以延长鱼类在长途贩运中的存活时间。但是孔雀石绿的毒性大、可致癌，摄入在水产品中可能残留的孔雀石绿，会给消费者健康带来潜在的影响，世界上很多国家均已将其列入《食品动物禁用的兽药及其化合物清单》。因为该物质与天然的孔雀石颜色相近，往往有在食品和水产养殖中违规使用的案例。孔雀石绿（图1）进入水生动物体后，会快速代谢成为脂溶性的隐色孔雀石绿（图2）。

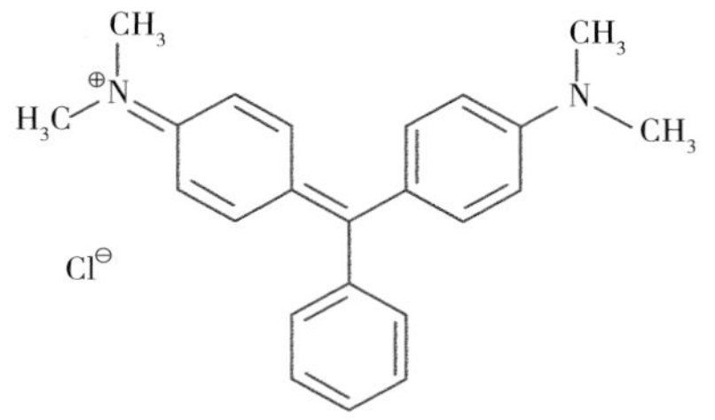

图 1　孔雀石绿氯盐结构式

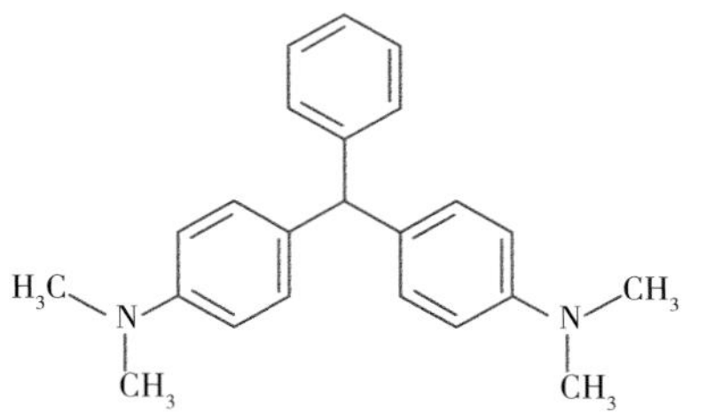

图 2　隐色孔雀石绿结构式

水产品和饲料中孔雀石绿及代谢产物的检测方法有光谱法、色谱法及酶联免疫检测法等，但主要采用高效液相色谱分离、串联质谱或荧光检测或紫外检测法测定，见中国国家标准《水产品中孔雀石绿和结晶紫残留量的测定》（GB/T 19857-2005）、《水产品中孔雀石绿和结晶紫残留量的测定 高效液相色谱荧光检测法》（GB/T 20361）、《水产品中孔雀石绿和结晶紫及其代谢产物的快

速测定方法》（SN/T 1768-2006）。

原理 试样中的残留孔雀石绿及代谢产物用乙腈-乙酸铵缓冲溶液提取，二氯甲烷液-液分配萃取，经适当的固相柱（酸性或中性氧化铝、MCX 阳离子交换柱）净化后，用串联质谱、荧光检测器或紫外-可见检测器测定，内标或外标法定量。

样品处理 鱼去鳞、去皮，沿背脊取肌肉部分；虾去头、壳、肠腺，取肌肉部分；蟹、甲鱼等取其可食部分；饲料过 0.28mm 孔筛。对于鲜活水产品，组织捣碎后用乙腈-5mmol/L 乙酸铵溶液（1+1）超声波振荡提取。如果采用内标法测定，此时加入内标标准溶液，常用的有核素内标氘代孔雀石绿（D_5-MG）和核素内标氘代隐色孔雀石绿（D_5-LMG）溶液，过预先活化的中性氧化铝柱，乙腈洗脱，乙酸铵震荡混合后定容。对于加工水产品和饲料，提取液中还应加入一定量的盐酸羟胺、对甲苯磺酸，并用二氯甲烷萃取待测物，中性氧化铝柱串接阳离子交换柱进行净化。

操作步骤 净化后的样液经色谱柱分离后可用不同检测器测定。采用液相色谱-串联质谱法时，分离柱为 C_{18} 柱或相当者；流动相用 0.1% 甲酸的乙腈溶液-含 0.1% 甲酸的 50mmol/L 乙酸铵溶液（85+15）或者乙腈-5mmol/L 乙酸铵（75+25）；流速 0.25mL/min；质谱条件：电喷雾 ESI 离子源；正离子扫描；多反应监测。孔雀石绿定量离子对（m/z）329/313，隐色孔雀石绿定量离子对（m/z）331/315。采用荧光检测器时，激发波长为 265nm，发射波长为 360nm。采用紫外-可见检测器时，检测波长为 600nm。若配有可变波长检测器，可实行波长的时间

程序可控操作,使孔雀石绿的检测波长为 618nm,孔雀石绿代谢物检测波长 267nm。

注意事项 高效液相色谱-串联质谱法为确证方法,使用时应优化喷雾电压、去集簇电压、碰撞能等电压值至最佳灵敏度。

适用范围 适用于鲜活水产品及其制品中孔雀石绿及其代谢物隐色孔雀石绿残留量的检验及饲料中孔雀石绿的测定。

(李 磊)

jiéjīngzǐ cánliú jiǎnyàn

结晶紫残留检验 (determination of crystal violet residue)

水产品中结晶紫的定量检测。结晶紫,中文别名为甲基紫 10B、甲紫、六甲基紫、六甲基玫苯胺盐酸盐、盐基紫等,系碱性三苯甲烷紫色染料,绿色带有金属光泽结晶或深绿色结晶性粉末,分子式 $C_{25}H_{30}ClN_3$,分子量 407.98,熔点 205℃。因具有很好的杀菌作用,且价格低廉,使用方便,常用于水产养殖、保鲜和运输过程中。作为杀菌剂和抗寄生虫药,用于防治各种水产品的真菌及原生动物感染等。结晶紫具有较高毒性,可产生致癌、致畸、致突变等作用。当其进入生物体内后,代谢产物无色结晶紫会长期残留于生物体内,毒性也更甚于母体。结晶紫和孔雀石绿具有类似的结构(图),检

图 结晶紫结构式

测方法见孔雀石绿残留检验。结晶紫的最佳紫外检测波长为 588nm。隐色结晶紫检测波长同隐性孔雀石绿(267nm)。结晶紫和隐色结晶紫的质谱定量离子分别为(m/z)372/356、374/359。

(李 磊)

jīsùlèi yàowù cánliú jiǎnyàn

激素类药物残留检验 (determination of hormone drugs residue)

动物源性食品和化妆品中可能存在的多种激素的定量检测。激素类生物活性物质用于养殖业能促进畜禽和水生动物的生长,提高饲料转化率;基于抗炎的需要,化妆品中也常违规添加糖皮质激素和性激素。按化学结构分,激素可分为甾体激素、前列腺素、肽类激素。其中,甾体激素具有强且持久的蛋白同化作用,可促进动物超常态生长,大幅提高动物养殖经济效益,在养殖业中被大量使用。这类激素的分子结构都以环戊烷多氢菲为核心,如肾上腺皮质分泌的糖皮质激素、盐皮质激素和性腺分泌的性激素等。通常所指的激素类残留主要是甾体激素残留。甾体激素,又称类固醇激素,是一类脂溶性激素,其结构的基本核是由三个六元环及一个五元环并合生成的环戊烷多氢菲,包括雄激素、雌激素和肾上腺皮质激素(图)。滥用该类激素会造成其在动物组织和产品

图 甾体激素结构式

中不同程度的残留,人类使用含有激素残留的产品后,会导致机体代谢紊乱、发育异常(如性早熟)或潜在致癌、致畸风险。畜牧业和化妆品中滥用激素问题已经成为国内外关注的焦点问题。因此,世界各国对此类激素采取禁用或限量使用。动物源性食品中激素残留检测成为其质量安全监控的重点。

检验方法主要有酶联免疫法、薄层色谱法、气相色谱法-质谱法、高效液相色谱-紫外检测法等,见中国国家标准《动物源性食品中二苯乙烯类激素残留量检测方法 酶联免疫法》(SN/T 1955-2007)、《化妆品中四十一种糖皮质激素的测定 液相色谱/串联质谱法和薄层层析法》(GB/T 24800.2-2009)、《牛奶和奶粉中β-雌二醇残留量的测定 气相色谱-负化学电离质谱法》(GB/T 22967-2008)、《进出口动物饲料中己烷雌酚、己烯雌酚、双烯雌酚残留量的检验方法 气相色谱串联质谱法》(SN/T 1744-2006)、《动物源食品中激素多残留检测方法 液相色谱-质谱/质谱法》(GB/T 21981-2008)、《进出口动物源性食品中孕激素类药物残留量的检测方法 高效液相色谱-质谱/质谱法》(SN/T 1980-2007)、《进出口化妆品中糖皮质激素类与孕激素类检测方法》(SN/T 2533-2010),但其确证方法是高效液相色谱-串联质谱法。

高效液相色谱法和高效液相色谱-串联质谱法 残留激素类药物的试样在乙酸-乙酸钠缓冲溶液中酶解(β-葡萄糖醛酸酶/芳香基硫酸酯酶),用乙腈、甲醇或甲醇-水溶液提取,经适当脱脂,吹干浓缩后经固相萃取柱净化,高效液相色谱分离,紫外检测或串

联质谱检测和确证，内标法或外标法定量。

样品处理 动物源性食品应首先去除非可食部分，然后取代表性样品，捣碎混匀。取一定量试样加入乙酸-乙酸钠缓冲溶液（pH 5.2），若采用内标法需同时加入氘代同位素混合内标标准液。再加入 β-葡萄糖醛酸酶/芳香基硫酸酯酶溶液，在 37℃ 下震荡酶解 12 小时。离心后取上清液用正己烷-二氯甲烷脱脂，再用固相萃取小柱净化待测。化妆品中糖皮质激素、孕激素等可采用乙腈直接超声波提取，吹干浓缩后经固相萃取柱净化待测。

操作步骤 净化后试样溶液经液相色谱分离后，紫外检测器或串联质谱测定。分离柱为 C_{18} 柱或相当者；如果采用超高效液相色谱，可选择 C_{18} 柱或相当者。流动相可选择乙腈-10mmol/L 乙酸胺溶液或甲醇-0.1%甲酸水溶液或乙腈-水进行梯度洗脱。紫外检测时，不同的激素有不同的最佳吸收波长，例如，糖皮质激素吸收波长 254nm，氢化可的松检测时吸收波长 245nm，醋酸美仑孕酮、醋酸氯地孕酮、醋酸甲地孕酮的吸收波长为 292nm。串联质谱检测时，雄激素和孕激素采用电喷雾正离子模式，皮质醇激素和雌激素采用电喷雾负离子模式，多反应监测。根据不同的待测激素选择定性和定量离子。

注意事项 操作过程中防止试样被污染或其中的残留物发生变化。

适用范围 此法适用于动物源性食品和化妆品中多种激素残留检验。

气相色谱-质谱法 动物组织中的目标化合物在缓冲液中经酶水解后，甲醇提取，正己烷脱脂，异辛烷和丁七氟酸酐衍生化后，用气相色谱-质谱仪测定，外标法定量。色谱柱宜采用 HP-5MS 或相当者。升温程序为：80℃（保持 1 分钟），以 10℃/min 升至 170℃，再以 2℃/min 升至 220℃（保持 1 分钟），再以 20℃/min 升至 280℃（保持 5 分钟）。不分流进样。电子轰击源（EI 源），选择离子检测。

酶联免疫法 基于竞争性酶联免疫反应，酶标板上已包被的激素抗体，可与激素发生交联反应，标准液或样品中的激素与辣根过氧化物酶标记的激素抗原共同争夺激素抗体上的结合位点，用酶标仪（450nm）测量微孔溶液的吸光度值，激素浓度与吸光度值成反比，以标准校正曲线定量。样品经预处理后，所含的激素类经三氯甲烷、0.1mol/L 乙酸钠缓冲液（pH 5.0）或者由多种试剂（乙腈、偏磷酸、正己烷、二氯甲烷等）组成的液-液萃取系统萃取，免疫亲和柱净化后，在酶标仪上测定波长为 250nm 的吸光度值。应当注意的是，当激素残留量值大于检出限时，应采用仪器方法进行确证。

（李 磊）

shípǐnzhōng huīfèn jiǎnyàn

食品中灰分检验（determination of ash in food）

食品灼烧后所残留的无机物含量的检测。用于评价食品的质量。食品中除含有大量的有机物外，还含有丰富的无机成分，以维持人体正常的生理功能。灰分是指食品在高温灼烧时，会发生一系列物理和化学变化，有机成分燃烧分解逸散后所残留的无机物，主要含有金属氧化物、无机盐类以及其他杂质。灰分可粗略地反映食品中无机组分的含量，但与食品中实际的无机成分在组成和数量上并不相同，由于食品中还可能掺有少量的泥沙、尘埃等杂质，因此灰分并不能准确地表示食品中无机成分的实际总量。对于某种食品而言，灰分含量应在一定范围内。若灰分含量超出正常范围，表明该食品的生产中可能使用了不合格的原料或食品添加剂，或在加工、贮运过程中受到污染。因此，灰分是某些食品重要的质量控制指标，也是食品成分全分析的项目之一。

一般将食品经高温灼烧后的残留物称为总灰分。另外，按其溶解性还可分为水溶性灰分、水不溶性灰分和酸不溶性灰分。水溶性灰分能反映食品中可溶性的钾、钠、钙、镁等元素的氧化物及其盐类的含量；水不溶性灰分可以反映食品中泥沙和铁、铝等氧化物及碱土金属的碱式磷酸盐的含量；酸不溶性灰分能反映食品中掺入的泥沙和原有的微量二氧化硅。

检验方法见中国《食品安全国家标准 食品中灰分的测定》（GB 5009.4-2016）。总灰分的测定采用灼烧称重法，其原理为：准确称取一定量的试样，液体试样需先在沸水浴上蒸干。固体或蒸干后的试样在电炉上加热炭化，再置于高温电炉（550℃±25℃）中灼烧 4 小时，重复灼烧至恒重，前后两次称量相差不超过 0.5mg，根据试样灼烧前后的质量计算食品中灰分的含量。

注意事项：①对于灰分含量较少的试样，取样时应考虑称量误差，以灼烧后得到的灰分量为 10～100mg 决定取样量。②炭化是为了防止灼烧时试样中的水分急剧蒸发而损失，避免含糖、蛋白质、淀粉含量多的样品在高温下发泡溢出。对易发泡的样品，可先加数滴辛醇或植物油。③灰化温度和时间对不同种类食品灰分的测定结果影响较大。一般灰化温度为 550℃±25℃ 灼烧 4 小时，温度不应超过 600℃。温度过高，将引起钾、钠、氯等元素的挥发损失，磷酸盐、硅酸盐等会熔融包裹碳粒，使之难于被氧化。④加速灰化的方法，样品灼烧后加入少量去离子水，使水溶性盐类溶解；或加入少量硝酸或过氧化氢，加速碳粒的氧化，也可加入 10% 碳酸铵等疏松剂，使灰分松散，促进碳粒灰化。⑤对于含磷量较高的豆类及其制品、肉禽制品、蛋制品、水产品、乳及乳制品试样，可加入一定量的乙酸镁溶液，使试样完全润湿后进行灰分测定。同时应取相同浓度和体积的量的乙酸镁溶液，做 3 次试剂空白试验。当结果的标准偏差小于 0.003g 时，取算术平均值作为空白值。

(黎源倩)

食品中水分检验

shípǐnzhōng shuǐfèn jiǎnyàn

食品中水分检验（determination of moisture in food） 食品中水分含量的测定，是评价食品的重要质量指标。水是食品的重要组成成分之一，也是人体内各种生化反应的介质，能帮助吸收营养素和运输代谢产物，具有极其重要的生理作用。食品中水分的存在形式有结合水和游离水两种。结合水是指在食品中与其他成分结合在一起形成胶体状态的水，如食品中与蛋白质活性基团（—OH、=NH、—NH$_2$、—COOH、—CONH$_2$）、碳水化合物的活性基团（—OH）、与氢键相结合的水以及某些盐类所含的结晶水等，压榨不能使之与其组织细胞分离，在达到水的沸点和冰点时，这部分水也不会沸腾蒸发或结冰。游离水包括动植物食品的组织中通过毛细管作用力所吸留的水，存在于细胞外各种毛细管和腔体中以及吸附于食品表面的吸附水或湿存水。食品中水分含量影响食品的感官性状、营养素和有害物质的浓度以及食品中微生物的生长繁殖。控制食品的含水量，可防止食品腐败变质和营养成分的水解，延长食品的保质期。国家标准对畜禽肉、蛋制品、乳制品、人造奶油等食品规定了水分含量的指标。根据水的理化性质，一般采用烘干、蒸馏或其他物理化学方法去除食品样品中的水分，再通过称量或其他手段进行检测，其检验方法主要有直接干燥法、减压干燥法、蒸馏法、卡尔·费休法以及红外线快速检测法，见中国《食品安全国家标准 食品中水分的测定》（GB 5009.3-2016）。

干燥法 分为直接干燥法和减压干燥法。直接干燥法是将食品样品在温度 101~105℃ 和一个大气压下干燥 2~4 小时；减压烘干方法是将样品在 60℃±5℃，40~53kPa 压力下干燥 4 小时，通过试样干燥前后质量的变化，计算食品中水分含量。测得的水分包括样品中的吸湿水、部分结晶水和某些挥发性物质。

样品处理 对于固态试样，称取研细样品于已恒重的扁形铝制或玻璃称量瓶（或碟）中，瓶盖斜支于瓶边上，置于干燥箱中。在规定的温度和压力下，干燥后称量至恒重。半固体或液体试样可加入一定量已称重的海砂及一根小玻棒，在沸水浴上蒸干后于干燥箱中干燥。

注意事项 两次干燥后，样品前后的质量差应不超过 2mg，即为恒重。减压干燥完成后，应缓缓通入空气，待箱内压力恢复正常后再打开干燥箱，取出称量瓶称量。

适用范围 直接干燥法适用于不含或含有微量挥发性物质的谷物及其制品、蔬菜、水产品、豆制品、乳制品、肉制品及卤菜制品等食品，不适用于水分含量小于 0.5g/100g 的样品。减压干燥可避免样品中的糖类在直接干燥时高温脱水和炭化，适用于糖、味精等易分解的食品及水分较多的食品样品的测定，不适用于添加了其他原料的糖果，如奶糖、软糖等试样测定，也不适用于水分含量小于 0.5g/100g 的样品。

蒸馏法 采用水分测定器（图）使样品中的水分与甲苯或二甲苯共同蒸出，收集馏出液于接收管内。根据所接收的水体积，计算试样中水分的含量。

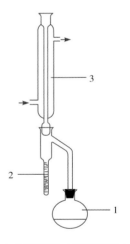

图 水分测定器（带可调温电炉）
1. 250ml 蒸馏瓶；2. 水分接收管（5ml，最小刻度值 0.1ml）；3. 冷凝管

操作步骤 称取适量试样于圆底烧瓶中，加入新蒸馏的甲苯或二甲苯，连接冷凝管与水分接收管，从冷凝管顶端注入甲苯，装满水分接收管。蒸馏至样品中水分全部蒸出，从冷凝管顶端加入甲苯冲洗，再蒸馏至接收管上部及冷凝管壁无水滴附着，以接

收管水平面保持 10 分钟不变为蒸馏终点，读取水层的体积。

适用范围 适用于含水分较多或含较多挥发性物质的食品，如油脂、香辛料等；不适用于水分含量小于 1g/100g 的样品。

卡尔·费休法 利用碘与水和二氧化硫的化学反应，在吡啶和甲醇共存时，1mol 碘与 1mol 水作用，根据此定量关系测定食品中的水分。反应方程式如下：

$$H_2O+SO_2+I_2+3C_5H_5N \longrightarrow$$
$$2C_5H_5N \cdot HI+C_5H_5N \cdot SO_3$$

$$C_5H_5N \cdot SO_3+CH_3OH \longrightarrow$$
$$C_5H_5N \cdot HSO_4CH_3$$

在反应体系中加入适量的碱性物质，如吡啶（C_5H_5N）可使反应顺利进行。由于反应生成的三氧化硫吡啶不稳定，能与水发生副反应而干扰测定，加入甲醇，则可生成稳定的 $C_5H_5N \cdot HSO_4CH_3$，使该反应能定量完成。

卡尔·费休法可分为库仑法和容量法。库仑法中碘是通过化学反应产生的，只要电解液中存在水，碘与水会按上述反应方程式进行反应。当所有的水都参与了该化学反应，过量的碘就会在电极的阳极区域形成，反应终止。容量法中碘是作为滴定剂加入的，其浓度是已知的，根据滴定剂消耗的体积，计算所消耗碘的量，得出被测物质中水的含量。

适用范围 适用于食品中微量水分的测定，不适用于含有氧化剂、还原剂、碱性氧化物、氢氧化物、碳酸盐、硼酸等食品样品。容量法适用于水分含量大于 1.0×10^{-3}g/100g 的样品。

红外线干燥法 通过红外线加热样品，使样品中的水分迅速蒸发，在干燥过程中，红外线水分测定仪直接显示水分变化过程，直至达到恒定值。根据样品干燥前后的质量差，得出样品中水分的含量。取一样品盘置于红外线水分分析仪的天平架上，调零。将充分研细的样品均匀铺于样品盘上，选择干燥温度，开始干燥，待干燥完成后，读取数字显示屏上的水分含量或打印测量结果。该法是一种快速测定水分的方法。

（黎源倩）

shípǐnzhōng dànbáizhì jiǎnyàn

食品中蛋白质检验（determination of protein in food）

食品中蛋白质的定量检测。用于评价食品的质量。蛋白质是由氨基酸为基本组成单位的复杂含氮有机化合物，主要含有碳、氢、氧、氮，以及少量的硫、磷、铁、镁、碘等元素，是食品的重要营养素指标。蛋白质中均含有氮元素，一般含氮量为 16%，即 1 份氮元素相当于 6.25 份蛋白质，6.25 为氮换算成蛋白质的系数。不同种类食品的蛋白质换算系数略有差异：一般食物为 6.25；纯乳与纯乳制品为 6.38；面粉为 5.70；玉米、高粱为 6.24；花生为 5.46；大米为 5.95；大豆及其粗加工制品为 5.71；大豆蛋白制品为 6.25；肉与肉制品为 6.25；大麦、小米、燕麦、裸麦为 5.83；芝麻、向日葵为 5.30；复合配方食品为 6.25。蛋白质是机体主要的氮来源，一般成人每日应从食品中摄入蛋白质 70g 左右，若长期缺乏，会引起严重的疾病。

食品中蛋白质的测定是根据其含氮量的测定结果，换算成蛋白质的含量。测定方法主要为凯氏定氮法、分光光度法和燃烧法，见《食品安全国家标准 食品中蛋白质的测定》（GB 5009.5-2016）。

凯氏定氮法 丹麦化学家约翰·凯达尔（Johan Kjeldahl）于 1883 年首先提出，经多次改进，现有常量法、微量法、自动定氮仪法等，是测定蛋白质最常用的方法。

食品中蛋白质在催化加热条件下被浓硫酸分解、产生的氨与硫酸生成硫酸铵，碱化蒸馏使氨游离，用硼酸溶液吸收后，以硫酸或盐酸标准溶液滴定，根据酸的消耗量乘以换算系数，即为食品中蛋白质的含量。

操作步骤 ①消化：准确称取样品于凯氏烧瓶中，加入硫酸铜、硫酸钾及浓硫酸，加热消化，至消化液呈蓝绿色澄清透明后，冷至室温加水定容，备用。同时作空白试验。②蒸馏：装好凯氏定氮蒸馏装置（图），于水蒸气发生瓶内加入甲基红指示剂及少量硫酸，以保持水呈酸性，加入数粒玻珠防爆沸，并保持水沸腾。在接受瓶内加入适量的硼酸溶液及混合指示剂，并使冷凝管的下端插入液面下。吸取一定量的样品消化液由小玻杯口加入反应室，盖紧玻璃塞。将饱和氢氧化钠溶液加入反应室，立即将玻璃塞盖

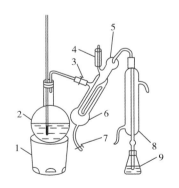

图 凯氏定氮蒸馏装置
1. 电炉；2. 水蒸气发生器（2L 平底烧瓶）；3. 螺旋夹；4. 小漏斗及棒状玻塞；5. 反应室；6. 反应室外层；7. 橡皮管及螺旋夹；8. 冷凝管；9. 蒸馏液接收瓶

紧，水封口防漏气，开始蒸馏。水蒸气通入反应室使产生的氨气经冷凝管后进入接收瓶内，蒸馏数分钟后，使冷凝管下端离开接收液液面，用少量水冲洗，再蒸馏1分钟，取下接收瓶。③立即用盐酸或硫酸标准溶液滴定。并按以上步骤进行操作，同时作试剂空白。

注意事项 ①食品样品只能用浓硫酸消化，所加的硫酸铜为催化剂，硫酸钾或硫酸钠可以提高消化液沸点，加快有机物的分解。对于难消化的样品，可加入少量过氧化氢，但不得使用高氯酸和硝酸，消化应在通风橱内进行。②蒸馏装置各连接部位不得漏气，水蒸气发生均匀充足，蒸馏过程中不能停止加热，否则会因断气而发生倒吸现象。③加入碱液时应注意安全。加碱的量充足，动作迅速，冷凝器出口应浸入吸收液中，防止产生的氨挥发损失。在蒸馏结束时，应先将冷凝管的管口离开吸收液以免发生倒吸。

自动凯氏定氮法原理同凯氏定氮法，具有自动加碱蒸馏、吸收和滴定装置以及数字显示装置。将样品置于消化瓶内，加入浓硫酸、硫酸铜和硫酸钾片剂，于红外线消化炉内消化，消化至样液完全澄清并呈淡绿色即可。取出消化瓶，装入自动凯氏定氮仪中，开启自动加碱、蒸馏、滴定旋钮，由数显装置可直接得到样品中总氮百分含量。根据样品的种类选择相应的蛋白质换算系数，即可得出样品中蛋白质的含量。

适用范围 该法所测得的含氮量，还包括少量的非蛋白氮，如尿素氮、游离氨氮、生物碱氮、无机盐氮等，称为粗蛋白。适用于各种食品中蛋白质的测定，但不适用于添加无机含氮物质、有机非蛋白质含氮物质的食品中蛋白质的测定。

分光光度法 样品消化同凯氏定氮法，蛋白质分解后产生的氨与硫酸生成硫酸铵，在乙酸钠-乙酸缓冲溶液（pH 4.8）中，氨与乙酰丙酮和甲醛反应生成黄色的3,5-二乙酰-2,6-二甲基-1,4-二氢吡啶化合物。在其最大吸收波长400nm处测定吸光度值，与标准系列比较定量，结果乘以换算系数，即为食品样品蛋白质含量。该法中实验用水均为无氨水。方法检出限为 0.070μg/ml；线性范围为 0～10.0μg/ml。适用范围同凯氏定氮法。

燃烧法 在900～1200℃高温下，试样燃烧产生混合气体，其中的碳、硫等干扰气体和盐类被吸收液吸收，氮氧化物全部被还原成氮气，通过热导检测仪进行检测。此法适用于蛋白质含量在10g/100g以上的粮食、豆类、奶粉、米粉、蛋白质粉等固体试样的筛选测定。

（黎源倩）

shípǐnzhōng ānjīsuān jiǎnyàn
食品中氨基酸检验（determination of amino acid in food） 食品中氨基酸的种类和含量的检测。氨基酸是分子中同时含有氨基和羧基的一类化合物，是组成蛋白质的基本结构单位。蛋白质由多种氨基酸组成，水解可以得到游离的氨基酸。多数氨基酸在人体内可以合成，但是异亮氨酸、亮氨酸、赖氨酸、苯丙氨酸、蛋氨酸、苏氨酸、色氨酸、缬氨酸在人体内不能合成，称为必需氨基酸，只能从食物中摄取。食品中氨基酸的测定主要用于评价食品的营养价值、质量和安全性。食品中氨基酸的检验方法主要有氨基酸分析仪法、紫外-可见分光光度法、荧光分光光度法、离子交换色谱法、薄层色谱法、气相色谱法、高效液相色谱法等，其中氨基酸分析仪法［见中国《食品安全国家标准 食品中氨基酸的测定》（GB 5009.124-2016）］、高效液相色谱法和分光光度法应用广泛。

氨基酸分析仪法 样品中蛋白质在盐酸介质中水解成游离氨基酸，经氨基酸分析仪的离子交换柱分离后，与茚三酮反应，测定不同氨基酸的吸光度值，与标准比较定量。

操作步骤 称取一定量样品，除去其中的脂肪等杂质，加入盐酸和少量新蒸馏的苯酚，密塞冷冻，抽真空，充入高纯氮，重复3次。在 110℃±1℃ 的恒温条件下，水解22小时。冷却后将水解液过滤，滤液用水定容。吸取适量滤液真空干燥（40～50℃），残留物用水溶解，反复干燥2次后蒸干，用缓冲液（pH 2.2）溶解后，供分析用。取氨基酸混合标准溶液和样液，用氨基酸自动分析仪分别测定，根据保留时间确定氨基酸的种类，根据峰高或峰面积，采用外标法定量分析。

注意事项 应预先除去样品中脂肪、核酸、无机盐等杂质后再进行酸水解。去除脂肪：加入丙酮或乙醚等有机溶剂，混匀后离心或过滤，保留蛋白质沉淀物。去除核酸：将样品在氯化钠溶液中加热6小时，热水洗涤，过滤，固形物用丙酮干燥后水解。去除无机盐：如样品水解后含有大量无机盐时，可用阳离子交换树脂进行除盐处理。

适用范围 可同时测定食品中天冬氨酸、苏氨酸、甘氨酸、丙氨酸、丝氨酸、谷氨酸、脯氨酸、缬氨酸、蛋氨酸、异亮氨酸、亮氨酸、酪氨酸、组氨酸、赖氨酸、苯丙氨酸和精氨酸等 16 种氨基酸，方法的最低检出限为 10pmol。对于蛋白质含量低的水果、蔬菜、饮料和淀粉类食品中氨基酸测定，固体或半固体试样称样量不大于 2g，液体试样不大于 5g。

高效液相色谱法 食品中的蛋白质经盐酸水解成游离氨基酸后，用邻-苯二甲醛和 9-芴基甲氧基碳酰氯（FMOC-Cl）分别对一级氨基酸和二级氨基酸进行衍生化，用高效液相色谱反相 C_{18} 柱分离后，用紫外或荧光检测器检测。该法最低检出限，紫外检测为 50pmol，荧光检测为 5pmol。

色谱条件 流动相 A：磷酸盐缓冲液（pH 7.20）+四氢呋喃。流动相 B：磷酸盐缓冲液（pH 7.20）+甲醇+乙腈。色谱柱：C_{18} 色谱柱；流速：1ml/min。柱温：40℃。检测波长：荧光检测器激发波长为 340nm，发射波长为 450nm，21 分钟后激发波长为 260nm，发射波长为 305nm。紫外检测器的检测波长为 340nm，21 分钟后为 265nm。梯度洗脱程序：0~25 分钟用流动相 A，氨基酸在 25 分钟内全部出峰完毕；25~35 分钟用流动相 B 以冲洗柱上的残留杂质；35.1~45 分钟用流动相 A 平衡色谱柱。

样品处理 水解同氨基酸分析仪法。水解后过滤并定容，经 0.45μm 滤膜过滤后供色谱分析用。对于游离氨基酸，取适量固体样品加入盐酸，超声波提取；液体样品可用水稀释后经 0.45μm 滤膜过滤进样测定。如有蛋白质可先加乙醇沉淀除去。对于含色氨酸的样品，应充氮后加入氢氧化钠和数滴 L-辛醇，于 110℃中水解 20 小时，冷却后加适量盐酸中和，用水稀释后定容，用 0.45μm

滤膜过滤后，供分析。

注意事项 ①邻-苯二甲醛/巯基丙酸与一级氨基酸在 pH 10.4 的介质中能生成具有荧光和紫外吸收的异吲哚衍生物，但不与二级氨基酸反应，若需同时测定二级氨基酸时，可在一级氨基酸反应后，再加入 FMOC-Cl 与二级氨基酸反应。过量的邻-苯二甲醛不出峰，过量的 FMOC-Cl 及其分解产物的色谱峰不干扰测定。②此法操作关键是氨基酸的衍生浓度和衍生时间，应保证衍生化试剂过量，衍生产物在 2 分钟时达到最大值，因此要严格控制反应时间，最好采用自动进样器在线自动衍生，用手动衍生进样重现性差。③也可以采用邻-苯二甲醛柱后衍生-高效液相色谱法测定氨基酸，蛋白质经盐酸水解成游离氨基酸后，经氨基酸分析专用柱（钠型离子交换柱），梯度洗脱，随流动相 pH 逐步增高，氨基酸逐渐失去正电荷，与离子交换树脂间的结合逐渐减弱，从分析专用柱上被洗脱下来。分离后的氨基酸再由次氯酸将二级胺氧化成一级胺，用邻-苯二甲醛衍生，荧光检测器检测。色谱条件：氨基酸分析专用色谱柱；荧光激发波长 338nm，发射波长 425nm；柱温 62℃；流速 0.4ml/min；柱后泵 0.4ml/min。梯度洗脱程序：0~48 分钟用流动相 A，48~75 分钟用流动相 B，76~105 分钟用流动相 A 平衡。

（黎源倩）

shípǐnzhōng zhīfáng jiǎnyàn

食品中脂肪检验（determination of fat in food） 食品中所含的脂肪的定量检测。食物中所含的脂类化合物，主要包括脂肪（甘油三酯）和少量类脂质，如脂肪酸、磷脂、糖脂、甾醇、固醇等，大

多数动物性食品及某些植物性食品中都含有天然脂肪或类脂化合物。脂肪是食品中重要的营养素之一，可以为人体提供必需脂肪酸和热能；脂肪也是脂溶性维生素的良好溶剂，有助于它们在体内的吸收和利用；脂肪能与蛋白质结合生成脂蛋白，在人体生理功能调节和体内生化反应中起到重要作用，但过量摄入脂肪对人体健康不利。脂肪在食品加工中对食品的感官性状起着重要作用。因此，食品中脂肪含量的测定是食品质量和营养素评定的重要指标。

食品中脂肪以游离态和结合态两种形式存在，大多数以游离态存在，结合态含量较少。游离态脂肪可以被有机溶剂提取；结合态脂肪是由食品中的脂肪与蛋白质或糖类等结合形成的，如天然存在的磷脂、糖脂、脂蛋白等，需要在一定条件下水解转变成游离脂肪后，才能被有机溶剂萃取。乳类脂肪的脂肪球被乳中酪蛋白钙盐包裹，存在于高度分散的胶体中，需经碱水解后才能被有机溶剂萃取。由于检测方法不同，食品中的脂肪可分为粗脂肪和总脂肪。粗脂肪是指食品中不溶于水，溶于乙醚或石油醚的一大类化合物的总称，除甘油三酯外，还包括磷脂、固醇和色素等。总脂肪是指经酸水解后，测得食品中脂肪的总量或测定食品中单个脂肪酸含量后，折算成脂肪酸甘油三酯的总和。脂肪的测定方法主要有索氏提取法、酸水解法、毛细管气相色谱法，见中国《食品安全国家标准 食品中脂肪的测定》（GB 5009.6-2016）、美国公职分析化学家协会相关标准（AOAC 996.06，1996）。

索氏提取法 在索氏提取器

中用无水乙醚或石油醚提取食品试样，提取液蒸去溶剂后残留的物质即粗脂肪，其中还含有色素、挥发油、蜡和树脂等物质。

操作步骤　称取粉碎后的固体试样、液体或半固体试样加入海砂，蒸干后全部移入滤纸筒内，连接已干燥至恒量的接受瓶，在索氏提取器中用无水乙醚或石油醚，于水浴上加热回流提取（6～10小时）。待样品中脂肪提取完全，取下接受瓶，在水浴上蒸干乙醚后，于100℃±5℃干燥至恒重。根据试样质量和接收瓶质量的增加，计算食品中粗脂肪的含量。见索氏提取。

注意事项　①应采用无水乙醚提取脂肪，以避免其中所含的少量水分使水溶性糖类等非脂成分被提取，待测样品也应预先干燥。②所用的无水乙醚不应含有过氧化物，过氧化物会导致脂肪氧化，在烘烤时可能有爆炸危险。使用前，应检查乙醚中是否存在过氧化物。可用碘化钾溶液检查，含有过氧化物的乙醚可用盐酸酸化后加入亚硫酸钠处理，蒸馏后使用。

适用范围　适用于肉制品、豆制品、谷物、坚果、油炸果品、中西式糕点等粗脂肪含量的测定，不适用于乳及乳制品。

酸水解法　食品样品经酸水解后用乙醚提取，蒸去溶剂后即为总脂肪，包括游离及结合脂肪的总量。

操作步骤　称取研细的固体样品或液体样品，加入盐酸加热水解，用乙醚石油醚提取水解液中的脂肪，将提取液在水浴上蒸干，于100℃±5℃干燥至恒量，计算脂肪含量。

注意事项　应控制水解时盐酸的浓度和水解温度，防止水分损失，酸浓度增高使食品中其他成分水解，引入测定误差。提取时加入一定量的乙醇，可使样品中溶于乙醇的物质进入水相，减少非脂成分进入醚层，加入石油醚可减少乳化，利于分离。

适用范围　适用于食品总脂肪的测定，不适用于乳及乳制品测定。

碱水解法　乳及乳制品样品中的脂肪不能用乙醚直接提取，用碱处理使酪蛋白钙盐溶解，其脂肪球被乙醚提取。将样品置于脂肪收集瓶中，加入氨水加热水解，碱水解液用乙醚和石油醚提取，蒸馏或蒸发去除溶剂后，测定提取物的质量。

操作步骤　准确称取充分混匀的试样于抽脂瓶中，加入氨水，混合后立即将抽脂瓶放入65℃±5℃水浴中加热，加入乙醇混合，再加乙醚密塞振荡，使抽脂瓶保持在水平位置上提取乳脂，加入石油醚轻轻振荡，将密塞的抽脂瓶离心或静置，待分层后尽可能将上层清液取出倒入加有沸石已恒重的脂肪收集瓶中，重复操作，再抽提两次。合并所有提取液，采用蒸馏或沸水浴上蒸发除去溶剂后，将脂肪收集瓶于100℃±5℃烘干至恒重。根据脂肪收集瓶前后重量计算样品中脂肪的含量。

注意事项　振摇时应尽量注意避免乳化。恒重时，脂肪收集瓶两次连续称量差值不应超过0.5mg。采用相同步骤和试剂同时作空白试验，空白应小于0.5mg。

适用范围　适用于巴氏杀菌乳、灭菌乳、生乳、发酵乳、调制乳、乳粉、炼乳、奶油、稀奶油、干酪和婴幼儿配方食品中脂肪的测定。

盖勃法　在乳和乳制品中加入硫酸破坏乳胶质和覆盖在脂肪球上的蛋白质膜，离心分离脂肪后测量其体积。

操作步骤　于盖勃乳脂计（图）中先加入硫酸，沿管壁仔细准确加入样品，不要混合。然后加入异戊醇，密塞，瓶口向下，用布包裹以防液体冲出，用力振摇使呈均匀棕色液体，静置，于65～70℃水浴中加热5分钟，离心，再加热保温5分钟后取出立即读数，得出样品中脂肪的百分数。

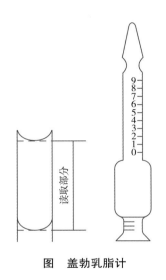

图　盖勃乳脂计

适用范围　适用于巴氏杀菌乳、灭菌乳、生乳中脂肪的测定。

毛细管气相色谱法　采用酸或碱水解后，用乙醚提取食品中的脂肪和脂肪酸，经甲酯化生成相应的脂肪酸甲酯。以十一酸甘油三酯作为内标，用毛细管气相色谱-火焰离子化检测器检测，内标法定量，以食品中各种脂肪酸的总和计算总脂肪的含量，用甘油三酯表示。

（黎源倩）

shípǐnzhōng tánglèi jiǎnyàn

食品中糖类检验（determination of carbohydrate in food）　食品中所含糖类的种类和含量的检测。糖类又称碳水化合物，是由碳、氢、氧三种元素组成的一大类化合物。化学通式为 $C_m(H_2O)_n$，m 和 n 为整数，一般分为单糖、双糖和多糖。单糖是糖类最基本的单位，化学式为 $C_6H_{12}O_6$，主要有葡萄糖、果糖和半乳糖。双糖是两分子单糖缩合而成的产物，化学式为 $C_{12}H_{22}O_{11}$，天然食品中的双糖有蔗糖、乳糖和麦芽糖等。多糖是多个单糖分子缩合而成的高分子化合物，化学式为 $(C_6H_{10}O_5)_n$，如淀粉、纤维素等。单糖和双糖均可溶于水，有甜味，微溶于醇，不溶于醚。单糖不能再水解；双糖在一定条件下能水解成两分子单糖；单糖分子中含有游离醛基或酮基而具有还原性，麦芽糖、乳糖分子中含有潜在的游离醛基也具有还原性，属于还原糖。蔗糖和多糖没有还原性，属于非还原糖。糖类是人体所必需的营养素，可为人体提供能量。脂肪在体内的正常代谢需有糖类参与，其中纤维素不能被人体消化吸收，但有助于胃肠蠕动，维持正常的消化功能。食品中糖类含量是评价食品营养成分的重要指标之一。

食品中糖类的测定主要包括还原糖检验、蔗糖检验、淀粉检验、纤维素检验。

（黎源倩）

huányuántáng jiǎnyàn

还原糖检验（determination of reduced sugar）

食品中所含还原糖的定量检测。分子中含有游离醛基、酮基或半缩醛羟基而具有还原性的糖类称为还原糖，包括单糖（如葡萄糖、果糖）和某些双糖（如麦芽糖、乳糖）。还原糖能够还原费林试剂生成氧化亚铜（Cu_2O）沉淀或使托伦斯（B. Tollens）试剂还原生成单质银（银镜反应）。除纤维素外，其他糖类的测定大都是基于水解后采用还原糖的方法测定，利用还原

糖分子中的醛基或酮基在碱性溶液中能将二价铜离子还原为 Cu_2O，根据生成的 Cu_2O 量测定糖量。还原糖的测定方法主要有滴定法、离子色谱法（AOAC 996.04-1996）、高效液相色谱法（示差折光检测器）和毛细管电泳法（紫外检测器）。中国《食品安全国家标准 食品中还原糖的测定》（GB 5009.7-2016）包括直接滴定法和高锰酸钾滴定法，以及铁氰化钾法（适用于小麦粉中还原糖测定）和奥氏试剂滴定法（适用于甜菜块根中还原糖的测定）。

直接滴定法 食品样品除去蛋白质后，试液在加热条件下，以亚甲基蓝作指示剂，用还原糖标准溶液标定碱性酒石酸铜溶液，再用样液滴定标定过的碱性酒石酸铜溶液，稍过量的还原糖可将亚甲基蓝还原而呈无色，指示滴定终点。根据样液消耗的体积计算还原糖量。反应方程式见图1。

样品处理 对于乳类、乳制品及冷食类等蛋白质含量高的试样，用水提取时，可加入乙酸锌与亚铁氰化钾，生成亚铁氰酸锌沉淀吸附提取液中可能含有的蛋白质、氨基酸、可溶性淀粉等干扰物质。对于酒精性饮料用氢氧

化钠（NaOH）中和至中性，蒸发除去乙醇；含大量淀粉的食品加热后，取上清液按上法去除蛋白后测定；汽水等含有二氧化碳的饮料应在水浴上加热除去二氧化碳后测定。

注意事项 碱性酒石酸铜甲液和乙液应分别配制和储存，临用时混合。生成的 Cu_2O 沉淀对滴定终点观察有干扰，可在碱性酒石酸铜乙液中加入少量亚铁氰化钾，与红色的 Cu_2O 发生反应，生成可溶性无色配合物，便于终点的判断。应严格控制滴定操作条件，包括所用的锥形瓶、煮沸时间、试剂体积、滴定速度和终点判定等都应尽量保持一致。碱性酒石酸铜溶液标定和样液测定必须作预试验，测定与预实验条件应保持一致，以减少测定误差。同时做空白试验。此法不能用硫酸铜和 NaOH 溶液处理样液，否则会影响测定结果的准确性。

高锰酸钾滴定法 试样经除去蛋白质后，还原糖将二价铜盐还原为 Cu_2O，加入硫酸铁被还原成亚铁，以高锰酸钾标准溶液滴定，根据高锰酸钾溶液的消耗量，计算 Cu_2O 含量，查表得还原糖量。反应方程式见图2。

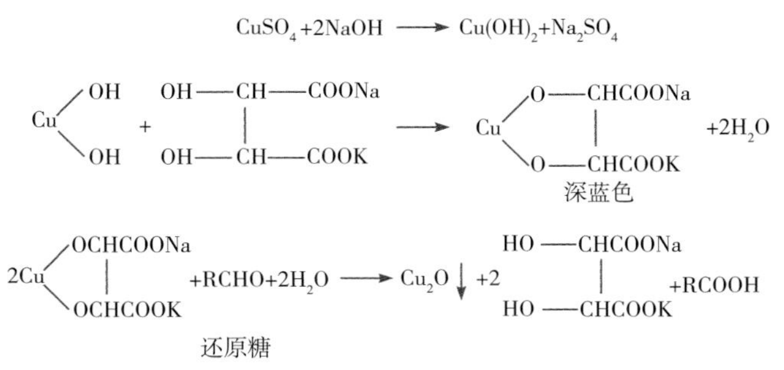

图 1　直接滴定法反应方程式

$$Cu_2O + Fe_2(SO_4)_3 + H_2SO_4 \longrightarrow 2CuSO_4 + 2FeSO_4 + H_2O$$

$$10FeSO_4 + 2KMnO_4 + 8H_2SO_4 \longrightarrow 5Fe_2(SO_4)_3 + K_2SO_4 + 2MnSO_4 + 8H_2O$$

图 2　高锰酸钾滴定法反应方程式

还原糖与碱性酒石酸铜的反应过程十分复杂，除按上述反应式进行外，还伴有副反应，因此不能按反应式直接计算还原糖的含量，而是应根据 GB 5009.7-2016 中"相当于氧化亚铜质量的葡萄糖、果糖、乳糖、转化糖质量表"查出糖的含量。

样品处理　同直接滴定法，但该法是以反应中产生的 Fe^{2+} 为定量依据，因此蛋白质沉淀剂不能使用乙酸锌和亚铁氰化钾溶液。

注意事项　还原糖与碱性酒石酸铜试剂的反应在加热沸腾一定时间（4 分钟）的条件下进行，煮沸后溶液应保持蓝色，如蓝色褪去，则表示样品中还原糖含量过高，应将样液稀释后再重作，同时做空白试验。

离子色谱法　以 NaOH 为淋洗液，使糖类部分或全部离解成阴离子，在阴离子交换柱上分离，待测组分按 pKa 值的顺序洗脱后，采用脉冲安培检测器检测。根据保留时间定性，峰高或峰面积内标法定量。

样品处理　称取甘蔗和甜菜废糖蜜样品加纯水和内标溶液，用纯水定容。用 0.45μm 滤膜过滤后待分析。

注意事项　50%NaOH 储备液中碳酸钠含量应低于 0.03%。淋洗液临用时应先脱气，储存不应超过 1 周，放置时间过长会产生 Na_2CO_3 影响测定。

适用范围　适用于甘蔗和甜菜废糖蜜中糖类物质的测定。

（黎源倩）

zhètáng jiǎnyàn

蔗糖检验（determination of saccharose）

食品中蔗糖的定性和定量检测。蔗糖是由葡萄糖和果糖组成的双糖，分子式为 $C_{12}H_{22}O_{11}$，易溶于水，微溶于乙醇，不溶于醚，不具还原性，不能用碱性铜盐试剂直接测定。在一定条件下，蔗糖可水解为具有还原性的葡萄糖和果糖。食品中蔗糖的含量测定主要是用于鉴别食品原料的品质和控制糖果、果脯、加糖乳制品等产品的质量指标。

蔗糖的检验主要是按还原糖的测定方法（直接滴定法和高锰酸钾滴定法），此外还可以采用高效液相色谱-示差折光检测器、离子色谱-安培检测器等。中国《食品安全国家标准 食品中果糖、葡萄糖、蔗糖、麦芽糖、乳糖的测定》（GB 5009.8-2016）中酸水解法的原理为：食品样品除去蛋白质后，用盐酸将蔗糖水解转化为还原糖，再按还原糖方法测定，水解前后还原糖含量的差值，乘以还原糖（以葡萄糖计）换算为蔗糖的系数（0.95）即得样品中蔗糖的含量。操作中应严格控制样品水解时酸的浓度及用量、水解的温度和时间以及取样液体积等，当到达规定的水解时间时应迅速冷却，防止果糖分解，以获得准确的结果。

（黎源倩）

diànfěn jiǎnyàn

淀粉检验（determination of starch）

食品中淀粉含量的检测。淀粉为白色粉末状物质，由多个葡萄糖构成的聚合体（多糖），按聚合形式不同，可分为直链淀粉和支链淀粉。直链淀粉不溶于冷水，可溶于热水，不溶于浓度高于 30% 乙醇；支链淀粉常压下不溶于水，在加热、加压时才能溶解。淀粉水溶液具有旋光性，在稀酸或酶的作用下可水解，最终产物为葡萄糖。淀粉是一种非还原糖，不与银氨溶液发生银镜反应，也不能与费林试剂反应；可与碘化钾溶液反应，生成深蓝色化合物，常用于淀粉的鉴定；淀粉广泛存在于作物的根、茎、叶、种子等组织中，是食品的重要组成部分，也是人体热能的主要来源。测定方法可分为酶水解和酸水解法，见中国《食品安全国家标准 食品中淀粉的测定》（GB 5009.9-2016）。

酶水解法：试样依次用乙醚除去脂肪、用 85% 乙醇去除可溶性糖类，残留物用淀粉酶在 55～60℃ 水解成双糖，再加入盐酸在沸水浴中水解成单糖后，按还原糖测定（直接滴定法），并折算成淀粉含量。还原糖（以葡萄糖计）折算成淀粉的换算系数为 0.9。该法采用的淀粉酶具有专一性，只能使淀粉水解成麦芽糖，而不会使其他多糖水解，因而不受纤维素、果胶等多糖的干扰。淀粉酶溶液配制后其活力降低较快，应临用新配，并贮存于冰箱中。

酸水解法是将试样除去脂肪及可溶性糖类后，用盐酸将淀粉水解成单糖，按还原糖测定（直接滴定法），乘以换算系数 0.9 折算成淀粉含量。该法用盐酸可使淀粉直接水解为葡萄糖，方法简便。但其专一性不如淀粉酶，样品中所含半纤维素、果胶质等也可能同时被水解，生成具有还原性的物质，会使测定结果偏高。应采用回流装置进行水解，以避免水解过程中盐酸浓度的改变。操作时应该严格控制样液的用量、盐酸浓度及用量、水解时间等，以保证淀粉完全水解。

（黎源倩）

xiānwéisù jiǎnyàn

纤维素检验（determination of fiber）

食品中纤维素（总纤维、膳食纤维）含量的检测。纤维素是由葡萄糖组成的大分子，为植物细胞壁的主要成分，也是自然界中最多的一种多糖，包括纤维素、半纤维素、果胶质、木质素等，是人类膳食中不可缺少的重要物质之一。纤维素不溶于水和乙醇、乙醚等有机溶剂，能溶于铜氨溶液和铜乙二胺溶液等；水可使纤维素有限溶胀，某些酸、碱和盐溶液可使纤维素溶解。纤维素加热到150℃时不发生显著变化，高温可脱水炭化；在强酸作用下可生成葡萄糖，可与苛性碱溶液、强氧化剂作用生成碱纤维素、氧化纤维素。粗纤维（crude fiber）是指食物中不能被稀酸、稀碱、有机溶剂所溶解，不能为人体消化利用的物质，包括食品中部分纤维素、半纤维素、木质素及少量非蛋白含氮物质。膳食纤维（dietary fiber）指植物中天然存在、提取或合成的碳水化合物的聚合物（聚合度≥3）不能被人体小肠消化吸收，但能被大肠内某些微生物部分或全部酶解和利用，包括纤维素、半纤维素、戊聚糖、果胶、木质素、葡聚糖和寡糖以及其他一些膳食纤维单体成分等，可分为可溶性和不溶性膳食纤维两大类。可溶性膳食纤维，能溶于水，包括低聚糖和不能消化的部分多聚糖等，如海藻胶、羧甲基纤维素、真菌多糖、果胶和树胶等属于可溶性膳食纤维；不溶性膳食纤维，不能溶于水，包括部分半纤维素、木质素和纤维素等，存在于植物细胞壁中，其含量接近于食品中膳食纤维的真实量。摄入适量的纤维素能促进肠道蠕动，有助于降低肠癌风险。国际相关组织推荐的膳食纤维素日摄入量为每人每天30~40g。糙米、玉米、小米、大麦、小麦皮、米糠和麦粉等杂粮以及根菜类和海藻类食物中含量较多。

粗纤维测定主要采用重量法，见中国国家标准《植物类食品中粗纤维的测定》（GB/T 5009.10-2003）；膳食纤维测定通常采用酶-重量法，见中国《食品安全国家标准 食品中膳食纤维的测定》（GB 5009.88-2014），以及酶-分光光度法和酶-色谱法等。针对食品中总膳食纤维、可溶性和不溶性膳食纤维、膳食纤维单体成分等，美国公职分析化学家协会（AOAC）分别建立了多种不同的测定方法，如 AOAC 985.29、AOAC 991.43、AOAC 993.21。

粗纤维检验 依次用稀硫酸和碱液处理，除去样品中的糖、淀粉、蛋白质、脂肪等物质，所剩残渣即为粗纤维。如试样中含有较多不溶于酸和碱的杂质，可经高温灼烧使含碳物质灰化，所损失的量即为样品中粗纤维的含量。

操作步骤 称取一定量研细的样品用稀硫酸煮沸，除去样品中所含糖、淀粉、果胶质和半纤维素等物质，过滤，残渣再加碱煮沸使蛋白质溶解、脂肪皂化而除去，过滤后残渣分别用乙醇和乙醚洗涤，除去色素及残余的脂肪，残渣于105℃烘干至恒重。再将残渣于550℃灼烧至恒重，使含碳物质全部灰化后，再称重，所损失的量即为样品中粗纤维的含量。

适用范围 适用于植物类食品中粗纤维含量的测定。

膳食纤维检验 干燥试样经热稳定α-淀粉酶、蛋白酶和葡萄糖苷酶酶解，去除其中所含的淀粉、蛋白质和果胶等物质，经乙醇沉淀、抽滤，残渣用乙醇和丙酮洗涤，干燥称量，即为总膳食纤维残渣。取同样酶解的试样，直接抽滤，热水洗涤，残渣干燥称量，即为不溶性膳食纤维残渣；滤液用4倍体积的乙醇沉淀、抽滤、干燥称量，即为可溶性膳食

纤维残渣。扣除各类膳食纤维残渣中相应的蛋白质、灰分和试剂空白的含量，即可计算出试样中总的、不溶性和可溶性膳食纤维的量。所测得的总膳食纤维为不能被α-淀粉酶、蛋白酶和葡萄糖苷酶酶解的碳水化合物聚合物，包括不溶性膳食纤维和能被乙醇沉淀的高分子量的可溶性膳食纤维。

注意事项 ①称取适量样品（不少于50g），根据试样中水分、脂肪和糖含量分别进行适当处理，干燥、粉碎、混匀，应全部通过0.3~0.5mm筛孔。称取1g（准确到0.1mg）进行测定。②应选用质量好的热稳定α-淀粉酶、蛋白酶和淀粉葡萄糖苷酶，对所用的酶的活性有严格要求，当酶生产批次改变或最长使用间隔超过6个月时，应按GB 5009.88-2014所列标准物进行校准，以确保所使用的酶达到预期的活性，不受其他酶的干扰。③如试样中抗性淀粉含量高（>40%），可延长热稳定α-淀粉酶酶解时间，或加入二甲基亚砜使淀粉分散。

适用范围 适用于所有植物性食品及其制品中总的、可溶性和不溶性膳食纤维的测定。但不包括低聚糖、低聚半乳糖、聚葡萄糖、抗性麦芽糊精、抗性淀粉等膳食纤维组分。

（黎源倩）

shípǐnzhōng wéishēngsù jiǎnyàn

食品中维生素检验（determination of vitamin in food） 食品中所含维生素的种类和含量的检测。用于评价食品的质量。维生素是维持机体生命活动、调节机体生理功能所必需的一类有机化合物的总称。大多数维生素只能由食物供给。膳食中某些维生素长期缺乏或摄入量不足时会引起

代谢紊乱，影响人体正常生理功能，甚至可导致维生素缺乏病。由于多数维生素不稳定，在食品加工和贮藏中其含量会降低，故测定食品中维生素的含量具有营养学意义。

维生素的种类很多，一般按其溶解性分为脂溶性维生素和水溶性维生素两大类。脂溶性维生素是指不溶于水而溶于脂肪及有机溶剂的维生素，包括维生素 A（包括胡萝卜素）、维生素 D、维生素 E 和维生素 K 等。水溶性维生素是指可溶于水的维生素，包括 B 族维生素和维生素 C。由于它们的理化性质不同，食品中这两类维生素的提取和检验方法也各不相同，分别见脂溶性维生素检验和水溶性维生素检验。

（黎源倩）

zhīróngxìng wéishēngsù jiǎnyàn
脂溶性维生素检验（determination of fat-soluble vitamin） 食品中脂溶性维生素的种类和含量的检测。脂溶性维生素是指溶于有机溶剂而不溶于水的一类维生素，由较长碳氢链或稠环组成的聚戊二烯化合物，包括维生素 A、D、E、K 和胡萝卜素。

脂溶性维生素不溶于水，易溶于脂肪、苯、三氯甲烷、乙醚、乙醇、丙酮等有机溶剂。维生素 A、D 对酸不稳定，对碱稳定；维生素 E 对酸稳定，对碱不稳定，但有抗氧化剂存在时可在碱性介质中煮沸。维生素 A、D、E 耐热性好，煮沸不被破坏；维生素 A 易被空气、氧化剂所氧化，也能被紫外线分解；维生素 D 在紫外光照射下会分解；维生素 E 在空气中会缓慢氧化，光、热、碱可加速其氧化作用。胡萝卜素对热、酸和碱比较稳定，但紫外线和空气中的氧可促进其氧化破坏。

维生素 A，是由 β-紫罗酮环与不饱和一元醇组成的一类化合物及其衍生物的总称（图 1），具有视黄醇生物活性。食品中维生素 A 包括维生素 A_1（视黄醇）和 A_2（3-脱氢视黄醇，活性为 A_1 的一半）及 β-胡萝卜素和视黄醇衍生物。含量用国际单位表示，每一个国际单位等于 $0.3\mu g$ 维生素 A（醇），$0.344\mu g$ 乙酸维生素 A（酯）。

胡萝卜素，有多种异构体和衍生物，包括 α、β、γ-胡萝卜素，玉米黄素、叶黄素、番茄红素等，总称为类胡萝卜素。其中 α、β、γ-胡萝卜素，玉米黄素在肝、小肠黏膜中可转变为维生素 A，故称为维生素 A 原。植物性食品中仅含有 β-胡萝卜素和其他类胡萝卜素，其中以 β-胡萝卜素效价最高，在胡萝卜素酶的作用下，1mol β-胡萝卜素可转化成 2mol 维生素 A，由于 β-胡萝卜素的吸收率低，就其生理活性，$6\mu g$ β-胡萝卜素相当于 $1\mu g$ 维生素 A。β-胡萝卜素（图 2）是广泛存在于有色蔬菜和水果中的天然色素，是人体所需的重要营养素，因此常用于保健食品中，可作为营养加强剂加入婴幼儿食品和乳制品中，也可作为着色剂加入奶油和膨化食品中。

维生素 E，又称生育酚、抗不育维生素，是所有具有 α-生育酚生物活性的苯并二氢呋喃衍生物的统称（图 3）。食品中存在的维生素 E 有 8 种异构体：α、β、γ、δ-生育酚和 α、β、γ、δ-三烯生育酚，其差异在于分子结构中甲基的数目和位置不同。其中 α、β、γ、δ-生育酚较为重要，以 α-生育酚的生理活性最强。维生素 E 存在于蔬菜、麦胚、植物油的非皂化部分。生育酚极易氧化，是良好的脂溶性抗氧化剂，可清除自由基；参与脂肪的代谢，维持内分泌的正常功能，提高繁殖性能。

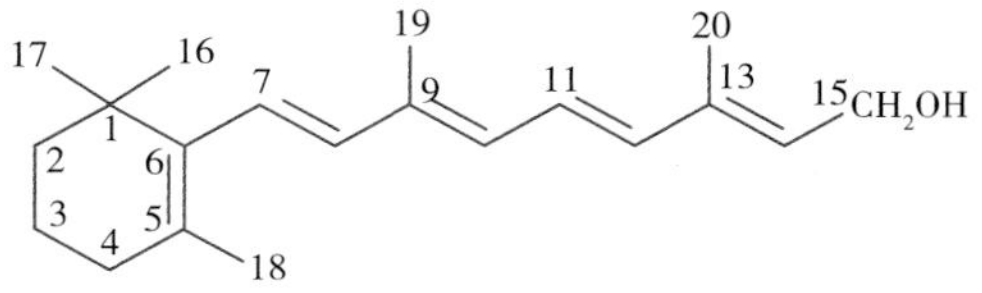

图 1 维生素 A（视黄醇）结构式

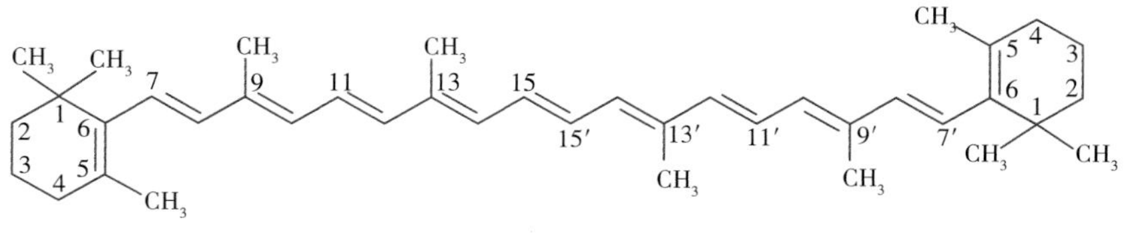

图 2 β-胡萝卜素结构式

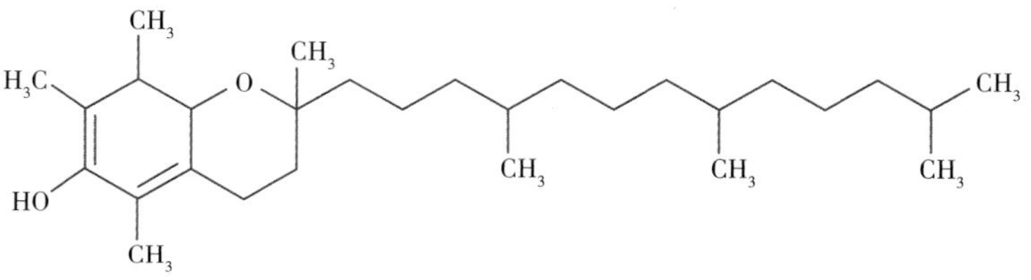

图 3 维生素 E（α-生育酚）结构式

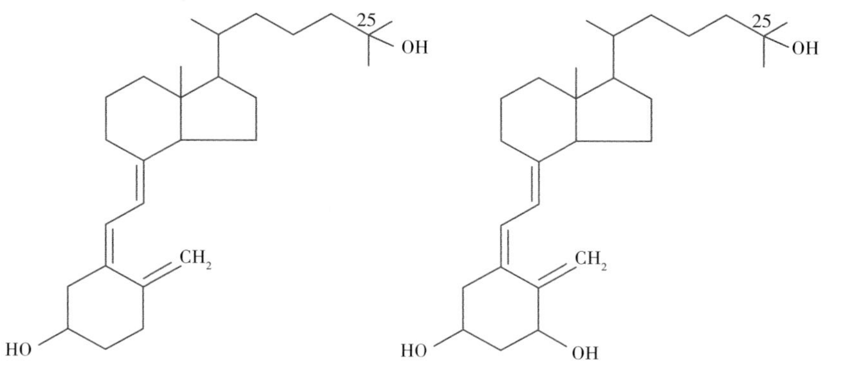

25-羟维生素D_3　　1,25-二羟维生素D_3

图4　维生素 D_3结构式

维生素 D，为具有胆钙化醇生物活性的一类化合物，具有抗佝偻病作用。其中重要的是维生素 D_2和维生素 D_3。维生素 D_2可由维生素 D 原经 270～300nm 紫外线照射转化，植物油和酵母中的麦角固醇转化为 D_2（麦角钙化醇），动物皮下的 7-脱氢胆固醇转化为 D_3（胆钙化醇，图 4）。维生素 D 的最大吸收波长为 265nm。

维生素 K，为 2-甲基-1,4-萘醌及其衍生物的总称，包括维生素 K_1、K_2、K_3和 K_4（图 5）。维生素 K_1在菠菜、甘蓝、花椰菜和卷心菜等绿色蔬菜中含量较多；维生素 K_2主要存在于微生物体内，由肠道微生物菌群合成；K_3和 K_4通过人工合成，其中最重要的是维生素 K_1和 K_2。维生素 K 为黄色晶体，熔点 52～54℃，是维持人体血液正常凝固所必需的物质，参与骨骼代谢。

检验方法主要有薄层色谱法、分光光度法、气相色谱法、高效液相色谱法、气相色谱-质谱法、液相色谱-质谱法等，其中高效液相色谱法使用广泛，见中国《食品安全国家标准 食品中维生素 A、D、E 的测定》（GB 5009.82-2016）、《食品安全国家标准 食品中胡萝卜素的测定》（GB 5009.83-2016）和《食品安全国家标准 食品中维生素 K_1的测定》（GB 5009.158-2016）。

维生素 A、D 和 E 检验　样品经皂化处理后，用有机溶剂提取其中的维生素 A、D 和 E，采用高效液相色谱法，维生素 A、E 用 C_{30}反相色谱柱分离；维生素 D 经正相色谱法净化后，用 C_{18}反相色谱柱分离，串联质谱法检测，以保留时间定性，外标法定量。

样品处理　对于不含淀粉的样品，称取混匀的固体试样（精确到 0.1mg），用温水溶解，混匀；对于含淀粉的试样应加入 α-

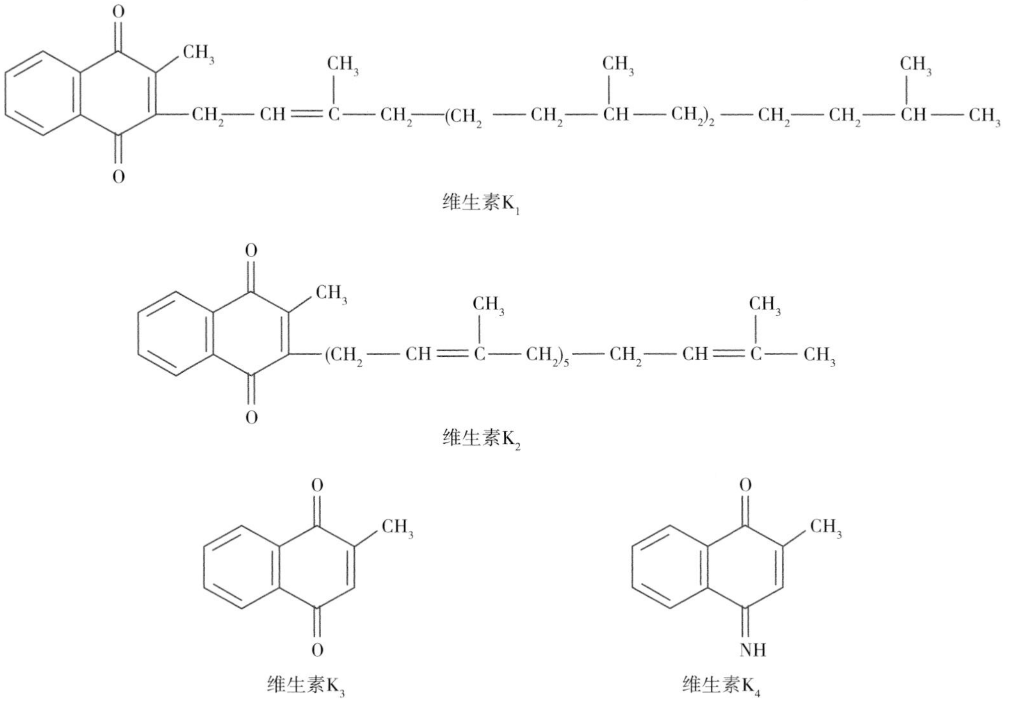

图5　维生素 K 结构式

淀粉酶，用 45～50℃ 的水溶解，混匀后充氮，密塞，于 60℃±2℃ 培养 30 分钟。取上述样液中加入维生素 C、2,6-二叔丁基对甲酚（BHT）乙醇溶液及氢氧化钾溶液皂化，充氮排气，密塞，磁力搅拌（80℃，30 分钟）。用石油醚-乙醚提取 2 次，合并提取液水洗后，经无水硫酸钠过滤脱水，滤液于 40℃±2℃ 充氮蒸至近干（不可蒸干）。用甲醇溶解后定容。分别取一定量石油醚提取液于试管 A 和 B 中，于 40℃±2℃ 用氮气吹干，用甲醇振荡溶解试管 A 中残渣，离心，过 0.22μm 有机滤膜供高效液相测定，用于维生素 A、E 测定；用正己烷溶解试管 B 中残渣，离心后作为维生素 D 的待测液。维生素 A、E 测定的参考色谱条件为：C_{30} 柱色谱柱，流动相甲醇和水，流速 0.8ml/min。梯度洗脱。检测波长：维生素 A 325nm；维生素 E 294nm。柱温：35℃±1℃。维生素 D 待测液还需用硅胶柱净化，净化的参考色谱条件为：硅胶色谱柱，流动相为环己烷＋正己烷（1＋1），加入 0.8% 异丙醇；流速 1ml/min；检测波长 264nm。柱温 35℃±1℃，进样体积 500μl。取维生素 D（D_2 或 D_3）标准储备液氮气吹干（40℃±2℃），残渣用正己烷溶解后，在上述色谱条件下用半制备正相高效液相色谱仪测定维生素 D 的保留时间，然后将维生素 D 待测样液在相同色谱条件下进样，根据标准溶液的保留时间收集维生素 D 馏分，氮气吹干后，准确加入甲醇溶解残渣，用于维生素 D 测定。测定参考色谱条件：C_{18} 色谱柱，流动相甲醇＋水（95＋5），流速 1ml/min，检测波长 264nm，柱温 35℃±1℃，进样量 100μl。可用内标法或外标法定量。

食品中维生素 D 也可以采用高效液相色谱-质谱法检测。在试样中加入维生素 D_2 和 D_3 的同位素内标，经皂化（含淀粉的试样应加入 α-淀粉酶酶解）后，正己烷提取，硅胶固相萃取柱净化，浓缩后用 C_{18} 反相色谱柱分离，串联质谱检测器检测。

注意事项 维生素 A、D、E 标准储备液均须 -10℃ 以下避光储存，临用前配制标准工作液。维生素 A、D、E 的标准储备溶液临用前需用紫外分光光度法标定其准确浓度。测定维生素 D 的试样需要同时作回收率实验，回收率用于测定结果的计算。

β-胡萝卜素测定 试样经粉粹或匀质后称取一定量，加入抗坏血酸、无水乙醇在水浴 60℃±1℃ 水浴上振荡 30 分钟。如样品中蛋白质、淀粉含量高（＞10%），可先加入抗坏血酸、45～50℃ 温水、木瓜蛋白酶和 α-淀粉酶，置 55℃±1℃ 度恒温水浴箱中振荡或超声波处理 30 分钟后再加无水乙醇，于 60℃±1℃ 水浴上振荡 30 分钟。加氢氧化钾溶液于 53℃±2℃ 水浴上皂化 30 分钟，冷却后用石油醚提取两次，合并有机相，水洗至中性，去水相经无水硫酸钠脱水，滤液于 40℃±2℃ 浓缩至近干，用氮气吹干。用二氯甲烷定容，过 0.45μm 滤膜，供色谱分析用。色谱参考条件：对于 α-胡萝卜素、β-胡萝卜素和总胡萝卜素的测定，C_{30} 色谱柱；流动相 A 为甲醇＋乙腈＋水（73.5＋24.5＋2），B 为甲基叔丁基醚，梯度洗脱，流速 1ml/min，检测波长 450nm，柱温 30℃±1℃。对于 β-胡萝卜素测定，C_{18} 色谱柱；流动相为三氯甲烷＋乙腈＋甲醇（3＋12＋85）；含抗坏血酸 0.4g/L，经 0.45μm 滤膜过滤，流速

2ml/min，检测波长 450nm，柱温 35℃±1℃。

维生素 K_1 检验 样品中的脂肪和不饱和脂肪酸用脂肪酶降解，其中的淀粉用淀粉酶降解，经碱皂化后，用正己烷提取维生素 K_1。采用高效液相色谱法，经 C_{18} 液相色谱柱分离，柱后用锌粉还原维生素 K_1，荧光检测器检测，以峰面积或峰高外标法定量。

样品处理 称取混匀的固体试样用温水溶解，加脂肪酶于 37℃±5℃ 振荡 2 小时以上，对于含淀粉的试样应同时加入淀粉酶。取酶解后的样液，加入硝酸钾和乙醇，混匀后用正己烷振摇提取，静置分层。水相加入正己烷再次萃取，合并有机相。有机相用蒸馏水洗涤后，经无水硫酸钠脱水，过滤，将滤液蒸发至近干（40℃±2℃）。用正己烷溶解残留物，氮气吹干后准确加入甲醇溶解残留物。测定前将样液在暗处放至室温，离心后取上清液过 0.22μm 滤膜过滤测定。

色谱参考条件 C_{18} 色谱柱，锌还原柱（4.6mm×50mm）；检测波长，激发波长 243nm，发射波长 430nm；流动相为甲醇＋四氢呋喃（9＋1），同时加入 0.3ml 冰醋酸、氯化锌 1.5g 和无水乙酸钠 0.5g，溶解后用 0.45μm 滤膜过滤；流速 1ml/min。食品中维生素 K_1 也可以采用液相色谱-质谱法测定。

注意事项 标准溶液配制后需要对所配制的标准溶液进行校正。维生素 K_1 遇光易分解，操作过程应避光。

（黎源倩）

shuǐróngxìng wéishēngsù jiǎnyàn

水溶性维生素检验（determination of water-soluble vitamin）

食品中水溶性维生素的种类和含量的检测。水溶性维生素主要包括

B族维生素和维生素C。B族维生素包括维生素 B_1、B_2、B_6、B_{12}、烟酸、泛酸、叶酸等。

水溶性维生素易溶于水，不溶于苯、乙醚、三氯甲烷等大多数有机溶剂，在酸性介质中稳定，加热不被破坏；但在碱性介质中不稳定，易分解，特别易受空气、光、热、酶、金属离子等的影响，可大部分或全部破坏；是体内代谢不可缺少的物质，但多余的不会在体内贮藏，需每天补充。

维生素 B_1，又称硫胺素、抗神经炎素，由取代的嘧啶环和噻唑环与亚甲基相连构成的化合物（图1），化学名称为氯化3-[(4-氨基-2-甲基-5-嘧啶基)-甲基]-5-(2-羟基乙基)-4-甲基噻唑，分子式为 $(C_{12}H_{17}N_4OS^+)Cl^- \cdot HCl$，CAS编号59-43-8。维生素 B_1 为白色结晶或结晶性粉末；味苦，有吸湿性，可溶于正丁醇、异丁醇等有机溶剂；参与糖代谢及乙酰胆碱的代谢，维持胆碱能神经正常传导，促进消化功能。人体每日需要量为 $1\sim2mg$，主要存在于种子的外皮和胚芽中，在米糠、麸皮、酵母菌中含量很丰富，在瘦肉、白菜和芹菜中含量较高。

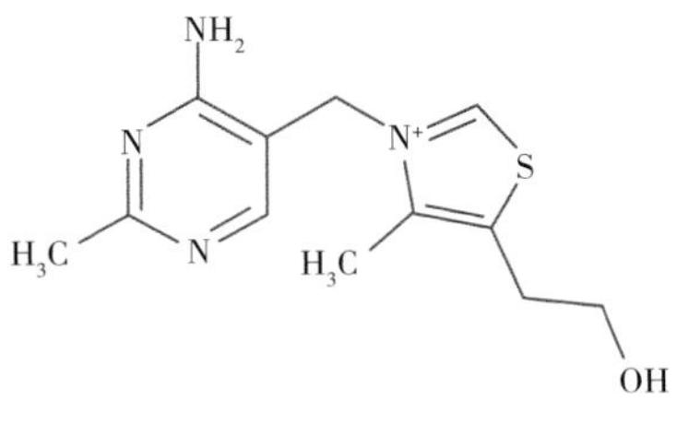

图1　维生素 B_1 结构式

维生素 B_2，又称核黄素，由核糖醇和二甲基异咯嗪两部分组成（图2），化学名称为7,8-二甲基-10-(1′-D-核糖基)-异咯嗪。维生素 B_2 呈黄色，在中性或酸性溶液中经光照射可产生黄绿色荧光，

是机体中多种酶系统的重要辅基组成成分，参与物质和能量代谢。

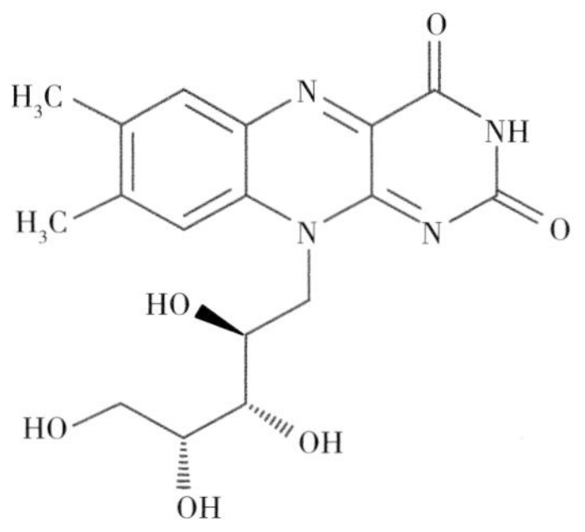

图2　维生素 B_2 结构式

维生素 B_6，又称吡哆素，是具有吡哆醛生物活性的3-羟基-2-甲基吡啶衍生物的总称（图3），主要包括吡哆醛、吡哆醇和吡哆胺。维生素 B_6 为无色晶体，是体内某些辅酶的组成成分，参与代谢反应，尤其与氨基酸代谢关系密切。维生素 B_6 在酵母菌、肝、谷粒、肉、鱼、蛋、豆类及花生中含量较多。

维生素 B_{12}，又称钴胺素、氰钴胺素，具有氰钴胺素生物活性的类咕啉的总称（图4），分子式 $C_{63}H_{88}CoN_{14}O_{14}P$，呈深红色。自然界中的维生素 B_{12} 由微生物合成，人体不能合成。主要生理功能是参与制造骨髓红细胞，防止恶性贫血。

维生素C，又称抗坏血酸，分子式 $C_6H_8O_6$，分子量176.13，CAS号50-81-7，为无色晶体，熔

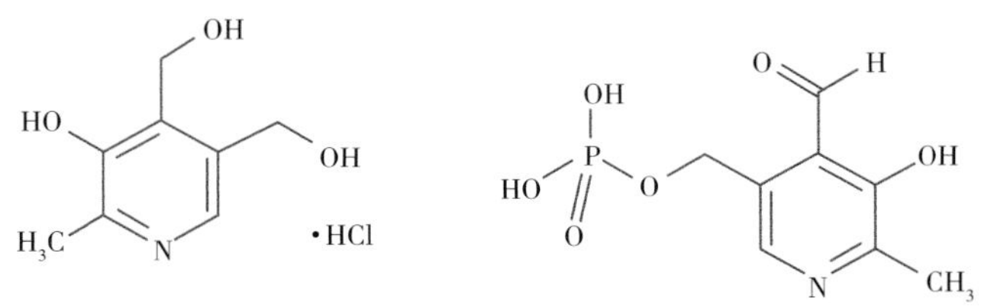

盐酸吡哆醇　　　　磷酸吡哆醛

图3　维生素 B_6 结构式

点 $190\sim192℃$，最大吸收波长245nm，水溶液呈酸性，具有较强的还原性。维生素C易氧化，氧化产物为脱氢型抗坏血酸，仍具有生理活性，进一步水解为2,3-二酮古洛糖酸后，即失去生理功能（图5）；参与体内氧化还原代谢反应，长期缺乏时可能引起坏血病；在水果和蔬菜中含量丰富。

检验方法主要有荧光分光光度法、高效液相色谱法、分光光度法、微生物法等，其中高效液相色谱法可同时分析多种水溶性维生素，见中国《食品安全国家标准 食品维生素 B_1 的测定》（GB 5009.84-2016）、《食品安全国家标准 食品中维生素 B_2 的测定》（GB 5009.85-2016）、《食品安全国家标准 食品中抗坏血酸的测定》（GB 5009.86-2016）和美国公职分析化学家协会（AOAC）推荐标准（AOAC 45.1.07、AOAC 45.1.08、AOAC 967.22）、《食品安全国家标准 婴幼儿食品和乳品中维生素 B_{12} 的测定》（GB 5413.14-2010）、《食品安全国家标准 食品中烟酸和烟酰胺的测定》（GB 5009.89-2016）、《食品安全国家标准 婴幼儿食品和乳品中叶酸(叶酸盐活性)的测定》（GB 5413.16-2010）。也有文献报道，采用原子吸收分光光度法测定维生素 B_{12} 分子中的钴离子含量，再换算成维生素 B_{12} 的含量。

荧光分光光度法　某些水溶

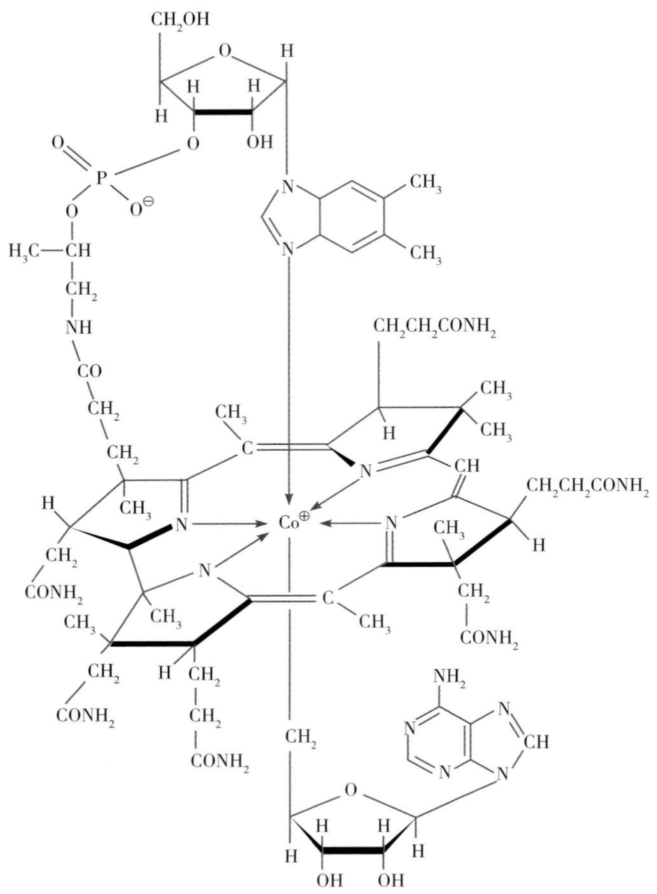

图 4　维生素 B₁₂结构式

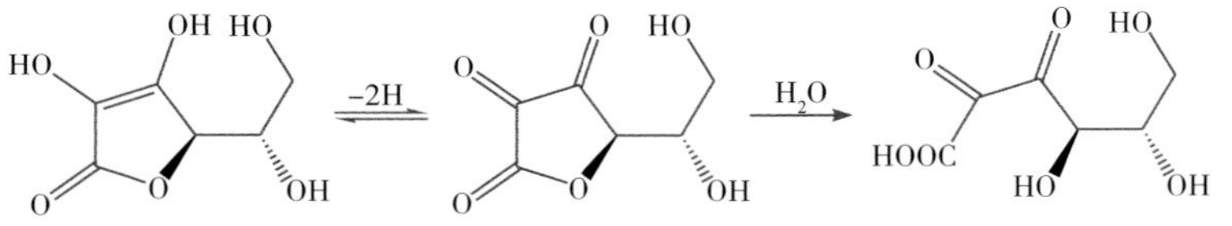

图 5　维生素 C 结构变化

性维生素在一定波长光照射后能发出荧光，有些则与适当试剂反应后产生荧光，在一定的条件下，其荧光强度与溶液中维生素的含量成正比，据此测定水溶性维生素含量。

维生素 B₁检验　试样中的维生素 B₁在碱性铁氰化钾溶液中被氧化成硫色素（噻嘧色素），可在紫外线照射下发出荧光。在一定的条件下，其荧光强度与溶液中维生素 B₁含量成正比，测定样液的荧光强度，与标准比较定量。

样品处理　样品粉碎或匀浆后，用稀盐酸溶解，加压、加热水解，再加淀粉酶和蛋白酶酶解过夜，过滤后通过人造浮石交换柱净化，样液中维生素 B₁被吸附，用热水洗除杂质，再用热酸性氯化钾洗脱，收集滤液。取两份净化液，一份在避光条件下加入氢氧化钠，破坏硫色素作为空白；另一份加入碱性铁氰化钾溶液，二者分别用正丁醇振摇提取，静置分层后取有机相在激发波长365nm，发射波长 435nm 处测定样品的荧光强度。同时取两份标准溶液与样品同样操作。根据样

品和标准溶液的荧光强度（分别扣除其空白），计算样品中维生素 B₁的含量。

注意事项　用碱性铁氰化钾溶液氧化维生素 B₁是测定的关键步骤。应控制好碱性铁氰化钾的加入量，过量会破坏硫色素；紫外线也会使硫色素破坏，因此应尽量避光操作，迅速测定。

维生素 B₂检验　维生素 B₂在 440nm 波长的光照射下，能产生黄绿色荧光，在稀溶液中其荧光强度与维生素 B₂的浓度成正比，在 525nm 发射波长处测定试样的荧光强度，同时在样液中加入连二亚硫酸钠，使维生素 B₂还原成无荧光的物质，测定其荧光强度，作为试样空白，扣除试样空白值即为食品中维生素 B₂所产生的荧光强度，与标准比较定量。

操作步骤：样品用稀盐酸水解，再加淀粉酶或木瓜蛋白酶于 37～40℃ 酶解，过滤。取一定量酶解液及标准溶液，加入高锰酸钾溶液，氧化去除杂质，再加过氧化氢，除去过量的高锰酸钾。将氧化后的样液及标准溶液分别通过硅镁吸附柱净化，用热水洗去杂质，用丙酮+冰乙酸+水（5+2+9）洗脱样品中的维生素 B₂，用于测定。由于维生素 B₂暴露于可见光或紫外光中极不稳定，因此应在避光条件下操作。

维生素 C 检验　样品中还原型抗坏血酸经活性炭氧化为脱氢抗坏血酸后，与邻苯二胺反应生成具有荧光的喹喔啉衍生物，在一定条件下其荧光强度与维生素 C 的浓度成正比，外标法定量。

操作步骤　对于含淀粉的试样，加入淀粉酶和 45～50℃ 的蒸馏水，混匀后，通氮气排除空气，密塞，置于 45℃±1℃ 培养箱内 30 分钟酶解，冷却至室温，用偏磷酸-乙

酸溶液定容。不含淀粉的试样，用偏磷酸-乙酸溶液溶解，定容。

分别取样液和标准使用液，加适量酸性活性炭氧化，剧烈振动，过滤，弃初滤液。准确取一定量样液和标准滤液加入硼酸-乙酸钠溶液，在4℃冰箱中放置。在避光条件下迅速加入邻苯二胺溶液，混合反应后，于激发波长338nm、发射波长420nm处测定荧光强度。用维生素C含量为横坐标，对应的标准溶液的荧光强度减去标准空白荧光强度为纵坐标，绘制标准曲线并计算样品中维生素C含量。

注意事项　酸性活性炭制备时，称取粉状活性炭（化学纯，80～200目）加入10%盐酸，加热回流1～2小时，真空过滤，用水清洗至滤液中无铁离子为止，110～120℃干燥后使用。邻苯二胺溶液在空气中易氧化，使颜色变深，影响显色，应临用配制。活性炭对维生素C的氧化作用是基于其表面吸附的氧进行界面反应，应控制其加入量。硼酸与脱氢抗坏血酸结合生成硼酸-脱氢抗坏血酸配合物，而不与邻苯二胺反应生成荧光物质，借此可消除试样中荧光杂质的干扰。由于影响荧光强度的因素较多，在样品测定的同时应作标准曲线。

适用范围　该法适用于乳品、蔬菜、水果及其制品中总坏血酸的测定。

高效液相色谱法　可分别或同时检测多种水溶性维生素。

维生素C检验　试样中的抗坏血酸用偏磷酸溶解超声波提取，以离子对试剂为流动相，经反相色谱柱分离，L（+）-抗坏血酸和D（+）-抗坏血酸直接用二极管阵列检测器或紫外检测器检测；试样中L（+）-脱氢抗坏血酸经L-半胱氨酸

还原用紫外检测器检测L（+）-抗坏血酸总量，减去原样品中测得的L（+）-抗坏血酸含量，即可得到试样中L（+）-脱氢抗坏血酸含量。以保留时间定性，外标法定量。

食品中维生素C称取一定量经粉碎或匀浆后的试样，加入偏磷酸溶液振摇溶解后定容、超声波提取，离心，取上清液经0.45μm滤膜过滤，此滤液可同时、分别测定试样中的L（+）-抗坏血酸和D（+）-抗坏血酸。定量取出一部分滤液加入L-半胱氨酸，用磷酸三钠溶液调节pH至7.0～7.2，振荡5分钟，再用磷酸调节pH至2.5～2.8，用水定容，经0.45μm滤膜过滤后，用于试样中的L（+）-脱氢抗坏血酸总量的色谱分析。色谱参考条件：C_{18}色谱柱；流动相A为6.8g磷酸二氢钾和0.91g十六烷基三甲基溴化铵用水溶解定容至1L（用磷酸调pH至2.5～2.8）；流动相B为甲醇，A+B=（98+2）混合，经0.45μm滤膜过滤，超声脱气，流速0.7ml/min，二极管阵列检测器或紫外检测器，检测波长245nm，柱温25℃。

维生素B_1和B_2分别检验　样品用稀盐酸恒温加热水解，酶解，测定维生素B_1的样液需用碱性铁氰化钾衍生化，正丁醇（或异丁醇）萃取；测定维生素B_2的样液可直接经C_{18}反相色谱柱分离，用荧光检测器检测，外标法定量。

样品处理　称取一定量捣碎试样（精确至0.01g），加入盐酸，摇匀，放入高压灭菌锅内，在121℃下（30分钟）水解，用乙酸钠溶液调节pH值至4.0，加入混合酶液，摇匀，置于37℃过夜；将酶解液用水定容，滤纸过滤，取滤液备用。取部分测定维生素B_1的样液滤液，加入碱性铁氰化钾衍生化，混匀后，用正丁醇振荡提

取，静置待分层后，取正丁醇相离心，取上清液经微孔滤膜过滤，供测定用。另取标准工作液与试液同步进行衍生化。

色谱参考条件　C_{18}反相色谱柱；流动相为0.05mol/L乙酸钠溶液+甲醇（65+35）。流速1.00ml/min。测定维生素B_1时，激发波长375nm，发射波长435nm；测定维生素B_2时，激发波长462nm，发射波长522nm。

注意事项　操作过程应避免强光照射。混合酶溶液为木瓜蛋白酶（活力单位≥600U/g）和淀粉酶（活力单位≥4000U/g）用水溶解，临用前配制。

维生素B_6检验　样品用热水提取等前处理后，经C_{18}色谱柱分离，荧光检测器检测，外标法定量测定维生素B_6（吡哆醇、吡哆醛、吡哆胺）的含量。

样品处理　称取一定量混匀的试样（精确至0.0001g），用温水溶解，对于含有淀粉的样品，加入淀粉酶混匀。充氮，密塞，于50～60℃保温30分钟。用盐酸溶液调节样液pH值至1.7±0.1，放置约1分钟。再用氢氧化钠溶液调节样液pH值至4.5±0.1后，用水定容。超声振荡。滤纸过滤，滤液再经0.45μm微孔滤膜过滤后，供测定用。

参考色谱条件　C_{18}色谱柱；流动相，甲醇+辛烷磺酸钠+三乙胺用水溶解并定容后，用冰乙酸调pH至3.0±0.1，用微孔滤膜过滤后使用；流速1.0ml/min。检测波长，激发波长293nm，发射波长395nm。

B族维生素同时测定　样品经甲醇、水和磷酸的混合液提取，滤液用离子对试剂+乙腈+磷酸水溶液为流动相，在C_{18}柱上分离，紫外检测器检测，以保留时间定

性，峰高或峰面积定量。

样品处理　称取适量研磨混匀的样品，加入甲醇、水和磷酸的混合液（100＋400＋0.5）超声提取，离心，上清液经滤膜过滤后即可进样。

色谱操作条件　C_{18} 色谱柱，检测波长 280nm，流动相为 1-癸烷磺酸钠溶液（1-癸烷磺酸钠 0.22g 溶解于 850ml 水中）＋乙腈＋磷酸（850＋150＋1）。采用波长变换程序检测，可提高灵敏度，维生素 B_1、烟酸、烟酰胺的检测波长为 254nm，维生素 B_2、维生素 B_6、叶酸为 280nm。

分光光度法　主要针对维生素 C 检验。

还原型抗坏血酸检验　在乙酸溶液中，维生素 C 与固蓝盐 B 反应生成黄色草苯肼-2-羟基丁酰内酯衍生物，在其最大吸收波长 420nm 处测定吸光度值，与标准系列比较定量。样品处理：固体试样经研磨混匀后，用乙酸溶液溶解、定容，取部分样液过滤或离心后测定，对于含蛋白较多的食品样品可加入乙酸、乙酸锌和亚铁氰化钾溶液，定容后，离心，取上清液测定。同时作试剂空白。适用范围：适用于各类食品中还原型抗坏血酸测定，不适用于脱氢型抗坏血酸的测定。

总抗坏血酸检验　样品中维生素 C 用草酸提取，加入活性炭使提取液中还原型抗坏血酸氧化成为脱氢抗坏血酸，再与 2,4-二硝基苯肼作用生成红色的脲。用 85%硫酸脱水，转变为橘红色的化合物双-2,4-二硝基苯，在 500nm 波长处测吸光度值，其吸光度值与试样中总抗坏血酸的含量成正比。

微生物法　某一种微生物的生长和繁殖需要有某种维生素存在，当其培养基中缺乏这种维生素时，该细菌便不能生长。利用阿拉伯乳酸杆菌 *L. arabinosus* 17-5 的生长需要烟酸；卡尔斯伯酵母需要有维生素 B_6 存在才能生长；干酪乳酸菌对叶酸的特异性；植物乳酸杆菌 ATCC 8014 对烟酸和烟酰胺的特异性；植物乳酸杆菌对泛酸的特异性；莱士曼乳酸杆菌对维生素 B_{12} 的存在具有极高灵敏度，在一定条件下上述微生物的代谢产物的酸度或培养液的吸光度值与培养基中该维生素的含量成正比，测定培养基酸度或吸光度值，即可得出试样中该维生素的含量。

样品处理　测定维生素 B_6、B_{12} 和烟酸的试样在压力下酸水解后过滤。脂肪高的样品应先除去脂肪。

注意事项　试样和标准管应全部灭菌后接种、培养。

（黎源倩）

bǎojiàn shípǐnzhōng niúhuángsuān jiǎnyàn

保健食品中牛磺酸检验（determination of taurine in health food）　牛磺酸是含硫的非蛋白氨基酸，存在于动物的胆汁中，最早由牛黄中分离出来，又称牛磺胆碱、牛胆素、牛胆酸、牛胆碱、α-氨基乙磺酸，化学式 $C_2H_7NO_3S$，分子量 125.15，化学名称为 2-氨基乙磺酸，CAS 编号 107-35-7。牛磺酸是无色或白色结晶或结晶性粉末；无臭，味微酸，熔点为 310℃；可溶于水，难溶于无水乙醇、乙醚或丙酮；可与氨基酸衍生试剂反应生成具有紫外吸收或荧光的化合物；与体内胱氨酸、半胱氨酸的代谢密切相关，其主要生理功能包括提高神经传导和视觉功能，改善人体内分泌状态，增强人体免疫力等，特别是能增进婴幼儿脑组织和智力发育。结构式见图。

图　牛磺酸结构式

检验方法有酸碱滴定法、分光光度法、薄层色谱法、荧光分光光度法、衍生化液相色谱法和氨基酸自动分析法等，见《食品安全国家标准 食品中牛磺酸的测定》（GB 5009.169-2016）。

原理　根据其氨基酸的特性，将牛磺酸与衍生化试剂（如邻苯二甲醛、丹磺酰氯）反应，使其产生荧光或紫外吸收基团。样品经沉淀蛋白后，通过钠离子氨基酸分析色谱柱分离后与邻苯二甲醛进行柱后衍生反应，荧光检测器检测或与衍生试剂丹磺酰氯进行衍生反应，衍生物经 C_{18} 反相色谱柱分离，用紫外检测器（检测波长 254nm）或荧光检测器检测，外标法定量。

柱后衍生法　试样加入偏磷酸溶液溶解，充分混匀，定容后，离心并取上清液过滤后经色谱柱分离，分离后与柱后衍生试剂发生衍生反应。色谱条件：氨基酸分析色谱柱，流动相为柠檬酸缓冲溶液，柱后荧光衍生试剂为邻苯二甲醛，激发波长 338nm，发射波长 425nm。

柱前衍生法　试样用温水溶解，超声波提取后冷却到室温，用亚铁氰化钾和乙酸锌溶液沉淀蛋白，离心后取上清液，加入碳酸钠缓冲液和丹磺酰氯溶液后充分混合，室温避光衍生反应 2 小时，以盐酸甲胺溶液终止反应，避光静置至沉淀完全。上清液经微孔滤膜过滤后进行色谱分析。

衍生物在4℃可避光保存48小时。色谱条件：C₁₈反相色谱柱，流动相为10mmol/L乙酸钠缓冲液+乙腈（70+30），紫外检测波长254nm，荧光检测激发波长330nm，发射波长530nm。根据检测器的响应特性差异，紫外检测器测定试样中牛磺酸宜在1μg以上，荧光检测器测定试样中牛磺酸宜在50μg以上。

注意事项 柱前衍生的各项条件需要严格控制，否则重现性无法满足要求。

（杨大进 赵 凯）

bǎojiàn shípǐnzhōng duōtáng jiǎnyàn

保健食品中多糖检验（determination of polysaccharide in health food）

多糖是由多个单糖分子缩合由糖苷键相连而成的糖链类物质的总称，可用通式（C₆H₁₀O₅）_n表示。多糖的结构单位是单糖，可连成直链，也可形成支链，直链一般以α-1,4-苷键（如淀粉）和β-1,4-苷键（如纤维素）连成；支链中链与链的连接点常是α-1,6-苷键。多糖一般不溶于水，不能形成真溶液，只能形成胶体，无甜味，不能形成结晶，无还原性和变旋现象。多糖也是糖苷，可水解而产生一系列的中间产物，最终完全水解得到单糖。作为保健品功效成分的多糖一般是从真菌或植物中提取；在提高机体免疫、抗炎及预防癌症等方面显示出较强的生物活性。

检验方法主要有分光光度法、折光法、液相色谱法，既有针对特定种类多糖，也有针对样品中粗多糖的检测。美国公职分析化学家协会（AOAC）中规定了多种膳食纤维（一种多糖成分）的测定方法："食物中总膳食纤维酶-重量法"（AOAC 985.29）、"食物中总的、可溶性和不溶性膳食纤维 酶-重量法 MES-TRIS 缓冲液"（AOAC 991.43）、"总膳食纤维 酶-重量法"（AOAC 992.16）、"测定食物和食物制品中可溶性膳食纤维"（AOAC 993.19）等。中国制定了《食品安全国家标准 婴幼儿食品和乳品中不溶性膳食纤维的测定》（GB 5413.6-2010）、《食品安全国家标准 食品中膳食纤维的测定》（GB 5009.88-2014）。粗多糖的检测尚无国家标准，《保健食品功效成分检测方法》中以分光光度法测定粗多糖的含量。

原理 粗多糖的检测主要根据其衍生物具有特定吸收的性质。硫酸苯酚法、硫酸蒽酮法是最为常用的方法，即糖在浓硫酸的作用下脱水，生成糠醛或其衍生物，再与苯酚缩合成形成最大吸收波长为485nm的橙红色化合物（硫酸苯酚法），或与蒽酮试剂缩合生成最大吸收波长为624nm的绿色络合物（硫酸蒽酮法），通过测定该波长吸光度值，与标准曲线对照，计算粗多糖含量。

操作步骤 硫酸苯酚法是将液体试样直接用水稀释；不含淀粉的固体试样加热水搅拌溶解，难溶试样在沸水浴中加热后过滤；含淀粉的固体试样加热水溶解，沸水浴加热，使淀粉糊化，冷却，加入淀粉酶酶解，酶解完全后加热至沸腾，冷却后再加入葡萄糖酶酶解，溶液过滤后加热浓缩，冷却后加入无水乙醇，离心以沉淀高分子物质。用80%乙醇洗涤后以水溶解，过滤。在滤液中加入碱性铜试剂，沸水浴中煮沸，冷却后离心以沉淀葡聚糖，弃上清液，洗涤残渣，用稀硫酸溶解定容后加入苯酚-浓硫酸，沸水浴煮沸2分钟，冷却后于485nm处测定吸光度值，以此计算粗多糖的含量。

注意事项 苯酚-硫酸溶液可和多种糖类进行显色反应，因此测定过程中应避免糖和碳水化合物的干扰；苯酚-硫酸溶液与不同类糖反应的显色强度略有不同，若已知试样中糖的结构，应尽量以同类糖配制标准溶液；对于醇溶性多糖的检测，也可采用同样方法，只需沉淀预处理时将乙醇改为丙酮。

（杨大进 赵 凯）

bǎojiàn shípǐnzhōng dījùtáng jiǎnyàn

保健食品中低聚糖检验（determination of oligosaccharide in health food）

低聚糖又称寡聚糖、寡糖。功能性低聚糖是低聚糖的一类，其中应用最广泛的有低聚异麦芽糖、大豆低聚糖、低聚果糖、低聚木糖等；广泛应用于食品、保健品、饮料、医药等领域，是替代蔗糖的新型功能性糖源，具有促进人体肠道内有益菌群——双歧杆菌等的增殖、预防龋齿等功效。

低聚异麦芽糖单体分子为葡萄糖，功能糖苷键为α-1,6，主要成分为异麦芽糖、异麦芽三糖、潘糖，分子量300~2000，为白色粉末，pH 4.0~6.0，具有溶解性好、耐酸、耐热等特点。其中异麦芽三糖的化学式C₁₈H₃₂O₁₆，分子量504.44，CAS 编号3371-50-4；潘糖化学式C₁₈H₃₂O₁₆，分子量504.44，CAS 编号33401-87-5。

大豆低聚糖是指分子结构由2~10个单糖分子以糖苷键相连接而形成的糖类总称，是一类界于单糖（葡萄糖、果糖、半乳糖）和多糖（纤维素、淀粉）之间的糖类，分子量为300~2000；单体分子为果糖、半乳糖、葡萄糖，功能糖苷键为α-1,6，功能成分为水苏糖、棉子糖、蔗糖。其中水苏糖化学式C₂₄H₄₂O₂₁，分子量

666.58，CAS 编号 54261-98-2；棉子糖化学式 $C_{18}H_{32}O_{16} \cdot 5H_2O$，分子量 594.51，CAS 编号 17629-30-0。大豆低聚糖是白色粉末或淡黄色粉末，液态产品为淡黄色，透明黏稠状液体，甜度为蔗糖的70%，易溶于水，不溶于非极性有机溶剂，有良好的热稳定性，在140℃高温条件下不分解。

低聚果糖又称果寡糖，化学式 c-f-fn（c 为葡萄糖，f 为果糖，n＝1～3），其中蔗果三糖化学式 $C_{18}H_{32}O_{16}$，分子量 504.44，CAS 编号 470-69-9。低聚果糖糖浆是无色透明或黄色液体，黏度介于饴糖和砂糖之间。

低聚木糖也称木寡糖，是2～7个木糖以 β-1，4 糖苷键连接而成的低度聚合糖类的总称，以木二糖和木三糖为主。其中木二糖的化学式 $C_{10}H_{18}O_9$，分子量 282.24，CAS 编号 6860-47-5。低聚木糖为淡黄色粉末，甜度约为蔗糖的40%，对温度和光照稳定性好。各种低聚糖的结构式见图。

检验方法有薄层色谱法（定性）、毛细管电泳法、紫外分光光度法、气相色谱法和高效液相色谱法等，其中高效液相色谱法（采用示差折光检测器或蒸发光散射检测器）是最常用的方法。保健食品中低聚糖的测定主要依据中国国家标准《大豆低聚糖》（GB/T 22491-2008）、《低聚异麦芽糖》（GB/T 20881-2007）、《低聚果糖》（GB/T 23528-2009），《保健食品检验与评价技术规范（2003 版）》中"保健食品中异麦芽低聚糖、低聚果糖、大豆低聚糖的测定"和《低聚木糖》（QB/T 2984-2008）进行。

原理 将试样除去蛋白后，离心、脱色，氨基色谱柱分离，液相色谱示差检测器测定。

操作步骤 糖浆和糖粉试样用水溶解，定容，过滤，滤液用于液相色谱测定。不含乳液体饮料直接离心，上清液过滤膜，滤

液用于测定。含乳液体饮料加无水乙醇搅拌均匀，静置，离心，取适量上清液在沸水浴上蒸发近干，残渣用水溶解并定容，过滤，滤液用于液相色谱测定。奶粉试样加水溶解后可按照含乳液体饮料检测。

色谱条件 氨基柱，流动相为乙腈＋水（76＋24）；检测器为示差折光检测器。

注意事项 由于保健食品的基质较复杂，要选择适宜的色谱柱并适当调节流动相比例，以防止杂质对被测组分的干扰和各种低聚糖组分之间的分离效果。

（杨大进）

bǎojiàn shípǐnzhōng huángtónglèi huàhéwù jiǎnyàn

保健食品中黄酮类化合物检验

（determination of flavonoid in health food） 黄酮类化合物广泛存在自然界的某些植物和浆果中，大约有 4 千多种，又称黄碱素，是一类存在于自然界中具有 2-苯

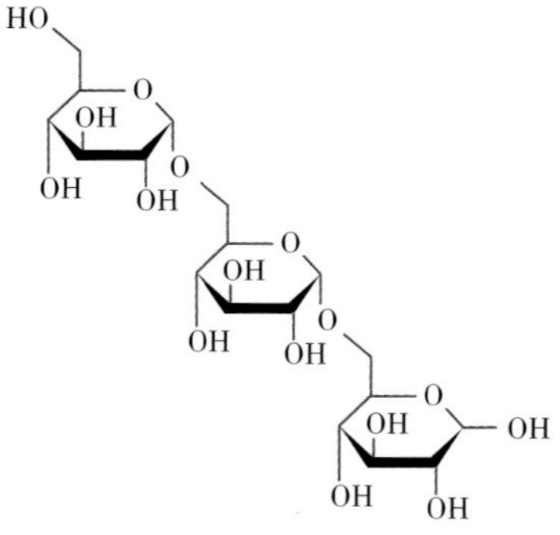

异麦芽三糖 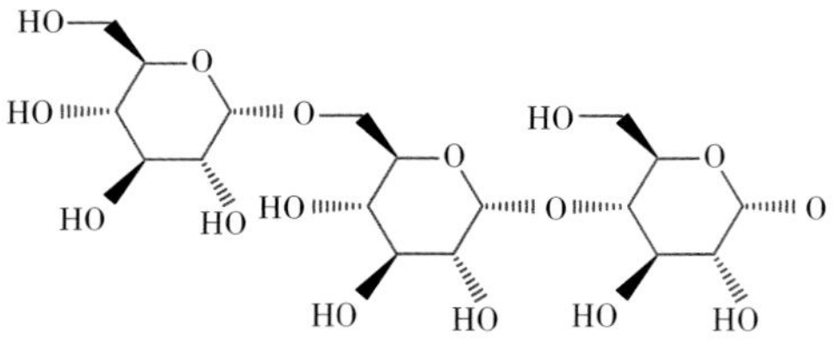　　　　　潘糖 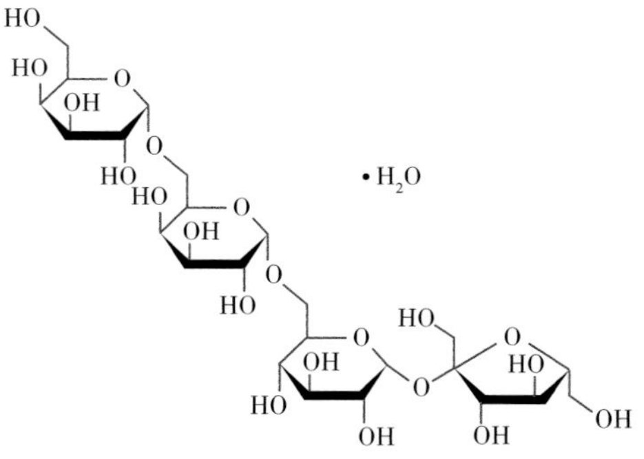　　　　　水苏糖

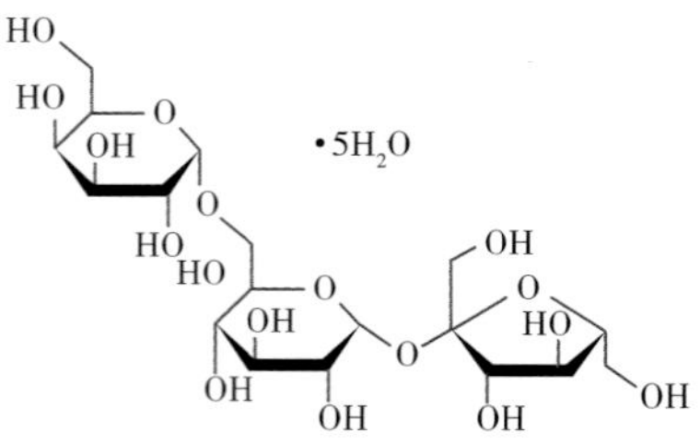

棉子糖 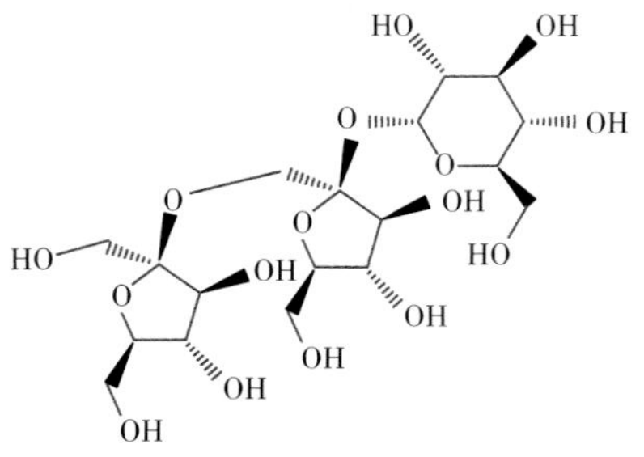　　　　　蔗果三糖 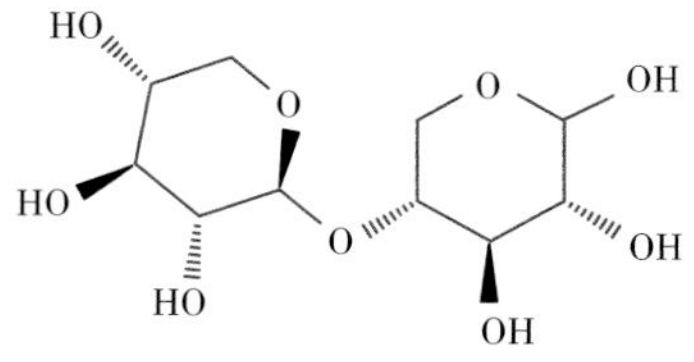　　　　　木二糖

图　各种低聚糖的结构式

基色原酮结构的化合物，其中两个苯环（A环、B环）通过三碳链相互联结而成（图1），具有 $C_6—C_3—C_6$ 的基本骨架，常有羟基、甲氧基、甲基、异戊烯基等取代基。分子中酮式羰基第一位上的氧原子具碱性，能与强酸成盐，形成羟基衍生物为黄色，故称黄酮。黄酮类化合物具有抗氧化作用，在抑制血小板凝集、防治动脉粥样硬化、抗癌防癌、消炎、抗溃疡方面具有一定的作用。大豆异黄酮是典型的植物雌激素，既能代替雌激素又能起到抗雌激素样作用，具有双向调节作用，并已证实有比较明确的抗氧化作用，此外，还能改善心血管系统和具有较强的抑制内皮细胞增生和血管生成作用。

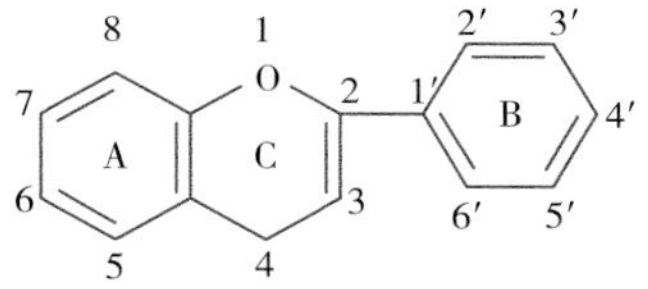

图1 黄酮类化合物基本结构

黄酮苷元一般难溶或不溶于水，易溶于甲醇、乙醇、乙酸乙酯、乙醚等有机溶剂，易溶于稀碱液。黄酮苷一般易溶于水、甲醇、乙醇、乙酸乙酯、吡啶等溶剂，难溶于乙醚、三氯甲烷、苯。黄酮类化合物因分子中多有酚羟基而呈酸性，故可溶于碱性水溶液、吡啶、甲酰胺及二甲基甲酰胺中。

大豆异黄酮是生物黄酮中的一种，主要分布于大豆种子的子叶和胚轴中，是一类物质的总称，为浅黄色粉末，气味微苦，略有涩味。天然存在的大豆异黄酮共有12种，大多以β-葡萄糖苷形式存在。主要包括大豆苷、大豆苷元、染料木苷、染料木素、大豆黄素和大豆黄素苷元。染料木素又称染料木黄酮、金雀异黄酮，化学名称为5,7-二羟基-3-(4-羟苯基)-4H-1-苯并吡喃-4-酮-4′,5,7-三羟基异黄酮，CAS编号446-72-0；是淡黄色粉末结晶，熔点为297～298℃；溶于常用的有机溶剂，几乎不溶于水，溶于稀碱中呈黄色。大豆黄素苷元又名黄豆黄素，化学名称为4′,7-二羟基-6-甲氧基异黄酮，CAS编号40957-83-3，溶于乙醇及乙醚；片状结晶，熔点337～339℃。大豆苷元又名大豆黄素、黄豆苷元、大豆黄酮，化学名称为4,7-二羟基异黄酮，CAS编号486-66-8；是苍黄色棱柱结晶或类白色结构性粉末，熔点320～321℃，溶于乙醇及乙醚。大豆异黄酮类基本结构式见图2。

黄酮的检测方法有薄层色谱法、高效液相色谱法和分光光度法，主要依据《保健食品检验与评价技术规范（2003版）》中"保健食品中总黄酮的测定"，测定结果以芦丁计。大豆异黄酮的检测方法有分光光度法、高效液相色谱法，主要依据国家标准《保健食品中大豆异黄酮的检验方法 高效液相色谱法》（GB/T 23788-2009）。

分光光度法 黄酮类化合物在甲醇（或乙醇）中的紫外吸收光谱由两个主要吸收带组成。出现在300～400nm的吸收带称为带Ⅰ，出现在240～280nm的吸收带称为带Ⅱ。根据该性质，选择高波长吸收带Ⅰ，对黄酮类成分进行测定，减少低波长的干扰。

样品处理 样品经乙醇超声波提取，取适量提取液，吸附于聚酰胺粉，水浴上挥去溶剂，装入层析柱。先用苯淋洗，再用甲醇洗脱，定容。光谱分析：在360nm波长处测定吸光度值。

注意事项 由于使用的聚酰胺粉和层析步骤对结果影响较大，因此实验条件需要严格控制，否则重现性无法满足要求。

适用范围 适用于保健食品中总黄酮含量的测定。

高效液相色谱法 大豆异黄酮的检测原理是根据该物质本身具有紫外吸收的特性，将样品中的大豆异黄酮用80%甲醇溶液进行提取，经过高效液相色谱柱分离后将6种物质进行分离，用紫

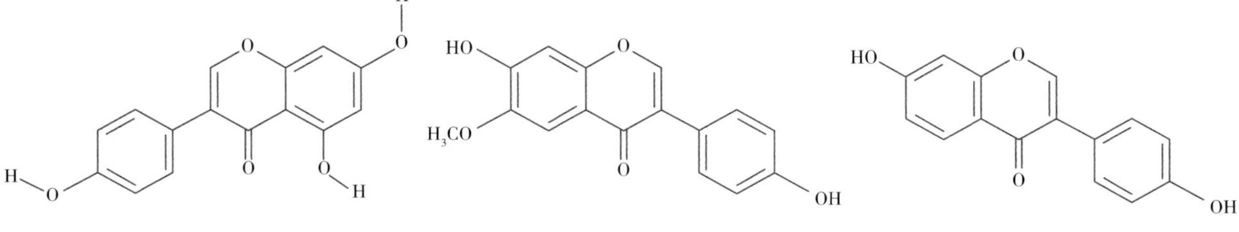

染料木素　　　　　大豆黄素苷元　　　　　大豆苷元

图2 大豆异黄酮类基本结构式

外检测器（波长 260nm）检测，外标法定量。

样品处理 称取粉碎混匀后的固体试样或者量取液体试样于容量瓶中，用80%甲醇溶液定容后超声波提取20分钟。根据其含量水平稀释，高速离心，上清液经微孔滤膜过滤后进行色谱分析。色谱条件：C_{18}反相色谱柱，流动相为乙腈+水（pH 3.0），梯度洗脱。流速1.0ml/min。紫外检测器或二极管阵列检测器，检测波长260nm。

注意事项 由于大豆异黄酮易溶于醇中，使用80%甲醇溶液提取时至少需要20分钟。此外，大豆苷和大豆黄素以及大豆苷元和大豆黄素苷元之间保留时间较近，因此必须保证一定的分离度，否则难以达到完全分离的效果。

适用范围 适用于保健食品中大豆异黄酮含量的测定。

（杨大进 赵 凯）

bǎojiàn shípǐnzhōng yínyánghuògān jiǎnyàn

保健食品中淫羊藿苷检验
（determination of icariin in health food） 淫羊藿苷主要来源于小檗科植物淫羊藿，又称淫羊藿素，化学式$C_{33}H_{40}O_{15}$，分子量676.65，化学名称为5-羟基-5,7-O-β-D-吡喃葡萄糖-2-（4-甲氧基苯基）-8-（3-甲基-2-丁烯基）-4H-1-苯并吡喃-4-酮，CAS编号489-32-7，结构式如图。淫羊藿苷是淡黄色针状结晶粉末；气微、味苦，易溶于水、乙酸乙酯、乙醇、吡啶、甲酰胺及二甲基甲酰胺，难溶于苯、醚、三氯甲烷，熔点为231~232℃。淫羊藿苷是中药淫羊藿中的主要成分，对于改善心血管系统功能、调节内分泌、增强免疫力等均表现出生理活性，并且具有明显的抗肿瘤作用。

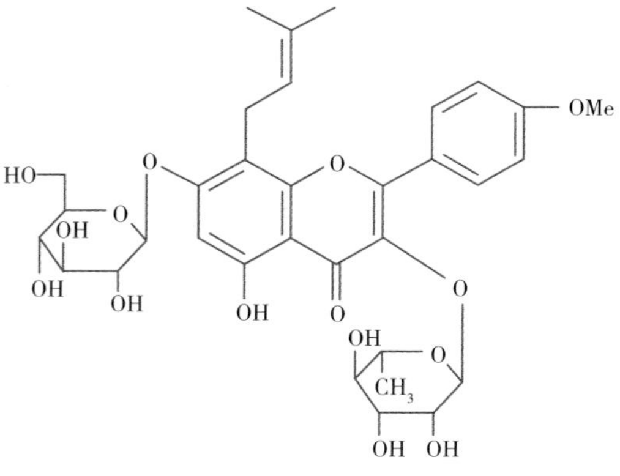

检测方法主要有紫外分光光度法、红外光谱法、薄层扫描法、薄层层析法和液相色谱法。高效液相色谱法不需要对样品进行过多的前处理，其他方法因影响因素较多，准确性和稳定性较差，灵敏度低或者操作程序繁杂而较少使用。

中国国家标准《保健食品中淫羊藿苷的测定》（GB/T 22247-2008）适用于淫羊藿为主要原料的保健食品中淫羊藿苷的测定，其原理是将试样中的淫羊藿苷用70%的乙醇提取，经C_{18}反相柱分离，使用高效液相色谱仪紫外检测器于最大吸收波长270nm处检测，根据保留时间定性，外标法定量。

液体试样和以单一淫羊藿为原料的试样用70%乙醇提取；含油试样可先用石油醚去除油脂后再用70%乙醇提取；将提取液过滤，并用少量70%乙醇洗涤残渣，收集滤液，定容，混匀。淫羊藿为主要原料的试样用70%乙醇提取后定容，混匀，过滤，吸取滤液于水浴上蒸干，残渣用水溶解，上聚酰胺柱后用水淋洗，乙醇洗脱，收集洗脱液并蒸干，残渣用70%乙醇溶解定容，混匀，静止澄清后，上清液经微孔滤膜过滤，供色谱分析用。色谱分析：C_{18}反相色谱柱，检测波长270nm，流动相为甲醇+水（65+35）。

超声波提取过程中，应适当加以振摇，以保证样品中淫羊藿苷能够提取完全。不排除个别试样可能在色谱分离中会出现干扰的现象，需要调整色谱条件加以改善。

（杨大进 赵 凯）

bǎojiàn shípǐnzhōng gégēnsù jiǎnyàn

保健食品中葛根素检验
（determination of puerarin in health food） 葛根素主要存在于豆科植物野葛的根中，又称葛根黄素、葛根黄酮、黄豆苷元 8-C-葡萄糖苷，化学式$C_{21}H_{20}O_9$，分子量416.38，化学名称为8-β-D-吡喃葡萄糖-7-羟基-3-（4-羟苯基）-4H-1-苯并吡喃-4-酮，CAS编号3681-99-0。结构式见图。低含量的葛根素为棕色粉末，高含量为白色

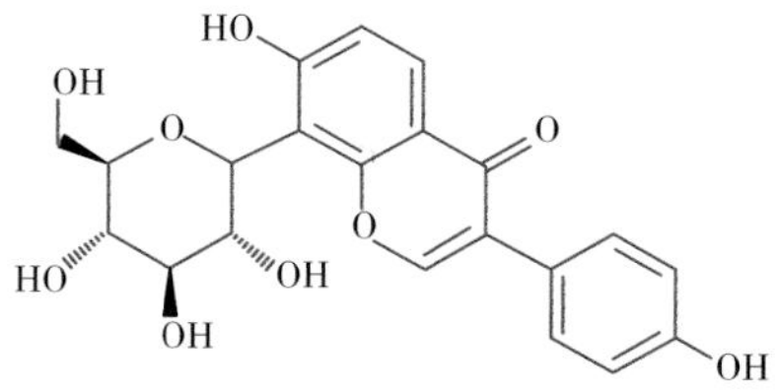

图　淫羊藿苷结构式

图　葛根素结构式

针状结晶粉末；易溶于甲醇、水或乙醇，微溶于三氯甲烷，不溶于乙醚，熔点为187℃。葛根素是葛根的主要有效成分之一，可用于治疗和缓解高血压、心绞痛、急性心肌梗死和视网膜动脉阻塞等。

检测方法有高效液相色谱法、薄层色谱法、紫外分光光度法、荧光分光光度法、高效毛细管电泳法等，其中高效液相色谱法应用最广泛，适用于基质复杂、含量较低样品的测定。中国国家标准《保健食品中葛根素的测定》（GB/T 22251-2008）和《中华人民共和国药典（2015版）》中规定了葛根素的高效液相色谱测定方法，原理是将试样用70%甲醇溶液提取，经C_{18}反相柱分离，采用高效液相色谱仪紫外检测器在最大吸收波长247nm处检测，根据保留时间定性，外标法定量。

对于单一葛根提取物制成的试样，采用70%甲醇溶液进行超声波提取；由多种植物提取物制成的试样先用适量水溶解，超声波提取，冷却至室温后用水定容，混匀，取上清液上大孔吸附树脂层析柱，用水淋洗杂质，70%甲醇洗脱葛根素，将洗脱液置于沸水浴蒸发近干后用70%甲醇将其溶解。冷却后定容、混匀，静止澄清，上清液经微孔滤膜过滤，高效液相色谱分离，紫外检测器检测。色谱分析：C_{18}反相色谱柱，检测波长247nm，流动相为甲醇+36%乙酸+水（25+3+72）。

在超声波提取过程中，应适当加以振摇，以保证样品中葛根素的能够提取完全。不排除个别试样可能在色谱分离中会出现干扰的现象，需要调整色谱条件加以改善。

（杨大进　赵　凯）

bǎojiàn shípǐnzhōng qiánhuāqīngsù jiǎnyàn

保健食品中前花青素检验

（determination of procyanidin in health food）　前花青素通常提取于葡萄籽、法国松树皮等植物中，又称原花青素、葡多酚，由不同数量的儿茶素或表儿茶素结合而成。最简单的前花青素是儿茶素、表儿茶素或儿茶素与表儿茶素形成的二聚体。按聚合度的大小，通常将二至五聚体称为低聚体，五聚体以上的称为高聚体。结构式见图。前花青素溶于水、甲醇、丙酮、乙醇，不溶解于苯、三氯甲烷、石油醚，并具有较强的紫外吸收能力；具有清除人体自由基和抗氧化等作用，还有抗衰老、防癌、降低血脂、抗辐射、抗溃疡、抗过敏、改善视力和美容等功能，在防治心脏病、动脉粥样硬化、静脉炎、关节炎、过敏、癌症和老年性痴呆方面具有一定效果。

图　前花青素结构式

分析方法主要有紫外-可见分光光度法、原子吸收光谱法、高效液相色谱法和液相色谱-质谱联用法等。中国国家标准《保健食品中前花青素的测定》（GB/T 22244-2008）规定了前花青素的液相色谱测定方法，原理是前花青素在酸性条件下加热后，其分子中C—C键断裂生成深红色的花青素离子，在546nm波长处测定其吸光度值。

固体试样用甲醇超声提取；含油试样可加入少量二氯甲烷使试样溶解，再用甲醇超声波提取。取适量试样溶液，加入正丁醇与盐酸混合溶液以及硫酸铁铵溶液，混匀，置沸水浴回流40分钟，取下后立即置冰水中冷却，摇匀，放置至室温后测定。色谱柱为耐低pH型的C_{18}反相色谱柱，柱温35℃，流动相为水+甲醇+异丙醇+甲酸（73+13+6+8），流速1ml/min，检测波长525nm。

为保证检测结果的准确度和精密度，应尽可能保证所有试样和标准的反应时间保持一致。水解时应注意整个系统的密闭性和一致性。由于水解产物不稳定，应当在水解后尽快测定。

（杨大进　肖　晶）

bǎojiàn shípǐnzhōng rénshēnzàogān jiǎnyàn

保健食品中人参皂苷检验

（determination of ginsenoside in health food）　人参皂苷是五加科人参属植物中特有的三萜皂苷物质，基本结构都含有17个碳原子排列成四个环的甾烷类固醇核。根据皂苷元的结构可分为三种类型：①人参二醇型，如人参皂苷Ra_1、Ra_2、Rb_1、Rb_2、Rb_3、Rc、Rd等。②人参三醇型，如人参皂苷Re、Rf、Rg_1、Rg_2、Rh_1等。③齐墩果酸型，如人参皂苷R_0。人参二醇型和人参三醇型皂苷均属四环三萜皂苷，其皂苷元为达马烷型四环三萜，人参二醇型皂苷元称为20（S）-原人参二醇。人参三醇型皂苷元称为20（S）-原人参三醇。齐墩果酸型皂苷则是齐墩果烷型五环三萜的衍生物，其皂苷元是齐墩果酸。结构式见图。

人参皂苷大多数是白色无定形粉末或无色结晶，味微甘苦，具有吸湿性。易溶于水、甲醇、

（1）人参二醇型——A型：

	R₁	R₂

20（S）-原人参二醇 H H
人参皂苷Ra₁ glc（2→1）glc glc（6→1）ara（p）（4→1）xyl
人参皂苷Ra₂ glc（2→1）glc glc（6→1）ara（f）（4→1）xyl
人参皂苷Rb₁ glc（2→1）glc glc（6→1）glc
人参皂苷Rb₂ glc（2→1）glc glc（6→1）ara（p）
人参皂苷Rc glc（2→1）glc glc（6→1）ara（f）
人参皂苷Rd glc（2→1）glc glc
人参皂苷Rg₃ glc（2→1）glc H
人参皂苷Rh₂ glc H

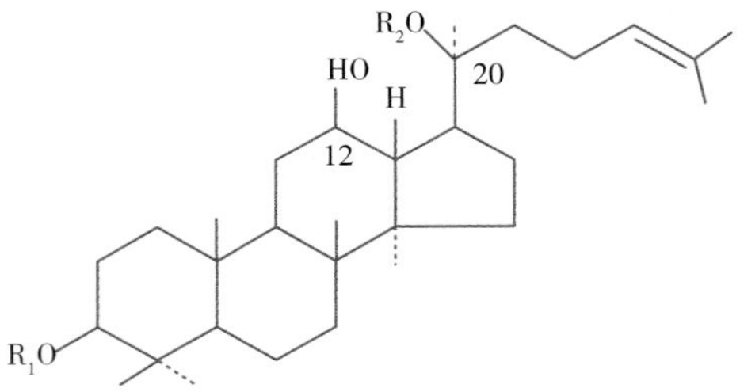

（2）人参三醇型——B型：

	R₁	R₂

20（S）-原人参三醇 H H
人参皂苷Re glc（2→1）rha glc
人参皂苷Rf glc（2→1）glc glc
人参皂苷Rg₁ glc glc
人参皂苷Rg₂ glc（2→1）rha H
人参皂苷Rh₁ glc H

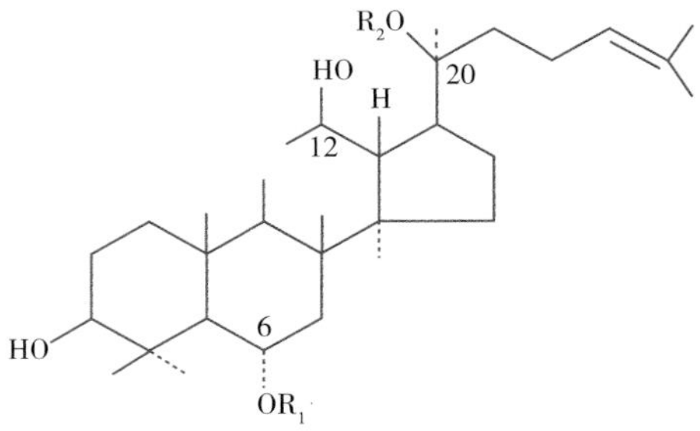

（3）齐墩果酸型——C型：

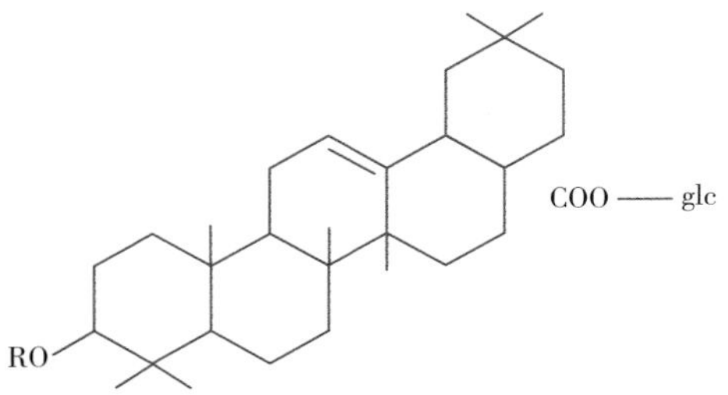

人参皂苷Ro R=glc A（2→1）glc

图 人参皂苷各型结构式

乙醇，可溶于正丁醇、乙酸、乙酸乙酯，不溶于乙醚、苯等亲脂性有机溶剂。水溶液经振摇后可产生大量的泡沫。人参皂苷在抗肿瘤、提高免疫力、缓解疲劳方面效果明显。

检测方法主要有分光光度法、薄层色谱法、高效液相色谱法、气相色谱法、逆流色谱法等。此外，液相色谱与质谱联用明显提高了人参皂苷检测的灵敏度、准确度。对于保健食品，通常采用《保健食品检测与评价技术规范（2003版）》中"保健食品人参皂苷的高效液相色谱法"，原理是将试样中的人参皂苷溶解、提取，经净化处理后，使用梯度洗脱，反相高效液相色谱分离，紫外检测器检测，根据保留时间定性，外标法定量，适用于保健食品中人参皂苷 Re、Rg₁、Rb₁、Rc、Rb₂和 Rd 的定量分析。

固体试样加水超声波提取、定容。取一定量液体试样于水浴上蒸干，残渣加水使用超声波提取、定容。将试样提取液通过 D-101大孔吸附树脂净化柱（使用前先经甲醇浸泡，水洗，装成 10cm 长小柱），先用 10ml 水冲洗，再用 25ml 70%甲醇洗脱并收集，水浴上蒸干，残渣以甲醇溶解并定容，过滤，滤液进行色谱分析。色谱条件为：C₁₈反相色谱柱，紫外检测器检测波长 203nm，流动相为乙腈、水，梯度洗脱，流速 1.0ml/min，柱温 35℃。

大孔吸附树脂柱层析分析时，不要使淋洗液或洗脱液流干，以免影响柱效，导致洗脱效果不佳。液相色谱梯度淋洗条件可根据实际样品进行适当调节。

（杨大进 赵 凯）

bǎojiàn shípǐnzhōng huángqíjiǎgān jiǎnyàn

保健食品中黄芪甲苷检验
（determination of astragaloside A in health food） 黄芪甲苷主要存在于豆科植物黄芪中，又称黄芪苷 Ⅳ、黄芪甲甙，化学式为 $C_{41}H_{68}O_4$，分子量为 784.97，CAS 编号 84687-43-4。黄芪甲苷属于皂苷类物质，为白色粉末状结晶，熔点 295～296℃，易溶于水、甲醇、乙醇，溶于正丁醇，难溶于三氯甲烷，几乎不溶于乙醚、石油醚。黄芪甲苷的甲醇溶液最大紫外吸收波长为 200.8nm；具有显著抗血栓形成、改善老年大鼠血液流变性、提高机体免疫能力等效果。结构式见图。

常用的检测方法主要有可见分光光度法、薄层扫描法、荧光分光光度法、高效液相色谱法、色谱质谱联用法等。分光光度法和薄层扫描法操作简便，但其影响因素多，准确性和稳定性较差，灵敏度较低，多用于成分相对简单的药材的定性分析。荧光法的灵敏度和选择性较高，检出限较低，但需要荧光衍生化，应用受限。高效液相色谱-质谱联用（HPLC-MS）可以对成分复杂样品同时进行定性、定量分析，特异性和灵敏度较高。高效液相色谱法是使用最多的方法。

《中华人民共和国药典（2015版）》采用高效液相色谱蒸发光散射检测器进行测定，原理是将经过 C_{18} 柱分离后的试样在高压气流条件下雾化形成小液滴，并吹入蒸发光散射检测器蒸发室，流动相及低沸点的组分被蒸发，高沸点的黄芪甲苷进入散射池进行检测。

试样置于索氏提取器中，用甲醇冷浸过夜后加热回流，提取液浓缩至干，残渣加水，微热溶解，用水饱和的正丁醇振摇提取，合并正丁醇液，用氨试液充分洗涤，弃去氨液，正丁醇液蒸干，残渣加水溶解，放冷，通过 D-101 型大孔吸附树脂柱，依次以水、40%乙醇洗涤，弃去洗涤液，用 70%乙醇洗脱，洗脱液蒸干，用甲醇溶解并定容，待液相色谱分析。色谱分析：C_{18} 反相色谱柱，乙腈+水（32+68）为流动相，蒸发光散射检测器。

装柱前应向树脂中加入 95%乙醇，使其容胀至体积不再增加为止，以脱除树脂内残存致孔剂和低聚物。湿法装柱后，应使用去离子水淋洗，直到流出液中不能检测出乙醇为止。

（杨大进 赵 凯）

bǎojiàn shípǐnzhōng wǔwèizǐjiǎsù jiǎnyàn

保健食品中五味子甲素检验

（determination of deoxyschizandrin in health food） 五味子甲素为木兰科植物五味子成熟果实提取物，又称去氧五味子素、五味子素 A，化学式 $C_{24}H_{32}O_6$，分子量 416.51，CAS 编号 61281-38-7。五味子甲素属于木脂素类化合物，白色结晶；难溶于水，易溶于苯、乙醚、三氯甲烷、乙醇等溶剂；遇浓硫酸能显色；熔点 116~117℃。

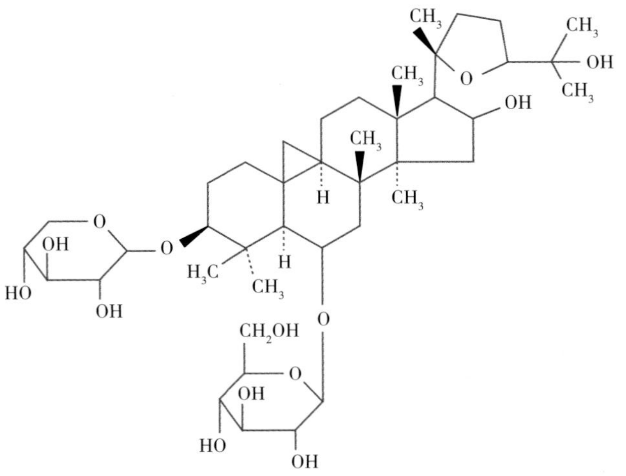

图 黄芪甲苷结构式

结构式见图。

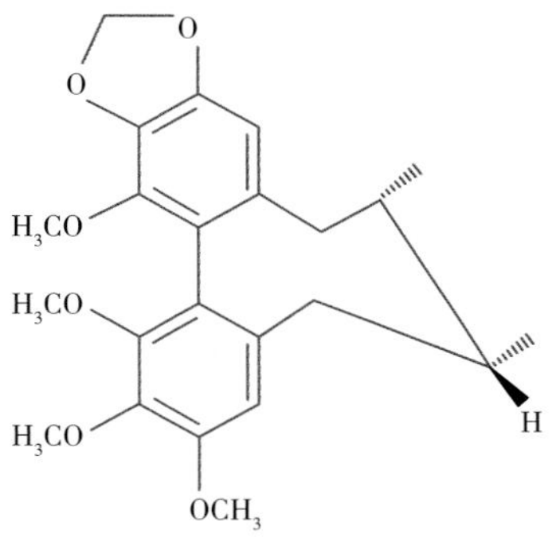

图 五味子甲素结构式

检测主要依据《保健食品检验与评价技术规范（2003 版）》和中国医药保健品进出口商会行业标准《五味子提取物中五味子甲素、五味子乙素的高效液相色谱分析方法》，原理是将试样中的五味子甲素和五味子乙素提取后，使用等度洗脱，反相高效液相色谱分离，紫外检测器检测，根据色谱峰的保留时间定性，外标法定量。精密称取粉碎后的试样，加入甲醇，超声波提取，静置冷却后加甲醇定容，过滤，待分析。液相色谱分析色谱柱：C_{18} 反相色谱柱，检测波长 254nm，流动相为甲醇+水（77+23），流速 1ml/min，柱温 35℃。该法仅适用于以北五味子为主要原料生产的保健食品中五味子醇甲、五味子甲素和乙素定量分析。

（杨大进 赵 凯）

bǎojiàn shípǐnzhōng wǔwèizǐyǐsù jiǎnyàn

保健食品中五味子乙素检验

（determination of γ-schizandrin in health food） 五味子乙素主要来源于中药北五味子中，化学式 $C_{23}H_{28}O_6$，分子量 400.46，CAS 编号 61281-37-6；难溶于水，易溶于苯、乙醚、三氯甲烷、乙醇等溶剂。检测方法见保健食品中五味子甲素检验。

（杨大进 赵 凯）

保健食品中红景天苷检验

（determination rhodioloside in health food） 红景天苷主要提取于景天科植物大花红景天，又称红景天甙、柳得洛苷，化学名称为2-（4-羟基苯）乙氧基-β-D-芦丁糖苷，化学式 $C_{14}H_{20}O_7$，分子量300.30，CAS 编号 10338-51-9；无色透明针状结晶，熔点 158～160℃，溶于水、乙醇、正丁醇，微溶于丙酮、乙醚；在水溶液中，不能转化为链式，因此糖苷无变旋现象和还原性；在酸或酶的作用下，可水解为1分子的葡萄糖和1分子的苷元。红景天苷有助于缓解心血管组织损伤和功能紊乱，防止继发的心脏收缩力下降，有助于稳定收缩性。结构式见图。

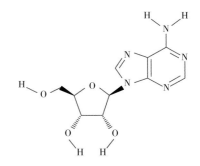

图　红景天苷结构式

由于红景天属植物的化学成分复杂，含有黄酮类、苯烷基类和内酯及其他苷类，且在保健食品中常添加多种成分，因此对红景天苷的提取和测定会产生干扰。对于红景天苷含量低、配方复杂的保健食品样品，通常按照《保健食品检验与评价技术规范（2003 版）》进行检验，原理是将试样经 70%乙醇超声波提取、聚酰胺柱净化后，经高效液相色谱检测定性、定量。

固体试样加入 70%乙醇使用超声波萃取 30 分钟，定容。离心后，取出上清液，在沸水浴上挥干，用少量水溶解残渣并转移至聚酰胺柱上，过柱后再用水分数次洗脱柱中吸附的红景天苷，收集所有的洗脱液，定容，混匀后经滤膜过滤，供液相色谱分析用。液体试样可根据其红景天苷的含量，准确吸取一定量摇匀后的试样于蒸发皿中去除溶剂（若试样中不含乙醇，则可直接过聚酰胺柱），其余步骤同固体样品。色谱分析：C_{18}柱，流动相为甲醇+0.01mol/L 乙酸铵溶液（20+80）；检测波长为 215nm。

由于红景天苷为活性成分，配置的标准储备液需密闭、冰箱冷藏保存。配制的标准使用液和样品净化液可稳定 3 天，最好临用现配；红景天苷从聚酰胺柱上洗脱速率直接影响其回收率，因此，应控制洗脱液流速为 0.5～0.8ml/min。

（杨大进　赵　凯）

保健食品中腺苷检验

（determination of adenosine in health food） 腺苷又称 D-腺嘌呤核苷、腺嘌呤核苷，化学名称为 6-氨基-9-β-D-呋喃核糖基-9-H-嘌呤，化学式 $C_{10}H_{13}N_5O_4$，分子量267.24，CAS 编号 58-61-7；为无色针状结晶，溶于水，极难溶于乙醇，易被稀无机酸水解，熔点 234～235℃。腺苷可直接进入心肌，磷酸化为腺苷酸，参与心肌能量代谢，扩张冠状血管，增加冠脉血流量，同时也具有周围血管扩张作用。结构式见图。

测定保健食品中腺苷等核苷类物质主要有薄层色谱法、高效液相色谱法等。由于薄层色谱法灵敏度低，因此高效液相色谱法应用最为普遍。中国《保健食品检验与评价技术规范（2003 年版）》和《中华人民共和国药典（2015 年版）》一部中均采用高效液相色

图　腺苷结构式

谱法作为腺苷的检测方法，原理是采用超声波提取或回流提取等提取方式将试样中的腺苷成分提取出来，经过定容、过滤等步骤，最后采用高效液相色谱-紫外检测器对其进行定性、定量检测。

试样用乙醇+水（3+2，V/V）提取液超声提取，定容，混匀后离心。经过滤后供液相色谱分析用。色谱分析：C_{18}反相色谱柱；流动相为甲醇+0.01mol/L 磷酸二氢钾溶液（10+90）；检测波长 254nm。

为了保证对照品与试样溶解基质一致，建议对照品也采用乙醇+水（3+2，V/V）溶解。此外，分析时要保证所采用的色谱柱能同时分离开腺苷和虫草素两种物质，避免色谱干扰。

（杨大进　赵　凯）

保健食品中天麻素检验

（determination of gastrodin in health food） 天麻素主要存在于兰科植物天麻的根块中，又称天麻苷、天麻甙，化学名称为 4-羟基苯-β-D-吡喃葡萄糖苷，化学式 $C_{13}H_{18}O_7$，分子量 286.28，CAS 编号 62499-27-8；为白色针状结晶；可溶于水、甲醇、丙酮和热的乙酸乙酯，难溶于乙醚；熔点 154～156℃。天麻素具有健脑补脑滋肾、提气益神、调节心脑血管、增强机体免疫能力的功效。结构式见图。

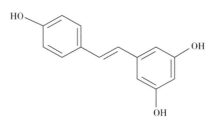

图　天麻素结构式

《中华人民共和国药典（2015年版）》中规定了中药天麻中天麻素的高效液相色谱检测方法，原理是根据天麻素的溶解性，用相应的溶剂提取后，通过高效液相色谱分析其含量。

将试样用稀乙醇加热回流提取3小时，放冷再称定质量，用稀乙醇补足减失的质量，过滤，取一定滤液浓缩至近干，残渣加乙腈+水（3+97，V/V）混合溶液溶解并定容至刻度，摇匀，过滤，滤液备色谱分析。色谱柱：C_{18}反相色谱柱，以乙腈+0.05%磷酸溶液（3+97）为流动相，检测波长220nm。

由于保健食品中干扰杂质较多，应采用对于天麻素峰柱效不低于4000的分析柱才能达到理想的分离效果。色谱条件也应根据实际样品进行调整。

（杨大进　赵　凯）

bǎojiàn shípǐnzhōng báilílúchún jiǎnyàn

保健食品中白藜芦醇检验
（determination of resveratrol in health food）　白藜芦醇主要存在于葡萄（红葡萄酒）、虎杖、花生、桑椹等植物中，又称芪三酚，化学名称为（E)-5-[2-(4-羟苯基)-乙烯基]-1,3-苯二酚，化学式$C_{14}H_{12}O_3$，分子量228.24，CAS编号501-36-0；为白色粉末或无色针状结晶，无味，难溶于水，易溶于乙醚、三氯甲烷、甲醇、乙醇、丙酮等；对光不稳定，在波长365nm的紫外光照射下能产生荧光。白藜芦醇是一种天然的抗氧化剂，可降低血液黏稠度，抑制血小板凝结和血管舒张，抗动脉粥样硬化和对冠心病、缺血性心脏病和高血脂有防治作用，同时具有抑制肿瘤和雌激素样作用。在美国等国家均被用作膳食补充剂。结构式见图。

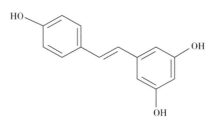

图　白藜芦醇结构式

白藜芦醇的检测方法主要有薄层扫描法、紫外分光光度法、荧光法、毛细管电泳、反相高效液相色谱和液相色谱质谱联用法。国内外尚无检测白藜芦醇的标准方法。2007年美国公职分析化学家协会（AOAC）发布了同时检测何首乌中蒽醌类成分、虎杖苷和白藜芦醇的高效液相色谱方法。

保健食品中白藜芦醇的检测原理是根据其具有顺式和反式两种异构体，且分别在280、306nm有最大吸收值的特点，试样处理后，经C_{18}分析柱分离，分别于最大吸收波长处对顺式和反式异构体进行检测，根据保留时间和峰面积进行定性和定量。

试样溶解后用乙酸乙酯提取，收集提取液，用碳酸氢钠溶液洗涤后用去离子水洗涤至溶液为中性，以无水硫酸钠脱水，真空减压浓缩至干，残留物用乙腈溶解备用。色谱条件：C_{18}反相色谱柱，流动相为乙腈+水（40+60），紫外检测器波长306nm和280nm，流速0.6ml/min，柱温为室温。

白藜芦醇见光易分解，整个操作过程应避免阳光直射，并尽可能在暗室进行，样品开封后立刻测定，以免其中的白藜芦醇发生氧化或异构化。

（杨大进　赵　凯）

bǎojiàn shípǐnzhōng lǜyuánsuān jiǎnyàn

保健食品中绿原酸检验
（determination of chlorogenic acid in health food）　绿原酸广泛存在于高等双子叶植物和蕨类植物中，在杜仲、金银花、向日葵、檵木、咖啡、可可树等植物中的含量较高，又称氯原酸、咖啡鞣酸，化学名称为3-咖啡酰奎尼酸，化学式$C_{16}H_{18}O_9$，分子量354.30，CAS编号327-97-9。结构式见图。绿原酸半水合物为针状结晶，溶于水，易溶于乙醇及丙酮，极微溶于乙酸乙酯，熔点为208℃。绿原酸具有抗菌、消炎、解毒、利胆、降压，升高白细胞，显著增加胃肠蠕动和促进胃液分泌等药理作用，对大肠埃希菌、金黄色葡萄球菌、肺炎球菌和病毒有较强的抑制作用，还有抗肿瘤、抗氧化、补肾、增强机体免疫作用等功效。

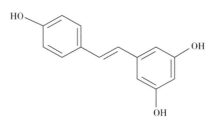

图　绿原酸结构式

绿原酸的检测方法有分光光度法、薄层色谱法、高效液相色谱法、高效毛细管电泳法、荧光光度法、气相色谱法、核磁共振法和容量法等。《中华人民共和国药典（2015年版）》有关于中药杜仲叶、金银花质量的绿原酸高效液相色谱法检测项。针对保健食品，国家也制定了食品卫生标准《保健食品中绿原酸的测定》（GB/T 22250-2008），原理是根据该物质可以溶于甲醇、乙醇等极性有机溶剂的理化特性，提取后，滤液直接进高效液相色谱仪，经反相色谱分离，由紫外检测器检测，根据保留时间和峰面积进行定性和定量。

一般试样中的绿原酸用70%甲醇超声波提取，定容后混匀，过滤；如果试样为软胶囊，可以用石油醚脱脂，挥干后再用70%甲醇提取；液体试样离心后过滤。滤液供液相色谱分析。色谱条件：C_{18}反相色谱柱；流动相为0.5%乙酸溶液+乙腈（9+1）；流速1.0ml/min；柱温35℃；检测波长327nm。

由于试样不经过净化，因此部分试样可能存在干扰等现象，需要调整色谱条件以满足分析的需要。

（杨大进　赵　凯）

保健食品中多不饱和脂肪酸检验（determination of polyunsaturated fatty acid in health food）

多不饱和脂肪酸（polyunsaturated fatty acid，PUFA）是指含有两个或两个以上双键且碳链长度为18~22个碳原子的直链脂肪酸，是人体必需的营养成分，保健食品中的PUFA有助于改善血液中胆固醇和甘油三酯水平，降低血液黏稠度。主要的PUFA有α-亚麻酸、二十碳五烯酸、二十二碳五烯酸、二十二碳六烯酸、亚油酸和花生四烯酸。

α-亚麻酸（linolenic acid，ALA），化学式$C_{18}H_{30}O_2$，分子量278.43，CAS编号463-40-1；为无色至淡黄色油状液体，熔点-11℃，沸点230~232℃（1mmHg），难溶于水。γ-亚麻酸，化学式$C_{18}H_{30}O_2$，分子量278.43，CAS编号506-26-3；为无色或淡黄色油状液体，熔点-11~10℃，沸点230~232℃（2.27kPa）；在空气中不稳定，尤其在高温下易发生氧化反应，在碱性条件下易形成共轭多烯酸。亚油酸，又称十八碳二烯酸，化学名称为顺式-9,12-十八碳二烯酸，化学式$C_{18}H_{32}O_2$，分子量280.44，CAS编号60-33-3；为无色液体，工业品为淡黄色，熔点-5.27~-5℃，沸点228℃，不溶于水，易溶于大多数有机溶剂。花生四烯酸，又称二十碳四烯酸，化学式$C_{20}H_{32}O_2$，分子量304.48，CAS编号506-32-1；液体熔点-49℃，难溶于水，溶于油脂。二十二碳六烯酸（docosahexenoic acid，DHA），又称脑黄金，化学式$C_{22}H_{32}O_2$，分子量328.49，CAS编号6217-54-5；为有鱼腥味的无色透明液体，熔点-44.5~-44.1℃。二十二碳五烯酸（all-cis-7, 10, 13, 16, 19-docosapentaenoic acid，DPA），化学式$C_{22}H_{34}O_2$，分子量330.50，CAS编号24880-45-3。二十碳五烯酸（eicosapentaenoic acid，EPA），化学式$C_{20}H_{30}O_2$，分子量302.46，CAS编号10417-94-4，是有鱼腥味的无色至浅黄色油状液体，熔点-54~-53℃。各种PUFA的结构式见图。

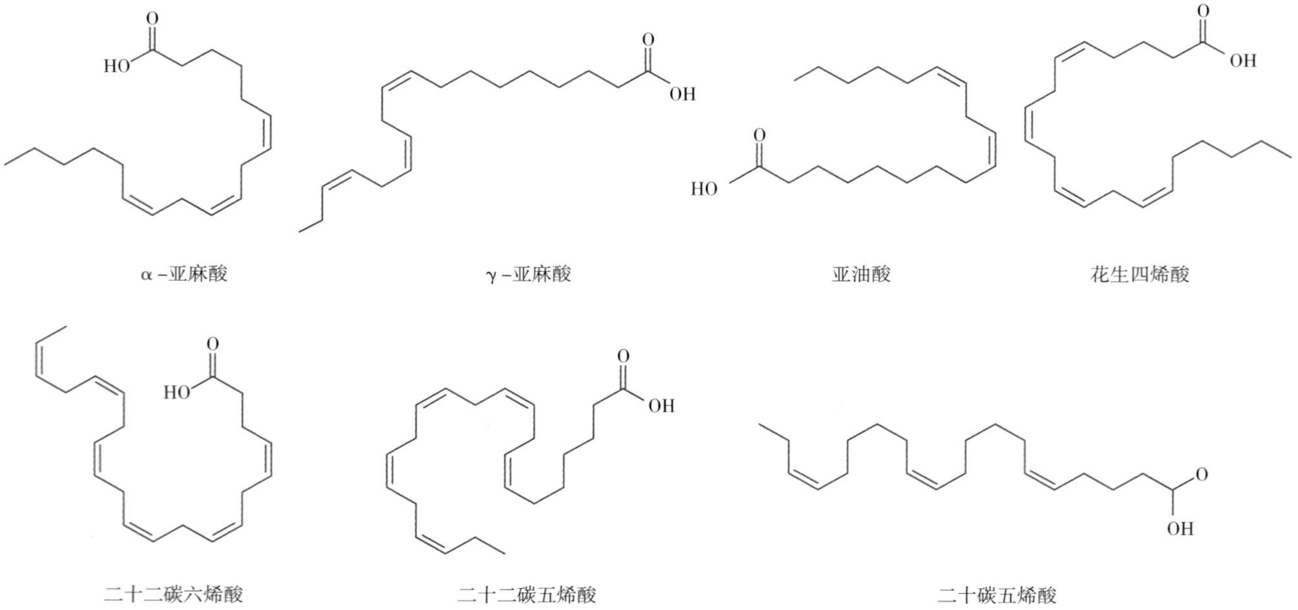

α-亚麻酸　　γ-亚麻酸　　亚油酸　　花生四烯酸

二十二碳六烯酸　　二十二碳五烯酸　　二十碳五烯酸

图　各种PUEA结构式

UFA 的检测方法有分光光度法、薄层色谱法、气相色谱法、液相色谱法、红外光谱-气相色谱联用法、气相色谱质谱联用及液相色谱质谱联用法等。保健食品中 PUFA 的测定主要依据中国《食品安全国家标准 食品中脂肪酸的测定》（GB 5009.168-2016）以及《保健食品检验与评价技术规范（2003版）》中保健食品中 α-亚麻酸、γ-亚麻酸的测定。

原理 试样经水解后，用乙醚提取脂肪，在碱性条件下皂化和甲酯化，生成脂肪酸甲酯，经色谱测定脂肪酸甲酯含量，依据脂肪酸甲酯含量和转换系数计算多不饱和脂肪酸含量。

样品处理 试样加入十一碳酸甘油三酯作为内标，也可使用外标法，经酸水解或碱水解后用乙醚提取脂肪。脂肪提取物用 2% 氢氧化钠溶液在 80℃ 水浴上回流，直至油滴消失，加入 15% 三氟化硼甲醇溶液，继续回流。停止加热，冷却至室温，加入正庚烷振摇，加入饱和氯化钠溶液，静置分层，取出正庚烷提取溶液进行气相色谱分析。

色谱条件 键合/交联聚乙二醇固定相毛细管柱，火焰离子化检测器，柱温，程序升温，进样口温度 250℃，检测器温度 270℃。

注意事项 实验中应注意甲酯化效率和色谱的分离效率。此外，制备好的甲酯溶液应尽快进行气相色谱分析。

（杨大进）

bǎojiàn shípǐnzhōng ānjīpútáotáng jiǎnyàn

保健食品中氨基葡萄糖检验
（determination of glucosamine）

氨基葡萄糖，又称氨基葡糖、葡萄糖胺或葡糖胺，化学名称为 2-氨基-2-脱氧-D-葡萄糖，化学式 $C_6H_{13}NO_5$，分子量 179.17，CAS 编号 3416-24-8；针状结晶，熔点 150℃，溶于水。氨基葡萄糖的生理作用为增加多聚氨基葡萄糖的生物合成，促进蛋白多糖的生物合成和恢复受损伤的软骨细胞。补充氨基葡萄糖对帮助重建软骨并治疗关节炎有利。结构式见图。

图 氨基葡萄糖结构式

测定方法主要有苯酚-硫酸法、3,5-二硝基水杨酸法、气相色谱法、柱前衍生紫外检测法、高效液相荧光检测法等。中国国家标准《硫酸软骨素和盐酸氨基葡萄糖含量的测定 液相色谱法》（GB/T 20365-2006）中采用高效液相色谱法进行测定，原理为用乙腈溶解样品后以水稀释，经液相色谱分离后，在波长 192nm 下测定，外标法定量。

测定时试样应研磨成粉末，105℃ 下干燥 4 小时，使用乙腈溶解，摇匀后加入水，超声波溶解，定容。经滤膜过滤。色谱条件：C_{18}（用极性小分子封尾）柱，流动相为乙腈+戊烷磺酸钠（10+90），流速 0.8ml/min，紫外检测器，检测波长 192nm。

测定时应保证试样中氨基葡萄糖能彻底被提取出；由于使用离子对试剂应保证色谱柱完全平衡后方可进行分析。

（杨大进）

bǎojiàn shípǐnzhōng tuìhēisù jiǎnyàn

保健食品中褪黑素检验（determination of melatonin in health food）
褪黑素又称松果体素、褪黑激素，化学名称为 N-乙酰基-5-甲氧基色胺，化学式 $C_{13}H_{16}N_2O_2$，分子量 232.28，CAS 编号 73-31-4；白色或类白色结晶粉末，具有良好的光、热稳定性，熔点 116～120℃，略溶于水，易溶于热水和丙二醇，可溶于含水乙醇、酸、碱及盐溶液中，不溶于油脂，最大紫外吸收波长为 222nm。褪黑素主要是哺乳动物脑部松果体内分泌的一种吲哚类激素，其生理功能包括改善睡眠、抗衰老、调节免疫功能等。结构式见图。

图 褪黑素结构式

检测方法主要包括生物测定法、放射免疫测定法、酶联免疫检验法、气相色谱法、高效液相色谱法（紫外检测器、荧光检测器或电化学检测器）、气质联用法等。保健食品褪黑素含量的测定主要依据中国国家标准《保健食品褪黑素含量的测定》（GB/T 5009.170-2003），原理是将试样中的褪黑素溶解、稀释、过滤后，使用具有紫外检测器或荧光检测器的高效液相色谱仪检测，根据色谱峰保留时间定性，外标法定量。

高效液相色谱-紫外检测法：粉碎均匀后的试样以 70% 乙醇超声提取，离心，取适量上清液并用流动相稀释，过滤后进行色谱分析。色谱条件：C_{18} 反相色谱柱，流动相为甲醇+水+三氟乙酸

（45＋55＋0.05），紫外检测器波长222nm。

高效液相色谱-荧光法：试样加入甲醇超声提取，离心，取上清液于容量瓶中，稀释，过滤后进行色谱分析。色谱条件：C_{18}反相色谱柱，流动相为甲醇，荧光检测器激发波长286nm，发射波长352nm。

褪黑素类保健食品中多加有维生素B_6，在分析中应选择适宜的色谱柱或适当调节流动相比例，使褪黑素和维生素B_6完全分离。

（杨大进　赵凯）

bǎojiàn shípǐnzhōng dàsuànsù jiǎnyàn

保健食品中大蒜素检验（determination of allicin）

大蒜素主要存在于葱科葱属植物大蒜和洋葱中，又称大蒜新素，是由大蒜氨酸在大蒜酶作用下转化产生，为大蒜的主要有效成分。化学式$C_6H_{10}S_3$，分子量178.27，化学名称二烯丙基三硫化物；为无色油状液体，具有大蒜味，无旋光性，微溶于水，易溶于乙醚、乙醇；对热、碱不稳定，对酸相对稳定；具有强烈的大蒜臭。保健食品中的大蒜素在抑制肿瘤、保护心血管、提高免疫力、清除自由基等方面具有重要的功效。

检测方法有定硫法（重量法）、硫酸钡吸光比浊法、薄层扫描法、生物测定法、高效液相色谱法、气相色谱法、气相-质谱联用法等。保健食品中大蒜素的测定主要依据《中华人民共和国药典（2015年版）》及《保健食品检验与评价技术规范（2003版）》中“保健食品中大蒜素的测定”，原理是根据大蒜素的挥发性特点，经有机溶剂提取，用气相色谱仪分析，外标法定量。

固体试样加入无水乙醇，密塞，超声波提取，冷却后加正己烷定容，振摇，静置分层后，取上层液进样。液体试样在分液漏斗中使用正己烷振摇提取，离心分层后，取上层液进样。色谱条件：涂有己二酸乙二醇酯固定相的色谱柱，检测器为火焰离子化检测器，柱温90℃，检测器温度150℃。

大蒜素不稳定，标准品和试样需避光低温密闭保存，提取后的试样需要尽快进行分析。

（杨大进　赵凯）

bǎojiàn shípǐnzhōng lúhuìgān jiǎnyàn

保健食品中芦荟苷检验（determination of barbaloin in health food）

芦荟苷主要存在于百合科植物芦荟中，又称芦荟素、芦荟大黄素甙，化学名称为10-β-D-葡萄吡喃糖-1,8-二羟基-3-羟甲基-9-(10H)-蒽醌，化学式$C_{21}H_{22}O_9$，分子量418.40，CAS编号1415-73-2；黄色或淡黄色结晶粉末，略带沉香气味，味苦，易溶于吡啶，溶于冰醋酸、甲酸、丙酮和乙醇等，熔点148～149℃。芦荟苷能有助于排出体内废物、净化血液、软化血管，降低血压和血液黏度，促进血液循环，防止动脉硬化和脑卒中的发生。结构式见图。

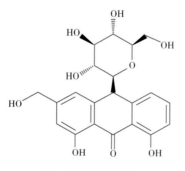

图　芦荟苷结构式

测定方法主要包括重量法、分光光度法和高效液相色谱法。美国公职分析化学家协会（AOAC）方法为重量法测定药物中的芦荟苷（AOAC 932.25），《中华人民共和国药典（2015年版）》也规定了芦荟的鉴别试验和含量测定方法，其中含量测定是分光光度法。《保健食品检验与评价技术规范（2003版）》则将高效液相色谱法作为保健食品中芦荟苷的测定方法，原理是用甲醇提取试样中的芦荟苷，经C_{18}柱分离，紫外检测波长293nm下检测，以芦荟苷保留时间定性，峰面积定量。

固体试样先粉碎后混匀，经甲醇超声波提取后定容并离心，上清液过滤；液体试样直接过滤。色谱条件：C_{18}反相色谱柱；流动相为甲醇＋水（55＋45），流速1.0ml/min，柱温40℃，检测波长293nm。

配方复杂的保健食品可能会存在干扰，需要对色谱条件进行调整以满足分离效果的需要。

（杨大进　赵凯）

bǎojiàn shípǐnzhōng bǐdìngjiǎsuāngè jiǎnyàn

保健食品中吡啶甲酸铬检验（determination of chromium picolinate in health food）

吡啶甲酸铬，又称甲基吡啶铬，化学名称为三吡啶甲酸铬，化学式$Cr(C_6H_4NO_2)_3$，分子量418.33，CAS编号14639-25-9；为紫红色结晶性细小粉末，常温下稳定，微溶于水，不溶于乙醇。吡啶甲酸铬可改善人体血糖代谢平衡，能提高骨骼肌细胞中与新陈代谢途径相关的活性一磷酸腺苷蛋白激酶的数量以改进能量平衡和胰岛素功能。2005年美国食品与药物管理局确认了吡啶甲酸铬可安全用于人类抗胰岛素和2型糖尿病的治疗，并批准了它的生产。结构式见图。

图　吡啶甲酸铬结构式

检测方法包括间接法和直接法，吡啶甲酸铬纯品的测定主要依据美国药典，保健食品依据中国国家标准《保健食品中吡啶甲酸铬的测定》（GB/T 5009.195-2003）。

间接法的测定原理是通过测定试样中的铬换算成吡啶甲酸铬，使用时应注意试样中不能存在有吡啶甲酸铬之外的铬。直接法的测定原理是根据吡啶甲酸铬具有紫外吸收，用甲醇-水进行提取和稀释，高效液相色谱分离，紫外检测器（波长254nm）检测，外标法定性定量。

片剂或胶囊试样先粉碎或混匀，用甲醇+水（1+1）溶解并定容，超声波提取后离心，过滤。液相色谱分析：C_{18}反相色谱柱；流动相为0.125mol/L磷酸盐缓冲溶液+乙腈（425+75）；检测波长254nm。

前处理中的关键问题：①由于吡啶甲酸铬在试样中的分布不均匀，应多取样混合。②甲醇-水流动相体系的分离效果不如缓冲溶液体系，且在缓冲溶液体系中使用乙腈的效果也比用甲醇为好。③杂质较多的试样，可通过减少流动相中乙腈的比例以提高分离效果。

（杨大进　赵凯）

bǎojiàn shípǐnzhōng L-ròujiǎn jiǎnyàn

保健食品中 L-肉碱检验（determination of L-carnitine in health food）　L-肉碱，又称左旋卡尼汀、左旋肉毒碱、维生素B_T，化学名称为L-β-羟基-γ-三甲铵丁酸，化学式$C_7H_{15}NO_3$，分子量161.2，CAS编号541-15-1；为白色或类白色结晶性粉末，微有鱼腥味，有吸湿性；极易溶于水，易溶于甲醇、乙醇，微溶于丙酮，不溶于三氯甲烷。L-肉碱可促进脂肪酸氧化并将过量的脂肪酸排出体外，防止代谢性酸中毒；通过增加与尿素的结合促进体内氨的排出，解除氨的毒性；能有效降低运动后血中乳酸的浓度。结构式见图。

图　肉碱结构式

测定方法有生物法、滴定法、高效液相色谱法等。生物法是检测L-肉碱最古老的方法，滴定法只适用原料的测定。美国食品化学品药典和中国《食品安全国家标准 食品营养强化剂 左旋肉碱》（GB 1903.13-2016）中均采用酸碱滴定法。《食品安全国家标准 婴幼儿食品和乳品中左旋肉碱的测定》（GB 29989-2013）、《保健食品检验与评价技术规范（2003版）》提供了高效液相色谱的方法，原理是利用肉碱的弱碱性，以0.5mmol/L的盐酸超声提取，反相液相色谱分离，以保留时间定性，峰面积外标法定量。

试样用0.5mmol/L盐酸超声波提取并定容混匀，过滤。色谱分析：C_{18}反相色谱柱；流动相为6.8g磷酸氢二钾+0.46g辛烷磺酸钠用水溶解并定容至1L，用磷酸调节pH 2.5，按照10∶1的比例加入乙腈；流速0.8ml/min；紫外检测器波长210nm。

肉碱具有很强的吸湿性，标准品必须干燥至恒重后才能进行称取；肉碱的标准品有富马酸盐、盐酸盐、酒石酸盐等多种形式，可采用0.5mmol/L盐酸统一转化为一种形式。

（杨大进　赵凯）

bǎojiàn shípǐnzhōng hégānsuān jiǎnyàn

保健食品中核苷酸检验（determination of ribonucleotide in health food）　核苷酸是组成大分子核酸的一类基本单体化合物的总称。由核糖（或脱氧核糖）核酸碱基和磷酸键合而成，其主要生理功能包括维持免疫系统的正常功能，提高人体对细菌、真菌感染的抵抗力，并具有抗氧化作用。核苷酸是婴儿生长发育所需要的重要营养素之一。

常添加的核苷酸包括：①胞嘧啶核苷酸（cytidine monophosphate，CMP），包括3′-磷酸胞苷酸和5′-磷酸胞苷酸两种形式，化学名称为5′-胞苷酸，CAS编号63-37-6，化学式$C_9H_{14}N_3O_8P$，分子量323.20；白色粉末，无臭，易溶于水，几乎不溶于乙醇、丙酮、三氯甲烷，熔点220～230℃。②尿嘧啶核苷酸（uridine monophosphate，UMP），是与胞苷酸一起构成RNA的嘧啶核苷酸部分，化学式$C_9H_{13}N_2O_9P$，分子量324.18，有三种异构体，CAS编号58-97-9。③腺嘌呤核苷酸（adenosine monophosphate，AMP），化学式$C_{10}H_{14}N_5O_7P$，分子量347.22，CAS编号61-19-8；溶于水和酒精、耐热、酸、碱稳定。④鸟嘌呤核苷酸（guanosine monophosphate，GMP），化学式$C_{10}H_{14}N_5O_8P$，分子量363.22，CAS编号85-32-5。⑤次黄嘌呤核苷酸（inosine monophosphate，IMP），又称肌苷酸、9-D-核糖次黄嘌呤，化学式$C_{10}H_{11}N_4O_8P$，分子量348.21，CAS编号131-99-7。常见核苷酸结构式见图。

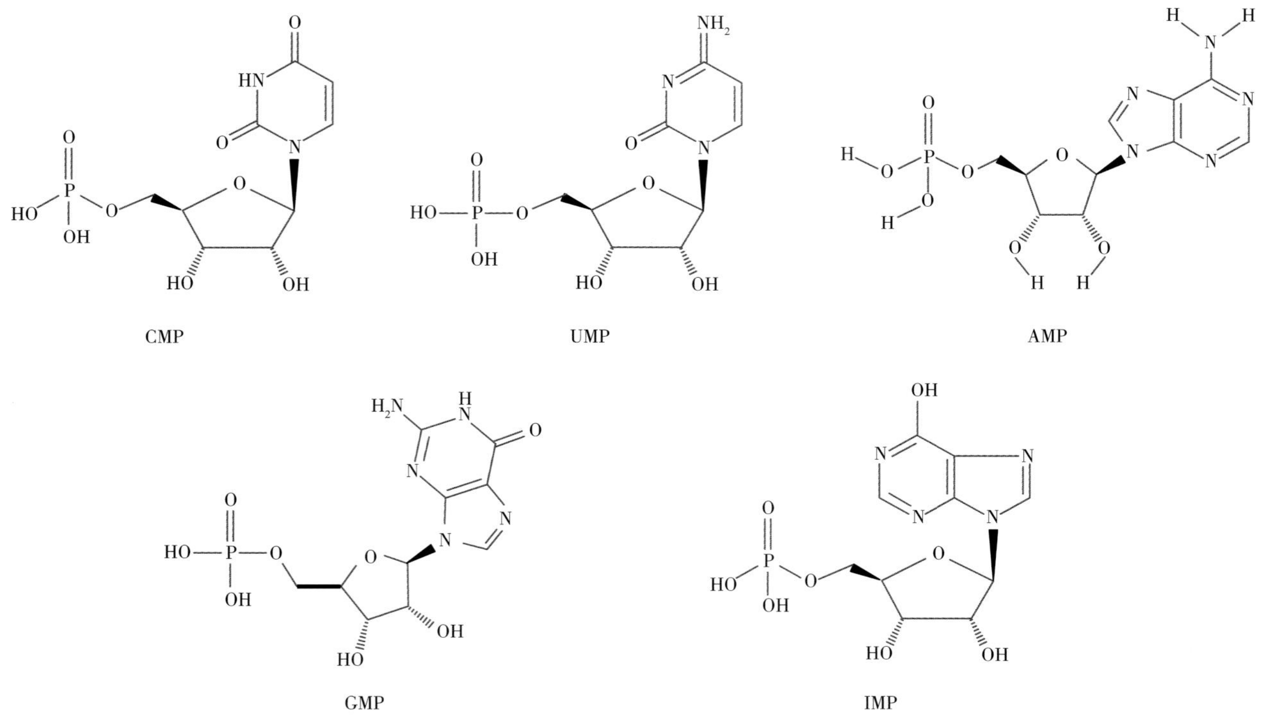

图 常见核苷酸结构式

检验方法有紫外分光光度法、高效液相色谱法、高效毛细管电泳法、高效液相-质谱联用方法等。保健食品中核苷酸的测定主要依据《保健食品评价与检验技术规范（2003版）》中"保健食品中核苷酸的测定"，原理是将试样溶解、去除蛋白后，使用氨基固相萃取柱对核苷酸进行净化富集，高效液相色谱分离，紫外检测器检测。

试样用热水溶解并混匀，定容，吸取一定体积试样溶液用0.5%乙酸沉淀蛋白并用水定容至刻度。过滤后滤液用季铵盐固相萃取柱进行净化富集，洗脱液进行色谱分析。色谱条件：耐水 C_{18} 反相色谱柱，流动相 0.01mol/L 磷酸二氢钾 + 0.1mol/L 磷酸氢二钾（480 + 20），紫外检测器波长为 254nm。

检验时必须选择耐水 C_{18} 反相色谱柱，否则由于使用纯水系流动相而导致色谱柱失效。

（杨大进 赵 凯）

bǎojiàn shípǐnzhōng luòfátādīng jiǎnyàn

保健食品中洛伐他汀检验

（determination of lovastatin in health food） 洛伐他汀，化学名称为（S）-2-甲基丁酸-（4R,6R）-6-{2-[（1S, 2S, 6R, 8S, 8aR）-1, 2, 6, 7, 8, 8a-六氢-8-羟基-2, 6-二甲基-1-萘基]乙基}四氢-4-羟基-2H-吡喃-2-酮-8-酯，化学式 $C_{24}H_{36}O_5$，分子量为 404.55，CAS 编号 75330-75-5。有开环和闭环两种结构形式（图）。洛伐他汀是白色结晶性粉末，易溶于三氯甲烷，溶于丙酮，微溶于甲醇，不溶于水。洛伐他汀可降低血浆总胆固醇、低密度脂蛋白和极低密度脂蛋白的胆固醇含量，亦可适当增加高密度脂蛋白胆固醇和降低血浆甘油三酯，

对动脉粥样硬化和冠心病的防治有一定作用。

检测方法有紫外分光光度法、薄层扫描法、荧光光度法，毛细管电泳法、气相色谱法、高效液相色谱法，液相色谱-质谱联用法。保健食品中洛伐他汀的测定主要依据《保健食品检验与评价技术规范（2003版）》中"保健食品中洛伐他汀的测定"。

洛伐他汀检测的原理是在酸性介质中用三氯甲烷进行提取，挥干提取溶剂，以流动相定容，高效液相色谱分离，紫外检测器检测。

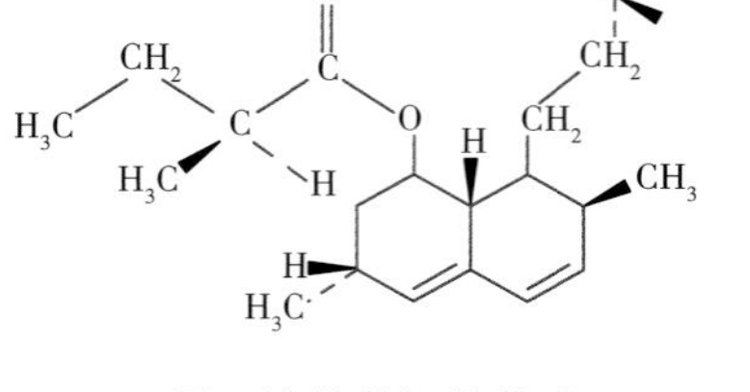

图 洛伐他汀结构式

试样加入磷酸水溶液超声波提取，再加入三氯甲烷，置涡旋混匀器混匀。静置后弃去上层水相，吸取三氯甲烷层，挥去全部溶剂，用流动相定容，过滤后进行色谱分析。色谱条件：C_{18} 反相色谱柱，流动相为甲醇+水+磷酸（385+115+0.14），紫外检测器波长 238nm。

试样处理完成后，由于洛伐他汀会发生结构转化而导致检测时含量逐步降低，故应尽快进行分析。

（杨大进 赵 凯）

bǎojiàn shípǐnzhōng chá'ānsuān jiǎnyàn

保健食品中茶氨酸检验（determination of theanine in health food）

茶氨酸主要存在于茶叶中，化学名称为2-氨基-4-(乙基氨基甲酰)丁酸，化学式 $C_7H_{14}N_2O_3$，分子量 174.20，CAS 编号 3081-61-6；为白色结晶性粉末，无臭，味略甜，可溶于水，难溶于乙醇、乙醚。茶氨酸能够促进脑中枢多巴胺释放并提高其活性，调节 5-羟色胺分泌量，缓解疲劳、降低血压和提高学习记忆能力。结构式见图。

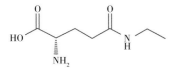

图 茶氨酸结构式

检测方法主要有气相色谱法、氨基酸自动分析仪法、高效液相色谱法及毛细管电泳法等。茶叶中茶氨酸的测定按照《茶叶中茶氨酸的测定 高效液相色谱法》（GB/T 23193-2008）。保健食品中茶氨酸按照《保健食品检验与评价技术规范（2003 版）》测定，原理是将茶氨酸与衍生化试剂如邻二甲醛和乙硫醇反应，生成的1-硫代-2-烷基异吲哚有较强紫外吸收。衍生物经 C_{18} 柱分离，于其最大吸收波长 338nm 处检测，根据保留时间和峰面积进行定性和定量。

固体试样经磨碎混匀后，加水于恒温水浴中浸提，冷却后离心、过滤，取上清液；液体试样需在水浴锅上蒸干，用水溶解残渣。试液经 C_{18} 固相萃取柱净化后衍生，临进样前加入衍生剂（邻苯二甲醛用甲醇溶解，加乙硫醇，用 0.4mol/L 硼酸钠缓冲液定容）反应后进样。色谱分析：C_{18} 反相色谱柱，流动相 A 为 20mmol/L 乙酸铵溶液，B 为 20mmol/L 乙酸铵溶液+甲醇+乙腈（1+2+2），$V_A : V_B = 1 : 1$。流速 1.0ml/min；柱温 40℃；检测波长 338nm。

衍生剂中硼酸钠缓冲液浓度与衍生物的稳定性密切相关，通常采用 0.4mol/L 的硼酸钠缓冲液配制衍生剂。衍生后的产物不稳定，手动柱前衍生要保证衍生反应 2 分钟后进样。

（杨大进 赵 凯）

bǎojiàn shípǐnzhōng fānqiéhóngsù jiǎnyàn

保健食品中番茄红素检验（determination of lycopene in health food）

番茄红素主要存在于番茄中，西瓜、南瓜、李子、柿子、桃、木瓜、芒果、番石榴、葡萄、葡萄柚、柑橘等的果实，萝卜、胡萝卜、芜菁甘蓝等的根部也有一定量，又称茄红素，化学式 $C_{40}H_{56}$，分子量 536.85，化学名称为 ψ,ψ-胡萝卜素，CAS 编号 502-65-8；为针状深红色晶体，无臭，味微酸，属于胡萝卜素，易溶于二硫化碳、正己烷，溶于三氯甲烷和苯，微溶于乙醇和甲醇，不溶于水。番茄红素具有抗氧化和一定的防癌作用。结构式见图。

检测方法有分光光度法、纸色谱法、薄层色谱法、高效液相色谱法等。中国国家标准《保健食品中番茄红素的测定方法》（GB/T 22249-2008）规定了保健食品中番茄红素的检测方法，原理是将试样经焦性没食子酸-二氯甲烷溶液提取，定容，过滤后，高效液相色谱分离，紫外检测器检测，根据保留时间和峰面积进行定性和定量。

一般试样加焦性没食子酸-二氯甲烷溶液超声提取并定容，摇匀后过滤。微囊化试样置于棕色容量瓶中，加焦性没食子酸和 N,N-二甲基甲酰胺后超声提取并定容，摇匀，过滤。色谱条件：C_{18} 或 C_{30} 色谱柱；柱温 30℃；紫外检测器检测波长 472nm；流动相为甲醇+乙腈（50+50）；流速 1.0ml/min。

番茄红素极不稳定，在空气和受热情况下极易氧化，因此实验应注意在避光、低温条件下进行。前处理后尽可能立即进行色谱分析。

（杨大进 赵 凯）

图 番茄红素结构式

bǎojiàn shípǐnzhōng zǒngzàogān jiǎnyàn

保健食品中总皂苷检验（determination of total saponins in health food）

皂苷，又称皂素、皂角苷。多数皂苷是由多分子糖或糖醛酸与苷元所组成，组成皂苷的糖常见的有葡萄糖、半乳糖、鼠李糖、夫糖、阿拉伯糖及木糖等，常见的糖醛酸有葡萄糖醛酸、半乳糖醛酸。皂苷按其苷元可分为两大类，甾体皂苷和三萜皂苷。甾体皂苷的皂苷元是甾体化合物，由27个碳原子组成，含有六个环（图），共同组成螺旋甾烷结构。三萜皂苷的皂苷元是三萜化合物，按环的数目分为两类：五环三萜皂苷，包括齐墩果烷型、乌苏烷型或熊果烷型，以及羽扇豆烷型；四环三萜皂苷，包括羊毛脂甾烷型和达玛烷型。皂苷分子量较大，多为无色或乳白色无定型粉末，具有苦和辛辣味，大多数皂苷极性较大，易溶于水、热甲醇、乙醇，难溶于丙酮、乙醚。次级苷水溶性降低，易溶于醇、丙酮、乙酸乙酯。皂苷元不溶于水，可溶于甲醇、乙醇。有些皂苷具有抗肿瘤、抗炎、抗菌、保肝、降血糖、治疗心血管疾病和提高机体的免疫能力等功能。

检测方法有分光光度法、薄层色谱法、高效液相色谱法、气相色谱法、色谱-质谱联用技术等。保健食品中总皂苷测定主要依据《保健食品检验与评价技术规范（2003版）》，原理是用水提取总皂苷类成分，经大孔吸附树脂柱净化处理，在高氯酸的作用下与香草醛发生显色反应，采用分光光度法检测。

固体试样加水后进行超声波提取。含乙醇的液体试样需水浴上挥尽乙醇，非乙醇类的液体试样直接加水定容。油状试样先用乙醚脱脂，再用水提取。在层析柱内装入3cm高大孔树脂，上加1cm中性氧化铝。分别用70%乙醇、水淋洗层析柱。加入试样溶液，用25ml水洗柱，用25ml 70%乙醇洗脱，收集洗脱液于蒸发皿中，水浴挥干。然后加入5%香草醛冰乙酸溶液和高氯酸，水浴中加热，取出后冰浴迅速冷却，加入冰乙酸摇匀后立即于560nm处测定吸光度值。显色后的紫红色溶液不稳定，吸光度呈缓慢下降趋势，因此，应立即测定。

（杨大进　赵　凯）

bǎojiàn shípǐnzhōng chāoyǎnghuàwù qíhuàméi jiǎnyàn

保健食品中超氧化物歧化酶检验（determination of superoxide dismutase in health food）

超氧化物歧化酶（superoxide dismutase，SOD），又称过氧化物歧化酶、超氧歧化酶、酵素、奥古蛋白，CAS编号9054-89-1；是一类含金属的酶，广泛分布于各种生物体内。根据结合的金属辅基不同，SOD具有不同的颜色和分子量。其无毒、无臭，易溶于水，性质稳定，耐热，pH 7.6~9时稳定。SOD能够清除体内的自由基，解除因自由基氧化造成的机体损害，具有抗衰老、免疫调节、调节血脂、抗辐射、美容等功能。

检测方法有化学法、电化学法、分光光度法、电泳法、免疫法等，中国卫生部颁布的《保健食品检验与评价技术规范（2003版）》中提出了保健食品"邻苯三酚自氧化法测定SOD活性"、"化学发光法测定SOD活力及含量"、"羟胺法测定SOD活力及含量"三种方法；《保健食品中超氧化物歧化酶（SOD）活性的测定》（GB/T 5009.171-2003）规定了邻苯三酚自氧化法和化学发光法两种方法。

邻苯三酚自氧化法是利用邻苯三酚在碱性条件下会发生自氧化，一个活力单位的SOD在25℃时可抑制邻苯三酚自氧化速率达50%，因此根据SOD抑制邻苯三酚自氧化能力，可测定SOD的活力。化学发光法利用黄嘌呤氧化酶催化黄嘌呤（或次黄嘌呤）氧化产生·O_2^-，可激发鲁米诺（3-氨基邻苯二甲酰肼）发光，由于SOD可消除·O_2^-，因此能抑制鲁米诺发光，根据其抑制程度进行SOD活性测定。

固体试样用水研磨，离心，取上清液测定；澄清液体试样可取原液直接测定，混浊液体试样离心后取上清液测定。邻苯三酚自氧化法采用Tris-HCl缓冲液、水、邻苯三酚盐酸溶液混合后立即测定235nm波长下初始和1分钟后吸光度值，得到邻苯三酚自氧化速率；按上述步骤分别加入样液或标液，并计算样液中SOD活性。化学发光法分析首先绘制抑制发光曲线，此后测定试样相对发光强度，计算抑制发光率，查SOD抑制发光曲线，得到试样SOD量。

邻苯三酚自氧化法中pH变化

图　皂苷结构式

对自氧化速率有较大影响，应控制在 8.20 ± 0.01；Cl^- 对 SOD 有抑制作用，应尽量减少 Cl^- 干扰。化学发光法要注意加样顺序，并在混匀后立即计时。

（杨大进　赵　凯）

bǎojiàn shípǐnzhōng miǎnyìqiúdànbái jiǎnyàn

保健食品中免疫球蛋白检验

（determination of immunoglobulin in health food）　免疫球蛋白（immunoglobulin，Ig）指具有抗体活性的动物蛋白，主要存在于血浆中，可分为 IgG、IgA、IgM、IgD、IgE，人体血清免疫球蛋白的主要成分是 IgG。IgG 分子由 4 条肽链组成，其中分子量为 2.5 万（23kD）的肽链，称轻链（L 链），分子量为 5 万的肽链（50~60kD），称重链（H 链），轻链与重链之间通过二硫键相连接；是初级免疫应答中最持久、最重要的抗体，大多抗菌性、抗毒性和抗病毒抗体属于 IgG，它在抗感染中起主要作用，能促进单核巨噬细胞的吞噬作用（调理作用），中和细菌毒素的毒性（中和毒素）和病毒抗原结合使病毒失去感染宿主细胞的能力（中和病毒），可以通过胎盘，在自然被动免疫中起重要作用。

IgG 的定量检测方法主要有酶联免疫法、琼脂双向或单向免疫扩散法、免疫电泳法、高效液相色谱法等。针对保健食品中国颁布了国家标准《保健食品中免疫球蛋白 IgG 的测定》（GB/T 5009.194-2004），原理是 IgG 在 pH 6.5 磷酸盐缓冲液条件下与高效亲和色谱的配基连接，在 pH 2.5 的盐酸甘氨酸条件下洗脱进行测定。

试样用 0.05mol/L 磷酸盐缓冲液稀释至适当体积，摇匀，过滤后进高效液相色谱仪分析，以保留时间定性，以峰面积或峰高定量。色谱条件：Hl-Trap Protein G 色谱柱，流速 0.4ml/min，检测波长 280nm。流动相 A 为 pH 6.5、0.05mol/L 磷酸盐缓冲液，流动相 B 为 pH 2.5、0.05mol/L 甘氨酸盐酸缓冲液，梯度洗脱。

色谱柱必须选用特定的亲和柱。此外，部分试样由于添加成分较多可能会存在干扰现象，需要调整流动相条件。

（杨大进　赵　凯）

tiánwèijì jiǎnyàn

甜味剂检验

（determination of sweetener）　食品中添加的各种甜味剂的检测。甜味剂是赋予食品以甜味的食品添加剂。甜味剂种类较多，按其来源可分为天然甜味剂和人工合成甜味剂，按其营养价值分为营养性甜味剂和非营养性甜味剂，按其化学结构和性质分为糖醇类甜味剂、非糖类甜味剂。

糖醇类甜味剂多由人工合成，甜度与蔗糖相当或低，常见的有山梨糖醇、甘露糖醇、麦芽糖醇、木糖醇等，应用较多的是木糖醇、山梨糖醇和麦芽糖醇。因糖醇类甜味剂热值较低，且和葡萄糖有不同的代谢过程，因而有某些特殊的用途。非糖类甜味剂包括天然甜味剂和人工合成甜味剂，一般甜度很高，用量极少，热值很小，有些又不参与代谢过程，常称为高甜度甜味剂、非营养性或低热值甜味剂，主要有甜菊糖、甘草、甘草酸二钠、甘草酸三钠（钾）、竹芋甜素等，应用较多的是甘草酸苷和甜菊苷。人工合成甜味剂由于甜度高、用量少，在食品工业中广泛使用，常见的有糖精钠、环己基氨基磺酸钠（甜蜜素）、天门冬氨酰苯丙氨酸甲酯（甜味素或阿斯巴甜）、乙酰磺胺酸钾（安赛蜜、AK 糖）、三氯蔗糖、纽甜等。

糖精钠、甜蜜素和阿斯巴甜的安全性存在争议。但只要严格按照国家规定的范围和用量使用，对人体的健康一般不会造成危害。中国《食品安全国家标准 食品添加剂使用标准》（GB 2760-2014）对合成甜味剂的允许使用范围及用量都进行了严格规定。

检验方法主要有分光光度法、液相色谱法、气相色谱法、液相色谱-质谱联用法、气相色谱-质谱联用法等。就检测甜味剂的种类来说，有单一甜味剂的检测和多种甜味剂的检测。液相色谱法主要针对单个或几种甜味剂进行检验，常用紫外检测器和蒸发光散射检测器。中国《食品安全国家标准 食品中环己基氨基磺酸钠的测定》（GB 5009.97-2016）中的气相色谱法，以及气相色谱-质谱联用法主要针对沸点较低、无紫外吸收的环己基氨基磺酸钠进行检测。中国国家标准中的检测方法主要针对单一甜味剂，如《食品安全国家标准 食品中苯甲酸、山梨酸和糖精钠的测定》（GB 5009.28-2016）、《饮料中乙酰磺胺酸钾的测定》（GB/T 5009.140-2003）、《食品安全国家标准 食品中三氯蔗糖（蔗糖素）的测定》（GB 22255-2014）、《食品安全国家标准 食品中纽甜的测定》（GB 5009.247-2016）。由于多种甜味剂可能在一种食品中复配使用，因此多种甜味剂同时测定（多组分分析）成为趋势和研究热点，液相色谱-质谱联用法借助液相色谱良好的分离能力和质谱的定性能力可对理化性质不同的多种甜味剂同时测定。国家标准中多种甜味剂同时测定的方法比较少。

（杨大进　赵　凯）

tiánjútánggān jiǎnyàn
甜菊糖苷检验 （determination of stevioside）

食品中添加的甜菊糖苷的定性定量检测。甜菊糖苷，又称甜菊糖、甜菊甙、卡哈苡苷等，分子式为 $C_{38}H_{60}O_{18}$，属于四环二萜类化合物；白色至微黄色结晶性粉，易溶于水、乙醇和甲醇，不溶于苯、醚、三氯甲烷等有机溶剂，味极甜，似蔗糖，略带后涩味，甜度约为蔗糖的200倍。甜菊糖苷是从菊科草本植物甜叶菊中精提的天然高甜度、低热量的保健型甜味剂，无毒副作用，安全性高，可替代糖按实际生产需要用于糖果、糕点、饮料、固体饮料、油炸小食品、调味料、蜜饯中。结构式见图。

甜菊糖苷含量的分析方法主要有重量法、分光光度法、薄层色谱法、毛细管电泳法和高效液相色谱法。暂无食品中甜菊糖苷检测的国家标准。甜菊糖苷测定的高效液相色谱法可与不同类型的检测器连接，原理是将食品试样中甜菊糖苷提取后，分别使用液-液萃取除去水溶性和脂溶性杂质，再使用固相萃取净化和富集后进行液相色谱分析。

一般食品试样用水，含有蛋白质的样品用无水乙醇超声波提取。先用无水乙醚去除试样中的脂溶性杂质，再用水饱和正丁醇去除试样中的水溶性杂质（如水溶性色素、糖等）。将浓缩后的试样加到 C_{18} 固相萃取柱，用水和50%甲醇分别淋洗，除去试样中极性大于和小于甜菊糖苷的物质，最后用90%甲醇洗脱。色谱条件：C_{18} 反相色谱柱；基质较简单的试样采用乙腈+水（30+70，V/V）等度洗脱方式，基质较复杂的试样采用梯度洗脱方式；流速 1ml/min，柱温 30℃，测定波长 210nm。

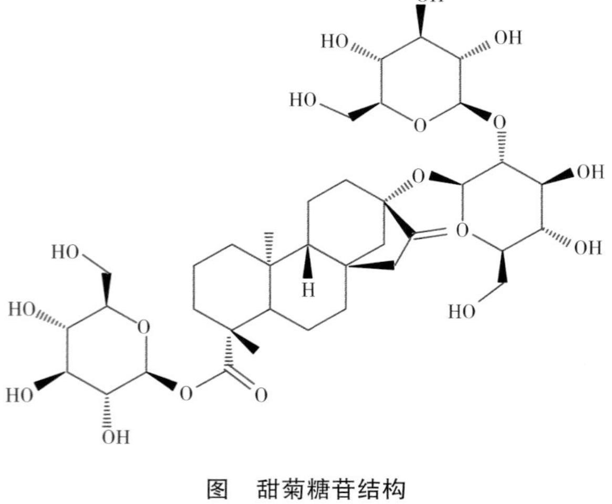

（杨大进 赵 凯）

tiānméndōngxiānběnbǐng'ānsuānjiǎzhǐ jiǎnyàn
天门冬酰苯丙氨酸甲酯检验 （determination of aspartame）

食品中添加的天门冬酰苯丙氨酸甲酯的定性定量检测。天门冬酰苯丙氨酸甲酯，又称阿斯巴甜、甜味素、蛋白糖等，化学名称为 L-天冬氨酰-L-苯丙氨酸甲酯，化学式为 $C_{14}H_{18}O_5N_2$；为白色结晶粉末，无臭，有强烈甜味，在水中的溶解度与 pH 值有关。结构式见图。

联合国粮农组织和世界卫生组织食品添加剂专家联席委员会确认天门冬酰苯丙氨酸甲酯为安全可靠的甜味剂，已有100多个国家允许使用。中国《食品安全国家标准 食品添加剂使用标准》（GB 2760-2014）允许其作为甜味剂在各类食品中按实际生产需要量添加。

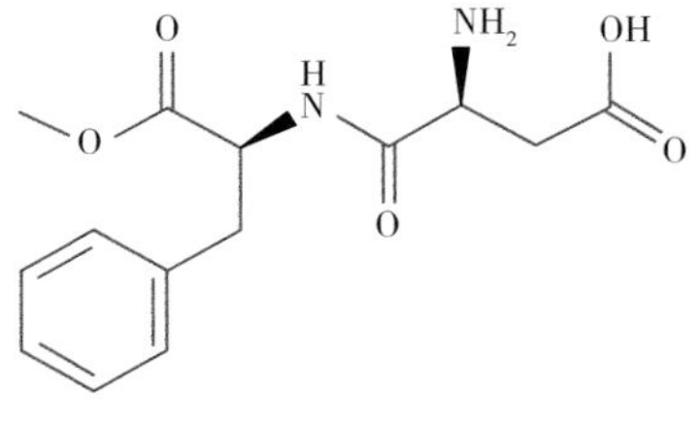

图 天门冬酰苯丙氨酸甲酯结构式

检测方法主要有光谱法、酶法、滴定法、离子色谱法、气相色谱法、高效液相色谱法、高效毛细管电泳法等，其中高效液相色谱法是最常用的方法。中国《食品安全国家标准 食品中阿斯巴甜和阿力甜的测定》（GB 5009.263-2016）规定了食品中天门冬酰苯丙氨酸甲酯的高效液相色谱法。

原理 根据其易溶于水、甲醇和乙醇等极性溶剂而不溶于脂溶性溶剂的特点进行提取和净化，在 C_{18} 反相色谱柱上分离，波长 200nm 处检测，以色谱峰的保留时间定性，外标法定量。

操作步骤 碳酸饮料、浓缩果汁、固体饮料、餐桌调味料、除胶基糖果以外的其他糖果，用水经超声波震荡提取；乳制品、含乳饮料和冷冻饮品，如含有果粒，需要使用食品加工机打匀，乙醇沉淀蛋白，沉淀物再用乙醇水溶液洗涤，合并提取液；果冻需要先混匀，加入甲醇水溶液，加热溶解并定容；蔬菜及其制品、水果及其制品、食用菌和藻类加

图 甜菊糖苷结构

水后匀浆，使用甲醇水溶液提取并定容；谷物及其制品、焙烤食品和膨化食品使用食品加工机进行粉碎，甲醇水溶液涡旋混匀，超声波震荡提取后用蒸馏水定容；胶基糖果用剪刀剪成细条状，转入分液漏斗中，加入水剧烈振摇，再加入正己烷振摇至全部溶解，重复提取 3 次，合并水相；脂肪类乳化制品、可可制品、巧克力及巧克力制品、坚果与籽类、水产及其制品、蛋制品加水后使用食品加工机匀浆，取一定量匀浆加水后使用超声波震荡，重复提取 3 次，合并水相并用正己烷脱脂，用水定容至刻度；离心后上清液经滤膜过滤。

色谱条件　C_{18} 反相色谱柱；流动相为甲醇+水（40+60）或乙腈+水（20+80）；流速 0.8ml/min；柱温 30℃；二极管阵列或紫外检测器，检测波长 200nm。

注意事项　天门冬酰苯丙氨酸甲酯在 pH 3～5.5 条件下稳定，在强酸、强碱及中性溶液中易水解生成苯丙氨酸或二嗪哌酮；该方法同时用于阿力甜的检验。

（杨大进　蒋定国）

huánjǐjī'ānjīhuángsuānnà jiǎnyàn

环己基氨基磺酸钠检验（determination of sodium cyclamate）

食品中添加的环己基氨基磺酸钠的定性定量检测。环己基氨基磺酸钠，又称甜蜜素，化学式为 $C_6H_{12}NNaO_3S$；为白色结晶性粉末，无臭，甜度为蔗糖的 40～50 倍。溶于水，微溶于丙二醇，不溶于乙醇、三氯甲烷、苯和乙醚。结构式见图。

检测方法主要有分光光度法、薄层色谱法、高效液相色谱法、单扫描极谱法、气相色谱法、离子色谱法。中国《食品安全国家标准 食品中环己基氨基磺酸钠的

测定》（GB 5009.97-2016）规定了测定食品中环己基氨基磺酸钠的气相色谱法、液相色谱法和液相色谱-质谱/质谱法。

图　环己基氨基磺酸钠结构式

气相色谱法　环己基氨基磺酸钠在硫酸介质中与亚硝酸作用，生成环己醇亚硝酸酯，以保留时间定性、峰面积定量。

样品处理　含二氧化碳的液体试样先加热；含酒精的试样加氢氧化钠溶液调至弱碱性，水浴加热除去乙醇；冷冻样品先解冻；固体或半固体试样先粉碎、混匀。

操作步骤　①液体试样：吸取一定体积试样，并定容。②低脂、低蛋白样品（果酱、果冻、水果罐头、果丹类、蜜饯凉果、浓缩果汁、面包、糕点、饼干、复合调味料、带壳熟制坚果和籽类和腌渍的蔬菜等）：试样加水，使用超声波震荡提取，过滤，用水分次洗涤残渣，收集滤液并定容，混匀备用。③高蛋白样品（雪糕、腐乳等）：试样加水，使用超声波震荡提取，再依次加入亚铁氰化钾和硫酸锌溶液后混匀，静止以沉淀蛋白，离心后过滤，用水分次洗涤残渣，收集滤液并定容，混匀备用。④高脂肪样品（奶油制品、海鱼罐头、熟肉制品等）：试样加入石油醚，振摇，超声波震荡提取后再混匀，离心，弃石油醚，再重复以上步骤，水浴挥发去除石油醚，向残渣中加水，混匀，超声波震荡提取，然后按高脂食品除蛋白步骤。⑤衍生化：吸取标准和试样溶液至具塞比色

管，置冰浴中 5 分钟后加入正庚烷、亚硝酸钠和硫酸溶液，混匀后在冰浴放置 30 分钟，其间振摇 3～5 次，加入氯化钠，涡旋混匀，低温离心分离，上清液进样。

色谱条件　内涂 5% 苯基甲基聚硅氧烷的石英毛细管柱；进样口温度 230℃；柱温程序升温；不分流/分流进样，分流比 1∶5。火焰离子化检测器，检测温度 260℃。氮气流量 12.0ml/min，尾吹 20ml/min，氢气 30ml/min，空气 330ml/min。

适用范围　适用于饮料类、蜜饯凉果、果丹类、话化类、带壳及脱壳熟制坚果与籽类、水果罐头、果酱、糕点、面包、饼干、冷冻饮品、果冻、复合调味料、腌渍的蔬菜、腐乳食品中环己基氨基磺酸钠的测定，不适用于白酒的测定。

液相色谱法　环己基氨基磺酸钠在强酸性溶液中与次氯酸钠反应，生成 N,N-二氯环己胺，用正庚烷萃取后，利用高效液相色谱法检测，保留时间定性，外标法定量。

样品处理　同气相色谱法。

操作步骤　①固体类和半固体类试样：加水并使用超声波震荡提取，离心后将上清液转出，定容后备用。高蛋白样品，加水并使用超声波震荡提取，加入硫酸锌和亚铁氰化钾溶液以除去蛋白质。高脂肪样品可在提取前先加入石油醚，振摇后弃去石油醚，以除去脂肪，再加水提取。②液体类试样：一般液体试样摇匀后可直接用水定容，如需要可过滤。含二氧化碳的试样加热脱气后放冷，用水定容，备用。含乙醇的试样用氢氧化钠溶液调至弱碱性，水浴加热除乙醇，放冷后用水定容，备用。含乳类饮料加入硫酸

锌和亚铁氰化钾溶液，混匀，离心，上清液定容后备用。③衍生化：准确移取上述试样提取溶液，加入硫酸溶液、正庚烷和次氯酸钠溶液，剧烈振摇，静置分层，除去水层后在正庚烷层中加入碳酸氢钠溶液，振摇，静置，取上层有机相经有机相滤膜过滤，用于进样。

色谱条件　C_{18}反相色谱柱；流动相为乙腈＋水（70＋30）；流速0.8ml/min；柱温40℃；紫外或二极管阵列检测器，检测波长314nm。

适用范围　此法适用于饮料类、蜜饯凉果、果丹类、话化类、带壳及脱壳熟制坚果与籽类、配制酒、水果罐头、果酱、糕点、面包、饼干、冷冻饮品、果冻、复合调味料、腌渍的蔬菜、腐乳的测定。

液相色谱-质谱/质谱法　酒样经水浴加热除去乙醇后以水定容，用液相色谱-质谱/质谱仪测定，外标法定量。

操作步骤　酒样加热除去乙醇，残渣用水定容并摇匀，滤膜过滤后备用。

色谱条件　C_{18}反相色谱柱或同等性能的色谱柱；流动相为甲醇、10mmol/L乙酸铵溶液，梯度洗脱；流速0.25ml/min；进样量10μl；柱温35℃。

质谱条件　离子源为电喷雾电离源（ESI），扫描方式为多反应监测（MRM）扫描，负离子或正离子模式。

适用范围　此法适用于白酒、葡萄酒、黄酒、料酒。

（杨大进）

tángjīngnà jiǎnyàn

糖精钠检验（determination of saccharin sodium）　食品中添加的糖精钠的定性定量检测。糖精

钠，又称可溶性糖精，化学名称为邻苯甲酰磺酰亚胺钠（二水），分子式为$C_7H_4NNaO_3S \cdot 2H_2O$；白色菱形结晶或结晶性粉末，无臭，微有芳香气味，有强甜味，后味稍带苦，甜度为蔗糖的300～500倍，熔点226～231℃。易溶于水，可溶于乙醇。1977年加拿大研究证明糖精钠可引发雄性大鼠膀胱癌，其安全性在一定时期存在争议。美国曾一度禁用糖精钠，1991年又撤销了禁令，但仍需在标签上标注"使用本产品可能对健康有害，本产品含有可致实验动物癌症的糖精"。欧美国家糖精钠的使用量不断减少，中国也规定不允许在婴儿食品中使用糖精钠。联合国粮农组织和世界卫生组织食品添加剂专家联席委员会规定糖精的每日允许摄入量（ADI）为每千克体重0～5mg。结构式见图。

图　糖精钠结构式

检测方法包括分光光度法、高效液相色谱法、薄层色谱法和离子选择电极法。中国《食品安全国家标准 食品中苯甲酸、山梨酸和糖精钠的测定》（GB 5009.28-2016）规定了高效液相色谱法检测。

原理　样品经水提取，高脂肪样品经正己烷脱脂、高蛋白样品经蛋白沉淀剂沉淀蛋白，采用液相色谱分离、紫外检测器检测，外标法定量。

样品处理　饮料、液态奶等均匀样品取多个预包装直接混

合；非均匀的液态、半固态样品用组织匀浆机匀浆；固体样品用研磨机充分粉碎并搅拌均匀；奶酪、黄油、巧克力等采用50～60℃加热熔融，并趁热充分搅拌均匀。

操作步骤　碳酸饮料、果酒、果汁、蒸馏酒等除去乙醇或二氧化碳后直接过滤膜。含蛋白试样加水涡旋混匀后，于50℃水浴超声波震荡提取20分钟，冷却至室温后加亚铁氰化钾和乙酸锌溶液后混匀，离心，将水相转移并定容至刻度。含胶基的果冻、糖果等试样加水涡旋混匀，于70℃水浴加热溶解试样，其余操作同上。油脂、巧克力、奶油、油炸食品等高油脂试样使用正己烷加热溶解，加氨水溶液和乙醇，涡旋混匀，于50℃水浴超声波震荡20分钟，冷却至室温后，加亚铁氰化钾和乙酸锌溶液，混匀，离心，弃去有机相，水相转移并定容。

色谱条件　C_{18}反相色谱柱或等效柱；流动相为甲醇＋乙酸铵溶液（5＋95），流速1ml/min；检测波长230nm。

注意事项　糖精钠的分析通常会受到其他防腐剂、甜味剂和食物成分的干扰，因此需要保证足够的分离效率。当存在干扰峰时，可以采用加入甲酸加以解决。

（杨大进　赵凯）

yǐxiānhuáng'ànsuānjiǎ jiǎnyàn

乙酰磺胺酸钾检验（determination of acesulfame potassium）　食品中添加的乙酰磺胺酸钾的定性定量检测。乙酰磺胺酸钾，又称安赛蜜、AK糖，化学式为$C_4H_4KNO_4S$，分子量201.24，CAS编号55589-62-3；为无色至白色结晶性粉末，无臭，具有强烈甜味，高浓度时有苦味，不吸湿，易溶于水，微溶于乙醇。结构式见图。

图 乙酰磺胺酸钾结构式

检测方法主要是高效液相色谱法。中国国家标准《饮料中乙酰磺胺酸钾的测定》（GB/T 5009.140-2003）规定了高效液相色谱方法，测定原理是将试样经超声波脱气、中性氧化铝色谱柱去除杂质，高效液相色谱仪分析。以保留时间定性，峰面积定量。含气饮料通过加热搅拌或超声波脱气；果茶、果汁类加水定容并混匀后，离心，取上清液。试液过中性氧化铝柱，待试液流至柱表面时，用流动相洗脱，加流动相至定容，摇匀后过滤。色谱条件：C_{18}反相色谱柱；流动相为 0.02mol/L 硫酸铵+甲醇+乙腈 + 10% H_2SO_4（740 ～ 800 + 170～150＋90～50＋1）；检测波长 214nm。

乙酰磺胺酸钾的极性相对较大，因此色谱分离时应注意调节流动相的极性，使之适合该物质的分离。

（杨大进）

ālìtián jiǎnyàn

阿力甜检验（determination of alitame） 食品中添加的阿力甜的定性定量检测。阿力甜，又称天胺甜精，化学名称为 L-天冬氨酰-N-(2,2,4,4-四甲基-3-硫化三甲基)-D-丙氨酰胺，化学式为 $C_{14}H_{25}N_3O_4S$，分子量 331.43，CAS 编号80863-62-3；为白色结晶性粉末，无味或有轻微的特有气味，味甜，甜度为蔗糖的 2000 倍。易溶于水，可溶于甲醇、乙醇等，不溶于脂肪、油类和三氯甲烷中。

结构式见图。

图 阿力甜结构式

阿力甜为由美国辉瑞公司于1979 年研制出的第二代氨基酸系列甜味剂，尚未被美国食品药品监督管理局认可。阿力甜无后苦味和金属味、涩味，且口感与蔗糖接近，甜味迅速、持久，已在多个国家获准使用，中国于 1994年批准使用。

检测方法主要为液相色谱法，检测器有紫外检测器、蒸发光散射检测器和质谱检测器。中国《食品安全国家标准 食品中阿斯巴甜和阿力甜的测定》（GB 5009.263-2016）规定了阿力甜检测方法，方法的原理、前处理法和色谱参考条件见阿斯巴甜检验。

（杨大进 蒋定国）

niǔtián jiǎnyàn

纽甜检验（determination of neotame） 食品中添加的纽甜的定性定量检测。纽甜，化学名称为 N-[N-(3,3-二甲基丁基)-L-α-天门冬氨酰]-L-苯丙氨酸-1-甲酯，化学式为 $C_{20}H_{30}N_2O_5$，分子量 378.46，CAS 编号 165450-17-9；为白色结晶粉末，熔点为 80.9 ～ 83.4℃，易溶于水。作为功能性甜味剂，纽甜对人体健康能起到有益的调节或促进作用。美国食品药品监督管理局于 2002年允许其应用在所有食品及饮料中；欧盟于 2010 年正式批准其应用；中国于 2003 年正式批准使用，适用各类食品生产。结构式见图。

图 纽甜结构式

检测方法主要为高效液相色谱与紫外检测器、蒸发光散射检测器或质谱检测器联用分析。中国《食品安全国家标准 食品中纽甜的测定》（GB 5009.247-2016）规定了纽甜的高效液相色谱法，原理是将试样经缓冲液稀释后经固相萃取柱净化、浓缩，用高效液相色谱检测，外标法定量。固体试样加入甲酸-三乙胺混合提取溶液，涡旋混匀后经超声波提取，定容。液体试样加入甲酸-三乙胺混合提取溶液，混匀后经超声波提取，定容。过滤，试液过固相萃取柱，甲酸-三乙胺混合提取溶液淋洗，甲醇洗脱，洗脱液在40℃水浴中吹氮浓缩并定容，过滤后进高效液相色谱仪分析。色谱条件：C_{18}反相色谱柱；柱温 30℃，检测波长 218nm；流动相为乙腈+辛烷磺酸钠缓冲液，梯度洗脱。

（杨大进 赵 凯）

sānlǜzhètáng jiǎnyàn

三氯蔗糖检验（determination of sucralose） 食品中添加的三氯蔗糖的定性定量检测。三氯蔗糖，又称蔗糖素、三氯半乳糖，化学名称为 4,1',6'-三氯-4,1',6'-三脱氧半乳蔗糖，化学式为 $C_{12}H_{19}Cl_3O_8$，分子量为 397.64，CAS 编号 56038-13-2；为白色或近白色结晶性粉末，无臭，味甜，对光、热、酸均稳定，易溶于水、乙醇和甲醇。三氯蔗糖甜味纯正，无后苦味，无热量，不参与人体代谢，不导致龋齿，稳

定性好，安全性强。中国于 1997 年批准使用，美国食品药品监督管理局于 1998 年批准使用。结构式见图。

图 三氯蔗糖结构式

检测方法包括滴定分析法、毛细管电泳法、离子色谱法、高效液相色谱法等。滴定分析法是用碳酸钠溶液固定氯后，用硝酸银标准溶液滴定，通过分析其氯含量来确定三氯蔗糖的含量；毛细管电泳法以 3,5-二硝基苯甲酸缓冲液为紫外吸收剂，进行间接紫外检测；离子色谱法采用阴离子交换色谱柱，NaOH 和 CH_3COONa 为流动相，脉冲安培检测器进行测定；由于该物质没有紫外吸收，高效液相色谱法采用反相色谱分离后示差检测器或蒸发光散射检测器检测，或用对硝基氯化铝柱前衍生后液相色谱分离，紫外检测器测定。

中国《食品安全国家标准 食品中三氯蔗糖（蔗糖素）的测定》（GB 22255-2014）规定了采用高效液相色谱分离，蒸发光散射检测器进行检测，根据保留时间和峰面积定性和定量的方法。

测定时将试样加水涡旋混匀，再加入甲醇继续混匀，超声波提取后离心，沉淀物用 75% 甲醇溶液洗涤后离心，合并上清液。含脂肪试样的上清液置于分液漏斗中，用正己烷脱脂后置于蒸发皿中，沸水浴蒸干，用水溶解后定容；低脂、无脂及非酱色类试样上清液直接置于蒸发皿中，沸水浴蒸干，残渣用水溶解并定容；酱色类试样则取

合并后的提取液通过中性氧化铝固相萃取柱，弃去初滤液，接收余下滤液。试液进行高效液相色谱仪分析。色谱条件：C_{18} 反相色谱柱；柱温 35℃，检测器为蒸发光散射检测器；流动相为水+乙腈，梯度洗脱。

（杨大进）

zhuósèjì jiǎnyàn

着色剂检验 （determination of colorant）

食品中添加的人工与合成着色剂的检测。着色剂是指使食品赋予色泽和改善食品色泽的一类食品添加剂。种类较多，按其来源可分为天然着色剂和人工合成着色剂。天然着色剂是从动物和植物组织及微生物中提取获得，色泽自然但价格高且通常易褪色，常用的有红曲红、栀子黄、叶绿素铜钠盐、胡萝卜素、姜黄素等。人工合成着色剂是指用化学合成方法制得，色泽鲜艳且稳定性好、色调多样、价格低廉，但相对天然着色剂安全性要差。

检测方法主要有纸色谱法、薄层色谱法、分光光度法、液相色谱法、液相色谱-质谱联用法等。就检测着色剂的种类而言，针对天然着色剂采用单一品种检测，针对人工合成着色剂主要采用多种组分检测。对于食品中批准使用天然着色剂栀子黄和红曲色素，按中国《食品安全国家标准 食品中栀子黄的测定》（GB 5009.149-2016）和《食品安全国家标准 食品中红曲色素的测定》（GB 5009.150-2016）进行检验；对于人工合成着色剂，按《食品安全国家标准 食品中合成着色剂的测定》（GB 5009.35-2016）和《食品安全国家标准 食品中诱惑红的测定》（GB 5009.141-2016）进行检验。

（杨大进 赵凯）

réngōng héchéng zhuósèjì jiǎnyàn

人工合成着色剂检验 （determination of synthetic colorant）

食品中添加的人工合成着色剂的定性定量检测。人工合成着色剂，又称色素，是指用化学合成方法所制得的着色剂，可赋予和改善食品色泽。人工合成着色剂由于其色泽鲜艳，色调多样，能够刺激食欲和增加人们对食品的嗜好性而被广泛用于各类食品中。鉴于其具有致泻和致癌等毒性，故对其使用范围和使用量进行了严格的规定。

中国《食品安全国家标准 食品添加剂使用标准》（GB 2760-2014）允许使用的常用合成着色剂有苋菜红、胭脂红、赤藓红、新红、柠檬黄、日落黄、靛蓝、亮蓝等。

苋菜红，化学名称为 1-（4-磺酸-1-萘偶氮）-2-羟基-3,6-萘二磺酸三钠盐，化学式为 $C_{20}H_{11}N_2Na_3O_{10}S_3$，分子量为 604.47，CAS 编号 915-67-3，为红褐色或暗红褐色均匀粉末或颗粒，无臭，溶于水、甘油，微溶于乙醇，不溶于油脂。对柠檬酸、酒石酸稳定，在碱液中变为暗红色。

胭脂红，为苋菜红的异构体，化学名称为 1-（4-磺酸-1-萘偶氮）-2-羟基-6,8-萘二磺酸三钠盐，化学式为 $C_{20}H_{11}N_2Na_3O_{10}S_3$，分子量 604.47，属水溶性偶氮类色素，CAS 编号 2611-82-7，碱性溶液中不稳定。

赤藓红，又称樱桃红，化学名称为 9-（邻羧基苯基）-6-羟基-2,4,5,7-四碘-3-异氧杂蒽酮二钠盐，化学式 $C_{20}H_6I_4Na_2O_5$，分子量 879.86，CAS 编号 16423-68-0，为红色或红褐色颗粒或粉末，无臭，溶于水、乙醇、丙二醇和甘油，不溶于油脂。

新红，化学名称为2-(4'-磺基-1'-苯氮)-1-羟基-8-乙酸氨基-3,7-二磺酸三钠盐，红色粉末，易溶于水，微溶于乙醇，不溶于油脂。

柠檬黄，又称酒石黄，化学名称为1-(4-磺酸苯基)-4-(4-磺酸苯基偶氮)-5-吡唑啉酮-3-羧酸三钠盐，化学式$C_{16}H_9N_4Na_3O_9S_2$，分子量534.36，CAS编号1934-21-0，为橙黄色粉末，溶于水呈黄色，对光、热、酸均稳定。

日落黄，又称晚霞黄，化学名称为1-对磺酸苯基偶氮-2-羟基萘-6-磺酸二钠盐，化学式为$C_{16}H_{10}N_2Na_2O_7S_2$，分子量452.36，CAS编号2783-94-0，为橙红色均匀粉末或颗粒，无臭，易溶于水、甘油、丙二醇，微溶于乙醇，不

溶于油脂。水溶液呈黄橙色。在柠檬酸、酒石酸中稳定。

靛蓝，化学名称为1H,1'H-3,3'-二氧-2,2'-联吲哚基，化学式$C_{16}H_{10}N_2O_2$，分子量262.27，CAS编号482-89-3，为蓝色粉末，可溶于水、甘油、丙二醇，微溶于乙醇，不溶于油脂。

亮蓝，化学名称为双[4-(N-乙基-N-3-磺酸苯甲基)氨基苯基]-2-磺酸甲苯基二钠盐，化学式为$C_{37}H_{34}N_2Na_2O_9S_3$，分子量792.85，CAS编号3844-45-9，红紫色均匀粉末或颗粒，有金属光泽，无臭，溶于水、乙醇、甘油、丙二醇。耐光、耐热性强。

诱惑红，化学名称为6-羟基-5-[(2-甲氧基-4-磺酸-5-甲苯基)偶氮萘]-2-磺酸二钠盐，化

学式为$C_{18}H_{14}N_2O_8S_2Na_2$，分子量496.42，CAS编号25956-17-6，溶于水，不溶于油脂。

常用合成着色剂的结构式，见图。

检测方法主要有分光光度法、高效液相色谱法、纸色谱法、薄层色谱法和示波极谱法。中国《食品安全国家标准 食品中合成着色剂的测定》（GB 5009.35-2016）规定了7种人工合成着色剂的高效液相色谱法。

原理 食品中人工合成着色剂用聚酰胺吸附法或液-液分配法提取，制成水溶液，经反相色谱分离，以保留时间定性、峰面积定量。

样品处理 含二氧化碳样品加热或超声除去二氧化碳；配制

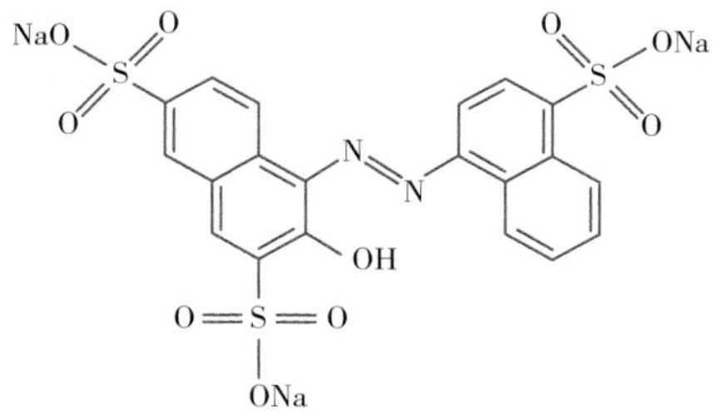

苋菜红 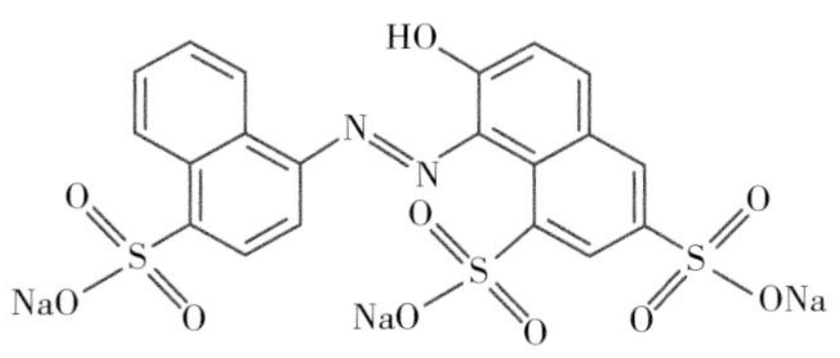　　胭脂红 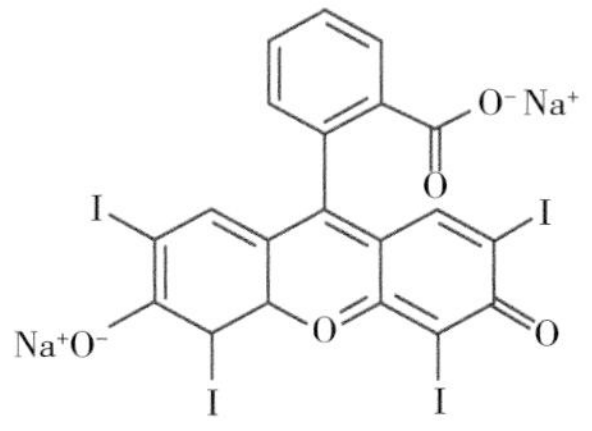　　赤藓红

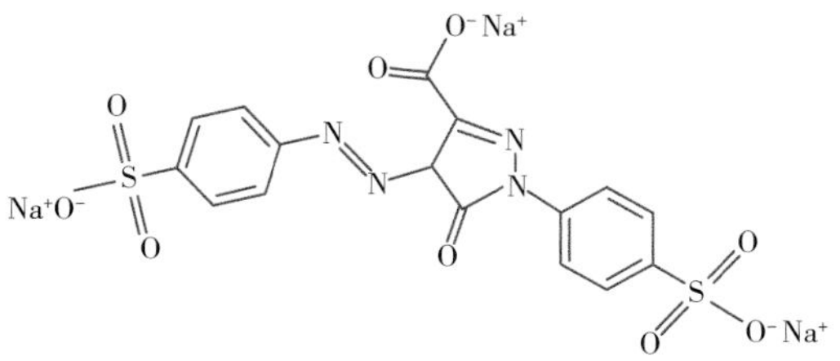

新红 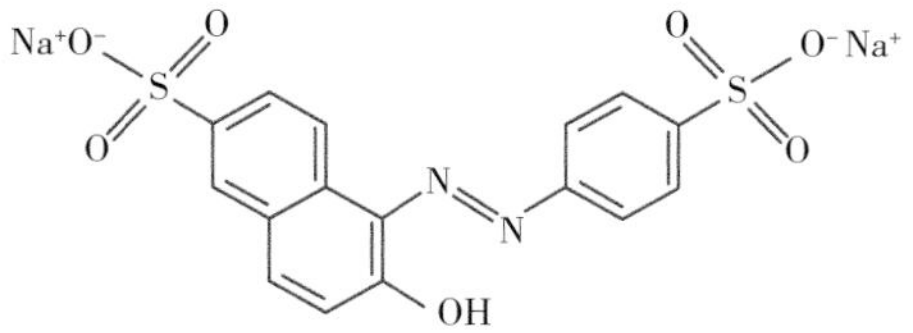　　日落黄 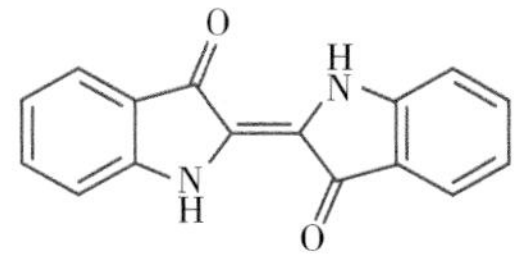　　靛蓝

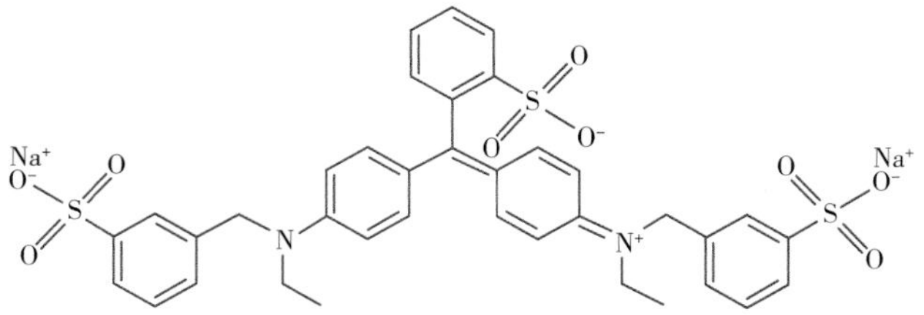

亮蓝 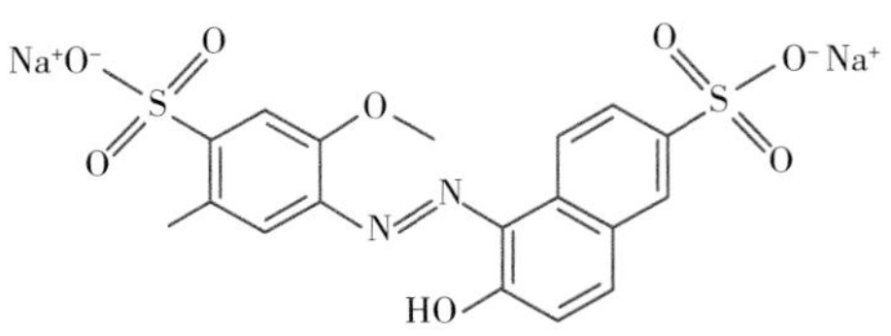　　诱惑红

图　常用的合成着色剂结构式

酒类加热除去乙醇后再称取。硬糖、蜜饯类、淀粉软糖等需先粉碎，再加水温热溶解。若样品溶液pH值较高，用柠檬酸溶液调pH值。巧克力豆及着色糖衣制品需用水洗涤色素，合并色素漂洗液为样品溶液。

操作步骤 ①聚酰胺吸附法：样品溶液使用柠檬酸溶液调pH到6，加热至60℃，将聚酰胺粉加少许水调成糊状，倒入样品溶液中，搅拌片刻，用G3垂融漏斗抽滤，依次用60℃pH值为4的水洗涤，甲醇-甲酸混合溶液洗涤，水洗至中性，用乙醇-氨水-水混合溶液解吸，直至色素完全解吸，解吸液中加乙酸中和后蒸发至近干，加水溶解，定容、过滤。②液-液分配法：含赤藓红的样品需将制备液放入分液漏斗中，加盐酸、三正辛胺正丁醇溶液，振摇后取有机相用饱和硫酸钠溶液洗涤。将有机相加热浓缩后转移至分液漏斗中，加正己烷混匀，使用氨水溶液提取，合并氨水溶液层，用正己烷洗涤。氨水层加乙酸调成中性，水浴加热蒸发至近干，加水定容、过滤。

色谱条件 C_{18}反相色谱柱；柱温35℃；二极管阵列检测器400~800nm或紫外检测器254nm；流动相为甲醇+乙酸铵溶液（0.02mol/L），梯度洗脱，流速1ml/min。

注意事项 天然色素会干扰分析，必须去除干净。聚酰胺粉必须洗至无肉眼可见颜色。因系多组分分析，流动相应根据色谱柱等进行调整，以保证分离效果。

（杨大进 赵 凯）

tiānrán zhuósèjì jiǎnyàn

天然着色剂检验（determination of natural colorant）

食品中天然着色剂的定性和定量检测。

天然着色剂，又称天然色素，是指从动物和植物组织及微生物中提取获得的食用色素。天然着色剂不仅具有着色作用，部分还具有生理活性；由于是从动植物或微生物中提取的天然成分，一般具有较高的安全性，且着色色调比较自然。

中国《食品安全国家标准 食品添加剂使用标准》（GB 2760-2014）允许使用的天然着色剂主要有次焦糖色素、红曲红、高粱红、栀子黄、萝卜红、叶绿素铜钠盐、胡萝卜素、可可壳色、姜黄素等。

姜黄素类化合物的主要成分有姜黄素、去甲氧基姜黄素和双去甲氧基姜黄素。姜黄素化学式为$C_{21}H_{20}O_6$，分子量为368.37，为橙黄色结晶性粉末，熔点183℃。不溶于水及乙醚，溶于乙醇及冰醋酸。姜黄素类化合物由于结构上的差异使其在药理上的作用有所不同。

辣椒红色素，又称辣椒红，纯品为深胭脂红色针状晶体。用于食品添加剂的呈暗红色油膏状，有辣味，主要成分为辣椒红素、类胡萝卜素、辣椒碱和植物油等，不溶于水，易溶于植物油和乙醇，pH值在3~12时，色调不变化，耐光性和耐热性较好，耐酸碱、耐氧化，可用于罐头、糕点上彩，也可用于油脂食品、调味品、果汁和冰激凌中。

胭脂树橙，又称红木素，化学式为$C_{25}H_{30}O_4$，分子量为394.5，

CAS编号6983-79-5。结构式见图。胭脂树橙通常为橙紫色晶体，不溶于水，溶于油脂、丙二醇、丙酮，不易氧化。水溶性胭脂树橙主要成分为红木素水解产物降红木素的钠或钾盐，染色性好，耐日光性差。油溶性胭脂树橙是红至褐色溶液或悬浮液，主要成分为红木素。

检测方法主要有分光光度法、薄层色谱法、荧光法、液相色谱法、液质联用法。分光光度法、薄层色谱法和荧光法无法单独测定三种姜黄素类化合物。中国《食品安全国家标准 食品中栀子黄的测定》（GB 5009.149-2016）和《食品安全国家标准 食品中红曲色素的测定》（GB 5009.150-2016）规定了食品中栀子黄和红曲色素的检验方法。

栀子黄的测定 试样用甲醇超声波震荡提取后，经反相色谱分离，于440nm下检测栀子黄的主要显色成分藏花素和藏花酸，以保留时间定性，外标法定量。

样品处理 饮料、酒类、酱油等液体样品需摇匀，如含二氧化碳应先加热除去；果冻等半固态样品需搅拌均匀；饼干、糕点、熟肉制品、可可制品等低含水量固体样品经食品加工机粉碎。

操作步骤 液体试样使用甲醇转移并定容；固体试样用适量甲醇超声波震荡提取、离心并定容；溶液摇匀后过滤膜。

色谱条件 C_{18}反相色谱柱或同等性能的色谱柱，柱长250mm；

图 胭脂树橙化学结构式

流动相，A 相为乙酸-乙酸铵缓冲溶液，B 相为乙腈，梯度洗脱；流速 1.0ml/min；进样量 10μl；检测波长 440nm。

注意事项 栀子黄检测的试样处理过程应避免强光照射。

红曲色素的测定 试样用无水乙醇或 80% 乙醇提取后，经固相萃取柱净化，使用高效液相色谱法检测，以保留时间定性，外标法定量。

样品处理 饮料需摇匀，如含二氧化碳应先加热除去；果冻、风味发酵乳等半固态样品需搅拌均匀；饼干、糕点、熟肉制品等低含水量固体样品经食品加工机粉碎；固体饮料等呈均匀状的粉状样品可直接使用。

操作步骤 液体样品用无水乙醇溶解并定容，摇匀。在 60℃±2℃ 下旋转浓缩至近干，用 20% 甲醇溶液溶解；半固体及固体试样用 80% 乙醇溶液均质提取，上清液用无水乙醇定容，摇匀。将提取液全部转移至经过预活化的 HLB 固相萃取柱中，用 40% 甲醇溶液淋洗净化柱，再用甲醇洗脱，洗脱液在 45℃ 下氮吹干后，用 40% 甲醇溶液溶解，过滤膜。

色谱条件 高纯度球形多孔硅胶多点键合 C_{18} 柱或同等性能的色谱柱，柱长 250mm。流动相，A 相为乙酸-乙酸铵溶液（pH 5），B 相为甲醇，梯度洗脱；柱温 40℃；进样量 20μl；检测波长，红曲红胺为 264nm，红曲红素和红曲素为 390nm。

其他色素测定 文献报道采用高效液相色谱法测定胭脂树橙、降胭脂树橙等，原理为使用常规方法或加速溶剂萃取提取，经 C_{30} 色谱柱分离，保留时间定性，峰高或峰面积定量。

常规提取方法：液体试样用甲醇+乙酸乙酯+石油醚（1+1+1）分三次萃取，提取前加入 4-酮-β-胡萝卜素作内标，并加入饱和氯化钠促进相分离。取上层样液于 30℃ 旋转蒸发近干，用甲基叔丁基醚+甲醇（1+1）溶解并定容，液相色谱进样测定。固体试样称取后先加入水、再加入饱和氯化钠促进相分离。高效液相色谱条件为：波长 450nm，C_{30} 色谱柱，柱温 35℃，流动相体系 A 为甲醇+水+三乙胺（90+10+0.1），B 为甲基叔丁基醚+甲醇+水+三乙胺（90+6+4+0.1），梯度洗脱。

加速溶剂萃取：温度范围 25～80℃，压力范围 7～14MPa，提取溶剂甲醇+乙酸乙酯+石油醚（1+1+1）。液体试样和固体试样分别使用饱和氯化钠溶液和水进行提取，其他步骤同常规提取。

加入柠檬酸可增大胭脂树橙的回收率；使用 0.05% 醋酸提取可提高胭脂树橙和降胭脂树橙的回收率；如果固体样品中含有柠檬酸，测定前需将样品与碳酸钠混合；样品中如含有辣椒油树脂成分，提取液需溶于乙醚后用 30% 氢氧化钾甲醇进行皂化。

（杨大进）

kàngyǎnghuàjì jiǎnyàn

抗氧化剂检验（determination of antioxidant） 食品中添加的抗氧化剂的定性和定量检测。抗氧化剂是指能防止或延缓油脂或食品成分氧化分解、变质，提高食品稳定性的物质。按照作用方式可分为自由基吸收剂、金属离子螯合剂、氧清除剂、过氧化物分解剂、酶抗氧化剂、紫外线吸收剂或单线态氧淬灭剂等。常用的抗氧化剂有丁基羟基茴香醚、二丁基羟基甲苯、特丁基对苯二酚、没食子酸丙酯。

丁基羟基茴香醚（butyl hydroxyanisole，BHA），又称叔丁基-4-羟基茴香醚、丁基大茴香醚，为 3-BHA 和 2-BHA 的混合物；CAS 编号 25013-16-5，分子式 $C_{11}H_{16}O_2$，相对分子质量 180.25。为白色至浅黄色蜡状固体，有轻微特异臭，熔点 48～63℃，沸点 264～270℃，不溶于水。易溶于乙醇、丙二醇及各类油脂。3-BHA 的抗氧化效果比 2-BHA 高。

二丁基羟基甲苯（butylated hydroxytoluene，BHT），为 2,6-二叔丁基对甲酚，CAS 编号 128-37-0，分子式 $C_{15}H_{24}O$，相对分子质量 220.35。为白色结晶或结晶性粉末，无臭无味，熔点 69.7℃，沸点 265℃。不溶于水、甘油和丙二醇，易溶于乙醇和油脂。

特丁基对苯二酚（tert-butyl-hydroquinone，TBHQ），又称叔丁基对苯二酚、叔丁基氢醌，CAS 编号 1948-33-0，分子式 $C_{10}H_{14}O_2$，相对分子质量 166.22。为白色粉状结晶，有特殊气味，熔点为 126.5～128.5℃，沸点为 300℃。易溶于乙醇和乙醚，可溶于油脂，不溶于水；有较强的抗氧化能力。

没食子酸丙酯（propyl gallate，PG），CAS 编号 121-79-9，分子式 $C_{10}H_{12}O_5$，相对分子质量 212.21。为白色至淡褐色结晶性粉末，或乳白色的针状结晶，无臭，稍有苦味，熔点 146～150℃。有吸湿性，溶于乙醇、丙酮及乙醚，难溶于三氯甲烷、脂肪与水。

对植物油，抗氧化能力顺序为 TBHQ>PG>BHT>BHA；对动物油脂，抗氧化能力顺序为 TBHQ>PG>BHA>BHT。常用抗氧化剂结构式见图。

检验方法有分光光度法、薄层色谱法、气相和液相色谱法、液相色谱-质谱联用法等，其中液相色谱法最为常用。中国《食品

图　常用抗氧化剂结构式

安全国家标准 食品中 9 种抗氧化剂的测定》（GB 5009.32-2016）、《植物油中叔丁基羟基茴香醚（BHA）、2,6-二叔丁基对甲酚（BHT）和特丁基对苯二酚（TBHQ）的测定 高效液相色谱法》（NY/T 1602-2008）和美国公职分析化学家协会（AOAC）相关标准 AOAC 983.15 与 965.28 中，采用气相色谱法、分光光度法和液相色谱法等对其中的一种或多种抗氧化剂进行测定。抗氧化剂一般为脂溶性化合物，常用正己烷、石油醚及正己烷与乙腈、水的混合溶剂提取样品中的脂肪，然后用乙腈萃取其中的抗氧化剂。

GB 5009.32-2016 规定了高效液相色谱法、液相色谱串联质谱法、气相色谱质谱法和气相色谱法，其中液相色谱法适用于食品中 PG、2,4,5-三羟基苯丁酮（THBP）、TBHQ、去甲二氢愈创木酸（NDGA）、BHA、BHT、2,6-二叔丁基-4-羟甲基苯酚（Ionox-100）、没食子酸辛酯（OG）、没食子酸十二酯（DG）的测定；液相色谱串联质谱法适用于食品中 THBP、PG、OG、NDGA、DG 的测定；气相色谱质谱法适用于食品中 BHA、BHT、TBHQ、Ionox-100 的测定；气相色谱法适用于食品中 BHA、BHT、TBHQ 的测定。

高效液相色谱法　油脂样品经有机溶剂溶解，使用凝胶渗透色谱（GPC）净化；固体样品用正己烷溶解，用乙腈提取，固相萃取柱净化。高效液相色谱法测定，外标法定量。

试样制备　固体或半固体样品粉碎混匀，液体样品混合均匀，密封保存。

操作步骤　试样加入乙腈饱和的正己烷溶液，涡旋混匀，静置。除固体试样需加入饱和氯化钠溶液外，均用正己烷饱和的乙腈溶液涡旋、离心，收集乙腈提取液。纯油样品以乙酸乙酯和环己烷混合溶液稀释，使用 GPC 净化；固体样品的提取液需加 0.1% 甲酸溶液调节 pH = 4，用甲醇活化 C_{18} 固相萃取柱，再以乙腈平衡萃取柱，将所有提取液过柱，以乙腈和甲醇的混合溶液洗脱；洗脱液 40℃ 下旋转蒸发至干，加乙腈定容、过滤膜。

色谱条件　C_{18} 反相色谱柱，柱长 250mm；柱温 35℃；流动相，A 相为 0.5% 甲酸水溶液，B 相为甲醇，洗脱梯度；进样量 5µl；检测波长 280nm。

液相色谱串联质谱法　除使用液相色谱串联质谱联用仪检测外，样品制备、操作步骤均同高效液相色谱法。

液相色谱-串联质谱仪参考条件：C_{18} 键合硅胶柱，柱长 50mm；流动相，A 相为水，B 相为乙腈，洗脱梯度；流速 0.2ml/min；柱温 35℃；进样量 2µl；电离源模式为电喷雾离子化，喷雾流速

3L/min，干燥气流速 15L/min，离子喷雾电压 3500V。

气相色谱-质谱法　除使用气相色谱质谱联用仪检测外，样品制备、操作步骤均同高效液相色谱法。

气相色谱质谱器仪参考条件：5% 苯基-甲基聚硅氧烷毛细管色谱柱，柱长 30m，内径 0.25mm，膜厚 0.25µm；程序升温；载气，氦气，流速 1ml/min；进样口温度 230℃，进样量 1µl，进样方式为无分流进样；电子轰击源 70eV；离子源温度 230℃；GC-MS 接口温度 280℃；溶剂延迟 8 分钟；选择离子监测。

气相色谱法　试样中的抗氧化剂用有机溶剂提取、GPC 净化后，用气相色谱氢火焰离子化检测器检测，采用保留时间定性，外标法定量。

操作步骤　油脂含量在 15% 以上的高油脂试样加入石油醚，完全浸没试样，放置过夜，用快速滤纸过滤后，旋转蒸发回收溶剂，得到的油脂用乙酸乙酯和环己烷混合溶液溶解。油脂含量 15% 以下的低油脂试样用乙酸乙酯和环己烷混合溶液溶解，油脂含量极低或不含油脂的试样加入乙腈饱和的正己烷溶液，涡旋静置，加入饱和氯化钠溶液，再用正己烷饱和的乙腈溶液涡旋、离心，收集乙腈层，加 0.1% 甲酸溶液调节 pH = 4，经凝胶渗透色

谱净化。

色谱条件 5%苯基-甲基聚硅氧烷毛细管色谱柱；柱长 30m；进样口温度 230℃；程序升温；不分流进样；载气，氮气纯度 ≥ 99.999%，流速 1ml/min。

AOAC 测定方法 用乙腈提取抗氧化剂，浓缩后用异丙醇稀释并定容，经高效液相色谱分离，紫外检测器测定。液体样品（固体样品在 60℃ 下液化），加入饱和正己烷摇匀，用饱和乙腈分三次提取。提取液经旋转蒸发浓缩，用一次性滴管转移并定容。液相色谱测定条件为：C_{18} 反相色谱柱，流动相 A 为 5% 乙酸溶液，B 为乙腈＋甲醇（1＋1），流速 2.0ml/min，梯度洗脱。同时以 25ml 饱和正己烷同步做空白。

TBHQ 易氧化，测定时溶液应冷藏保存，并避免直射光；提取过程中如有乳化现象产生，可置热水中 5～10 秒；蒸发时间过长和提取后测定时间延长均会导致 TBHQ 的损失；乙腈提取液如需放置过夜，应冷藏。

（杨大进 赵凯）

zēngwèijì jiǎnyàn

增味剂检验（determination of flavor enhancer） 食品中添加的增味剂谷氨酸钠和呈味核苷酸二钠的定性定量检测。增味剂是指补充、增强、改进食品中的原有口味或滋味的物质。按化学性质不同，可分为氨基酸系列、核苷酸系列。氨基酸系列包括 L-天门冬氨酸钠、L-谷氨酸、L-谷氨酸铵、L-谷氨酸钙、L-谷氨酸钾、氨基乙酸、DL-氨基丙酸。核苷酸系列包括 5'-鸟苷酸二钠、5'-肌苷酸二钠、胞苷酸等。谷氨酸类与核苷酸类的增味剂合用，具有明显的协同增效作用。增味剂的添加不会影响食品的酸、甜、苦、咸等

基本味道对感官的刺激，且能够补充和增强食品原有的风味。

中国允许使用的增味剂主要有谷氨酸钠、5'-呈味核苷酸二钠（5'-鸟苷酸二钠和 5'-肌苷酸二钠）、琥珀酸二钠和 L-丙氨酸等。

谷氨酸钠，又称味精、麸氨酸钠等，化学名称为 L-(+)-谷氨酸钠，化学式 $C_5H_8NO_4Na$，分子量 169.11，CAS 编号 142-47-2；为白色至类白色结晶或结晶粉末。有吸湿性，易溶于水，微溶于乙醇，不溶于乙醚。结构式见图 1。

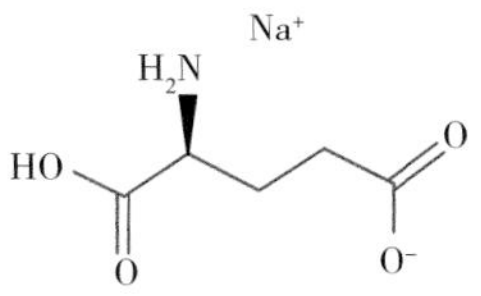

图 1 谷氨酸钠结构式

呈味核苷酸二钠，是 5'-鸟苷酸二钠与 5'-肌苷酸二钠的混合物。5'-鸟苷酸二钠，化学式为 $C_{10}H_{12}N_5Na_2O_8P$，分子量 407.18，CAS 编号 5550-12-9，为白色、类白色结晶或结晶性粉末；无臭，有较强的吸潮性，易溶于水，微溶于乙醇，难溶于乙醚。5'-肌苷酸二钠化学式 $C_{10}H_{11}N_4Na_2O_8P$，分子量 392.17，CAS 编号 4691-65-0，为白色、类白色结晶或结晶性粉末；无臭，有特殊滋味；

易溶于水，水溶液呈中性，微溶于乙醇，几乎不溶于乙醚。结构式见图 2。

谷氨酸钠的检测方法有旋光仪法、滴定分析法、高效液相色谱法和离子色谱法，中国《食品安全国家标准 味精中麸氨酸钠（谷氨酸钠）的测定》（GB 5009.43-2016）规定了谷氨酸钠的旋光仪测定法。核苷酸系列增味剂的检测方法有滴定分析法、紫外分光光度法、旋光仪法、高效液相色谱法、离子色谱法等，主要采用高效液相色谱法和离子色谱法分析。采用高效液相色谱法可分离测定数种核苷酸，色谱柱一般选用 C_{18} 反相色谱柱，离子色谱法色谱柱可选用离子交换柱。《食品安全国家标准 食品添加剂 5'-呈味核苷酸二钠（又名呈味核苷酸二钠）》（GB 1886.171-2016）规定了 5'-鸟苷酸二钠和 5'-肌苷酸二钠的测定方法。

滴定分析法 检测麸氨酸钠（谷氨酸钠）。在乙酸存在下，用高氯酸标准溶液滴定，以电位突跃为依据判定滴定终点，或以 α-萘酚苯基甲醇为指示剂，滴定试样溶液至绿色为终点。

高氯酸非水溶液滴定法 试样加甲酸超声溶解，再加乙酸 40ml，摇匀。采用动态滴定模式

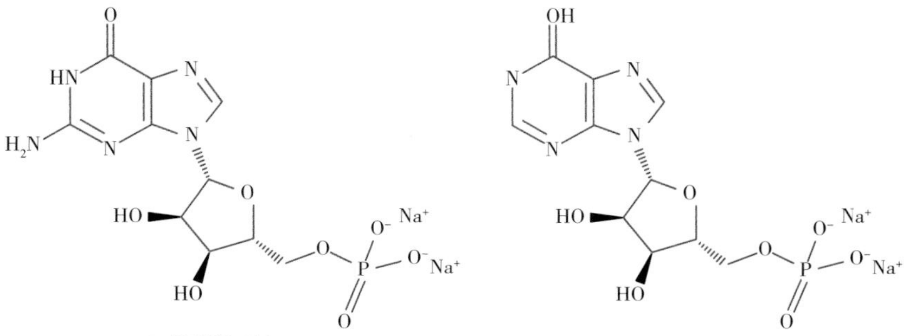

5'-鸟苷酸二钠　　　　5'-肌苷酸二钠

图 2 呈味核苷酸二钠结构式

或等量滴定模式，用高氯酸标准溶液进行滴定，反应终点时出现的明显突跃点为其滴定终点，记录该点所对应的消耗高氯酸标准溶液的体积（V_1），同时做空白试验，记录消耗高氯酸标准溶液的体积（V_0）。

化学指示剂法　在盛有试液的烧杯中加入 α-萘酚苯基甲醇-乙酸指示液 10 滴，开动磁力搅拌器，用高氯酸标准溶液滴定试样液，当颜色变绿色即为滴定终点，记录消耗高氯酸标准溶液的体积（V_1），同时做空白试验，记录消耗高氯酸标准溶液的体积（V_0）。

旋光法　检测麸氨酸钠（谷氨酸钠）。①原理：根据分子结构中含有一个不对称碳原子，具有光学活性，能使偏振光面旋转一定角度，因此可用旋光仪测定旋光度，并换算为谷氨酸钠的含量。②操作步骤：试样置于烧杯中用少量水溶解后再加盐酸，混匀并冷却至 20℃，移入容量瓶用水定容，摇匀。将试样液置于旋光管中，检测其旋光度，同时记录旋光管中试样液的温度。

酸度计法　检测麸氨酸钠（谷氨酸钠）。①原理：利用氨基酸的两性作用，加入甲醛以固定氨基，使羧基显示出酸性，用氢氧化钠标准溶液滴定后定量。②操作步骤：试样置于烧杯中用 60ml 水溶解，开动磁力搅拌器，使氢氧化钠标准溶液滴定至酸度计指示 pH 8.2，记录消耗的毫升数，可计算总酸含量。再加入 10.0ml 甲醛溶液，混匀，用氢氧化钠标准溶液滴定至 pH 9.6，记录消耗的毫升数。同时做试剂空白试验。

分光光度法　检测呈味核苷酸二钠。①原理：分别测定试样

250nm、280nm 处的吸光度值，用公式计算呈味核苷酸二钠的含量。②样品处理：用水溶解试样并定容，摇匀。吸取部分试液，用盐酸溶液稀释并定容。③操作步骤：以盐酸溶液作空白，分别于 250nm、280nm 处测定吸光度值。根据相关公式计算呈味核苷酸二钠的含量。

（杨大进　蒋定国）

防腐剂检验（determination of preservative）　食品中添加的防腐剂苯甲酸、山梨酸和对羟基苯甲酸酯类的定性定量检测。防腐剂是指为防止食品腐败、变质、延长食品保存期，抑制食品中微生物繁殖的食品添加剂。一般分为酸型防腐剂、酯型防腐剂、生物防腐剂和其他防腐剂等。酸型防腐剂主要包括苯甲酸、苯甲酸钠、山梨酸、山梨酸钾、丙酸钙、丙酸钠等。酯型防腐剂主要包括对羟基苯甲酸乙酯、对羟基苯甲酸丙酯等。中国常用的有苯甲酸、苯甲酸钠、山梨酸、山梨酸钾、丙酸钙、丙酸钠、对羟基苯甲酸乙酯、对羟基苯甲酸丙酯、脱氢乙酸等，严格按照《食品安全国家标准 食品添加剂使用标准》（GB 2760-2014）中规定的范围和用量使用是安全的。

苯甲酸，又称安息香酸，化学式 $C_7H_6O_2$，分子量 122.12，CAS 编号 65-85-0；为鳞片状或针状结晶，具有苯或甲醛的臭味。微溶于水，易溶于乙醇、乙醚等。结构式见图 1。

图 1　苯甲酸结构式

山梨酸，又称己二烯酸，化学式 $C_6H_8O_2$，分子量 112.13，CAS 编号 110-44-1；为白色针状或粉末状晶体，有微弱特殊气味，微溶于水，能溶于多种有机溶剂，熔点 132～135℃。结构式见图 2。

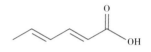

图 2　山梨酸结构式

对羟基苯甲酸乙酯，又称尼泊金乙酯，化学式 $C_9H_{10}O_3$，分子量 166.18，CAS 编号 120-47-8；为白色结晶或结晶性粉末，稍有涩味，易溶于乙醇、乙醚和丙酮，微溶于水、三氯甲烷、二硫化碳和石油醚。

对羟基苯甲酸丙酯，又称尼泊金丙酯，化学式 $C_{10}H_{12}O_3$，分子量 180.20，CAS 编号 94-13-3；为无色结晶或白色结晶粉末，几乎无臭，稍有涩味，易溶于醇和醚，在水中几乎不溶。

苯甲酸和山梨酸的检测方法主要有薄层色谱法、气相色谱法和高效液相色谱法等。中国《食品安全国家标准 食品中苯甲酸、山梨酸和糖精钠的测定》（GB 5009.28-2016）中第一法规定了食品中苯甲酸、山梨酸和糖精钠的高效液相色谱法，第二法规定了酱油、水果汁、果酱中苯甲酸、山梨酸的气相色谱法。对羟基苯甲酸酯类的检测方法主要有薄层色谱法、气相色谱法和高效液相色谱法等，主要依据中国《食品安全国家标准 食品中对羟基苯甲酸酯类的测定》（GB 5009.31-2016）的规定。

高效液相色谱法　主要针对苯甲酸和山梨酸测定，见糖精钠检验。

注意事项：调节 pH 至 7~8，乳与乳制品含有大量蛋白质，实验中需要尽可能去除，以减少色谱干扰。

气相色谱法 主要针对苯甲酸、山梨酸和对羟基苯甲酸酯类的测定。

苯甲酸、山梨酸测定 试样经盐酸酸化后，用乙醚提取苯甲酸、山梨酸，采用气相色谱-火焰离子化检测器进行分离测定，外标法定量。

样品处理 试样中加氯化钠、盐酸溶液和乙醇，用乙醚提取，离心，上层乙醚提取液通过无水硫酸钠过滤，氮吹至干，加入正己烷-乙酸乙酯混合溶液溶解。

色谱条件 聚乙二醇毛细管色谱柱，柱长 30m；载气，氮气，流速 3ml/min；分流比 10∶1，空气 400L/min，氢气 40L/min；进样口温度 250℃；检测器温度 250℃；程序升温。

对羟基苯甲酸酯类测定 试样酸化后，用乙醚提取，浓缩近干后用乙醇复溶，并使用气相色谱-火焰离子化检测器进行分离测定，保留时间定性，外标法定量。

样品处理 果酱、酱油、醋、饮料等试样加入适量饱和氯化钠溶液，再加入盐酸酸化，用无水乙醚提取，取乙醚层，加入饱和氯化钠溶液洗涤，再以碳酸氢钠溶液洗涤，将有机层经过无水硫酸钠，在旋转蒸发仪上浓缩近干，用氮气除去残留溶剂，准确加入无水乙醇溶解。

色谱条件 5%苯基-95%甲基聚硅氧烷弱极性石英毛细管色谱柱，柱长 30m；程序升温；检测器 260℃；载气，氮气，2.0ml/min，尾吹 30m/min，分流比 10∶1；氢气 40ml/min；空气 450ml/min。

（杨大进 赵凯）

suāndù tiáojiéjì jiǎnyàn
酸度调节剂检验 （determination of acidity regulator） 食品中酸度调节剂的定性定量检测。酸度调节剂又称 pH 值调节剂，是用以维持或改变食品酸碱度的食品添加剂。酸度调节剂具有防止食品氧化和酸败、与重金属离子络合、防褐变反应、稳定颜色、降低浊度和增强胶凝特性等作用。中国规定允许使用的酸度调节剂有柠檬酸、柠檬酸钾、乳酸、酒石酸等，其中柠檬酸应用广泛。柠檬酸又名枸橼酸，化学名称为 2-羟基丙烷-1,2,3-三羧酸，CAS 编号 77-92-9，为无色晶体，常含一分子结晶水，无臭，有很强的酸味，溶于水、乙醇、丙酮，不溶于乙醚、苯，微溶于三氯甲烷。

检测方法有滴定分析法、气相色谱法、高效液相色谱法和离子色谱法等。滴定分析法只能测定总酸的量；离子色谱法原理上可测定无机酸和有机酸的含量，但对于无机酸仍然无法区分酸根离子的来源。对于食品中有机酸类酸度调节剂通常采用高效液相色谱法，进出口商品检验标准《进出口果汁中乳酸、柠檬酸、富马酸含量检验方法 高效液相色谱法》（SN/T 2007-2007）中采用高效液相色谱法同时测定三种酸度调节剂的含量。中国《食品安全国家标准 食品中有机酸的测定》（GB 5009.157-2016）采用高效液相色谱法同时测定食品中的酒石酸、乳酸、苹果酸、柠檬酸、丁二酸、富马酸和己二酸。

原理 将试样直接用水稀释或用水提取后，经强阴离子交换固相萃取柱净化，经反相色谱柱分离，以保留时间定性，外标法定量。

操作步骤 ①果汁饮料及果汁、果味碳酸饮料等：试样中如含二氧化碳应先加热除去，加水稀释、定容、过滤膜。②果冻、水果罐头等：加入水均质提取，离心，将提取液用水定容、过滤膜。③胶基糖果：先将样品用剪刀铰成约 2mm×2mm 大小的碎块放入陶瓷研钵中，再缓慢倒入液氮，样品迅速冷冻后采用研磨的方式获取均匀的样品，加入水后涡旋提取，离心，上清液用无水乙醇定容，取部分提取液，在 80℃±2℃ 下旋转浓缩至近干时，再加入无水乙醇，直至浓缩至干，用水溶解残渣。将待净化液全部转移至经过预活化的 SAX 固相萃取柱中，用水淋洗净化柱，再用磷酸-甲醇溶液洗脱，收集洗脱液，在 45℃ 下旋转蒸发近干后，用磷酸溶液溶解、过滤膜。④固体饮料：加水溶解，并用无水乙醇定容，其余的浓缩和净化步骤同胶基糖果。⑤面包、饼干、糕点、烘焙食品馅料和生湿面制品：加入水均质提取 2 次，离心，取上层提取液，用无水乙醇定容，其余的浓缩和净化步骤同胶基糖果。

色谱条件 酒石酸、苹果酸、乳酸、柠檬酸、丁二酸和富马酸检测使用 C_{18} 反相色谱柱，柱长 250mm；流动相为 0.1% 磷酸溶液+甲醇（97.5+2.5），梯度洗脱；柱温 40℃；进样量 20μl；检测波长 210nm。己二酸检测的流动相为 0.1% 磷酸溶液+甲醇（75+25），等度洗脱，其余条件同上。

（杨大进 蒋定国）

kàngjiéjì jiǎnyàn
抗结剂检验 （determination of anticaking agent） 食盐中添加的亚铁氰化钾的定量检测。抗结剂主要添加于颗粒和粉末状食品中，防止此类食品聚集结块，以保持其松散或自由流动的状态，对于人体没有生理功能。中国允许使用的有亚铁氰化钾、亚铁氰化钠、硅铝酸钠、磷酸三钙、二氧化硅、微晶纤维素等，国外还允许使用硅酸铝、硅铝酸钙、硅酸钙、硬脂酸钙、碳酸镁、氧化镁、硬脂酸镁、磷酸镁、硅酸镁、高岭土和滑石粉等。中国在食盐中允许添加亚铁氰化钾、亚铁氰化钠。

亚铁氰化钾，又称黄血盐、黄血盐钾，化学名称为三水合六氰合铁（Ⅱ）酸钾，化学式为 $K_4Fe(CN)_6 \cdot 3H_2O$，分子量 422.39，为浅黄色单斜晶颗粒或结晶性粉末，无臭，味咸，在空气中稳定。因其氰根与铁结合牢固，故属低毒；可溶于水，水溶液遇光则分解为氢氧化铁，不溶于乙醇、乙醚。

检测方法有滴定分析法和分光光度法。原料检测主要依据食品化学法典（FCC）中的亚铁氰化钠项。针对食盐中亚铁氰化钾的检测主要依据中国《食品安全国家标准 食盐指标的测定》（GB 5009.42-2016），原理是使食盐试样中亚铁氰化钾在酸性条件下与硫酸亚铁生成蓝色复盐，与标准比较定量。对于复杂及微量试样可采取在酸性条件下进行蒸馏，吸收氰根（CN^-），再通过氯胺T显色法测定亚铁氰化钾含量。于波长 670nm 处测定吸光度值，根据标准曲线确定含量。

试样溶于水并定容，混匀，过滤，同时制备标准系列。在样液和标准系列中加入硫酸亚铁溶液和稀硫酸，混匀。于波长 670nm 处测定吸光度值。

复杂试样加水溶解，转入蒸馏烧瓶中，加入酒石酸溶液，迅速连接冷凝装置，蒸馏液出口插入装有氢氧化钠溶液的容量瓶中，收集氰化物蒸馏液，维持蒸馏瓶中溶液沸腾，当温度降至 70℃ 以下，取下容量瓶，加水定容，摇匀。吸取一定体积的样液，加酚酞指示液，用乙酸调至无色，加磷酸缓冲溶液和氯胺 T，以及吡啶-吡唑啉酮，摇匀，静置，加水至刻度，摇匀。于分光光度计 620nm 处，以水作参比，测定吸光度值，从标准曲线上查出相应 $[Fe(CN)_6]^{4-}$ 量，此数即为试样中亚铁氰化钾含量。

在蒸馏过程中首先应注意保持整个蒸馏装置的密闭性，避免由于漏气造成挥发物的损失。其次要注意保持蒸馏时间的一致，因为随着蒸馏时间长，氰化物增多，会使 H^+ 带入吸收液，使得氰化物不稳定。

（杨大进）

piǎobáijì jiǎnyàn

漂白剂检验（determination of bleaching agent） 食品中亚硫酸盐的定量检测。漂白剂是通过还原等化学作用消耗食品中的氧，破坏、抑制食品氧化酶活性和食品的发色因素，使食品色素褪色或免于褐变的食品添加剂。中国允许在食品中使用的漂白剂有亚硫酸钠、焦亚硫酸钾、焦亚硫酸钠、低亚硫酸钠、硫磺、二氧化硫、亚硫酸氢钠等。亚硫酸钠又称硫养粉，化学式 Na_2SO_3，分子量 126.04，CAS 编号 7757-83-7，为无色至白色六角棱状结晶或白色粉末，溶于水，其水溶液呈碱性，难溶于乙醇。

亚硫酸盐检验方法有分光光度法、化学发光法、荧光法、电化学法、色谱法和酶法等。美国公职分析化学家协会（AOAC）于 1990 年提出食品中亚硫酸盐的检验方法，1994 年修订（AOAC 990.28）。

中国《食品安全国家标准 食品中二氧化硫的测定》（GB 5009.34-2016）规定了食品中亚硫酸盐测定的滴定法，原理是在密闭容器中对样品进行酸化、蒸馏，蒸馏物用乙酸铅溶液吸收。吸收后的溶液用盐酸酸化，碘标准溶液滴定，根据所消耗的碘标准溶液量计算出样品中的二氧化硫含量。

样品处理：果脯、干菜、米粉类、粉条和食用菌适当剪成小块，再用剪切式粉碎机剪碎，搅均匀，备用。

操作步骤：将试样置于蒸馏烧瓶中。加入水，装上冷凝装置，冷凝管下端插入碘量瓶中乙酸铅吸收液的液面下，然后在蒸馏瓶中加入盐酸溶液，立即盖塞，加热蒸馏。当蒸馏液收集至需要的体积后，使冷凝管下端离开液面，再蒸馏 1 分钟。用少量蒸馏水冲洗插入乙酸铅溶液的装置部分。同时做空白试验。向取下的碘量瓶中依次加入盐酸、淀粉指示液，摇匀之后用碘标准溶液滴定至溶液颜色变蓝且 30 秒内不褪色为止，记录消耗的碘标准滴定溶液体积。

（杨大进）

hùsèjì jiǎnyàn

护色剂检验（determination of color fixative） 食品中护色剂的定性定量检测。护色剂是能与肉及肉制品中呈色物质作用，使之在食品加工、保藏等过程中不致分解、破坏，呈现良好色泽的食品添加剂。

常用护色剂有硝酸钠、硝酸钾、亚硝酸钠、亚硝酸钾、异抗坏血酸及其钠盐等。其中应用较为广泛的是硝酸盐。硝酸钠，又称钠硝石、智利硝石，化学式 $NaNO_3$，为白色粉末或无色晶体；

其味苦咸，易溶于水和液氨，微溶于甘油和乙醇中，易潮解，特别在含有极少量氯化钠时，硝酸钠潮解性就大为增加。亚硝酸钠化学式 $NaNO_2$，为白色或微带淡黄色斜方晶系结晶或粉末；易潮解，易溶于水和液氨，其水溶液呈碱性，微溶于乙醇、甲醇、乙醚等。

硝酸钠和亚硝酸钠是熟肉制品中最常用的护色剂，适量添加可使肉制品呈现良好色泽。但亚硝酸盐为强氧化剂，可使血中低铁血红蛋白氧化为高铁血红蛋白，使血红蛋白失去携氧能力，可导致组织缺氧，并对周围血管有扩张作用。亚硝酸盐还具有致癌性，与食物或胃中的仲胺类物质作用可转化为亚硝胺。

检测方法有可见分光光度法、紫外分光光度法、高效液相色谱法、离子色谱法。中国《食品安全国家标准 食品中亚硝酸盐与硝酸盐的测定》（GB 5009.33-2016）规定了食品中亚硝酸盐与硝酸盐测定的离子色谱法和分光光度法，蔬菜、水果中硝酸盐测定的紫外分光光度法。

离子色谱法 试样经沉淀白质、除去脂肪后，采用相应的方法提取和净化，以氢氧化钾溶液为淋洗液，阴离子交换柱分离，电导检测器或紫外检测器检测。以保留时间定性，外标法定量。

样品处理 将新鲜蔬菜、水果试样用自来水洗净后，用水冲洗，晾干后，取可食部切碎混匀。粮食及其他植物样品，除去可见杂质后，取有代表性试样粉碎。肉类、蛋、水产及其制品，用食物粉碎机制成匀浆。乳粉、豆奶粉、婴儿配方粉等固态乳制品（不包括干酪），将试样装入能够容纳 2 倍试样体积的带盖容器

中，通过反复摇晃和颠倒容器使样品充分混匀直到使试样均一化。发酵乳、乳、炼乳及其他液体乳制品，通过搅拌或反复摇晃和颠倒容器使试样充分混匀。干酪：取适量的样品研磨成均匀的泥浆状。

操作步骤 蔬菜、水果等植物性试样加入水和氢氧化钾溶液，超声提取，于 75℃ 水浴中放置 5 分钟，取出并达到室温后加水定容并离心。肉类、蛋类、鱼类及其制品，腌鱼类、腌肉类及其他腌制品除不加氢氧化钾溶液，其余同植物性试样。乳、乳粉及干酪，加水超声提取，加入乙酸溶液后定容，于 4℃ 放置 20 分钟，达到室温后过滤。取上述备用溶液约 15ml，通过 0.22μm 水性滤膜针头滤器、C_{18} 柱；如果氯离子大于 100mg/L，则需要依次通过针头滤器、C_{18} 柱、Ag 柱和 Na 柱，收集洗脱液待测。

色谱条件 阴离子交换柱，柱长 250mm；淋洗液为氢氧化钾溶液，梯度洗脱；检测器为电导检测器，检测池温度为 35℃；紫外检测器，检测波长 226nm；进样体积 50μl。

注意事项 固相萃取净化过程对样品的净化十分关键，净化时要注意对固相萃取柱的活化和保护，以及链接顺序，以保证有效去除干扰离子。

分光光度法 亚硝酸盐采用盐酸萘乙二胺法测定，硝酸盐采用镉柱还原法测定。试样经沉淀蛋白质、除去脂肪后，在弱酸性条件下，亚硝酸盐与对氨基苯磺酸重氮化后，再与盐酸萘乙二胺偶合形成紫红色染料，外标法测得亚硝酸盐含量。采用镉柱将硝酸盐还原成亚硝酸盐，测得亚硝酸盐总量，由测得的亚硝酸盐总

量减去试样中亚硝酸盐含量，即得试样中硝酸盐含量。

样品处理 同离子色谱法。

操作步骤 干酪同离子色谱法中干酪的提取。液体乳、乳粉和其他样品，试样中加入饱和硼砂溶液，加入 70℃ 左右的水混匀，于沸水浴中加热 15 分钟，冷却至室温，加入亚铁氰化钾溶液和乙酸锌溶液沉淀蛋白质，加水定容，除去上层脂肪，上清液过滤备用。

测定步骤 ①亚硝酸盐的测定：制作标准系列，标准管与试样管中分别加对氨基苯磺酸溶液，混匀，静置后加入盐酸萘乙二胺溶液，加水定容，混匀，静置后，于 538nm 处测吸光度值，同时做试剂空白。②硝酸盐的测定：先以稀氨缓冲液冲洗镉柱，取滤液于烧杯中，加氨缓冲溶液，混合后注入贮液漏斗，使流经镉柱还原，收集流出液。将全部收集液再经镉柱还原一次，收集第二次流出液，继以水洗涤镉柱，洗液一并收集于同一容量瓶中，加水定容，混匀。③亚硝酸钠总量的测定：取一定还原液至按照亚硝酸盐测定的步骤进行，分别计算亚硝酸盐、硝酸盐的量。

紫外分光光度法 用 pH 9.6~9.7 的氨缓冲液提取蔬菜、水果中硝酸根离子，同时加活性炭去除色素类，加沉淀剂去除蛋白质及其他干扰物质，利用硝酸根离子和亚硝酸根离子在紫外区 219nm 处具有等吸收波长的特性，测定提取液的吸光度，其测得结果为硝酸盐和亚硝酸盐吸光度的总和，鉴于新鲜蔬菜、水果中亚硝酸盐含量甚微，可忽略不计。测定结果为硝酸盐的吸光度，可从工作曲线上查得相应的质量浓度，计算样品中硝酸盐的含量。

样品处理 样品先洗净，晾

干表面水分，用四分法取样，切碎，充分混匀，于食品加工机中匀浆。

操作步骤 试样中加入水、氨缓冲溶液（pH 9.6～9.7）和粉末状活性炭，振荡提取，加入亚铁氰化钾溶液和硫酸锌溶液，充分混匀，加水定容、过滤。吸取上述滤液于 1cm 石英比色皿，于 219nm 处测定吸光度。

（杨大进 蒋定国）

shuǐfèn bǎochíjì jiǎnyàn

水分保持剂检验 （determination of humectants）

食品中添加的焦磷酸钠的定量检测。水分保持剂是为保持食品中水分而专门加入的食品添加剂，除可保持食品水分外，还有提高产品稳定性、改善食品形态、风味、色泽等作用，在肉、乳、淀粉类产品的加工中应用广泛。根据中国《食品安全国家标准 食品添加剂使用标准》（GB 2760-2014）规定，中国可使用的水分保持剂有18种，包括焦磷酸钠、焦磷酸二氢二钠、磷酸、磷酸三钠、磷酸氢二钾、磷酸二氢钠、磷酸二氢钙、磷酸氢二钾、磷酸氢钾、磷酸氢钙、六偏磷酸钠、三聚磷酸钠、麦芽糖醇、山梨糖醇（液）、聚葡萄糖、乳酸钠、乳酸钾、丙二醇、甘油等。水分保持剂多为磷酸钠盐。

焦磷酸钠，化学式 $Na_4P_2O_7$，分子量 265.90，化学名称为二磷酸四钠，CAS 编号 7722-88-5。为一种白色结晶粉末，在空气中易吸收水分而潮解；十水合焦磷酸钠是无色单斜结晶或白色结晶或结晶性粉末，在干燥空气中易风化；易溶于水，水溶液呈碱性，不溶于醇；具有较强的 pH 缓冲性，对金属离子有一定的螯合作用。结构式见图。

图　焦磷酸钠结构式

中国《食品安全国家标准 食品添加剂 焦磷酸钠》（GB 25557-2016）规定了食品中焦磷酸钠检测的滴定分析法，原理为焦磷酸钠与盐酸反应生成焦磷酸二氢二钠，向溶液中加入硫酸锌，定量生成焦磷酸锌沉淀和硫酸，用氢氧化钠标准滴定溶液滴定生成的硫酸，再根据氢氧化钠标准滴定溶液的消耗量计算出焦磷酸钠的含量。

试样用水溶解，转移至容量瓶中，稀释至刻度并摇匀，必要时过滤。取一定体积试液置于烧杯中，加水，在搅拌下慢慢加入盐酸溶液调至溶液 pH 值为 3.8。加入硫酸锌溶液，在搅拌下用氢氧化钠标准滴定溶液滴定至溶液的 pH 值接近 3.6，停止滴定，继续搅拌使溶液达到平衡，滴定至 pH 值为 3.8。

（杨大进）

shíyòng xiāngliào jiǎnyàn

食用香料检验 （determination of flavorant）

食用香料成分的定性定量检测。食用香料是指能够用于调配食品香精，并使食品增香的物质，是该类物质的统称。通常根据香料的来源可将其分为天然香料和合成香料两类。对食品的香气香味进行分离测定发现，除主要是酯类、醛、酮等化合物外，也有呋喃、吡嗪、吡啶系列的衍生物。香料品种较多，仅在中国《食品安全国家标准 食品添加剂使用标准》（GB 2760-2014）中就有1870种。食用香料赋予食品特殊的滋味和香气，提高了食品的风味。

食用香料多为混合物，其组成十分繁杂，对分析技术要求非常高。试样的前处理方法主要包括蒸馏法、萃取法、吸附法、顶空法和膜分离法等，其目的是将香料中的成分与基质进行分离。针对挥发性香气成分分析最常用的是气相色谱技术，特别是色谱-质谱联用和多维质谱技术为香精、香料的分离分析提供了广阔的研究空间。对于非挥发性成分的主要分析方法是薄层色谱和高效液相色谱法。超临界流体色谱的发展为分析难挥发、易热解的香精成分提供了有效的途径。气相色谱和液相色谱与傅立叶变换红外光谱以及二维核磁共振谱联用也是食品香料成分分析中的常用方法。核素质谱与气相色谱联用不仅可用于分析复杂香料中的组分，而且可以推断组分来源。针对食品香料的分析，中国尚无相应的检验方法标准。在美国公职分析化学家协会（AOAC）方法中有针对部分香料中总醛、酯类以及萜烯检验的方法（955.33、955.38 和 920.143），不是针对某一香味成分而是对其整体的定性分析。

顶空-单液滴冷凝法，是香料检验中较为常用的方法，其原理是将顶空取样和液相微萃取的结合，将有机溶剂液滴悬于试样的顶空来萃取样品中的挥发、半挥发性成分。

食用香料加入带磁力搅拌的顶空进样瓶中，通常加热至 70℃ 并放置至少 30 分钟。微量进样针同时置于冰箱冷冻。将冷冻后的微量进样针插入加热后的样品顶空瓶中通过不断地形成的小液滴来提取香气成分。将液滴吸入进样针后拔出，进行气相色谱-质谱分析。

鉴于针对香料的分析主要是以定性为目的，而且成分相对较多，因此分离效果首要考虑因素；要根据香料的特点选择不同的加热温度以保证相关成分能够释放；由于某些成分含量可能会很低，因此要确定适当的试样量以保证各种组成成分能够被检出。

（杨大进）

diǎnsuānjiǎ jiǎnyàn

碘酸钾检验（determination of potassioum iodate） 添加到食盐中的碘酸钾的定量检测。碘酸钾的化学式是 KIO_3，分子量 214.00，CAS 编号 7758-05-6。为无色或白色结晶粉末；一酸合物 $KIO_3 \cdot HIO_3$ 和二酸合物 $KIO_3 \cdot 2HIO_3$ 均为无色单斜晶体，无臭；能溶于水和碘化钾水溶液、稀硫酸，不溶于乙醇。

碘酸钾是允许添加到食盐中的碘酸盐，用于为食用者补充碘，防治碘缺乏病。碘是人体的必需微量元素之一，其生理功能主要为促进生物氧化、调节蛋白质合成和分解、促进糖和脂肪代谢、调节水盐代谢、促进维生素的吸收利用、增强酶的活力、促进生长发育。但人体摄入过多的碘也是有害的。

检测方法主要有滴定分析法、电化学法、气相色谱法、离子色谱法、分光光度法、电感耦合等离子体质谱法、流动注射法等。食盐检验依据中国《食品安全国家标准 食品添加剂 碘酸钾》（GB 26402-2011），该方法与中国药典中碘化钾的检验方法一致。

滴定分析法的原理是通过在酸性条件下氧化碘化钾而使之游离出碘，以淀粉作指示剂，用硫代硫酸钠标准溶液滴定，计算其含量。

将样品置于容量瓶中，加水溶解并定容，摇匀；量取一定体积于碘量瓶中，加碘化钾与稀盐酸，摇匀，暗处放置，用硫代硫酸钠滴定液滴定，近终点时加淀粉指示液，继续滴定至蓝色消失，并将滴定的结果用空白试验校正。每 1ml 硫代硫酸钠滴定液相当于 3.567mg 的碘酸钾。

碘酸钾与碘化钾反应游离出碘需要在酸性条件下方可进行，因此需要保证酸度。淀粉指示剂不宜过早加入，否则会形成大量碘-淀粉复合物，使反应速度减慢以致出现错误的滴定结果。实验温度应保持适当，如温度过高，碘易挥发，使结果偏低；同时淀粉指示剂灵敏度会下降，使滴定终点不明显。

（杨大进）

huángqūméidúsù jiǎnyàn

黄曲霉毒素检验（determination of aflatoxin） 食品中黄曲霉毒素的定量检验。黄曲霉毒素（aflatoxin，AFT）是一类化学结构和性质相近的毒性极强的化合物，已分离鉴定的有近 20 种，其共同特征是均为二氢呋喃香豆素的衍生物，都含有双呋喃环和氧杂萘邻酮，前者为基本毒性结构，后者与致癌有关。AFT 在紫外线照射下可发出荧光，产生蓝色荧光（425nm）者为 B 族，发绿色荧光（450nm）者为 G 族；难溶于水、己烷、乙醚和石油醚，易溶于甲醇、乙醇、三氯甲烷和二甲基甲酰胺等有机溶剂；分子量 312～346，熔点 200～300℃，耐高温，加热处理对其破坏很小，只有在熔点温度下才发生分解；在碱性条件下能迅速分解，在酸性条件下比较稳定，但在强酸性溶液中稍有分解；紫外线辐射易使其降解而失去毒性，但对普通日

光相对稳定；氧化剂能使其分解，且氧化剂浓度越高，分解越快。AFT 主要存在于霉变的花生、谷物、果仁和大米等食物及饲料中，存在范围广，危害性大，已导致严重的食品安全问题，各国对食品中 AFT 的含量都作了严格限量要求。

食品中常检出的有 $AFTB_1$、$AFTB_2$、$AFTG_1$、$AFTG_2$、$AFTM_1$ 和 $AFTM_2$（图）。$AFTB_2$、$AFTG_2$ 是 $AFTB_1$、$AFTG_1$ 的加氢产物，$AFTM_1$ 是 $AFTB_1$ 体内羟基化的结果。其中 $AFTB_1$ 的量最大，毒性最强且污染率最高，是 AFT 的典型代表。$AFTB_1$ 纯品为无色结晶，分子式 $C_{16}H_{12}O_6$，分子量 312，熔点 268～269℃。

检验方法有薄层色谱法、高效液相色谱-柱前衍生和柱后衍生法、酶联免疫吸附筛查法和同位素稀释液相色谱-串联质谱法等，见中国《食品安全国家标准 食品中黄曲霉毒素 B 族和 G 族的测定》（GB 5009.22-2016）、《食品安全国家标准 食品中黄曲霉毒素 M 族的测定》（GB 5009.24-2016）、《饲料中黄曲霉毒素 B_1、B_2、G_1、G_2的测定 免疫亲和柱净化-高效液相色谱法》（GB/T 30955-2014）。

薄层色谱法 样品经提取、浓缩、薄层分离后，在 365nm 波长的紫外光照射下，$AFTB_1$、$AFTB_2$ 产生紫色荧光，$AFTG_1$、$AFTG_2$产生绿色荧光，根据其在薄层板上显示荧光的最低检出量进行定量。

样品处理 ①取样：对有毒霉粒分布不均匀的试样，应大量取样，粉碎混匀后，经四分法缩减至 0.5～1.0kg。②提取：固体样品粉碎过筛，加正己烷或石油醚和甲醇水溶液提取，AFT 进入甲醇水溶液，再用三氯甲烷振荡

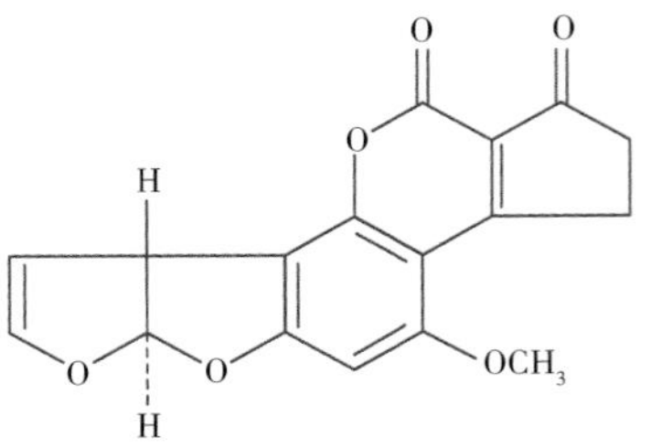

AFTB$_1$

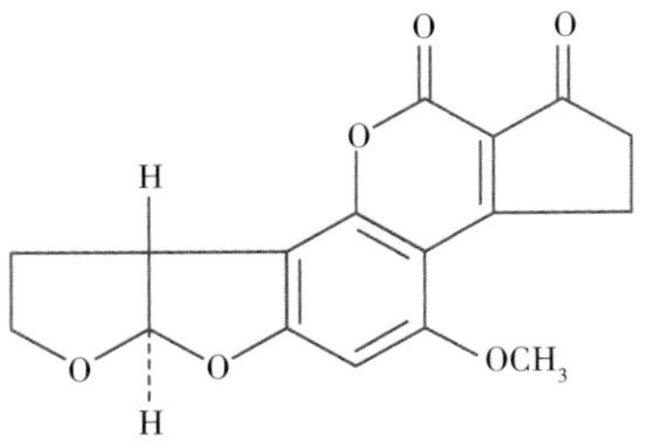

AFTB$_2$

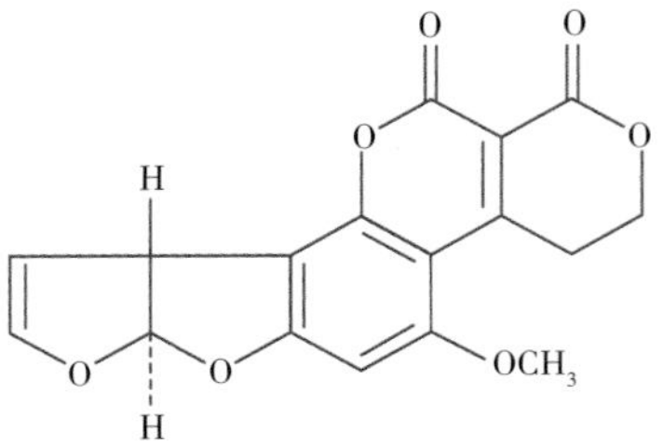

AFTG$_1$

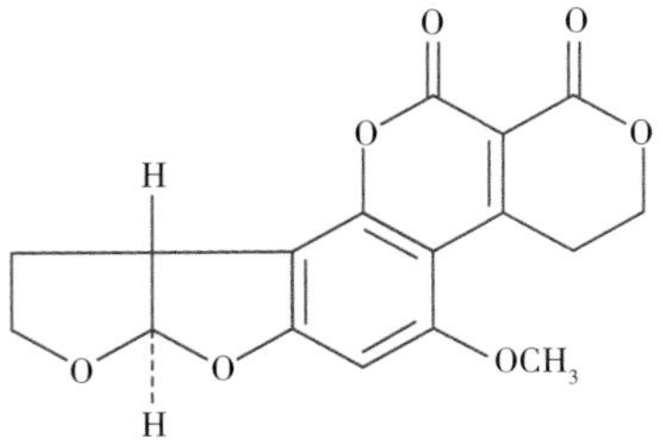

AFTG$_2$

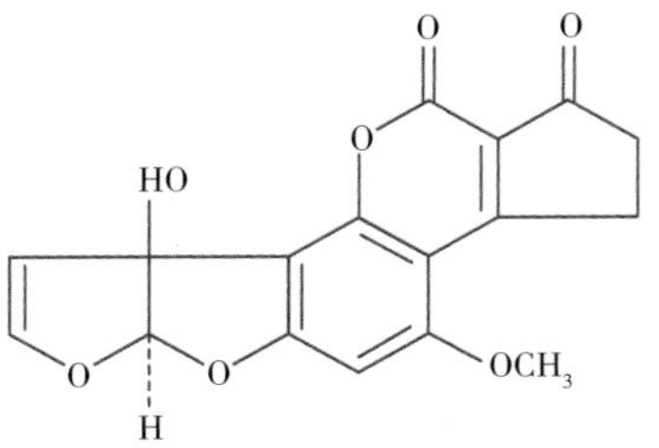

AFTM$_1$

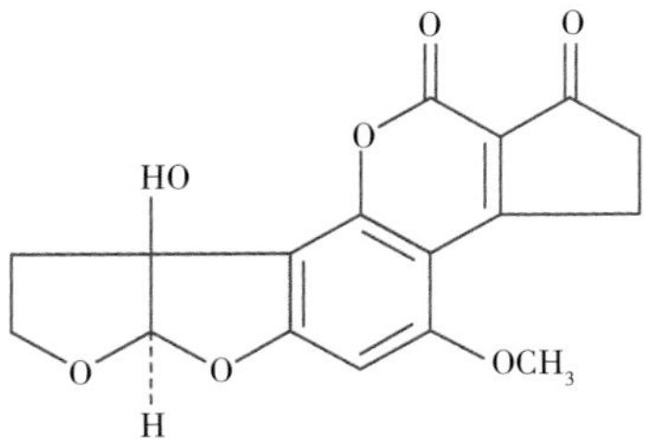

AFTM$_2$

图　黄曲霉毒素（AFT）结构式

提取 AFT，挥干，加入苯-乙腈混合液溶解，取上清液备用。花生油、香油、菜油等样品，用正己烷或石油醚溶解；酱油、醋样品，加适量氯化钠；发酵类样品（不加氯化钠）用三氯甲烷分次转移，其余步骤同固体样品。

操作步骤　将试样和 AFT 标准分别点在硅胶 G 薄板上，用单向或双向展开法，先经无水乙醚预展，再经丙酮-三氯甲烷展开。在紫外光下观察比较标准和试样的荧光进行定性和半定量分析。无荧光出现为阴性，有荧光则为阳性，经确证试验再展开，在紫外光下观察是否产生与 AFT 标准点相同的衍生物，最后进行稀释，与 AFT 最低检出限量的荧光强度比较定量。

适应范围　适用大量样品的筛选，一般的实验室均可开展。

酶联免疫吸附筛查法　试样中的 AFTB$_1$ 用甲醇水溶液提取，经均质、涡旋、离心（过滤）等处理获取上清液。被辣根过氧化物酶标记或固定在反应孔中的 AFTB$_1$，与试样上清液或标准品中的 AFTB$_1$ 竞争性结合特异性抗体。在洗涤后加入相应显色剂显色，经无机酸终止反应，于 450nm 或 630nm 波长下检测。样品中的 AFTB$_1$ 与吸光度值在一定浓度范围内呈反比。

样品处理　①液态样品（油脂和调味品）：取适量混匀样品于离心管中，加入试剂盒所要求提取液，按照试纸盒说明书所述方法进行检测。②固态样品（谷物、坚果和特殊膳食用食品）：取粉碎后过试验筛样品适量于离心管中，加入试剂盒所要求提取液，按照试纸盒说明书所述方法进行检测。

操作步骤　按照酶联免疫试剂盒所述操作步骤对待测试样（液）进行定量检测。按照试剂盒说明书提供的计算方法或者计算机软件，根据标准品浓度与吸光度变化关系绘制标准工作曲线。按照试剂盒说明书提供的计算方法以及计算机软件，根据待测液吸光度值计算待测液浓度。

注意事项　酶联免疫吸附筛查法操作简便，使用较为安全，但由于酶本身的不稳定性，用此方法检验 AFT 有可能带来假阳、阴性结果。

高效液相色谱-柱前/柱后衍生法　试样用乙腈-水溶液或甲醇-水溶液的混合溶液提取，提取液经黄曲霉毒素固相净化柱净化或富集去除脂肪、蛋白质、色素及碳水化合物等干扰物质，净化液用三氟乙酸柱前衍生或用碘或溴试剂衍生法、光化学衍生法或电化学衍生法等柱后衍生，液相色谱分离，荧光检测器检测，外标法定量。

样品处理　①提取：液体样品、植物油脂，取试样加入乙腈-水溶液（84+16）或甲醇-水溶液（70+30），混匀后于超声波/涡旋振荡器或摇床中振荡提取，离心，取上清液备用。酱油、醋样品，取试样适量用乙腈或甲醇定容，混匀后于超声波或振荡提取，离心，取上清液备用。固体样品，一般同植物油脂提取方法。婴幼儿配方食品和婴幼儿辅助食品，

取试样适量加入乙腈-水溶液（50+50）或甲醇-水溶液（70+30）超声波或振荡提取，半流体样品同植物油脂提取方法。②净化：取适量上清液，按净化柱操作说明进行净化，收集全部净化液。③柱前衍生：准确吸取净化液，50℃吹至近干，加入正己烷和三氟乙酸适量，40℃±1℃衍生后，50℃吹至近干，用初始流动相定容，过滤膜收集滤液备用。④柱后衍生：碘或溴试剂衍生法、光化学衍生法或电化学衍生法等柱后衍生法。

色谱条件　色谱柱为反相 C_{18} 色谱柱；流动相，A 相为水，B 相为乙腈+甲醇，梯度洗脱，柱温40℃，检测激发波长 360nm、发射波长 440nm，将全部滤液混匀后，进样 50μl，保留时间定性，峰面积定量。

同位素稀释液相色谱-串联质谱法　试样用乙腈-水溶液或甲醇-水溶液提取，提取液用含 1% Triton X-100（或吐温-20）的磷酸盐缓冲溶液稀释，通过免疫亲和柱净化和富集，净化液浓缩、定容和过滤后经液相色谱分离，串联质谱检测，同位素内标法定量。

样品处理　①提取：适量试样加入同位素内标工作液混匀后，提取步骤同液相色谱法。②净化：试液加 1% Trition X-100（或吐温-20）的磷酸盐缓冲溶液（PBS）混匀，以适当速度滴入免疫亲和柱内，抽干亲和柱，以适当速度滴入甲醇洗脱亲和柱，再抽干亲和柱，收集全部洗脱液至试管中，50℃吹至近干，加入适量初始流动相，过滤收集于进样瓶中备用。

色谱条件　①液相色谱条件：色谱柱为 C_{18} 柱；流动相，A 相为乙酸铵溶液，B 相为乙腈-甲醇溶液（50+50），梯度洗脱；流速

0.3ml/min，柱温40℃，进样体积10μl。②质谱条件：检测方式为多离子反应监测（MRM），离子源控制条件，电离方式 ESI⁺，毛细管电压 3.5kV，锥孔电压 30V，射频透镜 1 电压 14.9V，射频透镜 2 电压 5.1V，离子源温度 50℃，锥孔反吹气流量 50L/h，脱溶剂气温度 500℃，脱溶剂气流量 800L/h，电子倍增电压 650V。离子选择参数见《食品安全国家标准 食品中黄曲霉毒素 B 族和 G 族的测定》（GB 5009.22-2016）。

（高希宝）

zásèqūméisù jiǎnyàn

杂色曲霉素检验（determination of sterigmatocystin）　食品中杂色曲霉素的定量检验。杂色曲霉素（sterigmatocystin，ST）是由真菌产生的一组化学结构近似的有毒化合物，其基本结构由二呋喃环与氧杂蒽醌连接组成，与黄曲霉毒素结构相似，并且可转化为黄曲霉毒素 B₁，已确定结构的有 10 多种。ST 主要由杂色曲霉、构巢曲霉和离蠕孢霉等真菌产生，其他曲霉和毛壳菌等 20 多种真菌也能产生 ST，但产毒量较低。ST 菌种广泛分布于自然界，可污染大多数粮食和饲料，尤其对小麦、玉米、花生和饲料等污染更为严重；毒性大，主要影响肝、肾等脏器，有强致癌作用。ST 为淡黄色针状结晶，分子式为 $C_{18}H_{12}O_6$，相对分子质量为 324，熔点为 247~248℃，在紫外线照射下具有砖红色荧光，不溶于水和碱性溶液，微溶于甲醇、乙醇等有机溶剂，易溶于三氯甲烷、乙腈、吡啶和二甲亚砜。检验方法主要有薄层色谱法、高效液相色谱法、液质联用法［见《食品安全国家标准 食品中杂色曲霉素的测定》（GB 5009.25-2016）］、偶联质谱

法和固相酶联免疫技术（ELISA）。

薄层色谱法　将样品中的 ST 经提取、净化、浓缩、薄层展开后，用三氯化铝显色，再经加热产生在紫外光下呈黄色荧光的物质，根据其在薄层上显示的荧光强度测定样品中 ST 的含量。

样品处理　称取试样适量，用甲醇-氯化钠溶液振荡提取，后用氯化钠溶液和石油醚分次提取，加甲醇-氯化钠溶液振摇，重复提取两次。下层溶液合并后加三氯甲烷提取，待上层澄清时，将下层溶液经无水硫酸钠过滤于蒸发皿中，再用三氯甲烷提取一次，下层溶液于 65℃水浴上挥干，加苯溶解，或用三氯甲烷溶解 65℃减压吹干，再加苯溶解。

操作步骤　①点样：取两块薄层板，将标准使用液与样液分别点在第一块薄层板基线两端，在第二快板的样点位置滴加标准使用液，吹干。②展开：用乙醚-正己烷-苯-三氯甲烷-甲酸展开剂横向展开，用苯-甲醇-冰乙酸展开剂纵向展开。③荧光显色：在薄层板上喷三氯化铝-乙醇溶液，80℃在 365nm 紫外光灯下观察结果，若第二板的第二点在标准点的相应处出现最低检出量，而在第一板的相同位置上未出现荧光点，则试样中 ST 含量在 5pg/kg 以下。若出现荧光点的强度与标准点的最低检出量的荧光强度相等，而且此荧光点又同第二板样液的标准点相重叠，则试样中含量为 5pg/kg。若出现荧光强度比标准点的最低检出量强，则根据其荧光强度将样液稀释后再展开，至样液点的荧光强度与最低检出量的荧光强度一致为止。

液相色谱法　取样品适量，用乙腈-水溶液提取 ST，经均质、涡旋、超声、离心等处理，取上

清液用磷酸盐缓冲液稀释，免疫亲和柱净化、洗脱，氮气吹干、浓缩、流动相定容、微孔滤膜过滤，液相色谱分离紫外检测器检测。使用外标法定量。

样品处理 ①提取：称取适量均质试样于离心管中，加入乙腈-水溶液涡旋混匀后超声、离心，取适量上清液加磷酸盐缓冲溶液（PBS）混匀。②净化：将适量上述样液滴入亲和柱，依次加入 PBS 和水，以稳定流速淋洗免疫亲和柱后抽干，经乙腈洗脱、抽干后，氮气吹干浓缩、滤膜过滤，收集滤液备用。按同一操作方法做空白试验。

操作步骤 ①绘制标准曲线：按浓度由低到高将标准工作液注入液相色谱仪测定，测得相应色谱峰的峰面积，以工作液中 ST 浓度为横坐标，色谱峰的峰面积为纵坐标，绘制标准曲线。②溶液测定：根据标准曲线并结合计算公式得 ST 浓度。

色谱条件 色谱柱为 C_{18} 柱；流动相，A 相为水，B 相为乙腈溶液，梯度洗脱；流速 0.8ml/min，柱温 40℃，进样体积 100μl，紫外检测波长为 325nm。

注意事项 不同厂商生产的免疫亲和柱使用方法可能存在差异，故应该按照其操作说明书进行操作。

液相色谱-串联质谱法 试样用乙腈-水溶液提取，经涡旋、超声、离心后取上清液稀释，通过固相萃取柱或免疫亲和柱净化、浓缩、甲醇-水溶液定容、微孔滤膜过滤，液相色谱分离，电喷雾离子源离子化，多反应离子监测检测，同位素内标法定量。

样品处理 ①提取：适量均质试样加入同位素内标工作液混匀后，提取步骤同液相色谱法。

②净化：a. 免疫亲和柱净化，同液相色谱法。b. 固相萃取柱净化，取稀释样液至活化的固相萃取柱，依次加入乙腈-水溶液（40+60）、甲醇-水溶液淋洗后抽干，加乙腈洗脱后再抽干，收集洗脱液，后续步骤同免疫亲和柱的净化。

色谱条件 ①液相色谱条件：色谱柱为 C_{18} 柱；流动相，A 相为水，B 相为甲醇，梯度洗脱；流速 0.2ml/min，柱温 40℃，进样体积 10μl。②质谱参考条件：离子源，电喷雾电离源（ESI），正离子监测；毛细管电压 3.5kV，锥孔电压 145V，干燥器温度 325℃，干燥器流速 480L/h，雾化器压力 172kPa，鞘气温度 350℃，鞘气流速 600L/h，喷嘴电压 500V，电子倍增管电压 + 300V。离子选择参数，见中国《食品安全国家标准 食品中杂色曲霉素的测定》（GB 5009.25-2016）。

（高希宝）

zhěqūméidúsù A jiǎnyàn

赭曲霉毒素 A 检验（determination of ochratoxins A） 食品中赫曲霉毒素的定量检验。赭曲霉素（ochratoxins）是曲霉属和青霉属等产毒菌株产生的一组结构类似的有毒代谢产物，广泛存在于各种食品、饲料及其他农副产品中，包括 7 种有相似化学结构的化合物，其中赭曲霉毒素 A（ochratoxin A，OTA）在自然界中分布最广泛，毒性最强。此外，OTA 还对免疫系统有毒性，并有致畸、致癌和致突变作用。粮谷类、干果、葡萄及葡萄酒、咖啡、中草药、调味料、罐头食品、油、橄榄、豆制品、啤酒、茶叶等多种农作物和食品均可被 OTA 污染。动物饲料中 OTA 的污染也非常严重。OTA 为无色结晶粉末状

化合物，化学名称为7-（L-β-苯基丙氨基-羰基）-羧基-5-氯代-8-羟基-3,4-二氢化-3R-甲基异氧杂萘邻酮（香豆素），分子式 $C_{20}H_{18}ClNO_6$，分子量为 403.82，熔点为 169℃，呈弱酸性，微溶于水，易溶于极性有机溶剂和碳酸氢钠溶液，在极性有机溶剂中稳定，在潮湿环境中对空气与光不稳定，对热相对稳定，但其乙醇溶液在避光、冷藏条件下可稳定 1 年以上。检验 OTA 方法主要有薄层色谱法、高效液相色谱、免疫亲和柱净化-高效液相色谱法/荧光光度法、液相-质谱联用技术、免疫化学分析法等，见中国《食品安全国家标准 食品中赭曲霉毒素 A 的测定》（GB 5009.96-2016）、《饲料中赭曲霉毒素 A 的测定》（GB/T 19539-2004）。

薄层色谱法 用三氯甲烷-磷酸或石油醚-甲醇/水提取样品中的 OTA，样品提取液经液-液分配后，根据其在 365nm 紫外光下产生的黄绿色荧光，在薄层色谱板上与标准比较测定含量。

样品处理 ①甲法：称取试样，加三氯甲烷和磷酸，振荡过滤，加碳酸氢钠溶液振摇分层后，放出三氯甲烷层，加碳酸氢钠溶液重复提取三氯甲烷层。碳酸氢钠水层加盐酸溶液调节 pH 2~3，加三氯甲烷振摇分层后，取三氯甲烷层于另一盛有水的分液漏斗中，酸水层再用三氯甲烷振摇、提取、静置，取三氯甲烷层于蒸发皿中，蒸汽浴上通风挥干。用三氯甲烷分次将蒸发皿中的残渣溶解，于 80℃水浴吹氮气浓缩至干，加苯-乙腈溶解残渣，供薄层色谱用。②乙法：称取试样，加石油醚和甲醇-水溶液，振荡后，过滤于分液漏斗中，加三氯甲烷振摇后放出三氯甲烷层，再用三

氯甲烷重复振摇提取甲醇-水层，合并三氯甲烷提取液，加氯化钠溶液，振摇放置，待三氯甲烷层澄清后，取三氯甲烷层于蒸发皿中通风挥干，以下操作同甲法。

操作步骤 ①点样：取两块薄板，将 OTA 标准使用液与样液分别点在两块薄层板下端基线上，在第二快板样液点上点滴 OTA 标准溶液。②展开：用乙醚或乙醚-甲醇-水展开剂横向展开，用甲苯-乙酸乙酯-甲酸-水或苯-冰乙酸展开剂纵向展开。③荧光显色：将薄层色谱板于 365nm 波长紫外光灯下观察，若第二块板的样液点在 OTA 标准点的相应处出现最低检出量，而在第一板相同位置上未出现荧光点，则试样中的 OTA 含量在本测定方法的最低检测量 10pg/kg 以下。如果第一板样液点在与第二板样液点相同位置上出现荧光点则视第二板样液的荧光点是否与滴加的标准荧光点重叠，再进行定量与确证试验。④定量：可根据 OTA 黄绿色荧光的总强度与标准荧光强度比较，估计所需稀释倍数。再比较样液与两个标准 OTA 荧光点的荧光强度，概略定量。⑤确证试验：用碳酸氢钠乙醇溶液喷洒薄板，室温下干燥，紫外灯下观察，荧光点应由黄绿色变为蓝色，且荧光强度增加。

酶联免疫吸附测定法 将已知抗原或抗体吸附在固态载体表面，加入待测样品和酶标抗原或抗体的混合液，竞争培养后，用洗涤的方法使固相载体上形成的抗原抗体复合物与其他物质分开，加入酶反应的底物后，底物被酶催化生成有色产物，产物的量与标本中受检物质的量成正比，根据产物颜色的深浅进行定量分析。

试样处理 称取适量样品加入甲醇-水溶液，室温振荡提取后，过滤，加氯化钠+氯化钾+磷酸二氢钾+十二水磷酸氢二钠水溶液后涡旋混匀，作为提取试样供检测用。

操作步骤 将包被有羊抗鼠抗体的微条插入酶标板架，将试样加至相应微孔，加入定量 OTA 与辣根过氧化物酶（HRP）偶联物，再加定量 OTA 单克隆抗体溶液，加盖室温反应 40 分钟。弃孔中液体，加适量氯化钠+氯化钾+磷酸二氢钾+十二水磷酸氢二钠+吐温水溶液清洗，重复 4 次。加入定量 3,3′,5,5′-四甲基联苯胺-过氧化氢（TMB-H_2O_2）柠檬酸缓冲液（50+50）室温孵育 15 分钟显色，加入定量硫酸终止反应。OTA 标准系列操作步骤同。用酶标仪测定所有孔中反应产物 450nm 波长的吸光度值，参比波长设为 630nm，计算 OTA 含量。

注意事项 凡接触 OTA 的容器，需浸入次氯酸钠溶液浸泡后清洗备用。同时，分析人员操作时要带上医用乳胶手套。

免疫亲和层析净化-高效液相色谱法 样品中的 OTA 用提取液提取，经免疫亲和柱净化后，高效液相色谱荧光检测器检测，外标法定量。

样品处理 ①提取：a. 粮食和粮食制品，取适量磨碎后样品加入甲醇-水（80+20）震荡提取。过滤后滤液用磷酸盐缓冲溶液（PBS）定容。玻璃纤维滤纸过滤，收集滤液。b. 食用油，适量样品加入氯化钠及甲醇-水（80+20）充分震荡、离心，上层提取液加 PBS 混匀，玻璃纤维滤纸过滤，收集滤液。c. 大豆、油菜籽，取适量样品磨碎后加入氯化钠及甲醇-水（80+20），提取，过滤后滤液用水稀释，玻璃纤维滤纸过滤，收集滤液。d. 酒类，取脱气酒类试样或不含二氧化碳的酒类试样适量，加氯化钠+碳酸氢钠水溶液定容，玻璃纤维滤纸过滤，收集滤液。e. 酱油、醋、酱及酱制品，取适量混匀试样，用甲醇-水（80+20）定容，超声提取，过滤加水定容后，用玻璃纤维滤纸过滤，收集滤液。f. 葡萄干，取适量混匀试样加入碳酸氢钠溶液，高速均质提取。过滤后用吐温-20-PBS 稀释，玻璃纤维滤纸过滤，收集滤液。g. 胡椒粒/粉，取适量混匀试样加入碳酸氢钠溶液，高速均质提取、离心，取上清加入用吐温-20-PBS 稀释，玻璃纤维滤纸过滤，收集滤液。②净化：a. 谷物、油料及其制品、酱油、醋、酱及酱制品，准确取滤液注入玻璃注射器中，以约每秒 1 滴的流速通过免疫亲和柱，直至空气进入亲和柱中，依次用氯化钠+碳酸氢钠+吐温水溶液、水淋洗免疫亲和柱，弃去流出液，抽干小柱。b. 酒类样品、葡萄干、胡椒粒/粉，将氯化钠+碳酸氢钠+吐温水溶液改为氯化钠+碳酸氢钠水溶液，其他步骤同。③洗脱：加入甲醇洗脱，收集全部洗脱液，45℃氮气吹干，用流动相定容，供检测用。

仪器条件 色谱柱为 C_{18} 及相当色谱柱，流动相为乙腈+水+冰乙酸（96+102+2），柱温 35℃；荧光检测器波长：激发光 333nm，发射光 460nm。标准曲线法测定 OTA 含量。同时做空白试验和平行试验。

离子交换固相萃取柱净化高效液相色谱法 提取试样 OTA，经离子交换固相萃取柱净化后，采用高效液相色谱仪结合荧光检测器测定 OTA 的含量，外标法定量。

样品处理 ①提取：a. 玉米，

取适量样品粉碎后加入三氯甲烷和磷酸水溶液震荡提取，过滤取下层滤液水浴蒸干，用石油醚溶解后再加入氢氧化钠-甲醇-水（2+60+38）震荡提取，静置分层取下层滤液，过滤后进行固相萃取净化。b. 稻谷、小麦、小麦粉、大豆，适量样品粉碎后加入氢氧化钠-甲醇-水（2+60+38）震荡提取，过滤，取适量滤液加入石油醚，继续震荡提取，静置分层取下层滤液，过滤后进行固相萃取净化。c. 咖啡，适量粉碎后样品加入甲醇-碳酸氢钠溶液，震荡提取、离心，上清过滤后进行固相萃取净化。d. 葡萄酒，取适量样品加入氢氧化钠-甲醇-水（2+60+38），混匀后用氢氧化钠调 pH 为 9.0～10.0 进行固相萃取净化。②净化：分别用甲醇、氢氧化钠-甲醇-水（2+60+38）活化固相萃取柱，将样品提取液加入固相萃取柱，依次用氢氧化钠-乙腈-水（3+50+47）、水、甲醇淋洗，抽干后用甲醇-乙腈-甲酸-水（40+50+5+5）洗脱，45℃氮气吹干洗脱液，用乙腈-2%乙酸水溶液溶解，供检测用。

仪器条件　色谱柱为 C_{18} 及相当色谱柱；流动相，A 相为冰乙酸-水（2+100），B 相为乙腈，洗脱条件参考《食品安全国家标准 食品中赭曲霉毒素 A 的测定》（GB 5009.96-2016）。荧光检测器波长，激发光 333nm，发射光 460nm，柱温为 30℃。标准曲线法测定 OTA 含量。

免疫亲和层析净化液相色谱-串联质谱法　样品中的 OTA 用提取液提取，经免疫亲和柱净化后，采用液相色谱-串联质谱检测，外标法定量。

样品处理　①提取：a. 粮食、粮食制品、辣椒及其制品，取适量磨碎的试样，加入氯化钠，用甲醇-水（80+20）溶液定容，提取。过滤加水定容后，用玻璃纤维滤纸过滤至滤液澄清，收集滤液。b. 酒类，取脱气酒类试样或不含二氧化碳的酒类试样适量，加氯化钠+碳酸氢钠水溶液定容，用玻璃纤维滤纸过滤。c. 酱油、醋、酱及酱制品，取适量混匀试样，加甲醇-水（80+20）溶液定容，超声提取。过滤加水定容后，用玻璃纤维滤纸过滤至滤液澄清。d. 生咖啡，取适量样品粉碎混匀，加甲醇-3% 碳酸氢钠（50+50）溶液离心提取，用玻璃纤维滤纸过滤，PBS 定容。e. 熟咖啡，取适量样品粉碎混匀，加甲醇-3%碳酸氢钠（50+50）溶液轻摇，玻璃纤维滤纸过滤，滤液 4℃下离心，取上清并加 3% 碳酸氢钠溶液。②净化：a. 粮食和粮食制品、辣椒及其制品、酱油、醋、酱及酱制品样品、啤酒等酒类，准确取滤液注入玻璃注射器中，以约每秒 1 滴的流速通过免疫亲和柱，依次用 PBS 溶液、水淋洗免疫亲和柱，弃去全部流出液，抽干小柱。b. 生咖啡，取滤液注入玻璃注射器中，使溶液以 2～3ml/min 的流速全部通过免疫亲和柱，用水淋洗免疫亲和柱，流速 ≤ 3ml/min，弃去全部流出液，吹干小柱。③洗脱：加入甲醇分 2 次洗脱，流速为 2～3ml/min，收集全部洗脱液，于 40℃ 氮气吹干。以乙腈-水溶液（35+65）复溶，供液相色谱-串联质谱测定。

仪器条件　色谱柱为 C_{18} 及相当色谱柱，柱温 30℃，进样量 20μl，流速 0.2ml/min，流动相及质谱条件见 GB 5009.96-2016。标准曲线法测定 OTA 含量。同时做空白试验和平行试验。

（高希宝）

zhǎnqīngméisù jiǎnyàn

展青霉素检验（determination of patulin）　食品中展青霉素的定量检验。展青霉素（patulin，PAT）为无色结晶，是部分曲霉、青霉产生的代谢产物，具有强烈的抗菌活性，对动物的细胞有很强的毒性作用，并有潜在的致癌性和致突变性的一类真菌毒素，主要存在于水果及其制品、面粉及饲料中，苹果和山楂最易受污染。其化学名称为 4-羟基-4H-呋[3,2C]吡喃2(6H)-酮，分子式为 $C_7H_6O_4$，分子量为 154，溶于水和乙醇。在碱性溶液中不稳定并可丧失其生物活性，在酸性溶液中较稳定，耐热。

检验 PAT 的方法有薄层色谱法（TLC）、气相色谱法、高效液相色谱法（HPLC）、气相色谱-质谱、液相-质谱以及免疫分析法等方法。TLC 是最初检测 PAT 的方法，20 世纪 70 年代美国公职分析化学家协会（AOAC）首先建立了薄层液相色谱法，1994 年被列为中国国家标准。但 TLC 对于 PAT 与羟甲基糠醛的分离效果不好，只能半定量，且灵敏度不高，因此很快被 HPLC 取代。HPLC 法能将羟甲基糠醛与 PAT 进行分离，广泛用于检测水果中 PAT。详见中国《食品安全国家标准 食品中展青霉素的测定》（GB 5009.185-2016）。

高效液相色谱法　试样中的 PAT 经提取，展青霉素固相净化柱净化、浓缩后，用 T_3 液相色谱柱分离后紫外检测器检测，检测波长 276nm，外标法定量。

试样处理　①提取：液体样品，准确移取液体试样，加入乙腈溶液，离心后静置分层，取上清液待净化。固体、半流体样品，取适量固液体样品匀浆、固体样

品粉碎均匀后，加水和果胶酶，室温避光过夜，加入乙酸乙酯振荡、离心，再用乙酸乙酯提取一次，合并 2 次提取液，40℃ 水浴浓缩至干，乙酸+乙腈溶液溶解残渣，待净化。②净化：取适量提取液过净化柱净化，40℃ 条件下用氮气吹至近干，加入乙酸乙酯定容，溶液混匀，过滤膜后待测。

色谱条件　色谱柱为 T$_3$ 或性能相当的液相色谱柱；流动相，A 相为水，B 相为乙腈；梯度洗脱条件，5% 乙腈（0～13 分钟），100% 乙腈（13～15 分钟），5% 乙腈（15～20 分钟）；柱温 40℃，流速 0.8ml/min，检测波长 276nm。外标法定量。

同位素稀释-液相色谱-串联质谱法　试样中的 PAT 经溶剂提取，展青霉素固相净化柱或阴离子交换柱净化、浓缩后，经反相液相色谱柱分离，电喷雾离子源离子化，多反应离子检测检测，内标法定量。

试样处理　①混合型离子交换柱法：a. 提取，澄清果汁、苹果酒，取适量样品加入同位素内标工作液混匀待净化。固体、半流体试样，取适量样品入同位素内标工作液，加水和果胶酶混匀，室温避光过夜，加乙酸乙酯涡旋混合、离心，再用乙酸乙酯提取一次，合并 2 次提取液，40℃ 水浴浓缩至干，乙酸+乙腈溶液溶解残渣，待净化。b. 净化，净化液移至预先活化好的混合型阴离子交换柱中，控制样液以约 3ml/min 的速度过柱，依次加入乙酸铵、水淋洗，抽干交换柱，加入甲醇洗脱，收集的洗脱液中加入乙酸，40℃ 下氮气吹干，用乙酸定容，过滤膜后备用。②净化柱法：a. 提取，液体样品，准确移取液

体试样，加入同位素内标工作液、乙腈溶液，离心后静置分层，取上清液待净化。固体、半流体样品，取适量固液体样品匀浆、固体样品粉碎均匀后，加入同位素内标工作液，静置后加水和果胶酶，室温避光过夜，加入乙酸乙酯旋涡振荡、离心，再用乙酸乙酯提取一次，合并 2 次提取液，40℃ 水浴浓缩至干，乙酸+乙腈溶液溶解残渣，待净化。b. 净化，取适量提取液过净化柱净化，40℃ 条件下用氮气吹至近干，加入乙酸乙酯定容，溶液混匀，过滤膜后待测。

仪器条件　①色谱参考条件：T$_3$ 或性能相当的液相色谱柱；流动相，A 相为水，B 相为乙腈，柱温 30℃。②质谱参考条件：检测方式，多离子反应监测；质谱参数及离子选择参数参考《食品国家标准　食品中展青霉素的测定》（GB 5009.185-2016）。标准曲线法测定 PAT 含量。

（高希宝）

tuōyǎngxuěfǔliándāojūnxīchún jiǎnyàn
脱氧雪腐镰刀菌烯醇检验（determination of deoxynivalenol）
食品中脱氧雪腐镰刀菌烯醇的定量检验。脱氧雪腐镰刀菌烯醇（deoxynivalenol，DON）是由禾谷镰刀菌产生的次生代谢物，是一种毒性很强的真菌毒素，广泛存在于温暖潮湿地区的小麦、玉米及其制品以及饲料中，食用污染该毒素的粮谷食品和饲料，对人畜健康产生严重危害。DON 又名呕吐毒素，化学名称为 3, 7, 15-三羟基-12, 13-环氧单端孢霉-9-烯-8-酮，是雪腐镰刀菌烯醇的脱氧衍生物，分子量为 296.3，分子式为 C$_{15}$H$_{20}$O$_6$，无色针状结晶，易溶于水和甲醇、乙醇、乙腈、丙酮及乙酸乙酯等中等极性有机溶剂，

但不溶于正己烷和乙醚等非极性有机溶剂，熔点为 151～153℃，结构属于单端孢霉烯族毒素，是由某些镰刀菌产生的化学结构和生物活性相似的次级代谢产物之一，它的化学性质稳定，受热不分解，可引起人类和动物的中毒反应。

DON 的检测方法主要包括薄层色谱法、酶联免疫吸附测定法（ELISA）、气相色谱法、液相色谱法、液相色谱-质谱联用法、近红外光谱分析等。薄层色谱法和高效液相色谱法是中国现行较常用的标准方法 1992 年建立的快速检测 DON 的国家标准 ELISA，具有高选择性、灵敏、快速、方便等特点，其主要缺点是由于存在所用抗体与 DON 的乙酰化类似物的交叉反应致使其检出值偏高，较易出现假阳性。气相色谱法具有灵敏、高选择性、准确性和精确性等优点，还能实现对单端孢霉烯族化合物和玉米赤霉菌烯醇等 8 种真菌毒素同时检测。高效液相色谱-质谱联用法可实现对毒素定性、定量、确证同时进行，见《食品安全国家标准　食品中脱氧雪腐镰刀菌烯醇及其乙酰化衍生物的测定》（GB 5009.111-2016）。

薄层色谱法　试样中的 DON 经提取、净化、浓缩和硅胶 G 薄层展开后，加热薄层板，由于在制备薄层板时加入了三氯化铝，使 DON 在 365nm 紫外光灯下显蓝色荧光，与标准比较定量。

样品处理　①提取：称取粉碎试样适量，加水和三氯甲烷-无水乙醇溶液，密塞振荡，过滤后挥干。②净化：用石油醚分次溶解残渣，再用甲醇-水溶液分次洗涤，振摇分层后，将下层甲醇-提取液加入氧化铝+活性炭净化柱内，用甲醇-水溶液淋洗柱，抽

滤。③浓缩：将过柱后的洗脱液倒入玻璃蒸发皿中，用少量甲醇-水（4+1）洗涤平底管，将蒸发皿置沸水浴上浓缩至干。对于小麦样品，趁热加入乙酸乙酯，加热至沸，轻轻转动蒸发皿将乙酸乙酯挥发至干，再同样处理一次，将溶剂挥干，最后加乙酸乙酯，加热至沸，冷至室温后转入浓缩瓶中，再用乙酸乙酯洗涤蒸发皿3次，并入浓缩瓶中。对于小麦制品和玉米样品，趁热加入乙酸乙酯，加热至沸，轻轻转动蒸发皿数次，冷至室温后转入浓缩瓶中。加甲醇-丙酮（1+2）于蒸发皿中溶解残渣，挥干溶剂，加入乙酸乙酯，加热至沸，转动蒸发皿，冷至室温后转入同一浓缩瓶中，再用甲醇-丙酮（1+2）和乙酸乙酯同样处理一次，乙酸乙酯提取液并入浓缩瓶中。将浓缩瓶置于水浴锅上，用蒸汽加热吹氮气浓缩至干，放冷至室温后加入三氯甲烷-乙腈（4+1）溶解残渣留作薄层层析用。

操作步骤 ①点样：取两块硅胶薄层板，在第一块板左边基线上点样液，在板上端与基线试样点相对应的位置上点 DON 标准液。第二块薄层板上边缘滴加样液和标准液，在左边和右边基线上分别滴加标准系列溶液。②展开：用乙醚、乙醚-丙酮或无水乙醚展开剂做横向展开，用三氯甲烷-丙酮-异丙醇（8+1+1）或三氯甲烷-丙酮-异丙醇-水（7.5+1+1.5+0.1）做纵向展开。取出通风挥干。③显色观察：先观察未加热的薄层板可见到蓝紫荧光的干扰点，这时 DON 不显荧光，于130℃加热，放冷后于365nm紫外光灯下观察。试样点与纵展后的标准点比较，以比移值（Rf）定性。如第一块薄层板上样液未显

荧光，而第二块薄板上样液与标准所显荧光强度相等，则试样中DON 含量为阴性或 0.05mg/kg 以下。④定量：阳性试样以荧光强度与标准点比较定量。以 340nm 为激发波长，400nm 为发射波长，用薄层光密度计测定每块板上样液和标准点荧光强度，标准曲线法定量。

酶联免疫吸附筛查法 试样经水提取、均质、涡旋、离心（或过滤），取上清液。被酶标记的脱氧雪腐镰刀菌烯醇酶连偶合物，与试样上清液或标准品中的脱氧雪腐镰刀菌烯醇竞争性结合微孔中预包被的特异性抗体。在洗涤后加入相应显色剂显色，经无机酸终止反应于 450nm 或 630nm 波长下检测。试样中的脱氧雪腐镰刀菌烯醇与吸光度值在一定浓度范围内呈反比。

样品处理 取经研磨机粉碎过试验筛的样品适量，于离心管中，加入试剂盒所要求提取液，按照试纸盒说明书所述方法进行检测。

操作步骤 按照试剂盒说明书提供的计算方法或者计算机软件，根据标准品浓度与吸光度值变化关系绘制标准工作曲线。根据待测液吸光度值计算得待测液浓度。

DON 含量超过中国《食品安全国家标准 食品中真菌毒素限量》（GB 2761-2017）中限量值的试样需用第一法作进一步确证。

免疫亲和层析净化高效液相色谱法 试样中的脱氧雪腐镰刀菌烯醇经提取、免疫亲和柱净化后，用高效液相色谱柱分离，紫外检测器检测，外标法定量。

样品处理 ①提取：谷物及其制品，取适量磨碎的试样加入聚乙二醇，加水混匀，超声波或

振荡提取，以玻璃纤维滤纸过滤或离心至滤液澄清，收集滤液。酒类、酱油、醋、酱及酱制品，取适量样品，加入聚乙二醇，用水定容、混匀，超声或振荡提取。②净化：将低温下保存的免疫亲和柱恢复至室温，待柱内原有液体流尽后，准确移取上述滤液，以每秒 1 滴的流速过柱，直至空气进入亲和柱中。用磷酸盐缓冲溶液（PBS）和水先后淋洗，直至空气进入亲和柱中，弃去全部流出液，抽干小柱。③洗脱：准确加入适量甲醇洗脱，控制每秒 1 滴的速度，收集全部洗脱液，在50℃下用氮气缓缓地吹至近干，加入定量初始流动相，涡旋溶解残留物，滤膜过滤，收集滤液以备进样。

色谱条件 C_{18} 色谱柱，以甲醇+水为流动相，柱温 35℃，流速 0.8ml/min，检测波长 218nm，标准曲线法测定。

同位素稀释液相色谱-串联质谱法 试样用水和乙腈的混合溶液提取，上清液经固相萃取柱或免疫亲和柱净化，浓缩、定容和过滤后，超高压液相色谱分离，串联质谱检测，同位素内标法定量。

样品处理 ①提取：适量试样加入同位素内标工作液混匀后，加乙腈-水溶液，超声波或振荡提取，离心后取上清液。②净化：a. 通用型固相萃取柱净化，取上清液加入乙腈饱和正己烷溶液，涡旋混合后离心，弃去正己烷层，氮气吹干，加入水充分溶解残渣，待净化。固相萃取柱先后用甲醇和水活化平衡后，将提取液上柱，用水、甲醇-水溶液依次淋洗柱子后彻底抽干，用甲醇洗脱，收集全部洗脱液后氮气吹干，加入初始流动相溶解残留物，滤膜过滤，待进样。b. DON 专用型固相净化

柱净化，取上清液至专用固相净化柱的玻璃管内，将净化柱的填料管插入玻璃管中并缓慢推动填料管至净化液析出后在氮气下吹干，方法同上。c. 免疫亲和柱净化，取上清液在氮气吹干，加水溶解残渣。待免疫亲和柱内原有液体流尽后，控制样液以每秒1滴的流速通过，用 PBS 和水先后淋洗免疫亲和柱，直至空气进入柱中。弃去全部流出液，抽干小柱，准确加入甲醇洗脱，控制每秒1滴的下滴速度，收集全部洗脱液，在50℃下用氮气吹至近干，加入初始流动相溶解残留物，滤膜过滤，收集滤液以备进样。

色谱条件 ①色谱柱为 C_{18} 色谱柱；流动相，A 相为 0.1% 甲酸溶液，B 相为 0.1% 甲酸-乙腈，梯度洗脱；流速 0.35ml/min，柱温 40℃，进样体积 10μl。质谱条件：离子源模式为 ESI$^+$，毛细管电压 3.5kV，锥孔电压 30V，脱溶剂气温度 350℃，脱溶剂气流量为 900L/h。②色谱柱为 C_{18} 色谱柱；流动相，A 相为 0.01% 氨水溶液，B 相为乙腈，梯度洗脱；流速 0.35ml/min，柱温 40℃，进样体积 10μl。质谱条件：离子源模式为 ESI$^-$，毛细管电压 2.5kV，锥孔电压 45V，脱溶剂气温度 500℃，脱溶剂气流量 900L/h。离子选择参数见《食品安全国家标准 食品中脱氧雪腐镰刀菌烯醇及其乙酰化衍生物的测定》（GB 5009.111-2016）。

（高希宝）

xuěfǔliándāojūnxīchún jiǎnyàn

雪腐镰刀菌烯醇检验（determination of nivalenol）

食品中雪腐镰刀菌烯醇的定量检验。雪腐镰刀菌烯醇（nivalenol，NIV），化学名称为 3α,4β,7α,15-四羟基-12,13-环氧单端孢烯-9-烯-8-酮，

与脱氧雪腐镰刀菌烯醇（DON）均属于单端孢霉烯族毒素，主要由某些镰刀菌产生，广泛存在于大麦、小麦、燕麦和玉米等农作物中，误食被 NIV 污染的粮谷不仅可引起呕吐、拒食、体重减轻、免疫系统和造血系统受到损害，还具有很强的皮肤毒性和细胞毒性。NIV 在急性毒性、皮肤毒性、细胞毒性和其他生物作用方面均比 DON 强 10 倍，但还没有国家制定出谷物中 NIV 的限量标准。NIV 是一种倍半萜烯类结晶状化合物，其化学结构式见图，分子量为 312，熔点为 222～223℃，易溶于水、乙醇等溶剂，性质稳定，一般的烹煮烘焙加工和发酵方法均难破坏该毒素。

图　雪腐镰刀菌烯醇结构式

常用的检测方法有薄层色谱法、气相色谱法、酶联免疫吸附测定法、高效液相色谱法和气-质联用、液-质联用技术等。NIV 的检测方法大多均能同时检测 DON，但有些适用于检测 DON 的方法却因 NIV 的回收率低而不适用于 NIV 的检测。

薄层色谱法 谷物及其制品中的 NIV 经甲醇-水溶液提取、净化、浓缩和硅胶 G 薄层展开后，加热薄层板，由于在制备薄层板时加入了三氯化铝，使 NIV 在 365nm 紫外光下显蓝色荧光，与标准比较定量。

样品处理 ①提取：用甲醇-水溶液提取，过滤，再用少量甲醇-水溶液洗涤残渣，过滤，定容摇匀。取滤液适量，加水摇匀，加石油醚振摇，静置，取甲醇水层于 70℃ 水浴上减压浓缩，加水稀释后进行净化。②净化：将样液注入 XAD-4 树脂净化住，待样液完全流进柱后，用蒸馏水淋洗，再用甲醇洗提毒素，70℃ 水浴上减压浓缩至干，用甲醇将残渣洗入蒸发皿中或浓缩瓶中，挥去溶剂后，用甲醇定量溶解残渣，供薄层层析用。

操作步骤 ①点样：取两块薄层板，在每块薄层板的基线上左边缘处滴加样液，在第二块板的基线上滴加标准溶液。再分别在薄层板上端与下端基线上样液原点相对应的位置上滴加标准液，作为 NIV 横向展开后的定位点。先横展薄层板，然后再于薄层板的基线上距左边缘滴加标准样液，纵展薄层板。②展开：以三氯甲烷-丙酮-异丙醇-水为横展剂展开，取出通风挥干。然后再于薄层板的基线左边缘处滴加标准样液，以不同比例的三氯甲烷-丙酮-异丙醇-水为纵展剂纵向展开，取出通风挥干。③显色测定：将经过双向展开后的薄层板于烘箱中加热到 160～170℃。放冷后于 365nm 紫外光灯下观察。判定与定量见脱氧雪腐镰刀菌烯醇检验。

气相色谱法 谷物中的 NIV 用乙腈+水提取后，经净化小柱净化，三甲基硅烷化衍生，进 OV-17 色谱柱分离，电子捕获检测器检测，标准曲线法定量。

样品处理 ①提取：取粉碎谷物样品适量，加乙腈+水，振摇，过滤，加石油醚振摇，弃去石油醚层，于乙腈+水提取物中加入适量乙醇，置 4℃ 水浴旋转蒸发

至干，定量加入甲醇，超声波溶解。②净化：将样液注入硅镁型吸附剂净化柱，石油醚洗柱，用三氯甲烷+甲醇溶液洗脱，45℃水浴旋转蒸发至干，用甲醇溶解残渣，再经活性炭柱净化，45℃水浴旋转蒸发至干。③三甲基硅烷衍生化：于样品残渣中加入三甲基硅烷化试剂，振摇，放置，加乙酸乙酯和水混合稀释，静置分层，取乙酸乙酯层进行色谱分析。

色谱条件 色谱柱，OV-l7玻璃柱，柱温220℃，检测器温度250℃；载气，氮气60ml/min。标准溶液与样品同时衍生化，制备标准曲线，外标法定量。

注意事项 经硅镁吸附柱净化后小麦样品可直接测定，玉米样品因杂质太多，需再通过活性炭柱净化。

高效液相色谱法 谷物中的雪腐镰刀菌烯醇采用乙腈+水提取后，经多功能净化柱净化并蒸干后，用水-乙腈-甲醇溶解，经 C_{18} 液相色谱柱分离，用紫外检测器于220nm处检测，标准曲线法定量。

样品处理 ①提取：准确称取磨碎混匀的测试样品，加入乙腈-水混合溶剂，震荡后静置过滤。②净化：将滤液注入多功能净化柱中，以 lml/min 的流速，收集流出液，于45℃蒸发至干，残渣用水-乙腈-甲醇混合溶剂溶解，离心后，取上清液供液相色谱测定。

色谱条件 色谱柱为 C_{18} 或相当色谱柱；流动相为水-乙腈-甲醇；流速 1.0ml/min；检测波长220nm；柱温40℃。

（高希宝）

T-2 dúsù jiǎnyàn

T-2 毒素检验（determination of T-2 toxin） 食品中单端孢霉烯族真菌毒素类的 T-2 毒素的定量检

验。T-2 毒素（T-2 toxin），化学名称为4,15-二乙酰氧基-8-(异戊酰氧基)-12,13 环氧单端孢霉-9-烯-3-醇，分子量 466.51，分子式 $C_{24}H_{34}O_9$，广泛存在于自然界，易污染田间作物和库存谷物。1973 年联合国粮农组织和世界卫生组织把这类毒素视为最危险的食品污染源之一。T-2 毒素可经皮肤、呼吸道和消化道等途径入血引起全身中毒，主要作用于胸腺、骨髓、肝、脾、淋巴结、生殖腺及胃肠黏膜等细胞分裂旺盛的组织器官，抑制这些器官细胞蛋白质和 DNA 的合成，具有致畸作用，并与大骨节病相关。测定 T-2 毒素的方法有多种，包括薄层色谱法、高效液相色谱法和酶联免疫法，见中国《食品安全国家标准 食品中 T-2 毒素的测定》（GB 5009.118-2016）。

免疫亲和层析净化液相色谱法 试样中的 T-2 毒素提取后，提取液经免疫亲和柱净化、1-蒽腈衍生化后，用高效液相色谱荧光检测器测定，外标法定量。

样品处理 ①提取：粮食和粮食制品，取磨碎的试样适量，用甲醇-水提取，高速均质后过滤，加水混匀，用玻璃纤维滤纸过滤至滤液澄清。酒类、酱油、醋、酱及酱制品，取脱气酒类试样适量，用甲醇定容，混匀，过滤，加水混匀，用玻璃纤维滤纸过滤至滤液澄清。②净化：准确移取样品滤液，以 1 滴/秒的流速过柱，再用水淋洗免疫亲和柱，弃去全部流出液。③洗脱：用甲醇以 1 滴/秒流速洗脱，收集全部洗脱液。④衍生：取洗脱液或不同浓度的 T-2 毒素标准工作液，50℃氮气吹干，加 4-二甲基氨基吡啶溶液和 1-蒽腈溶液混匀，50℃反应 15 分钟后，冷却，50℃

氮气吹干，用乙腈-水流动相溶解，高效液相色谱法测定。

色谱条件 色谱柱为 C_{18} 柱，流动相为乙腈 + 水，流速 1.0ml/min，柱温 35℃，进样量 20μl，检测激发波长 381nm，发射波长 470nm。

间接 ELISA 法 将已知抗原吸附在固相载体表面，洗除未吸附抗原，加入一定量抗体与待测试样（含有抗原）提取液混合液，竞争温育后，在固相载体表面形成抗原-抗体复合物。洗除多余抗体成分，然后加入酶标记的抗球蛋白的第二抗体结合物，与吸附在固体表面的抗原-抗体复合物相结合，再加入酶的底物。在酶的催化作用下，底物发生降解反应，产生有色产物，通过酶标仪，测出酶底物的降解量，从而推知被测试样中的抗原量。

样品处理 取磨碎的试样，用三氯甲烷-无水乙醇定容，振荡后过滤，滤液于水浴上通风挥干，石油醚分次溶解残渣，洗入分液漏斗中，再用甲醇-水分次洗涤，收集下层甲醇-水提取液过层析柱净化。将过柱后的洗脱液于水浴上浓缩至干，趁热加乙酸乙酯，加热至沸，挥干，再重复一次，最后加乙酸乙酯，冷却后转入浓缩瓶中。置水浴锅上挥干，冷却后用含 20% 甲醇的磷酸盐缓冲溶液（PBS）定容，供 ELISA 检测。

操作步骤 用 T-2 毒素与载体蛋白-牛血清白蛋白的结合物（T-2-BSA）包被酶标板，4℃过夜，酶标板用 PBS-T 洗 3 次，加入不同浓度的标准工作液或试样提取液与抗体的混合液，置 37℃，1 小时。清洗酶标板后加入酶标二抗，37℃，1.5 小时。洗涤后加底物溶液，37℃，0.5 小时。用 1mol/L 的硫酸溶液终止反应，于

450nm 处测吸光值。

直接 ELISA 法　方法一：将已知抗原吸附在固相载体表面，洗除未吸附的抗原，加入酶标记抗体与试样提取液的混合液，竞争温育后，洗除多余部分，加入酶的底物。在酶的催化作用下，底物发生降解反应，用酶标仪测出酶底物的降解量，推知被测试样中的抗原量。方法二：T-2 毒素与酶标记物竞争结合至包被在微孔板上的抗体，洗涤除去微孔上未结合的 T-2 毒素与酶标记物，加入反应底物，用酶标仪测定吸光度，推知 T-2 毒素含量。

样品处理　方法一：同间接 ELISA 法。方法二：将样品按四分法缩分至 1kg，磨碎后分为两份装入清洁容器内，加入甲醇-水溶液，离心后滤液加入样品稀释液，进行酶联免疫测定。

操作步骤　方法一：用 T-2-BSA 包被酶标板，4℃过夜，酶标板用 PBS-T 洗 3 次，加入不同浓度的标准工作液或试样提取液与抗体-酶结合物的混合液，置 37℃，1 小时。清洗酶标板后加入底物溶液，37℃，0.5 小时。其余操作同间接 ELISA 法。方法二：将微孔条插入微孔架，记录标准液和样液在微孔架上的位置。吸取 T-2 毒素系列标准液和样液至各微孔。吸取酶标记物，混匀后加入抗体，以封口膜覆盖，22~25℃避光孵育 1 小时。倒出孔中液体，用蒸馏水反复清洗微孔，重复 3 次以上，将微孔倒置在吸水纸上拍打数次，以保证完全除去微孔中洗液。迅速加底物至各微孔于 22~25℃避光孵育 0.5 小时。加反应停止液至各微孔，充分混匀上酶标仪测量每个微孔试液 450nm 波长处的吸光度值。

（高希宝）

玉米赤霉烯酮检验（determination of zearalenone）　食品中玉米赤霉烯酮的定量检验。玉米赤霉烯酮（zearalenone，ZEN），又称 F-2 毒素，是由镰刀菌产生的 2,4-二羟基苯甲酸内酯类化合物，化学名称为 6-(10-羟基-6-氧基碳烯基)-β-雷锁酸-μ-内酯，化学分子式为 $C_{18}H_{22}O_5$，分子量 318，熔点 161~163℃，紫外线光谱最大吸收为 236nm、274nm 和 316nm，红外线光谱最大吸收为 $970cm^{-1}$，不溶于水，溶于碱性溶液、乙醚、苯及甲醇、乙醇等。其甲醇溶液在 254nm 短紫外光照射下呈亮的绿-蓝色荧光。ZEN 共有 12 种衍生物，具有较强生殖毒性和致畸作用，可以引起动物发生雌激素亢进，对人体影响主要是引发肿瘤、导致染色体失常等；广泛存在于玉米、小麦、大麦等谷物及饲料中。结构式见图。

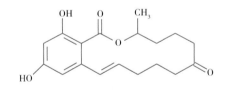

图　玉米赤霉烯酮结构式

常用的检验方法有薄层层析法、气相色谱法、高效液相色谱法、气相色谱法-质谱联用法、高效液相色谱-质谱联用法、微生物检测法、免疫学检测法和胶体金快速定量法等，见中国《食品安全国家标准 食品中玉米赤霉烯酮的测定》（GB 5009.209-2016）。

薄层色谱法　谷物及饲料试样中的 ZEN 用三氯甲烷提取，提取液经液-液萃取、浓缩，然后用薄层色谱分离，比色定量，或用薄层扫描仪测定荧光斑点的吸收值，外标法定量。

样品处理　取试样适量，加水和三氯甲烷，振荡，加无水硫酸钠，混匀，加入氢氧化钠溶液，轻轻转动，静置分层，用氢氧化钠溶液和三氯甲烷重复提取 2 次，弃去三氯甲烷层。向氢氧化钠溶液层中加磷酸溶液调节 pH 值至 9.5 左右，加入三氯甲烷，振摇，取三氯甲烷层，再用三氯甲烷重复提取 2 次，合并洗液和提取液，真空浓缩，在氮气流下蒸发至干，用三氯甲烷定量溶解残渣，供薄层色谱点样用。

操作步骤　将试样和 ZEN 标准分别点在硅胶薄板基线上，用三氯甲烷-丙酮-苯-乙酸展开剂展开。将展开后的薄层板置于波长 254nm 紫外光灯下，观察与 ZEN 标准点比移值相同处试样的蓝绿色荧光点，比色定量或用激发波长 313nm，发射波长 400nm，荧光扫描定量分析 ZEN 含量。

注意事项　凡接触 ZEN 的容器，需浸入 4% 次氯酸钠溶液浸泡，6 小时后清洗备用。同时为了安全，分析人员操作时要带上医用乳胶手套。

高效液相色谱法　试样中的 ZEN 用乙腈提取后，经免疫亲和柱净化，C_{18} 液相色谱柱分离，荧光检测器检测，外标法定量。

样品处理　①提取：粮食和粮食制品，称取粉碎试样适量，加入氯化钠及乙腈-水提取液提取，过滤。酱油、醋、酱及酱制品，取混匀试样，用乙腈定容，超声提取，过滤，加入水稀释混匀，玻璃纤维滤纸过滤。大豆、油菜籽、食用植物油同粮食和粮食制品。酒类，取脱气酒类试样或其他不含二氧化碳的酒类试样，步骤同酱油、醋、酱及酱制品。②净化：粮食和粮食制品，准确取提取液以 1~2 滴/秒流速缓慢通过免疫亲和柱,以水淋洗柱子,弃去全部流出液。准确加入甲醇,以 1 滴/秒洗脱,收集洗脱液,用氮气于 55℃吹干,用乙腈-水-甲醇溶解残渣,过滤后供液相色谱测定。酱油、醋、酱及酱制品,用磷酸盐缓冲溶液(PBS)和水淋洗柱子,准确加入甲醇,其他同粮食和粮食制品。大豆、油菜籽、食用植物油,用 PBS 缓冲液和水淋洗柱子,其他同粮食和粮食制品。

色谱条件 色谱柱为 C_{18} 柱,流动相为乙腈-水-甲醇,流速 1.0ml/min,检测激发波长 274nm,发射波长 440nm。标准曲线法测定 ZEN 含量。

荧光光度法 试样中的 ZEN 用乙腈溶液提取,经免疫亲和柱净化后,加入氯化铝溶液进行衍生。洗脱液通过荧光光度计测定。

样品处理 ①提取:取试样适量,加入氯化钠及乙腈-水提取液提取,过滤。②净化:准确取提取液,以 1~2 滴/秒流速缓慢通过免疫亲和柱,以 PBS/吐温-20 缓冲液和水淋洗柱子,弃去全部流出液。准确加入甲醇洗脱,收集洗脱液,用氮气于 55℃吹干后,用乙腈-水-甲醇溶解残渣。

操作步骤 样液加入氯化铝衍生溶液,立即置于荧光光度计中测定 ZEN 的浓度,检测激发波长 360nm,发射波长 450nm。

液相色谱-质谱法 样品经 β-葡萄糖苷酸/硫酸酯复合酶水解后,采用乙醚提取,经液-液分配、固相萃取柱净化后,用液相色谱-质谱测定,外标法定量。

样品处理 ①试样制备:肌肉和内脏样品,充分捣碎混匀,均分成两份,分别装入洁净容器作为试样,密封。于-18℃以下避光保存。牛奶和鸡蛋于 0~4℃避光保存,其余同肌肉和内脏。②水解:取试样加入乙酸钠缓冲溶液和 β-葡萄糖苷酸/硫酸酯复合酶,涡旋混匀,于 37℃水浴中振荡 12 小时。③提取:加入无水乙醇振荡提取,离心,转移上清液于浓缩瓶中,重复一次,合并上清液,40℃以下旋转浓缩至近干。三氯甲烷溶解残渣,用氢氧化钠溶液润洗浓缩瓶,涡旋混匀,离心,吸取上层氢氧化钠溶液,再重复一次,合并萃取液,加入磷酸-水溶液混匀。④净化:将样品提取液转入固相萃取柱,用水、甲醇-水溶液润洗,弃去流出液;用甲醇洗脱,收集洗脱液。洗脱液在 40℃以下用氮气吹干。残留物用乙腈溶解,涡旋混匀,过滤。

液相色谱条件 色谱柱为 C_{18} 柱,流速为 0.2ml/min,流动相及梯度洗脱条件见《食品安全国家标准 食品中玉米赤霉烯酮的测定》(GB 5009.209-2016)。

质谱参考条件 电离方式为电喷雾电离,毛细管电压 3.0kV,锥孔气流和去溶剂气流为氮气,碰撞气为氩气,扫描方式是负离子扫描,检测方式是多反应检测,其他参数见 GB 5009.209-2016。标准曲线法测定 ZEN 含量。

(高希宝)

fúmǎjūnsù jiǎnyàn

伏马菌素检验 (determination of fumonisin)

食品中真菌毒素伏马菌素的定量检验。伏马菌素 (fumonisin,FB),是一组主要由串珠镰刀菌产生的水溶性代谢产物,是一类由不同的多氢醇和丙三羧酸组成的结构类似的双酯化合物(图)。现已发现的有 FA₁、FA₂、FB₁、FB₂、FB₃、FB₄、FC₁、FC₂、FC₃、FC₄、FP₁共 11 种,其中 FB₁、FB₂和 FB₃在自然界中普遍存在,也是污染玉米及其制品的主要成分。FB 大多存在于玉米及玉米制品中,在大米、面条、调味品、高粱、啤酒中、芦笋中也有较低浓度 FB;可导致马产生脑软化症和神经性中毒,甚至导致死亡,还可通过污染或残留 FB 的肉、乳等动物源性食品进入人体,对人健康造成威胁。伏马菌素易溶于水,对一般的加热处理很稳定,酸水解后会失去丙三羧酸酯基,但其水解产物仍然有毒。

常见检测方法主要有薄层色谱法、高效液相色谱和酶联免疫法(AOAC 2001.04 和 06)、液相色谱-质谱联用和毛细管电泳法等。

薄层色谱法 谷物及其制品中的伏马菌素经提取、净化、浓缩后,经硅胶 G 板或 C_{18} 薄层板展开后,用对甲氧基苯甲醛、茚三酮或荧光胺作显色剂,在紫外灯下观察或薄层扫描,与标准比较定量。①提取:以甲醇-水、乙腈-水或己烷为提取溶剂匀浆提取,离心、过滤。②净化:取上清液,过固相萃取柱、强阴离子交换柱或

图 FB₁、FB₂结构式

R = COCH(COOH)CH₂COOH

FB₁:R₁ = OH,R₂ = H。 FB₂:R₁ = H,R₂ = H

免疫亲和柱，以乙酸酸化的甲醇溶液洗脱备用。③测定：在硅胶G板、反相或正相 C_{18} 薄层板基线上点样后，用甲醇-水溶液、三氯甲烷-甲醇-水-乙酸溶液或乙腈-氯化钾溶液作展开剂进行单向或双向展开，用对甲氧基苯甲醛、茚三酮或荧光胺作显色剂，在紫外灯下观察或薄层扫描定量。

高效液相色谱法 伏马菌素自身没有特异的吸收和荧光基团，但其自由氨基可与荧光胺、邻苯二甲醛（OPA）或萘-2,3-二羧醛（NDA）反应生成荧光衍生物，可柱前或柱后衍生后高效液相色谱柱分离，荧光检测器定量检测。

样品处理 ①提取：取样品适量，加甲醇-乙腈-水溶液提取，振荡，过滤，再用甲醇-乙腈-水溶液提取、过滤。加磷酸缓冲液稀释，过滤。②净化：将滤液以 $1 \sim 2$ 滴/秒速度注入免疫亲和柱，弃去流出液，用磷酸缓冲液洗柱，用甲醇溶液洗脱，氮气保护下吹干。③衍生：用乙腈-水溶液溶解残渣，加入 OPA 衍生后，经 C_{18} 色谱柱分离，荧光检测器检测。

色谱条件 C_{18} 色谱柱，流动相为甲醇-磷酸二氢钠，用磷酸调节 pH 3.3，流速 1ml/min，荧光检测器，激发波长 333nm，发射波长 425nm；进样量 10μl。

酶联免疫吸附测定法 将已知抗原或抗体吸附在固态载体表面，加入待测样品和酶标抗原或抗体的混合液，竞争培养后，用洗涤的方法使固相载体上形成的抗原抗体复合物与其他物质分开，加入酶反应的底物后，底物被酶催化生成有色产物，产物的量与标本中受检物质的量成正比，根据产物颜色的深浅进行定量分析。

样品处理 样品用甲醇-水提取后，过滤，以甲醇-水稀释。

检测 用 BSA-FB$_1$ 包被酶标板微孔，4℃过夜，用 PBS-T 洗 3 次后，加入封闭液，37℃，1 小时；用 PBS-T 洗 3 次后，加入不同浓度的 FB$_1$ 标准溶液或样品提取液与单克隆抗体辣根过氧化物酶标记物的混合液，37℃，1 小时；用 PBS-T 洗 6 次后，加入底物溶液，37℃，15 分钟，加入终止液，用酶标仪测定 A490 值，计算 FB$_1$ 含量。

（高希宝）

júqīngméisù jiǎnyàn

桔青霉素检验 （determination of citrinin） 食品中桔青霉素的定量检验。桔青霉素（citrinin，CIT）是青霉属、曲霉属和红曲霉属中的丝状霉菌代谢产生的一种真菌毒素，主要存在于小麦、大麦及谷类饲料以及含葵花籽油、大豆油的食品及复合饲料中。其主要靶器官是肾，误食被 CIT 污染的产品后，可引起肾肿大、尿量增多、肾小管扩张和上皮细胞变性坏死等症状，甚至还可导致畸形、肿瘤、诱发突变。CIT 分子式为 $C_{13}H_{14}O_5$，分子量为 250，化学名称为(3R,4S)-4,6-二氢-8-羟基-3,4,5-三甲基-6-氧-3H-2-苯吡-7-羧酸，结构式见图。其纯品呈柠檬黄色针状菱形结晶，熔点为 $178 \sim 179℃$；极难溶于水，可溶于三氯甲烷、丙酮和乙酸乙酯等有机溶剂，可形成配合物，但在酸性及碱性溶液中均可热解。

图 桔青霉素结构图结构式

检测主要有薄层色谱法、高效液相色谱法、酶联免疫测定法和高效毛细管电泳法等，见《食品安全国家标准 食品中桔青霉素的测定》（GB 5009.222-2016）。

薄层色谱法 样品中的桔青霉素经乙腈-乙醇提取，在弱酸性条件下，用三氯甲烷萃取，经甲苯-乙酸乙酯-甲醇展开剂在硅胶板上展开后，以比移值定性，紫外检测仪或荧光扫描仪定量。

样品处理 称取样品适量，加入乙腈-乙醇溶液，振荡，静置，过滤。用异辛烷提取 2 次。取下层提取液，加入水和盐酸溶液，振摇。再加三氯甲烷分 3 次萃取，静置分层后提取液水浴蒸干。用三氯甲烷溶解残渣，定容备用。

操作步骤 ①点样：将提取样液、桔青霉素标准和样液加标液分别点在硅胶薄板基线上，挥干。②展开：以三氯甲烷-甲醇-正己烷为展开剂展开。③显色：置薄板于可见紫外检测仪下观察，以标样为对照，确定样品荧光斑点的颜色及位置，将含有桔青霉素的硅胶刮下，加入乙腈，过滤，60℃水浴浓缩至干，或在板层析的硅胶中，加甲醇（色谱纯），用超声波处理后恢复原体积，吸取上清液测定，或以 AlCl$_3$ 作显色剂，荧光扫描测定桔青霉素含量。

C_{18}固相萃取小柱净化-高效液相色谱法 试样中 CIT 用乙腈-异丙醇-水混合溶液提取，C_{18}固相萃取小柱净化，用配荧光检测器的液相色谱仪测定，外标法定量。

样品处理 ①提取：将样品粉碎过筛混匀，分成两份，密封保存。取试样加入乙腈-异丙醇-水于振荡提取，离心，取上清。残渣加入乙腈-异丙醇-水，重复上述步骤，合并上清液。过滤。②净化：将上述溶液过预淋洗好的 C_{18}

固相萃取柱，用水淋洗柱子，然后减压抽干。用甲醇洗脱，收集洗脱液，在40℃以下用氮气吹干，用乙腈-异丙醇-磷酸溶液溶解，过滤，供液相色谱测定。

液相色谱条件 色谱柱为 C_{18} 柱，流动相为乙腈-异丙醇-水溶液，检测激发波长 331nm，发射波长 500nm，流速为 1.0ml/min。采用标准溶液和样液等体积参插进样检测。

免疫亲和柱净化-高效液相色谱法 试样中的 CIT 用甲醇-水提取，提取液经过滤稀释后，用免疫亲和柱净化，采用液相色谱结合荧光检测器测定 CIT 的含量，外标法定量。

样品处理 ①提取：大米、玉米、辣椒，取经充分粉碎的试样，加入甲醇-水提取液，高速均质提取，过滤。取滤液加入磷酸溶液稀释混匀，以玻璃纤滤纸过滤。红曲及其制品，加入磷酸盐缓冲溶液（PBS）稀释混匀，其余同上述步骤。②净化：大米、玉米、辣椒，将上述滤液过免疫亲和柱，加入磷酸以每秒 1~2 滴的速度淋洗柱子，直至空气进入亲和柱，弃去流出液。加入甲醇-10mmol/L 磷酸（pH 2.5）溶液进行洗脱，流速为每秒 1~2 滴，收集洗脱液。红曲及其制品，加入甲醇-0.1%磷酸溶液进行洗脱，其余同上述步骤。

液相色谱条件 对于大米、玉米、辣椒，色谱柱为 C_{18} 柱，流速为 1.0ml/min，检测激发波长 350nm，发射波长 500nm，流动相 A 液为乙腈，B 液为 10mmol/L 磷酸（pH 2.5），流动相及梯度洗脱条件见《食品安全国家标准 食品中桔青霉素的测定》（GB 5009.222-2016）。对于红曲及其制品，流速是 0.7ml/min，流动相 A 液为乙

腈，B 液为 0.1%磷酸，其余同上述步骤。标准曲线法测定 CIT 含量。

（高希宝）

shípǐn jiēchùyòng sùliào cáiliào jí zhìpǐn jiǎnyàn

食品接触用塑料材料及制品检验

（inspection of food contact plastic materials and products） 对食品接触用塑料制品可能迁移到食品中的有害物质进行的定性、定量检验。食品接触用塑料材料及制品是指以合成树脂或天然树脂为基础原料加入各种塑料助剂、增强材料或填料，在一定温度、压力下，加工塑制成型或交联固化成型，制作成各种食具、食品容器、食品用包装薄膜或其他各种食品用工具、管道等制品。其机械性能、阻隔性与渗透性、温度适应性、化学稳定性以及卫生性等性能突出，在食品包装材料中占有重要地位。按成品原料不同可分为聚乙烯、聚苯乙烯、聚丙烯塑料制品，聚氯乙烯、聚碳酸酯树脂、不饱和聚酯树脂、三聚氰胺塑料制品等。但在聚合过程中未完全聚合的单体和加工过程中所添加的各种低分子辅助剂具有一定的毒性，使用过程中可能迁移至食品中，对人体带来健康危害。理化检验指标主要包括高锰酸钾消耗量、迁移量、重金属、锑、脱色试验、甲醛、氯乙烯单体、乙苯类化合物、游离酚、二氨基甲苯、二氯乙烷等。样品的采集、制备、清洗、浸泡以及试样接触面积，迁移量的测定应符合中国《食品安全国家标准 食品接触材料及制品迁移试验预处理方法通则》（GB 5009.156-2016）。

聚乙烯、聚苯乙烯、聚丙烯塑料制品检验 聚乙烯（polyeth-

ylene，PE）是由乙烯聚合而成的高分子化合物，根据其密度大小可分为低密度聚乙烯、中密度聚乙烯、高密度聚乙烯；此外，还有线型低密度聚乙烯、超高分子量聚乙烯、超低密度聚乙烯等。按中国国家标准《食品包装用聚乙烯、聚苯乙烯、聚丙烯成型品卫生标准的分析方法》（GB/T 5009.60-2003）、《食品安全国家标准 食品接触材料及制品 高锰酸钾消耗量的测定》（GB 31604.2-2016）、《食品安全国家标准 食品接触材料及制品 脱色试验》（GB 31604.7-2016）、《食品安全国家标准 食品接触材料及制品 总迁移量的测定》（GB 31604.8-2016）和《食品安全国家标准 食品接触材料及制品 食品模拟物中重金属的测定》（GB 31604.9-2016）检验。

取样 每批按 0.1%取样，小批量取样数不少于 10 只（以 500ml/只计）；小于 500ml/只时，应相应加倍取样。其中半数供检验用，另一半保存 2 个月，以备作仲裁分析用。注明产品名称、批号、取样日期。洗净备用。

浸泡条件 按接触面积 2ml/cm² 计算浸泡液量，在容器中则加入 2/3~4/5 容积的浸泡液，分别选用水或 4%乙酸 60℃浸泡 2 小时，用 65%乙醇或正己烷室温浸泡 2 小时。

高锰酸钾消耗量测定 ①原理：试样浸泡液在酸性条件下，用高锰酸钾标准溶液滴定，根据样品消耗的滴定液的体积计算试样中高锰酸钾消耗量。②分析步骤：准确吸取水浸泡液适量，加硫酸（1+2）及高锰酸钾标准滴定溶液，再加玻璃珠 2 粒，准确煮沸 5 分钟，趁热加入草酸标准滴定溶，再以高锰酸钾标准滴定

溶液滴定至微红色，并在 0.5 分钟内不褪色，记取最后的高锰酸钾标准滴定溶液的滴定量。

另取同量水做试剂空白，按上法做同样滴定。根据两次滴定结果，计算高锰酸钾消耗量。

迁移量测定 ①原理：试样用各种食品模拟物浸泡，将浸泡液蒸发并干燥后，得到试样向浸泡液迁移的不挥发物质的总量。采用四种溶液表示模拟制品接触水、酸、酒、油等不同性质食品时的溶出情况。②分析步骤：取各食品模拟物试液适量于预先干燥的玻璃蒸发皿中，水浴上蒸干，于干燥箱中干燥 2 小时后取出，冷却后称量，计算总迁移量。同时进行空白试验。对于植物纤维类食品容器，当各食品模拟物总迁移量超过规定限量时，再将残渣用三氯甲烷提取过滤后，测定三氯甲烷提取物的残渣含量。向残渣中加入三氯甲烷，振摇、过滤，滤液收集于蒸发皿中，重复三次提取。再用三氯甲烷冲洗滤纸，滤液并入蒸发皿中，于水浴上蒸发近干，移入烘箱中干燥，取出，冷却后称量，得到三氯甲烷提取物残渣。

重金属测定 ①直接比色法：经迁移试验所得的食品模拟物试液中重金属（以铅计）与硫化钠作用，在酸性溶液中形成黄棕色硫化物，与铅标准溶液的呈色相比较。分析步骤，取适量经迁移试验后所得食品模拟物试液于比色管中，加水至刻度，另取铅标准使用液于比色管中，加 4% 乙酸溶液，加水至刻度混匀。分别于两个溶液中加 2 滴硫化钠溶液，混匀后放置 5 分钟，以白色为背景，从上方或侧面观察并比较模拟物试液及标准溶液的呈色。当试样呈色深于标准溶液呈色时，

食品接触材料及其制品中重金属迁移量（以铅计）>1mg/L，当试样呈色浅于标准溶液呈色时，其重金属迁移量（以铅计）<1mg/L。②掩蔽干扰比色法：经迁移试验所得的食品模拟物试液中重金属（以铅计）与硫化钠作用，在酸性溶液中形成黄棕色硫化物，与铅标准溶液呈色相比较。分析步骤，各取适量经迁移试验后所得食品模拟物试液和铅标准使用液于比色管中，加 4% 乙酸溶液。分别于两个比色管中加入柠檬酸铵溶液、氨水和氰化钾溶液，加水至刻度混匀，再各加硫化钠溶液 2 滴，混匀后放置 5 分钟，以白色为背景，从上方或侧面观察并比较模拟物试液及标准溶液的呈色。当试样呈色深于标准溶液呈色时，食品接触材料及制品中重金属迁移量（以铅计）>1mg/L，当试样呈色浅于标准溶液呈色时，其重金属迁移量（以铅计）<1mg/L。

脱色试验 ①原理：试样经溶剂擦拭及浸泡液浸泡，观察颜色变化情况。②分析步骤：取试样一个，用沾有植物油的脱脂棉，在接触食品部位的约 4cm×2cm 小面积内，用力往返擦拭 100 次。另取试样一个，用沾有无水乙醇或乙醇溶液（65+35）的脱脂棉，在接触食品部位的约 4cm×2cm 小面积内，用力往返擦拭 100 次。观察浸泡液的颜色。脱脂棉上未染有颜色，结果表述为阴性。浸泡液无颜色，结果表述为阴性。

聚氯乙烯塑料制品检验 聚氯乙烯塑料制品是以聚氯乙烯树脂为主要原料，以无毒或低毒的增塑剂、稳定剂等助剂经压延或吹塑等方法加工成的，用于各种糖果、糕点、饼干、卤味、酱菜、冷饮、调味等食品的包装与饮料瓶的密封垫片等成型品。按中

国《食品安全国家标准 食品接触材料及制品 氯乙烯的测定和迁移量的测定》（GB 31604.31-2016）检验。

取样 按产品批号每批取样 10 只或 1m 长，分别注明产品名称、批号、取样日期，其中半数供化验用，另一半保存 2 个月，以备仲裁分析用。

试样处理 将试样用洗涤剂洗净，用自来水冲净，再用蒸馏水淋洗三遍后晾干，备用。

浸泡条件 按接触面积 2.0ml/cm^2 浸泡液计算浸泡液量。分别选用水、20% 乙醇、4% 乙酸，于 60℃ 浸泡 0.5 小时，或选用正己烷室温浸泡 0.5 小时。

氯乙烯单体测定 ①原理：将试样放入密封平衡瓶中，用溶剂溶解。在一定温度下，氯乙烯单体扩散，达到平衡时，取液上气体进行气相色谱测定。②色谱条件：聚乙二醇毛细管色谱柱（30m×0.32mm×1μm）；柱温，起始 40℃，以 2℃/min 的速率升至 60℃，保持 1 分钟，以 20℃ 速率升至 200℃，保持 1 分钟；载气，氮气 1ml/min，分流比 1：1；进样口温度：200℃；检测器温度 200℃。③分析步骤：将试样剪成细小颗粒，准确称取适量放入平衡瓶中，加 N,N-二甲基乙酰胺后，立即搅拌，放入 70℃±1℃ 水浴中，平衡 30 分钟。分别取液上气进气相色谱，火焰离子化检测器（FID）进行检测，标准曲线法定量。

高锰酸钾消耗量、迁移量、重金属测定以及脱色试验见聚乙烯、聚苯乙烯、聚丙烯塑料制品检验。

三聚氰胺塑料制品检验 三聚氰胺实际是三聚氰胺与甲醛聚合而成的三聚氰胺甲醛树脂，其

成型品质地坚硬、耐热、耐磨。但材料中的游离甲醛含量与热固温度、时间即形成后搁置时间有关，产品应严格控制游离甲醛的含量。按中国《食品安全国家标准 食品接触材料及制品 甲醛迁移量的测定》（GB 31604.48-2016）检测甲醛。

甲醛测定 ①乙酰丙酮分光光度法：食品模拟物与试样接触后，试样中甲醛迁移至食品模拟物中。甲醛在乙酸铵存在的条件下与乙酰丙酮反应生成黄色的3,5-二乙酰-1,4二氢二甲基吡啶，在410nm下测定试液的吸光度值，与标准系列比较得出食品模拟物中甲醛的含量，得出试样中甲醛的迁移量。根据待测样品的预期用途和使用条件，按照中国《食品安全国家标准 食品接触材料及其制品迁移试验预处理方法通则》（GB 5009.156-2016）和《食品安全国家标准 食品接触材料及其制品迁移试验通则》（GB 31604.1-2015）的要求，对样品进行迁移试验。同时作空白试验。分别吸取模拟物试样溶液和空白溶液于比色管中，分别加入乙酰丙酮溶液，摇匀，置40℃水浴中放置30分钟，取出后置室温下冷却。配制甲醛标准工作系列浓度，在410nm处测定试样溶液的吸光度值，由标准曲线计算试样溶液中甲醛的浓度。②变色酸分光光度法：甲醛在硫酸存在的条件下与变色酸反应生成紫色化合物，用分光光度计在574nm下测定试液的吸光度值，与标准系列比较得出食品模拟物中甲醛的含量，进而得出试样中甲醛的迁移量。对样品进行迁移试验，步骤同乙酰丙酮分光光度法。除不与待测样品接触外，按迁移试验步骤进行空白试验。分别吸取模拟物试样溶液、空白溶液于比色管中，各加入变色酸溶液，再加入硫酸溶液，摇匀，置90℃水浴中20分钟，立即在冰水浴中冷却，然后取出并恢复至室温。甲醛标准工作系列浓度配制同乙酰丙酮分光光度法，在574nm处测定试样溶液的吸光度值，由工作曲线计算试样溶液中甲醛的浓度。

高锰酸钾消耗量、迁移量、重金属测定以及脱色试验 见聚乙烯、聚苯乙烯、聚丙烯塑料制品检验。

复合食品包装袋中二氨基甲苯测定 按中国《食品安全国家标准 食品接触材料及制品 复合食品接触材料中二氨基甲苯的测定》（GB 31604.23-2016）检验。

气相色谱法 ①原理：试样中二氨基甲苯用乙酸溶液浸出，将浸出液冷却后，在碱性条件下经二氯甲烷提取后，加七氟丁酸酐衍生化，然后将衍生物注入带有电子捕获检测器的气相色谱仪测定，以保留时间定性，外标法定量。②分析步骤：试样制备，未装过食品的包装清洗后按2ml/cm²计算装入乙酸溶液，热封口。迁移试验，热封口后的包装袋（使用温度为60~120℃）置于预先调至120℃的烘箱内，恒温40分钟，取出自然放冷至室温，剪开封口，将提取液移入干燥的烧杯中备用。使用温度低于60℃的包装袋，置于预先调至60℃的烘箱内，恒温2小时，取出自然放冷至室温，剪开封口，将水移入干燥的烧杯中备用。衍生，取试样适量，用氢氧化钠溶液调节pH为8.0，混匀，再加氯化钠混匀，然后用二氯甲烷分别萃取两次。合并两次萃取液，经无水硫酸钠脱水后在40℃下氮气吹至近干，加入二氯甲烷，混匀，再加入七氟丁酸酐，混匀置于室温下进行衍生化反应。将上述反应液移入分液漏斗中，用二氯甲烷分数次洗净浓缩瓶，洗液并入分液漏斗中，加入碳酸氢钠溶液，轻轻摇动后静置，将二氯甲烷层移入到试管中，在40℃下氮吹至近干，用叔丁基甲醚溶解并定容，注入气相色谱仪分析。二氨基甲苯标准测定液的制备，分别吸取适量的二氨基甲苯工作液，加入七氟丁酸酐，轻轻混匀，置于室温下进行衍生化反应15分钟。将上述反应液移入分液漏斗中，用二氯甲烷分数次洗净浓缩瓶，洗液并入分液漏斗中，加入碳酸氢钠溶液，轻轻摇动后静置，将二氯甲烷层在40℃下氮气吹至近干，用叔丁基甲醚溶解并定容。③色谱条件：HP-5 MS色谱柱（30m×0.25mm×0.25μm）或同等性能的色谱柱；初始温度60℃，保持2分钟，以15℃/min升温至240℃，保持5分钟；进样口温度200℃；载气，氮气，纯度>99.999%，1.0ml/min；尾吹气，30ml/min；检测器为电子捕获检测器（ECD），温度300℃；进样方式为不分流进样，进样量1.0μl。

气相色谱-质谱法 ①原理：试样中二氨基甲苯用乙酸溶液浸出，将浸出液冷却后，在碱性条件下经二氯甲烷提取后，加七氟丁酸酐衍生化，然后将衍生物注入气相色谱-质谱仪测定，外标法定量。②分析步骤：试样制备、迁移试验、衍生过程和二氨基甲苯标准测定液的制备过程同气相色谱法。③色谱条件：色谱柱、柱温度程序和进样口温度同气相色谱法。④质谱条件：色谱质谱接口温度280℃；离子源温度230℃；氦气，纯度>99.999%，1.0ml/min；电离方式EI；电离能量 70eV；进样方式为不分流进样；溶剂延迟 3 分钟；选择特征检测离子见《食品安全国家标准 食品接触材料及制品 复合食品接触材料中二氨基甲苯的测定》（GB 31604.23-2016）附录表 1。

增塑剂检验 增塑剂又称塑化剂，工业上被广泛使用的高分子材料助剂，在塑料加工中添加，可增加塑料的可塑性和柔韧性，提高塑料制品的强度。增塑剂种类多达百余种，其中使用得最普遍的是邻苯二甲酸酯类的化合物，是一类环境激素，长期摄入会造成免疫力及生殖力下降，儿童性征不明显；对动物的神经、肝、胚胎可引起中毒性病变，有诱发肝肿瘤、致畸致癌的可能。食品中检测邻苯二甲酸二辛酯和邻苯二甲酸二丁酯的方法有薄层层析法、气相色谱法、气相色谱-质谱法和高效液相色谱法，见中国《食品安全国家标准 食品接触材料及制品 邻苯二甲酸酯的测定和迁移量的测定》（GB 31604.30-2016）。

气相色谱法 ①原理：样品中的邻苯二甲酸二辛酯和邻苯二甲酸二丁酯经乙醚萃取后，经交联甲基硅酮毛细管柱分离，火焰离子化检测器（FID）检测，保留时间定性，内标法定量。②样品处理：取经过水和乙醚除去表面污染物、油污的塑料膜包装材料适量，剪碎装入索氏萃取器，以无水乙醚连续抽提 15 小时，抽提结束后，挥去乙醚，用无水乙醇或甲醇定容，摇匀，备用。③色谱条件：交联甲基硅酮毛细管柱，检测器为 FID，气化温度 260℃，检测器温度 250℃，柱温初始温度 200℃，保持 0.5 分钟，最终温度 240℃，保持 10 分钟，程序升温速率为 10℃/min；载气，氮气

1.90ml/min，燃气氢气 28.9ml/min，助燃气氧气 158.8ml/min。

高效液相色谱法 ①原理：样品中的邻苯二甲酸二辛酯和邻苯二甲酸二丁酯经乙醚萃取后，经反向高效液相色谱柱分离，紫外检测器检测，保留时间定性，标准曲线法定量。②样品处理：见增塑剂气相色谱法的样品处理。③色谱条件：色谱柱 C_{18} 或相当的色谱柱，流动相为甲醇-水，流速 1.0ml/min，检测波长 224nm。

气相色谱-质谱联用法 ①原理：样品经粉碎后，用正己烷超声提取，过滤，采用气相色谱-质谱联用法测定。采用特征选择离子检测扫描模式，以保留时间和碎片的丰度比定性，外标法定量。②样品处理：剪碎样品，加入正己烷，超声提取后过滤，残渣再用正己烷重复提取一次，合并滤液，用正己烷定容，稀释，混匀，过滤，进气相色谱-质谱仪分析。③气相色谱参考色谱条件：色谱柱为 5% 苯基-甲基聚硅氧烷石英毛细管柱，载气为氦气，流速 1ml/min。④质谱参考条件：离子源温度为 230℃，电离方式为电子轰击电离源，检测方式为选择离子扫描模式，电离能量为 70eV，溶剂延迟 7 分钟。

（高希宝）

shípǐn jiēchùyòng xiàngjiāo cáiliào jí zhìpǐn jiǎnyàn

食品接触用橡胶材料及制品检验（inspection of food contact rubber materials and products）

对食品接触用橡胶制品可能迁移到食品中的有害物质进行的定性、定量检验。橡胶包括天然橡胶和合成橡胶两大类，单独作为食品包装材料使用的较少，一般多用作衬垫或密封材料。天然橡胶来源于野生或含橡胶的植

物，其化学成分是顺式或反式 1, 4-聚异戊二烯，因不被人体吸收，可认为无毒。合成橡胶是人工合成的高弹性聚合物，产量最大的是丁苯橡胶，其次是顺丁橡胶、乙丙橡胶、丁腈橡胶、氯丁橡胶和丁基橡胶，其中未被完全聚合的单体和加工过程中添加的硫化剂、填充剂和着色剂在使用过程中可迁移至食品中，对健康存在危害。检验项目为迁移量、高锰酸钾消耗量、锌和重金属。

食品接触用橡胶垫片（圈）检验 按中国国家标准《食品用橡胶垫片（圈）卫生标准的分析方法》（GB/T 5009.64-2003）以及《食品安全国家标准 食品接触材料及制品 锌迁移量的测定》（GB 31604.42-2016），对以天然橡胶为主要原料配以一定助剂加工制成的食品用橡胶垫片（圈）进行检验。

迁移试验条件 以试样 20ml/g 计算浸泡液量，分别用水、4% 乙酸和 60% 乙醇在 60℃下浸泡 0.5 小时，用正己烷水浴加热回流 0.5 小时。

方法 迁移量和高锰酸钾消耗量的测定：见食品接触用塑料材料及制品检验中聚乙烯、聚苯乙烯、聚丙烯塑料制品检验。重金属测定，见食品接触用塑料材料及制品检验中聚乙烯、聚苯乙烯、聚丙烯塑料制品检验中重金属测定。锌测定，主要有以下几种方法。

火焰原子吸收光谱法 ①原理：采用食物模拟物浸泡食品接触材料及制品中预期与食品接触的部分，取浸泡液用火焰原子吸收光谱仪进行测定，以 213.9nm 处吸收强度与其质量浓度的定量关系，测定样品中锌的含量。②样品处理：将待测样品进行迁

移实验，浸泡液混匀后用于分析。若浸泡液为中性或者碱性，则添加适量硝酸使试液中硝酸浓度为5%。同时做试样空白实验。③仪器条件：波长为213.9nm，空气流量为9L/min，乙炔流量为2L/min。

电感耦合等离子体质谱法 ①原理：采用食品模拟物浸泡食品接触材料及制品中预期与食品接触的部分，浸泡液经雾化由载气送入等离子体炬管中，在高温和惰性氩气中蒸发、解离、原子化及离子化后进入质谱仪，质谱仪根据质荷比进行分离和定性，对于一定的质荷比，其信号强度与试液中待测元素的浓度成正比，与标准系列比较定量。②分析步骤：根据待测样品的预期用途和使用条件，按照中国《食品安全国家标准 食品接触材料及制品迁移试验预处理方法通则》（GB 5009.156-2016）和《食品安全国家标准 食品接触材料及制品迁移试验通则》（GB 31604.1-2015）规定的迁移试验方法及条件进行迁移试验。浸泡液混匀后，取部分浸泡试液用于分析。若浸泡试液为中性或碱性，则添加适量硝酸使试液中硝酸浓度约为5%。同时做试样空白试验。③仪器参考条件：见中国《食品安全国家标准 食品接触材料及制品 砷、镉、铬、铅的测定和砷、镉、铬、镍、铅、锑、锌迁移量的测定》（GB 31604.49-2016）中的附录A.1、A.2。

电感耦合等离子体发射光谱法 ①原理：采用食品模拟物浸泡食品接触材料及制品中预期与食品接触的部分，浸泡液经雾化由载气带入等离子体，在高温和惰性氩气中蒸发、原子化、激发和电离。被测元素的原子或离子被激发，产生特征辐射，在电感耦合等离子体光谱仪中待测元素谱线信号强度与试液中待测元素的浓度成正比，与标准系列比较定量。②分析步骤：同电感耦合等离子体质谱法。③仪器参考条件：见 GB 31604.49-2016 中的附录 A.4、A.5。

二硫腙分光光度法 ①原理：试样经浸泡后，在 pH 4.0～5.5 时，锌离子与二硫腙形成紫红色配合物，溶于四氯化碳，加入硫代硫酸钠防止铜、汞、铅、铋、银、镉等离子干扰，与标准系列比较定量。②样品处理：同火焰原子吸收光谱法的样品处理。③仪器条件：测定波长为530nm。

食品用高压锅密封圈检验 按中国国家标准《食品用高压锅密封圈卫生标准的分析方法》（GB/T 5009.65-2003），对以橡胶为主要原料配以一定助剂加工制成的用于食品用压力锅的垫圈进行检验。

迁移试验条件 每份试样称取 20.0g，以试样 20ml/g 计算浸泡液量。分别用水微沸浸泡 0.5 小时后，以水补至原体积；用 4% 乙酸在沸水回流下浸泡 0.5 小时；用正己烷在水浴上加热回流 0.5 小时。

方法 ①迁移量和高锰酸钾消耗量测定，见食品接触用塑料材料及制品检验中聚乙烯、聚苯乙烯、聚丙烯塑料制品检验。②锌测定，见食品接触用橡胶垫片（圈）检验中金属测定方法。③重金属测定，见食品接触用塑料材料及制品检验中聚乙烯、聚苯乙烯、聚丙烯塑料制品检验中重金属测定。

橡胶奶嘴检验 按中国国家标准《橡胶奶嘴卫生标准的分析方法》（GB/T 5009.66-2003）检验，对以天然橡胶为主要原料，配以一定助剂加工制成的不同类型奶嘴进行检验。

迁移试验条件 每份试样取 3 只，称取 20.00g，以试样 20ml/g 计算浸泡液量。分别用水和 4% 乙酸在 60℃ 下浸泡 2 小时。

方法 ①迁移量和高锰酸钾消耗量测定：见食品接触用塑料材料及制品检验中聚乙烯、聚苯乙烯、聚丙烯塑料制品检验。②锌测定：见食品接触用橡胶垫片（圈）检验中金属测定方法。③重金属测定：见食品接触用塑料材料及制品检验中聚乙烯、聚苯乙烯、聚丙烯塑料制品检验中重金属测定。

食品用橡胶管检验 按中国国家标准《食品用橡胶管卫生检验方法》（GB/T 5009.79-2003），对以优质橡胶为主要原料，配以一定助剂，组成特定配方，加工制成的纯橡胶管和增强型橡胶管进行检验。食品用橡胶管主要用于输送或抽吸酱油、醋、酒类等液体佐料与各种饮料等。

试样制备 试样为不同内径的管子，其长度以能灌入 250ml 浸泡液为准，根据试验项目要求和内径大小截取，共 4 根。管子截取长度应考虑加上管子两头用塞子的长度。

迁移试验条件 用水和 4% 乙酸在 60℃ 浸泡 2 小时，浸泡液先加温至 60℃，然后灌入管子，并将管子放入 60℃ 的恒温箱内；用正己烷和 65% 乙醇在室温下浸泡 2 小时。倒出管内的浸泡液，并记录其体积，如浸泡后的浸泡液体积减少时，则以未浸泡过的相同溶液冲洗内壁，直至浸泡液体积达到浸泡时的体积。

方法 ①迁移量和高锰酸钾消耗量测定：见食品接触用塑料材料及制品检验中聚乙烯、聚苯乙烯、聚丙烯塑料制品检验。②锌测定：见食品接触用橡胶垫片（圈）检验中金属测定方法。③重金属测定，见食品接触用塑料材料及制品检验中聚乙烯、聚苯乙烯、聚丙烯塑料制品检验中重金属离子测定。

（高希宝）

shípǐn jiēchùyòng túliào jí túcéng jiǎnyàn

食品接触用涂料及涂层检验

（inspection of food contact paints and coatings） 对食品接触用涂料及涂层可能迁移到食品中的有害物质进行的定性、定量检验。食品及饮料采用金属罐装时，通常在罐壁内涂装有机保护涂料，以防止内容物对罐壁的腐蚀，避免金属离子溶出，保护内容物在贮藏期内的质量。内壁涂料需要具备优良的抗蚀性、附着性、耐机械加工性、耐热杀菌性以及符合毒理学卫生规定等。常用的容器涂料主要有油树脂涂料、环氧系涂料、酚醛系涂料和乙烯基涂料等，但如果内壁涂料卫生质量达不到食品安全要求，将会对食品造成二次污染，对人类健康带来潜在危害。

过氯乙烯涂料检验 食品容器内壁过氯乙烯涂料是指以过氯乙烯树脂为主要原料，配以颜料及助剂组成的食品内壁容器涂料。过氯乙烯树脂含有氯乙烯单体，氯乙烯是一种致癌的有毒化合物。成膜后的过氯乙烯涂料中仍可能含有氯乙烯的残留，按照中国国家标准《食品容器内壁过氯乙烯涂料卫生标准的分析方法》（GB/T 5009.68-2003）要求，成膜后的过氯乙烯涂料中氯乙烯单体残留应控制在1mg/kg以下。理化检验指标主要包括迁移量、高锰酸钾消耗量、重金属（以铅计）、砷、氯乙烯单体。

感官检查 制样前首先进行感官检查，感官合格的样品进行理化检验，感官检查不合格视为不合格产品。食品容器内壁过氯乙烯涂膜应平整光洁、无气孔，涂膜浸泡后不软化、不龟裂、不起泡，浸泡液为无色、无异味的透明液，应符合中国《食品安全国家标准 食品接触用涂料及涂层》（GB 4806.10-2016）的规定。

制样 用5.0cm×5.0cm的钢板或平板玻璃为基材，按实际施工工艺涂成双面样板，经自然干燥10天后供浸泡试验用。

样品处理 样板1cm以2ml浸泡液计算，分别用60℃蒸馏水、4%乙酸、65%乙醇浸泡2小时。

方法 迁移量、高锰酸钾消耗量、重金属测定，见食品接触用塑料材料及制品检验中聚乙烯、聚苯乙烯、聚丙烯塑料制品检验。

砷测定 ①氢化物原子荧光光谱法：样品经粉碎后采用干灰化消解，消解液加入硫脲使五价砷预还原为三价砷，再与还原态氢生成砷化氢，由氩气载入石英原子化器中分解为原子态砷，在砷空心应急灯的发射光激发下产生原子荧光，其荧光强度与被测液中的砷浓度成正比，与标准系列比较定量。样品处理，将试样粉碎混匀，加入硝酸镁溶液混匀，低热蒸干，将氧化镁覆盖在干渣上，于电炉上炭化至无黑烟，移入高温炉灰化。取出放冷，加入盐酸中和氧化镁并溶解灰分，移入容量瓶，用盐酸洗坩埚后转入容量瓶，用水定容，混匀。仪器参考条件，光电倍增管电压为400V，砷空心阴极灯电流为35mA，氩气流速为400ml/min。与标准比色定量测定。②电感耦合等离子体质谱法与电感耦合等

离子体发射光谱法：见食品接触用橡胶材料及制品检验中食品接触用橡胶垫片（圈）检验中金属测定方法。

砷迁移量的测定 ①氢化物原子荧光光谱法：原理同砷的测定中的氢化物原子荧光光谱法。样品处理，在试验用容器中注入已达到试验温度的食物模拟物，将试样完全浸没在食物模拟物中，记录加入的食物模拟物的体积，按规定实验进行迁移实验。浸泡液经充分混匀，若浸泡液为中性或碱性，添加适量硝酸使试样中硝酸浓度约为5%，同时做试样空白实验。仪器参考条件，同砷的测定中的氢化物原子荧光光谱法的条件。②电感耦合等离子体发射光谱法和电感耦合等离子体质谱法，同砷测定方法。

环氧酚醛涂料检验 食品罐头内壁环氧酚醛涂料是以高分子环氧树脂和酚醛树脂共聚而成，具有耐稀酸、稀碱、抗硫化氢、耐腐蚀性和有机溶剂透过的性能，与金属的附着性强，广泛用于各种食品饮料金属薄板罐头的内壁防腐保护层。但环氧酚醛涂料中常含有游离酚和游离甲醛，应严格按照国家卫生标准控制在0.1mg/L以下。理化检验指标主要包括游离酚、游离甲醛、高锰酸钾消耗量和迁移量。按中国国家标准《食品罐头内壁环氧酚醛涂料卫生标准的分析方法》（GB/T 5009.69-2008）以及《食品安全国家标准 食品接触材料及制品 游离酚的测定和迁移量的测定》（GB 31604.46-2016）和《食品安全国家标准 食品接触材料及制品 甲醛迁移量的测定》（GB 31604.48-2016）检验。

取样 取同批涂料铁皮，随机分为若干货组。每货组随机取

一包进行涂料铁皮卫生、理化检验和外观检验。在外观检验的试样中留3张保存3个月，以备作仲裁分析用。

感官检查 涂料膜应呈金黄色，光洁均匀，经模拟液浸泡后，色泽正常，无泛白、脱落现象。涂料膜浸泡液应无异色、无异味，不混浊。

样品处理 将涂料铁皮裁成一定尺寸，用肥皂水或洗衣粉在涂层表面充分清洗；在露铁面（无涂层面）依次用自来水、蒸馏水清洗，晾干备用，按涂层面积每平方厘米加2ml计算浸泡液量。取同批号被测空罐3~4个，用肥皂水或洗衣粉刷洗，依次自来水、蒸馏水清洗，晾干。加入浸泡液至离罐口0.6~0.7cm，加盖，保温浸泡，备用。

迁移试验条件 分别用95℃水、60℃ 20%乙醇或60℃ 4%乙酸浸泡30分钟，37℃正己烷浸泡2小时。含水浸泡液以及分析用水不得含酚和氯。

方法 ①游离甲醛测定：见食品接触塑料及制品检验中三聚氰胺塑料制品检验。②游离酚迁移量测定：在碱性条件下，酚与4-氨基安替吡啉经铁氰化钾氧化，生成红色的安替吡啉，红色的深浅与酚的含量成正比。用有机溶剂萃取，外标法定量。试样制备，水基食物模拟物所需试液通过迁移实验获取，可在4℃冰箱保存1周。迁移实验，按照中国《食品安全国家标准 食品接触材料及其制品 迁移试验预处理方法通则》（GB 5009.156-2016）和《食品安全国家标准 食品接触材料及其制品迁移试验通则》（GB 31604.1-2015）的要求进行。水基食物模拟物的配置按照GB 5009.156-2016，量取模拟物于蒸馏瓶中，

加入水、硫酸铜，用磷酸调节pH在4以下，加入玻璃珠蒸馏，用氢氧化钠溶液收集蒸馏液，混匀。标准曲线制作，将苯酚标准系列溶液转移至分液漏斗，加入氯化铵、4-氨基安替吡啉、铁氰化钾，每加一种溶液充分摇匀，放置10分钟，加入三氯甲烷摇匀，振荡，静置分层后将三氯甲烷层经无水硫酸钠过滤，于波长460nm处测定吸光度值。样品测定，将样液加入蒸馏瓶，操作同标准曲线制作，波长460nm处测定吸光度值。同时做空白实验。

聚酰胺环氧树脂涂料检验 食品容器内壁聚酰胺环氧树脂涂料是以环氧树脂聚酰胺固化组成，用于接触酒、酱油、发酵食品、腌制食品及食用油的贮存池、槽车等内壁防腐。聚酰胺环氧树脂的质量与固化剂的配比及固化度密切相关。固化剂配比适当，固化度越高，环氧树脂涂料中向食品中迁移的未固化物质就越少。按照聚酰胺环氧树脂涂料卫生标准规定，其在各种溶剂中的迁移量应控制在30mg/L以下。理化检验指标主要包括迁移量、高锰酸钾消耗量、重金属（以铅计）。按中国国家标准《食品容器内壁聚酰胺环氧树脂涂料卫生标准的分析方法》（GB/T 5009.70-2003）检验。

制样 用铝板或玻璃板为底材，按实际施工工艺涂成样板供浸泡试验用（可单面或两面涂膜分别计算涂膜面积）。

样品处理 按样板涂层2ml/cm²计算浸泡液量。分别选用60℃水、65%乙醇或4%乙酸浸泡2小时，或正己烷室温浸泡2小时。

感官检查 涂料固化成膜后，表面光洁、均匀、无气孔，涂膜

经浸泡后无龟裂、不起泡、不脱落，涂膜浸泡液为无色、无异臭、无异味、无沉淀的透明液。

方法 高锰酸钾消耗量、迁移量和重金属测定见食品接触用塑料材料及制品检验中聚乙烯、聚苯乙烯、聚丙烯塑料制品检验。

聚四氟乙烯涂料检验 食品容器内壁聚四氟乙烯涂料是以聚四氟乙烯为主要原料，配以一定助剂组成的涂料，涂覆于铝材、铁板等金属表面，经高温烧结，作为接触非酸性食品容器的防黏涂料，其化学性质稳定，一般情况下不会有单体残留，是一种比较安全的食品包装桶内壁涂料，但国家标准规定，铬和氟的适宜量应分别控制在0.01mg/l和0.2mg/l以下。由于聚四氟乙烯在烘烤时，如果温度达到280℃时就会发生裂变，产生挥发性很强的有毒氟化物，使用温度应限制在250℃以下。理化检验指标主要包括迁移量、高锰酸钾消耗量、铬和氟的含量测定。按中国国家标准《食品容器内壁聚四氟乙烯涂料卫生标准的分析方法》（GB/T 5009.80-2003）以及《食品安全国家标准 食品接触涂料及涂层》（GB 4806.10-2016）要求检验。

制样 用金属或玻璃板做底材，按实际施工工艺涂成样板，共6块，其中一半供试验用，另一半保存2个月，以备仲裁分析用。

试样处理 将试样用洗涤剂洗净，用自来水冲净，再用蒸馏水淋洗三遍后晾干，备用。用水或乙酸煮沸0.5小时，再室温放置24小时。加正己烷在室温放置24小时。按接触面积2ml/cm²计算浸泡液量，如试样为容器，则加入浸泡液至2/3~4/5容积。

方法 高锰酸钾消耗量和迁

移量测定，见食品接触用塑料材料及制品检验中聚乙烯、聚苯乙烯、聚丙烯塑料制品检验。氟测定，见氟检验。铬测定，主要方法如下。

石墨炉原子吸收光谱法 ①原理：采用食物模拟物浸泡食品接触材料及制品中预期与食品接触的部分，浸泡液经石墨炉原子化，在228.8nm处测定的吸收值在一定浓度范围内与镉含量成正比，与标准系列比较定量。样品处理：根据待测样品的预期用途和使用条件，按照GB 5009.156-2016和GB 31604.1-2015规定的迁移试验方法及试验条件进行迁移试验。浸泡液经充分混匀后，取部分浸泡试液用于分析。若浸泡试液为中性或碱性，则添加适量硝酸使试液中硝酸浓度约为5%（体积分数）。同时做试样空白试验。②测定条件：测定波长为228.8nm，灯电流为2~10mA，内气流量为0.3L/min。制作标准曲线。③试样测定：取空白溶液、试样浸泡液和磷酸二氢铵溶液，同时注入石墨炉，原子化后测其吸光度值，与标准系列比较定量。

电感耦合等离子体发射光谱法 按中国《食品安全国家标准 食品接触材料及制品 砷、镉、铬、铅的测定和砷、镉、铬、镍、铅、锑、锌迁移量的测定》（GB 31604.49-2016）操作，见食品接触用橡胶材料及制品检验中食品接触用橡胶垫片（圈）检验中金属测定方法。

电感耦合等离子质谱法 按中国《食品安全国家标准 食品接触材料及制品 砷、镉、铬、铅的测定和砷、镉、铬、镍、铅、锑、锌迁移量的测定》（GB 31604.49-2016）操作，见食品接触用橡胶材料及制品检验中食品接触用橡胶垫片（圈）检验中金属测定方法。

火焰原子吸收光谱法 ①原理：采用食品模拟物浸泡食品接触材料及制品中预期与食品接触的部分，浸泡液经火焰原子化，在228.8nm处测定的吸收值在一定浓度范围内与镉含量成正比，与标准系列比较定量。②样品处理：同石墨炉原子吸收光谱法。③仪器参考条件：波长为228.8nm，灯电流为2~10mA，空气流量为13.5L/min，乙炔流量为2.0L/min。④制作标准曲线：按浓度由低到高的顺序将镉标准系列溶液在火焰原子吸收光谱仪上测定，测定吸光度值。以标准系列溶液浓度为横坐标，对应的吸光度值为纵坐标制作标准曲线。⑤样品测定：将空白液和试样浸泡液分别导入火焰原子吸收光谱仪中测定，与标准曲线比较定量。

(高希宝)

shípǐn jiēchùyòng zhǐ hé zhǐbǎn cáiliào jí zhìpǐn jiǎnyàn

食品接触用纸和纸板材料及制品检验（inspection of food contact paper and board materials）

对食品接触用纸和纸板材料及制品可能迁移到食品中的有害物质进行的定性、定量检验。食品接触用纸和纸板材料及制品是指直接接触食品的各种原纸，包括食品包装纸、糖果纸、冰糕纸等。在各类食品包装材料中，纸包装的用量仅次于塑料，是食品包装的主要用品。包装用纸的主要原料有木浆、棉浆和草浆，所用辅料有硫酸铝、纯碱、亚硫酸钠、次氯酸钠等。原辅料的污染及其所含杂质会使食品包装用纸含有对人体有害的物质；经过荧光增白剂处理和掺入一定比例废纸的包装纸含有易造成食品污染的化学物质，对人体健康存在潜在威胁。理化检验项目主要有铅、砷、荧光检查及脱色试验等，见中国《食品安全国家标准 食品接触用纸和纸板材料及制品》（GB 4806.8-2016）。

取样 从每批产品中以无菌操作法抽取500g纸样，分别注明产品名称、批号、日期。其中一半供检验用，另一半保存2个月，作仲裁分析用。

砷测定 试样经干法灰化后，按中国《食品安全国家标准 食品接触材料及制品 砷的测定和迁移量的测定》（GB 31604.38-2016）操作，见食品接触用涂料及涂层检验中过氯乙烯涂料测定方法。

铅测定 试样经干法灰化后，按中国《食品安全国家标准 食品接触材料及制品 铅的测定和迁移量的测定》（GB 31604.34-2016）操作，见食品接触用橡胶材料及制品检验中食品接触用橡胶垫片（圈）检验中金属测定方法。

荧光检查 食品包装用纸不允许在造纸过程中加入荧光增白剂。从试样中随机取5张100cm² 的纸样，分别置于波长365nm和254nm紫外灯下进行正、反面检查，如纸样含有荧光增白剂，在365nm紫外线照射下会发射紫或蓝白色荧光，任何一张纸样中最大荧光面积不得大于5cm²。或按中国《食品安全国家标准 食品接触材料及制品 纸、纸板及纸制品中荧光增白剂的测定》（GB 31604.47-2016）进行荧光增白剂含量测定。

脱色试验 见食品接触用塑料材料及制品检验中聚乙烯、聚苯乙烯、聚丙烯塑料制品检验中脱色试验。

多氯联苯测定 按中国《食品安全国家标准 食品接触材料及

制品 食品接触用纸中多氯联苯的测定》（GB 31604.39-2016）进行，见多氯联苯检验。

（高希宝）

shípǐn jiēchùyòng táocí zhìpǐn jiǎnyàn

食品接触用陶瓷制品检验

（inspection of ceramic products for food use） 对食品接触用陶瓷制品可能迁移到食品中的有害物质进行的定性、定量检验。陶瓷是用黏土或黏土与其他物质混合烧纸成型后，挂釉烧制而成。陶瓷制食具容器是指直接接触食品的各种陶瓷制食具、容器以及食品用工具。陶瓷制品的危害主要是有害金属的溶出，在使用中迁移至食品中，对健康产生危害。理化检验项目主要有铅和镉含量和迁移量的测定。

取样 从每批调配的釉彩花饰产品中选取试样，小批采样一般不得少于 6 个，注明产品名称、批号、取样日期。如试样形小，按检验需要增加采样量。试样一半供化验用，另一半保存 2 个月，备作仲裁分析用。取样时首先进行外观检查，感官指标为器形端正，内壁表面光洁，釉彩均匀，花饰无脱落现象，应符合中国《食品安全国家标准 陶瓷制品》（GB 4806.4-2016）的规定。

样品处理 先将试样用微碱性洗涤剂浸润的软布揩拭表面后，用自来水洗刷干净，再用蒸馏水冲洗，晾干后备用。加入 4% 沸乙酸至距上口边缘 1cm 处（边缘有花彩者则要浸过花面），在不低于 20℃ 的室温下浸泡 24 小时。不能盛装液体的扁平器皿的浸泡液体积，以器皿表面积每平方厘米加 2ml 计算。即将器皿划分为若干简单的几何图形，计算出总面积。如将整个器皿放入浸泡液中时，则按两面计算，加入浸泡液的体积应再乘以 2。

铅测定 按中国《食品安全国家标准 食品接触材料及其制品铅的测定和迁移量的测定》（GB 31604.34-2016）操作，见食品接触用橡胶材料及制品检验中食品接触用橡胶垫片（圈）检验中金属测定方法。

镉测定 按中国《食品安全国家标准 食品接触材料及制品 镉的测定和迁移量的测定》（GB 31604.24-2016）操作。

火焰原子吸收光谱法 ①原理：浸泡液中镉离子导入原子吸收仪中被原子化以后，吸收 228.8nm 共振线，其吸收量与测试液中的含镉量成比例关系，与标准系列比较定量。②分析步骤：将测定仪器调至最佳条件，然后将试样浸泡液或其稀释液，直接导入火焰中进行测定，与标准曲线比较定量。③测定条件：波长 228.8nm，灯电流 7.5mA，狭缝 0.2nm，空气流量 7.5L/min，乙炔气流量 1.0L/min，氘灯背景校正。

石墨炉原子吸收光谱法 ①原理：使用食品模拟物浸泡食品接触材料，浸泡液经石墨炉原子化，在 228.8nm 处测定吸收值，与标准系列比较定量。②样品处理：按中国《食品安全国家标准 食品接触材料及其制品迁移试验预处理方法通则》（GB 5009.156-2016）和《食品安全国家标准 食品接触材料及其制品迁移试验通则》（GB 31604.1-2015）规定进行迁移实验，获得混匀浸泡液。若浸泡液为中性或碱性，则添加 5% 硝酸，同时做空白试验。③仪器条件：波长 228.3nm；干燥温度 120℃，30～50 秒；灰化温度 450℃，持续 20 秒；原子化温度 1800～2100℃，持续 4～5 秒。背

景校正为氘灯或塞曼效应。④试样测定：将空白或样液和磷酸二氢铵溶液同时注入石墨炉，原子化后测其吸光度值，与标准系列比较定量。

电感耦合等离子体质谱法和电感耦合等离子体发射光谱法 按中国《食品安全国家标准 食品接触材料及制品 砷、镉、铬、铅的测定和砷、镉、铬、镍、铅、锑、锌迁移量的测定》（GB 31604.49-2016）测定，见食品接触用橡胶材料及制品检验中食品接触用橡胶垫片（圈）检验中金属测定方法。

（高希宝）

shípǐn jiēchùyòng tángcí zhìpǐn jiǎnyàn

食品接触用搪瓷制品检验

（inspection of enamel products for food use） 对食品接触用搪瓷制品可能迁移到食品中的有害物质进行的定性、定量检验。搪瓷是铁皮坯料与搪瓷釉料烧结而成，搪瓷制食具容器是指直接接触食品的各种搪瓷制食具、容器以及食品用工具。搪瓷釉料溶出物和釉彩着色剂中含有砷、铅、镉、锑、锌等金属元素，使用中可迁移至食品中，对健康带来危害。理化检验项目按中国《食品安全国家标准 搪瓷制品》（GB 4806.3-2016）以及《搪瓷制食具容器卫生标准的分析方法》（GB/T 5009.63-2003），主要有铅、镉、锑含量和迁移量的测定。

取样 按产品批量数量的 0.1% 抽取试样，小批量生产，每次取样不少于 6 只，注明产品名称、批号、取样日期。其中一半供化验用，另一半保存 2 个月作仲裁分析用。取样时首先进行外观检查，感官指标为表面平滑、涂搪均匀，无裂口、缺口、鳞爆、脱瓷、爆点、裂纹、泛沸痕、孔

泡、露黑。应符合中国《食品安全国家标准 搪瓷制品》（GB 4806.3-2016）的规定。

迁移试验 先将试样用浸润过微碱性洗涤剂的软布揩拭表面后，用自来水洗刷干净，再用水冲洗，晾干后加入沸乙酸（4%）至距上口边缘 1cm 处（边缘有花彩者则要浸过花面），加上玻璃盖，在不低于 20℃ 的室温下浸泡24 小时。不能盛装液体的扁平器皿的浸泡液体积，以器皿表面积每平方厘米加 2ml 计算。即将器皿划分为若干简单的几何图形，计算出总面积。如将整个器皿放入浸泡液中时，则按两面计算，加入浸泡液的体积应再乘以 2。

铅测定 按中国《食品安全国家标准 食品接触材料及其制品铅的测定和迁移量的测定》（GB 31604.34-2016）操作，见食品接触用橡胶材料及制品检验中食品接触用橡胶垫片（圈）检验中金属测定方法。

镉测定 按中国《食品安全国家标准 食品接触材料及其制品镉的测定和迁移量的测定》（GB 31604.24-2016）操作，见食品接触用陶瓷制品检验中镉测定。

锑测定 主要有以下几种方法。

孔雀绿分光光度法 ①原理：将锑还原为三价锑，然后再氧化成五价锑，五价锑离子在 pH 7 时能与孔雀绿作用形成绿色络合物，生成的配合物用苯提取后与标准比较定量。②分析步骤：取试样浸泡液适量于蒸发皿中，加盐酸1 滴，置沸水浴上蒸干，冷却后以盐酸（5+1）分 2 次洗涤，以水洗蒸发皿，合并洗液滴加 2 滴氯化亚锡-盐酸溶液，混匀后，静置5 分钟。于浸泡液及标准中加亚硝酸钠溶液混匀，再加尿素溶液，

振摇直至气泡逸完。再各准确加入苯、磷酸、孔雀绿溶液及水，振摇。静置分层后，弃去水层，用干燥脱脂棉过滤苯层至 1cm 比色皿内，以零管调零，620nm 处测定吸光度值，标准曲线法定量。

石墨炉原子吸收光谱法 ①原理：使用食品模拟物浸泡食品接触材料，浸泡液经石墨炉原子化，在 231.2nm 处测定吸收值，与标准系列比较定量。②样品处理：按中国《食品安全国家标准 食品接触材料及其制品迁移试验预处理方法通则》（GB 5009.156-2016）和《食品安全国家标准 食品接触材料及其制品迁移试验通则》（GB 31604.1-2015）规定进行迁移实验，得混匀浸泡液。若浸泡液为中性或碱性，则添加 5%硝酸，同时做空白试验。③仪器条件：波长 231.2nm，干燥温度120℃，30 ~ 50 秒；灰化温度800~1000℃，持续 20 秒；原子化温度 2400℃，持续 4~5 秒；清除温度 2650℃，持续 2 秒。背景校正为氘灯或塞曼效应。④试样测定：将空白或样液和磷酸二氢铵溶液同时注入石墨炉，原子化后测其吸光度值，与标准系列比较定量。

原子荧光光谱法 ①原理：使用食品模拟物浸泡食品接触材料，浸泡液在盐酸介质中被硫脲还原为三价锑，与硼氢化钠生成锑化氢，进入原子化器用荧光光谱法测定锑含量。②样品处理：按GB 5009.156-2016 和 GB 31604.1-2015 规定进行迁移实验，获得混匀浸泡液。若浸泡液为中性或碱性，则添加 5%硝酸，同时做空白试验。③样品预还原：取浸泡液加盐酸和硫脲-抗坏血酸溶液，用水定容，摇匀静置 30 分钟备用。④仪器条件：光电倍增管电压

300V，砷空心阴极灯电流 60mA，高度 8mm，氩气流速 300ml/min，屏蔽气流量 900ml/min。⑤试样测定：测量浸泡液的荧光强度，与工作曲线比较定量。同时测定试样空白。

电感耦合等离子体质谱法和电感耦合等离子体发射光谱法 见中国《食品安全国家标准 食品接触材料及制品 砷、镉、铬、铅的测定和砷、镉、铬、镍、铅、锑、锌迁移量的测定》（GB 31604.49-2016）。

（高希宝）

shípǐn jiēchùyòng jīnshǔ cáiliào jí zhìpǐn jiǎnyàn

食品接触用金属材料及制品检验（inspection of food contact metal materials and products） 对食品接触用金属材料及制品可能迁移到食品中的有害物质进行的定性、定量检验。

食品用不锈钢制品检验 不锈钢食具容器是指以不锈钢为原料制成的各种炊具、餐具以及其他接触食品的容器、工具、设备等。所用不锈钢材料有镀铬、镀锌、镀锡薄钢板和低碳薄钢板等，主要用于罐头、饮料、糖果、饼干和茶叶等包装材料，虽然不锈钢材料相对密度较大，包装坚固耐用，但有时易与内装食品发生反应，造成金属溶入食品等问题，对食用者健康带来危害。理化检验项目包括铅、铬、镍、镉、砷等，常用的检验方法有石墨炉原子吸收分光光度法、原子荧光分光光度法和分光光度法等，见中国《食品安全国家标准 食品接触用金属材料及制品》（GB 4806.9-2016）。

取样 按产品数量的 0.1%抽取试样，小批量生产每次取样不少于 6 件，分别注明产品名称、

批号、钢号、取样日期。试样一半供化验用，另一半保存 2 个月，作仲裁分析用。取样时首先进行外观检查，成品器形端正，表面光洁，无蚀斑。

试样制备　洗刷试样表面污物，用自来水、蒸馏水冲洗，晾干备用。规则器形取二件成品，计算浸泡面积，并注入水测量容器容积。器形不规则或难以测量计算表面积的制品，可采其原材料或取同批制品中有代表性制品割成板块作为试样，浸泡面积以总面积计。每批取样三块，浸泡液加入量按 $2ml/cm^2$ 计。如两面都在浸泡液中，总面积应乘以 2。用煮沸的乙酸浸泡容器或板材，补充乙酸至原体积，室温放置，取浸泡液供分析用。

注意事项　在煮沸过程中因蒸发损失的乙酸浸泡液应随时补加，容器的乙酸浸泡液中金属含量折为 $2ml/cm^2$ 浸泡液计。

铬、铅、镍的测定　按中国《食品安全国家标准 食品接触材料及制品 砷、镉、铬、铅的测定和砷、镉、铬、镍、铅、锑、锌迁移量的测定》（GB 31604.49-2016）操作，见食品接触用橡胶材料及制品检验中食品接触用橡胶垫片（圈）检验中金属测定方法。

镉测定　按 GB 31604.49-2016 操作，见食品接触用陶瓷制品检验中镉测定。

砷测定　按 GB 31604.49-2016 操作，见食品接触用涂料及涂层检验中过氯烯涂料砷测定的方法。

食品用铝制品检验　铝制食具容器是指直接接触食品的以铝为原料经冲压或浇铸成型的各种炊具、食具及容器。常用铝制材料有铝板、铝合金、铝箔、铝复合材料及镀铝箔膜等，因铝制材料易与酸性食品发生反应，造成铝及其他金属溶入食品问题，对铝制品包装材料的使用产生一定影响。理化检验项目主要有锌、铅、镉、砷含量测定，见中国《食品安全国家标准 食品接触用金属材料及制品》（GB 4806.9-2016）。

取样　按产品数量的 0.1% 抽取检验试样，小批量生产，每次取样不少于 6 件。分别注明产品名称、批号、取样日期。试样一半供化验用，另一半保存 2 个月，备作仲裁分析用。取样时首先进行外观检查，成品应器形端正，表面光洁均匀，无碱渍、油斑、底部无气泡，应符合国家标准的规定。

样品处理　先将试样用肥皂水洗刷，再用自来水、蒸馏水冲洗，晾干备用。炊具，每批取 2 件，分别加入乙酸至距上边缘 0.5cm 处，煮沸，保持微沸，最后补充乙酸至原体积，室温放置。食具，加入沸乙酸至距上口缘 0.5cm 处，室温放置。不能盛装液体的扁平器皿的浸泡液体积，以器皿表面积每平方厘米加 2ml 计算。如将整个器皿放入浸泡液中时，应按两面计算，加入浸泡液的体积应再乘以 2。

铅测定　按中国《食品安全国家标准 食品接触材料及制品 铅的测定和迁移量的测定》（GB 31604.34-2016）操作，见食品接触用橡胶材料及制品检验中食品接触用橡胶垫片（圈）检验中金属测定方法。

砷测定　按 GB 31604.49-2016 操作，见食品接触用涂料及涂层检验中过氯烯涂料砷测定。

锌测定　按《食品安全国家标准 食品接触材料及制品 锌迁移量的测定》（GB 31604.42-2016），见食品接触用橡胶材料及制品检验中食品用橡胶垫片（圈）卫生检验操作。

镉测定　按 GB 31604.49-2016 操作，见食品接触用陶瓷制品检验中镉测定方法。

（高希宝）

zhuǎnjīyīn dàdòu jiǎnyàn

转基因大豆检验（detection of transgenic soybean）　大豆中转基因成分的检验。转基因大豆是全世界种植面积最广的转基因农作物，占全球转基因农作物总面积的 50%（2014 年），占全球大豆种植面积的 82%（2014 年），主要在美国、巴西、阿根廷、巴拉圭、加拿大、乌拉圭、玻利维亚、南非、墨西哥、智利、哥斯达黎加等 11 个国家被批准环境释放，供人类食用或作为动物饲料。不同品系转基因大豆导入不同的外源质粒，得到不同的性状改变。

转基因大豆品系　常见有以下几种。

GTS40-3-2 和 MON89788　美国孟山都公司生产的抗草甘膦转基因大豆产品，所含有的外源基因包括：耐除草剂基因 *cp4 epsps*、启动子 *CaMV 35S* 和终止子 *NOS*。GTS40-3-2 品系，商品名称为 Roundup Ready Soybean（RRS），1994 年在美国被批准可以供人类食用或作为动物饲料，其质粒图谱为：*CaMV 35S → CTP 2 → cp4 epsps→NOS*。

MON89788　美国孟山都公司研发的第二代抗草甘膦转基因大豆，商品名称为 Roundup RReady2Yield（RR2Y），2007 年在美国被批准可供人类食用或作为动物饲料用，其质粒图谱为：*P-FMV/Tsf 1→L-Tsf 1→I-Tsf 1→TS-CTP 2→cp4 epsps→E9→B-Left border*→*OR-ori V*→*CS-rop*→*OR-ori-PBR* 322→*B-Right border*。

A5547-127，A2704-12，A2704-21，A5547-35，GU262，W62 和 W98 德国拜耳作物科学公司生产的耐除草剂草铵膦大豆产品，商品名称为 Liberty link，1998 年在美国被批准可供人类食用或作为动物饲料。其中，转基因大豆品种 A5547-127、A2704-12、A2704-21 和 A5547-35 和 GU262，所含有的外源基因主要有耐除草剂基因 *pat*、启动子 *CaMV 35S*、终止子 *CaMV 35S* 和细菌转化标记筛选基因 *bla*，其质粒图谱为：*CaMV 35S*→*pat*→*CaMV 35S*→*Bacterial promoter*→*bla*。转基因大豆品种 W62 和 W98 是通过基因工程改造以表达耐除草剂 *bar* 基因，其所含有的外源基因有耐除草剂 *bar*、启动子 *CaMV 35S*、终止子 *CaMV 35S* 和植物转化标记筛选基因 *uidA*。

G94-1，G94-19 和 G168 杜邦加拿大农业公司的产品，1997 年在美国被批准可供人类食用或作为动物饲料，其改变的性状为大豆中油酸含量提高。所含有的外源基因主要有大豆脂肪酸脱氢酶基因 *GmFad2-1*、启动子 *β-conglycinin*、终止子 *phaseolin gene*；植物转化标记筛选基因 *uidA*，由启动子 *CaMV 35S* 和终止子 *NOS* 调控；细菌转化标记筛选基因 *bla* 及其自身的调控序列。

OT96-15 加拿大农业与农业食品部的产品，2001 年在加拿大被批准可供人类食用，其改变的性状为大豆中亚油酸含量减低。所含有的外源基因主要有 *fan1*。

检验方法 主要是基于核酸或者蛋白质的检测方法。中国国家标准《大豆中转基因成分的定性 PCR 检测方法》（SN/T 1195-2003）中的聚合酶链反应（PCR）定性法

和《转基因产品检测 核酸定量 PCR 检测方法》（GB/T 19495.5-2004）中的实时荧光定量 PCR 法，可检验不同品系转基因大豆的外源基因；《转基因产品检测 蛋白质检测方法》（GB/T 19495.8-2004）中的酶联免疫吸附测定法（ELISA）可检测转基因大豆的 CP4 EPSPS 蛋白。

PCR 定性法 利用 PCR 技术扩增转基因大豆中外源性基因，可定性检测大豆中转基因成分。操作步骤：①PCR 扩增大豆内源 *Lectin* 基因，判别核酸提取方法是否有效。②PCR 扩增启动子基因如 *CaMV 35S* 和终止子基因如 *NOS*，如扩增结果为阳性，可判定被检测样品中含有转基因成分。③PCR 扩增性状改变基因如耐除草剂基因 *CP4 EPSPS*，如扩增结果为阳性，可确定该转基因大豆的品系为 GTS 40-3-2。

实时荧光定量 PCR 法 通过荧光标记探针实时扩增外源基因，分别包括结构特异性外源基因和品系特异性外源基因，可确证定性结果和定量检测转基因大豆。此法可定量检测结构特异性基因 *CTP* 与 *CP4 EPSPS* 边界序列，定量检测限为 0.1%。适用于检测原材料以及加工材料中 GTS 40-3-2 转基因大豆。

ELISA 法 转基因大豆 GTS 40-3-2 品系含有耐除草剂 *CP4 EPSPS* 基因，其表达特异性蛋白赋予耐除草剂草甘膦的特性，利用 ELISA 法可检测转基因大豆的 CP4 EPSPS 蛋白。操作步骤：①提取大豆样品中的蛋白质与微量滴定板表面包裹的特异性单克隆捕获抗体于 37℃ 温浴反应 1 小时，洗脱反应溶液。②加入一种与辣根过氧化物酶（HRP）共价偶联的多克隆抗体，该抗体可与

CP4 EPSPS 蛋白的另一个抗原位点特异结合，继续 37℃ 温浴反应 1 小时。③洗脱后加入 HRP 的显色底物四甲基联苯胺（TMB），室温温浴 10 分钟后加入终止液终止反应。④在 450nm 波长处测量吸光度值，其吸光度值与蛋白抗原浓度在一定范围内呈线性关系。此法使用商业化 ELISA 试剂盒，可检测的转基因成分含量范围在 0.5%~5%。适用于只经少许处理或未经处理的大豆原料样品，以保持 CP4 EPSPS 蛋白未变性。

（周 颖）

zhuǎnjīyīn yùmǐ jiǎnyàn

转基因玉米检验（detection of transgenic maize） 玉米中转基因成分的检验。转基因玉米是全世界转基因品系最多的农作物。全球转基因玉米种植面积仅次于转基因大豆，占全球转基因农作物总面积的 30%（2014 年）已经在美国、加拿大、阿根廷、巴西等 17 个国家被批准环境释放（2014 年），用于食用或动物饲料生产。不同品系转基因玉米导入不同的外源质粒，得到不同的性状改变。

转基因玉米品系 常见的有以下几种。

MON810 美国孟山都公司的产品，商品名称为 YieldGard，从 1996 年起先后在美国、加拿大、日本、欧盟、中国、巴西、俄罗斯等 16 个国家和地区被批准食用或作为动物饲料，其改变的性状为抗欧洲玉米螟虫，所含有的外源基因主要包括抗虫基因 *Cry1Ab*，由 *CaMV 35S* 启动子调控，其质粒图谱为：*CaMV 35S*→*HSP 70*→*Cry 1Ab*。

MON863 美国孟山都公司的产品，商品名称为 YieldGard Rootworm，从 2001 年起先后在美

国、加拿大、欧盟、日本和中国等国家和地区被批准食用或作为动物饲料，其改变的性状为抗玉米根蠕虫，所含有的外源基因主要有抗虫基因 cry3Bb1 基因，由 4-AS1 启动子和热休克蛋白（tahsp17）终止子调控；抗生素抗性标记筛选基因 npt Ⅱ，由 CaMV 35S 启动子和 NOS 终止子调控。

MON802 和 MON80100 美国孟山都公司的产品。前者商品名称为 YieldGard，分别于 1996 年在美国、1997 年在加拿大被批准可供食用或作为动物饲料；后者仅 1996 年在美国被批准食用。它们改变的性状均为抗欧洲玉米螟虫和耐除草剂草甘膦，所含有的外源基因主要有抗虫基因 Cry 1Ab，由 CaMV 35S 启动子和 NOS 终止子调控；耐除草剂基因 cp4 epsps，通过 CaMV 35S 启动子和 HSP 70 内含子或 NOS 终止子来调控；草甘膦氧化还原酶基因 goxv 247，受 CaMV 35S 启动子调控。

MON88017 美国孟山都公司的产品，2005 年起先后在美国、加拿大、日本和澳大利亚等国被批准可供食用或作为动物饲料，具有抗玉米根蠕虫和耐除草剂草甘膦的特性，含有抗虫基因 Cry 3Bb1 和耐除草剂基因 cp4 epsps。

TC1507 美国孟山都公司的产品，商品名称为 Herculex Ⅰ，从 2001 年起先后在美国、加拿大、日本、中国、墨西哥和欧盟等 15 个国家和地区被批准食用或作为动物饲料用，具有抗欧洲玉米钻孔虫、西南玉米钻孔虫、秋黏虫、夜蛾和一些玉米害虫以及耐除草剂草铵膦的特性，含有抗虫基因 Cry 1Fa2 和耐除草剂基因 pat。

GA21、MON832 和 NK603 美国孟山都公司的产品，商品名称为 Roudup Ready，都具有耐除草剂草甘膦的特性，主要用于动物饲料。其中 GA21 品系，从 1998 年起先后在美国、加拿大、日本、中国和欧盟等国家和地区被批准食用或作为动物饲料，含有修饰过的耐除草剂基因 m-epsps；NK603 品系，从 2000 年起先后在美国、加拿大、日本、澳大利亚、南非、欧盟和中国等 13 个国家和地区被批准用于动物饲料和食用，含有耐除草剂基因 cp4 epsps。

LY038 美国孟山都公司的产品，商品名称为 Mavera，具有含高赖氨酸成分的特性，从 2005 年起先后在美国、加拿大、日本、菲律宾等国家被批准用于动物饲料的加工和食用，含有外源基因 cordap A 和筛选基因 npt Ⅱ。

BT176 瑞士先正达种苗公司研发。商品名称为 NaturGard KnockOut，从 1995 年起先后在世界许多国家被批准食用或作为动物饲料，具有抗欧洲玉米螟虫的特性，其转入的外源基因有抗虫基因 Cry1A（b）、植物转化筛选标记基因 bar 和细菌转化筛选标记基因 bla，其质粒图谱为：Bacterial promoter → BLA → CaMV 35S → BAR（S, v）→ CaMV 35S → CaMV 35S→ Cry 1A（b）→ CaMV 35S → CDPK→Cry 1A（b）→CaMV 35S。

BT11 瑞士先正达种苗公司的产品，商品名称为 YieldGard，从 1996 年起先后在世界许多国家

被批准食用或饲用，具有抗欧洲玉米螟虫和耐除草剂草铵膦的特性，其转入的外源基因主要有抗虫基因 Cry 1Ab 和抗草甘膦除草剂基因 pat，其质粒谱图为：CaMV 35S→pat→NOS→CaMV 35S→Cry 1Ab→NOS。

CBH-351 德国拜耳公司的产品，商品名称为 Starlink，1998 年仅在美国被批准用于动物饲料和工业生产，具有抗欧洲玉米螟虫的特性，其转入的外源基因主要包括抗虫基因 Cry 9C，植物转化筛选标记基因 bar 和细菌转化筛选标记基因 bla。

T14/T25 德国拜耳公司的产品，商品名称为 Liberty Link，从 1995 年起先后在世界许多国家被批准食用或作为动物饲料，具有抗除草剂草铵膦的特性，其转入的外源基因主要包括抗草甘膦除草剂基因 PAT 和细菌转化筛选标记基因 bla。

检验方法 主要是基于核酸或者蛋白质的检测方法。中国国家标准《转基因成分检测 玉米检测方法》（SN/T 1196-2012）中的聚合酶链反应（PCR）扩增外源性基因和实时荧光 PCR 法，可定性检测转基因玉米；《转基因产品检测 核酸定量 PCR 检测方法》（GB/T 19495.5-2004）中的实时荧光定量 PCR 法可定量检测转基因玉米品系 MON810、BT176、BT11、GA21 和 T25。不同品系转

表　实时荧光 PCR 方法定量检测转基因玉米品系

品系	定量检测			
	结构特异性基因	检测限（%）	品系特异性基因	检测限（%）
MON810	HSP70-int/Cry 1Ab	0.5	玉米基因组/CaMV 35S	0.1
BT176	Cry 1Ab/pepc-intron	0.1		
BT11	Cry 1Ab/adh1-IVS6	0.5		
GA21	OTP/m-epsps	0.1		
T25	CaMV 35S/pat	0.5		

基因玉米表达不同特性蛋白如：抗虫转基因玉米 BT11、BT176 和 MON810 都表达 Cry 1Ab 蛋白，抗虫转基因玉米 CBH-351 表达 Cry 9C 蛋白，抗虫转基因玉米 TCl507 表达 Cry 1Fa2 蛋白，耐除草剂转基因玉米 T25 表达 PAT 蛋白等。《转基因产品检测 蛋白质检测方法》（GB/T 19495.8-2004）利用胶体金标记免疫试纸条法可定性检测转基因玉米所表达的 Cry 1Ab 蛋白。

PCR 定性法 利用 PCR 技术扩增转基因玉米中外源性基因可定性检测玉米中转基因成分。操作步骤：①PCR 扩增玉米内源 *IVR* 基因（或 *Zein* 基因）判别核酸提取方法是否有效。②PCR 扩增通用元件如 *CaMV 35S* 启动子、*NOS* 终止子、*npt* Ⅱ、*bar* 和 *pat* 等转化标记基因，检测结果阳性可判定被检测样品中含有转基因成分。③PCR 扩增品系特异性基因可判定样品为何种转基因玉米品系，如 PCR 扩增 *HSP 70/Cry 1Ab* 或 *Maize genome/CaMV 35S* 基因可鉴定 MON810 品系等。此法适用于定性检测转基因玉米 MON810、BT176、BT11、GA21、CBH351、T14/T25 等品系。

实时荧光定量 PCR 法 通过荧光标记探针实时检测结构特异性外源基因和品系特异性外源基因，可确证定性结果和定量检测转基因玉米品系。此法所用外源基因和定量检测限如表所示。适用于定量检测原材料以及加工材料中 MON810、BT176、BT11、GA21 和 T25 等转基因玉米品系。

胶体金标记免疫试纸条法 样品中的 Cry 1Ab 蛋白在试纸条一端通过毛细作用向前移动，依次与试纸条上的胶体金标记试剂和另一抗原决定簇单抗结合，

在检测带上出现特异的金标记红色沉积线，表明结果为阳性，样品中含有转基因成分。适用于原材料和初级加工产品中转基因玉米的检测，方法灵敏度为 0.25%。

（周 颖）

zhuǎnjīyīn shuǐdào jiǎnyàn

转基因水稻检验（detection of transgenic rice） 水稻中转基因成分的检验。转基因水稻 LLRICE06、LLRICE62 品系，商品名称为 Liberty Link，是第一个商品化的水稻转基因产品，由德国拜耳作物科学公司研发生产，2000 年在美国被批准食用或作为动物饲料；其所改变的性状为耐除草剂草铵膦，所含有的外源基因主要有耐除草剂基因 *pat*，由 *CaMV 35S* 基因调控，其质粒图谱为：*CaMV 35S → pat → T-CaMV 35S*。

转基因水稻"华恢 1 号"和"Bt 汕优 63"品系，由中国华中农业大学研发，2009 年在中国获得生物安全证书；其所改变的性状为抗鳞翅目幼虫，所含有的外源基因主要有抗虫基因 *Cry 1Ac* 或 *Cry 1Ab* 或 *Cry 1Ab/Cry 1Ac* 融合基因，由启动子 *CaMV 35S* 和终止子 *NOS* 调控。

中国国家标准《转基因植物及其产品成分检测 抗虫转 Bt 基因水稻 定性 PCR 方法》（农业部953号公告-6-2007）利用聚合酶链反应（PCR）技术扩增转基因水稻中外源性基因，可定性检测转基因水稻。样品提取 DNA 后，针对转 Bt 基因抗虫水稻中 *CaMV 35S* 启动子、*NOS* 终止子、*Cry 1Ac* 或 *Cry 1Ab* 或 *Cry 1Ab/Cry 1Ac* 融合基因等外源基因以及水稻物种的内源基因 *SPS* 或 *GOS*，设计特异性引物/探针进行 PCR 扩增，琼脂糖凝胶电泳检测。注意事项：①样

品提取的 DNA 其光密度（optical density，OD）即 OD_{260nm}/OD_{280nm} 的比值应介于 1.4~2.0。②如果在样品中检出 *SPS* 或 *GOS*，说明样品 DNA 提取有效且样品含有水稻成分。③如果 *CaMV 35S* 启动子和或 *NOS* 终止子扩增结果阳性，说明此水稻样品有转基因成分。④如果 *Cry 1Ac* 或 *Cry 1Ab* 或 *Cry 1Ab/Cry 1Ac* 融合基因 PCR 扩增结果阳性，可确定样品中含有转 Bt 基因抗虫水稻成分。⑤对于 PCR 定性检验结果阳性的样品要用实时荧光定量 PCR 法进行确证。该法适用于转基因水稻及其产品中转基因成分的定性检验，方法检测灵敏度约为 0.1% 转 Bt 基因抗虫水稻含量。

（周 颖）

zhuǎnjīyīn xiǎomài jiǎnyàn

转基因小麦检验（detection of transgenic wheat） 小麦中转基因成分的检验。商品化的转基因小麦品系有 AP205CL、AP602CL、SWP965001、Teal 11A 和 MON71800 等。其中，转基因小麦 SWP965001，商品名称为 Clearfield，为美国氰胺公司的产品，1999 年在加拿大被批准食用或作为动物饲料，所改变的性状为耐咪唑啉酮类除草剂；转基因小麦 AP205CL、AP602CL、Teal 11A，商品名称为 Clearfield，为德国巴斯夫公司产品，2003 年起在加拿大被批准食用或作为动物饲料，所改变的性状均为耐咪唑啉酮类除草剂；转基因小麦 MON71800，商品名称为 Roundup Ready，为美国孟山都公司产品，2004 年在美国被批准食用或作为动物饲料，所改变的性状为耐除草剂草铵膦（草丁膦）。

中国国家标准《小麦中转基因成分 PCR 和实时荧光 PCR 定性检测方法》（SN/T 1943-2007）利

用聚合酶链反应（PCR）技术扩增转基因小麦中外源性基因，可定性检测转基因小麦。小麦样品提取 DNA 后，针对转基因小麦中耐除草剂基因 bar、Ubiquintin 启动子、NOS 终止子、uidA 标记基因等外源基因，以及小麦物种特异性内源基因 Wx012 或 GAG65D，设计特异性引物/探针进行 PCR 扩增，琼脂糖凝胶电泳检测。注意事项：①样品提取的 DNA 其光密度（optical density，OD）OD_{260nm}/OD_{280nm} 的比值应介于 1.7～2.0。②若在样品中检出 Wx012 或 GAG65D，说明样品 DNA 提取有效。③若上述外源基因中的一种或几种 PCR 扩增结果阳性，可初步判断小麦样品含有转基因成分。④对于 PCR 定性检验结果阳性的样品要用实时荧光定量 PCR 进行确证。该法适用于小麦样品中转基因成分的定性检验。

（周　颖）

zhuǎnjīyīn yóucàizǐ jiǎnyàn

转基因油菜籽检验（detection of transgenic rapeseeds）

油菜中转基因成分的检验。转基因油菜依据所改变的性状大致分为两大类。第一类为耐除草剂转基因油菜，包括耐草甘膦、耐草丁膦、耐咪唑啉酮类、耐苯腈类等；第二类为改变油脂成分或含量的转基因油菜，包括产生高含量的油酸、低含量亚麻酸。其中，转基因油菜 RT73（GT73）、Topas 19/2（HCN92）、MS1 × RF1、MS1 × RF2、MS1×RF3、OXY-235 和 T45（HCN28）等 7 个品系已通过中国环境安全评估获得作为加工原料进口的许可。

转基因油菜品系　常见有以下几种。

RT73（GT73）　商品名称为 Westar Roundup Ready，为美国孟

山都公司的产品，于 1994 年起先后在加拿大、美国、日本、欧盟、澳大利亚和中国等国家和地区被批准可供食用和动物饲料，其改变的性状为耐除草剂草甘膦，所含有的外源基因主要有耐除草剂基因 cp4 epsps 和标记筛选基因 goxv247，其质粒图谱为：FMV 35S→CTP1→goxv 247→E9 3′→FMV 35S→CTP2→cp4 epsps→E9 3′。

Topas 19/2（HCN92）和 T45（HCN28）　商品名称分别为 Liberty Link/Innovator 和 InVigor，均为德国拜耳作物科学公司的产品，于 1995 年起先后在加拿大、日本、欧盟、中国等国家和地区被批准食用或作为动物饲料，改变的性状均为耐除草剂草丁膦（草铵膦）。T45（HCN28）品系是由 Topas 19/2（HCN92）转化而来，均含有耐除草剂基因 pat；两者主要区别是 T45（HCN28）品系不含有标记筛选基因 npt Ⅱ。Topas 19/2（HCN92）品系的质粒图谱为：CaMV 35S→pat→CaMV 35S→NOS→npt Ⅱ→OCS。

MS1×RF1、MS1×RF2、MS1×RF3　商品名称为 InVigor，均为德国拜耳作物科学公司的产品，于 1995 年起先后在加拿大、日本、欧盟、中国等国家和地区被批准食用或作为动物饲料，改变的性状为耐除草剂草丁膦（草铵膦）。它们是 3 个相似的恢复系，都含有雄性不育基因 Barnase、育性恢复基因 Barstar 和耐除草剂基因 bar。

OXY-235　商品名称为 Navigator，为法国安万特作物科学公司的产品，于 1997 年起先后在加拿大、日本、美国、澳大利亚、中国等国家被批准食用或作为动物饲料，改变的性状为耐苯腈类除草剂，所含有的外源基因主要

是耐除草剂基因 bxn。

检验方法　中国国家标准《油菜籽中转基因成分定性 PCR 检测方法》（SN/T 1197-2003）、《饲料中转基因植物成分 PCR 检测方法》（SN/T 1201-2014）利用聚合酶链反应（PCR）法扩增转基因油菜中外源性基因，可定性检测转基因油菜籽。《植物及其加工产品中转基因成分实时荧光 PCR 定性检验方法》（SN/T 1204-2003）规定，对于 PCR 定性检验结果阳性的样品要用实时荧光 PCR 进行确证。一些品系特异性引物被设计用来检测特定品系的转基因油菜。《转基因产品检测 核酸定性 PCR 检测方法》（GB/T 19495.4-2004）规定，通过 PCR 扩增 E9 终止子 3′端和油菜基因组连接区域 204bp 的 DNA 片段，可检测原料和加工产品中转基因油菜 RT73。农业部批准的方法通过 PCR 扩增 CaMV 35S 启动子 5′端和油菜基因组连接区域 233bp 的 DNA 片段，可检测原料和加工产品中转基因油菜 T45；通过 PCR 扩增 CaMV 35S 启动子 5′端和油菜基因组连接区域 331bp 的 DNA 片段，可检测原料和加工产品中转基因油菜 Oxy-235；通过 PCR 扩增 NOS 启动子 5′端和油菜基因组连接区域 110bp 的 DNA 片段，可检测原料和加工产品中转基因油菜 Topas 19/2。同时，《转基因产品检测 核酸定量 PCR 检测方法》（GB/T 19495.5-2004）规定，可用实时荧光定量 PCR 技术特异性扩增转基因油菜品系的结构特异性基因或品系特异性基因进行定量检测。

PCR 定性法简述如下。①原理：样品提取 DNA 后，针对转基因油菜中耐除草剂基因 pat/cp4 epsps/bar、雄性不育基因 Barnase、育性恢复基因 Barstar、FMV 35S

启动子、*CaMV 35S* 启动子、*NOS* 终止子、标记筛选基因 *npt* Ⅱ/*gox* 等外源基因，以及油菜物种特异性内源基因 *pep*，设计特异性引物进行 PCR 扩增，琼脂糖凝胶电泳检测。②注意事项：若在样品中检出 *pep* 基因，说明样品 DNA 提取有效；若外源基因 *FMV 35S*、*CaMV 35S*、*NOS*、*npt* Ⅱ的 PCR 扩增结果有一个或两个呈阳性，可判定被检测样品中含有转基因成分；PCR 扩增结构特异性基因如 *gox*、*pat*、*cp4 epsps*、*bar*、*Barnase* 和 *Barstar*，可鉴定转基因油菜籽品系。③适用范围：适用于原料和加工饲料中耐除草剂草甘膦、草丁膦、雄性不育等转基因油菜籽定性检测。

（周　颖）

zhuǎnjīyīn fānqié jiǎnyàn

转基因番茄检验（detection of transgenic tomato）

番茄中转基因成分的检验。1994 年世界上第一个转基因食品——转基因保鲜番茄 FLAVR SAVR 在美国上市，此后新的转基因番茄品系不断被批准食用。依据所改变的性状，转基因番茄大致有三类。第一类为延迟成熟（或延迟熟软）转基因番茄品系，如 1345-4、351N、8338、ZenecaB、Da、282F、FLAVR SAVR、HZ-863T、华番一号等；第二类为抗虫转基因番茄品系如 5345；第三类为抗病转基因番茄品系如 PK-TMB805R。

转基因番茄品系　常见有以下几种。

1345-4　美国 DNA plant Technology Corporation 的产品，先后于 1994 年在美国和 1995 年在加拿大被批准食用，所改变的性状为延迟成熟，所含的外源基因主要有延迟成熟基因 *ACC* 和标记筛选基因 *npt* Ⅱ，其质粒图谱

为：*CaMV 35S→ACC→NOS→NOS →npt* Ⅱ*→OCT*。

8838　美国孟山都公司的产品，1994 年在美国被批准食用，所改变的性状为延迟成熟，所含有的外源基因主要有延迟成熟基因 *ACC* 和标记筛选基因 *npt* Ⅱ。

351N　美国 Agritope Inc. 公司的产品，于 1996 年在美国被批准食用，所改变的性状为延迟成熟，所含有的外源基因主要有延迟成熟基因 *SAM-k* 和标记筛选基因 *npt* Ⅱ，其质粒图谱为：*E8-E4 →SAM-k→NOS→npt* Ⅱ*→OCT*。

HZ-863T 和华番一号（Bioscein）　为中国华中农业大学的产品，分别于 1997 年和 1998 年在中国被批准可供食用，所改变的性状为延迟成熟，所含有的外源基因都主要有延迟成熟基因 *ACC* 和标记筛选基因 *npt* Ⅱ。

ZenecaB，Da，282F　英国 Zeneca Seeds 公司产品，先后于 1994 年在美国和 1996 年在加拿大被批准可食用，所改变的性状为延迟熟软，所含有的外源基因主要有延迟熟软基因 *PG* 和标记筛选基因 *npt* Ⅱ。

FLAVR SAVR　商品名称为佳味，为美国 Calgene Inc. 公司产品，先后于 1994 年在美国、1995 年在加拿大和墨西哥、1997 年在日本被批准可食用，所改变的性状为延迟熟软，所含有的外源基因主要有延迟熟软基因 *PG* 和标记筛选基因 *npt* Ⅱ。

5345　美国孟山都公司的产品，先后于 1998 年在美国和 2000 年在加拿大被批准食用，改变的性状为抗鳞翅类昆虫，所含有的外源基因主要有抗虫基因 *Cry 1Ac*、植物转化标记筛选基因 *npt* Ⅱ和细菌转化标记筛选基因 *AAD*。

PK-TMB8805R　北京大学的

产品，于 1998 年在中国被批准食用，改变的性状为抗黄瓜花叶病毒，所含有的外源基因主要有黄瓜花叶病毒基因 *CMV* 和标记筛选基因 *npt* Ⅱ。

检验方法　中国国家标准《转基因成分检测 番茄检测方法》（SN/T 1816-2013）利用聚合酶链反应（PCR）技术扩增转基因番茄中外源性基因，可定性检测转基因番茄。《植物及其加工产品中转基因成分实时荧光 PCR 定性检验方法》（SN/T 1204-2003）规定，对于 PCR 定性检验结果阳性的样品要用实时荧光 PCR 进行确证。一些品系特异性引物被设计用来检测特定品系的转基因番茄。《转基因产品检测 核酸定性 PCR 检测方法》（GB/T 19495.4-2004）规定，通过 PCR 扩增 *NOS* 终止子和番茄基因组连接区域 108bp 的 DNA 片段，可检测原料和加工产品中转基因延熟番茄"华番一号"，方法检测限为 0.1% 相对含量。《转基因植物及其产品成分检测 耐贮藏番茄 D2 及其衍生品种定性 PCR 方法》（农业部 1193 号公告-1-2009）规定，PCR 扩增 *NOS* 终止子和番茄基因组连接区域 228bp 的 DNA 片段，可检测转基因耐贮藏番茄 D2 转化体，适用于转基因耐贮藏番茄 D2 及其衍生品种以及制品中 D2 的定性检测。

PCR 定性法简述如下。①原理：样品提取 DNA 后，针对转基因番茄中延迟成熟基因 *ACC*、延迟熟软基因 *PG*、抗虫基因 *Cry 1Ac*、*CaMV 35S* 启动子、*NOS* 终止子、*npt* Ⅱ标记筛选基因等外源基因，以及番茄物种特异性内源基因 *PG*，设计特异性引物进行 PCR 扩增，琼脂糖凝胶电泳检测。②注意事项：若在样品中检出 *PG*，说明样品 DNA 提取有效。若

外源基因 *npt* Ⅱ 的 PCR 扩增结果阳性，则检测 *CaMV 35S* 启动子基因；若未检测 *CaMV 35S* 基因，则可确定样品为 351N 品系；若检出 *CaMV 35S* 基因，则进一步检测其他外源基因，以确定样品品系。③适用范围：该法适用于转基因番茄 1345-4、351N、5345、8338、ZenecaB、Da、282F、FLAVR SAVR、HZ-863T 和华番一号等品系的果实、种子、植株、酱制品中转基因成分定性检测。

（周 颖）

liángshí lǐhuà jiǎnyàn

粮食理化检验 （physical and chemical examination of grains）

粮食的感官指标和其中可能存在的有毒重金属、农药残留、真菌毒素及其他有毒种子等卫生指标的定性和定量检验。粮食是指供人食用的原粮和成品粮，包括谷类、豆类、薯类等，不包括用于加工食用油的原料。粮食在种植、生产加工和运输过程中可能会受到重金属、农药、真菌毒素污染。在贮存过程中可能滋生仓储害虫，常采用粮食熏蒸剂（马拉硫磷、磷化物、氯化苦、溴甲烷、甲基毒死蜱等）防治虫害。多数熏蒸剂易挥发，但使用后仍可能残留于粮食中，对人体产生危害。此外，在禾谷类收获时可能会混杂少量其他有毒种子而影响食用安全。

检验指标 为了确保粮食的质量与安全，根据中国《食品安全国家标准 食品中污染物限量》（GB 2762-2017）、《食品安全国家标准 食品中农药最大残留限量》（GB 2763-2016）和《食品安全国家标准 食品中真菌毒素限量》（GB 2761-2017）以及《食品安全国家标准 粮食》（GB 2715-2016），原粮和成品粮的卫生指标包括感官指标、理化指标以及由于微生物或其他原因产热而改变了正常颜色的热损粒和霉变粒的限量。其中理化指标有总砷（谷物碾磨加工品）、无机砷（稻谷、糙米、大米）、汞、铅、镉、马拉硫磷、磷化物、溴甲烷、氯化苦、六六六、滴滴涕、林丹、七氯、艾氏剂、狄氏剂、甲基嘧啶磷、甲拌磷、杀螟硫磷、倍硫磷、敌敌畏、乐果、对硫磷、甲基毒死蜱、溴氰菊酯等农药残留、黄曲霉毒素 B$_1$、赭曲霉毒素 A、脱氧雪腐镰刀菌烯醇、玉米赤霉烯酮、二溴乙烷检验以及曼陀罗籽、麦角等有毒种子的定性、定量检验；谷物及其制品还应检测铬和苯并[a]芘的含量。

检验方法 根据中国国家标准《粮食卫生标准的分析方法》（GB/T 5009.36-2003），感官性状应具有正常粮食的色泽和气味，无发霉变质现象，清洁卫生。粮食中砷、铅、镉、汞和铬测定，按中国《食品安全国家标准 食品中总砷及无机砷的测定》（GB 5009.11-2014）、《食品安全国家标准 食品中铅的测定》（GB 5009.12-2017）、《食品安全国家标准 食品中镉的测定》（GB 5009.15-2014）、《食品安全国家标准 食品中总汞及有机汞的测定》（GB 5009.17-2014）、《食品安全国家标准 食品中铬的测定》（GB 5009.123-2014）进行检验。粮食中有机氯农药残留、有机磷农药残留、除虫菊酯农药残留检验，按《食品中有机氯农药多组分残留量的测定》（GB/T 5009.19-2008）、《食品中有机磷农药残留量的测定》（GB/T 5009.20-2003）、《植物性食品中氯氰菊酯、氰戊菊酯和溴氰菊酯残留量的测定》（GB/T 5009.110-2003）、《植物性食品中有机磷和氨基甲酸酯类农药多种残留的测定》（GB/T 5009.145-2003）进行检验。黄曲霉毒素 B$_1$ 检验按《食品安全国家标准 食品中黄曲霉毒素 B 族和 G 族的测定》（GB 5009.22-2016）规定的方法测定（见黄曲霉毒素检验）；脱氧雪腐镰刀菌烯醇检验按《食品安全国家标准 食品中脱氧雪腐镰刀菌烯醇及其乙酰化衍生物的测定》（GB 5009.111-2016）规定的方法检验；赭曲霉毒素 A 检验按《食品安全国家标准 食品中赭曲霉毒素 A 的测定》（GB 5009.96-2016）规定的方法检验；玉米赤霉烯酮检验按《食品安全国家标准 食品中玉米赤霉烯酮的测定》（GB 5009.209-2016）规定的方法检验；苯并[a]芘检验按《食品安全国家标准 食品中苯并(a)芘的测定》（GB 5009.27-2016）规定的方法测定。木薯粉中氰化物按《食品安全国家标准 食品中氰化物的测定》（GB 5009.36-2016）。高粱米（粉）中单宁按照国家标准《高粱 单宁含量的测定》（GB/T 15686-2008）检测。其余的卫生指标检验方法如下。

马拉硫磷检验 马拉硫磷，分子式为 $C_{10}H_{19}O_6PS_2$，分子量 330.36，沸点 156 ~ 159℃（0.093kPa），相对密度 1.23，蒸汽压 $5.3×10^{-5}$ kPa（30℃）。纯品为无色或淡黄色油状液体，工业品为深褐色，具有强烈蒜臭味；易溶于二氯甲烷、三氯甲烷、四氯化碳等有机溶剂，难溶于石油醚；对光和热不稳定，铁、铝等金属能促进其分解；在酸、碱介质中可水解失效，在强碱中分解迅速。马拉硫磷具有良好的触杀和熏蒸作用，毒性低，残效期短，进入害虫体后会氧化成马拉氧磷，其毒杀作用更强。马拉硫磷的检验常采用气相色谱法（火焰光度检测器）或气相色谱-质谱法，见中国国家标准《食品中有机磷农药残留量的测定》（GB/T 5009.20-2003）和《食品安全国家标准 粮谷中475种农药及相关化学品残留量的测定 气相色谱-质谱法》（GB 23200.9-2016）。

磷化物检验　磷化物包括磷化铝、磷化锌、磷化钙等，遇水和酸可生成磷化氢。磷化氢为无色气体，有芥子味，熔点-133.5℃，沸点-87.5℃，不稳定，加热易分解，剧毒，可引起慢性损害和急性中毒。粮食中磷化物残留可利用其遇水或酸产生的磷化氢气体与硝酸银生成黑色磷化银进行定性鉴别，但需排除硫化物的干扰，其残留量的定量测定常采用分光光度法（GB/T 5009.36-2003）。①原理：磷化物遇水或酸生成的磷化氢气体被吸收于酸性高锰酸钾溶液中，生成磷酸，与钼酸铵作用生成磷钼酸铵，用氯化亚锡将其还原成钼蓝，于680nm波长处测定吸光度值，与标准系列比较定量。当取样量为50g时，方法检出限为0.020mg/kg。②样品处理：将粮食样品置于磷化氢发生装置的反应瓶中，加热，通入二氧化碳，使产生的磷化氢气体进入装有适量高锰酸钾溶液和硫酸的气体吸收管中。反应完后，滴加饱和亚硫酸钠溶液使高锰酸钾溶液褪色后，比色测定。③注意事项：由于磷化铝、磷化锌、磷化钙等磷化物不稳定，常采用磷酸二氢钾配制标准溶液。

氯化苦检验　氯化苦，化学名为三氯硝基甲烷，别名氯化苦（chloropicrin）；熔点-64℃，沸点112℃，蒸汽压5.33kPa（33.8℃），相对密度为1.69，蒸气较空气重4.7倍，为无色或微黄色油状液体，有催泪作用；难溶于水，易溶于有机溶剂，化学性质稳定，剧毒；其蒸气强烈刺激眼和肺，具有全身毒作用，可引起急性中毒，导致中毒性肺炎和肺水肿。氯化苦常用作粮食熏蒸剂，在粮食中的残留量常用分光光度法（见GB/T 5009.36-2003）和气相色谱法测定。

分光光度法　①原理：乙醇钠使氯化苦分解生成亚硝酸盐，在酸性溶液中与对氨基苯磺酸进行重氮化反应，再与N-1-萘基乙二胺盐酸盐偶合生成紫红色化合物，在538nm波长处测定吸光度值，与标准系列比较定量。当取样量20g时，方法检出限为0.050mg/kg。②样品处理：称取20g粉碎过筛的样品，加入乙醇钠溶液，暗处反应8～10小时或过夜，过滤，取部分滤液用于分析。③注意事项：使用金属钠时应注意安全，金属钠及其碎片应放回原煤油中保存。配制乙醇钠时会产生氢气，应远离火源，戴好防护眼镜和手套。

气相色谱法　①原理：通入氮气吹蒸出残留在粮食中的氯化苦，并吸收于石油醚中。采用气相色谱柱分离，电子捕获检测器检测，保留时间定性，外标法定量。②参考色谱条件：以涂渍10% DC-200的Chromosorb W（60～80目）担体为固定相的玻璃色谱柱（1.5m × 3mm），柱温100℃，气化室温度150℃，检测室温度200℃，氮气为载气，流速10ml/min。③注意事项：该法可同时分离测定二硫化碳、溴甲烷、四氯化碳。

溴甲烷检验　溴甲烷，又称甲基溴，分子式CH_3Br，相对密度1.730（0/4℃），熔点-93.66℃，沸点3.6℃，自燃点537.22℃，蒸气密度3.27，蒸汽压243.18kPa（25℃），无色无味的液体（常温下为气体），高浓度时呈三氯甲烷味；微溶于水，易溶于有机溶剂，如乙醇、乙醚、三氯甲烷、苯等，蒸气与空气混合物易发生爆炸；在大气中遇高热易燃，加热分解生成溴化物。溴甲烷主要用作化工原料，具有良好的熏蒸和杀虫作用，可以用于仓储粮谷、新鲜果蔬、经济作物、土壤等的熏蒸；具有神经毒性，可以对人的皮肤、脏器造成损伤。检验方法主要是气相色谱法，电子捕获检测器检测。

原理　样品中溴甲烷在氮气流中与硫酸加热回流，蒸出后吸收于冰盐浴中的异辛烷中，定容后用气相色谱法，电子捕获检测器检测，测定色谱峰高或峰面积，与标准曲线比较定量。

样品处理　快速称取冷藏的试样于回流蒸馏装置的圆底烧瓶中，加入硫酸，连接收器、冷凝管和烧瓶，通入氮气流，加热微沸，蒸出的溴甲烷经无水硫酸钠脱水，并吸收于浸入冰盐水浴的异辛烷中，定容，供气相色谱分析用。

色谱条件　填充有涂渍10% DC-200的Chromosorb W AW-DMCS（60～80目）担体的玻璃色谱柱或等同的色谱柱，柱温70℃，进样口温度150℃，检测器温度150℃。

注意事项　溴甲烷标准溶液的挥发性强，其浓度不稳定，测定时应新配制标准溶液并绘制标准曲线。按上述操作步骤作空白试验。

曼陀罗籽检验　曼陀罗是茄科植物，常生长于路旁房屋附近，在粮谷收割时，其种子混入粮食中。曼陀罗籽含有多种莨菪碱均有毒。

鉴别 曼陀罗籽，呈三角形或肾形，扁平，表面有网点，有的边缘有皱褶，宽 2～3mm 或 5～6mm，呈棕色或棕褐色，可根据其外形初步鉴定。

定性 利用生物碱与发烟硝酸及氢氧化钠的呈色反应。试样加氨水研成黏稠状，依次用乙醚、三氯甲烷提取，取少许提取液，挥干后加几滴发烟硝酸，水浴蒸干，残留物呈黄色，再加数滴氢氧化钠-乙醇溶液，如存在生物碱，则先呈紫堇色，随后呈红色者，即为阳性。也可采用薄层色谱法定性，取上述提取液点样，用阿托品、东莨菪碱溶液为标准，经硅胶 G 薄层板分离，甲醇-氨水展开，喷碘化钾-次硝酸铋-乙酸显色剂显色，呈橙红色斑点为阳性反应。

定量 曼陀罗籽及其他有毒种子每千克不得超过 1 粒。

麦角检验 麦角是寄生在禾本科植物子房内的真菌形成的菌核，常寄生在麦穗上，含有麦角胺和多种麦角碱，可致急性中毒，甚至死亡。

鉴别 麦角为 3 或 4 条钝圆柱形，两端稍窄，外表呈黑或棕色有纵沟或横裂纹，中心呈灰白或紫白色。将麦角于水中浸泡 24 小时后，切成薄片，用次甲基蓝溶液显色，在显微镜下观察，其组织紧密。

定性 取可疑麦角 20 粒用酒石酸溶液研成黏稠状，用乙醚反复提取，提取液滴加碳酸氢钠饱和溶液，下层水溶液显红色或紫色，可检查麦角红素存在。取提取残渣，加氨水研磨，用三氯甲烷提取 3 次。将提取液分成两份，一份加入对二甲氨基苯甲醛试液，在相界面出现蓝紫色环，数分钟

后三氯甲烷层显蓝色，表示检出麦角碱；另一份提取液，挥去三氯甲烷后加入无水乙醇，在 365nm 紫外灯下观察，有强烈蓝色荧光者，表示有麦角生物碱的存在。

定量 对于大米、玉米和豆类，不得检出；对于小麦、大麦，应 ≤0.01%。

毒麦检验 毒麦为禾本科草本植物的颖果，籽实呈长椭圆形，灰褐色，坚硬无光泽，被稃皮包裹并紧贴于内稃，而其芒接于外稃，腹沟较宽。毒麦应 ≤1 粒/kg。

鉴别 根据其形态进行鉴别。

定量 1kg 粮食中，检出的毒麦不得超过 1g。

七氯、艾氏剂、狄氏剂检验 七氯、艾氏剂和狄氏剂是常见的有机氯农药，用作粮谷杀虫剂。七氯，别名七氯-四氢-甲撑茚，分子式 $C_{10}H_5Cl_7$，分子量 373.35，蒸汽压 40mPa（25℃），熔点 95～96℃，沸点（135～145℃）/（133～200Pa），纯品为无色晶体，具有樟脑气味的，易挥发；工业品为软蜡状固体，含七氯约 72%，熔点 46～74℃，密度 1.57～1.59（20/4℃）；不溶于水，溶于有机溶剂如乙醇、醚类、芳烃，对光、酸、碱和氧化剂均稳定。艾氏剂，别名六氯-六氢-二甲撑萘，分子式 $C_{12}H_8Cl_6$，分子量 364.93，纯品为白色无臭结晶，工业品为暗棕色固体；遇明火、高热可燃；分解产生一氧化碳、二氧化碳、氯化氢等有毒烟气；可以引起人肝功能障碍、致癌，是禁止或限用 12 种持久性有机污染物之一。狄氏剂，别名六氯-环氧八氢-二甲撑萘，分子式 $C_{12}H_8Cl_6O$，蒸汽压 0.72mPa（25℃），熔点 175～176℃，密度 1.75；纯品为白色无臭晶体，工业品为褐色固体不溶于水，溶于丙酮、苯和四氯化碳等有机溶

剂，对酸、碱稳定；蓄积于脂肪中，属高毒性，对神经系统、肝、肾有明显的毒性作用；经皮迅速吸收而中毒，症状类似艾氏剂和滴滴涕，可以引起急性和慢性中毒。

七氯、艾氏剂、狄氏剂检验方法主要采用气相色谱法，见中国国家标准《食品中有机氯农药多组分残留量的测定》（GB/T 5009.19-2008）。其原理为样品经石油醚提取，经硅镁吸附剂净化后，采用气相色谱柱分离，电子捕获检测器检测。保留时间定性，外标法定量。该方法可同时检测六六六和滴滴涕（见有机氯农药残留检验）。

（黎源倩 邹晓莉）

guǒshū lǐhuà jiǎnyàn

果蔬理化检验（physical and chemical examination of vegetables and fruits） 果蔬中可能存在的有毒重金属、农药残留、杀菌剂等卫生指标的定性和定量检验。水果、蔬菜能提供维生素和膳食纤维，对健康有益，但在其种植、栽培、运输和存储过程中可能会受到重金属和农药污染。根据中国《食品安全国家标准 食品中污染物限量》（GB 2762-2017）和《食品安全国家标准 食品中农药最大残留限量》（GB 2763-2016），蔬菜的卫生指标包括水分、铅、汞、镉、铬、砷、农药残留，腌渍蔬菜需要检测亚硝酸盐含量。水果的卫生指标有水分、铅、镉以及农药残留。蔬菜、水果中的农药残留检验项目，涉及有机磷农药、有机氯农药、氨基甲酸酯类农药、拟除虫菊酯农药以及杀菌剂、杀螨剂等 200 多项，不同的蔬菜、水果农药残留的检验项目各不相同。

根据中国国家标准《蔬菜、

水果卫生标准的分析方法》（GB/T 5009.38-2003），果蔬中低毒杀菌剂甲基托布津、多菌灵的检验采用中国国家标准《蔬菜、水果中甲基托布津、多菌灵的测定》（GB/T 5009.188-2003）中的紫外分光光度法检测；水果（柑橘、苹果、梨等）中三氯杀螨醇采用中国国家标准《茶叶、水果、食用植物油中三氯杀螨醇残留量的测定》（GB/T 5009.176-2003）中的气相色谱-电子捕获检测器检测；蔬菜、水果中多种农药残留检测可采用中国农业行业标准《蔬菜、水果中51种农药多残留的测定 气相色谱-质谱法》（NY/T 1380-2007）检测。农药残留、有害重金属和非金属元素检验见有机氯农药残留检验、有机磷农药残留检验、氨基甲酸酯类农药残留检验、拟除虫菊酯农药残留检验、汞检验、镉检验、铬检验、砷检验、亚硝酸盐快速检验，以及杀菌剂残留检验、杀螨剂残留检验等。

（黎源倩　邹晓莉）

shíyòng zhíwùyóu lǐhuà jiǎnyàn

食用植物油理化检验 （physical and chemical examination of edible vegetable oils）　植物油的感官指标、酸败指标和其中可能存在的有毒重金属、农药残留、真菌毒素等卫生指标的定性和定量检验。植物油是从植物种子、果肉及其他部分提取的油脂。食用植物油是以可食用植物油料和植物原油为原料制成的，其主要成分为脂肪酸甘油酯，还包含多种组分，如脂肪酸、磷脂、植物甾醇、脂溶性维生素等；所含有的亚麻酸、亚油酸等不饱和脂肪酸是人体正常生长发育、维持正常生理活动所必需的。常见的食用植物油脂有花生油、菜籽油、茶油、大豆油、棉籽油、芝麻油、玉米油、橄榄油和葵花籽油等。

油脂在加工和贮存的过程中可能会受到污染；在不适宜的条件下贮存或储存时间过长，会受到微生物、酶、紫外线以及空气中氧的作用而发生一系列化学变化和感官性状的恶化，即产生酸败、霉变。油脂在酸败过程中会分解产生小分子脂肪酸、醛、酮、醇等物质，使油脂的酸价增高，其中所含的不饱和脂肪酸，特别是多不饱和脂肪酸会形成过氧化物。油脂在高温煎炸时会发生氧化、分解、聚合等反应，甚至产生多环芳烃等致癌物质。油脂酸败及高温劣变的产物复杂，通常用酸价、过氧化值、羰基价等卫生理化指标进行评价。此外，油料种子可能被真菌污染，其真菌毒素会转移到油脂中，最常见的是黄曲霉毒素。某些油料种子中还存在对人体健康有害的物质，如油菜籽中的芥子苷，棉籽中所含的棉酚等。

食用氢化油是由普通植物油在一定温度和压力下加氢催化（含镍催化剂），使其中不饱和双键与氢发生加成反应而生成饱和程度较高的植物油，由于熔点较高，室温下保持固态，广泛用作食品工业原料油，常用的有奶精、植脂末、人造奶油、代可可脂等。食用氢化油又称起酥油，可使西点、饼干等更酥脆，并能延长其保质期。由于生产工艺或成本等原因，某些食用氢化油未达到完全氢化的标准，含有一定量对人体有害的反式脂肪酸。

检验指标　根据中国《食用植物油卫生标准》（GB 2716-2005）和《食品安全国家标准 食品中污染物限量》（GB 2762-2017）规定，食用植物油卫生检验指标包括感官检查（色泽、气味及滋味）、酸价（KOH，≤3mg/g）、过氧化值（≤0.25g/100g）、浸出油溶剂残留（≤50mg/kg）、棉籽油中游离棉酚（≤0.02%）、总砷（以As计，应≤0.1mg/kg）、铅（≤0.1mg/kg）、黄曲霉毒素 B_1（花生油、玉米油，应≤20μg/kg；其他油，≤10μg/kg）、苯并[a]芘（≤10μg/kg）、农药残留按《食品安全国家标准 食品中农药最大残留限量》（GB 2763-2016）的规定执行，还应对可能含有的非食用油进行掺伪鉴别。食用氢化油及以其为主的产品中镍的限量≤1.0mg/kg，其余检验指标按中国国家标准《食用氢化油卫生标准》（GB 17402-2003）的规定。

检验方法　根据中国国家标准《食用植物油卫生标准的分析方法》（GB/T 5009.37-2003）对以上指标进行检验，食用氢化油及其产品中镍的含量按中国《食品安全国家标准 食品中镍的测定》（GB 5009.138-2017）规定的方法测定。其他指标检验见食品酸价测定、食品过氧化值测定、食品羰基价测定、砷检验、铅检验、镍检验、黄曲霉毒素检验、残留溶剂检验、游离棉酚检验、食品中农药残留检验。

食用植物油中常见的三类非食用油为桐油、矿物油和大麻油，其定性鉴别方法如下。①桐油：通常采用三氯化锑-三氯甲烷界面法鉴别，取油样于试管中，沿管壁加入三氯化锑-三氯甲烷溶液，加热，如在两层溶液的界面上出现紫红色至咖啡色环，则表示有桐油存在。对于豆油、棉油等深色油，可采用亚硝酸法，取试样加石油醚溶解，如有沉淀物，过滤，加入结晶亚硝酸钠和硫酸（1+1），摇匀，静置，如有桐油存在，油液混浊，并有白色絮状沉淀，放置后变为黄色，此法不适用于梓油或芝麻油中桐油的检出。硫酸法，取试样滴于白瓷板上，加硫酸1~2滴，如呈深红色并逐渐凝固，颜色加深至黑色，则为阳性。②矿物油：在试样中加入氢氧化钾溶液和乙醇回流皂化后，加入沸水，摇匀，如浑浊或有油状物析出，则为阳性。③大麻油：取试样和对照大麻油各点样于活化的硅胶G薄层板上，用苯展开，牢固蓝盐B溶液（临用配制）显色。根据对照大麻油和试样斑点的比移值（R_f值）和颜色确定有无大麻油存在。如油样太黏稠可以用苯稀释后再点样鉴定。

以上食用植物油的检验方法适用于植物原油、食物植物油，不适用于氢化油和人造奶油。

（黎源倩　邹晓莉）

ròu yǔ ròuzhìpǐn lǐhuà jiǎnyàn

肉与肉制品理化检验 （physical and chemical examination of meat and meat products）

肉与肉制品的感官指标、挥发性盐基氮、亚硝酸盐和其中可能存在的有毒重金属等卫生指标的定性和定量检验。肉与肉制品包括鲜（冻）肉类、灌肠类、酱卤肉类、肴肉类、烧烤肉类、肉松（太仓式）、腌腊肉、火腿、板鸭等畜禽肉。由于肉与肉制品富含蛋白质等多种营养成分，容易受到微生物污染；在其生产加工、运输贮存、销售等过程中可能会有重金属污染，不适当使用食品添加剂以及掺伪等都会使肉及肉制品感官性状和（或）成分发生改变；还可能含有兽药残留，因此必须对其进行卫生检验。

检验指标　根据中国《食品安全国家标准 食品中污染物限量》（GB 2762-2017）、《食品安全国家标准 鲜（冻）畜、禽产品》（GB 2707-2016）、《食品安全国家标准 熟肉制品》（GB 2726-2016）、《食品安全国家标准 腌腊肉制品》（GB 2730-2015），对于鲜（冻）畜、禽产品规定检测的项目有感官检查、水分、总汞、总砷、镉、铅、铬、挥发性盐基氮检验。鲜（冻）畜肉由于酶和细菌的作用，腐败变质，蛋白质分解产生氨、有机胺等，其含量与腐败变质程度有关，检验试样中挥发性盐基氮的含量可以判断其新鲜程度。对于灌肠类、肴肉类，需要进行感官检查和亚硝酸盐检验；酱卤肉类、烧烤肉类需作感官检查；肉松（太仓式）需要做感官检查和水分检验（直接干燥法）；腌腊肉包括火腿、腊肉、咸肉、香（腊）肠制品需要进行感官检查、过氧化值（≤0.5g/100g；腌腊禽制品≤1.5g/100g）检验，火腿需进行三甲胺氮检验（≤2.5mg/100g）；肉制品（肉类罐头除外）需检测N-二甲基亚硝胺；使用植物油煎炸的肉和肉制品需检验食用植物油煎炸过程中产生的极性组分（PC）；对于熏、烧、烤肉类及其制品应检测苯并[a]芘。肉和肉制品的污染物限量、农药残留限量、食品添加剂使用应分别符合中国《食品安全国家标准 食品中污染物限量》（GB 2762-2017）、《食品安全国家标准 食品中农药最大残留限量》（GB 2763-2016）和《食品安全国家标准 食品添加剂使用标准》（GB 2760-2014）的要求。为了保证动物性食品卫生安全，根据中国农业部发布的《动物性食品中兽药最高残留限量》（农业部2002年235号公告），应该对批准使用，按质量标准、产品使用说明书规定用于食品动物的兽药残留进行检测，特别要对允许用作治疗但不得在动物性食品中检出的药物和禁止用于所有食品动物的兽药残留进行检测，以确保肉和肉制品的安全。

检验方法　根据中国国家标准《肉与肉制品卫生标准的分析方法》（GB/T 5009.44-2003），水分、铅、总砷、镉、总汞、铬按中国《食品安全国家标准 食品中水分的测定》（GB 5009.3-2016）、《食品安全国家标准 食品中铅的测定》（GB 5009.12-2017）、《食品安全国家标准 食品中总砷及无机砷的测定》（GB 5009.11-2014）、《食品安全国家标准 食品中镉的测定》（GB 5009.15-2014）、《食品安全国家标准 食品中总汞及有机汞的测定》（GB 5009.17-2014）、《食品安全国家标准 食品中铬的测定》（GB 5009.123-2014）规定的方法检验（见食品中水分检验、铅检验、砷检验、镉检验、汞检验、铬检验）；感官检查包括色泽、黏度、弹性和气味，以及煮沸后肉汤的气味、滋味和透明度的检查；腌腊肉制品应具有产品应有的色泽和气味，无黏液、无霉点、无异味、无酸败味。挥发性盐基氮按照国家标准GB/T 5009.44-2003进行检验；亚硝酸盐按《食品安全国家标准 食品中亚硝酸盐与硝酸盐的测定》（GB 5009.33-2010）规定的方法测定；过氧化值按国家标准GB 5009.227-2016检验；三甲胺氮按国家标准《火腿中三甲胺氮的测定》（GB/T 5009.179-2003）进行检验；食用植物油煎炸过程中产生的极性组分（PC）按《食品安全国家标准 食用油中极性组分（PC）的测定》（GB 5009.202-2016）检验（见食品极性组分检验）；苯并[a]芘按《食

品安全国家标准 食品中苯并（a）芘的测定》（GB 5009.27-2016）规定方法检验；N-二甲基亚硝胺按《食品安全国家标准 食品中N-亚硝胺类化合物的测定》（GB 5009.26-2016）规定的方法测定（见N-亚硝基类化合物检验）；农药残留：硫丹、艾氏剂、滴滴涕、六六六、林丹、狄氏剂、异狄氏剂、氯丹、七氯按《动物性食品中有机氯农药和拟除虫菊酯农药多组分残留量的测定》（GB/T 5009.162-2008）、《食品中有机氯农药多组分残留量的测定》（GB/T 5009.19-2008）规定的方法测定（见食品中农药残留检验）。

（黎源倩　邹晓莉）

shuǐchǎnpǐn lǐhuà jiǎnyàn

水产品理化检验（physical and chemical examination of aquatic products）

水产品的感官指标、挥发性盐基氮和其中可能存在的有毒重金属、农药残留、多氯联苯及组胺等卫生指标的定性和定量检验。水产品包括可食用的鱼类、甲壳类、软体动物等鲜、冻和水产制品（罐头、鱼糜、鱼子以及干、熏、烤、腌等加工制品）。水产品在其生长和加工过程中可能受到化学污染（有害金属、农药和兽药残留、多氯联苯等）、微生物污染，而某些水产品自身含有天然毒素，如河豚含河豚毒素、文蛤及石房蛤等含岩蛤毒素、深海鱼有的含雪卡毒素等。此外，大多数鱼类中含有较多的组氨酸，受微生物和酶的作用腐败变质时，组氨酸脱羧生成组胺，会引起过敏性中毒，出现潮红、头痛、心跳加快、血压下降等症状。为了保证水产品的质量和食用安全，中国制定了相关的卫生标准。

检验指标　水产品中有些化学污染物（砷、汞）的毒性与其存在的形态相关，如无机砷毒性大于有机砷，有机汞的毒性大于无机汞，因此需要检测不同形态的砷（总砷和无机砷）和有机汞（总汞及甲基汞）的含量。水产品中污染物限量和农药残留限量应符合中国《食品安全国家标准 食品中污染物限量》（GB 2762-2017）、《食品安全国家标准 食品中农药最大残留限量》（GB 2763-2016）、《食品安全国家标准 鲜、冻动物性水产品》（GB 2733-2015）和《食品安全国家标准 动物性水产制品》（GB 10136-2015）的规定，其兽药残留应符合国家相关的规定。水产品检验指标包括感官检查、总砷和无机砷、铅、总汞及甲基汞、镉、铬、挥发性盐基氮、多氯联苯、N-二甲基亚硝胺、有机氯残留等，对于鲜鱼类还需要检测其组胺含量。对于含河豚毒素的水产品应检测其中的河豚毒素。水产品制品中食品添加剂使用应符合中国《食品安全国家标准 食品添加剂使用标准》（GB 2760-2014）的规定。

检验方法　根据《鲜、冻动物性水产品卫生标准》（GB 2733-2015）和《水产品卫生标准的分析方法》（GB/T 5009.45-2003），对于鲜水产品如泥螺、河蟹、蟛蜞、河虾、淡水贝等必须鲜活，冷冻样品需解冻后在自然光线进行感官检查，结果应符合 GB 2733-2015 的规定。总砷及无机砷、铅、镉、总汞及甲基汞、铬的测定分别按中国《食品安全国家标准 食品中总砷及无机砷的测定》（GB 5009.11-2014）、《食品安全国家标准 食品中铅的测定》（GB 5009.12-2017）、《食品安全国家标准 食品中镉的测定》（GB

5009.15-2014）、《食品安全国家标准 食品中总汞及有机汞的测定》（GB 5009.17-2014）和《食品安全国家标准 食品中铬的测定》（GB 5009.123-2014）规定的方法检验（见砷检验、铅检验、镉检验、汞检验、铬检验）。多氯联苯检验按中国《食品安全国家标准 食品中指示性多氯联苯含量的测定》（GB/T 5009.190-2014）进行检测；N-二甲基亚硝胺按《食品安全国家标准 食品中N-亚硝胺类化合物的测定》（GB 5009.26-2016）规定的方法测定（见N-亚硝基类化合物检验）；有机氯农药残留按《动物性食品中有机氯农药和拟除虫菊酯农药多组分残留量的测定》（GB/T 5009.162-2008）或《食品中有机氯农药多组分残留量的测定》（GB/T 5009.19-2008）检测；挥发性盐基氮按《食品安全国家标准 食品中挥发性盐基氮的测定》（GB 5009.228-2016）检测；河豚毒素按《食品安全国家标准 水产品中河豚毒素的测定》（GB 5009.206-2016）测定。

组胺，分子式$C_5H_9N_3$，化学名2-咪唑基乙胺，属于生物碱，溶于水及乙醇等极性溶剂。组胺是引起食物中毒的重要物质之一，也是判断鱼类新鲜度的重要指标。水产品中组胺的测定方法有生物学法、荧光法、分光光度法、高效液相色谱法等，其中高效液相色谱法和分光光度法是中国《食品安全国家标准 食品中生物胺的测定》（GB 5009.208-2016）检验方法。

分光光度法　①原理：鱼体中的组胺用三氯乙酸提取，正戊烷萃取净化后，在弱碱性条件下与偶氮试剂反应生成橙色化合物，采用分光光度法，与标准系列比较定量。②操作步骤：称取一定量样品，加入三氯乙酸溶液浸泡后，过滤。滤液用氢氧化钠溶液调至碱性使组胺游离后，用正戊醇萃取。取适量正戊醇提取液，加盐酸调至酸性，使组胺成为盐酸盐而溶于水，被反萃取至盐酸溶液中，合并盐酸提取液并定容。将盐酸提取液及组胺标准系列分别加入碳酸钠和偶氮试剂，于480nm波长处测定吸光度值，根据标准曲线，计算样品中组胺的含量。③注意事项：偶氮试剂为对硝基苯胺溶液和亚硝酸钠溶液，对硝基苯胺用盐酸溶解，用水稀释，配制后可置于冰箱保存；亚硝酸钠需临用现配，二者混合后立即使用。该方法得检出限为50mg/kg。

高效液相色谱法 ①原理：鱼体中的组胺用5%三氯乙酸提取，正己烷去除脂肪，三氯甲烷-正丁醇（1+1）液-液萃取净化后，用丹磺酰氯衍生化，C_{18}色谱柱分离，高效液相色谱-紫外检测器检测，内标法定量。②操作步骤：取水产品试样可食部分充分匀质后加入1,7-二氨基庚烷内标溶液，充分混匀，用三氯乙酸溶液振荡提取两次，合并上清液待净化。取部分提取液加入氯化钠溶解后，用正己烷提取，弃上层有机相，下层试样用正己烷再除脂肪一次。将除脂后的试样用氢氧化钠调节pH值至12.0，加入正丁醇+三氯甲烷（1+1）混合溶液振荡萃取两次，合并萃取液，定容。取一定量萃取液加入盐酸，混匀后于40℃水浴上氮气吹干，加入0.1mol/L盐酸1ml溶解残渣，待衍生。在试液中加入饱和碳酸氢钠、氢氧化钠和丹磺酰氯衍生试剂，混匀于60℃恒温水浴上衍生化15分钟，冷至室温，加入谷氨酸钠，混匀后60℃恒温反应15分

钟，冷至室温，加水，混匀后于40℃水浴上氮气吹除衍生化试剂中的丙酮，加氯化钠溶解后，用乙醚萃取两次，合并乙醚层，于40℃水浴上氮气吹干，残留物用乙腈溶解，用0.22μm滤膜针头过滤器过滤，待测定。③参考色谱条件：C_{18}色谱柱；流动相A为乙腈+含0.1%乙酸的0.01mol/L乙酸铵溶液（9+1）；B为乙腈+含0.1%乙酸的0.01mol/L乙酸铵溶液（1+9），梯度洗脱，流速0.8ml/min，检测波长254nm，柱温35℃。

（黎源倩 邹晓莉）

rǔlèi lǐhuà jiǎnyàn

乳类理化检验（physical and chemical examination of milk and milk products）

乳和乳制品的物理指标、营养成分和其中可能存在的有毒重金属、亚硝酸盐、食品添加剂、农药残留、真菌毒素等卫生指标的定性和定量检验。生乳是指由符合国家有关要求的健康奶畜乳房中挤出的无任何成分改变的常乳，不包括产犊后七天的初乳、应用抗生素期间和休药期间的乳汁以及变质乳。乳类食品指乳和以乳为原料加工制成

的食品，含有脂肪、蛋白质、乳糖、无机盐和多种维生素，营养丰富。通常将乳和乳制品分为液体乳类、固体乳类、乳脂类、炼乳类、原干酪和其他乳类（不包括冰激凌和含乳饮料，前者列入冷冻饮品，后者列入饮料类），其品种包括生乳、巴氏杀菌乳、灭菌乳、调制乳、发酵乳、炼乳、乳粉、乳清粉和乳清蛋白粉、稀奶油、奶油和无水奶油、干酪、再制干酪、婴儿配方食品、较大婴儿和幼儿配方食品中的乳基食品等。

乳及乳制品富含多种营养成分，适宜微生物生长繁殖，被微生物污染后会腐败变质，影响感官性状，并失去食用价值。产乳动物在饲养过程中使用兽药、饲料中农药残留、加工贮存环节中有害金属或真菌毒素污染、人畜共患传染病的病原体污染，以及乳和乳制品的掺伪等，均可能影响其质量和安全。因此，加强对乳类食品的卫生检验，特别是婴幼儿食用乳品质量的监控是食品安全的重中之重。

检验指标 根据中国食品安全国家标准，乳和乳制品卫生理化指标见表。

表 乳和乳制品卫生理化指标

食品安全国家标准		理化指标
GB 19301-2010	生乳	冰点、相对密度、杂质度、蛋白质、脂肪、非脂乳固体、酸度
GB 19645-2010	巴氏杀菌乳	蛋白质、脂肪、非脂乳固体、酸度
GB 25190-2010	灭菌乳	蛋白质、脂肪、非脂乳固体、酸度
GB 25191-2010	调制乳	蛋白质、脂肪
GB 19302-2010	发酵乳	蛋白质、脂肪、非脂乳固体、酸度
GB 13102-2010	炼乳	蛋白质、脂肪、乳固体、蔗糖、水分、酸度
GB 19644-2010	乳粉	蛋白质、脂肪、复原乳酸度、水分
GB 11674-2010	乳清粉和乳清蛋白粉	蛋白质、灰分、乳糖、水分
GB 19646-2010	稀奶油、奶油和无水奶油	脂肪、非脂乳固体、酸度、水分
GB 5420-2010	干酪	原料符合生乳要求
GB 25192-2010	再制干酪	脂肪（干物质中）、最小干物质含量

乳和乳制品的真菌毒素限量、污染物限量、农药残留限量应分别符合中国《食品安全国家标准 食品中真菌毒素限量》（GB 2761-2017）、《食品安全国家标准 食品中污染物限量》（GB 2762-2017）、《食品安全国家标准 食品中农药最大残留限量》（GB 2763-2016）的要求；食品添加剂和营养强化剂使用应当符合《食品安全国家标准 食品添加剂使用标准》（GB 2760-2014）和《食品安全国家标准 食品营养强化剂使用标准》（GB 14880-2012）要求。

对于乳基婴儿配方食品、较大婴儿和幼儿配方食品，理化指标有蛋白质、脂肪、碳水化合物、维生素和矿物质、水分、灰分、杂质度以及为改善婴幼儿配方食品的蛋白质质量或提高其营养价值而加入的其他物质含量等，应当符合中国《食品安全国家标准 婴儿配方食品》（GB 10765-2010）和《食品安全国家标准 较大婴儿和幼儿配方食品》（GB 10767-2010）的要求。

检验方法 乳和乳制品中蛋白质、水分、灰分、污染物（如铅、汞、砷、铬、亚硝酸盐等）按中国国家标准 GB 5009 的有关方法检验（见食品中脂肪检验、食品中蛋白质检验、相对密度测定、蔗糖检验、食品中水分检验、食品中灰分检验、铅检验、汞检验、砷检验、铬检验、亚硝酸盐快速检验等）。硫丹、艾氏剂、滴滴涕、六六六、林丹、狄氏剂、氯丹、七氯等按《动物性食品中有机氯农药和拟除虫菊酯农药多组分残留量的测定》（GB/T 5009.162-2008）或《食品中有机氯农药多组分残留量的测定》（GB/T 5009.19-2008）规定的方法测定（见黄曲霉毒素检验、食

品中农药残留检验等）。乳和乳制品杂质度测定、酸度、脂肪和脂肪酸、非脂乳固体、矿物质、维生素、不溶性膳食纤维以及黄曲霉毒素 M_1 等指标的检验采用食品安全国家标准中婴幼儿食品和乳品中的检测方法（GB 5413），其中杂质度、酸度和非脂乳固体的检验方法按《食品安全国家标准 乳和乳制品杂质度的测定》（GB 5413.30-2016）、《食品安全国家标准 食品酸度的测定》（GB 5009.239-2016）和《食品安全国家标准 乳和乳制品中非脂乳固体的测定》（GB 5413.39-2010）。

杂质度测定 试样经杂质度过滤板过滤、冲洗，根据残留于过滤板上的非白色杂质与杂质度参考标准板比对确定杂质量。液体乳充分混匀后，量取 500ml 直接测定；乳粉样品则称取 625g，加入 500ml 40℃水，充分搅拌溶解后测定。当过滤板上杂质的含量介于两个级别之间时，判定为杂质含量较多的级别。该方法适用于巴氏杀菌乳、灭菌乳、生鲜乳、炼乳及乳粉杂质度的测定，不适用于添加不溶性有色物质及影响过滤物质的乳和乳制品。

酸度检验 由于微生物作用使乳中所含的乳糖等组分产生乳酸，酸度增高，甚至使蛋白质凝固，测定酸度可以判断其新鲜程度。乳粉酸度测定可以采用 pH 计法。

pH 计法 中和试样溶液至 pH 8.3 所消耗的 0.100mol/L 氢氧化钠体积，经计算确定其酸度。将样品移入具塞锥形瓶中，立即密塞，混匀，尽量避免样品暴露于空气中。用氢氧化钠溶液滴定，直到 pH 8.3。滴定过程中，始终用磁力搅拌器搅拌，同时吹氮气，防止溶液吸收空气中的二氧化碳，

滴定应在 1 分钟内完成。记录所用氢氧化钠溶液的体积，精确至 0.05ml。

酚酞指示剂法 以酚酞作指示剂，硫酸钴作参比颜色，用 0.100mol/L 氢氧化钠标准溶液滴定乳和乳制品试样至终点为粉红色，其与标准参比溶液的颜色相似，5 秒内不消退，整个滴定过程应在 45 秒内完成。根据所消耗的氢氧化钠标准溶液的体积计算其酸度。

电位滴定仪法 用 0.100mol/L 氢氧化钠标准溶液在电位滴定仪上滴定一定量试样至 pH 8.3，根据所消耗的氢氧化钠溶液体积，计算试样的酸度。对于巴氏杀菌乳、灭菌乳、生乳、发酵乳、炼乳样品，称取 10g（精确到 0.001g）混匀的试样，加新煮沸冷却至室温的水，混匀，用氢氧化钠标准溶液电位滴定至 pH 8.3 为终点。奶油试样，准确称取 10g 样品，加 30ml 中性乙醇-乙醚混合液混匀后，用氢氧化钠标准溶液电位滴定；干酪素样品，准确称取 5g 样品，经研磨混匀的试样加水，于室温下放置 4~5 小时，或在水浴锅中加热到 45℃并保持 30 分钟，再加水混匀，滤纸过滤。吸取滤液 50ml 用氢氧化钠标准溶液电位滴定滴定至 pH 8.3。以上的酸度测定方法都应该同时用蒸馏水做空白滴定。

非脂乳固体检验 非脂乳固体是指奶中除脂肪和水分外的物质总称，主要包括蛋白质类、糖类、酸类、维生素类等。鲜奶的非脂乳固体一般为 9%~12%。检验方法则分别测定乳及乳制品中的总固体含量、脂肪含量（如果添加了蔗糖等非乳成分含量，也应扣除），然后用总固体减去脂肪和蔗糖等非乳成分含量，即为非

脂乳固体。取适量乳或乳制品样品，加入已恒重的精制海沙，在100℃±2℃干燥至恒重（前后2次质量相差不超过1.0mg），通过试样干燥前后试样质量的变化，计算样品中总固体的含量，由总固体含量中减去脂肪和蔗糖等非乳成分含量，即得非脂乳固体含量。

（黎源倩　邹晓莉）

dànlèi lǐhuà jiǎnyàn

蛋类理化检验 （physical and chemical examination of eggs）

蛋和蛋制品的感官指标、pH值、营养成分和其中可能存在的有毒重金属、农药残留等卫生指标的定性和定量检验。蛋类主要指鸡蛋、鸭蛋、鹅蛋等禽蛋及其制品，其品种包括鲜蛋、冷藏蛋、化学贮存蛋、皮蛋、咸蛋及其制品。各种禽蛋的结构和营养成分大致相同，主要含有蛋白质、氨基酸、脂肪、卵磷脂、胆固醇以及无机盐和维生素等，是营养丰富的动物性食品。蛋类食品在贮存、运输等过程中易受微生物污染而腐败变质，禽类饲料中残留的兽药、农药和有害元素等会影响蛋类食品的质量。为了保证蛋及其制品的安全，中国制定了蛋及蛋制品卫生管理办法和相应的卫生标准《食品安全国家标准 蛋与蛋制品》（GB 2749-2015），其污染物限量和农药最大残留限量应符合《食品安全国家标准 食品中污染物限量》（GB 2762-2017）、《食品安全国家标准 食品中农药最大残留限量》（GB 2763-2016）的规定。对于蛋及蛋制品，包括鲜蛋、巴氏杀菌冰蛋（全蛋、蛋黄、蛋白）和巴氏杀菌全蛋粉、鸡全蛋粉、鸡蛋黄粉和鸡蛋白片、皮蛋以及糟蛋，需做感官检查；鲜蛋卫生检验的理化指标有铅（≤0.2mg/kg）、总汞

（≤0.05mg/kg）、镉（≤0.05mg/kg）、六六六、滴滴涕（≤0.1mg/kg）、五氯硝基苯（≤0.03mg/kg）、艾氏剂（≤0.1mg/kg）、狄氏剂（≤0.1mg/kg）、林丹（≤0.1mg/kg）、氯丹（≤0.02mg/kg）、硫丹（≤0.03mg/kg）、七氯（七氯与环氧七氯之和≤0.05）等。对于蛋制品，应检测铅（皮蛋≤2.0mg/kg，糟蛋≤1.0mg/kg，其他的蛋制品≤0.2mg/kg）、总汞（≤0.05mg/kg）、镉（≤0.05mg/kg）、锌（≤50mg/kg）以及有机氯农药残留的含量。此外，巴氏杀菌冰蛋（全蛋、蛋黄、蛋白）、巴氏杀菌全蛋粉、蛋黄粉，还需检测水分、脂肪、游离脂肪酸；蛋白片还需检测水分、水溶物和酸度（以乳酸计）；皮蛋需检测pH值、挥发性盐基氮、总碱度和游离碱度；咸蛋还需检测挥发性盐基氮。

根据中国国家标准《蛋与蛋制品卫生标准的分析方法》（GB/T 5009.47-2003）对以上理化指标进行检验，有机氯农药残留按《动物性食品中有机氯农药和拟除虫菊酯农药多组分残留量的测定》（GB/T 5009.162-2008）、《食品中有机氯农药多组分残留量的测定》（GB/T 5009.19-2008）规定的方法测定（见铅检验、汞检验、镉检验、锌检验、食品中水分检验、食品中脂肪检验、有机氯农药残留检验、pH值测定、挥发性盐基氮检验等）。

（黎源倩　邹晓莉）

gāodiǎn lǐhuà jiǎnyàn

糕点理化检验 （physical and chemical examination of pastry）

糕点类食品的感官指标、酸败指标和其中可能存在的食品添加剂、有毒重金属、真菌毒素等卫生指标的定性和定量检验。糕点、面包类食品是以粮食、油脂、

食糖、蛋为主要原料，添加或不添加其他原料，经发酵、焙烤、蒸炸等加工制成的食品，包括各种糕点、饼干、面包等。糕点、面包类食品营养丰富，易被人体吸收，可提供给人体所需要的营养成分，如蛋白质、脂肪、碳水化合物、维生素、膳食纤维、矿物质和微量元素等。一般分为中式和西式糕点。常见的中式糕点有蒸制品、烘烤和油炸制品；西式糕点有蛋糕类、水点类、干点类、起酥类等，一般加有较多的奶油，具有浓厚的奶油香味。中国《食品安全国家标准 糕点、面包》（GB 7099-2015）规定的检验指标包括感官指标、酸价（以脂肪计，KOH，≤5mg/g）、过氧化值（以脂肪计，≤0.25g/100g）、铅（以Pb计，≤0.5mg/kg）和黄曲霉毒素B_1（≤5μg/kg）以及食品添加剂。其污染物含量、真菌毒素含量和食品添加剂使用应符合《食品安全国家标准 食品中污染物限量》（GB 2762-2017）、《食品安全国家标准 食品中真菌毒素限量》（GB 2761-2017）和《食品安全国家标准 食品添加剂使用标准》（GB 2760-2014）的规定。

检验方法按中国国家标准《糕点卫生标准的分析方法》（GB/T 5009.56-2003），其中糕点类食品的感官指标，对于糕点、饼干、面包应具有各自应有的正常色泽、气味、滋味、无异味；无霉变、无生虫及其他正常视力可见的外来异物等，符合GB 7099-2015的规定；糕点类食品中水分、铅、黄曲霉毒素B_1分别按《食品安全国家标准 食品中水分的测定》（GB 5009.3-2016）、《食品安全国家标准 食品中铅的测定》（GB 5009.12-2017）、《食品安全国家标准 食品中黄曲霉毒素

B 族和 G 族的测定》（GB 5009.22-2016）进行检测；食品添加剂中防腐剂山梨酸、苯甲酸按《食品安全国家标准 食品中苯甲酸、山梨酸和糖精钠的测定》（GB 5009.28-2016）进行检验；抗氧化剂按《食品中叔丁基羟基茴香醚（BHA）与 2,6-二叔丁基对甲酚（BHT）的测定》（GB/T 5009.30-2003）进行检验；着色剂按《食品中合成着色剂的测定》（GB/T 5009.35-2003）进行检验。酸价和过氧化值按《食用植物油卫生标准的分析方法》（GB/T 5009.37-2003）采用滴定法测定；也可以见食品中水分检验、铅检验、黄曲霉毒素检验、防腐剂检验、抗氧化剂检验、着色剂检验、食品酸价测定和食品过氧化值测定。

（黎源倩　邹晓莉）

dòuzhìpǐn lǐhuà jiǎnyàn

豆制品理化检验（physical and chemical examination of been products）

豆制品的感官指标、水分和其中可能存在的有害物质、食品添加剂等卫生指标的定性和定量检验。豆制品是以大豆或杂豆为主要原料，经加工制成的食品，包括发酵豆制品、非发酵豆制品和大豆蛋白类制品。发酵性豆制品是以大豆为主要原料，经微生物发酵而制成，如腐乳、豆豉、纳豆等。非发酵性豆制品是指以大豆或其他豆类为原料制成豆腐、豆浆，或豆腐再经卤制、炸卤、熏制、干燥的豆制品，如豆腐丝、豆腐皮、豆腐干、腐竹、素火腿等。豆制品的营养丰富，主要含有蛋白质、人体必需氨基酸，也含有钙、磷、铁等矿物质、维生素和纤维素，不含胆固醇，因此，豆制品是一种优良蛋白质来源，对健康有益。面筋是以小麦为原料制成，主要含植物性蛋白质，由小麦粉中所特有的胶体混合蛋白质麦胶蛋白质和麦谷蛋白质组成，通常有湿面筋和干面筋两种。面筋与非发酵性豆制品检验纳入同一中国国家标准中。大豆蛋白粉是大豆经清选、脱皮、脱脂、粉碎等工艺加工而成的粉状产品（干基中含氮量不低于 50%）。

检验指标　为了保证豆制品的卫生质量，制定了相应的中国国家卫生标准《食品安全国家标准 面筋制品》（GB 2711-2014）和《食品安全国家标准 豆制品》（GB 2712-2014）。针对豆制品和面筋的原料，以及在生产过程中可能污染的有害元素、真菌毒素和所使用的添加剂进行检测，主要的检验指标有感官检查、水分、铅（以 Pb 计）≤0.5mg/kg（豆浆≤0.05mg/kg）、镉（≤0.2mg/kg）、铬（≤1.0mg/kg）、山梨酸和苯甲酸等；对于发酵性豆制品，有黄曲霉毒素 B_1（≤5.0μg/kg）。对于豆浆，脲酶试验应呈阴性。大豆蛋白粉应按照中国国家标准《大豆蛋白粉》（GB/T 22493-2008）要求检验。豆制品中污染物含量、真菌毒素含量和食品添加剂使用应符合中国《食品安全国家标准 食品中污染物限量》（GB 2762-2017）、《食品安全国家标准 食品中真菌毒素限量》（GB 2761-2017）和《食品安全国家标准 食品添加剂使用标准》（GB 2760-2014）的规定。

检验方法　采用中国国家标准《非发酵性豆制品和面筋卫生标准的分析方法》（GB/T 5009.51-2003）和《发酵性豆制品卫生标准的分析方法》（GB/T 5009.52-2003）。对于豆制品和面筋的感官检查应具有正常的色、香、味，不酸、不黏，无异味，无杂质，无霉变等，符合 GB 2711-2014 和 GB 2712-2014 的规定；对于豆类制品和面筋，水分、铅、铬、黄曲霉毒素 B_1 检验分别按《食品安全国家标准 食品中水分的测定》（GB 5009.3-2016）、《食品安全国家标准 食品中铅的测定》（GB 5009.12-2017）、《食品安全国家标准 食品中镉的测定》（GB 5009.15-2014）、《食品安全国家标准 食品中铬的测定》（GB 5009.123-2014）和《食品安全国家标准 食品中黄曲霉毒素 B 族和 G 族的测定》（GB 5009.22-2016）规定的方法测定（见食品中水分检验、砷检验、铅检验、黄曲霉毒素检验）；防腐剂山梨酸、苯甲酸按《食品安全国家标准 食品中苯甲酸、山梨酸和糖精钠的测定》（GB 5009.28-2016）检验。豆浆的脲酶试验按《植物蛋白饮料中脲酶的定性测定》（GB/T 5009.183-2003）检验。需要测定总酸和蛋白质时可按《酱油卫生标准的分析方法》（GB/T 5009.39-2003）采用酸度计法测定（见水酸度检验），蛋白质可按《食品安全国家标准 食品中蛋白质的测定》（GB 5009.5-2016）的方法检验（见食品中蛋白质检验）。

（黎源倩　邹晓莉）

diànfěnlèi zhìpǐn lǐhuà jiǎnyàn

淀粉类制品理化检验（physical and chemical examination of starch products）

淀粉类制品的感官指标和其中可能存在的有害物质、食品添加剂等卫生指标的定性和定量检验。淀粉制品是指以豆类、薯类、谷类等一种或几种制成的食用淀粉为原料加工而成的食品。淀粉是碳水化合物（多糖），经适当加工后可作为食品。由于淀粉类制品所用的原料和在其制作过程中，可能被重金属和真菌毒素污染，有的制品还可能加入增白剂和防腐剂等食品添加剂。淀粉类制品中污染物限量、真菌毒素限量和食品添加剂使用应符合中国《食品安全国家标准 食品中污染物限量》（GB 2762-2017）、《食品安全国家标准 食品中真菌毒素限量》（GB 2761-2017）和《食品安全国家标准 食品添加剂使用标准》（GB 2760-2014）规定。根据中国《食品安全国家标准 淀粉制品》（GB 2713-2015）的规定，其检验指标包括感官检查、铅、黄曲霉毒素 B_1 和二氧化硫等。

检验方法应采用国家标准《淀粉类制品卫生标准的分析方法》（GB/T 5009.53-2003），其中淀粉制品的感官检查应具有其应有的形态、色泽，不酸、不黏，无异味，无杂质，无霉变等，符合 GB 2713-2015 的规定。淀粉类制品的水分、铅、黄曲霉毒素 B_1 分别按《食品安全国家标准 食品中水分的测定》（GB 5009.3-2016）、《食品安全国家标准 食品中铅的测定》（GB 5009.12-2017）、《食品安全国家标准 食品中黄曲霉毒素 B 族和 G 族的测定》（GB 5009.22-2016）进行检测（见食品中水分检验、铅检验、黄曲霉毒素 B_1 检验）；防腐剂山梨酸、苯甲酸按《食品安全国家标准 食品中苯甲酸、山梨酸和糖精钠的测定》（GB 5009.28-2016）检验（见防腐剂检验），二氧化硫按《食品安全国家标准 食品中二氧化硫的测定》（GB 5009.34-2016）检验（见二氧化硫检验）。

（黎源倩　邹晓莉）

cháyè lǐhuà jiǎnyàn
茶叶理化检验 （physical and chemical examination of tea）

茶叶的感官指标和其中可能存在的有毒重金属、农药残留等卫生指标的定性和定量检验。茶叶是人们常用的饮料之一，其基本成分为儿茶素类（茶多酚），还含有咖啡因、植物碱、蛋白质、氨基酸、有机酸、糖类、果胶素、色素、多种矿物质（包括钾、钙、镁、锰等）和维生素等物质。茶叶具有抗氧化、抗肿瘤、降低胆固醇等作用，对健康有益。但在茶树生长和茶叶加工过程中会受到重金属污染；茶叶采集前期常要喷洒农药，以防止病虫害，所以茶叶的农药残留问题不容忽视。

检验指标　根据中国《食品安全国家标准 食品中污染物限量》（GB 2762-2017）和《食品安全国家标准 食品中农药最大残留限量》（GB 2763-2016），以及《茶叶卫生标准的分析方法》（GB/T 5009.57-2003），茶叶的理化检验项目主要有感官检查、铅（≤5.0mg/kg）和农药残留，其农药最大残留限量应符合 GB 2763-2016 规定，具体检验项目见表。

表　茶叶中农药残留限量和检验方法

农药	最大残留限量（mg/kg）	检测方法
六六六	≤0.2	GB/T 5009.19-2008
滴滴涕	≤0.2	GB/T 5009.19-2008
多菌灵	≤5	GB/T 20769-2008、NY/T 1453-2007
哒螨灵	≤5	GB/T 23204-2008、SN/T 2432-2010
丁醚脲	≤5	*
除虫脲	≤20	GB/T 5009.147-2003、NY/T 1720-2009
草甘膦	≤1	SN/T 1923-2007
草铵膦	≤0.5	JAP-024
吡虫啉	≤0.5	GB/T 23379-2009
苯醚甲环唑	≤10	GB 23200.8-2016、GB 23200.49-2016、GB/T 5009.218-2008
氟氯氰菊酯	≤1	SN/T 1117-2008、GB/T 23204-2008
甲氰菊酯	≤5	GB/T 23376-2009、SN/T 1117-2008
氟氰戊菊酯	≤20	GB/T 23204-2008
联苯菊酯	≤5	SN/T 1969-2007
氯氟氰菊酯	≤15	SN/T 1117-2008
氯菊酯	≤20	GB/T 23204-2008、SN/T 1117-2008
氯氰菊酯	≤20	GB/T 23204-2008、SN/T 1117-2008
溴氰菊酯	≤10	GB/T 5009.110-2003、SN/T 1117-2008
灭多威	≤3	NY/T 761-2008
噻虫嗪	≤10	GB/T 2077-2008
噻嗪酮	≤10	GB/T 23376-2009
杀螟硫磷	≤0.5	GB/T 14553-2003、GB/T 20769-2008、NY/T 761-2008
噻螨酮	≤15	GB 23200.8-2016、GB/T 20769-2008
乙酰甲胺磷	≤0.1	GB/T 5009.103-2003
硫丹（残留物为 α-硫丹和 β-硫丹及硫丹硫酸酯之和）	≤10	GB/T 5009.19-2008

NY/T：国家农业部推荐标准；SN/T：国家进出口商品检验检疫系统推荐标准；JAP-024：国外相关标准。*，见：张新忠，罗逢健，刘光明，等. 超高效液相色谱-串联质谱法测定茶叶和土壤中丁醚脲及其代谢物的残留. 分析化学，2011，（9）：1329-1335.

国际上茶叶标准（ISO 标准）是检验茶水中所含重金属和农药残留的含量，而中国国家标准则是检测茶叶本身上述污染物的含量，其中所规定的检测项目与欧盟和日本等国差异较大，特别是农药残留检验项目。

检验方法 按照国家标准《茶叶卫生标准的分析方法》（GB/T 5009.57-2003），茶叶的感官检查应具有茶类固有的色、香、味，无异味、无异臭、无霉变，不得含有非茶类物质或混有异种植物叶。茶叶中铅按中国《食品安全国家标准 食品中铅的测定》（GB 5009.12-2017）进行检验；根据 GB 2763-2014，茶叶中农药残留限量和检验方法见表。茶叶中农药多残留测定可采用国家标准《茶叶中 519 种农药及相关化学品残留量的测定 气相色谱-质谱法》（GB/T 23204-2008）、《茶叶中 448 种农药及相关化学品残留量的测定 液相色谱-串联质谱法》（GB/T 23205-2008）、《茶叶中农药多残留测定 气相色谱/质谱法》（GB/T 23376-2009）进行检测。

（黎源倩 邹晓莉）

lěngyǐn shípǐn lǐhuà jiǎnyàn

冷饮食品理化检验（physical and chemical examination of cold drink and food）

冷冻食品和饮料的感官指标和其中可能存在的有毒重金属、食品添加剂等卫生指标的定性和定量检验。冷饮食品包括冷冻食品和饮料。冷冻食品可分为冰淇淋、雪糕、冰棍、食用冰等八类；饮料是经过定型包装，供直接饮用或用水冲调饮用，其中乙醇含量不超过 0.5% 的制品，不包括饮用药品，通常可分为果汁、蔬菜汁、含乳饮料（品）、碳酸饮料（品）、植物蛋白饮料、茶饮料（品）、固体饮料（品）等。冷饮食品在生产和制作过程中可能会受到重金属污染，有的需要加入着色剂、防腐剂等，为了保证冷饮食品的安全和质量，中国制定了《食品安全国家标准 冷冻饮品和制作料》（GB 2759-2015）、《食品安全国家标准 饮料》（GB 7101-2015），其污染物限量应符合《食品安全国家标准 食品中污染物限量》（GB 2762-2017）的规定，食品添加剂的使用应符合《食品安全国家标准 食品添加剂使用标准》（GB 2760-2014）的规定，食品强化剂的使用应符合《食品安全国家标准 食品强化剂使用标准》（GB14880-2012）。此外，对于金属罐装果蔬汁饮料中的锌、铁、铜总和（≤20mg/L），以杏仁为原料的饮料中氰化物（以 HCN 计，≤0.05mg/L）；以大豆为原料的饮料，其脲酶试验应呈阴性。

根据中国食品安全国家标准 GB 2759-2015 和 GB 7101-2015，理化检验项目主要有冷冻食品或饮料的感官检查、铅、锌、铁和食品添加剂（防腐剂和着色剂）等。铅、锌、铁含量分别按《食品安全国家标准 食品中铅的测定》（GB 5009.12-2017）、《食品安全国家标准 食品中锌的测定》（GB 5009.14-2017）、《食品安全国家标准 食品中铁的测定》（GB 5009.90-2016）检测；果蔬汁类饮料展青霉素按《食品安全国家标准 食品中展青霉素的测定》（GB 5009.185-2016）进行检验（见展青霉素检验）；防腐剂和着色剂按《食品安全国家标准 食品中苯甲酸、山梨酸和糖精钠的测定》（GB 5009.28-2016）和《食品安全国家标准 食品中合成着色剂的测定》（GB 5009.35-2016）检验（见防腐剂检验、着色剂检验）；氰化物按《食品安全国家标准 食品中氰化物的测定》（GB 5009.36-2016）进行检验（见氰化物检验）；脲酶试验按《植物蛋白饮料中脲酶的定性测定》（GB/T 5009.183-2003）检验。

（黎源倩 邹晓莉）

jiǔlèi lǐhuà jiǎnyàn

酒类理化检验（physical and chemical examination of wine）

酒类及含酒精饮料的酒精度和其中可能存在的有毒重金属、甲醇、醛类、真菌毒素、二氧化硫、氰化物等卫生指标的定性和定量检验。酒类是含酒精饮料的总称，按酿造方式不同可分为蒸馏酒、发酵酒、配制酒。蒸馏酒是指以含糖或含淀粉多的粮谷、薯类、水果等为原料，经糖化、发酵、蒸馏、陈酿、勾兑或调配制成的饮料酒，如白酒、威士忌、白兰地等，其酒精度较高，刺激性较强。发酵酒又称酿造酒，以粮谷、水果等为原料，经糖化、发酵后酿制的酒，如啤酒、葡萄酒、黄酒、清酒、果酒等，其酒精度较低，一般为 4%~18%。配制酒以发酵酒、蒸馏酒或食用酒精作为酒基，加入一定比例的可食用辅料和食品添加剂，经调配、混合或再加工而成，改变了原酒基风格，如桂花酒、人参酒、玫瑰酒等，其酒精含量大多为 15%~40%。酒类是人们常喝的饮料之一，适量饮酒对健康有一定益处，但饮用不当或过量会对人体造成危害，甚至中毒致死。

酒类饮料所用的原料、生产工艺和贮存条件以及食品添加剂的使用等都可能使之含有毒有害的醇类、醛类、重金属以及真菌毒素等而影响其质量。以果胶含量高的水果或薯类作为原料酿酒，其中所含的果胶在发酵过程中会水解产生甲醇。甲醇具有神经毒性，侵害视神经，导致视力减退或失明，甚至死亡。醛类主要来自糠麸和谷壳等原料，包括甲醛、乙醛、丁醛等，其中甲醛的毒性较大，属细胞原浆毒，可以使蛋白质变性和酶失活。以含氰苷的木薯或果核等为原料，酿造过程中氰苷在一定的条件下能水解产生毒性极强的氢氰酸。以苹果、山楂等为原料的发酵酒，如果水果腐烂，发酵后可能含展青霉素；酒类生产和贮存过程中所使用的设备、管道和容器，可能存在铅污染。

检验指标 根据中国《食品安全国家标准 蒸馏酒及其配制酒》（GB 2757-2012）和《食品安全国家标准 发酵酒及其配制酒》（GB 2758-2012），其污染物限量、真菌毒素限量、食品添加剂的使用应按《食品安全国家标准 食品中污染物限量》（GB 2762-2017）、《食品安全国家标准 食品中真菌毒素限量》（GB 2761-2017）、《食品安全国家标准 食品添加剂使用标准》（GB 2760-2014）的规定。中国蒸馏酒及其配制酒的卫生指标，有酒精度、甲醇（粮谷类应≤0.6g/L，其他≤2.0g/L）、铅（≤0.5mg/L）、氰化物（以 HCN 计，≤8mg/L）。发酵酒及其配制酒的卫生指标，包括酒精度、总二氧化硫（以 SO_2 计，≤250mg/L）、甲醛（啤酒≤2.0mg/L）、铅（以 Pb 计，啤酒、黄酒≤0.5mg/L，葡萄酒、果酒应≤0.2mg/L）、展青霉素（苹果酒、山楂酒应≤50μg/L）。

检验方法 以上理化指标按国家标准《蒸馏酒和配制酒卫生标准的分析方法》（GB/T 5009.48-2003）和《发酵酒及其配制酒卫生标准标准的分析方法》（GB/T 5009.49-2008）进行检验（见乙

醇检验、甲醇检验、氰化物检验、二氧化硫检验、甲醛检验、展青霉素检验）。

（黎源倩 邹晓莉）

shítáng lǐhuà jiǎnyàn

食糖理化检验 （physical and chemical examination of sugar）

食用糖的感官指标和其中可能存在的有毒重金属、抗生素、二氧化硫、氰化物等卫生指标的定性和定量检验。食糖是食用糖的简称，包括以甘蔗和甜菜为原料生产的原糖、白砂糖、绵白糖、赤砂糖、红糖、冰糖以及蜂蜜等，其中蜂蜜主要含果糖和葡萄糖，其他糖的主要成分为蔗糖。蔗糖的化学名为 β-D-呋喃果糖基-α-D-吡喃葡糖苷，分子式 $C_{12}H_{22}O_{11}$。广泛存在于植物中，是自然界中重要的双糖，在甘蔗和甜菜中含量最高。食糖是人体的热能来源，对维持人体健康起到重要的生理作用。食糖的原料可能含有农药残留，在其生产过程中可能会受到砷、铅等有害元素的污染，特别是白砂糖、绵白糖、方糖等制作工艺中可能使用二氧化硫等添加剂，当其超过限量时会对人体健康产生影响。对蜂蜜而言，蜜蜂所采集的植物花蜜、分泌物或蜜露应安全无毒，不能源于雷公藤、博落回、狼毒等有毒蜜源植物，此外蜂蜜中还可能存在抗生素残留。因此，食糖中污染物限量和农药残留限量应符合中国《食品安全国家标准 食品中污染物限量》（GB 2762-2017）和《食品安全国家标准 食品中农药最大残留限量》（GB 2763-2016）的相关规定；食品添加剂品种及其使用量应符合《食品安全国家标准 食品添加剂使用标准》（GB 2760-2014）的规定；蜂蜜中兽药残留限量应符合国家

相关标准的规定。

检验指标 根据中国《食品安全国家标准 食糖》（GB 13104-2014），食糖的感官指标要求具有产品应有的色泽，味甜、无异味、无异嗅，具有产品应有的状态，无潮解，无正常视力可见外来异物。生物指标不得检出螨。食糖的理化指标有不溶于水杂质（仅适用于原糖，≤350mg/kg）、铅（以 Pb 计，≤0.5mg/kg）、砷（以 As 计，≤0.5mg/kg），污染物限量应符合 GB 2762-2017 的规定，食品添加剂的使用应符合 GB 2760-2014 的规定。

根据中国《食品安全国家标准 蜂蜜》（GB 14963-2011），蜂蜜的感官要求色泽依蜜源品种不同，从水白色（近无色）至深色（暗褐色），具有特有的滋味、气味，无异味；常温下呈黏稠流体状或部分及全部结晶；在自然光下观察其状态，不得含有蜜蜂肢体、幼虫、蜡屑及正常视力可见的杂质（含蜡屑巢蜜除外）。检验指标有果糖和葡萄糖，应≥60g/100g；蔗糖，桉树蜂蜜、柑橘蜂蜜、紫苜蓿蜂蜜、荔枝蜂蜜、野桂花蜜中应≤10g/100g，其他蜂蜜中应≤5g/100g；锌（以 Zn 计）应≤25mg/kg。

检验方法 根据中国国家标准《食糖卫生标准的分析方法》（GB/T 5009.55-2003）检测食糖中不溶于水杂质、总砷和铅；蜂蜜的感官要求按中国出入境检验检疫行业标准《进出口蜂蜜检验规程》（SN/T 0852-2012）的相应方法检验，锌的检测按《食品安全国家标准 食品中锌的测定》（GB 5009.14-2017）的方法，果糖和葡萄糖按《蜂蜜中果糖、葡萄糖、蔗糖、麦芽糖含量的测定方法 液相色谱示差折光检测法》

（GB/T 18932.22-2003）检验，四环素族抗生素残留量按《蜂蜜中四环素族抗生素残留量的测定》（GB/T 5009.95-2003）检测。原糖、白砂糖、绵白糖、赤砂糖中二氧化硫含量按《食品安全国家标准 食品中二氧化硫的测定》（GB 5009.34-2016）检测。其他指标可见铅检验、砷检验、锌检验、四环素族抗生素残留检验。

（黎源倩 邹晓莉）

shíyòngyán lǐhuà jiǎnyàn

食用盐理化检验（physical and chemical examination of edible salt）

食用盐的感官要求、氯化钠、碘、硫酸盐和其中可能存在的有毒重金属等卫生指标的定性和定量检验。食用盐的主要成分为氯化钠，通常含有少量水分和其他盐类，如氯化镁、氯化钙、氯化钾、碳酸盐和硫酸盐等。氯化钠，分子式 $NaCl$，纯净的氯化钠晶体是无色透明的立方晶体，相对密度 $2.165g/cm^3$，具有咸味，含杂质时易潮解，易溶于水，在水中的溶解度为 $35.7g$（0℃），其水溶液呈中性，难溶于乙醇等有机溶剂。食用盐可用于食品调味和腌制鱼、肉和蔬菜等，还可用于杀菌消毒。食用盐按其用途可分为精制盐、粉碎洗涤盐、低钠盐和日晒盐。中国为了预防控制碘缺乏病，采取食盐加碘为主的综合防控策略，在食用盐中加入的食品营养强化剂，包括碘酸钾、碘化钾和海藻碘，主要使用碘酸钾，并按照中国《食品安全国家标准 食用盐碘含量》（GB 26878-2011）中规定，碘含量的平均水平（以碘元素计）为 $20\sim30mg/kg$。

食盐一般是由海水、地下岩（矿）盐沉积物、天然卤（咸）水制得，其中含有少量的水不溶物，主要是钙、镁、钡盐，当其含量过高时会影响食盐的口味和质量。食盐中硫酸盐主要以硫酸钠和硫酸镁的形式存在，含量过高会使之味苦，甚至引起腹泻；食盐中的水溶性钡盐有毒，含量过高会引起腹泻、呕吐、四肢麻痹等中毒症状；长期摄入含氟较高的食盐也会引起慢性中毒。为了防止食盐受潮结块，通常加入亚铁氰化钾作为抗结剂，其最大使用量为 $0.005g/kg$。

检验指标 为保证食用盐的质量和食用安全，根据中国《食品安全国家标准 食品中污染物限量》（GB 2762-2017）、《食品安全国家标准 食用盐》（GB 2721-2015）和《食品安全国家标准 食品添加剂使用标准》（GB 2760-2014）规定，食用盐的检验指标有感官检查；氯化钠，以干基计，$\geq97g/100g$；氯化钾，以干基计，$10\sim35g/100g$，适用于低钠盐；钡，以 Ba 计，$\leq15mg/kg$；碘，以 I 计，$<5mg/kg$，仅用于强化碘的食用盐，按 GB 26878-2011 规定执行；铅 $\leq2mg/kg$；镉 $\leq0.5mg/kg$；总汞，以 Hg 计，$\leq0.1mg/kg$；亚铁氰化钾 $\leq0.01g/kg$；氯化钾应 $\leq350g/kg$。

检验方法 根据中国《食品安全国家标准 食盐指标的测定》（GB 5009.42-2016）中规定，食盐的感官要求：颜色为白色、味咸，不得有其他异味、无肉眼可见异物。食盐中铅、镉、总汞，分别按照《食品安全国家标准 食品中铅的测定》（GB 5009.12-2017）、《食品安全国家标准 食品中镉的测定》（GB 5009.15-2014）、《食品安全国家标准 食品中总汞及有机汞的测定》（GB 5009.17-2014）进行检测（见铅检验、镉检验、汞检验）；钡、氯化钠、氯化钾、亚铁氰化钾按照《食品安全国家标准 食盐指标的测定》（GB 5009.42-2016）进行检测。

（黎源倩 邹晓莉）

jiàngyóu lǐhuà jiǎnyàn

酱油理化检验（physical and chemical examination of soybean sauce）

酱油的感官指标、相对密度、氨基酸态氮、总酸以及其中可能存在的有毒重金属、真菌毒素、食品添加剂等卫生指标的定性和定量检验。酱油是用大豆、豆饼等植物性蛋白或粮食及其副产品麸皮等为原料，经酿造而得到具有独特酱香味的红褐色调味汁液，是中国传统的调味品。酱油的主要成分为水、蛋白质、氨基酸、有机酸、糖类、甘油、食盐、硫酸盐、磷酸盐、钙、镁、钾等，按生产工艺分为酿造酱油和配制酱油，按食用方法分为烹调酱油和餐桌酱油。酱油在酿造过程中除产生氨基酸、有机酸等影响酱油质量和风味的成分外，还可能受有害重金属、真菌毒素等污染，一般在酱油中加入一定量的防腐剂（苯甲酸、山梨酸），以防止霉变。因此，为保证酱油的质量和食用安全，必需对其进行卫生检验。

检验指标 根据中国国家《酱油卫生标准》（GB 2717-2003），酱油的检验指标有感官检查、相对密度、氨基酸态氮、总酸、总砷、铅、黄曲霉毒素 B_1、防腐剂（苯甲酸、山梨酸）、食盐和铵盐等，对于添加酸水解植物蛋白的产品，应检测 3-氯-1,2-丙二醇的含量，其污染物限量、真菌毒素限量和食品添加剂的使用应符合中国《食品安全国家标准 食品中污染物限量》（GB 2762-2017）、《食品安全国家标准 食品中真菌毒素限量》（GB 2761-2017）、《食品安全

国家标准 食品添加剂使用标准》（GB 2760-2014）的规定。酱油的感官要求应具有正常酿造酱油的色泽、气味和滋味，不得有其他异味、无沉淀、异物和霉花浮膜。酱油的相对密度 1.14～1.20，测定其相对密度可以初步判断其中所含的可溶性蛋白质、氨基酸、食盐、糖类和酸类等可溶性物质的量是否符合要求。食盐是生产酱油的重要原料之一，使之具有适当的咸味，并具有杀菌防腐的作用，一般酱油含食盐量为 15～20g/100ml。氨基酸态氮是酱油中所含蛋白质在发酵酿造中的分解产物，是其主要的营养成分之一，通常作为评价酱油质量的重要指标。在酿制酱油的过程中会产生有机酸，适量的有机酸可以增加酱油的风味。酱油所含的总酸包括乳酸、乙酸、琥珀酸和柠檬酸等，但总酸量过高会使酱油呈酸味，影响其质量。酱油的理化指标见表。

表 酱油的理化指标

项目	理化指标
氨基酸态氮（g/100ml）	≥0.4
总酸*（以乳酸计，g/100ml）	≤2.5
总砷（以 As 计，mg/L）	≤0.5
铅（以 Pb 计，mg/L）	≤1
黄曲霉毒素 B$_1$（μg/L）	≤5

*仅用于烹调酱油

检验方法 根据中国《酱油卫生标准的分析方法》（GB/T 5009.39-2003），酱油的相对密度、总砷、铅、黄曲霉毒素 B$_1$、苯甲酸、山梨酸分别按中国《食品安全国家标准 食品相对密度的测定》（GB 5009.2-2016）、《食品安全国家标准 食品中总砷及无机砷的测定》（GB 5009.11-2014）、《食品安全国家标准 食品中铅的测定》（GB 5009.12-2017）、《食品安全国家标准 食品中黄曲霉毒素 B 族和 G 族的测定》（GB 5009.22-2016）和《食品安全国家标准 食品中苯甲酸、山梨酸和糖精钠的测定》（GB 5009.28-2016）进行检测（见相对密度测定、砷检验、铅检验、霉菌毒素检验、防腐剂检验），3-氯-1,2-丙二醇按《食品安全国家标准 食品中氯丙醇及其脂肪酸酯含量的测定》（GB 5009.191-2016）规定的方法测定。

氨基酸态氮检验 根据氨基酸的两性，加入甲醛固定其中氨基的碱性，其羧基显示的酸性用氢氧化钠标准溶液滴定，以酸度计测定终点。

分析步骤 取 5ml 样品，加水定容，取部分样液用 0.050mol/L 氢氧化钠标准溶液滴定至酸度计指示 pH 为 8.2，记录所消耗氢氧化钠标准溶液的体积（可用于总酸含量测定）；加入 36%甲醛溶液 10ml，继续滴定至 pH 9.2，记录所消耗氢氧化钠标准溶液的体积。同时用水滴定作为试剂空白。根据试样稀释液和试剂空白加入甲醛后消耗氢氧化钠标准溶液体积及试样稀释液的取用量，计算试样中氨基酸态氮含量。

注意事项 加入甲醛后立即滴定，所用的甲醛不应放置过久，否则会有聚合物产生，甲醛的浓度直接影响测定结果。

氨基酸态氮也可采用分光光度法测定，原理为氨基酸态氮、乙酰丙酮和甲醛在乙酸-乙酸铵缓冲溶液（pH 4.8）中反应生成黄色化合物，在 400nm 波长处测定吸光度值，与标准系列比较定量。

总酸测定 酱油中所含的多种有机酸，用氢氧化钠标准溶液滴定，以酸度计测定 pH 8.2 为终点，结果以乙酸表示。分析步骤

同氨基酸态氮检验，但不加入甲醛滴定。

食盐检验 试样中的氯化钠用硝酸银标准溶液滴定，生成氯化银沉淀，过量的硝酸银与铬酸钾指示剂生成铬酸银，呈橘红色为终点，根据硝酸银标准溶液的消耗量计算酱油中氯化钠含量。同时用水作试剂空白。

操作步骤 取适量试样加适量水，以铬酸钾溶液作指示剂，用 0.100mol/L 硝酸银标准溶液滴定至刚出现橘红色为终点。

注意事项 滴定时，铬酸钾指示剂的用量会影响终点的判断，加入 5%铬酸钾 1ml 即可。滴定时必须剧烈振摇，使被氯化银沉淀吸附的氯离子释放出来，以减小滴定误差。

铵盐检验 采用半微量定氮法，将酱油试样在碱性条件下加热蒸馏，使氨游离，被硼酸溶液吸收后，用盐酸标准溶液滴定，计算铵盐的含量。

操作步骤 取适量试样，加入水和少量氧化镁进行蒸馏，用加有甲基红-溴甲酚绿混合指示剂的硼酸溶液吸收。沸腾后继续蒸馏 30 分钟，取下吸收液用盐酸标准溶液滴定，用同量的水、氧化镁和硼酸溶液按同法操作作为试剂空白。根据试样和试剂空白所消耗的盐酸标准溶液的浓度和体积、试样用量计算铵盐的含量。

注意事项 在结果计算时要乘以换算系数 0.017，即与 1.00ml 盐酸标准溶液（1.000mol/L）相当的铵盐（以氨计）质量（g）。

（黎源倩 邹晓莉）

shícù lǐhuà jiǎnyàn

食醋理化检验（physical and chemical examination of edible vinegar） 食醋的感官指标、总酸和其中可能存在的有毒重金属、

游离矿酸、真菌毒素等卫生指标的定性和定量检验。食醋是以单独或混合使用富含淀粉、糖类的粮食、果实或酒精为原料，经微生物发酵酿造而成的酸性调味液。根据酿制原料和工艺条件不同，食醋可以分为酿造食醋和配制食醋。酿造食醋是指单独或混合采用淀粉、糖类、酒类经微生物发酵得到的；而配制食醋是以酿造食醋为主，添加食品级冰乙酸、食品添加剂配制而成的调味食醋，且酿造食醋的添加量不得少于50%。食醋主要成分为乙酸，还含有少量高级醇类以及其他有机酸等，在酿造过程中蛋白质在麸曲蛋白酶的作用下水解为胨、多肽和氨基酸等，使其产生鲜味，食醋中对人体有益的营养成分有乳酸、葡萄糖酸、琥珀酸、氨基酸、糖、钙、磷、铁、维生素 B_2 等。

检验指标　食醋在糖化过程中产生有机酸，主要含有乙酸、琥珀酸、苹果酸、柠檬酸等，其总酸含量一般在 1.44%～4.56%。由于游离矿酸对口腔、食管和胃黏膜有刺激作用，会影响人体健康，因此硫酸、盐酸、硝酸、磷酸等无机酸不得用于生产食醋。食醋所用的原料以及在其发酵酿造过程中，可能被重金属和真菌毒素污染。根据中国国家《食醋卫生标准》（GB 2719-2003）规定，食醋的检验指标有感官检查、总酸、游离矿酸（不得检出）、总砷（≤0.5mg/L）、铅（≤1mg/L）、黄曲霉毒素 B_1（≤5μg/L）等。食醋中污染物限量、真菌毒素限量和食品添加剂使用应符合《食品安全国家标准 食品中污染物限量》（GB 2762-2017）、《食品安全国家标准 食品中真菌毒素限量》（GB 2761-2017）、《食品安全国家标准

食品添加剂使用标准》（GB 2760-2014）的规定。

美国公职分析化学家协会（AOAC）标准 930.35 中规定食醋的检验指标有感官检验、固形物、灰分、可溶性磷（以五氧化二磷计）、不溶性磷（以五氧化二磷计）、总磷（以五氧化二磷计）、总酸、不挥发酸、挥发酸、酸转化前后的还原性物质、非挥发性还原物质（糖）、挥发性还原物质、醇、甘油、极性物质、硫酸盐、糊精（定性试验）等。

检验方法　根据中国国家标准《食醋卫生标准的分析方法》（GB/T 5009.41-2003），食醋的感官应检查是否具有食醋正常的色泽、气味和滋味；观察其澄清度，不应有沉淀、混浊、悬浮物、霉花、异味等。食醋的总砷、铅、黄曲霉毒素 B_1 分别按《食品安全国家标准 食品中总砷及无机砷的测定》（GB 5009.11-2014）、《食品安全国家标准 食品中铅的测定》（GB 5009.12-2017）、《食品安全国家标准 食品中黄曲霉毒素 B 族和 G 族的测定》（GB 5009.22-2016）进行检测（见砷检验、铅检验、黄曲霉毒素检验），总酸测定按《酱油卫生标准的分析方法》（GB/T 5009.39-2003）中相应方法检验。

游离矿酸检验方法简述如下。①原理：当食醋样品中存在游离矿酸时，样液中氢离子浓度增大，可使指示剂变色。②操作步骤：取少许试样于百里草酚蓝试纸上，观察其颜色变化，如试纸出现紫色斑点或紫色环，则表示有矿酸存在，最低检出量为 5μg。取少许试样用甲基紫试纸检验，如试纸变成蓝色或绿色，则表示有矿酸存在。③注意事项：不同浓度的乙酸可以在百里草酚蓝试纸上

出现橘黄色环，其中心呈淡黄色或无色；掺有硫酸、盐酸的样品紫色斑点或紫色环 24 小时不褪色。如样品颜色深，可以用少量活性炭脱色，过滤后检验。

（黎源倩　邹晓莉）

wèijīng lǐhuà jiǎnyàn
味精理化检验（physical and chemical examination of monosodium glutamate）　味精的感官指标、谷氨酸钠和其中可能存在的有毒重金属等卫生指标的定性和定量检验。味精又称味素，主要成分为谷氨酸钠，同时含有少量氯化钠，是用于增加食品鲜味的调味品。味精是由碳水化合物（如淀粉、玉米和糖蜜等糖质）经微生物（谷氨酸棒杆菌）发酵、提取、中和、结晶制成，可分为味精、加盐味精和加鲜味精，它们的主要成分为谷氨酸钠。谷氨酸钠又称麸氨酸钠，是氨基酸的一种，分子式 $C_5H_8NO_4Na \cdot H_2O$，白色结晶，无气味，熔点 225℃，微溶于乙醇，易溶于水。谷氨酸钠进入体内很快转变成谷氨酸，谷氨酸在人体代谢中有着重要的作用。味精在其生产过程中可能受到有害元素污染，为确保其质量，需进行卫生检验。

检验指标　根据中国《食品安全国家标准 味精》（GB 2720-2015）和《食品安全国家标准 食品中污染物限量》（GB 2762-2017）中鲜味剂的规定，味精的检验指标有感官检查、谷氨酸钠（以干基计，味精≥99%，加盐味精≥80%，加鲜味精≥97%）、总砷（以 As 计，≤0.5mg/kg）、铅（以 Pb 计，≤1mg/kg）。

检验方法　根据中国《食品安全国家标准 味精中麸氨酸钠（谷氨酸钠）的测定》（GB 5009.43-2016），味精的外观应为白色或无

色结晶颗粒或粉末状，具有特殊鲜味、无异味、无正常视力可见外来异物；总砷、铅的检测按《食品安全国家标准 食品中总砷及无机砷的测定》（GB 5009.11-2014）、《食品安全国家标准 食品中铅的测定》（GB 5009.12-2017）所推荐的方法（见砷检验、铅检验）。谷氨酸钠的检验方法如下。

旋光度测量法 ①原理：谷氨酸钠分子中含有不对称碳原子，具有光学活性，通过测量其溶液的旋光度，可以测定味精中谷氨酸钠的含量。②操作步骤：取一定量混匀的样品，用水溶解，加入少量盐酸溶液，定容。取该样液于旋光计的旋光管中测量其旋光度，同时测定旋光管内溶液的温度。如溶液的温度超过20℃±2℃时需要校正。根据测得的旋光度值和纯谷氨酸钠的比旋光度，计算样品中谷氨酸钠（含一分子结晶水）的含量。

酸度计法 ①原理：谷氨酸钠溶于水生成的谷氨酸具有两性，加入甲醛固定其中氨基的碱性，其羧基显示的酸性用氢氧化钠标准溶液滴定，以酸度计测定终点。②分析步骤：取适量样品，加60ml水溶解，样液用 0.050mol/L 氢氧化钠（NaOH）标准溶液滴定至酸度计指示 pH 为 8.2，记录所消耗 NaOH 标准溶液的体积，可用于总酸含量计算；加入36%甲醛溶液 10ml，继续用 NaOH 标准溶液滴定至 pH 9.2，记录所消耗 NaOH 标准溶液的体积。同时用水滴定作为试剂空白。根据试样稀释液和试剂空白加入甲醛后消耗 NaOH 标准溶液体积及试样稀释液的取用量，计算试样中谷氨酸钠（含一分子结晶水）的含量。

（黎源倩　邹晓莉）

rǔlèi chānwěi jiǎnyàn

乳类掺伪检验（analysis of milk adulteration） 牛乳主要含有水、脂肪、蛋白质、乳糖、盐类、维生素、酶类等，正常牛乳中各种成分含量大致稳定。乳类掺伪主要有掺水、掺电解质和非电解质以增加牛乳密度或掩盖牛乳酸败；掺胶体物质增加牛乳黏度、密度和体积；掺碳酸氢铵、尿素、三聚氰胺是为了非法提高牛奶中氮的含量，以提升牛奶中蛋白质含量指标，使劣质奶能通过检测机构的测试；加防腐剂以及其他类调节性物质等。掺伪种类及物质达几十种，严重危害消费者健康。

牛乳掺水检验 方法主要有密度计法和硝酸盐法。

密度计法 牛乳相对密度应在 1.028 ~ 1.032，如密度低于 1.028 可视为掺水。将仔细搅匀的待测乳样小心沿壁注入量筒中，加至量筒 3/4 容积为止，然后将专用于测定牛奶密度的乳稠计慢慢插入牛乳中，使其徐徐下沉，静置，读取密度值，同时测定乳样的温度。测定牛乳的相对密度时，注意勿使产生泡沫，如有泡沫需用滤纸吸掉；牛乳的密度随温度而变化，一般换算为20℃时的值。牛奶温度降低1℃，读数减去 0.0002；温度升高 1℃，读数加上 0.0002。

硝酸盐法 在硫酸介质中，水中的硝酸盐可将二苯胺氧化生成蓝色产物。取待检乳样适量，加入氯化钙溶液，在酒精灯上加热煮沸至蛋白质凝固，冷却后过滤。加 2~3 滴滤液于二苯胺硫酸溶液中，如果在液体的接界处有蓝色出现，说明牛乳中可能掺水。亚硝酸根、铁离子和过氧化氢可使二苯胺氧化，对反应有干扰，碘离子可被浓硫酸氧化为碘，掩盖硝酸根与二苯胺产生的蓝色，也会干扰测定。

牛乳中掺淀粉、米汤检验 添加淀粉、米汤等黏度、密度与牛乳物理性质相近的胶体物质以增加牛乳体积。①原理：淀粉可与碘生成蓝色复合物，据此可以鉴定牛乳中掺入淀粉或米汤。②测定方法：取乳样适量于试管中，稍稍煮沸，待冷却后，加入 2~3 滴碘-碘化钾溶液，如有淀粉或米汤掺入，则出现蓝色或者蓝青色。该方法灵敏度为 0.001mg。

牛乳中掺豆浆检验 添加豆浆等黏度、密度与牛乳物理性质相近的胶体物质以增加牛乳体积。

皂角素检验法 ①原理：豆浆中的皂角素在热水或酒精中可与氢氧化钠反应生成黄色化合物，检测牛乳中的皂角素可知其中是否掺有豆浆。②测定方法：取待检乳和新鲜正常牛乳适量，各加入乙醇-乙醚混合溶剂和25%氢氧化钠，混合均匀后放置。参比的新鲜牛乳应呈暗白色，待检乳如呈微黄色，说明掺有豆浆。此法灵敏度不高，在豆浆掺入量超过10%时才能检测出。

脲酶检测法 ①原理：大豆中含有催化尿素水解的脲酶，而牛乳中不含脲酶，检测脲酶可检验牛乳中是否掺有豆浆。②测定方法：取被检样液适量加入尿素溶液中混匀，管内悬吊红色石蕊试纸，密塞，放入 40℃ 水浴中。如牛乳中含有豆浆，红色石蕊试纸变为蓝色。

牛乳掺牛尿检验 ①原理：牛尿中含有的肌酐，在 pH 12 条件下，与苦味酸反应生成红色或橙红色化合物。②测定方法：取待检奶样加入10%氢氧化钠溶液，再加饱和苦味酸液，充分摇匀，放置10~15分钟。如为掺尿牛奶，则呈现明显的红褐色，正常牛乳则仍呈现苦味酸固有的黄色。

牛乳中掺尿素检验 牛奶掺入尿素旨在非法提高牛奶中蛋白质的含量。牛奶中尿素的测定大多采用显色法，使用的显色剂主要有对二甲氨基苯甲醛、亚硝酸盐-格里斯试剂（酒石酸、对氨基苯磺酸和盐酸萘乙二胺混合物）和丁二酮肟等。丁二酮肟与尿素反应速度慢，需加热进行；二甲氨基苯甲醛法灵敏度较低。

一般采用亚硝酸盐-格里斯试剂法。①原理：对氨基苯磺酸与亚硝酸钠在酸性介质中发生重氮化反应生成重氮盐，再与盐酸萘乙二胺反应生成紫红色偶氮化合物。在牛奶中加入亚硝酸盐-格里斯试剂，正常牛乳中不含尿素，则亚硝酸盐与格里斯试剂发生重氮化偶联反应生成紫红色偶氮化合物；如果牛奶中含有尿素，则尿素在酸性条件下与亚硝酸钠反应，使亚硝酸钠分解，不产生紫红色化合物。②检验方法：取奶样加1%亚硝酸钠溶液和浓硫酸各1ml，摇匀，放置5分钟。待泡沫消失后，加格里斯试剂，摇匀。同时用正常乳作空白试验。正常牛乳为紫红色，如掺有尿素，则呈黄色。

牛乳中掺碳酸氢铵、硫酸铵、硝酸铵检验 添加碳酸氢铵、硫酸铵、硝酸铵等电解质旨在增加牛乳密度、氮含量或掩盖牛乳酸败现象。①原理：碳酸氢铵、硫酸铵、硝酸铵均属常见化肥成分，其中的铵离子可与纳氏试剂生成红棕色沉淀，据此原理可鉴别掺伪。②检验方法：在表面皿中加入待检乳样和20%的氢氧化钠溶液。将有纳氏试剂浸渍滤纸的表面皿扣在上面，组成气室，置于沸水浴上加热，如果浸渍纳氏试剂的滤纸呈现橙色至红棕色，表示牛乳中掺有铵盐，如滤纸不显色说明没有掺入铵盐。

牛乳中掺石灰水检验 添加石灰水、氨水等电解质旨在增加牛乳密度或掩盖牛乳酸败现象。①原理：钡离子在中性条件下可与玫瑰红酸钠反应生成红黄色沉淀，牛乳中掺入石灰乳后碱性增强，在碱性条件下钙离子与玫瑰红酸钠反应生成紫色沉淀，在硫酸钠共存条件下，生成白色硫酸钙、硫酸钡沉淀而呈白土色。②检验方法：取待检牛乳加入1%硫酸钠溶液、1%氯化钡溶液和1%玫瑰红酸钠溶液各一滴。正常乳由于硫酸钡和玫瑰红酸钠生成玫瑰红酸钡沉淀，而显红黄色，掺有石灰乳（水）的牛乳，由于呈碱性和大量硫酸钙、硫酸钡的生成而呈白土色。该方法的检验灵敏度可达0.01mg。

牛乳中掺碳酸钠检验 掺碳酸钠旨在降低牛乳的酸度，掩盖牛乳的酸败。①原理：玫瑰红酸与因掺入碳酸钠而呈碱性的牛乳作用，其颜色会由棕黄色变为玫瑰红色，据此可检验牛乳中掺入碳酸钠。②检验方法：取待检牛乳加入玫瑰红酸乙醇溶液，摇匀，如果牛乳中有碳酸钠等碱性物质的存在，则呈玫瑰红色，正常乳呈淡褐黄色。该方法的检验灵敏度可达0.01mg。

牛乳中掺食盐检验 方法主要有氯离子测定法和铬酸钾定性快速检验法。

氯离子测定法 又称银量法或铬酸钾指示剂法。①原理：正常牛乳氯离子含量0.09%~0.12%，如掺入食盐，氯离子含量增高。氯离子与硝酸银反应生成氯化银沉淀，以铬酸钾为指示剂，硝酸银溶液滴定测定氯离子含量，与正常牛乳氯离子含量比较鉴定是否掺伪。②测定方法：吸取待测牛乳于容量瓶中，加入硫酸铝溶液和氢氧化钠溶液，摇匀后，用去离子水稀释至刻度，过滤。取滤液用氢氧化钠或稀硝酸调节pH 7~8，加入铬酸钾指示剂，摇匀，用标准硝酸银溶液滴定至出现砖红色经剧烈摇动不褪色为终点，根据硝酸银的消耗量计算氯离子含量。

铬酸钾定性快速检验法 ①原理：正常新鲜牛乳中氯离子含量很低，硝酸银和铬酸钾反应生成砖红色铬酸银沉淀。如果牛乳中掺有氯化钠，硝酸银和氯离子反应生成氯化银沉淀，并且与铬酸钾生成黄色沉淀物。②测定方法：在试管中加入硝酸银溶液和2滴10%的铬酸钾溶液，摇匀，此时可出现砖红色铬酸银沉淀，再加入待检牛乳1ml，充分混匀，如呈黄色，说明待检乳中氯离子含量超出0.14%，可能掺有食盐，如仍为红色，说明没有掺入食盐。该方法检测灵敏度较高，可达0.01%。

牛乳中掺芒硝检验 牛奶中掺芒硝旨在提高掺水奶的相对密度。①原理：掺入芒硝（$Na_2SO_4 \cdot 10H_2O$）的牛奶中含有较多的硫酸根离子，钡离子与硫酸根离子生成硫酸钡白色沉淀，并与玫瑰红酸钠作用呈红棕色。②测定方法：取待检奶样加入乙酸、氯化钡溶液和玫瑰红酸钠乙醇溶液，混匀，静置，同时用合格的牛奶做空白对照试验，如果牛奶中掺有芒硝则呈玫瑰红色，正常牛奶呈淡褐黄色。

牛乳中掺洗衣粉检验 ①原理：洗衣粉主要成分为直链烷基苯磺酸钠，在365nm紫外光照射下可发射银白色荧光，而正常牛奶无荧光。②检验方法：取 10ml 奶样于蒸发皿中，在暗室中于紫外线分析仪（波长 365nm）下观察荧光，同时用正常牛奶做空白对照试验。如果牛奶中掺有洗衣粉，则发银白色荧光，正常牛奶无荧光，呈乳黄色。此法灵敏度为 0.1%。

牛乳中掺抗生素检验　有发酵时间法和高效液相色谱法。

发酵时间法　①原理：牛乳在乳酸菌的作用下可以发酵，但如果牛乳中掺有抗生素或防腐剂，将抑制牛乳中微生物的繁殖而影响牛乳的发酵。②测定方法：取待检乳和正常牛乳各 10ml，各加入酚酞指示剂，用氢氧化钠溶液滴定至粉红色，在 80℃ 水浴中灭菌 10 分钟。冷却后，加入酸败乳，盖上棉塞，摇匀，25～37℃ 下放置后，加入蒸馏水，用氢氧化钠溶液滴定至粉红色。如待检乳所消耗的氢氧化钠体积明显小于正常牛乳，说明待检乳中掺有抗生素或防腐剂。该方法检测灵敏度为 0.01mg。

高效液相色谱法　①原理：牛乳中的抗生素经提取纯化后，经高效液相色谱柱分离，紫外检测器检测，标准曲线法定量。②样品处理：取样品适量，加高氯酸溶液，超声振荡，3000r/min 离心，上清液经预处理柱处理，用甲醇水溶液洗脱，减压浓缩后高效液相色谱测定。色谱条件为 C_{18} 色谱柱，流动相为磷酸氢二钠-乙腈，流速 1.0ml/min，进样量 20μl，检测波长为 355nm。

牛乳中掺三聚氰胺检验　添加三聚氰胺旨在非法提高牛奶中氮的含量，以提升牛奶中蛋白质含量指标。常用的检测方法按中国国家标准《原料乳与乳制品中三聚氰胺检测方法》（GB/T 22388-2008）有三种。

高效液相色谱法　①原理：试样用三氯乙酸-乙腈溶液提取，经阳离子交换固相萃取柱净化，高效液相色谱柱分离，紫外或二极管阵列检测器检测，外标法定量。②样品处理：液态奶、奶粉、酸奶、冰淇淋和奶糖等，取样品适量，加三氯乙酸-乙腈溶液，超声振荡提取，4000r/min 离心，上清液经三氯乙酸溶液湿润的滤纸过滤，定容；取滤液适量加水混匀待净化。奶酪、奶油和巧克力等，取样品适量于研钵中，加入适量海砂研成干粉，用三氯乙酸溶液分次清洗研钵，清洗液中加入适量乙腈，余下操作同"超声振荡提取……加水混匀待净化"。将待净化滤液移至固相萃取柱中，依次用水和甲醇水溶液洗涤，用氨化甲醇溶液洗脱，洗脱液于 50℃ 氮气吹干，流动相定容，混匀后微孔滤膜过滤，待高效液相色谱法测定。③色谱条件：C_8、C_{18} 色谱柱或相当者，离子对试剂缓冲液-乙腈为流动相，柱温 40℃，流速 1.0ml/min，进样量 20μl，检测波长 240nm。

液相色谱-质谱/质谱法　①原理：试样用三氯乙酸溶液提取，经阳离子交换固相萃取柱净化，用液相色谱-质谱/质谱法测定和确证，外标法定量。样品处理同液相色谱法。②液相色谱参考条件：强阳离子交换与反相 C_{18} 混合（1:4）色谱柱或相当者，等体积乙酸铵和乙腈混合溶液（pH 3.0）为流动相，流速 0.2ml/min，柱温 40℃，进样量 10μl。③质谱/质谱（MS/MS）参考条件：电离方式，电喷雾电离，正离子，离子喷雾电压 4kV；雾化气，氮气（276kPA）；干燥气，氮气，流速 10L/min，温度 350℃；碰撞气，氮气；扫描

模式，多反应监测（MRM），母离子质荷比（m/z）127，定量子离子 m/z 85，定性子离子 m/z 68；停留时间，0.3 秒；裂解电压 100V，碰撞能量 m/z 127>85 为 20V，m/z 127>68 为 35V。

气相色谱-质谱法　①原理：试样经超声提取、固相萃取净化后，进行硅烷化衍生，采用选择离子监测质谱扫描模式，保留时间和质谱碎片的丰度比定性，外标法定量。②样品处理：液态奶、奶粉、酸奶和奶糖等，取样品适量，加三氯乙酸溶液，超声提取，加入乙酸铅溶液适量，混匀后取上层提取液适量，4000r/min 离心，上清液待净化。奶酪、奶油和巧克力等，取样品适量，加入适量热水溶解，再加三氯乙酸溶液超声振荡提取，以下操作同液态奶样品。将待净化滤液移至固相萃取柱中，依次用水和甲醇水溶液淋洗，抽干后用氨化甲醇溶液洗脱，收集洗脱液于 50℃ 氮气吹干。③仪器参考条件：5% 苯基二甲基聚硅氧烷石英毛细管柱或相当者，流速 1.0ml/min，程序升温，70℃ 保持 1 分钟，以 10℃/min 升温至 200℃，保持 10 分钟，传输线温度 280℃，进样温度 250℃，进样量 1μl；电离方式，电子轰击电离（EI），电离能量 70eV，离子源温度 230℃；扫描模式，选择离子扫描，定性离子 m/z 99、171、327、342，定量离子 m/z 327。

（高希宝）

tiáowèipǐn chānwěi jiǎnyàn

调味品掺伪检验（analysis of condiment adulteration）　调味品是一类能够调节食品的色、香、味感官性状的物质，主要包括食盐、酱油、食醋、味精以及辛辣料。调味品的主要掺伪方式有掺兑、混入、假冒、粉饰等方法，

违法添加非食用物质或低营养劣质组分，可严重影响调味品的产品质量，对消费者健康带来严重危害。

酱油掺伪检验　按生产工艺，酱油可分为酿造酱油和配制酱油。酿造酱油是以大豆、小麦等原料，经发酵制成的具有特别色、香、味的液态调味品；配制酱油是以酿造酱油为主体，与酸水解植物蛋白调味液、食品添加剂等配制而成的液体调味品。酱油的掺伪主要有在酱油中掺入酱色、食盐水、味精和尿素等，违法使用酱色、食盐、味精废液或毛发水解液勾兑的伪劣酱油等。

掺水检验　①总固体法：酱油中水分约为65%，其余约35%为固形物，采用重量法测定酱油中总固形物的含量，算出酱油的含水量，如含水量超过65%以上，则可认为是掺水或次品酱油。取待测酱油适量，水浴加热蒸发，于105℃烘箱中干燥4小时，冷却，称重，重复烘干、称重，直至恒重，计算总固体含量。②密度计法：酱油相对密度一般在1.14~1.20，如低于1.10可视为掺水。取酱油样品200ml于量筒中，将密度计轻轻放入酱油中，待其平稳后，测定酱油的相对密度。同时测量酱油样液的温度，进行相对密度校正。

掺盐检验　酱油中食盐含量为（16~21g）/100ml，如果超出了此范围，说明其中掺入过量的食盐，使酱油味苦而不鲜。取样品酱油适量，加水定容，加铬酸钾溶液，混匀，用硝酸银标准溶液滴定至砖红色。同时做空白试验，计算食盐含量。

掺尿素检验　尿素在强酸性条件下与二乙酰一肟共同加热，反应生成红色化合物。取酱油样品适量于试管中，加3~4滴二乙酰一肟，混匀，再加入适量磷酸混匀，置于水浴中煮沸，观察颜色变化。如果有红色，说明掺有尿素。

掺伪配制酱油检验　酿造酱油是以大豆或脱脂大豆、小麦和（或）麸皮为原料，经微生物发酵制成的，酱油中含有大量的氨基酸、还原糖、无机盐、蛋白质和天然的棕红色素，还有维生素和构成香气的酯类等成分。配制酱油是以酿造酱油为主体，与酸水解植物蛋白调味液、食品添加剂等配制而成，其中酿造酱油的比例（以全氮计）不得少于50%，并且不得添加味精废液、胱氨酸废液以及由非食品原料生产的氨基酸液。掺伪配制酱油主要是用盐水、酱色、柠檬酸和味精等物质混合而成。如果未检出还原糖和氨基酸，则是掺伪配制酱油；如果氨基酸含量低于国家卫生质量标准中的指标，说明该酱油中掺入了水或是盐水。

还原糖测定　在碱性条件下，还原糖将次甲基蓝还原，使其蓝色消失。取酱油适量于三角瓶中，加入蒸馏水，加1滴酚酞，用稀氢氧化钠溶液中和至红色，然后再加入1滴次甲基蓝，加热。蓝色褪去的为酿造酱油，不褪色的为劣质配制酱油。

氨基氮含量测定　氨基酸的羧基和氨基具有酸碱两性，加入甲醛以固定氨基酸的碱性，使羧基显示出酸性，用氢氧化钠溶液滴定，以酸度计指示终点。取酱油适量于烧杯中，加水搅拌，用氢氧化钠标准溶液滴定至酸度计指示pH 8.2，由碱消耗的体积计算总酸含量。加中性甲醛溶液，混匀，再用氢氧化钠标准溶液继续滴定至pH 9.2，记录消耗碱的体积 V_1。同时取水做试剂空白实验，在同样条件下，消耗碱的体积为 V_2。根据氢氧化钠消耗体积差计算氨基氮含量。

食醋掺伪检验　包括掺游离矿酸检验与掺伪配制食醋检验。

掺游离矿酸检验　食醋中主要成分是乙酸及少量其他有机酸，以粮食为原料酿造的食醋，不得含有如硫酸、盐酸、草酸等游离矿酸。添加非食用酸配制的食醋中含有游离矿酸。

百里草酚蓝试纸法　取食醋适量加蒸馏水混合均匀，用百里草酚蓝试纸测试，若试纸变为紫色或紫色环为阳性结果，环内黄色或白色为阴性结果。此法适于颜色较深的食醋检测。

甲基紫试液法　取少量食醋与试管中，沿管壁滴加几滴0.01%甲基紫溶液，若溶液由紫色变为绿色或蓝色，表明有游离矿酸存在。此法适于白醋或颜色较浅的食醋检测。

掺伪配制食醋检验　食醋是单独或混合使用各种含有淀粉、糖的物料或酒精，经微生物发酵酿制而成的液体调味品。配制食醋是以酿造食醋为主体，与冰乙酸、食品添加剂等混合配制而成的调味品。配制食醋中酿造食醋的比例（以乙酸计）不得小于50%。而掺伪配制食醋是用冰乙酸直接稀释或其他化学方法生产的化学醋。由于酿造醋中含有还原性糖、无机盐、氨基酸、蛋白质等，而掺伪配制食醋中不含还原性糖，还原糖可还原次甲基蓝使其蓝色褪去，从而定性鉴别。取样品适量，加蒸馏水稀释，加1滴酚酞，用稀氢氧化钠溶液中和至红色，然后再加入1滴次甲基蓝，加热，蓝色褪去的为酿造食醋或配制食醋，不褪色的为掺伪配制醋。

辣椒粉掺伪检验 ①快速检验：辣椒的红色是由天然的辣椒红色素和辣椒黄色素组成，它们属于脂溶性类胡萝卜素，能溶于石油醚等有机溶剂。掺入的人工合成色素，大部分是水溶性的，不溶于石油醚等有机溶剂。测定方法，取适量样品加水和石油醚充分振摇，静置分层。如石油醚层无色或颜色很淡，即为假辣椒粉或掺假辣椒粉；同时应作空白对照。②辣椒粉中苏丹红的检测：见违法添加非食用物质检验中苏丹红的测定。

味精掺伪检验 味精中常见的掺假物质多为食盐、蔗糖、石膏、硫酸盐、碳酸盐及硼酸盐等。

掺入石膏检验 石膏主要成分是硫酸钙，难溶于水，如样品中检出钙离子和硫酸根则可认为该味精中掺入石膏。

水溶性试验 取样品适量，加水振摇，观察，如果发现不溶于水或有残渣，则认为可疑掺入石膏。

硫酸根检验 取上述水溶液适量，加盐酸1滴，混匀，加氯化钡溶液，再混匀，如果出现浑浊或沉淀，则认为检品中含有硫酸根。

钙离子检验 仍取上述水溶液适量，加1%草酸溶液，混匀，如出现白色浑浊或沉淀，则认为检品中有钙离子存在。

掺入蔗糖检验 蔗糖水解生成果糖和葡萄糖，果糖在盐酸催化下与间苯二酚反应生成玫瑰红色物质。取样品适量于试管中，加少量间苯二酚及3滴浓盐酸，煮沸。如有蔗糖存在，则呈现玫瑰红色。

掺入淀粉检验 淀粉与碘发生反应生成深蓝色复合物。取样品适量加少量水使其溶解后，加碘液2滴，若溶液颜色变成蓝色或蓝紫色表示有淀粉存在。

掺入食盐检验 味精中食盐的含量，视谷氨酸钠的含量而定。含谷氨酸钠80%的味精，其氯化钠的含量不得超过20%；含谷氨酸钠99%的味精，则氯化钠的含量应小于1%。①定性试验：取样品适量溶于水中，滴加铬酸钾指示剂，再加硝酸银标准溶液。若溶液变成橘红色，则表示样品中氯化钠含量小于1%，若溶液颜色仍为黄色，说明氯化钠的含量大于1%。②定量检验：称取适量样品，加水溶解，滴加铬酸钾指示剂，混匀，用硝酸银标准溶液滴定至溶液显橘红色，记录用量，同时做空白试验，计算食盐含量。

碳酸氢盐和碳酸盐检验 正常味精溶液pH值接近中性，如掺有碳酸氢盐和碳酸盐的味精溶液pH值大于8.0。将样品味精溶于水后测定其pH值，如大于8.0为掺有碳酸氢盐和碳酸盐的味精。另外，可在样品溶液中滴加盐酸，如有碳酸氢盐和碳酸盐，则有气泡产生。

(高希宝)

wéifǎ tiānjiā fēishíyòng wùzhì jiǎnyàn
违法添加非食用物质检验（analysis of illegal adding of non-food substances） 违法添加非食用物质是指在食品中添加传统、药食两用及新资源食品原料、食品添加剂以及中国相关法律、法规允许使用物质之外的非食用物质，如三聚氰胺、甲醛、次硫酸氢钠（吊白块）、苏丹红、革皮水解物、废弃食用油脂等。非食用物质具有一定的毒性，对人体健康存在潜在的危害，因而禁止添加到食品中。为进一步打击在食品生产、流通、餐饮服务中违法添加非食用物质和滥用食品添加剂的行为，保障消费者健康，自2008年以来中国卫生部陆续发布了《食品中可能违法添加的非食用物质和易滥用的食品添加剂名单》，共包含47种"违法添加的非食用物质"和22种"易滥用食品添加剂品种"，同时还公布了相应检测方法。常见的非食用化学染色剂、漂白剂、防腐剂的检验如下。

非食用化学染色剂检验 食品中常见非食用化学染色剂有苏丹红、对位红、碱性橙、皂黄、酸性橙、孔雀石绿、丽春红2R、罗丹明B等。常用的检测方法有薄层色谱法、高效液相色谱法、气相色谱-质谱联用法、液相色谱-质谱联用法等。

薄层色谱法 针对不同化学染色剂，采用不同提取液如丙酮、正己烷、乙醚、丙酮-正己烷、三氯甲烷-乙腈或乙醇-氨溶液提取化学染色剂，经浓缩或固相萃取净化后在硅胶板或聚酰胺薄层板的基线处点样，待溶剂挥干后用正丁醇-无水乙醇-氨水或其他展开剂展开，根据比移值定性，与标准比较目视检测，或将相应色斑刮下，用三氯甲烷溶解后采用分光光度法测定化学染色剂含量。此法可同时或单独测定常见非食用化学染色剂。

高效液相色谱法 样品经溶剂提取、固相萃取净化后，用反相高效液相色谱-紫外检测器进行色谱分析，采用外标法定量。

样品处理 ①粉状样品：取样品适量，加正己烷超声波振荡提取，过滤，用正己烷洗涤残渣数次，至洗出液无色，浓缩，注入氧化铝层析柱中用正己烷淋洗，直至流出液无色，弃去淋洗液，用含丙酮的正己烷液洗脱，浓缩后，用丙酮定容，经 0.45μm 有机滤膜过滤后待测。②油状样品：取样品适量，加正己烷溶解。按上述粉状样品处理中"注入氧化铝层析柱……"的方法操作。③含水量较大的样品：取样品适量，加正己烷-丙酮匀浆后离心，弃正己烷层，再加正己烷匀浆，离心，加入无水硫酸钠脱水，过滤后于旋转蒸发仪上蒸干，用正己烷溶解残渣后，按粉状样品处理中"注入氧化铝层析柱……"的方法操作。④肉制品：取粉碎样品适量，加正己烷充分匀浆，滤出清液，再以正己烷匀浆过滤。合并滤液，加无水硫酸钠脱水，过滤后于旋转蒸发仪上蒸干，按粉状样品处理中"注入氧化铝层析柱……"的方法操作。

色谱条件 色谱柱为 C$_{18}$柱；梯度洗脱，流动相 A 为甲酸水溶液-乙腈，流动相 B 为甲酸乙腈溶液-丙酮；流速 1ml/min，柱温 30℃；检测波长，苏丹红 I 为 478nm，苏丹红 II、苏丹红 III、苏丹红 IV 为 520nm，于苏丹红 I 出峰后按不同容积比例切换为梯度洗脱。该方法适用于苏丹红 I～IV 的检验。

非食用漂白剂检验 非食用漂白剂主要有甲醛次硫酸氢钠、硫磺、过氧化苯甲酰和荧光增白剂等。

甲醛次硫酸氢钠检验 二水合次硫酸氢钠甲醛俗称吊白块，分子式为 NaHSO$_2$·CH$_2$O·2H$_2$O，易溶于水，分解产生二氧化硫和甲醛。吊白块是工业用增白剂，并不是食品添加剂，禁止在食品中使用。在面粉、腐竹、米粉、豆腐、粉条、银耳、白糖、罐头和水产品等食品中违规加入吊白块，可改善食品外观，但食用后可引起人体过敏、肠道刺激等不

良反应，严重者可产生中毒、肾、肝受损等疾病。检验方法主要有乙酸铅试纸法、分光光度法和高效液相色谱法等。

乙酸铅试纸法 取适量固态食品样品，粉碎，加 10 倍量水，混匀；加盐酸和锌粒后，迅速用乙酸铅试纸密封，放置，观察其颜色变化，同时做对照试验。若试纸变为棕色至黑色，表明二氧化硫定性试验为阳性，样品可能含有吊白块。也可以用离子色谱法检测二氧化硫形成的 SO$_3^{2-}$离子。

分光光度法 甲醛次硫酸氢钠产生的甲醛和二氧化硫遇到盐酸品红溶液时，可产生紫红色配合物，根据颜色深浅判断吊白块含量。取样品水浸取液适量，加盐酸品红溶液，充分摇匀，静置 5 分钟，同时做空白对照。如样品中未加吊白块，溶液呈蓝绿色；如样品中吊白块含量较低，溶液呈浅紫色，含量高时则呈紫红色。也可以根据甲醛与乙酰丙酮发生显色反应，取适量固态食品样品，粉碎，用蒸馏水浸泡，过滤。向滤液中加乙酰丙酮和乙酸铵溶液，混匀，沸水浴加热，若溶液变为黄色，表明甲醛定性试验为阳性。当样品中定性结果为阳性时，需进一步进行定量检验，甲醛与乙酰丙酮生成的黄色化合物在 415nm 波长处有最大吸收，其吸光度值与样品中甲醛含量成正比。取适量样品，加水蒸馏，用水收集馏分，定容。取馏出液适量，加入乙酰丙酮溶液，在沸水浴中加热，保持 3 分钟，冷却至室温后于 415nm 波长处测定吸光度值，标准曲线法定量。

根据样品中甲醛和二氧化硫的检测结果，结合其质量比并与正常样品的本底值比较，综合判断该食品样品中是否存在吊白块。

高效液相色谱法 ①原理：在酸性溶液中，样品中残留的甲醛次硫酸氢钠分解释放出的甲醛用水提取后，与 2,4-二硝基苯肼发生加成反应，生成黄色的 2,4-二硝基苯腙，用正己烷萃取后，经高效液相色谱分离，保留时间定性，标准曲线法定量。②操作步骤：按中国国家标准《小麦粉与大米粉及其制品中甲醛次硫酸氢钠含量的测定》（GB/T 21126-2007）进行。取粉碎样品适量，加盐酸-氯化钠溶液振荡提取，离心，取上清液及甲醛标准使用液适量，各加 1ml 磷酸二氢钠溶液和 0.5ml 2,4-二硝基苯肼乙腈溶液，加水至 10ml 后，50℃ 水浴加热，冷至室温。准确加入正己烷，振摇，倾斜放置 1 小时，每隔 5 分钟振摇 3～5 次。静置后，取正己烷萃取液进行色谱分析。③色谱条件：C$_{18}$色谱柱，乙腈-水溶液为流动相，流速 0.8ml/min，检测波长 355nm。

硫磺检验 熏蒸增白食品的硫磺在熏蒸时会产生 SO$_2$ 和铅、砷等重金属蒸气，附着于食品表面，长期食用会严重影响健康。

SO$_2$ 的检验主要采用碘量法。称取试样适量，加蒸馏水振摇，待瓶内液体澄清后，准确吸取上清液于碘量瓶中，加氢氧化钾溶液振摇后放置 10 分钟，加 1∶3 的硫酸溶液，0.1% 的淀粉溶液，以碘标准液滴定至蓝色，0.5 分钟不褪色为终点，同时进行空白试验。根据碘标准溶液消耗量计算样品中 SO$_2$ 含量。

过氧化苯甲酰检验 过氧化苯甲酰原是小麦粉专用添加剂，具有使小麦粉增白、后熟，抑制小麦粉的霉变，提高小麦的出粉率等作用，后经审查面粉中添加过氧化苯甲酰已无技术上的必要

性，中国卫生部公告自 2011 年 5 月 1 日起禁止在面粉生产中添加过氧化苯甲酰。过氧化苯甲酰的检验方法主要有滴定分析法、分光光度法、气相色谱法和高效液相色谱法等。

滴定分析法 精确称取试样于锥形瓶中，加丙酮溶解，加碘化钾溶液，振摇 1 分钟后，用硫代硫酸钠标准溶液滴定，根据硫代硫酸钠消耗量计算样品中过氧化苯甲酰含量。

紫外分光光度法 ①原理：新生原子态氢还原过氧化苯甲酰成苯甲酸，利用紫外分光光度法测定其吸光度值，标准曲线法定量。②操作步骤：称取样品适量，分别加入还原铁粉及盐酸，振摇，用少量乙醚冲洗瓶壁，放置 12 小时，振摇后过滤，乙醚洗涤 3 次，合并乙醚层，用氯化钠溶液提取 2 次，盐酸调 pH 1～2，40℃水浴上震荡，冷却，用乙醚提取 2 次，取乙醚层旋转蒸干，用丙酮溶解定容。以试剂空白调零，在 230nm 波长处分别测定标准液和试样液的吸光度值。

气相色谱法 ①原理：样品中过氧化苯甲酰被还原铁粉和盐酸反应产生的原子态氢还原成苯甲酸，经提取纯化后，用气相色谱法测定。②操作步骤：取样品适量，加入还原铁粉、玻璃珠、乙醚适量，逐滴加入盐酸，振摇后静置，用 5%氯化钠溶液洗涤醚层滤液两次，弃去水相，加入碳酸氢钠-氯化钠水溶液回旋摇动，将下层碱液放入已加入少量固体氯化钠的比色管中，重复提取醚层一次，加入盐酸适量，充分驱除残存的乙醚和二氧化碳，准确加入石油醚-乙醚（3+1）混合液振摇提取，上层醚液待色谱分析。③色谱条件：DEGS+磷酸固定液填充柱或毛细管柱，柱温 180℃，进样和检测器温度 250℃，氢火焰离子化检测器检测。

高效液相色谱法 ①原理：样品中过氧化苯甲酰经甲醇提取，碘化钾还原为苯甲酸后，经高效液相色谱分离，紫外检测器检测。②操作步骤：取样品适量，加甲醇漩涡混匀，静置后加碘化钾水溶液，漩涡混匀后静置，使其充分还原，加水混匀，静置，吸取上清液通过 0.22μm 滤膜，高效液相色谱法测定。③色谱条件：反相 C18 色谱柱+C18 保护柱，甲醇+0.02mol/L 乙酸铵水溶液（10＋90）为流动相，流速 1.0ml/min，进样量 10μl，检测波长 230nm。

荧光增白剂检验 荧光增白剂在紫外光照射下产生蓝色或蓝紫色荧光，而正常面粉无荧光现象。将样品放在荧光计下或用紫外灯照射，显现荧光可证实食品样品中掺有荧光增白剂。

非食用防腐剂检验 食品防腐剂能防止由微生物作用引起的食品腐败变质、可延长食品保存期。但有些防腐剂如硼酸、水杨酸、甲醛、β-萘酚等具有高毒性，并不是国家允许使用的食品添加剂，禁用于食品中。

硼酸、硼砂检验 取固体样品适量，加碳酸钠溶液湿润后，小火炭化，再高温灰化；取液体样品适量，加碳酸钠至碱性，水浴蒸干，高温灰化备用。①定性试验：取灰分适量，加盐酸水溶液使残渣溶解，过滤后浸入姜黄试纸，取出干燥，如试纸呈红色或橙红色，样品中有硼酸、硼砂存在。②定量测定：在酸性条件下，硼酸与中性甘油生成甘油硼酸，用氢氧化钠滴定甘油硼酸含量。取灰化样品适量，加盐酸水溶液后过滤，滤液加酚酞指示剂 2 滴，用氢氧化钠滴至淡红色，加甘油适量，红色褪去，再滴至红色不褪，计算样品中硼酸含量。

水杨酸检验 ①定性试验：样品经硫酸铜和氢氧化钠沉淀杂质，酸化，石油醚提取挥干，残渣用热水溶解，冷却后分别加亚硝酸钾、乙酸及硫酸铜，煮沸放置，水杨酸存在时呈红色。②定量测定：高效液相法，样品经处理后，色谱柱分离，紫外光检测器检测，外标法定量。取待测样品适量，加无水乙醇超声波提取，过滤，滤液转入容量瓶中，用无水乙醇定容，用 0.45μm 有机滤膜过滤后高效液相色谱法测定。色谱条件：C18 色谱柱，柱温为 30℃，流动相为乙腈（A）和 0.1%磷酸水（B），梯度洗脱，0～5 分钟，20% A～35% A；5～10 分钟，35%A～50% A；10～25 分钟，50%A～70%A，流速 1ml/min，检测波长 280nm。

甲醛检验 ①定性试验：取固体样品适量，加水浸泡数分钟，取少量浸泡液于点滴板上，滴加 1～2 滴间苯三酚显色剂，溶液立即呈橘红色为阳性。液体样品可直接取样测定。②定量测定：见甲醛检验。

（高希宝）

shíyòngyóu chānwěi jiǎnyàn
食用油掺伪检验（analysis of edible oil adulteration） 食用油是人类重要的食物之一，为人体提供热能和必需脂肪酸，促进脂溶性维生素吸收，只有达到国家质量和卫生标准的食用油才能满足其营养需要。食用油掺伪旨在以次充好、以假充真来牟取暴利，主要表现形式有未精炼的机榨毛油及变质油、勾兑油脂、掺入廉价油脂和非食用油脂、煎炸残油、地沟油及非法动物油脂等。食用油掺假不但影响其卫生质量和营养成分，而且危害消费者的健康。常用的食用油掺假检验方法有快速检验法、薄层色谱法、红外光谱法、气相色谱法、高效液相色谱法、气相色谱-质谱法等。

食用植物油中掺入矿物油检验　矿物油是指除植物油以外的石油烃类物质，如柴油、润滑油、石蜡等，是石油提炼过程中的副产品。工业用矿物油常含有多环芳烃、苯并[a]芘等致癌物质，对人体危害很大。矿物油是工业用油，属非食用油。

荧光法　试样中的脂类物质用石油醚或乙醚提取，挥去溶剂后，取油样和已知的矿物油各1滴，分别滴在滤纸上，然后放在紫外光灯下观察斑点，无荧光者为阴性，有天青色荧光者为阳性。该法可检验出含量在0.5%以上的矿物油。

薄层色谱法　取油样及矿物油标准适量，加三氯甲烷混匀，点样于硅胶G板基线处，用正己烷展开，烘干后用钼酸铵乙醇溶液喷雾，150℃加热显色，薄板上呈现蓝、黑色斑点，比移值（R_f）<0.2时为食用油，R_f>0.3时为矿物油。

气相色谱法　①原理：植物油脂中的挥发物质经色谱柱分离后，火焰离子化检测器检测。不同油脂所含挥发物的种类不同，机榨油较多，而高级烹调油较少，甚至没有。被矿物油污染的油脂与正常油脂比较，其色谱图有显著区别，在溶剂峰之后出现数目较多、形状复杂的色谱峰，可初步判断样品中检出了矿物油。以标准样的保留时间对照定性，归一化法计算所检出矿物油各主要成分的相对百分含量。②样品处理：取油样适量加入苯-石油醚混合溶液，摇匀静置，再加氢氧化钾溶液，静置后，加入饱和氯化钠溶液定容，待分层后取上层清液作色谱分析。③色谱条件：色谱柱SE-30填充柱，气化室温度180~230℃，柱温150~200℃，检测室温度190~240℃，载气（氮气）流速40~60ml/min。

食用油掺入棕榈油检验　主要是感官检查和气相色谱法测定。

感官检查　将油在10~20℃放置数小时，如有絮状物析出，则可能掺有棕榈油。

气相色谱法　①原理：植物油主要是高级脂肪酸的甘油酯，不同油品的植物油脂肪酸的组成与含量不同，掺伪后必然会改变其脂肪酸的组成与含量，用气相色谱法分析脂肪酸的组成与含量，并与其对应的油脂肪酸纯品组成比较，可鉴别掺伪品种。②样品处理：取油样适量用石油醚-乙醚溶解，加氢氧化钾-甲醇溶液振摇，放置后加水，静置分层，取上层液进色谱柱分离，火焰离子化检测器检测，保留时间定性，面积归一化法定量。③色谱条件：FFAP毛细管柱，柱温200~220℃，检测室温度240℃，氮气30cm/s，尾吹30ml/min，氢气30ml/min，空气300ml/min，分流进样0.4~10μl。

食用植物油中掺入桐油检验

桐油属非食用植物油脂，是重要的工业用油，广泛应用于油漆、涂料及金属防腐等。桐油中含有桐子酸，食用后，可以引起中毒症状，严重者可以影响肾功能，甚至呼吸困难、抽搐、心脏麻痹而死亡。

三氯化锑-三氯甲烷界面法取试样适量加三氯化锑-三氯甲烷溶液，40℃水浴中加热，如有桐油存在，则在两层溶液界面上出现紫红色至深咖啡色环。该法适于菜籽油、花生油等植物中混入0.5%以上的桐油。

亚硝酸法　取试样适量加石油醚溶解，加亚硝酸钠和硫酸，摇匀，静置。如掺有少量桐油，则溶液呈现浑浊状态，如掺有大于2.5%桐油，则有絮状团块析出，初呈白色，放置后变成黄色。该法适用于大豆油、棉籽油或深色食用植物油中掺入桐油的检验，但不适用于芝麻油中混有桐油的检验。

硫酸法　取试样适量于白瓷板上，加硫酸1~2滴，如有桐油存在，出现深红色并凝成固体，颜色逐渐加深至炭黑色。

苦味酸法　取油样适量加饱和苦味酸冰乙酸溶液，若油层呈红色，表示有桐油存在。

食用植物油中掺入蓖麻油检验　蓖麻油是由蓖麻子经压榨、过滤等工序制成的非食用植物油脂，属于半干性油，在500~600℃不变质，在-18℃不凝固，能与无水乙醇以任何比例混合，主要为制作润滑剂、农药、锦纶、油漆等的原料，医学上用精制蓖麻油作为泻药。

乙醇溶解法　①原理：利用蓖麻油能与无水乙醇以任何比例混合，而其他常见的植物油不易溶于无水乙醇的特性对其进行检验。②操作步骤：准确取油样加无水乙醇，振荡后离心，静置分层后，读取下部油层的体积，如小于取样量，即表示掺有蓖麻油。

颜色反应法　蓖麻油与硫酸、硝酸反应，产物呈褐色。取数滴油样于白瓷盘中，滴加数滴硫酸或硝酸，如果呈褐色，说明掺有蓖麻油。

芝麻油中掺入其他油脂检测　主要有降温法、振荡法、硫酸反应法、蔗糖反应法、糠醛反应法等。

降温法 芝麻油含有较多的小分子量化合物以及短链脂肪酸，其沸点和凝固点较低。将芝麻油试样瓶放在 -10℃ 冰箱内冷冻观察，纯芝麻油在此温度下仍为液体，掺伪的芝麻油在此温度下开始凝固。

振荡法 取芝麻油试样少许，用力振荡后观察。纯正芝麻油振荡后不起泡或只有少量泡沫，而且很快消失；掺入花生油振荡后泡沫多、消失慢，泡沫呈白色；掺入棉籽油振荡后泡沫多，不易消失；掺入大豆油振荡后出现淡黄色泡沫且不容易消失；掺入菜籽油振荡后出现泡沫消失慢。

硫酸反应法 芝麻油中含有芝麻酚类物质，与浓硫酸反应时变为棕黑色。取浓硫酸数滴于白瓷反应板上，加入待检油样 2 滴，观察反应后表面颜色的变化。如显棕黑色，则为芝麻油，否则非芝麻油。花生油显棕红色；豆油、茶子油、棉籽油显棕黑色；棕榈油显橙黄色；葵花籽油显棕红色。

蔗糖反应法 芝麻油中的色素类物质可溶解于蔗糖盐酸溶液中，脂肪溶解于石油醚中，从而在下层水中显色。取油样 2 滴，加石油醚、蔗糖盐酸溶液，缓缓摇动，加蒸馏水摇匀后观察。如果水层显红色，则为芝麻油，否则非芝麻油。

糠醛反应法 芝麻油中含有微量芝麻油醛，经盐酸水解生成芝麻酚后，与糠醛作用产生血红色产物。取油样和浓盐酸适量摇匀后加入 1~2 滴 2% 糠醛乙醇溶液，猛烈振摇，静置分层后，观察其颜色，如溶液呈红色，即表示为芝麻油；如底层呈洋红色，则加水后再摇动。若红色消失，

表示无芝麻油存在。

其他方法 ①掺入棉籽油检验：取油样适量，加戊醇与硫磺的二硫化碳混合液，在沸水浴中加热。如果显红色，即表示含有棉籽油。②掺入花生油检验：取油样适量加氢氧化钾的乙醇液，在水浴上加热，加乙醇和盐酸溶解沉淀物，11~12℃ 水中冷却。如产生大量浑浊或沉淀，即表示含有花生油。③掺入大豆油检验：取油样适量加三氯甲烷和硝酸钾溶液，剧烈振摇，使之形成乳浊液。如乳浊液呈柠檬黄色，即表示芝麻油中含有大豆油。

回收油脂掺伪检验 回收油脂主要包括泔水油、煎炸老油及非食用原料炼制的动物油等，这些油已经发生了一定的酸败，其产物对食用者有较大的危害。油脂的酸败分为水解酸败和氧化酸败两种。水解酸败产生的是低级脂肪酸，直接影响油脂的气味。氧化酸败生成醛、酮以及过氧化物等中间产物，具有特殊的臭味和毒性，严重影响油脂的食用价值。

酸价测定 油脂中游离脂肪酸用氢氧化钾标准溶液滴定，每克油样消耗氢氧化钾的毫克数称为酸价。取试样适量，加中性乙醚-乙醇混合溶剂溶解，冷却后，加酚酞指示剂，用氢氧化钾滴定至出现红色，记下消耗的碱液体积计算样品的酸价（见食品酸价测定）。

过氧化值测定 过氧化物是油脂氧化酸败初始阶段形成的产物，过氧化值可评价油脂的新鲜程度（见食品过氧化值测定）。

羰基价测定 羰基价是指油脂酸败时产生的含有醛基和酮基的脂肪酸或甘油酯及其聚合物的总量。油脂羰基价是反映油脂酸败程度的灵敏指标。油脂和含油

脂食品的羰基价受存放、加工条件的影响很大，并会随着加热时间、储存时间的延长而显著增加（见食品羰基价测定）。

碘值测定 碘值是指 100g 油脂中所能吸收（加成）碘的克数，是反应油脂中脂肪酸不饱和度的指标，常用作产品质量指标。油脂在煎炸过程中会发生一系列热化学变化，导致不饱和双键减少，产生有刺激气味和有致癌作用的物质。因此，碘价的测定也可用于辅助评价油脂是否由餐饮残油回收而来。准确称取油样于碘量瓶中，加三氯甲烷溶液溶解，加入溴化碘乙酸溶液暗处放置，不时振摇，加入碘化钾溶液，水稀释后用硫代硫酸钠标准溶液滴至淡黄色，加入淀粉液，继续滴定至蓝色消失为终点。在相同条件下，作空白试验。计算样品的碘价。

电导率测定 泔水油在收集、提炼、加工过程中发生水解、氧化、酸化等反应，增加了许多酸败游离产物，导致油脂变质。泔水油和水的混合物，其水相的电导率远大于合格食用植物油与水的混合物中水相的电导率。因此，电导率可作为鉴别泔水油和合格食用植物油的方法。称取油样加入去离子水，超声波振荡，振荡后的油水混合物于分液漏斗中分层，取下层水相测定电导率（见水电导率测定）。

（高希宝）

jiǔlèi chānwěi jiǎnyàn

酒类掺伪检验（analysis of liquor adulteration） 酒类掺伪是指未按国家标准规范生产，或非法掺入添加物，或以工业酒精勾兑或以次充好的酒类生产行为。酒类掺伪存在严重的安全隐患，非法添加物和勾兑工业酒精中含有大量有毒有害物质，由此而引

发的恶性事件屡有发生，造成饮用者中毒、双目失明、终身残疾甚至死亡。加强酒类掺伪的监督与检验是保障消费者健康饮酒的关键。酒的主要成分是水、乙醇，其余为醇类（除乙醇外）、酚类、羧酸酯、有机酸、羰基化合物、杂环化合物、氨基酸、糖类、维生素类等微量成分。生产工艺和乙醇含量决定酒的种类和酒精度，其他成分的组成决定酒类的口味和品质。酒类掺伪行为一般有酒中掺糖、掺水及其他有害物质等，包括假冒酒、侵权酒、冒名酒、劣质调制酒。掺伪酒中的有害成分主要包括甲醇、氰化物、醛类、铅、锰等。

甲醇检验　酒中的甲醇是发酵、酿造期间原料和辅料中果胶质内甲基酯分解而成的产物，其甲醇含量高低与选用的原料、加工工艺密切相关。用正常工艺生产的酒中甲醇含量极低，一般不会超过中国国家标准的规定（以粮谷类为原料≤0.6g/L，其他原料≤2.0g/L），而劣质的假酒粗制滥造，使用工业酒精，甚至用工业用甲醇勾兑，导致"酒"中甲醇含量超标数倍甚至数十倍，严重危害人体健康。测定方法主要有气相色谱法、分光光度法（见甲醇检验）。

甲醛检验　见甲醛检验。

氰化物检验　见氰化物检验。

掺糖鉴定　酒中掺入的蔗糖与α-萘酚乙醇溶液作用，加入硫酸后，两相界面间呈紫色环。取酒样适量，加入15% α-萘酚乙醇溶液摇匀，沿管壁缓缓加入浓硫酸，如两相界面之间呈现紫色环，则说明酒中掺糖，正常酒其界面应为黄色或无色。

掺水鉴定　掺水后酒精度下降，可用酒精计直接测试。如果酒样中有颜色或杂质，可蒸馏后测量酒精度。

铅测定　酒中的铅主要来自酿酒设备，盛酒容器以及销售酒具。中国《食品安全国家标准 食品中污染物限量》（GB 2762-2017）中规定，蒸馏酒中铅含量应≤0.2mg/kg。酒中铅测定方法见铅检验。

锰测定　在白酒生产中，为了降低酒中的醛类，用高锰酸钾将酒中醛类物质氧化成有机酸，因而造成锰对酒类的污染。有时用高锰酸钾处理因含铁而浑浊的白酒，也可以使酒中的锰含量增加。酒中锰测定方法见锰检验。

（高希宝）

huàzhuāngpǐnzhōng yóulí qīngyǎnghuàwù jiǎnyàn

化妆品中游离氢氧化物检验

（determination of free hydroxide in cosmetics）　游离氢氧化物在化妆品中是指氢氧化钠和氢氧化钾。氢氧化钠，分子式NaOH，分子量40.01，白色不透明固体，易潮解；熔点为318.4℃，沸点为1390℃；相对密度为2.12，易溶于水、乙醇、甘油，不溶于丙酮。氢氧化钾，分子式KOH，分子量56.1，白色晶体，易潮解；熔点360.4℃，沸点1320℃；相对密度2.04，易溶于水、乙醇，微溶于醚。氢氧化钠和氢氧化钾有强烈腐蚀性和吸水性，溶解于水时放出大量热，水溶液呈强碱性；在化妆品中主要用于烫发类和染发类产品的碱度调节。

测定方法有容量分析法和电位滴定分析法。中国《化妆品安全技术规范》（2015年版）规定电位滴定分析法为化妆品中游离氢氧化物的测定方法。①原理：该方法利用盐酸标准溶液滴定样品溶液，根据滴定过程中氢离子

活度发生改变，致使插入溶液的pH玻璃电极的电极电位发生变化，滴定终点确定为pH 9.2，根据盐酸标准溶液的用量，计算样品中氢氧化物的含量。②操作步骤：定性检验，称取适量样品置于烧杯中，加入9ml水，磁力搅拌器搅拌，至样品均匀地分散在水中（如不均匀，再超声分散样品）。用校准的pH计测定待测溶液，如pH≥11，则进行定量测定。定量测定，准确称取适量混匀试样，置于烧杯中，加入水100ml，磁力搅拌器搅拌至样品均匀地分散在水中（如不均匀，再在超声清洗器上，超声分散样品），待均匀溶解后边搅拌边用盐酸标准溶液滴定，当pH值接近9.6时，快搅拌慢滴定，当pH值到9.2时停止搅拌，准确读取盐酸标准溶液的用量。计算氢氧化物的含量（以氢氧化钠计）。该方法氢氧化物的检出限为0.20mg。③注意事项：样品如果含有氨味，应先除去氨，去除方法为在样品中加入几粒小的浮石或小玻璃珠，置于真空干燥器中，用真空泵抽3小时（若用水泵抽，约需4小时）直至样品不再有氨味。④适用范围：该法适合于化妆品中游离氢氧化物的测定。

（康维钧）

huàzhuāngpǐnzhōng shímián jiǎnyàn

化妆品中石棉检验 （determination of asbestos in cosmetics）

石棉是一组具有纤维状结构，可劈裂成纤细而柔韧纤维的硅酸盐矿物的总称。石棉本身并无毒害，主要是这种细小的纤维被吸入人体内，就会附着并沉积在肺部，如果不能排出或被人体中的巨噬细胞所吞噬，就可能造成癌变或其他肺部疾病。为此，中国国家食品药品监督管理局规定了

含有滑石粉成分的化妆品中需检测石棉指标，并颁布了《粉状化妆品及其原料中石棉测定方法》（暂定）。石棉的检测方法主要有X射线衍射法、光学显微镜法、电子显微镜法、红外光谱法和中子活化分析法。

X射线衍射法简述如下。①原理：各种矿物都有其各自的X射线衍射数据和特征图谱，试样中某种矿物的含量与其特征衍射峰的强度成正比关系，根据X射线特征衍射峰定性，依据特征衍射峰强度定量。②样品处理：含油试样或有机改性试样于450℃高温炉中灰化1小时。对粗颗粒试样研磨加工，均通过300目筛，混匀。③操作步骤：背压法制片，将样品框架置于毛玻璃板上，装样垂直压制成型。把贴毛玻璃的一面作为测试面；将压制好的样品置于X射线衍射仪中进行测定，根据X射线衍射数据与石棉矿物的X射线衍射数据对比，鉴定试样中的石棉种类。选用刚玉（α-Al$_2$O$_3$）作为参考物质，根据待测试样中石棉矿物种类分别选择蛇纹石和闪石类矿物作为相应石棉矿物标样，与刚玉1：1混合均匀制样，分别测定石棉矿物标样和刚玉的衍射峰的积分强度，计算i石棉矿物的K值，即：

$$K_i = \frac{I_i}{I_{cor}}$$

式中，I_i为i种石棉矿物衍射峰强度；I_{cor}为刚玉的衍射峰强度。

根据测定样品中i种石棉衍射峰积分强度，计算样品中石棉的含量：

$$X_i = \left[\frac{I_i}{K_i} \middle/ \sum_{i=1} \left(\frac{I_i}{K_i} \right) \right] \times 100$$

式中，X_i为试样中i种石棉矿物含量（%）；I_i为i种石棉矿物衍射峰强度；K_i为i种石棉矿物参比强度。

该法适用于粉状化妆品及其原料中石棉的测定。

（康维钧）

huàzhuāngpǐnzhōng péngsuān jiǎnyàn

化妆品中硼酸检验 （determination of boric acid in cosmetics）

硼酸，分子式H$_3$BO$_3$，分子量61.83，CAS号10043-35-3；为白色晶体，密度1.435g/cm^3（15℃），熔点185℃，同时分解，在300℃失去水而成硼酐；溶于水、甲醇、乙醇、甘油、液氨等；微溶于丙酮；水溶液呈弱酸性。硼酸对多种细菌、真菌均有抑制作用，与皮肤接触有滑腻感。在化妆品中，主要以硼酸或硼酸盐的形式使用，以硼酸计，爽身粉（<5%）、口腔卫生产品（<0.1%）、除沐浴和烫发产品外的其他产品（<3%）。一般外用毒性不大，大面积接触吸收后可发生急性中毒，不得用于三岁以下儿童使用的化妆品。化妆品中的硼酸和硼酸盐的检测主要有电感耦合等离子体质谱法、电位滴定法、离子交换色谱法和分光光度法。中国《化妆品安全技术规范》（2015年版）规定了测定化妆品中硼酸和硼酸盐的甲亚胺-H分光光度测定法。①原理：样品中硼酸经提取后，硼与亚甲胺-H形成黄色配合物，其颜色与硼的浓度在一定范围内呈线性关系。于415nm波长下测定标准溶液和样品的吸光度值，标准曲线法定量。②样品处理：对于爽身粉类样品，准确称取混匀试样适量，加水剧烈振荡，再加水定容，摇匀，过滤或离心，弃去初滤液，续滤液为待测样液；膏霜及其他类样品，准确称取混匀试样适量，加入10g/L碳酸钠溶液，蒸干，炭化，在500℃下灰化，冷却后加入盐酸（1+9）溶解，用水定容后待测。③操作步骤：取硼酸标准使用溶液、适量样液和空白溶液，加水至10ml。分别加入乙酸-乙酸铵（pH 6.0）缓冲溶液，摇匀。再加入甲亚胺-H溶液，摇匀。室温下反应80分钟，定容。以水作参比于415nm波长下测定吸光度值。绘制标准曲线，计算样品含量。检出限为1.17μg，定量下限为3.86μg。④注意事项：待测样液若有浑浊，可采用双光束双波长分光光度法可消除其影响，或采用样品测得的吸光度值减去样品空白的吸光度值。⑤适用范围：该法适用于化妆品中硼酸和硼酸盐的测定。

（康维钧）

huàzhuāngpǐnzhōng péngsuānyán jiǎnyàn

化妆品中硼酸盐检验 （determination of borate in cosmetics）

硼酸盐与硼酸一般添加在液体收敛剂、痱子粉、爽身粉中作防腐剂，一旦被创伤皮肤吸收，可导致中毒。检测方法见化妆品中硼酸检验。

（康维钧）

huàzhuāngpǐnzhōng qiújīyǐsuān jiǎnyàn

化妆品中巯基乙酸检验 （determination of thioglycolic acid in cosmetics）

巯基乙酸（thioglycollic acid），又称硫醇基乙酸，分子式HSCH$_2$COOH，分子量92.12，CAS号68-11-1。纯品为无色透明液体，工业品为无色至微黄色，熔点-16.5℃，沸点123℃；能与水、乙醇和乙醚混溶，主要用于特殊化妆品如卷发、烫发和脱毛剂的功效成分；有毒，大鼠口服LD$_{50}$为0.15ml/kg；对皮肤有刺激作用，但低浓度对皮肤影响不大。

化妆品中巯基乙酸的检测主要有碘量滴定法、高效液相色谱法、电化学法和离子交换色谱法。中国1999年版和2002年版《化妆品卫生规范》均采用碘量滴定法测定化妆品中巯基乙酸，2007年版以离子交换色谱法为第一法，碘量滴定法为第二法。碘量滴定法适合配方简单的化妆品中巯基乙酸的测定，对于含有巯基丙酸、半胱氨酸等含自由巯基的化合物和能被碘氧化的物质均对该法产生干扰。

离子交换色谱法为化妆品中巯基乙酸检验的第一法。①原理：化妆品中的巯基乙酸用水溶解提取，以氢氧化钠-甲醇混合液为淋洗剂，经阴离子交换柱将巯基乙酸根与无机离子分开，电导检测器测定，以保留时间定性，峰面积定量。②样品处理：准确称取适量样品，加水溶解，膏状样品用旋涡振荡器振摇均匀，超声波清洗器提取，加入三氯甲烷振荡，静置。对浑浊样品，取适量样品高速离心后，取上清液过0.25μm滤膜后作待测样液。③操作步骤：称取巯基乙酸标准品适量用水稀释，加入甲醛，加水定容制成标准储备溶液。临用时采用碘量法标定，并用水稀释成标准使用溶液，含量分别为0.50~80.0mg/L。室温条件下，分别取标准系列和样品25μl进样；抑制型电导检测器测定电导信号计算色谱峰的保留时间和峰面积，根据校准曲线得到巯基乙酸的浓度。④参考条件：色谱柱，柱填料为强碱性离子交换树脂，烷醇季铵作功能基；以25mmol/L氢氧化钠+1%甲醇混合液为淋洗液；淋洗液流速为0.85ml/min；自动抑制电流50mA，外接水1.0ml/min；氮气流速（压力）为34.5kPa。⑤注意事项：巯基乙酸及其盐类和酯类为化妆品中限用物质，在该方法中未标注巯基乙酸酯类化合物的色谱峰，对含有该类物质的样品需考虑其他检测方法。⑥适用范围：适用于脱毛类、烫发类和其他发用类化妆品中巯基乙酸及其盐类的测定。

（康维钧）

huàzhuāngpǐnzhōng qīngkūn jiǎnyàn

化妆品中氢醌检验 （determination of hydroquinone in cosmetics）

氢醌，又称对苯二酚、1,4-二羟基苯，无色或白色结晶体，露置在空气中易变色；分子式$C_6H_6O_2$，分子量110.11，相对密度1.358g/cm³，熔点170.59℃，沸点286.2℃，闪点165℃。自燃点515.56℃；易溶于热水、醇和醚，微溶于苯，能溶于水，水溶液在空气中能氧化变成褐色，在碱性介质中氧化更快；对皮肤有腐蚀性。氢醌在祛斑类化妆品和香波类化妆品中为禁用组分。氢醌的检测方法主要有紫外可见分光光度法、气相色谱法和高效液相色谱法。中国《化妆品安全技术规范》（2015版）规定了测定化妆品中氢醌的高效液相色谱-二极管阵列检测器法、高效液相色谱-紫外检测器法和气相色谱法。

高效液相色谱法　用甲醇提取化妆品中氢醌，甲醇-水溶液为流动相在C_{18}柱上分离，用二极管阵列检测器或紫外检测器检测，以保留时间及紫外吸收光谱图定性，以峰高或峰面积进行定量。

样品处理　准确称取适量样品约于具塞比色管中，必要时用水浴加热除去乙醇等挥发性有机溶剂。用甲醇定容至10ml，常温超声提取，取上清液过0.45μm滤膜后备用。

色谱参考条件　C_{18}色谱柱；甲醇+水（60+40）为流动相；流速为1.0ml/min；室温分离；二极管阵列检测器或紫外检测器检测，检测波长为280nm。

操作步骤　配制不同浓度的氢醌标准溶液，标准溶液和样品依次进样，记录各浓度的色谱峰面积，绘制氢醌的校准曲线。根据样品峰面积从校准曲线上查出样品溶液中氢醌的浓度（图）。二极管阵列检测器检测的检出限为0.003μg，紫外检测器的检出限为0.09μg。

气相色谱法　用乙醇提取化妆品中氢醌，以氮气为载气，在10% SE-30为固定相的填充柱上分离，火焰离子化检测器检测，以保留时间定性，以峰高或峰面

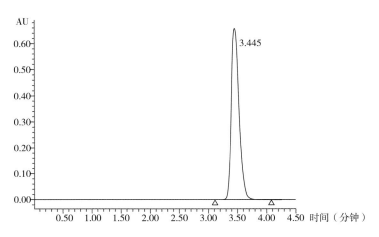

图　氢醌标准色谱

积定量。

样品处理 准确称取样品适量，用乙醇溶解，超声振荡，然后用乙醇定容，静止后取上清液待测。

色谱参考条件 硬质玻璃柱；以 Chromosorb W AW DMCS 为担体，涂渍的 10% SE-30 为固定相；汽化室和柱室温度分别为 280℃ 和 220℃；氮气为载气；氢火焰离子化检测器。

操作步骤 配制不同浓度的氢醌标准溶液，依次进样，记录各浓度的色谱峰面积，绘制氢醌的校准曲线，根据样品峰面积从校准曲线上查出样品溶液中氢醌的浓度。此方法的检出限为 $0.05\mu g$。

注意事项 氢醌为祛斑类化妆品和香波中禁用组分，在测定过程中，如果有阳性结果，必须用气相色谱-质谱法确认。

适用范围 适用于祛斑类化妆品和香波中氢醌含量的测定。

(康维钧)

huàzhuāngpǐnzhōng xìngjīsù jiǎnyàn

化妆品中性激素检验 （determination of sexual hormones in cosmetics）

性激素是指由动物体的性腺，以及胎盘、肾上腺皮质网状带等组织合成的甾体激素，具有促进性器官成熟、副性征发育及维持性功能等作用一类物质，属于化妆品中禁用组分。

中国《化妆品卫生规范》规定同时测定的有 7 种性激素。①雌三醇：又称 16, 17-二羟甾醇，分子式 $C_{18}H_{24}O_3$，分子量 288.38，CAS 编号 50-27-1；白色细结晶粉末，无臭无味；熔点 281~282℃，旋光度 +58°。②雌酮：分子式 $C_{18}H_{22}O_2$，分子量 270.37，CAS 编号 53-16-7；白色结晶；熔点 258~260℃；溶于醇、丙酮、苯、三氯甲烷和吡啶等，微溶于醚，

不溶于水。③己烯雌酚：又称乙芪酚，分子式 $C_{18}H_{20}O_2$，分子量 268.36，CAS 编号 56-53-1；为白色无味结晶性粉末；熔点 169~172℃，不溶于水，溶于醇、三氯甲烷、醚、脂肪油和稀的苛性碱溶液。④雌二醇：分子式 $C_{18}H_{24}O_2$，分子量 272.39，CAS 编号 50-28-2；为白色或乳白色叶片状或针状结晶（乙醇溶液）；熔点 178℃；易溶于乙醇，溶于丙酮、三氯甲烷、二氧六环和碱溶液，微溶于植物油，几乎不溶于水。⑤睾丸酮：又称睾丸素，学名 17β-羟基-4-雄甾烯-3-酮，分子式 $C_{19}H_{28}O_2$，分子量 288.41；为无色针状结晶，熔点 155℃；不溶于水，溶于乙醇、乙醚等有机溶剂。⑥甲基睾丸酮：分子式 $C_{20}H_{30}O_2$，分子量 302.45，CAS 编号 58-18-4；为白色或类白色结晶性粉末，无臭无味，熔点 162~168℃；不溶于水，溶于乙醇、甲醇、丙酮、三氯甲烷等，微溶于植物油和乙醚。⑦黄体酮：又称黄体素、孕酮和助孕素，学名 4-孕甾烯-3, 20-二酮，分子式 $C_{21}H_{30}O_2$，分子量 314.47；为白色或微黄色结晶粉末；熔点 127~131℃；不溶于水，溶于乙醇、乙醚、三氯甲烷、丙酮和浓硫酸等。

性激素在中国化妆品中为禁用组分，检测方法主要有高效液相色谱法、气相色谱法、毛细管电泳法以及色谱-质谱联用法等。中国《化妆品安全技术规范》（2015 版）规定了测定化妆品中雌三醇等七种性激素的高效液相色谱-二极管阵列检测器法、高效液相色谱-紫外检测器法/荧光检测器法和气相色谱/质谱鉴定法。其中高效液相色谱法测定化妆品中七种性激素的方法如下。

原理 以有机溶剂提取化妆

品中的性激素，甲醇-水溶液为流动相在 C_{18} 柱上分离，以保留时间和紫外吸收光谱图或荧光光谱图定性，以峰面积进行定量。

样品处理 准确称取样品适量加入饱和氯化钠溶液 50ml 和硫酸溶液 2ml，振荡溶解。以环己烷 30ml 分三次萃取，必要时离心分离。合并环己烷萃取液在水浴上馏除。用甲醇溶解残留物，定容。混匀后，经 $0.45\mu m$ 滤膜过滤，滤液备用。对于液状化妆品准确称取适量样品，在水浴上馏除乙醇等挥发性有机溶剂，用甲醇稀释，定容待测。

色谱参考条件 C_{18} 色谱柱；甲醇+水（60+40 或 80+20）为流动相，检测波长，二极管阵列检测器（雌激素 204nm，雄激素 245nm），紫外检测器（检测波长 254nm）荧光检测器（激发波长 280nm，发射波长 310nm）。

操作步骤 分别取不同浓度的标准溶液和样品 5μl 注入高效液相色谱仪，以标准品的峰面积绘制校准曲线。根据样品溶液峰的保留时间和紫外吸收光谱图或荧光光谱图定性，根据峰面积来定量。

注意事项 对于高效液相色谱法测定性激素阳性样品应进一步采用气相色谱/质谱分析法进行鉴定。

适用范围 该法适用于化妆品中雌三醇等 7 种性激素的检测和鉴定。

(康维钧)

huàzhuāngpǐnzhōng fángshàijì jiǎnyàn

化妆品中防晒剂检验 （determination of UV filters in cosmetics）

防晒剂（UV filters）是指对紫外线有吸收作用的紫外吸收剂，用于防晒类化妆品中。紫外线吸收剂分子吸收太阳光中紫外

线后，再以热能形式或对皮肤无伤害的可见光将吸收的能量释放出来，起到保护皮肤的作用，有效地防止皮肤晒黑和晒伤。中国《化妆品安全技术规范》（2015 年版）规定检测的 15 种防晒剂分别为苯基苯并咪唑磺酸、二苯酮-4 和二苯酮-5、对氨基苯甲酸（PABA）、二苯酮-3、p-甲氧基肉桂酸异戊酯、4-甲基苄亚基樟脑、PABA 乙基己酯、丁基甲氧基二苯酰基甲烷、奥克立林、甲氧基肉桂酸乙基己酯、水杨酸乙基己酯、胡莫柳酯、乙基己基三嗪酮、亚甲基双-苯并三唑基四甲基丁基酚、双-乙基己氧苯酚甲氧苯基三嗪。

测定方法主要为高效液相色谱-紫外或二极管阵列检测法。①原理：化妆品中各种防晒剂因其结构上的差异，致使其在色谱柱上的保留行为不同而被分离。根据其保留时间和紫外吸收光谱图定性，峰面积定量（图）。②样品预处理：不含蜡质的化妆品如护肤类、香波、粉等直接准确称取防晒化妆品适量，加入甲醇、四氢呋喃、水和高氯酸混合溶液定容，混匀，超声波振荡。取此

液 1.0ml，再用上述混合溶液稀释至 10.0ml 混匀后，经 0.45μm 滤膜过滤，滤液备用。对于含蜡质的化妆品如唇膏、日红等样品，则准确称取适量样品，加入四氢呋喃定容，混匀，超声波振荡，取此液 1.00ml，再用四氢呋喃稀释至 10.0ml 混匀后，经 0.45μm 滤膜过滤，备用。③色谱参考条件：C$_{18}$ 色谱柱，以甲醇、四氢呋喃和高氯酸水溶液按一定的梯度洗脱程序，流速为 1.0ml 洗脱，在 310nm 波长下检测。④操作步骤：分别取混合防晒剂标准系列 10μl 注入高效液相色谱仪，绘制各防晒剂峰面积-浓度的校准曲线。取样品溶液 10μl 注入高效液相色谱仪，根据峰的保留时间和紫外光谱图定性。记录色谱峰面积，从校准曲线获得对应的防腐剂浓度。⑤适用范围：该法适合于化妆品中防晒剂的测定。

（康维钧）

huàzhuāngpǐnzhōng dànjiè jiǎnyàn

化妆品中氮芥检验（determination of chlormethine in cosmetics）

氮芥，又称氮芥气、双氯乙基甲胺，分子式 C$_5$H$_{11}$Cl$_2$N，分子量 156.07，CAS 编号 51-75-2；无色或淡黄棕色油状溶液；熔点 -60℃，沸点 86~87℃（1.46kPa）、59℃（0.266kPa）；微溶于水，可与二甲基甲酰胺、二硫化碳、四氯化碳等有机溶剂混溶。商品一般为盐酸盐，即盐酸氮芥，为白色片状结晶，熔点 119℃（110℃），易溶于水及乙醇。盐酸氮芥对黏膜有强烈刺激作用，具有强烈的细胞毒作用。氮芥在化妆品中为禁用组分。检测方法主要有紫外可见分光光度法、气相色谱法和高效液相色谱法。

中国《化妆品安全技术规范》（2015 版）规定了测定化妆品中氮芥的气相色谱法。①原理：化妆品中的氮芥用三氯甲烷萃取后，样品经 DB-225 毛细管柱分离，用氢火焰离子化检测器检测，以保留时间定性，以峰高或峰面积进行定量。②样品处理：准确取适量样品，加入水，混匀。用盐酸溶液调节 pH 值在 2 以下，加入三氯甲烷，振摇后静置分层（必要时离心），弃去有机相。再用氢氧化钠溶液调节水相至中性，加入碳酸钠约 50mg，用三氯甲烷定量提取，振摇后静置分层（必要时离心），取有机相补加三氯甲烷，加入无水硫酸钠干燥，待测。③色谱参考条件：进样室温度 170℃，检测室温度 200℃，柱温 50℃保持 1 分钟，然后以 8℃/min 升温至 160℃保持 10 分钟。气体流量，高纯氮气 60ml/min，高纯氢气 50ml/min，压缩空气 500ml/min；进样分流比为 1：50。④操作步骤：氮芥标准使用溶液按同样的步骤处理。采用单点外标法定量，氮芥标准使用溶液的进样体积应与样品溶液相同，其峰面积应与样品峰面积在同一数量级内。⑤注意事项：第一步萃取 pH 要小

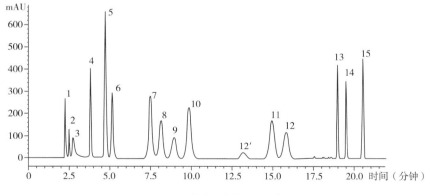

图 15 种防晒剂标准色谱

1. 苯基苯并咪唑磺酸；2. 二苯酮-4 和二苯酮-5；3. 对氨基苯甲酸（PABA）；4. 二苯酮-3；5. p-甲氧基肉桂酸异戊酯；6. 4-甲基苄亚基樟脑；7. PABA 乙基己酯；8. 丁基甲氧基二苯酰基甲烷；9. 奥克立林；10. 甲氧基肉桂酸乙基己酯；11. 水杨酸乙基己酯；12. 胡莫柳酯；12′. 峰 12 的同分异构体；13. 乙基己基三嗪酮；14. 亚甲基双-苯并三唑基四甲基丁基酚；15. 双-乙基己氧苯酚甲氧苯基三嗪

于 2，否则会造成氮芥损失；该方法采用单点外标法定量，根据预试验结果，适当调整标准溶液浓度或样品称样量以及提取液的稀释倍数，使得标准溶液的峰面积与样品峰面积在同一数量级内。该方法对氮芥的检出限为 0.3ng，定量下限为 1.0ng；若取 5g 样品，其检出浓度为 0.3μg/g，最低定量浓度为 1μg/g。⑥适用范围：适用于育发类化妆品中氮芥含量的测定。

（康维钧）

huàzhuāngpǐnzhōng bānmáosù jiǎnyàn

化妆品中斑蝥素检验 （deter-mination of cantharidin in cosmetics） 斑蝥素，化学名称为 (3Aα, 4β, 7β, 7Aα) -六氢-3A, 7A-二甲基-4, 7-环氧异苯并呋喃-1, 3-二酮，分子式 $C_{10}H_{12}O_4$，分子量 196.20，CAS 编号 56-25-7；斜方片状结晶，熔点 216 ~ 218℃，110℃升华，溶于乙醚、丙酮、三氯甲烷和热水；仅用于育发类化妆品中，最大使用浓度为 1%。斑蝥素的检测方法主要有气相色谱法、高效液相色谱法和气相色谱-质谱联用法。

中国《化妆品安全技术规范》（2015 年版）规定了测定化妆品中斑蝥素的气相色谱法。①原理：化妆品中的斑蝥素用三氯甲烷萃取后，样品经 DB-5 毛细管柱分离，火焰离子化检测器检测，以保留时间定性，以峰高或峰面积进行定量。②样品处理：准确称取样品适量，加入水 5ml 混匀。加三氯甲烷 5ml 振摇 30 秒后静置分层（必要时离心），将有机相补加三氯甲烷至 5.0ml，加入适量无水硫酸钠干燥，待测。③色谱参考条件：DB-5 毛细管柱，进样室温度 230℃，检测室温度 250℃，

柱温 60℃保持 1 分钟，然后以 10℃/min 升温至 230℃，保持 10 分钟。气体流量，高纯氮气 60ml/min，高纯氢气 50ml/min，压缩空气 500ml/min；进样分流比为 1：50。④操作步骤：采用单点外标法定量，斑蝥素标准使用溶液的进样体积应与样品溶液相同，其峰面积应与样品峰面积在同一数量级内。⑤注意事项：该法为单点外标法定量，需根据预试验结果，适当调整标准溶液浓度或样品称样量以及提取液的稀释倍数，使得标准溶液的峰面积与样品峰面积在同一数量级内。该法对斑蝥素的检出限为 0.6ng，定量下限为 2.0ng。⑥适用范围：该法适用于育发类化妆品中斑蝥素含量的测定。

（康维钧）

yǎnghuàxíng rǎnfàjìzhōng rǎnliào jiǎnyàn

氧化型染发剂中染料检验 （determination of oxidative hair dyes in cosmetics） 氧化型染发剂中染料是指染料的前身（中间体）和调色剂。前者主要有对苯二胺、对氨基酚、对氨基苯酚等及它们的异构物及衍生物；后者主要有苯二酚、间氨基酚、甲苯二酚等及其同类物和衍生物。由于这类化合物的某些异构体或衍生物具有致敏性或致突变性，属于化妆品中限用组分。

中国《化妆品安全技术规范》（2015 年版）规定同时测定的有 8 种染料组分。①对苯二胺：分子式 $C_6H_4(NH_2)_2$，分子量 108.14，CAS 编号 106-50-3；白色至淡紫红色晶体，熔点 140℃，沸点 267℃，闪点 155℃，能升华；溶于水、乙醇、乙醚、三氯甲烷和苯；用作染料中间体、染发剂及高级抗氧剂。②氢醌（见

化妆品中氢醌检验）。③间氨基苯酚：分子式 C_6H_7NO，分子量 109.12，CAS 编号 591-27-5；白色或浅黄色片状结晶，熔点 122 ~ 123℃，沸点 164℃（1.47kPa）；微溶于水，溶于醇、醚；主要用于制造染料、药物及塑料固化剂等。④对氨基苯酚：分子式 $NH_2C_6H_4OH$，分子量 109.13，CAS 编号 123-30-8；白色或浅黄棕色结晶；沸点 110℃（39.99Pa），熔点 186~187℃（分解）；有强还原性；稍溶于水和乙醇，不溶于苯和三氯甲烷；与无机酸作用生成易溶于水的盐，主要用于医药和染料的原料等；有毒，可经皮肤吸收，引起皮炎、高铁血红蛋白症和哮喘。⑤甲苯 2,5-二胺：分子式 $C_7H_{10}N_2$，分子量 122.17，CAS 编号 95-70-5；无色结晶，沸点 274℃，熔点 64℃；溶于水、乙醇、乙醚等主要用于有机合成，染料中间体。⑥间苯二酚：分子式 $C_6H_6O_2$，分子量 110.11，CAS 编号 108-46-3；白色针状结晶粉末，露置在空气中逐渐变为粉红色，味甜，有不愉快的气味；密度 1.285g/cm³（15℃）；熔点 110℃，沸点 276.6℃；易溶于水、乙醇，能溶于三氯甲烷、四氯化碳，难溶于苯；有毒，接触皮肤有较强的刺激性。⑦对甲氨基苯酚：分子式 C_7H_9NO，分子量 123.152，CAS 编号 150-75-4；熔点 87℃，沸点 262.7℃；无色晶体，有毒，对皮肤有刺激作用；溶于水、乙醇和乙醚。⑧邻苯二胺：分子式 $H_2NC_6N_4NH_2$，分子量 108.1426，CAS 编号 95-54-5；无色单斜晶体，在空气和日光中颜色变深，有毒；熔点 102 ~ 103℃，沸点 256 ~ 258℃；微溶于冷水，较多溶于热水，易溶于乙醇、乙醚和三氯甲烷。

中国《化妆品安全技术规范》（2015 年版）中，规定了测定染发剂中氧化型染料的高效液相色谱法。

原理 以 95%乙醇和水（1+1）提取化妆品中的 p-苯二胺等 8 种染料组分，用高效液相色谱仪进行分析，以保留时间和紫外吸收光谱定性，以峰高或峰面积定量（图）。

样品预处理 取适量样品置于已加入亚硫酸钠溶液的定量具塞比色管中，加乙醇至刻度，超声提取，离心，经 $0.45\mu m$ 滤膜过滤，滤液待测。

色谱参考条件 C_{18} 色谱柱，以添加三乙醇胺的含 5%乙腈的磷酸缓冲溶液为流动相，流速 2.0ml/min，在 20℃条件下以二极管阵列检测器检测，检测波长为 280nm。

操作步骤 分别移取各组分标准溶液配成混合标准工作溶液。取去染料标准系列 $5\mu l$ 注入高效液相色谱仪，绘制各染料峰面积-浓度的校准曲线。取样品溶液 $5\mu l$ 注入高效液相色谱仪，根据峰的保留时间和紫外光谱图定性。记录色谱峰面积，从校准曲线获得对应的染料浓度。

注意事项 标准工作溶液应于使用前配制。

适用范围 该法适用于染发类化妆品中 p-苯二胺等 8 种染料组分含量的测定。

（康维钧）

huàzhuāngpǐnzhōng fángfǔjì jiǎnyàn

化妆品中防腐剂检验（determination of preservatives in cosmetics）

防腐剂是指能抑制微生物生长繁殖的一类化合物，能防止化妆品腐败变质而延长保质期。

中国《化妆品安全技术规范》（2015 年版）规定了同时检测的有 12 种防腐剂及其防腐剂检测方法。①甲基氯异噻唑啉酮：分子式 C_4H_4ClNOS，分子量 149.59，CAS 编号 26172-55-4；无色透明液体。②2-溴-2-硝基丙烷-1,3-二醇：分子式 $C_3H_6BrNO_4$，分子量 199.99，CAS 编号 52-51-7；白色至淡黄色结晶性粉末，熔点 129～131℃，易溶于水、乙醇、丙二醇，难溶于三氯甲烷、丙酮、苯等。③甲基异噻唑啉酮：分子式 C_4H_5NOS，分子量 115.16，CAS 编号 2682-20-4。④苯甲醇：分子式 $C_6H_5CH_2OH$，分子量 108.13，CAS 编号 100-51-6；无色液体，有芳香味，熔点为-15.3℃，沸点 205.7℃，溶于水，易溶于醇、醚、芳烃。⑤苯氧乙醇：分子式 $C_8H_{10}O_2$，分子量 138.16，CAS 编号 122-99-6；无色微黏性液体，略有芳香气味和收敛味，熔点 14℃，沸点 245℃，易溶于醇、醚和氢氧化钠溶液，微溶于水。⑥4-羟基苯甲酸甲酯：分子式 $C_8H_8O_3$，分子量 152.15，CAS 编号 99-76-3；白色针状结晶体；熔点 131℃，沸点 270～280℃（分解）；易溶于醇、醚、酮，微溶于苯及四氯化碳。⑦苯甲酸：分子式 $C_7H_6O_2$，分子量 122.12，CAS 编号 65-85-0；白色单斜晶系片状或针状结晶体，具有苯或甲醛的臭味，熔点 121.70℃，沸点 249.2℃；微溶于水，溶于乙醇、乙醚、三氯甲烷、苯等。⑧4-羟基苯甲酸乙酯：分子式 $C_9H_{10}O_3$，分子量 166.18，CAS 编号 120-47-8；白色结晶或结晶性粉末，熔点 115～118℃，沸点 297～298℃；易溶于乙醇、乙醚和丙酮，微溶于水、三氯甲烷和二硫化碳。⑨4-羟基苯甲酸异丙酯：分子式 $C_{10}H_{12}O_3$，分子量 180.20，CAS 编号 4191-73-5；无色的小结晶或白色的结晶性粉末，熔点 86℃，沸点 160℃。⑩4-羟基苯甲酸丙酯：分子式 $C_{10}H_{12}O_3$，分子量 108.20，CAS 编号 94-13-3；白色结晶或结晶性粉末，熔点 95～98℃，溶于乙醇、丙二醇，微溶于水。⑪4-羟基苯甲酸异丁酯：分子式 $C_{11}H_{14}O_3$，分子量 194.22，CAS 编号 4247-02-3；白色或无色结

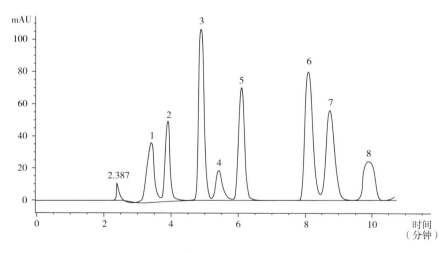

图 染料中间体液相色谱

1. 对苯二胺（3.399 分钟）；2. 对氨基苯酚（3.881 分钟）；3. 氢醌（4.884 分钟）；4. 甲苯 2,5-二胺（5.405 分钟）；5. 间氨基苯酚（6.080 分钟）；6. 邻苯二胺（8.070 分钟）；7. 间苯二酚（8.715 分钟）；8. 对甲氨基苯酚（9.848 分钟）

晶，熔点 76℃。⑫4-羟基苯甲酸丁酯：分子式 $C_{11}H_{14}O_3$，分子量 194.23，CAS 编号 94-26-8；白色结晶粉末，熔点 69～72℃，微溶于水，溶于醇、醚和三氯甲烷。

防腐剂在化妆品中属于限用组分，检测方法有薄层色谱法、高效液相色谱法、毛细管电泳法、气相色谱法等。中国《化妆品安全技术规范》（2015 年版）规定了高效液相色谱法同时测定 12 种防腐剂。

原理 以甲醇提取化妆品中 2-溴-2-硝基丙烷-1,3-二醇等 12 种防腐剂，用高效液相色谱仪进行分离测定，以保留时间和紫外吸收光谱图定性，以峰高或峰面积定量（图）。

样品预处理 准确称取适量样品于定量具塞比色管中，必要时，水浴去除乙醇等挥发性有机溶剂。加甲醇至刻度，振摇，超声提取，离心。经 0.45μm 滤膜过滤，滤液作为待测样液。

色谱参考条件 C_{18} 色谱柱，以添加氯化十六烷三甲胺的 pH 为

3.5 的磷酸二氢钠、甲醇和乙腈混合液为流动相，室温条件下以二极管阵列检测器检测，甲基氯异噻唑啉酮和甲基异噻唑啉酮在 280nm 检测，其他成分在 254nm 检测。

操作步骤 分析测定取防腐剂标准系列 5μl 注入高效液相色谱仪，绘制各防腐剂峰面积-浓度的校准曲线。取样品溶液 5μl 注入高效液相色谱仪，根据峰的保留时间和紫外光谱图定性。记录色谱峰面积，从校准曲线获得对应的防腐剂浓度。

适用范围 适用于化妆品中 2-溴-2-硝基丙烷-1,3-二醇等 12 种防腐剂的检验。

（康维钧）

huàzhuāngpǐnzhōng α-qiǎngjīsuān jiǎnyàn

化妆品中 α-羟基酸检验

（determination of α-hydroxy acid in cosmetics） α-羟基酸是指 α-碳位氢被羟基取代的一类羧酸。属于化妆品中限用组分。

中国《化妆品安全技术规范》

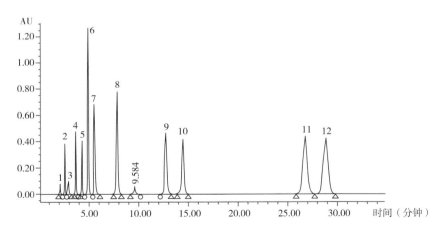

图 12 种防腐剂标准色谱（检测波长 254nm）
1. 甲基氯异噻唑啉酮（2.110 分钟）；2. 2-溴-2-硝基丙烷-1,3-二醇（2.587 分钟）；3. 甲基异噻唑啉酮（2.933 分钟）；4. 苯甲醇（3.672 分钟）；5. 苯氧乙醇（4.296 分钟）；6. 4-羟基苯甲酸甲酯（4.919 分钟）；7. 苯甲酸（5.548 分钟）；8. 4-羟基苯甲酸乙酯（7.843 分钟）；9. 4-羟基苯甲酸丙酯（12.745 分钟）；10. 4-羟基苯甲酸丙酯（14.483 分钟）；11. 4-羟基苯甲酸异丁酯（26.737 分钟）；12. 4-羟基苯甲酸丁酯（28.816 分钟）。

（2015 年版）规定检测的 α-羟基酸有以下几种。①酒石酸：化学名称为 2,3-二羟基丁二酸，分子式 $C_4H_6O_6$，分子量 150.09，CAS 编号 147-71-7；白色结晶固体，有三种光学异构体及外消旋体，左旋酒石酸（D-酒石酸）和右旋酒石酸（L-酒石酸）熔点均为 168～170℃，内消旋酒石酸和外消旋酒石酸的熔点分别为 140℃ 和 205℃；易溶于水。②乙醇酸：又称羟基乙酸，分子式 $C_2H_4O_3$，分子量 76.05，CAS 编号 79-14-1；无色结晶固体，易潮解；熔点 80℃，沸点 100℃（分解），闪点 300℃（分解），溶于水、乙醇及乙醚，有刺激性。③苹果酸：化学名称为羟基丁二酸，分子式 $C_4H_6O_5$，分子量 134.09，CAS 编号 617-48-1；白色晶体，有 L-苹果酸（左旋体）和 D-苹果酸（右旋体）两种光学异构体，熔点均为 100℃，140℃ 时分解，等量的左旋体和右旋体的混合物为外消旋体（DL-苹果酸）的熔点 131～132℃；150℃ 分解，易溶于水、甲醇、乙醇、丙酮等。④乳酸：又称 α-羟基丙酸，分子式 $C_3H_6O_3$，分子量 90.08，CAS 编号 50-21-5；无色液体，无气味；熔点 16.8℃（右旋体和左旋的熔点都为 53℃，外消旋体的熔点为 18℃），沸点 122℃（1.87～2.0kPa）；能与水、乙醇、甘油混溶，微溶于乙醚，不溶于三氯甲烷、二硫化碳和石油醚。⑤柠檬酸：又称枸橼酸，分子式 $C_6H_8O_7$，分子量 192.12，CAS 编号 77-92-9；白色半透明晶体或粉末，熔点 153℃，溶于水、乙醇、乙醚等。

中国《化妆品安全技术规范》（2015 年版）规定了测定洗、护发类及护肤类化妆品中 α-羟基酸的高效液相色谱法、离子色谱法

和气相色谱法。

高效液相色谱法 以水提取化妆品中乙醇酸等 5 种 α-羟基酸组分，用高效液相色谱仪进行分析，以保留时间定性，峰面积定量（图）。

样品处理 准确称取样品适量于定量具塞比色管中，水浴去除挥发性有机溶剂，加水至刻度，超声提取 20 分钟，取适量样品高速离心，取上清液过 0.45μm 的滤膜后作为待测溶液。

色谱参考条件 C_8 色谱柱；以 0.1mol/L 的 pH 值为 2.45 磷酸-磷酸二氢铵溶液流动相；流速为 0.8ml/min；二极管阵列检测器检测，检测波长为 214nm。

操作步骤 取 α-羟基酸组分的混合标准系列溶液 5μl 注入高效液相色谱仪，记录各色谱峰面积，制作标准曲线。取待测溶液 5μl 注入高效液相色谱仪，根据峰的保留时间和紫外光谱图定性，记录色谱峰面积，并从校准曲线上查得对应的 α-羟基酸组分的浓度。

离子色谱法 以水提取化妆品中乙醇酸等 5 种 α-羟基酸组分，离子色谱柱分离各组分，电导检测器检测，以保留时间定性，峰面积定量。

样品处理 准确称取样品适量于定量具塞比色管中，加水至刻度，旋涡振荡器振摇均匀，超声波清洗器提取 20 分钟，取适量样品高速离心，取上清液过 0.25μm 滤膜，作为待测样液。

色谱参考条件 ICE-AS6 色谱柱，抑制器为 MMS-ICE Ⅱ，0.4mmol/L 盐酸溶液为淋洗液，化学抑制再生液为氢氧化钠溶液，淋洗液和再生液流速分别为 1.0ml/min 和 1.5ml/min；氮气压力为 5psi，进样 25μl，化学抑制型电导检测器检测。

操作步骤 分别取乙醇酸等 5 种 α-羟基酸组分的混合标准系列溶液 0.5~1.0ml 注入离子色谱仪分析测定、计算色谱峰的保留时间和峰面积，绘制各种 α-羟基酸组分的校准曲线。定量取样品溶液注入离子色谱仪分离测定，计算色谱峰的保留时间和峰面积，根据校准曲线计算得到相应的 α-羟基酸组分浓度。

适用范围 该方法适用于洗、护发类及护肤类化妆品中 α-羟基酸含量的测定。

（康维钧）

huàzhuāngpǐnzhōng qùxièjì jiǎnyàn

化妆品中去屑剂检验 （determination of antidandruff agents in cosmetics）

去屑剂是指具有止痒和去头皮屑功能的一类化学物质，一般具有抑制细菌生长或杀灭细菌作用，因此也具有防腐剂的功能。该类物质在化妆品中属于限用或禁用组分。

中国《化妆品安全技术规范》（2015 年版）规定检测的 4 种去屑剂，除酮康唑禁用外，其他 3 种均为限用组分。①水杨酸：分子式 $C_7H_6O_3$，分子量 138.12，CAS 编号 69-72-7；白色结晶性粉末，无臭；熔点为 157~159℃，在光照下逐渐变色；易溶于热水、醇和丙酮等。②酮康唑：分子式 $C_{26}H_{28}C_{12}N_4O_4$，分子量 531.44，CAS 编号 65277-42-1；类白色结晶性粉末；无臭，无味；易溶于三氯甲烷，熔点为 147~151℃，在甲醇中溶解，在乙醇中微溶，在水中几乎不溶。③氯咪巴唑：分子式 $C_{15}H_{17}ClN_2O_2$，分子量 292.76，CAS 编号 38083-17-9；白色或灰白色结晶或结晶性粉末，易溶于甲苯、醇中，难溶于水。④吡罗克酮乙醇胺盐：分子式 $C_{16}H_{30}N_2O_3$，分子量 298.42，CAS 编号 68890-66-4；白色或微黄色结晶粉，溶于醇水体系。

检验方法主要有薄层色谱法、高效液相色谱法、毛细管电泳法、气相色谱法等。中国《化妆品安全技术规范》（2015 年版）规定了测定去头屑洗发类化妆品中水杨酸、酮康唑、氯咪巴唑和吡罗克酮乙醇胺盐 4 种去屑剂（防腐剂）的高效液相色谱法。

原理 以 95% 乙腈和 5% 甲醇混合溶液提取去头屑洗发类化妆品中水杨酸等去屑剂，用高效液相色谱仪进行分析，以保留时间和紫外吸收光谱图定性，峰面积定量（图）。

样品预处理 准确称取样品适量，加入 95% 乙腈和 5% 甲醇混合溶液至刻度，振摇，超声波提取

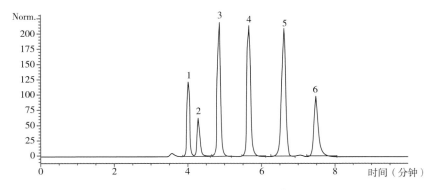

图 α-羟基酸标准色谱

1. 酒石酸（4.017 分钟）；2. 乙醇酸（4.287 分钟）；3. 苹果酸 1（4.851 分钟）；
4. 乳酸（5.601 分钟）；5. 柠檬酸（6.614 分钟）；6. 苹果酸 2（7.475 分钟）

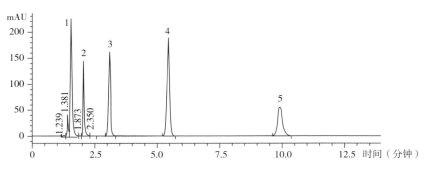

图 去屑剂标准色谱（检测波长 230nm）

1. 水杨酸（1.517 分钟）；2. 吡硫鎓锌（2.025 分钟）；3. 酮康唑（3.080 分钟）；
4. 氯咪巴唑（5.454 分钟）；5. 吡罗克酮乙醇胺盐（9.897 分钟）

40 分钟必要时可离心。经 0.45μm 滤膜过滤，滤液作为待测溶液。

色谱参考条件 C_{18} 色谱柱，以添加乙二胺四乙酸二钠盐的甲醇和乙腈混合液为流动相，室温条件下以二极管阵列检测器检测，检测波长为 230nm。

操作步骤 取去屑剂标准系列 5μl 注入高效液相色谱仪，绘制各去屑剂峰面积-浓度的校准曲线。取样品溶液 5μl 注入高效液相色谱仪，根据峰的保留时间和紫外光谱图定性。记录色谱峰面积，从校准曲线获得对应的去屑剂浓度。

注意事项 对有干扰的样品，测定水杨酸和吡罗克酮乙醇胺盐时，建议检测波长调整为 300nm。

适用范围 该方法适用于去头屑洗发类化妆品中水杨酸、酮康唑、氯咪巴唑和吡罗克酮乙醇胺盐等去屑剂（防腐剂）含量的测定。

（康维钧）

huàzhuāngpǐnzhōng èrliúhuàxī jiǎnyàn

化妆品中二硫化硒检验（determination of selenium disulfide in cosmetics） 二硫化硒，又称硫化硒，为亮橙色至红棕色结晶，有微弱硫化氢气味；分子式 SeS_2，分子量 143.08，熔点 100℃；具

抗真菌、抗皮脂溢出作用，对眼、皮肤、黏膜有强烈刺激作用，误服可引起中毒。二硫化硒主要用于去头屑洗发类化妆品中。化妆品中最大允许浓度为 1%，测定方法有氢化物发生原子荧光法和荧光分光光度法。

中国《化妆品安全技术规范》（2015 版）规定了荧光分光光度法测定去头屑洗发类化妆品中二硫化硒含量。①原理：二硫化硒用高氯酸-过氧化氢氧化后转化为硒（Ⅳ），硒（Ⅳ）与 2,3-二氨基萘在酸性条件下生成 4,5-苯并苯硒脑绿色荧光物质，用环己烷萃取反应产物后，用荧光分光光度计测定其荧光强度，与标准溶液比较定量。方法的最低检出限为 4.8×10^{-3} μg。②样品预处理：准确称取适量样品于定量比色管中，加辛醇 5 滴消泡，再加一定量的高氯酸-过氧化氢混合液，振摇均匀，放置过夜，待测。③操作步骤：分别取样品溶液及标准工作溶液加入乙二胺四乙酸二钠、盐酸羟胺和甲酚红混合试剂，摇匀，溶液应呈桃红色。用氨水溶液调至浅橙色，必要时可加入少量盐酸溶液，此时溶液 pH 1.5～2.0，在暗室内加入 2,3-二氨基萘溶液适量，摇匀，置沸水浴中加热，取

出，冷却。加入环己烷 4.0ml，振摇混匀，静置分层，取环己烷相离心。用荧光分光光度计在激发光波长 379nm，发射光波长 519nm 测定其荧光强度。绘制工作曲线，从曲线上查出样品中硒（Ⅳ）的含量。根据硒（Ⅳ）的含量折算成二硫化硒，换算系数为 1.812。④适用范围：该方法适用于去头屑洗发类香波和膏状化妆品所含二硫化硒中硒（Ⅳ）的测定。

（康维钧）

huàzhuāngpǐnzhōng kàngshēngsù jiǎnyàn

化妆品中抗生素检验（determination of antibiotics in cosmetics） 抗生素是由微生物或高等动植物在生活过程中所产生的具有抗病原体或其他活性的一类次级代谢产物，能干扰其他生活细胞发育功能的化学物质。常用的抗生素有微生物培养液中提取物、用化学方法合成或半合成的化合物。滥用抗生素可能引起某些细菌耐药现象的发生，并可导致不敏感菌群和真菌乘机繁殖而诱发二次的感染。抗生素在化妆品中属于禁用组分。

中国《化妆品安全技术规范》（2015 年版）规定了同时检测的有 6 种抗生素。①盐酸美满霉素：分子式 $C_{23}H_{28}ClN_3O_7$，分子量 493.94，CAS 编号 3614-98-7；黄色结晶性粉末；溶于水，遇光不稳定，味苦。②盐酸四环素：分子式 $C_{22}H_{25}ClN_2O_8$，分子量 480.90，CAS 编号 64-75-5；淡黄色结晶性粉末，无臭。③盐酸金霉素：分子式 $C_{22}H_{23}ClN_2O_8 \cdot HCl$，分子量 515.35，CAS 编号 64-72-2；金黄色或黄色结晶；无臭，味苦；遇光色渐变暗；在水或乙醇中微溶，在丙酮、三氯甲烷或乙醚中几乎不溶。④盐酸多西环素：分

子 式 $C_{22}H_{24}N_2O_8 \cdot HCl$，分 子 量 480.90，CAS 编 号 10592-13-9。⑤氯霉素：分子式 $C_{11}H_{12}Cl_2N_2O_5$，分子量 323.13，CAS 编号 56-75-7；白色或微黄带绿色针状结晶；熔点 $150.5 \sim 151.5℃$（$149.7 \sim 150.7℃$）；易溶于醇、乙酸乙酯、丙酮，不溶于乙醚、苯、石油醚，微溶于水。⑥二水土霉素：即为土霉素含二个分子结晶水，分子式 $C_{22}H_{24}N_2O_9 \cdot 2H_2O$，分 子 量 496.5，CAS 编号 79-57-2；黄色结晶性粉末，无臭微苦；熔点 $181 \sim 182℃$（分解）；溶于乙醇和丙酮，微溶于水，不溶于三氯甲烷和乙醚。

中国《化妆品安全技术规范》（2015 年版）规定了测定祛痘除螨类化妆品中盐酸美满霉素、二水土霉素、盐酸四环素、盐酸金霉素、盐酸多西环素、氯霉素 6 种抗生素的高效液相色谱法。

原理 化妆品中 6 种抗生素经甲醇和盐酸溶液等量混合溶液提取后，用反相高效液相色谱分离，在 268nm 处测定，并根据保留时间和紫外光谱图定性，峰面积定量（图）。

样品预处理 准确称取样品适量于定量具塞比色管中，加入甲醇和盐酸溶液的等量混合溶液至刻度，振摇，超声提取。经 0.45μm 滤膜过滤，滤液作为待测溶液备用。

色谱参考条件 C_{18} 色谱柱，以添加 0.01mol/L 草酸溶液的甲醇和乙腈混合液为流动相，室温条件下以二极管阵列检测器检测，检测波长为 268nm。

操作步骤 准确移取不同体积的混合标准溶液，用流动相稀释，摇匀。经 0.45μm 滤膜过滤备用。在设定色谱条件下，分别取 10μl 注入高效液相色谱仪，绘制各标准峰面积-浓度的校准曲线。取样品溶液 10μl 注入高效液相色谱仪，根据峰的保留时间和紫外光谱图定性。记录色谱峰面积，从校准曲线获得对应的防腐剂浓度。

适用范围 此法适用于祛痘除螨类化妆品中盐酸美满霉素、二水土霉素、盐酸四环素、盐酸金霉含量的测定。

（康维钧）

huàzhuāngpǐn kàng UVA nénglì jiǎnyàn

化妆品抗 UVA 能力检验

（test in vitro of protection against UVA） 长波紫外线（UVA）是指 $320 \sim 400$nm 范围的紫外波，该波段照射在皮肤上有明显的色素沉着作用，能引起微弱的红斑。抗 UVA 能力是防晒化妆品防晒效果的重要指标。

中国《化妆品安全技术规范》（2015 年版）规定了化妆品抗 UVA 能力的仪器测定方法。①原理：样品涂于 3M 膜或具毛面之聚甲基丙烯酸甲酯板上，用防晒指数（SPF）测定仪测定其临界波长（λ_c）以及 UVA/中波紫外线（UVB）比值 R。临界波长（λ_c）是指吸光度占 UVA + UVB（$290 \sim 400$nm）总吸光度90%处之 UVA 端波长（nm）。即：

$$90\% = \int_{290}^{\lambda} A(\lambda) d\lambda / \int_{290}^{400} A(\lambda) d\lambda$$

式中，$A(\lambda)$ 为波长为 λ 处的吸光度。UVA/UVB 比值 R：

$$R = \int_{320}^{400} A(\lambda) d\lambda / \int_{290}^{400} A(\lambda) d\lambda$$

②样品制备：用专用注射器采取加压法或抽入法吸取样品，均匀点加或条加在 3M 膜或聚甲基丙烯酸甲酯毛表面上，然后用戴有乳胶医用指套的手指涂抹样品，使之成为均匀表面。聚甲基丙烯酸甲酯板上结果仅作阴性判断用。得到阳性结果时需用 3M 膜结果确认。③操作步骤：首先用负载条加 3M 膜或聚甲基丙烯酸甲酯板的石英板作仪器校准和测定时空白校准。随后将涂膜的样品，在室温（$20 \sim 30℃$），$40\% \sim 60\%$ 相对湿度下，放置 20 分钟后在 SPF 仪上测定，每样片测定点不得少于 4 点。测定结果当 $\lambda_c \geq 370$nm 时，防晒产品可标注广谱防晒。④注意事项：加样后必须反复来回涂布样品以保证涂布均匀性，不得含有气泡，同一玻片上至少应有 4 个测试点，不同测试点之间 λ_c 的相对标准偏差不得

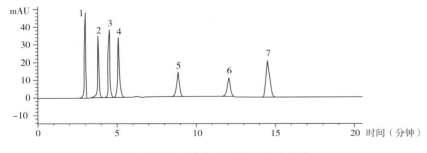

图 6 种抗生素与甲硝唑的标准色谱

1. 盐酸美满霉素（2.966 分钟）；2. 甲硝唑（3.784 分钟）；3. 二水土霉素（4.476 分钟）；4. 盐酸四环素（5.064 分钟）；5. 盐酸金霉素（8.860 分钟）；6. 盐酸多西环素（12.054 分钟）；7. 氯霉素（14.531 分钟）

大于1%，否则结果作废。两个平行样品之间 λ_c 差不得大于 2nm，否则应重做。⑤适用范围：该法适用于防晒化妆品抗 UVA 能力的测定。

（康维钧）

wántīng jiǎnyàn

烷烃检验（determination of alkane）

工作场所空气、居住区大气和职业接触者呼出气中烷烃化合物含量的检验。烷烃是碳和氢组成的饱和烃，分为链烃和环烃，链烃的分子通式为 C_nH_{2n+2}，环烃的分子通式为 C_nH_{2n}。在室温和一个大气压下，$C_1 \sim C_4$ 的烷烃是气体，$C_5 \sim C_{16}$ 是液体，C_{17} 以上是固体。甲烷等低级烷烃是常用的民用燃料，也用作化工原料。中级烷烃是常用的工业燃料，其中正己烷是最常用的溶剂和食用油提取剂。高级烷烃如石油醚、液体石蜡等是常用的有机溶剂和润滑油。烷烃属低毒和微毒类物质，其毒性随碳原子数增多而增大。但高碳烷烃由于沸点、熔点高，挥发性与溶解度低，故实际生产中引起职业中毒的可能性反而减少。在工业上应用较多的正己烷主要通过呼吸道、皮肤及胃肠道进入人体，对皮肤黏膜有刺激作用，能引起多发性神经炎及神经衰弱综合征。由于高级烷烃沸点较高不易挥发，所以对空气样品大多数情况下是检验十碳以下的开链烷烃。中国国家职业卫生标准《工作场所有害因素职业接触限值 化学有害因素》（GBZ 2.1-2007）对一些烷烃化合物规定了职业接触限值，如规定戊烷和壬烷的时间加权平均容许浓度均为 500mg/m³，戊烷的短时间接触容许浓度为 1000mg/m³。

常用的检验方法是热解吸-气相色谱法和溶剂解吸-气相色谱法。中国国家标准规定了工作场所空气中戊烷、己烷、庚烷、辛烷和壬烷的检验方法（《工作场所空气有毒物质测定 烷烃类化合物》GBZ/T 160.38-2007），以及居住大气中正己烷的检验方法（《居住区大气中正己烷卫生检验标准方法 气相色谱法》GB/T 16131-1995）。

热解吸-气相色谱法用热解吸型活性炭管采样，采样后将采样管放入热解吸器中，进气端与注射器相连，抽气端与载气相连，解析气供色谱测定。溶剂解吸-气相色谱法用活性炭管采样，采样后前后段活性炭分别用二硫化碳振摇解吸，解吸液供测定用。采用火焰离子化检测器检测，以保留时间定性，根据样品的峰高（峰面积）减去空白对照的峰高（峰面积）后，用标准曲线法定量。常用的色谱柱有改性的聚乙二醇（FFAP）为固定液，Chromosorb WAW DMCS 为担体（10:100）的填充色谱柱；GDS-102 吸附色谱柱；FFAP、二甲基聚硅氧烷或 HP-5 毛细管柱。也可选用角鲨烷或聚乙二醇-6000 为固定液的填充色谱柱。根据需要可选择短时间采样、长时间采样或个体采样。

注意事项：①测定时应做对照试验，将一活性炭管带至采样点，不连接采样器采样，作为样品空白对照。②每批活性炭管在使用前必须测定其解吸效率。③若采集的样品中待测物浓度较高，应串联两支活性炭管采样。先进行前支活性炭管的解吸测定，若测定结果显示未超出吸附剂的穿透容量，后段管可以不作解吸测定；若测定结果显示超出吸附剂的穿透容量，再作后支活性炭管的解吸测定，将前后两管的测定结果相加后计算。④热解吸法

一般只适用于戊烷、己烷和庚烷的测定。

（杜晓燕）

zhīfángzúànlèi huàhéwù jiǎnyàn

脂肪族胺类化合物检验（determination of aliphatic amines）

工作场所空气和生活饮用水样品中脂肪族胺类化合物含量的检验。脂肪族胺类化合物是氨分子中的氢被烃基（—R）取代的产物，氨基（—NH₂、—NHR、—NR₂）是胺类化合物的官能团。凡是氮原子不与芳环直接相连的为脂肪族胺。按 R 的种类可分为饱和、不饱和、环状、非环状脂肪胺；按 N 原子上取代基的数目分为伯、仲和叔胺；按分子中 N 原子的数目可分为一元和多元胺。胺具有碱性，脂肪族胺的碱性比氨强，多元胺的碱性一般比一元胺强。脂肪族胺类化合物大都具有强烈刺激性和腐蚀性，遇高热、明火及强氧化剂易引起燃烧。低级脂肪族胺是气体或易挥发液体，有特殊气味；高级胺为固体。脂肪族胺大多是重要的化工原料和化学试剂，具有一定毒性。中国国家职业卫生标准《工作场所有害因素职业接触限值 化学有害因素》（GBZ 2.1-2007）对一些脂肪族胺类化合物规定了职业接触限值，如乙胺和乙二胺的时间加权平均容许浓度分别为 9mg/m³、4mg/m³，短时间接触容许浓度分别为 18mg/m³、10mg/m³。《水源水中三乙胺卫生标准》（GB 18065-2000）规定了生活饮用水源水中三乙胺的最高允许浓度为 3mg/L。

采用的方法主要是气相色谱法。中国国家标准《工作场所空气有毒物质测定 脂肪族胺类化合物》（GBZ/T 160.69-2004）中规定了工作场所空气中三甲胺、乙胺、二乙胺、三乙胺、乙二胺、

正丁胺和环己胺的检验方法，《生活饮用水标准检验方法 有机物指标》（GB/T 5750.8-2006）规定了生活饮用水中三乙胺和二丙胺的检验方法。

工作场所空气样品检验 空气中的脂肪族胺用硅胶管采集，溶剂解析后，经气相色谱柱分离，采用火焰离子化检测器检测，以保留时间定性，根据样品的峰高（峰面积）减去空白对照的峰高（峰面积）后，用标准曲线法定量。

操作步骤 将采样后的前后段硅胶分别用硫酸溶液超声波辅助解吸，离心，取上清液，加氢氧化钠溶液，摇匀，供气相色谱测定用。

色谱条件 常用的色谱柱：氢氧化钾（KOH）为固定液，Chromosorb 102 DMCS 为担体（5∶100）的填充柱；聚乙二醇 20M 和 KOH 混合固定液，Chromosorb 103 为担体（4∶1∶100）的填充柱；Chromosorb 103 吸附剂柱以及极性相近的毛细管柱。根据需要可选择短时间采样、长时间采样或个体采样。

注意事项 ①测定时应做对照试验，将一硅胶管带至采样点，不连接采样器采样，作为样品空白对照。②若样品浓度超过测定线性范围，可用双蒸水稀释后测定。③先测定硅胶管的前段，若测定结果未超出吸附剂的穿透容量，吸附管后段可不测定。④每批硅胶管在使用前必须测定其解吸效率。⑤同时测定多个脂肪胺时，应采用程序升温。

生活饮用水样品检验 ①原理：在水样中加入盐酸，使其中的胺类化合物生成盐酸盐，加热浓缩，冷却至室温后加碱使之生成胺，经气相色谱柱分离，火焰离子化检测器检测，标准曲线法定量。②色谱条件：常用的色谱柱是以角鲨烷加氢氧化钾为固定液，Chromosorb 103 为担体（5∶2∶100）的填充柱以及极性相近的毛细管柱。

其他样品检验 气相色谱-质谱联用方法测定固体废料、空气和水样品中半挥发性有机化合物，其中包括几种 N-亚硝基脂肪族胺，如 N-亚硝基甲胺、N-亚硝基乙胺、N-亚硝基正丙胺、异丙胺和 N-亚硝基丁胺（美国环境保护署标准分析方法 EPA-8270C）。采用有机硅涂层熔融石英毛细管柱，离子阱质谱检测。该法适合于检测能用二氯甲烷溶解并洗脱的半挥发性有机物。N-亚硝基甲胺在规定色谱条件下与溶剂较难分离。

（杜晓燕）

zhīfángzúzhǐlèi huàhéwù jiǎnyàn

脂肪族酯类化合物检验
（determination of aliphatic esters）

工作场所空气中脂肪族酯类化合物含量的检验。脂肪族酯类化合物是脂肪族羧酸（或无机含氧酸）与醇反应生成的一类有机化合物，分子通式为 R—COO—R′，其中 R 可以是烃基，也可以是氢原子，R′ 不能为氢原子。酯的官能团是—COO—，根据烃基的不同，分为饱和脂肪酸酯和不饱和脂肪酸酯。饱和一元酯的化学通式为 $C_nH_{2n}O_2$（$n \geq 2$）。低级酯是无色、易挥发并具有香味的液体，高级饱和脂肪酸单酯常为无色无味的固体。酯的熔点和沸点比相应的羧酸低。脂肪族酯难溶于水，易溶于乙醇和乙醚等有机溶剂，密度一般比水小。低分子量的酯可用作溶剂，如乙酸乙酯是常用的溶剂。分子量较大的酯是良好的增塑剂。酯还可用于香料、香精、化妆品、肥皂

和药品等工业。很多脂肪族酯具有毒性，如甲酸甲酯、硫酸二甲酯属高毒化合物，而有些脂肪族酯基本无毒且气味醇香。中国国家职业卫生标准《工作场所有害因素职业接触限值 化学有害因素》（GBZ 2.1-2007）对一些脂肪族酯类化合物规定了职业接触限值，如乙酸甲酯、乙酸乙酯、乙酸乙烯酯的时间加权平均容许浓度分别为 200mg/m³、200mg/m³、10mg/m³，短时间接触容许浓度分别为 500mg/m³、300mg/m³、15mg/m³。

常用检验方法是气相色谱法和高效液相色谱法。气相色谱法应用较多，包括直接进样、热解吸和溶剂解吸气相色谱法。中国国家标准《工作场所空气有毒物质测定 饱和脂肪族酯类化合物》（GBZ/T 160.63-2007）规定了工作场所空气中饱和脂肪酸酯如甲酸酯类（甲酸甲酯和甲酸乙酯）、乙酸酯类（乙酸甲酯、乙酸乙酯、乙酸丙酯、乙酸丁酯和乙酸戊酯、乙酸异丁酯和乙酸异戊酯）、1,4-丁内酯和硫酸二甲酯的检验方法，《工作场所空气有毒物质测定 不饱和脂肪族酯类化合物》（GBZ/T 160.64-2004）规定了不饱和脂肪酸酯如丙烯酸酯类（丙烯酸甲酯、丙烯酸乙酯、丙烯酸丙酯、丙烯酸丁酯、丙烯酸戊酯、甲基丙烯酸甲酯）、乙酸乙烯酯和甲基丙烯酸环氧丙酯的检验方法。

气相色谱法 用注射器、活性炭管或吸收液采集空气样品，直接进样或经溶剂解吸、热解吸，气相色谱柱分离，火焰离子化检测器检测，以保留时间定性，根据样品的峰高（峰面积）减去空白对照的峰高（峰面积）后，用标准曲线法定量。

测定 采用热解吸时，将采

过样的活性炭管放入热解吸器中，进气口一端与注射器相连，抽气端与载气相连，用氮气于350℃下解吸，解吸气供气相色谱分析。采用溶剂解吸时，将采过样的前后段活性炭分别用二硫化碳解吸后供测定用。

色谱条件　常用色谱柱：改性的聚乙二醇（FFAP）为固定液，Chromosorb WAW DMCS 为担体（10∶100）的填充柱；聚乙二醇己二酸酯为固定液，Chromosorb WAW DMCS 为担体（10∶100）的填充柱；OV-101 弹性石英毛细管色谱柱等。针对测定的不同脂肪酸酯，选择适宜的色谱柱。根据需要可选择短时间采样、长时间采样或个体采样。

注意事项　①测定时应做对照试验，将活性炭管带至采样点，不连接采样器采样，作为样品空白对照。②若样品浓度超过测定线性范围，可用二硫化碳稀释后测定。③先测定活性炭管的前段，若测定结果未超出吸附剂的穿透容量，吸附管后段可不测定。④每批活性炭管在使用前必须测定其解吸效率。⑤甲苯对乙酸异丁酯的测定、间二甲苯和对二甲苯存在对乙酸异戊酯的测定可能产生干扰，可适当改变色谱条件来解决。⑥测定空气中甲基丙烯酸环氧丙酯时，建议采用环己烷为吸收液采样，环己烷易挥发，注意控制好采样流量和时间。

适用范围　此法适用于工作场所空气中甲酸脂肪酸酯、乙酸脂肪酸酯、1,4-丁内酯及不饱和脂肪酸酯的检验。

高效液相色谱法　空气中硫酸二甲酯经硅胶吸附，用丙酮解吸，在碱性加热的条件下与对硝基苯酚反应生成对硝基茴香醚，经 C_{18} 色谱柱分离，以甲醇-水作流动相，用紫外检测器检测，标准曲线法定量。

操作步骤　将采样后的硅胶，加丙酮、对硝基苯酚和氢氧化钠溶液，混匀。在40℃水浴中保温1小时，冷却至室温后，用乙醚提取，乙醚层供测定用。

适用范围　此法适用于空气中硫酸二甲酯的检验。

（杜晓燕）

lǚdàiwántīnglèi huàhéwù jiǎnyàn

卤代烷烃类化合物检验 （determination of halogenated alkanes）

工作场所空气和生活饮用水样品中卤代烷烃类化合物含量的检验。卤代烷烃是烷烃分子中的氢原子被卤素原子取代后得到的一类烷烃的衍生物。按分子中所含卤素不同，分为氟代烷烃、氯代烷烃、溴代烷烃和碘代烷烃；化学通式为 RX （X = F、Cl、Br、I）。与烃类化合物相似，低级卤代烃为气态或液态，高级卤代烃为固态。沸点随分子中碳原子数和卤素原子数的增加及卤素原子序数的增大而升高（氟代烃除外）。一氟代烷和一氯代烷一般比水轻，溴代烷、碘代烷及多卤代烷烃均比水重。绝大多数卤代烷不溶于水或在水中溶解度很小，但能溶于多种有机溶剂，有些卤代烷烃可用作溶剂，大都具有特殊气味。卤代烷烃中的卤素容易被许多亲核试剂的基团，如—OH、—OR、—CN、—NH₂取代，生成相应的醇、醚、腈、胺等化合物。卤代烷烃具有毒性，一般比母体烃类的毒性大。通常，碘代烃毒性最大，溴代烃、氯代烃、氟代烃毒性依次降低。低级卤代烃比高级卤代烃毒性强；多卤代烃比一卤代烃毒性强。中国国家职业卫生标准《工作场所有害因素职业接触限值 化学有害因素》（GBZ 2.1-2007）规定了一些卤代烷烃化合物的职业接触限值，如规定二氯甲烷、三氯甲烷、四氯化碳和溴甲烷的时间加权平均容许浓度分别为 200mg/m³、20mg/m³、15mg/m³、2mg/m³，四氯化碳的短时间接触容许浓度为 25mg/m³。中国《生活饮用水卫生标准》（GB 5749-2006）中规定三氯甲烷和四氯化碳的限值分别为 0.06mg/L、0.002mg/L。

测定方法有气相色谱法和分光光度法。应用较多的是气相色谱法，包括直接进样、溶剂解吸和顶空气相色谱法。中国国家职业卫生标准《工作场所空气有毒物质测定 卤代烷烃类化合物》（GBZ/T 160.45-2007）规定了工作场所空气中氯甲烷、二氯甲烷、三氯甲烷、四氯化碳、二氯乙烷、三氯丙烷、六氯乙烷、溴甲烷、碘甲烷、1,2-二氯丙烷和二氯二氟甲烷的检验方法，《生活饮用水标准检验方法 有机物指标》（GB/T 5750.8-2006）、《生活饮用水标准检验方法 消毒副产物指标》（GB/T 5750.10-2006）中规定了生活饮用水中二氯甲烷、三氯甲烷、四氯化碳、二氯一溴甲烷、一氯二溴甲烷、三溴甲烷、1,2-二氯乙烷和1,1,1-三氯乙烷的检验方法。

气相色谱法　主要涉及工作场所空气和生活饮用水样品。

工作场所空气样品检验　空气中氯甲烷、二氯甲烷、三氯甲烷、四氯化碳、二氯乙烷、三氯丙烷、六氯乙烷、溴甲烷、碘甲烷、1,2-二氯丙烷和二氯二氟甲烷用活性炭管或注射器采集，经溶剂解吸或直接进样，气相色谱柱分离，火焰离子化检测器检测，以保留时间定性，根据样品的峰高（峰面积）减去空白对照的峰高（峰面积）后，用标准曲线法定量。

样品采集 用注射器采样后可直接进样；用活性炭管采样后，将采样管前后段活性炭分别用二硫化碳振摇解吸，解吸液供气相色谱测定用。

参考色谱条件 常用色谱柱：改性的聚乙二醇（FFAP）为固定液，6201 红色担体（10∶100）；OV-17 和 QF-1 混合固定液，Chromosorb W AW DMCS 为担体（2∶1.5∶100）；邻苯二甲酸二壬酯为固定液，102 担体（15∶100）；聚乙二醇 6000 为固定液，6201 红色担体（5∶100）的填充柱以及极性相近毛细管色谱柱。根据需要可选择短时间采样、长时间采样或个体采样。

注意事项 ①测定时应做对照试验，将一活性炭管带至采样点，不连接采样器采样，作为样品空白对照。②若样品浓度超过测定线性范围，可用二硫化碳稀释后测定。③先测定活性炭管的前段，若测定结果未超出吸附剂的穿透容量，吸附管后段可不测定。④每批活性炭管在使用前必须测定其解吸效率。

生活饮用水样品检验 将水样置于密闭的顶空瓶中，在一定温度下水中的卤代烷挥发，经过一定时间在气-液两相中达到动态平衡，此时卤代烷在气相中的浓度与其在液相中的浓度成正比。取液上气体注入气相色谱仪，用电子捕获检测器检测，标准曲线法定量。

参考色谱条件 用于同时测定三氯甲烷、四氯化碳、二氯一溴甲烷、二溴一氯甲烷和三溴甲烷的色谱柱通常用 DC-550 为固定液，Chromosorb W AW DMCS 为担体（15∶100）的填充柱；用于测定二氯甲烷、1,2-二氯乙烷和1,1-二氯乙烷的色谱柱通常用 SE-30 为固定液，Chromosorb W AW DMCS 为担体（10∶100）的填充柱。

注意事项 水样中 1,2-二溴乙烷、1,2-二溴-3-氯丙烷和1,2,3-三氯丙烷用以正己烷作萃取剂的微萃取方法提取，通常使用 DB-1 毛细管色谱柱作为分析柱，当不能应用气相色谱-质谱法确证时，推荐 DB-624 毛细管柱作为确认柱，电子捕获检测器检测，标准曲线法定量（美国环境保护署标准分析方法 EPA504.1）。

气相色谱-质谱联用法 水中多种挥发性有机物，包括 29 种卤代烷烃，采用吹扫捕集气相色谱-质谱联用法。色谱条件：VOCOL 毛细管色谱柱；程序升温；质谱检测器检测（美国环境保护署标准分析方法 EPA 504.2-1995）。

分光光度法 采用无水乙醇作吸收液采集空气中的碘甲烷，与亚硝酸钠作用，在氢氧化钠存在下，再与 1,2-萘醌-4-磺酸钠反应，生成紫蓝色化合物，测定吸光度值，该吸光度值与空气中碘甲烷含量成正比，标准曲线法定量。

操作步骤 用装有无水乙醇的多孔玻板吸收管采集空气样品，依次向吸收液中加入一定量的 1,2-萘醌-4-磺酸钠和亚硝酸钠溶液，在 80℃ 水浴中加热 20 分钟，冷却后加入氢氧化钠溶液，于 570nm 波长下测定其吸光度值。样品溶液吸光度值减去空白对照液吸光度值后，由标准曲线查得碘甲烷的浓度。

注意事项 ①1,2-萘醌-4-磺酸钠溶液不稳定，需在使用前临时配制。②每加入一种试剂后，充分摇匀，再进行下一步操作。③配制碘甲烷标准系列时，需加入一定量乙醇。

适用范围 该法适用于空气中碘甲烷的测定。

（杜晓燕）

lǔdàibùbǎohétīnglèi huàhéwù jiǎnyàn

卤代不饱和烃类化合物检验

（determination of halogenated unsaturated hydrocarbons） 工作场所空气、生活饮用水和职业接触者呼出气样品中卤代不饱和烃类化合物含量的检验。卤代不饱和烃是不饱和烃分子中的氢原子被卤素原子取代后得到的化合物。按分子中所含卤素原子种类不同，分为氟代、氯代、溴代和碘代不饱和烃；按卤素原子的数目，分为一卤代、二卤代和多卤代不饱和烃；按烃基的不饱和类型，分为卤代烯烃和卤代炔烃。相同卤原子取代的不饱和烃，分子量越大沸点越高。一氯乙烯是气体，多氯代乙烯、氯丙烯、一碘乙烯等都是易挥发液体。卤代不饱和烃难溶于水，易溶于乙醚、丙酮等有机溶剂。卤代烯烃是优良的溶剂，在工业生产中用途较广，如作为有机合成的原料，在黏合剂、干洗剂和清漆中都有应用。这类化合物一般具有毒性，有些具有致癌作用。中国国家职业卫生标准《工作场所有害因素职业接触限值 化学有害因素》（GBZ 2.1-2007）中规定了一些卤代不饱和烃类化合物的职业接触限值，如规定氯乙烯、1,2-二氯乙烯、三氯乙烯的时间加权平均容许浓度分别为 10mg/m³、800mg/m³、30mg/m³。中国《生活饮用水卫生标准》（GB 5749-2006）中规定 1,2-二氯乙烯、三氯乙烯的限值分别为 0.05mg/L、0.07mg/L。

检验方法主要采用气相色谱法。中国国家标准《工作场所空气中卤代不饱和烃类化合物的测定方法》（GBZ/T 160.46-2004）规定了工作场所空气中氯乙烯、二氯乙烯、三氯乙烯、四氯乙烯、氯丙烯、氯丁二烯和四氟乙烯的检验方法，有热解吸、溶剂解吸和直接进样气相色谱法，《生活饮用水标准检验方法 有机物指标》（GB/T 5750.8-2006）还规定了生活饮用水中氯乙烯、1,1-二氯乙烯、1,2-二氯乙烯、三氯乙烯和四氯乙烯的检验方法，采用顶空气相色谱法。职业接触者呼出气中卤代不饱和烃的检验主要包括氯乙烯、三氯乙烯和四氯乙烯。

工作场所空气样品检验 空气中卤代烯烃用活性炭管采集，解吸后经色谱柱分离，火焰离子化检测器检测，以保留时间定性，根据样品的峰高（峰面积）减去空白对照的峰高（峰面积）后，用标准曲线法定量。

操作步骤 用注射器采样后可直接进样；采用溶剂解吸时，将采样管前后段活性炭分别用二硫化碳振摇解吸，解吸液供测定；采用热解吸时，将采样活性炭管放入热解吸器中，进气端与注射器相连，抽气端与载气相连，用氮气于一定温度下解吸，解吸气供气相色谱分析用。

参考色谱条件 根据待测的卤代不饱和烃选择适宜的色谱柱。可采用色谱柱：聚乙二醇 20M＋Chromosorb WHP 担体（5∶10）为固定相；聚乙二醇 6000＋6201 担体（5∶100）为固定相；改性的聚乙二醇（FFAP）＋6201 红色担体（5∶100）为固定相；FFAP＋101 白色担体（10∶100）为固定相；邻苯二甲酸二壬酯＋6201 红色担体（10∶100）为固定相等，也可采用极性相近的毛细管柱。根据需要可选择短时间采样、长

时间采样或个体采样。

注意事项 ①测定时应做对照试验，将一活性炭管带至采样点，不连接采样器采样，作为样品空白对照。②若样品浓度超过测定线性范围，可用二硫化碳稀释后测定。③先测定活性炭管的前段，若测定结果未超出吸附剂的穿透容量，吸附管后段可不测定。④每批活性炭管在使用前必须测定其解吸效率。

生活饮用水样品检验 主要有以下几种。

顶空气相色谱法 将水样置于密闭的顶空瓶中，在一定温度下水中的被分析物挥发，经一定时间在气-液两相中达到动态平衡，此时卤代不饱和烃在气相中的浓度与其在液相中的浓度成正比。取液上气体注入气相色谱仪，火焰离子化检测器检测，标准曲线法定量。常用色谱柱为 407 有机固定相色谱柱和 AC-5、HP-5 毛细管色谱柱。

吹扫捕集-气相色谱法 在室温下，将惰性气体通入装在特制吹脱瓶中的水样，使挥发性氯代烯烃吹出，待测氯代烯被捕集器吸附，经热解吸后，由惰性气体带入气相色谱柱分离，电导检测器检测。常用色谱柱为 VOCOL 毛细管柱。该法适合测定 1,1-二氯乙烯和 1,2-二氯乙烯。

气相色谱-质谱联用法 水中多种挥发性有机物，包括顺（反）式-二氯乙烯、四氯乙烯、二氯-2-丁烯等 12 种卤代烯烃可采用吹扫捕集气相色谱-质谱联用法测定。VOCOL 毛细管色谱柱，程序升温，质谱检测器检测（美国环境保护署标准分析方法 EPA 524.2）。

注意事项 采用顶空气相色谱法测定时，卤代烯烃的标准储备液和标准系列以 DMA（N, N-二

甲基乙酰胺）作溶剂配制并稀释；采用吹扫捕集-气相色谱法时用甲醇配制标准储备液和中间液，用水稀释标准系列应用液。

职业接触者呼出气样品的检验 呼出气中卤代不饱和烃用活性炭管采样，可用热解吸后经色谱柱分离，也可用注射器采样后直接进样，火焰离子化检测器检测。参照上述工作场所空气样品检验方法选择色谱柱。

（杜晓燕）

lǚdàifāngxiāngtīnglèi huàhéwù jiǎnyàn

卤代芳香烃类化合物检验

（determination of halogenated aromatic hydrocarbons） 工作场所空气和生活饮用水样品中卤代芳香烃类化合物含量的检验。

卤代芳香烃，是芳香烃分子中的一个或几个氢原子被卤素原子取代后生成的化合物。根据卤素原子与侧链碳原子或芳环碳原子连接不同，卤代芳香烃可以分为侧链卤代芳香烃和芳环卤代芳香烃两类。卤代芳香烃的相对密度一般比水大，在常温常压下多为液体，有刺激性气味，能溶于苯、乙醚、三氯甲烷、二硫化碳等多数有机溶剂，不溶于水。芳环卤代芳香烃上的卤素原子化学性质很不活泼，很难发生亲核取代反应，如氯苯发生碱性水解或氨解，需要在较高的温度和压力下进行。侧链卤代芳香烃上的卤素原子化学性质比较活泼，容易发生各种取代反应。卤代芳香烃类化合物是有机合成、医药、染料、农药的中间体，还可作为溶剂，具有毒性，在生产过程中可能对水体、土壤和大气环境造成污染；此类化合物的性质极为稳定，不易降解，能够在环境中长期存在，属于化学危险品。中国国家职业卫生标准《工作场所有

害因素职业接触限值 化学有害因素》（GBZ 2.1-2007）规定了一些卤代芳香烃化合物的职业接触限值，如规定氯苯的时间加权平均容许浓度为 50mg/m³，苄基氯的最高容许浓度为 5mg/m³。中国国家标准《生活饮用水卫生标准》（GB 5749-2006）中规定了 1,2-二氯苯和三氯苯的限值分别为 1mg/L 和 0.02mg/L。

检验方法主要采用气相色谱法。中国国家标准《工作场所空气中卤代芳香烃类化合物的测定方法》（GBZ/T 160.47-2004）规定了工作场所空气中氯苯、二氯苯（邻二氯苯、间二氯苯和对二氯苯）、三氯苯、溴苯、对氯甲苯和苄基氯的检验方法，《生活饮用水标准检验方法 有机物指标》（GB/T 5750.8-2006）规定了生活饮用水中氯苯、二氯苯、三氯苯、四氯苯和六氯苯的检验方法。

工作场所空气样品检验 用活性炭管采集空气中卤代芳香烃，经溶剂解吸后，气相色谱柱分离，火焰离子化检测器检测，以保留时间定性，根据样品的峰高（峰面积）减去空白对照的峰高（峰面积）后，用标准曲线法定量。

操作步骤 将采样后的采样管前、后段活性炭分别用二硫化碳振摇解吸，解吸液供气相色谱测定。可根据需要选择短时间采样、长时间采样或个体采样。单独测定工作场所空气中氯苯时，可采用无泵采样器采样。

参考色谱条件 常用色谱柱是改性的聚乙二醇(FFAP)为固定液，Chromosorb WAW DMCS 为担体（10∶100）的填充柱以及极性相近的毛细管色谱柱。

注意事项 ①测定时应做对照试验，将一活性炭管带至采样点，不连接采样器采样，作为样品空白对照。②若样品浓度超过测定线性范围，可用二硫化碳稀释后测定。③先测定活性炭管的前段，若测定结果未超出吸附剂的穿透容量，吸附管后段可不测定。④每批活性炭管必须测定其解吸效率。

生活饮用水样品检验 用溶剂萃取水样中的卤代芳香烃，经浓缩后进气相色谱柱分离。测定氯苯时，采用二硫化碳萃取，火焰离子化检测器检测；测定二氯苯（邻二氯苯、间二氯苯和对二氯苯）、三氯苯、四氯苯和六氯苯时，采用石油醚萃取，电子捕获检测器检测，标准曲线法定量。

参考色谱条件 常用的色谱柱有涂渍邻苯二甲酸二壬酯和有机皂土的 101 白色担体（1.5∶1.5∶100）为固定相；或涂渍有机皂土和 DC-200 混合固定液的硅烷化 101 白色担体（或 Chromosorb WAW DMCS 担体，2∶2∶100）为固定相，以及极性相应的毛细管色谱柱。

注意事项 ①二硫化碳或石油醚萃取液需经无水硫酸钠脱水干燥，浓缩后待测定。②用石油醚萃取后需分别以硫酸和硫酸钠溶液洗涤萃取液。③氯苯标准溶液用二硫化碳配制并稀释；二氯苯、三氯苯、四氯苯和六氯苯的单标准溶液用异辛烷配制并稀释；各种氯代苯的混合标准溶液用石油醚稀释。

水中多种挥发性有机物，包括一氯代苯、二氯代苯和三氯代苯等卤代芳香烃采用吹扫捕集气相色谱-质谱联用法测定，选择的色谱柱有 VOCOL 毛细管柱（长 60m）、DB-624 毛细管柱（长 30m）、DB-5 毛细管柱（长 30m）和 DB-624 毛细管柱（长 75m），程序升温，质谱检测器检测（美国环境保护署标准分析方法 EPA 524.2）。

（杜晓燕）

fāngxiāngtīnglèi huàhéwù jiǎnyàn

芳香烃类化合物检验（determination of aromatic hydrocarbons） 工作场所空气、生活饮用水和职业接触者呼出气样品中芳香烃类化合物含量的检验。芳香烃类化合物是分子中含有苯环结构的碳氢化合物，分为单环和多环两大类。此处所指芳香烃类化合物为单环芳香烃，包括苯、苯的同系物和苯取代的不饱和烃。苯及其同系物的分子通式是 C_nH_{2n-6}（$n \geq 6$）。苯是芳香烃类化合物的代表，分子中含有闭合环状的共轭体系。苯及其低级同系物都是无色液体，比水轻，不易溶于水，易溶于石油醚、醇、醚等有机溶剂。芳香烃主要来源于煤、焦油和石油，是重要的有机化工原料，对人体有毒害作用，长期吸入其蒸气，能损害造血器官和神经系统。中国国家职业卫生标准《工作场所有害因素职业接触限值 化学有害因素》（GBZ 2.1-2007）规定了一些芳香烃类化合物的职业接触限值，如规定苯、甲苯、二甲苯的时间加权平均容许浓度分别为 6mg/m³、50mg/m³、50mg/m³，短时间接触的容许浓度分别为 10mg/m³、100mg/m³、100mg/m³。中国《生活饮用水卫生标准》（GB 5749-2006）中规定苯、甲苯、二甲苯、苯乙烯的限值分别为 0.01mg/L、0.7mg/L、0.5mg/L、0.02mg/L。

检验方法主要采用气相色谱法，此外还有气相色谱-质谱联用法。空气样品的检验采用溶剂解吸和热解吸气相色谱法；饮用水样品的检验采用溶剂萃取和顶空气相色谱法。中国国家职业卫生标准《工作场所空气有毒物质测定 芳香烃类化合物》（GBZ/T 160.42-2007）规定了工作场所空气中苯、甲苯、二甲苯、乙苯和苯乙烯的检验方法，《生活饮用水标准检验方法 有机物指标》（GB/T 5750.8-2006）规定了生活饮用水中苯、甲苯、二甲苯、乙苯和苯乙烯的检验方法。职业接触者呼出气中芳香烃的检验主要包括苯、甲苯、二甲苯、乙苯和苯乙烯，《呼出气中苯的气相色谱测定方法》（WS/T 51-1996）规定了呼出气中苯的测定。

气相色谱法 主要针对工作场所空气、生活饮用水、职业接触者呼出气样品检验。

工作场所空气样品检验 用活性炭管采集空气中苯、甲苯、二甲苯、乙苯和苯乙烯，经热解吸或溶剂解吸进样，气相色谱柱分离，火焰离子化检测器检测，保留时间定性，根据样品的峰高（峰面积）减去空白对照的峰高（峰面积）后，标准曲线法定量。

样品采集 采用热解吸方法时，将采样活性炭管放入热解吸器中，进气口一端与注射器相连，抽气端与载气相连，用注射器采集一定量解吸气供测定。采用溶剂解吸时，将采样后的前、后段活性炭分别以二硫化碳为解吸液解吸，解吸液供测定用。根据需要可选择短时间采样、长时间采样或个体采样。

参考色谱条件 常用色谱柱：涂渍 PEG 6000 或改性的聚乙二醇（FFAP）的 6201 红色担体（5∶100）为固定相；涂渍邻苯二甲酸二壬酯（DNP）和有机皂土-34 混合固定液的 Shimalite 担体（5∶5∶100）填充柱或 FFAP 毛细管柱。

注意事项 ①测定时应做对照试验，将一活性炭管带至采样点，不连接采样器采样，作为样品空白对照。②每批活性炭管在使用前必须测定其解吸效率。③若采集的样品中待测物浓度较高，应串联两支热解吸型活性炭管采样。先进行前支活性炭管的解吸测定，如果测定结果未超出吸附剂的穿透容量，后支管可以不解吸测定；如果测定结果已超出吸附剂的穿透容量，后支活性炭管解吸测定，将前、后支管的测定结果相加后计算。

生活饮用水样品检验 采用溶剂萃取和顶空气相色谱法。

溶剂萃取气相色谱法 水样中苯系物经二硫化碳萃取，用硫酸-磷酸混合酸除去干扰物质后进气相色谱仪分析。

顶空气相色谱法 将水样置于密闭的顶空瓶中，在一定温度下平衡一段时间，水中的苯系物挥发至容器上部，当气-液两相中达到动态平衡，此时苯系物在气相中的浓度与它在液相中的浓度成正比，取顶空气体注入气相色谱仪。以上两种方法均采用火焰离子化检测器检测，标准曲线法定量。

参考色谱条件 常用的色谱柱有涂渍 DNP 和有机皂土混合固定液的 101 白色担体（3.5∶2.5∶100）填充柱；OV-101 为固定液，CHROM WH 为担体（10∶100）的填充柱；FFAP 或非极性毛细管色谱柱。

注意事项 ①浑浊水样需离心后，取上清液萃取。②用二硫化碳萃取前，需用盐酸调节水样呈酸性。③顶空测定前需在水样中加入一定量氯化钠，以增强溶液的离子强度，降低有机物在水中的溶解度。

职业接触者呼出气样品检验 ①原理：用 Tenax GC 吸附管或活性炭管采集呼出气样品，热解吸，用载气直接载入气相色谱柱分离，火焰离子化检测器检测苯系物。参照工作场所空气样品的检验方法选择色谱柱。②注意事项：采样应在无污染的室内进行。Tenax GC 管在使用前一周内应彻底清除本底，在 250℃氮气流中加热 12 小时，之后在氢气流中加热 1 小时，以除净 Tenax GC 微孔内残留的苯系物。不能用空气代替氮气，以防止 Tenax GC 氧化而形成新本底。

气相色谱-质谱联用法 水中多种挥发性有机物包括苯、二甲基苯、三甲基苯、乙基苯、异丙基苯、丁基苯等 16 种芳香烃采用吹扫捕集气相色谱-质谱联用法测定，VOCOL 毛细管色谱柱，程序升温，质谱检测器检测（美国环境保护署标准分析方法 EPA 524.2）。呼出气中苯系物的测定亦可采用气相色谱-质谱联用法，可选用 SPB-1 毛细管气相色谱柱，EI 离子源，该方法可很好地分离二甲苯的三种异构体。

（杜晓燕）

fāngxiāngzúànlèi huàhéwù jiǎnyàn

芳香族胺类化合物检验 （determination of aromatic amines）

工作场所空气和生活饮用水样品中芳香族胺类化合物含量的检验。芳香族胺是氮原子直接与芳环相连的胺。在常温常压下芳香族胺多为高沸点的液体或低熔点的固体，具有特殊的气味。芳香胺的碱性比氨弱，碱性强弱顺序是：伯胺>仲胺>叔胺。芳香胺的毒性很大，如苯胺可以通过吸入或透过皮肤吸收而致中毒，β-萘胺与联苯胺均有强烈的致癌作用。该类化合物是医药、颜料、染料、功能材料以及农药的中间体，在工业生产中用途广泛，可能对环境造成污染。中国国家职业卫生标准《工作场所有害因素职业接触限值 化学有害因素》（GBZ 2.1-2007）中对一些芳香族胺类化合物规定了职业接触限值，如规定 N-甲基苯胺、N,N-二甲基苯胺和对硝基苯胺的时间加权平均容许浓度分别为 2mg/m³、5mg/m³、3mg/m³，N,N-二甲基苯胺的短时间接触容许浓度为 10mg/m³。《水源水中三乙胺卫生标准》（GB 18065-2000）规定了生活饮用水源水中三乙胺的最高允许浓度为 3mg/L。

中国国家标准《工作场所空气中芳香族胺类化合物的测定方法》（GBZ/T 160.72-2004）规定了对工作场所空气中苯胺、N-甲基苯胺、N,N-二甲基苯胺、对硝基苯胺和三氯苯胺的检验方法，主要采用气相色谱法、高效液相色谱法和紫外分光光度法；《生活饮用水标准检验方法 有机物指标》（GB/T 5750.8-2006）规定了生活饮用水中苯胺的检验方法，采用溶剂洗脱-气相色谱法和重氮偶合分光光度法。此外，还涉及尿液中对氯邻甲苯胺的检验，由于杀虫脒在体内的主要代谢产物是对氯邻甲苯胺，因此用于评价职业接触者对农药杀虫脒的暴露情况。《尿中杀虫脒及对氯邻甲苯胺的分光光度测定方法》（WS/T 65-1996）规定了尿中对氯邻甲苯胺的检验方法，采用重氮偶合分光光度法。

气相色谱法 主要针对工作场所空气样品及水样中苯胺检验。

工作场所空气样品检验 用硅胶管或活性炭管采集空气样品，经无水乙醇解吸后经气相色谱柱分离，火焰离子化检测器检测，用于测定空气中的苯胺、N-甲基苯胺和 N,N-二甲基苯胺。以环己烷为吸收液采集空气样品，直接进样，经气相色谱柱分离，电子捕获检测器检测，用于测定空气中三氯苯胺。标准曲线法定量。根据需要可选择短时间采样、长时间采样或个体采样。

色谱参考条件 常用色谱柱：改性的聚乙二醇（FFAP）为固定液，Chromosorb WAW DMCS 为担体（10∶100）；OV-17 和 OV-210 混合固定液，Chromosorb WAW DMCS 为担体（2∶5∶100）的填充柱或极性相近的毛细管柱。

注意事项 ①测定时应做对照试验，将一个吸附剂管或装有吸收液的吸收管带至采样点，不连接采样器采样，作为样品空白对照。②每批硅胶管或活性炭管应测定解吸效率。③用吸附剂管采样只适用于蒸汽态的芳香族胺测定，若空气中存在气溶胶态的芳香族胺时，应该用玻璃纤维滤纸采样。④若采样点气温较高，部分吸收液可能蒸发，采样后应补充至原有体积。

水样中苯胺检验 取水样后用氢氧化钾溶液调 pH ≥ 9，以 GDX-502 高分子微球吸附水中微量苯胺，二氯甲烷洗脱，洗脱液用无水硫酸钠脱水后经色谱柱分离，火焰离子化检测器检测，标准曲线法定量。常用色谱柱为有机皂土-34∶硅酮弹性体混合固定液，Chromosorb WAW DMCS 为担体（3∶2.5∶100）的填充柱。

高效液相色谱法 用硅胶管采集空气样品，甲醇解吸 30 分钟后进样，经高效液相色谱柱分离，紫外检测器检测，测定空气中的苯胺和对硝基苯胺。C₁₈色谱柱，检测波长 250nm，流动相为甲醇。标准曲线法定量。在与测定样品溶液同样的条件下测定空白对照解吸液。

分光光度法 主要有直接与重氮偶合分光光度法。

直接分光光度法 ①原理：在乙醇溶液中，对硝基苯胺对 372nm 波长的紫外光有特异吸收，其吸光度值与硝基苯胺的含量成正比。②操作步骤：用硅胶管采集空气中的蒸汽态对硝基苯胺，乙醇解吸后，于 372nm 波长下测定吸光度值，标准曲线法定量。苯胺、对硝基氯苯、二甲基苯胺不干扰测定。

重氮偶合分光光度法 水样中苯胺或尿样中对氯邻甲苯胺经亚硝酸重氮化后与盐酸萘乙二胺偶合，生成紫红色染料，在 550～560nm 波长下测定其吸光度值。吸光度值与样品中芳香胺含量呈正比，标准曲线法定量。

样品处理 水样用氢氧化钠调至碱性后，蒸馏，以 0.1mol/L 盐酸作为吸收液收集馏出液，用水定容，用于测定水样中苯胺。尿样用氢氧化钠调至碱性后，用石油醚萃取，用饱和氯化钠溶液洗涤石油醚层至无尿色，用盐酸溶液萃取石油醚层 3 次，将酸萃取液调至中性，用于测定尿样中对氯邻甲苯胺。

操作步骤 向样品和标准系列管中各加入一定量亚硝酸钠溶液，放置后加入氨基磺酸铵溶液，放置，再加盐酸萘乙二胺溶液。于 550～560nm 波长下测定吸光度值，在与测定样品溶液同样的条件下测定空白对照液的吸光度值。

注意事项 ①加入氨基磺酸铵溶液摇动后，可能会产生气泡，待气泡完全消散后，再加入盐酸-萘乙二胺溶液。②该法是芳香胺化合物的特异反应，测定的是芳香族伯胺类化合物的总量。

气相色谱-质谱联用法 固体

废料、空气和水样品中半挥发性有机化合物，其中包括芳香族胺。如苯胺、三甲基苯胺、萘胺、硝基苯胺和硝基甲氧基苯胺等，采用有机硅涂层熔融石英毛细管柱，离子阱质谱检测。该法适合于能用二氯甲烷溶解并洗脱的半挥发性芳香胺化合物的检测（美国环境保护署标准分析方法 EPA-8270C）。

（杜晓燕）

fāngxiāngzúzhǐlèi huàhéwù jiǎnyàn

芳香族酯类化合物检验 （determination of aromatic esters）

工作场所空气、生活饮用水、食品和食品塑料包装材料样品中的芳香族酯类化合物含量的检验。芳香族酯是含有苯环的酯类化合物，在常温常压下多为液体，有些具有特殊气味，能溶于乙醚、三氯甲烷等大多数有机溶剂，微溶或不溶于水；可以作为溶剂、增塑剂、香料、食品添加剂、乳化剂和抗氧化剂，以及治疗心血管、肝炎等疾病的药物成分。该类化合物中邻苯二甲酸酯类化合物应用较多，普遍用于玩具、食品包装材料、医用血袋和胶管、壁纸、润滑油等产品中起软化作用，俗称塑化剂。用得较多的是邻苯二甲酸与 4～15 个碳醇形成的酯类化合物，其中最常用的塑化剂是邻苯二甲酸二(2-乙基)己酯，具有特殊气味的无色透明油状液体，熔点 -55℃，沸点 385℃，不溶于水。邻苯二甲酸酯类化合物的分子结构类似于激素，具有干扰植物内分泌的功能，被称为植物内分泌干扰物（EED），又称为环境激素，可能产生肝、肾和生殖系统等毒性；中国已将 17 种此类物质列入食品中可能违法添加的非食用物质和易滥用的食品添加剂名单，可能添加的食品品

种主要包括乳化剂类食品添加剂或使用乳化剂的其他类食品添加剂。三甲苯磷酸酯也是应用较多的芳香族酯，在常温常压下为无色或浅黄色油状液体，不溶于水，广泛用作增塑剂、抗磨添加剂及阻燃剂，具有神经毒性和致畸作用。这些芳香酯类化合物在生产加工、使用和废弃过程，会不断释放至空气或排放至水中，污染环境。中国国家职业卫生标准《工作场所有害因素职业接触限值 化学有害因素》（GBZ 2.1-2007）对一些芳香族酯类化合物规定了职业接触限值，如邻苯二甲酸二丁酯的时间加权平均容许浓度为 2.5mg/m³。《生活饮用水卫生标准》（GB 5749-2006）规定了生活饮用水中邻苯二甲酸二（2-乙基己基）酯的限值为 0.008mg/L。《食品容器、包装材料用添加剂使用卫生标准》（GB 9685-2008）中规定邻苯二甲酸二异壬酯、邻苯二甲酸二正丁酯、邻苯二甲酸二（2-乙基己基）酯的最大残留量分别为 9.0mg/kg、0.3mg/kg、1.5mg/kg。

中国国家标准《工作场所空气有毒物质测定 芳香族酯类化合物》（GBZ/T 160.66-2004）规定了工作场所空气中邻苯二甲酸二丁酯、邻苯二甲酸二辛酯和三甲苯磷酸酯的测定方法，《生活饮用水标准检验方法 有机物指标》（GB/T 5750.8-2006）中规定了生活饮用水中邻苯二甲酸二(2-乙基)己酯的测定方法，《食品中邻苯二甲酸酯的测定》（GB/T 21911-2008）、《食品塑料包装材料中邻苯二甲酸酯的测定》（GB/T 21928-2008）规定了食品和食品塑料包装材料中 16 种邻苯二甲酸酯的测定方法，包括高效液相色谱法、气相色谱法、分光光度法和

气相色谱-质谱联用法。

高效液相色谱法 用硅胶管采集空气样品中邻苯二甲酸二丁酯和邻苯二甲酸二辛酯，经甲醇解吸后，用液相色谱柱分离，紫外检测器检测，以保留时间定性，根据样品的峰高（峰面积）减去空白对照的峰高（峰面积）后，标准曲线法定量。

操作步骤 将溶剂解吸型硅胶管，带入采样现场，根据需要可选择短时间采样、长时间采样或个体采样。将采过样的硅胶管前、后段分别用甲醇振摇解吸，解吸液供测定。C₁₈ 色谱柱；检测波长 242nm；流动相为甲醇：水（95：5）。

注意事项 ①测定时应做对照试验，将硅胶管带至采样点，不连接采样器采集空气样品，作为样品的空白对照。②硅胶管采样适用于被测对象以蒸汽态为主存在的情况，若被测物以气溶胶态为主存在时，应使用微孔滤膜采样。

适用范围 该法主要用于测定空气样品中邻苯二甲酸二丁酯和邻苯二甲酸二辛酯。

气相色谱法 主要针对工作场所空气和生活饮用水样品检验。

工作场所空气样品检验 空气中的气溶胶态邻苯二甲酸二丁酯用微孔滤膜采集，然后用二硫化碳洗脱，经气相色谱柱分离，火焰离子化检测器检测，标准曲线法定量。邻苯二甲酸二丁酯标准系列用二硫化碳稀释。常用色谱柱为涂渍 OV 101 固定液的 102 担体（5：100）填充柱。

生活饮用水样品检验 水中邻苯二甲酸二(2-乙基)己酯用环己烷萃取，加无水硫酸钠脱水后，浓缩，待测定。以丙酮稀释邻苯二甲酸二(2-乙基)己酯标准系列，

在相同气相色谱条件下测定标准系列、样品和样品空白的萃取液。采用色谱柱是以 OV 101 为固定液，Chromosorb WHP 为担体（10∶100）的填充柱。

紫外分光光度法 空气中三甲苯磷酸酯用玻璃纤维滤纸采集，乙醇洗脱，碱性水解成甲酚，于 238nm 波长下测量吸光度值，该吸光度值与样品中三甲苯磷酸酯含量成正比，标准曲线法定量。

样品采集和处理 将装好玻璃纤维滤纸的采样夹置于现场采样，连接采样器采集空气样品；不连接采样器的采样夹置于现场作为样品空白对照。以 95% 的乙醇作为洗脱液，振摇洗脱玻璃纤维滤纸，洗脱液供测定用。

操作步骤 分别向标准系列、样品和空白洗脱液中加入氢氧化钾溶液，于 60℃ 水浴中水解 30 分钟，冷却后测定吸光度值。测定的样品溶液吸光度值减去空白对照液吸光度值后，由标准曲线查得样品中三甲苯磷酸酯浓度。

气相色谱-质谱联用法 各类食品及食品塑料包装材料中的邻苯二甲酸酯类化合物，经提取和净化后进气相色谱-质谱联用仪测定。采用特征选择离子监测扫描模式，以碎片的丰度比定性，标准样品定量离子外标法定量。

样品处理 ①不含油脂食品：液体试样加正己烷振荡提取，静止分层后取上清液待测定。固体或半固体样品加适量水振荡，静止过滤，取滤液加正己烷振荡提取，取上清液待测定。②含油脂食品：纯油脂试样用乙酸乙酯+环己烷（1∶1）混合液稀释定容，涡旋混合后滤膜过滤，滤液经凝胶渗透装置净化，收集流出液减压浓缩，待测定。含油脂试样加石油醚涡旋混合，静止后取石油

醚层，经无水硫酸钠过滤，滤液减压浓缩至干，然后用乙酸乙酯+环己烷（1∶1）混合液定容，滤液经凝胶渗透装置净化，收集流出液减压浓缩，待测定。③食品塑料包装材料：将试样粉碎，混匀。准确称取一定量后以环己烷为提取液，超声波辅助提取 30 分钟，重复提取三次，合并提取液，待测定。

仪器条件 5MS 石英毛细管色谱柱或相当型号色谱柱；程序升温；不分流进样。电离方式为电子轰击源（EI）；监测方式，选择离子扫描方式。

定性定量分析 试样待测液和标准品的选择离子色谱峰在相同保留时间处（±0.5%）出现，并且对应质谱碎片的离子质荷比与标准品一致，其丰度比与标准品符合，此时可定性确定目标分析物。以各邻苯二甲酸酯化合物的标准溶液浓度为横坐标，各自的定量离子峰面积为纵坐标，外标标准曲线法定量。该方法可测定 16 种邻苯二甲酸酯类化合物。

（杜晓燕）

fāngxiāngzúxiāojīhuàhéwù jiǎnyàn

芳香族硝基化合物检验（determination of aromatic nitrocompounds） 工作场所空气和生活饮用水样品中芳香族硝基化合物含量的检验。芳香族硝基化合物是芳香烃基中的氢原子被硝基取代后的衍生物，化学通式为 $ArNO_2$；大多是结晶固体，常为黄色，有些多硝基化合物具有天然麝香的特殊气味。芳香族硝基化合物还原时，依据还原剂和介质不同，可以得到不同的产物，最终产物都为芳香伯胺；极性强，硝基为强吸电子基团，在苯环上易发生亲核取代反应；广泛用于医药、农药、染料、炸药等工业

生产，使用量较大，具有毒性强、难降解的特点，进入人体导致神经系统症状、贫血和肝脏疾患。其中对二硝基苯属极毒物质。中国国家职业卫生标准《工作场所有害因素职业接触限值 化学有害因素》（GBZ 2.1-2007）中规定了一些芳香族硝基化合物的职业接触限值，如规定硝基苯、二硝基甲苯、三硝基甲苯的时间加权平均容许浓度分别为 $2mg/m^3$、$0.2mg/m^3$、$0.2mg/m^3$，三硝基甲苯的短时间接触容许浓度为 $0.5mg/m^3$。《地表水环境质量标准》（GB 3838-2002）中规定了硝基苯，2,4,6-三硝基甲苯，苦味酸的限值分别为 0.017mg/L、0.5mg/L、0.5mg/L。

测定方法有气相色谱法和分光光度法，应用较多的是气相色谱法。中国国家标准《工作场所空气有毒物质测定 芳香族硝基化合物》（GBZ/T 160.74-2004）中规定了工作场所空气中硝基苯、二硝基苯、一硝基甲苯、二硝基甲苯、三硝基甲苯、一硝基氯苯和二硝基氯苯的检验方法，《生活饮用水标准检验方法 有机物指标》（GB/T 5750.8-2006）中规定了生活饮用水中硝基苯、三硝基甲苯、苦味酸（三硝基苯酚）、二硝基苯类和硝基氯苯类化合物的检验方法。

气相色谱法 主要针对工作场所空气和生活饮用水样品检验。

工作场所空气样品检验 用硅胶管采集蒸汽态样品，用玻璃纤维滤纸采集气溶胶态样品，也可用以甲苯为吸收液的冲击式吸收管采集空气样品，样品中芳香族硝基化合物经溶剂解吸（或洗脱）后，或吸收液直接经气相色谱柱分离，电子捕获检测器检测，以保留时间定性，根据样品的峰

高（峰面积）减去空白对照的峰高（峰面积）后，用标准曲线法定量。

操作步骤　将采样后的硅胶管前后段或玻璃纤维滤纸分别用甲醇-苯（5∶100）溶液超声波辅助解吸，解吸液供气相色谱测定用。常用色谱柱有 OV-17 和 QF-1 混合固定液，Chromosorb WAW DMCS 为担体（2∶1.5∶100）的填充柱和改性的聚乙二醇（FFAT）毛细管色谱柱。可根据需要选择短时间采样、长时间采样或个体采样。

注意事项　①若样品以蒸汽态和气溶胶态共存于空气中，应采用滤料和硅胶管串联采样。②样品中含有的硝基芳香化合物多于两种时，使用程序升温。③测定时应作对照试验，将采样管或玻璃纤维滤纸采样夹带至采样点，不连接采样器采样，作为样品空白对照。④先测定硅胶管的前段，若测定结果未超出吸附剂的穿透容量，吸附管后段可不测定。

生活饮用水样品检验　水样酸化后，用有机溶剂萃取芳香族硝基化合物，提取液经脱水干燥后经气相色谱柱分离，电子捕获检测器或火焰离子化检测器检测，标准曲线法定量。

操作步骤　测定水中硝基苯，用苯萃取，电子捕获检测器检测；测定三硝基甲苯，用二氯甲烷萃取，火焰离子化检测器检测；测定二硝基苯类和硝基氯苯类化合物，用乙酸乙酯和苯依次提取，合并提取液，或经 GDX-502 聚二乙烯苯基小球吸附后用苯洗脱，电子捕获检测器检测；测定苦味酸，向水样中加次氯酸，室温反应 30 分钟，生成三氯硝基甲烷（NO$_2$CCl$_3$），用苯萃取，电子捕获检测器检测。常用的色谱柱：

以丁二酸二乙二醇聚酯（DEGS）为固定液，Chromosorb W 为担体（5∶100）；二甲基硅酮（SE-30）为固定液，Chromosorb Hp 为担体（5∶100）；SE-52 为固定液，Chromosorb W 为担体（10∶100）的填充柱和 FFAP 毛细管色谱柱。

分光光度法　酸性溶液中，芳香族硝基化合物的硝基还原为氨基，经重氮化，与盐酸萘乙二胺偶合生成紫色化合物，测定 540nm 波长的吸光度值，标准曲线法定量。

样品采集　以无水乙醇为吸收液采集空气样品。

操作步骤　分别向标准系列、样液和空白对照液中依次加入盐酸溶液、三氯化钛溶液，在 50℃水浴中加热，冷却后依次加入溴化钾溶液、亚硝酸钠溶液、氨基磺酸铵溶液和盐酸萘乙二胺溶液，于 560nm 波长下测定吸光度值。测定二硝基甲苯时，在测定液中依次加入锌粉、硫酸铜溶液和盐酸，过滤。滤液在 0~5℃下水浴，然后加入亚硝酸钠溶液、氨基磺酸铵溶液和盐酸萘乙二胺溶液，于 540nm 波长下测定吸光度值。

注意事项　①过量的亚硝酸钠能与盐酸萘乙二胺生成黄色物，必须用氨基磺酸铵将其完全清除。②苯胺类化合物对本反应有干扰，可取一半样品不经还原测定，然后扣除此值。

其他检验方法　水、土壤和沉积物样品中硝基芳香烃化合物，包括硝基苯、硝基甲苯和多硝基甲苯、氯代硝基苯和多氯代硝基苯等采用气相色谱法和高效液相色谱法检测。气相色谱法，用电子捕获检测器检测；高效液相色谱法：用固相萃取富集被分析物，使用 C$_{18}$ 反相色谱柱和氰基（CN）反相色谱柱，紫外检测器检测

（美国环境保护署标准分析方法 EPA-8091；EPA 609）。

（杜晓燕）

zághuánhuàhéwù jiǎnyàn

杂环化合物检验 （determination of heterocycle compounds）

工作场所空气和生活饮用水样品中杂环类化合物含量的检验。杂环化合物是由碳原子和非碳原子共同组成环状骨架结构的一类化合物，其环状骨架中的非碳原子称为杂原子，常见的有氮、氧、硫等。杂环化合物种类繁多，是有机化合物中数量最多的一类化合物。最小的杂环化合物为三元环，最常见的是五元杂环和六元杂环以及苯并杂环。常见的五元杂环化合物有呋喃、噻吩、吡咯、噻唑、咪唑等；六元杂环化合物有吡啶、吡嗪、嘧啶等；苯并杂环化合物有吲哚、喹啉、蝶啶、吖啶等。许多天然杂环化合物在动、植物体内起着重要的生理作用；在食品加工及烹饪过程中会产生杂环胺类化合物，有的具有致突变性和致癌性（见杂环胺类化合物检验）；人工合成杂环化合物广泛应用于医药、农药、染料、塑料等工业中。四氢呋喃是实验室中常用的有机溶剂。吡啶、呋喃、四氢呋喃等杂环化合物对人体有一定毒性。中国国家职业卫生标准《工作场所有害因素职业接触限值 化学有害因素》（GBZ 2.1-2007）规定了一些杂环化合物的职业接触限值，如规定呋喃、四氢呋喃、吡啶的时间加权平均容许浓度分别为 0.5mg/m^3、300mg/m^3、4mg/m^3。《地表水环境质量标准》（GB 3838-2002）规定吡啶的限值为 0.2mg/L。

测定方法有气相色谱法和分光光度法。中国国家标准《工作场所空气有毒物质测定 杂环化合

物》（GBZ/T 160.75-2004）规定了工作场所空气中呋喃、四氢呋喃和吡啶的测定方法，《生活饮用水标准检验方法 有机物指标》（GB/T 5750.8-2006）规定了生活饮用水中吡啶的测定方法。

气相色谱法 空气样品中杂环化合物的测定采用溶剂解吸和热解吸气相色谱法。样品经色谱柱分离后，火焰离子化检测器检测。以保留时间定性，根据样品的峰高（峰面积）减去空白对照的峰高（峰面积）后，用标准曲线法定量。

样品采集 可用的采样管包括 401 有机担体采样管、碱性活性炭管、热解吸型和普通活性炭管，根据需要选择短时间采样、长时间采样或个体采样。

操作步骤 同时测定样品中呋喃和四氢呋喃时，采用热解吸法。将采样后的活性炭管放入热解吸器中，进气端与注射器相连，另一端与载气相连，用氮气于250℃下解吸，注射器所采集的解吸气用于气相色谱分析。单独测定四氢呋喃用二硫化碳解吸；测定吡啶用二氯甲烷解吸。常用色谱柱有以改性的聚乙二醇（FFAP）为固定液，Chromosorb WAW DMCS 为担体（10∶100）的填充柱和极性相近的毛细管柱。

注意事项 ①测定时应做对照试验，将一吸附剂采样管带至采样点，不连接采样器采样，作为样品空白对照。②先测定采样管的前段，若测定结果未超出吸附剂的穿透容量，吸附管后段可不测定。③每批采样管在使用前必须测定其解吸效率。

分光光度法 水样中吡啶与氯化氰和巴比妥酸反应生成二巴比妥酸戊烯二醛红紫色化合物，在580nm波长下测定其吸光度值，与吡啶含量成正比，用标准曲线法定量。

样品处理 清洁水样可直接测定。浑浊或有色水样、吡啶含量低的水样用氢氧化钠调节呈中性后，再加5ml，加热蒸馏，收集蒸馏液待测定。

操作步骤 分别在水样和吡啶标准溶液中依次加入盐酸、氰化钾、氯胺 T 和巴比妥酸溶液。在40℃水浴中加热，冷却至室温，以水为参比，测定吸光度值，标准曲线法定量。

注意事项 每加一种试剂后，需充分混匀。

（杜晓燕）

杂环胺类化合物检验 （determination of heterocyclic amine）

záhuánànlèi huàhéwù jiǎnyàn

食品、环境和生物样品中杂环胺类化合物种类和含量的检测。杂环胺是富含蛋白质、氨基酸的原料或产品在加工及烹饪过程中由于热分解产生的一类化合物，在多种煎炸食品、咖啡饮料、卷烟烟气、食物废弃物的燃烧产物、垃圾燃烧物、水源及一些生物样品中都可能检出。从化学结构上分析，食品中的杂环胺可分为氨基咪唑氮杂芳烃和氨基咔啉两大类，前者均含有咪唑环，包括喹啉类、喹喔类和吡啶类等；后者包括 α-咔啉、γ-咔啉、δ-咔啉。杂环胺类化合物具有致突变性和致癌性，需要对食品和环境样品进行杂环胺类检验。

由于大部分试样中杂环胺的含量低、样品基质十分复杂，需要对样品中的杂环胺进行萃取、富集并排除其他成分对检验的干扰。杂环胺属于有机碱，样品碱化后用有机溶剂提取或酸化后用水提取均可使杂环胺分离出来。液-液萃取、液-固色谱、固相萃取等均可应用于杂环胺的富集和净化中。经典的样品前处理方法包括沉淀蛋白（采用氢氧化钠溶液溶解、均质样品，并通过离心或过滤去除蛋白质）、液-液萃取（使用吸附剂与萃取相结合，通过连续的酸碱分配过程来实现。通常使用硅藻土作为吸附剂，用二氯甲烷将杂环胺洗脱下来，同时在二氯甲烷中加入少量甲苯可以改善提取效率）、固相萃取（使用强阳离子柱，包括丙基磺酸柱以及反相 C$_{18}$柱）、氮气吹干浓缩。食品中杂环胺的分析方法主要有气相色谱法/气相色谱-质谱法、高效液相色谱法/高效液相色谱-质谱法。

气相色谱法/气相色谱-质谱法 杂环胺分子结构中含有氮原子，对氮磷检测器检测（GC-NPD）有良好的响应，因此可采用气相色谱法进行检验。由于大多数杂环胺极性强且具有非挥发性，很容易吸附于色谱柱和进样器上而产生拖尾峰，低浓度的杂环胺在检测之前需要进行衍生化反应，主要有硅烷化和酰化。鉴于衍生化技术操作较繁琐，检测灵敏度低，限制了气相色谱法的应用。杂环胺经过质谱仪时受到高速电子轰击被电离成具有不同质量的离子，根据碎片离子的特征和质荷比，可以进行气相色谱-质谱分析。

高效液相色谱法和高效液相色谱-质谱法 所有的杂环胺都有特征性紫外吸收，有的可产生荧光，高效液相色谱-二极管阵列检测器或紫外检测器、荧光检测（针对有荧光的杂环胺）和质谱检测是杂环胺检验的常用手段。采用 C$_{18}$色谱柱，流动相 A 为乙腈，B 为 0.01mol/L 三乙胺（磷酸调节 pH 4.0）缓冲液，梯度淋洗。柱温30℃，流速 1ml/min，进样体积 20μl。紫外检测波长 263nm。可实现食品和大气中多种杂环胺的同时检测。以质谱为检测器时，采用大气压化学电离（APCI）正离子模式，电离电压 4000V，溶剂延迟 0.5 分钟，多反应监测，质量范围为 50~500u，扫描时间 100 毫秒。

随着超高效液相色谱（UPLC）分离技术的发展，超高效液相色谱-串联质谱也被应用于杂环胺的检测。UPLC 借助于传统高效液相的理论和方法，通过采用 1~2μm 的细粒径填料和细内径色谱柱而获得很高的柱效，可改善色谱分离度，同时还大大缩减了色谱分析时间，在 2 分钟内就可完成多种杂环胺的分离和分析。

（李 磊）

jīnglèihuàhéwù jiǎnyàn
腈类化合物检验 （determination of nitrile compounds）

工作场所空气和生活饮用水样品中腈类化合物含量的检验。腈类化合物是含有功能团—CN 的有机物，可看作氢氰酸（HCN）中的 H 被烃基取代，化学通式为 R—CN。低级腈多是无色液体，C_{14} 以上的腈则多是结晶形的固体，其沸点略高于相应的脂肪酸，具有芳香气味，一般都很稳定。最简单的腈是乙腈，能与水互溶，是实验室中最常用的化学试剂。丙腈在水中溶解度也很大，高级腈只微溶于水。腈类化合物的毒性一般较 HCN 低，有一些低级腈和不饱和腈的毒性较大，如丙腈和丁腈的毒性与 HCN 相近。多氰基化合物的毒性往往更大，高级腈一般低毒或无毒。中国国家职业卫生标准《工作场所有害因素职业接触限值 化学有害因素》（GBZ 2.1-2007）规定了一些腈类化合物的职业接触限值，如规定乙腈、

丙烯腈的时间加权平均容许浓度分别为 $30mg/m^3$、$1mg/m^3$，丙烯腈的短时间接触容许浓度为 $2mg/m^3$。《地表水环境质量标准》（GB 3838-2002）规定丙烯腈的限值为 0.1mg/L。

检验方法主要采用气相色谱法和分光光度法。中国国家标准《工作场所空气有毒物质测定 腈类化合物》（GBZ/T 160.68-2007）规定了工作场所空气中乙腈、丙酮氰醇（2-甲基-2-羟基丙腈）、丙烯腈和甲基丙烯腈的检验方法，《生活饮用水标准检验方法 有机物指标》（GB/T 5750.8-2006）规定了生活饮用水中乙腈和丙烯腈的检测方法。

气相色谱法 主要针对工作场所空气和生活饮用水样品检验。

工作场所空气样品检验 用活性炭管采集空气中腈类化合物，热解吸或溶剂解吸，经气相色谱柱分离，火焰离子化检测器检测，以保留时间定性，根据样品的峰高（峰面积）减去空白对照的峰高（峰面积）后，用标准曲线法定量。

操作步骤 采用热解吸时，将采过样的活性炭管放入热解吸器中，进气口一端与注射器相连，另一端与载气相连，用氮气于 350℃下解吸，用注射器采集一定量的解吸气，用于气相色谱分析。采用溶剂解吸时，将采样后的前、后段活性炭分别以 2%丙酮的二硫化碳溶液振摇解吸，供测定。常用的色谱柱有聚乙二醇 6000 为固定液，6201 担体（5:100）的填充柱和改性的聚乙二醇（FFAP）毛细管色谱柱。可根据需要选择短时间采样、长时间采样或个体采样。

注意事项 ①测定时应做对照试验，将一活性炭管带至采样

点，不连接采样器采样，作为样品空白对照。②若样品浓度超过测定线性范围，可用解吸液稀释后测定。③先测定活性炭管的前段，若测定结果未超出吸附剂的穿透容量，吸附管后段可不测定。④每批活性炭管在使用前必须测定其解吸效率。⑤该法使用 2%丙酮的二硫化碳溶液为解吸溶剂，若仅以二硫化碳解吸，则解吸效率不高。

生活饮用水样品检验 用玻璃磨口瓶采样，洁净水样直接进气相色谱柱分离，浑浊水样需过滤后进色谱柱分离，火焰离子化检测器检测，以保留时间定性，根据样品的峰高（峰面积）减去空白对照的峰高（峰面积）后，用标准曲线法定量。常用的色谱柱为聚乙二醇-20M 双甘油混合固定液，102 白色硅藻土为担体（10:3:100）的填充柱。

分光光度法 用于测定空气样品中的丙酮氰醇。

原理 在碱性介质中，丙酮氰醇分解成丙酮和氰化氢，生成的氰化氢与异烟酸钠-巴比妥酸钠反应，生成紫红色化合物，在 599nm 波长下测定其吸光度值，该吸光度值与丙酮氰醇含量成正比，标准曲线定量。

样品采集 以氢氧化钠为吸收液，串联的两只大型气泡吸收管采集空气样品，以吸收液直接测定。

操作步骤 向样品溶液中加入 1 滴酚酞，用乙酸中和至褪色。然后依次加入磷酸盐缓冲液和氯胺 T 溶液，放置 5 分钟。再加入异烟酸钠-巴比妥酸钠溶液，置 40℃水浴中，冷却至室温后，于 599nm 波长下测定吸光度值。在同样条件下测定标准系列和空白对照液，样品液吸光度值减去空

白对照液吸光度值后，由标准曲线查得丙酮氰醇的浓度。另取装有氢氧化钠吸收液的采样管置于采样点，不连接采样器采样，作为样品空白对照。

注意事项 显色反应的温度、时间、pH 值对测定结果影响很大，应严格控制。

气相色谱-质谱法 固体废料、地表水、水淤泥等环境样品中挥发性有机物包括乙腈、丙腈、丙烯腈、3-氯丙腈、3-羟基丙腈、丙二腈和甲基丙烯腈等腈类化合物，采用气相色谱-质谱联用法，推荐使用的色谱柱为 VOCOL（60m）、DB-624（75m）、DB-5SPB-5（30m）和 Rt（30m）等毛细管柱，质谱检测器采用电子轰击离子源（美国环境保护署分析方法 EPA 8260B：1-5）。

（杜晓燕）

bǐngxījīng jiǎnyàn

丙烯腈检验（determination of acrylonitrile） 工作场所空气、生活饮用水和食品接触材料等样品中丙烯腈含量的检验。丙烯腈，又称氰乙烯、乙烯基氰，是应用最广泛的腈类化合物之一，分子式 C_3H_3N（CH_2═CH—CN），分子量 53.06，CAS 编号 107-13-1，无色、有刺激气味的易燃液体，沸点 77.3℃，易挥发其蒸气与空气形成爆炸性混合物，遇火种、高温、氧化剂有燃烧爆炸的危险，爆炸极限（25℃）为（3.05% ~ 17.0%）±0.5%，微溶于水，易溶有机溶剂；主要用作生产合成纤维、树脂、橡胶、塑料等。丙烯腈属于高毒类物质，经呼吸道和皮肤进入人体，可引起急性中毒和慢性中毒。因此，丙烯腈相关生产工厂和车间中必须控制丙烯腈的浓度。另外，以丙烯腈生产的塑料容器包装的食

品以及腈纶纤维等日常生活用品中也可能残留丙烯腈，长期低剂量摄入或接触会对人类健康产生危害。中国国家职业卫生标准《工作场所有害因素职业接触限值 化学有害因素》（GBZ 2.1-2007）规定了丙烯腈的时间加权平均容许浓度为 1mg/m³，短时间接触容许浓度为 2mg/m³。《地表水环境质量标准》（GB 3838-2002）规定丙烯腈的限值为 0.1mg/L。

在石油、化工等与丙烯腈相关的作业场所中丙烯腈浓度的现场监测可用丙烯腈检测仪，可分为电化学检测仪和光离子检测仪两种。中国国家标准《工作场所空气有毒物质测定 腈类化合物》（GBZ/T 160.68-2007）规定了工作场所空气中丙烯腈、《生活饮用水标准检验方法 有机物指标》（GB/T 5750.8-2006）规定了生活饮用水中丙烯腈、《食品接触材料 高分子材料 食品模拟物中丙烯腈的测定 气相色谱法》（GB/T 23296.8-2009）规定了食品接触材料中丙烯腈的检验方法，主要采用气相色谱法。

原理 用空气采样管或溶剂提取样品中丙烯腈，经解吸后进样或顶空进样，由气相色谱-火焰检测器或氮磷检测器检测或气相色谱-质谱联用分析，内标或外标法定量。气相色谱-质谱法是确证方法。

样品处理 不同样品，处理方法各异。空气样品中丙烯腈用活性炭或硅胶管采集，经溶剂解吸或热解吸后用于气相色谱分析。对于溶剂解吸方式，将采过样的前、后段活性炭分别倒入解吸瓶中，各加入 2%（V/V）丙酮-二硫化碳 1.0ml，密闭后，振摇解吸供测定；对于热解吸，将采过样的硅胶管放入热解吸器中，将进气

口与 100ml 注射器相连，出气口与载气相连。载气为氮气，以 100ml/min 流量于 180℃下解吸至 100ml，解吸气供测定用。若解吸气中待测物的浓度超过测定范围，可用清洁空气稀释后测定，计算时乘以稀释倍数。洁净的水样可直接进行色谱分析，浑浊的水样需过滤或用顶空-气相色谱分析。食品包装材料模拟物宜置于气相色谱顶空瓶中进行顶空进样。

色谱条件 以火焰离子化检测器进行检测时，色谱柱可选用聚乙二醇 6000 为固定液，6201 担体（5：100）的填充柱（2m×4mm）或相应毛细管柱，柱温 76℃，气化室温度 150℃，检测室温度 150℃，载气（氮气）流量 60ml/min。用氮磷检测器检测时，可选用聚乙二醇毛细管柱（30m×0.32mm×0.25μm）或相当的色谱柱，程序升温，检测室温度 250℃。顶空色谱参考条件：样品平衡温度 70℃，平衡时间 30~60 分钟。质谱检测条件为：色谱-质谱接口温度为 250℃，EI 电离（能量 70eV），选择离子监测，定量离子质荷比（m/z）53，定性离子 m/z 26、53。无分流进样。

注意事项 ①测定时应做对照试验，将一采样管带至采样点，不连接采样器采样，作为样品空白对照。②可根据需要选择短时间采样、长时间采样或个体采样。若样品浓度超过测定线性范围，可用解吸液稀释后测定。③先测定活性炭管的前段，若测定结果未超出吸附剂的穿透容量，吸附管后段可不测定。④每批活性炭管在使用前必须测定其解吸效率。⑤该法使用 2%丙酮的二硫化碳溶液为解吸溶剂，较二硫化碳解吸溶剂的解吸效率高。

适用范围 该法适用于职业

场所和车间空气、食品接触材料模拟物及水等样品中丙烯腈检验。

（杜晓燕 李磊）

xiān'ānlèi huàhéwù jiǎnyàn

酰胺类化合物检验 （determination of amide compounds）

工作场所空气和生活饮用水样品中酰胺类化合物含量的检验。酰胺类化合物是羧酸的衍生物，其化学通式为 R（H）CO—NH$_2$、R（H）CO—NHR 或 R（H）CO—NR$_2$。在结构上，酰胺可看作是羧酸分子中羧基的羟基被氨基或烃氨基 （—NH$_2$ 或—NHR、—NR$_2$）取代而成，也可看作是氨或胺分子中氮原子上的氢被酰基取代而成的化合物。在常温下，除甲酰胺是液态外，其他酰胺多为无色晶体。低级酰胺易溶于水，随着分子量的增大，溶解度逐渐减小。液态酰胺不仅可以溶解有机物，又可以溶解许多无机物，是良好的溶剂。酰胺类化合物具有潜在的神经毒性和遗传毒性。中国国家职业卫生标准《工作场所有害因素职业接触限值 化学有害因素》（GBZ 2.1-2007）中规定了一些酰胺类化合物的职业接触限值，如规定二甲基甲酰胺、二甲基乙酰胺、丙烯酰胺的时间加权平均容许浓度分别为 20mg/m^3、20mg/m^3、0.3mg/m^3。《生活饮用水卫生标准》（GB 5749-2006）中规定丙烯酰胺的限值分别为 0.0005mg/L。

空气和水样品的检验方法主要采用气相色谱法；食品样品中酰胺类化合物的检验主要对象是丙烯酰胺，采用高效液相色谱法。中国国家标准《工作场所空气有毒物质测定 酰胺类化合物》（GBZ/T 160.62-2004）规定了工作场所空气中二甲基甲酰胺、二甲基乙酰胺和丙烯酰胺的检验方法，

《生活饮用水标准检验方法 有机物指标》（GB/T 5750.8-2006）规定了生活饮用水中己内酰胺和丙烯酰胺的检验方法。食品、食品接触材料和食品模拟物中丙烯酰胺的检验见丙烯酰胺检验。

空气样品中的二甲基甲酰胺和二甲基乙酰胺用水为吸收液的吸收管采集，直接进气相色谱柱分离；水样中己内酰胺经浓缩后用二硫化碳溶解定容后，进气相色谱柱分离，火焰离子化检测器检测，以保留时间定性，根据样品的峰高（峰面积）减去空白对照的峰高（峰面积）后，用标准曲线法定量。常用色谱柱有聚乙二醇和氢氧化钾混合固定液，6201 担体 （5：5：100）；Carbowax-20M 为固定液，硅烷化 101 白色担体 （5：100）的填充柱。

测定时应做对照试验，空气样品以置于采样现场不连接采样器的吸收液作为空白对照；水样以纯水作为空白对照。

（杜晓燕）

bǐngxīxiān'àn jiǎnyàn

丙烯酰胺检验 （determination of acrylamide）

食品、食品包装接触材料、饮用水以及生产车间空气等样品中的丙烯酰胺的定量检测。丙烯酰胺，又称 2-丙烯酰胺，是不饱和酰胺，其单体为无色透明片状结晶，沸点 125℃ （3325Pa），熔点 84~85℃，密度 1.122g/cm^3，能溶于水、乙醇、乙醚、丙酮、三氯甲烷，不溶于苯及庚烷，在酸碱环境中水解成丙烯酸。单体在室温下很稳定，但当处于熔点或以上温度、氧化条件以及在紫外线的作用下易发生聚合反应。丙烯酰胺是生产聚丙烯酰胺的原料，聚丙烯酰胺主要用于水的净化处理、纸浆的加工及管道的内涂层等。含淀

粉的食物在高温 （>120℃）烹调下容易产生丙烯酰胺。人体可通过消化道、呼吸道、皮肤黏膜等多种途径接触丙烯酰胺，其中经消化道吸收最快。进入人体内的丙烯酰胺约 90% 被代谢，仅少量以原形经尿液排出。丙烯酰胺进入体内后，会在体内与 DNA 上的鸟嘌呤结合形成加合物，导致遗传物质损伤和基因突变，对人体具有神经毒性、致癌、生殖毒性以及其他不良影响，属中等毒性物质。因此，需要对食品、食品包装接触材料、饮水以及生产车间空气等进行丙烯酰胺检测。中国国家职业卫生标准《工作场所有害因素职业接触限值 化学有害因素》（GBZ 2.1-2007）规定了丙烯酰胺的时间加权平均容许浓度为 0.3mg/m^3。《生活饮用水卫生标准》（GB 5749-2006）中规定丙烯酰胺的限值为 0.5μg/L。

检验方法主要采用气相色谱法和气相色谱-质谱联用法。中国国家标准《工作场所空气有毒物质测定 酰胺类化合物》（GBZ/T 160.62-2004）、《生活饮用水标准检验方法 有机物指标》（GB/T 5750.8-2006）和《食品安全国家标准 食品中丙烯酰胺的测定》（GB 5009.204-2014）规定了工作场所空气、生活饮用水和食品中丙烯酰胺的检验方法；中国出入境检验检疫行业标准《食品中丙烯酰胺的检测方法 同位素内标法》（SN/T 2096-2008）、《食品接触材料 高分子材料 食品模拟物中丙烯酰胺的测定 高效液相色谱法》（SN/T 2281-2009）规定了油炸和焙烤食品、食品接触材料和食品模拟物中丙烯酰胺的检测方法。

气相色谱法 丙烯酰胺经溴化反应生成 2,3-二溴丙酰胺，用

乙酸乙酯提取溴化产物经气相色谱柱分离，电子捕获检测器检测，标准曲线法定量。

样品采集　以水为吸收液，用冲击式吸收管采集空气中的丙烯酰胺；用磨口瓶采集水样。

操作步骤　用硫酸调节样液pH为1~2，用饱和溴水或新生溴使丙烯酰胺发生溴化反应生成2,3-二溴丙酰胺，用乙酸乙酯提取溴化产物。将提取物进行气相色谱分析。常用的色谱柱有改性的聚乙二醇（FFAP）为固定液，Chromosorb W DMCS为担体（10∶100）；溴化钾和丁二酸二乙二醇酯混合固定液，Chromosorb W DMCS为担体（2∶10∶100）的填充柱。

注意事项　测定时应当做对照试验，空气样品以置于采样现场不连接采样器的吸收液作为空白对照；水样品以纯水作为空白对照。

气相色谱-质谱联用法　食品中丙烯酰胺经水、醇类等极性溶剂提取，离心过滤、经固相萃取小柱等净化处理后，溴化衍生成2,3-二溴丙酰胺（2,3-DBPA），气相色谱-质谱联机分析。

样品处理　准确称取粉碎均匀的食品样品，加入丙烯酰胺标准溶液振荡30分钟，过滤，如滤液清澈，可直接进行溴化衍生。如滤液浑浊时，应经石墨化碳黑固相萃取柱（使用前依次用5ml甲醇和5ml水活化）净化，再用水淋洗，合并过柱液和淋洗液用于衍生化。净化后的样液中加溴化钾、氢溴酸、饱和溴水衍生，在0~4℃下避光放置15小时。逐滴加入硫代硫酸钠溶液至衍生液褪色，加乙酸乙酯振荡20分钟，静置分层，收集乙酸乙酯层，加无水硫酸钠脱水。可根据需要

浓缩定容备用。进样前，将待测样液过0.45μm滤膜。

操作步骤　采用DB-5 MS（30m×0.25mm×0.25μm）色谱柱或柱效相当的色谱柱进行分离。色谱柱升温参考程序为：65℃保持1分钟，然后以15℃/min直到280℃，保持15分钟。采用EI离子源（70eV），离子源温度230℃。选择离子监测模式，无分流进样。进样口温度260℃。定量离子质荷比（m/z）150。以添加的丙烯酰胺量为横坐标，以定量离子（m/z 150）的峰面积为纵坐标，绘制标准曲线进行定量

适用范围　此法适用于食品中丙烯酰胺含量的测定。

高效液相色谱法　测定食品模拟物中丙烯酰胺，对于水性食品模拟浸泡液可直接进样，橄榄油模拟浸泡液经萃取后进样，食品模拟浸泡液中的丙烯酰胺通过高效液相色谱（色谱柱为离子排斥柱）进行分离，采用紫外检测器进行检测。采用外标法定量。

样品处理　分别用水、3%（质量浓度）乙酸溶液、10%（体积分数）乙醇溶液等作为食品模拟物样品。从迁移试验中取水基食品模拟物浸泡液1ml，通过0.2μm微孔滤膜过滤后，待分析。对于油基食品模拟物，从迁移试验中称取50.0g±0.5g试样至120ml的玻璃样品瓶中，加25.0ml±0.5ml水，剧烈振荡1分钟。静置20分钟分层，用注射器吸取约4ml下层水溶液，通过0.2μm微孔滤膜过滤后，待分析。平行制样两份。

操作步骤　①配制水性模拟浸泡液标准系列：取不同浓度的丙烯酰胺标准应用液（含5个浓度点），分别用不含待测物的水、3%乙酸和10%的乙醇水溶液稀释

定容，经0.22μm滤膜过滤后，待测定。②配制橄榄油模拟浸泡液标准系列：分别取6份不含待测物的橄榄油模拟浸泡液，加入不同量的丙烯酰胺标准应用液，混匀，加水定容，充分提取，静置分层后，用注射器吸取下层水溶液，用0.22μm滤膜过滤，待测定。

处理后的样液，用高效液相色谱分离，紫外检测器（检测波长202nm）。色谱柱为IonPac ICE-AS1离子排斥色谱柱（填充物为键合磺酸基团的苯乙烯-二乙烯基苯聚合物），柱子规格为250mm×4.0mm×5μm（或相当者）。流动相为硫酸-水-乙腈溶液（取0.05mol/L硫酸70ml于1L容量瓶中，并用500ml水稀释，然后加入70ml乙腈，用水定容），流速为0.16ml/min。

适用范围　此法适用于食品包装材料用水、3%（质量浓度）乙酸溶液、10%（体积分数）乙醇溶液等形成的水基食品模拟物和橄榄油形成的油基食品模拟物中丙烯酰胺迁移量的测定。水基食品模拟物中丙烯酰胺的测定低限为0.01mg/L，橄榄油中丙烯酰胺的测定低限为0.01mg/kg。

注意事项　测定未与食品包装材料接触的食品模拟物作为空白对照。使用该方法时，参考《食品接触材料 塑料中受限物质 塑料中物质向食品及食品模拟物特定迁移试验方法和含量测定以及食品模拟物暴露条件选择的指南》（SN/T 2280-2009）。该方法也可用于其他脂肪模拟液。

（李 磊　杜晓燕）

jǐnglèihuàhéwù jiǎnyàn

肼类化合物检验（determination of hydrazine compounds）工作场所空气和生活饮用水样品

中肼类化合物含量检验。肼类化合物是联氨（NH₂-NH₂）及其烃基衍生物的统称，分为水合肼和无水肼。最简单的肼类化合物是联氨，常以水合联氨（NH₂-NH₂·H₂O，又称水合肼）的形式存在。联氨是无色液体，有类似氨的气味，溶于水和乙醇，不溶于乙醚、三氯甲烷和苯。甲基肼（CH₃NHNH₂，又称甲基联胺），无色液体，有类似氨的气味，溶于水、乙醇和乙醚。肼类化合物主要用作制药原料，如合成氨基脲、异烟肼、呋喃西林、百生肼等，也可用于发动机燃料、显影剂原料或作为抗氧剂、还原剂等；具有中等或强毒性。中国国家职业卫生标准《工作场所有害因素职业接触限值 化学有害因素》（GBZ 2.1-2007）规定了一些肼类化合物的职业接触限值，如规定肼、偏二甲基肼的时间加权平均容许浓度分别为 0.06mg/m³、0.5mg/m³，肼的短时间接触容许浓度为 0.13mg/m³，甲基肼的最高容许浓度为 0.08mg/m³。中国《地表水环境质量标准》（GB 3838-2002）规定水合肼的限值为 0.01mg/L。

检验方法主要采用气相色谱法和分光光度法。中国国家标准《工作场所空气有毒物质测定 肼类化合物》（GBZ/T 160.71-2004）中规定了工作场所空气中肼、甲基肼和偏二甲基肼的检验方法，《生活饮用水标准检验方法 有机物指标》（GB/T 5750.8-2006）中规定了生活饮用水中水合肼的检验方法。

气相色谱法 用酸性硅胶管采集空气样品，测定肼和偏二甲基肼，用硫酸溶液解吸；测定甲基肼，用氢氧化钠溶液解吸，解吸液供测定。测定偏二甲基肼需用糠醛衍生，然后用乙酸乙酯萃取衍生物，萃取液供测定用。样品经气相色谱柱分离，火焰离子化检测器检测，以保留时间定性，根据样品的峰高（峰面积）减去空白对照的峰高（峰面积）后，用标准曲线法定量。

色谱条件 常用色谱柱有 OV-17 为固定液，Gas Chrom Q 为担体（1∶100）的填充柱或相应的毛细管柱。

注意事项 ①测定时应做对照试验，将一硅胶管带至采样点，不连接采样器采样，作为样品空白对照。②若样品浓度超过测定线性范围，可用硫酸溶液稀释后测定。③每批硅胶管在使用前必须测定其解吸效率。④根据需要选择短时间采样、长时间采样或个体采样。

分光光度法 主要有两种。

对二甲氨基苯甲醛-分光光度法 在酸性环境下，肼与对二甲氨基苯甲醛反应生成黄色的对二甲基苄连氮，测定其吸光度值，标准曲线法定量。

样品采集 空气样品用酸性硅胶管采集，用硫酸溶液解吸；水样用磨口瓶采集，加盐酸酸化。

操作步骤 在标准系列中加入硫酸溶液，然后分别向标准系列和样液中加对二甲氨基苯甲醛溶液，于 460nm 波长下测肼配合物的吸光度值；在 470nm 波长下测定甲基肼配合物的吸光度值。样品溶液吸光度值减去空白对照吸光度值后，由标准曲线查得肼类化合物浓度。样品中肼和甲基肼共存时不能分别测定。

适用范围 此法可用于测定空气中的肼、甲基肼及生活饮用水中的水合肼。

氨基亚铁氰化钠-分光光度法 在弱酸性溶液中，偏二甲基肼与氨基亚铁氰化钠反应生成红色配合物，在 500nm 波长下测定其吸光度值，与偏二甲肼含量成正比，标准曲线法定量，用于测定空气中的偏二甲基肼。

样品采集 用酸性硅胶管采集空气样品，采样后以 pH 6.2 的柠檬酸-磷酸氢二钠缓冲溶液解吸，解吸液待测定。

操作步骤 在标准溶液和样品溶液中加入氨基亚铁氰化钠溶液，混匀，于 500nm 波长下测定吸光度值，样品溶液吸光度值减去空白对照液的吸光度值后，由标准曲线查得偏二甲基肼浓度。

注意事项 环境温度对配合物吸光度有影响，吸光度随温度升高而降低。

（杜晓燕）

quánlèihuàhéwù jiǎnyàn
醛类化合物检验（determination of aldehyde compounds）

空气、生活饮用水以及食品包装材等样品中醛类化合物含量的检验。醛类化合物对空气的污染，不仅涉及工作场所空气，还涉及公共场所空气。醛是醛基（—CHO）和烃基（或氢原子）连接而成的化合物。按照烃基的不同，分为脂肪醛、脂环醛、芳香醛和萜烯醛；按照醛基的数目，分为一元醛、二元醛和多元醛；除甲醛是气体外，十二个碳原子以下的醛多为液体，高级醛多为固体。由于没有缔合作用，醛的沸点比相应的醇低得多，低级醛有较强烈的刺激性气味，中级醛和芳香醛有特殊的香味。四个碳以下的醛易溶于水，低级醛和高级醛都能溶解于醇、醚等有机溶剂。醛类化合物在工业中应用非常广泛，主要用于有机合成、塑料工业、合成纤维、皮革工业、医药、燃料等。这类化合物具有中等毒性或毒性较高，如糠醛

（又称呋喃甲醛）广泛存在于蒸馏酒中，由多缩糖发酵分解产生，具有毒性；有些醛甚至具有致癌作用，如甲醛、乙醛。中国国家职业卫生标准《工作场所有害因素职业接触限值 化学有害因素》（GBZ 2.1-2007）规定了一些醛类化合物的职业接触限值，如规定甲醛、乙醛、丙烯醛的最高容许浓度分别为 0.5mg/m³、45mg/m³、0.3mg/m³。《生活饮用水卫生标准》（GB 5749-2006）中规定了甲醛的限值为 0.9mg/L。

采用的检验方法包括气相色谱法、分光光度法、高效液相色谱法及示波极谱法。中国国家标准《工作场所空气有毒物质测定 脂肪族醛类化合物》（GBZ/T 160.54-2007）规定了工作场所空气中甲醛、乙醛、丙烯醛、异丁醛、三氯乙醛和糠醛的检测方法；《生活饮用水标准检验方法 有机物指标》（GB/T 5750.8-2006）、《生活饮用水标准检验方法 消毒副产物指标》（GB/T 5750.10-2006）规定了生活饮用水中甲醛、乙醛、丙烯醛和三氯乙醛的检验方法；《公共场所卫生检验方法 第2部分：化学污染物》（GB/T 18204.2-2014）、《食品包装材料中甲醛的测定》（GB/T 5009.178-2003）还规定了公共场所空气以及食品包装材料中甲醛检验方法。

气相色谱法 主要针对工作场所空气和生活饮用水样品检验。

工作场所空气样品检验 用活性炭管、硅胶管或注射器采集空气样品，醛类化合物经溶剂解吸、热解吸或直接进样，气相色谱柱分离，火焰离子化检测器检测，以保留时间定性，根据样品的峰高（峰面积）减去空白对照的峰高（峰面积）后，用标准曲线法定量。

操作步骤 测定空气中乙醛和丙烯醛可用注射器采样后直接进样；测定空气中乙醛可用硅胶管采样后水解吸；测定空气中异丁醛可用硅胶管采样后以氮气于300℃下热解吸。常用的色谱柱有：改性的聚乙二醇（FFAP）为固定液，Chromosorb WAW 为担体（10～15：100）；聚乙二醇 20M 为固定液，6201 担体（20：100）的填充柱及极性相近的毛细管色谱柱。根据需要可选择短时间采样、长时间采样或个体采样。

注意事项 ①测定时应做对照试验，将一采样管带至采样点，不连接采样器采样，作为样品空白对照。②若样品浓度超过测定线性范围，可用解吸液稀释后测定。③先测定采样管的前段，若测定结果未超出吸附剂的穿透容量，后段可不测定。④每批采样管在使用前必须测定其解吸效率。

生活饮用水样品检验 水样中乙醛和丙烯醛可直接进行气相色谱分析。水样中三氯乙醛溶解在水中以水合三氯乙醛的形式存在，可与碱作用生成三氯甲烷，用顶空色谱法测定水样加碱前后生成的三氯甲烷量，根据其差值计算三氯乙醛的含量。

色谱条件 测定乙醛和丙烯醛采用聚乙二醇-20M 为固定液，6201 釉化担体（20：100）的色谱柱、火焰离子化检测器；测定三氯乙醛采用高分子多孔小球和 GDX-102 混合色谱柱、电子捕获检测器检测。

注意事项 饮用水和水源水中 14 种羰基类化合物，包括甲醛、乙醛、正癸醛、苯甲醛、乙二醛等 13 种醛类化合物用 O-（2,3,4,5,6-五氟苯甲基）-肟衍生成相应的肟，衍生物用己烷提取，采用快速气相色谱法

（FGC），电子捕获检测器检测。初始柱为 DB-5 毛细管柱，确认柱为 AT01701 毛细管柱。毛细管柱、氢气作载气和快速程序升温三个因素，使得分析时间大大缩短（美国环境保护署标准分析方法 EPA 556.1-1999）。

高效液相色谱法 三氯乙醛与 2,4-二硝基苯肼（DNPH）在常温下可迅速反应，生成淡黄色的 2,4-二硝基苯腙。该产物经高效液相色谱 C_{18} 柱分离，紫外检测器检测，保留时间定性，峰高（面积）定量，用于测定空气样品中的三氯乙醛。

样品采集和测定：用 GDX-502 吸附剂采样管采集空气样品，将采过样的前段吸附剂，用 DNPH 的乙腈溶液超声波辅助解吸，解吸液进行高效液相色谱分析。流动相为乙腈：水（70：30），检测波长 346nm，甲醛、乙醛、丁醛、丁酮、己醛、庚醛、乙二醛、戊二醛均不干扰测定。若采样管前段测定结果未超出吸附剂的穿透容量，后段可不用解吸测定。

分光光度法 采用草酸和磷酸二氢钠的混合溶液为吸收液采集空气样品，在乙酸存在下，样品中糠醛（2-呋喃甲醛）与苯胺作用生成红色化合物，于 530nm 波长下测定其吸光度值，与样品中糠醛含量成正比，标准曲线法定量。

操作步骤 取一定量样品吸收液或标准溶液分别加入氯化钠和苯胺的冰乙酸溶液（显色剂），摇匀后避光放置 5 分钟，过滤后测定吸光度值，标准曲线法定量。

注意事项 测定时应做对照试验，将装有吸收液的多孔玻板吸收管带至采样点，不连接采样器采样，作为样品的空白对照。

（杜晓燕）

jiǎquán jiǎnyàn

甲醛检验

（determination of formaldehyde） 空气、生活饮用水、食品及其包装材等样品中甲醛含量的检验。甲醛，又名蚁醛、饱和一元醛，是结构最简单的醛；为无色气体，熔点 −97℃，沸点 −21℃，易溶于水、醇和醚，具有强烈的刺激性气味。甲醛是重要的有机化工原料，主要用于塑料、合成纤维、皮革、染料、建筑材料等工业，也用于医药、消毒和防腐等。许多室内装修材料中都含有甲醛，因其会逐渐向周围环境释放残留的甲醛，污染室内空气。食品中也可能含有甲醛，有些食品在生产过程中会产生甲醛，如啤酒等；某些食品则在加工过程中非法加入甲醛，如某些水发的水产品。摄入大量的甲醛能引起急性中毒，导致剧烈腹痛、昏迷、肾损伤等。甲醛具有刺激性、致敏、致突变作用，被世界卫生组织确定为 I 类致癌物。中国国家职业卫生标准《工作场所有害因素职业接触限值 化学有害因素》（GBZ 2.1-2007）规定甲醛的最高容许浓度为 0.5mg/m³。《生活饮用水卫生标准》（GB 5749-2006）中规定甲醛的限值为 0.9mg/L。《食品容器、包装材料用添加剂使用卫生标准》（GB 9685-2008）规定甲醛的特定迁移量为 15.0mg/kg。《食品容器、包装材料用三聚氰胺-甲醛成型品卫生标准》（GB 9690-2009）规定了甲醛单体迁移量应小于 2.5mg/dm²。

检验方法主要采用分光光度法、气相色谱法和示波极谱法。也有文献报道用荧光分析法、顶空气相色谱法、高效液相色谱法等测定食品中甲醛含量。中国国家标准《工作场所空气有毒物质测定 脂肪族醛类化合物》（GBZ/T 160.54-2007）、《公共场所卫生检验方法 第 2 部分：化学污染物》（GB/T 18204.2-2014）、《居住区大气中甲醛卫生检验标准方法 分光光度法》（GB/T 16129-1995）、《生活饮用水标准检验方法 消毒副产物指标》（GB/T 5750.10-2006）、《食品包装材料中甲醛的测定》（GB/T 5009.178-2003）规定了工作场所空气、公共场所空气、居住区大气、生活饮用水和食品包装材料中甲醛的检验方法。

分光光度法 主要有两种。

酚试剂-分光光度法 测定工作场所和公共场所空气中甲醛含量的国家标准方法。

原理 用大型气泡吸收管采集空气样品，其中的甲醛与酚试剂反应生成吖嗪，在酸性溶液中，吖嗪被铁离子氧化生成蓝色化合物，在 645nm 波长下，测定吸光度值，其吸光度值与空气样品中甲醛含量成正比。

操作步骤 用水作吸收液采集空气样品，依次加入酚试剂（3-甲基-2-苯并噻唑腙盐酸盐，MBTH）和硫酸铁铵溶液，在热水浴中反应，冷却后，测定吸光度值，标准曲线法定量。

注意事项 其他脂肪醛也会发生与甲醛类似的反应，干扰测定，但醛的碳链越长，该法的灵敏度越低。

AHMT-分光光度法 测定生活饮用水和居住区大气中甲醛含量的国家标准方法，也适用于公共场所空气中甲醛含量的测定。

原理 在碱性条件下，甲醛首先与 4-氨基-3-联氨-5-巯基-1,2,4-三氮杂茂（AHMT）发生缩合反应，进一步被高碘酸钾氧化成 6-巯基-5-三氮杂茂 [4,3-b]-S-四氮杂苯紫红色化合物，测定其吸光度值，此吸光度值与样品中甲醛含量成正比。

操作步骤 用三乙醇胺-偏重亚硫酸钠-乙二胺四乙酸二钠混合溶液作为吸收液采集大气样品；用常规方法采集水样，在吸收液、水样和标准系列中依次加入乙二胺四乙酸二钠-氢氧化钾溶液及 AHMT 溶液，于室温下放置 20 分钟，再加入高碘酸钾溶液，放置 5 分钟。在 550nm 波长下测定吸光度值，标准曲线法定量。

气相色谱法 测定公共场所空气中甲醛含量的国家标准方法。

原理 空气中甲醛在酸性条件下吸附在涂有 2,4-二硝基苯肼（2,4-DNPH）的 6201 担体上，生成稳定的甲醛腙。溶剂洗脱后，经气相色谱柱分离，火焰离子化检测器检测。以保留时间定性，根据样品的峰高（峰面积）减去空白对照的峰高（峰面积）后，用工作曲线法定量。

样品采集和测定 用装有涂 2,4-二硝基苯肼 6201 担体的玻璃采样管采集空气样品，用二硫化碳洗脱，洗脱液待测定。甲醛标准溶液也需要经过采样管吸附，二硫化碳洗脱测定后，制作工作曲线。采用 OV-1 固定液，Shimalite 担体的色谱柱，同时测定空白对照洗脱液。也可以采用顶空进样，可减少干扰。

示波极谱法 测定食品包装材料中甲醛含量的国家标准方法。在 pH 5.0 的乙酸-乙酸钠底液中，甲醛与硫酸联氨反应生成质子化醛腙产物，用溶出分析仪或示波极谱仪进行伏安扫描时在 −1.04V 的电位处产生一个灵敏的吸附还原波，该还原电流值与甲醛浓度在一定范围内呈良好的线性关系，标准曲线法定量。

荧光分析法 用于测定饮料、

酒和固体食品中甲醛。

原理 在 pH 5.0 的乙酸-乙酸铵缓冲溶液中，甲醛与环己烷-1, 3-二酮和铵发生 Hantzsch 反应，产生荧光衍生物，其荧光强度与甲醛浓度成正比，流动注射分析，标准曲线法定量。

操作步骤 固体样品经干燥粉碎后，取一定量试样用水超声波辅助提取 1 小时。提取液经微孔滤膜过滤后定容，待测定。液体样品直接用水稀释定容后待测定。称取适量环己烷-1, 3-二酮溶解于乙酸-乙酸铵缓冲液中配制成溶液，然后将载液（水）和环己烷-1, 3-二酮输入流动注射分析系统，达到稳定后，分别注入标准和样品溶液，在激发波长 397nm、发射波长 465nm 下测定荧光强度。

（杜晓燕）

fēnlèihuàhéwù jiǎnyàn

酚类化合物检验（determination of phenols）
工作场所空气、生活饮用水样品和生物样品中酚类化合物的定量检测。酚类化合物是指芳香烃中苯环上的氢原子被羟基取代所生成的化合物，根据芳烃的不同分为苯酚和萘酚；根据含羟基的位置和数目不同又有 α 和 β 及一元和多元酚之分；根据其挥发性分为挥发性和不挥发性酚。酚类化合物都具有特殊的芳香气味，在环境中易被氧化，是一类重要的有机污染物。其种类多，毒性差异大，可以经呼吸、食入和皮肤吸收等途径进入人体，能刺激眼、黏膜组织和上呼吸道，引起肝和肾的损害，还具有致癌和致突变风险。以苯酚毒性最大，通常含酚废水中又以苯酚和甲酚的含量最高。中国《生活饮用水卫生标准》（GB 5749-2006）规定挥发酚类（以苯酚计）的限量值为 0.002mg/L，

工作场所空气中的限量值依各种酚的毒性各不相同。酚类化合物的检测项目包括苯酚、二氯苯酚、三氯苯酚、甲酚、间苯二酚、β-萘酚、三硝基苯酚（又名苦味酸）、五氯酚、4-氯邻苯二酚、4-氯酚、对氨基苯酚和对硝基酚等。检测方法主要有气相色谱法、分光光度法和高效液相色谱法等。工作场所空气中酚类化合物的检验，根据中国国家职业卫生标准《工作场所空气有毒物质测定 酚类化合物》（GBZ/T 160.51-2007）；水中挥发酚类化合物的检验根据国标《生活饮用水标准检验方法 感官性状和物理指标》（GB/T 5750.4-2006）。检验方法见苯酚检验、五氯酚检验、尿中 4-氯邻苯二酚检验、尿中 4-氯酚检验、尿中对氨基苯酚检验和尿中对硝基酚检验。

（张加玲）

běnfēn jiǎnyàn

苯酚检验（determination of phenol）
工作场所空气、水和化妆品（祛斑类化妆品和洗发香波）中苯酚的定量检测。苯酚，又称石炭酸、羟基苯，为白色、半透明针状结晶，具特殊气味，有腐蚀性；化学式为 C_6H_6O，分子量为 94.11，沸点为 182℃，易溶于乙醇、三氯甲烷和二硫化碳等，能溶于水，水溶液 pH 值约为 6.0；与碱作用生成盐，在空气中或光照下易变红色。苯酚是重要的化工原料，对皮肤、黏膜有强烈的腐蚀作用，可抑制中枢神经或损害肝、肾功能。人体接触苯酚后的主要代谢产物是苯酚，随尿排出，因此尿中总酚的排出量是重要的生物监测指标。正常人尿中含酚量为 2~18mg/L，美国政府工业卫生学家联合会（ACGIH）规定苯的生物接触指数为班末尿中

总酚含量 50mg/L，中国国家标准《职业接触酚的生物限值》（WS/T 267-2006）规定为 125mg/g 肌酐。《工作场所有害因素职业接触限值 化学有害因素》（GBZ 2.1-2007）规定，工作场所中苯酚的时间加权平均允许浓度限量（PC-TWA）为 10mg/m³。

检测方法主要有分光光度法、气相色谱法和高效液相色谱法，见中国国家标准《尿中酚的分光光度测定方法》（WS/T 48-1996）、《尿中苯酚的气相色谱测定方法（一）液晶柱法》（WS/T 49-1996）、《尿中苯酚的气相色谱测定方法（二）FFAP 柱法》（WS/T 50-1996）。

分光光度法 游离酚随水蒸气蒸出，在碱性溶液中、氧化剂铁氰化钾存在下，与 4-氨基安替吡啉反应，生成红色化合物，在 510nm 处测定吸光度值，标准曲线法定量。

操作步骤 水样加磷酸调 pH 为 4，再加硫酸铜后进行水蒸气蒸馏，收集馏出液，依次加入氨性缓冲液、4-氨基安替吡啉和铁氰化钾溶液，显色后测定吸光度值。最低检出浓度为 0.1mg/L。也可将有色物进一步用三氯甲烷萃取，在 460nm 下测定吸光度值，最低检出浓度可达 0.002mg/L。工作场所空气样品，以碳酸钠溶液为吸收液，用大型气泡吸收管采集，采用分光光度法测定。最低检出浓度为 0.13mg/m³（以 7.5L 空气样品计）。尿样，取 5ml 加硫酸后进行水蒸气蒸馏，收集馏出液，采用分光光度法测定，最低检测浓度为 2mg/L。

适用范围 该法可用于水质、大气和尿样中挥发性酚类化合物检验。

气相色谱法 用有机溶剂萃取样品中酚类化合物，用液晶-双-

（对氧基苯甲酸）对苯二酚酯（PBOB）色谱柱将苯酚及邻、间、对位甲酚分离，以硝基苯为内标物，火焰离子化检测器检测，保留时间定性，以苯酚峰高与内标峰高比为纵坐标，绘制标准曲线进行定量。

样品处理　尿样，加盐酸于90℃水浴恒温水解1小时，加内标液后定容。冰浴，采用乙醚萃取，供气相色谱测定。化妆品样品，称取适量用乙醇溶解，超声波提取、乙醇定容，取上清液进色谱柱分析。

色谱条件　色谱柱 Chromosorb WAW-DMCS：PBOB：磷酸＝100：15：0.5，柱温112℃，汽化室温度180℃，检测室温度160℃，载气（氮气）流速20ml/min。该条件下可以分离三种甲酚的异构体，苯酚的最低检测浓度为0.1mg/L。色谱柱亦可以采用对苯二甲酸改性的聚乙二醇（FFAP）柱，苯酚的最低检测浓度为1.5mg/L。测定化妆品时，色谱柱也可以采用10%二甲基聚硅氧烷（SE-30）柱，同时适当调整色谱条件，苯酚的最低检出浓度为150μg/g。

适用范围　该方法适用于尿样和化妆品中苯酚的检测。

高效液相色谱法　①化妆品样品，采用甲醇提取，用 C_{18} 色谱柱分离，60%甲醇-水为流动相，用紫外检测器于280nm处检测，或采用二极管阵列检测器检测，最低检出浓度为90μg/g。②尿样，先用酸水解，再用乙酸锌和亚铁氰化钾沉淀蛋白，离心后取上清液测定，苯酚最低检出浓度为0.025mg/L。

气相色谱-质谱法　水中酚类及半挥发性物质采用二氯甲烷萃取后，非极性毛细管气相色谱分离，固定相为5%苯基95%甲基聚硅氧烷，程序升温，串联质谱检测。

（张加玲）

wǔlǜfēn jiǎnyàn

五氯酚检验（determination of pentachlorophenol）　生活饮用水和尿中五氯酚的定量检测。五氯酚，又称五氯苯酚，为白色粉末或晶体，分子式为 C_6Cl_5OH，分子量为266.3，熔点为190℃，沸点为310℃（分解）；几乎不溶于水，溶于稀碱、乙醇、丙酮、乙醚和苯；与氢氧化钠反应生成白色结晶状五氯酚钠，该钠盐易溶于水、醇和丙酮，不溶于苯和石油，水溶液呈碱性，加酸即析出五氯酚。五氯酚及其钠盐受光照射易分解，一般作为除草剂、杀虫剂、防腐剂和防霉剂；可经由呼吸、皮肤接触或误食导致人员严重伤害或死亡；进入体内后，血和尿中含量都增高，主要以原形或与葡萄糖苷酸结合的形式从尿中排出。中国《职业性急性五氯酚中毒诊断标准》（GBZ 34-2002）规定尿中五氯酚的生物阈限值为2mg/L，《生活饮用水卫生标准》（GB 5749-2006）限量为0.009mg/L。

常用的检验方法有分光光度法、高效液相色谱法和气相色谱法，见中国国家标准《尿中五氯酚的高效液相色谱测定方法》（WS/T 61-1996）、《工作场所空气有毒物质测定 酚类化合物》（GBZ/T 160.51-2007）、《水质 五氯酚的测定 气相色谱法》（HJ 591-2010）。

分光光度法　按中国国家标准《尿中五氯酚的分光光度测定方法》（WS/T 60-1996）、《水质 五氯酚的测定 藏红T分光光度法》（GB 9803-88），包括4-氨基安替吡啉法、藏红T法，分别用于尿样及水样的测定。

尿样检验　尿样在弱酸性条件下水蒸气蒸馏，馏出液用氢氧化钠溶液吸收。在柠檬酸盐缓冲液（pH 6.0）中，五氯酚与4-氨基安替吡啉反应，其产物用铁氰化钾氧化生成蓝色化合物，用二甲苯萃取，取上层提取液600nm处测定吸光度值，标准曲线法定量。最低检测浓度为0.1mg/L。应收集工作周末下班前的尿样，立即测定比重，并加盐酸，于4℃冰箱中可保存2周。

水样检验　水样在弱酸条件下蒸馏，使五氯酚与高沸点酚和其他色素等干扰物分离。在硼酸盐缓冲液条件下，五氯酚与藏红T反应生成紫红色化合物，乙酸异戊酯萃取，萃取液经无水硫酸钠干燥后于535nm测定吸光度值。该法最低检测浓度0.01mg/L。水样采集后，应立即加入磷酸至pH 4.0以下，并加入适量硫酸铜以抑制微生物对五氯酚的分解，冰箱避光保存，24小时内完成测定。

高效液相色谱法　主要针对尿液和空气样品检验。

尿样检验　尿样加盐酸酸化后于沸水浴中加热水解，用氢氧化钠将水解液调至碱性，二氯甲烷萃取除去部分干扰物，然后用硫酸调至酸性，用乙醚提取，挥干乙醚后，用甲醇溶解定容，离心后进 C_{18} 色谱柱分离，以甲醇＋0.015mol/L磷酸氢二铵（50+50）为流动相，紫外检测器254nm检测，保留时间定性，峰面积定量。

空气样品检验　用微孔滤膜与乙二醇吸收液串联采集空气样品，用甲醇洗涤吸收管及微孔滤膜，定容。样液用 C_{18} 色谱柱分离，乙腈＋0.01moL/L磷酸（80+20）为流动相，紫外检测器300nm检测，保留时间定性，峰高或峰面积定量。采样时将滤膜塑料采样夹（在前）和大型气泡吸收管串联，并做空白对照。采样后，立即将滤膜放入吸收管的乙二醇中，密封进、出气口。样品在室温下可保存 8 天。最低检出浓度为 0.06mg/m³（采集 15L 空气）。

气相色谱法 水样中加入浓硫酸，使五氯酚钠转化为五氯酚，用正己烷萃取。有机相中加碳酸钾碱性水溶液，使五氯酚再转化为五氯酚盐反萃取进入碱水相，使其与水样中的氯代烃类（如六六六、滴滴涕等）、多氯联苯类分离，消除干扰。在碱性溶液中加入乙酸酐进行乙酰化衍生反应，再用正己烷萃取生成的五氯苯乙酸酯。在苯基甲基硅氧烷（OV-17）和氟代烷基硅氧烷（QF-1）为固定液的玻璃填充柱上进行气相色谱分离，电子捕获检测器检测，保留时间定性，峰高或峰面积定量。最小检出浓度为 0.04μg/L。

（张加玲）

niàozhōng 4-lǜlínběn'èrfēn jiǎnyàn

尿中 4-氯邻苯二酚检验（determination of 4-chloropyrocatechol in urine） 4-氯邻苯二酚，分子式 $C_6H_5ClO_2$，分子量 144.56，熔点 90℃，沸点 140℃；微溶于水，易溶于乙醚等有机溶剂；是氯苯在生物体内的重要代谢产物之一，随尿排出。因此，尿中 4-氯邻苯二酚的含量可作为接触氯苯的生物监测指标。美国政府工业卫生学家联合会（ACGIH）规定工作周末的班末尿中生物接触限值为 100mg/g 肌酐。

测定方法主要是高效液相色谱法。采集班末尿样，加盐酸防腐，密封，-30℃下可长期保存。测定前可采用酸解和酶解两种方法处理样品。①酸解法：取尿样加入浓盐酸，于 100℃ 加热水解 3 小时，乙醚萃取，反相高效液相色谱法测定，70% 甲醇水为流动相，检测波长 280nm，以保留时间定性，峰高或峰面积定量。该法检测限为 0.1mg/L。②酶解法：尿样经 β-葡糖苷酸酶和硫酸酯酶水解后，用甲醇萃取，经 C_{18} 色谱柱分离，以磷酸二氢钾（pH 3.67）+乙腈（75+25）为流动相，检测波长 280nm。检测限为 2ng。

（张加玲）

niàozhōng 4-lǜběnfēn jiǎnyàn

尿中 4-氯苯酚检验（determination of 4-chlorophenol in urine） 4-氯苯酚，又称对氯苯酚，白色晶体，有刺激性气味，易燃；分子式 C_6H_5ClO，分子量 128.56，熔点 43℃，沸点 220℃；几乎不溶于水，溶于苯、乙醇、乙醚及三氯甲烷等。4-氯苯酚是人体接触氯苯后在生物体内的重要代谢产物之一，随尿排出，可以作为接触氯苯的生物监测指标。美国政府工业卫生学家联合会（ACGIH）规定，工作周末的班末尿中生物接触限值为 20mg/g 肌酐。尿中总 4-氯苯酚测定方法主要是高效液相色谱法（见 4-氯邻苯二酚检验）。

（张加玲）

niàozhōng duì'ānjīběnfēn jiǎnyàn

尿中对氨基苯酚检验（determination of p-aminophenol in urine） 对氨基苯酚，又称对羟基苯胺，分子式 C_6H_7ON，分子量 109.13，熔点 186℃，沸点 284℃，淡黄色结晶，微溶于水和乙醇，不溶于苯和三氯甲烷，具强还原性，易被空气氧化；遇光和在空气中颜色变灰褐；与无机酸作用时生成易溶于水的盐。人体接触苯胺后的主要代谢产物为对氨基苯酚，随尿排出。对氨基苯酚也是在染料工业、医药工业上广泛应用的有机化工原料。

尿中对氨基苯酚的测定方法主要有分光光度法和高效液相色谱法，见中国国家标准《尿中对氨基酚的分光光度测定方法》（WS/T 55-1996）、《尿中对氨基酚的高效液相色谱测定方法》（WS/T 56-1996）。收集班末或班后 2 小时尿样，于 4℃ 冰箱中可保存 3 天。

分光光度法 ①原理：尿样酸化水解后，在中性条件下用乙酸乙酯萃取，再经反萃取至盐酸溶液中，重氮化后与盐酸萘乙二胺偶联显色，于 582nm 处测定吸光度值。最低检测浓度为 0.5mg/L（2ml 尿样）。②操作步骤：取尿样加盐酸酸化，于沸水浴中加热水解 1 小时，用氢氧化钠溶液调至中性，然后加磷酸盐缓冲液，用乙酸乙酯萃取。再用盐酸溶液对其反萃取，弃去有机相。将酸性水相加亚硝酸钠溶液和氨基磺酸铵溶液，振摇至无气泡产生，放置，加盐酸萘乙二胺溶液显色，60℃ 水浴中保温 1 小时后，测定吸光度值。

高效液相色谱法 尿样加盐酸在沸水浴中水解，在酸性条件下用乙酸乙酯萃取除去干扰，然后在中性条件下用乙酸乙酯提取对氨基苯酚。以 30% 甲醇-水为流动相，反相 C_{18} 柱分离，紫外检测器于 254nm 处检测，保留时间定性，用峰高或峰面积定量。此法最低检测浓度为 0.5mg/L。

（张加玲）

niàozhōng duìxiāojīfēn jiǎnyàn

尿中对硝基酚检验（determination of p-nitrophenol in urine）

对硝基酚，浅黄色结晶，分子式 $C_6H_5NO_3$，分子量 139.11，熔点 113.4℃，分解温度 279℃，微溶于水，易溶于乙醇、三氯甲烷、乙醚和碱液等，溶于碱溶液后颜色加深；是硝基苯在体内的主要代谢产物，随尿排出。尿中对硝基酚可作为硝基苯的生物监测指标。美国政府工业卫生学家联合会（ACGIH）规定尿中总对硝基酚工作周末的班末生物接触限值为5mg/g肌酐。

测定方法主要有分光光度法和高效液相色谱法等，见中国国家标准《尿中对硝基酚的分光光度测定方法》（WS/T 57-1996）、《尿中对硝基酚的高效液相色谱测定方法》（WS/T 58-1996）。采集接触者工作周末的班末尿样50ml以上，测比重。加甲醛或盐酸防腐，置4℃冰箱中保存，尽快分析。

分光光度法：尿中对硝基酚以游离形式或与葡萄糖醛酸、硫酸等的结合态存在。取适量尿样加盐酸酸化，沸水浴中加热水解。冷却后用1%异戊醇（其溶剂为4+1石油醚和乙醚）萃取，弃去水相。有机相用稀氨水振摇萃取。氨水层加邻甲酚溶液、三氯化钛溶液，立即振摇至黄色沉淀变成淡黄色沉淀为止。显色液过滤后，放置，于620nm测吸光度值，标准曲线法定量。最低检测浓度为0.2mg/L（取5.0ml尿样）。

高效液相色谱法：尿样经酸化、加热水解后，冷至室温，过滤，用二氯甲烷萃取对硝基酚，以50%甲醇-水为流动相，反相C_{18}柱分离，柱温55℃，紫外检测器于318nm波长下检测，保留时间定性，峰高定量。最低检测浓度为0.13mg/L。

（张加玲）

chúnlèi huàhéwù jiǎnyàn

醇类化合物检验（determination of alcohol）

酒类样品中甲醇、乙醇，化妆品中甲醇，工作场所空气中的醇类的定量检验。此是常规的卫生检验项目。醇是羟基与烃基相联的一类化合物，根据羟基所连烃的种类和数目分为脂肪醇、脂环醇和芳香醇及一元醇、二元醇和多元醇。醇类相对于烃与醚类具有更高的沸点，在水中的溶解度随含碳数目的增加而下降。少于四个碳的醇为无色液体，随着含碳数目的增加由油状液体逐渐变为蜡状固体。醇类化合物在人体呼吸道内会产生刺痛或绞痛，具有毒性和麻醉作用，其麻醉作用随碳原子数目的增多而加强。工作场所空气中常见的醇类化合物有甲醇、异丙醇、丁醇、异戊醇、异辛醇、糠醇、二丙酮醇、丙烯醇、乙二醇、氯乙醇、二氯丙醇和1-甲氧基-2-丙醇等，检验方法主要是气相色谱法和分光光度法，见中国国家标准《工作场所空气有毒物质测定 醇类化合物》（GBZ/T 160.48-2007）。酒类样品中甲醇、乙醇、化妆品中甲醇检验方法详见甲醇检验、乙醇检验。氯丙醇是国际公认的食品污染物，检验方法见食品中氯丙醇检验。

气相色谱法 空气样品用固体吸附剂管采集，甲醇、异丙醇、丁醇、异戊醇、异辛醇、糠醇、二丙酮醇、丙烯醇、乙二醇、氯乙醇和1-甲氧基-2-丙醇经溶剂解吸后进气相色谱柱分离，火焰离子化检测器检测，保留时间定性，峰高或峰面积定量。不同的醇采用的固体吸附剂和解吸溶剂各不相同，色谱分离条件也略有不同。

样品采集和处理 采用溶剂解吸型硅胶管（用于甲醇和乙二醇）、活性炭管（用于异丙醇、丁醇、异戊醇、异辛醇、二丙酮醇、丙烯醇、氯乙醇和1-甲氧基-2-丙醇）和GDX-501采样管（用于糠醇）以大流量短时间或小流量长时间采集空气样品。若用个体采样器，进气口尽量接近呼吸带，以50ml/min流量采集1~4小时。采样后立即密封，室温下可保存7天。将采样后的固体吸附剂，加入相应的解吸液，密闭振摇解吸。取解吸液进行气相色谱测定。各种醇最低检测浓度见表。

色谱条件 对于甲醇以外醇类测定，色谱柱为FFAP：Chromosorb WAW或聚乙二醇6000柱及同类型毛细管色谱柱；柱温90℃（用于异丙醇、正丁醇、异丁醇、异戊醇和丙烯醇），100℃（用于二丙酮醇），140℃（用于糠醇和氯乙醇），170℃（用于异

表 醇类待测物的解吸液和最低检测浓度

待测物	解吸液	最低检测浓度（mg/m³）
甲醇	蒸馏水	1.3
丙烯醇	二硫化碳	0.7
丁醇	异丙醇的二硫化碳溶液（2%）	0.4
异戊醇	异丙醇的二硫化碳溶液（2%）	6
乙二醇	异丙醇溶液（2%）	14
氯乙醇	异丙醇的二硫化碳溶液（5%）	1
异丙醇	异丁醇的二硫化碳溶液（1%）	0.3
异辛醇	异丁醇的二硫化碳溶液（1%）	0.7
糠醇	丙酮	4
二丙酮醇	异戊醇的二硫化碳溶液（1.5%）	3.7
1-甲氧基-2-丙醇	5%甲醇+95%二氯甲烷	3.5

辛醇和乙二醇）；气化室温度 200℃（1-甲氧基-2-丙醇170℃），检测室温度220℃（1-甲氧基-2-丙醇170℃），载气（氮气）流量 40ml/min。对于甲醇测定，采用 GDX-102 色谱柱，柱温 140℃，汽化室温度 180℃，检测室温度 200℃，载气（氮气）流量 35ml/min。

甲醇也可采用热解吸型硅胶管采集。在热解吸器中 160℃解吸，载气流量为 50ml/min，解吸至 100ml。取解吸气同上条件进样检测。

分光光度法 ①原理：空气中二氯丙醇采用溶剂解吸型硅胶管采集，碳酸钠溶液解吸，经高碘酸氧化生成甲醛，甲醛与变色酸反应生成紫色化合物，570nm 下测定吸光度值。检出限为 0.5mg/L；最低检出浓度为 1.7mg/m³（以采集 3L 空气计）。②操作步骤：将采样后的硅胶加入碳酸钠溶液解吸附，与标准系列一同放入沸水浴中加热 90 分钟。然后各取适量加入高碘酸钾溶液，放置，再加入亚硫酸钠溶液，振摇至无色。加入硫酸和变色酸溶液，放入沸水浴中加热，定容，于 570nm 测定吸光度值，工作曲线法定量。

（张加玲）

jiǎchún jiǎnyàn

甲醇检验（determination of methanol） 呼出气、化妆品和酒类中甲醇的定量检测。甲醇，又称木醇或木精，为无色、透明、易燃和易挥发的液体；分子式为 CH_3OH，沸点64.7℃，蒸汽压 12.3kPa（20℃），爆炸极限 6.0%~36.5%；可以与水、乙醇、乙醚、丙酮、酯、卤代烃和苯混溶。甲醇对视神经有较强的毒害作用，可以因误服假酒或工业用

酒精而引起中毒。饮用甲醇 10~20ml 可导致失明，大于30ml 可导致呼吸衰竭或死亡。甲醇挥发性强，易经呼吸道、胃肠道和皮肤吸收，吸收的甲醇 90% 以上氧化成甲酸从尿和呼出气中排出。含乙醇的化妆品中（如化妆水、育发液）常含有微量甲醇。中国《化妆品安全技术规范》（2015年版）规定，其在化妆品中的含量不得超过 2000mg/kg。蒸馏白酒中也有甲醇存在，《食品安全国家标准 蒸馏酒及其配制酒》（GB 2757-2012）规定以粮谷类为原料的不得超过 0.6g/L，以其他为原料的不得超过 2.0g/L（按 100% 酒精度折算）。尿中甲醇和甲酸测定可用于职业接触工人的生物监测，亦可作为中毒诊断的参考指标。美国政府工业卫生学家联合会（ACGIH）规定班末尿中甲醇生物接触限值为 15mg/L。

甲醇的测定主要采用气相色谱法和分光光度法，见中国国家标准《尿中甲醇的顶空气相色谱测定方法》（WS/T 62-1996）、《化妆品安全技术规范》（2015 年版）、《蒸馏酒与配制酒卫生标准的分析方法》（GB/T 5009.48）。

气相色谱法 利用气相色谱法将甲醇与共存组分分离，火焰离子化检测器检测，保留时间定性，峰高或峰面积定量。

色谱条件 玻璃或不锈钢色谱柱，GDX-102 固定相，柱温170℃，气化室温度 190℃，检测室温度190℃，载气（氮气）流速40ml/min。

样品处理 将采集接触者班后尿样或晨尿适量置于顶空瓶中，加入少量无水硫酸钠后密封，放入 65℃水浴箱中恒温 60 分钟，在保温条件下用注射器抽取瓶顶部气体进样。

空气中甲醇可采用溶剂解吸型硅胶管采集，用蒸馏水解吸，也可采用热解吸型硅胶管采集，在热解吸器中 160℃解吸，载气流量为 50ml/min，解吸至 100ml。取解吸气同上条件进样检测。

液体或低黏度化妆品样品，甲醇含量较高时，可取适量试样加 75% 乙醇稀释后测定（必要时可过滤）；甲醇含量低时，可不经稀释直接测定。黏度较大的化妆品样品，可取适量试样，置于蒸馏瓶中，加水和适量氯化钠，必要时加消泡剂，再加 75% 乙醇，在沸水浴中蒸馏，取馏出液加无甲醇的乙醇定容，用气相色谱分析。也可采用顶空法，取适量试样于顶空瓶中，加 75% 乙醇稀释，于 40℃恒温 20 分钟后，取液体上部气体测定。

分光光度法 ①原理：在酸性条件下甲醇被高锰酸钾氧化为甲醛，加入草酸将过量高锰酸钾还原以消除其干扰，再与品红亚硫酸显色后，于 590nm 处测定吸光度值，工作曲线法定量。最低检出浓度为 0.02g/100ml。②操作步骤：取酒样品溶液和甲醇标准溶液（用无甲醇的乙醇稀释至一定体积），各加高锰酸钾-磷酸溶液反应后，再加草酸-硫酸溶液至无色。加品红亚硫酸溶液，摇匀，放置后测定吸光度值。

（张加玲）

yǐchún jiǎnyàn

乙醇检验（determination of ethanol） 呼出气、血液及尿液中乙醇的定量检测。检测时可以采用于判定是否饮酒及其中毒程度的诊治，是酒类卫生检验的常规项目。乙醇，俗名酒精，无色、透明、具有特殊气味的液体，易挥发；分子式 C_2H_5OH，分子量46.07，沸点78.4℃，可与水、甘

油、乙酸、丙酮、苯、四氯化碳、三氯甲烷及乙醚等溶剂混溶。乙醇是中枢神经系统抑制剂，具有成瘾性。各种酒类饮品中皆含有乙醇。过量饮酒易造成急、慢性中毒，特别是酒后驾驶，给个人和社会带来极大危害。饮酒后60～90分钟和90～120分钟在血液和尿液中乙醇浓度达到最大值。

呼出气中的乙醇检测采用呼出气体酒精探测器。中国公共安全行业标准《血、尿中乙醇、甲醇、正丙醇、乙醛、丙酮、异丙醇、正丁醇、异戊醇的定性分析及乙醇、甲醇、正丙醇的定量分析方法》（GA/T 105-1995）中规定，血液、尿液中乙醇的检测采用顶空气相色谱法。《蒸馏酒与配制酒卫生标准的分析方法》（GB/T 5009.48-2003）规定，酒中乙醇的检验采用比重计法。

气相色谱法 利用醇类的易挥发性，以叔丁醇为内标液，取平衡后的上层顶空气体进气相色谱仪分离，火焰离子化检测器检测，保留时间定性，用与内标物的峰面积的比值定量。最低检出限为1mg/L。

操作步骤 取全血或尿液适量于顶空瓶中，加入叔丁醇内标溶液和硫酸铵，密封后于60℃水浴加热15～20分钟，取顶空气进样分析。也可以加高氯酸蛋白沉淀剂，使蛋白凝固，涡漩混合器上混匀，离心，或用乙腈加无水硫酸钠超声提取，取上清液进行气相色谱分析。

色谱条件 玻璃色谱柱5%CARBOWAX-20M，Carbopack。柱温程序：起始70℃，升温速率5℃/min，终点170℃，保持5分钟；或起始100℃，升温速率15℃/min，终点200℃，保持10分钟。检测室温度230℃，气化室

210℃，载气流速20～35ml/min。

比重计法 ①原理：比重计上部有细管刻度标签，指示读数，下部球形内部装有汞或铅块。由密度计读数换算出乙醇浓度。②操作步骤：取蒸馏酒样品100ml于全玻璃蒸馏器中，加50ml水，再加入数粒玻璃珠，蒸馏，用100ml容量瓶收集馏出液100ml，将馏出液倒入量筒，将比重计缓缓沉入量筒中，静止后轻轻按下少许，待其上升静止后，从水平位置观察其与液面相交处的刻度，即为乙醇浓度。同时测定温度，查比重计温度浓度换算表，即可以换算成20℃时的乙醇浓度（%）。

（张加玲）

shípǐnzhōng lǜbǐngchún jiǎnyàn
食品中氯丙醇检验 （determination of chloropropanol in food）

氯丙醇是国际公认的食品污染物，包括单氯取代的3-氯-1,2-丙二醇（3-MCPD）、2-氯-1,3-丙二醇（2-MCPD）和双氯取代的1,3-二氯-2-丙醇（1,3-DCP）和2,3-二氯-1-丙醇（2,3-DCP）四种。食品中氯丙醇的污染主要来源于以盐酸水解的植物蛋白液（HVP）。HVP被作为调味品和食品中（如汤料、酱油、风味食品、鸡精、加工食品、方便面调料等）的重要成分，造成这些食品的氯丙醇污染。3-氯-1,2-丙二醇（3-MCPD），又称α-氯丙二醇、3-氯代丙二醇、氯丙邻二醇、氯甘油等；分子式$C_3H_7ClO_2$，分子量110.54，无色有甜味的液体，易吸潮，凝固点-40℃、沸点213℃（分解），溶于水、乙醇、乙醚和丙酮，微溶于甲苯，不溶于苯、石油醚和四氯化碳；在pH>9时不稳定；4℃放置15天后降解25%，在中性和酸性水溶液中可保存15天。

3-MCPD具有生殖、肾和神经毒性，可能具有致癌和致突变作用。2001年联合国粮农组织/世界卫生组织食品添加剂联合专家委员会（JECFA）对3-MCPD的危险性进行评估，提出将其每日最大耐受摄入量暂定为2μg/kg体重。

许多国家制定了食品中氯丙醇的限量标准，英国食品咨询委员会要求食品中含量不得超过0.010mg/kg。加拿大规定调味液中的允许限量为1mg/L。美国食品与药品管理局规定HVP和酱油中的允许限量为1mg/kg。中国标准《酸水解植物蛋白调味液》（SB 10338-2000）规定的最大允许限量为1mg/kg。

氯丙醇的检测方法主要是气相色谱质谱联用法，见中国国家标准《食品中氯丙醇含量的测定》（GB/T 5009.191-2006）。根据检验氯丙醇种类不同，可采用不同的衍生化试剂或顶空技术。

基质固相分散萃取气相色谱-质谱法 采用核素稀释技术，在试样中加入五氘代d_5-3-MCPD作为内标物，以硅藻土为吸附剂进行柱层析分离提取，用正己烷-乙醚洗脱样品中非极性的脂质组分，再用乙醚洗脱样品中的3-MCPD，用七氟丁酰基咪唑（HFBI）为衍生化试剂，以5%-苯基-甲基聚硅氧烷柱（30m×0.25mm×0.25μm）程序升温分离，选择离子监测（SIM）模式定量分析，内标法峰面积比定量。该法的定量限为5μg/kg。

样品处理 称取适量样品，加入d_5-3-MCPD内标液、饱和氯化钠溶液，超声或放置过夜。先将一半吸附剂装入层析柱中，再将试样溶液与另一半吸附剂混匀后装入柱中，再加1cm高的无水硫酸钠层。然后用正己烷-乙醚洗

脱样品中非极性成分，采用乙醚洗脱 3-MCPD，在收集的乙醚洗脱液中加无水硫酸钠，过滤，滤液在 35℃ 下蒸发近干，用乙醚定容。

操作步骤 取适量样液，室温下氮气流吹至近干，立即加入 2,2,4-三甲基戊烷，用气密针（防吸湿）加入七氟丁酰基咪唑，70℃ 保温衍生化。然后再加饱和氯化钠溶液充分混合，并使两相分离，以除去多余的衍生化试剂等，取有机相加无水硫酸钠干燥，供气相色谱-质谱分析。

适用范围 该法适用于水解植物蛋白液、调味品、香肠、奶酪、鱼、面粉、淀粉、谷物和面包等样品中 3-MCPD 的测定。同时测定四种氯丙醇时，在试样中加入五氘代 d_5-3-MCPD 和五氘代 d_5-1,3-DCP 两种内标物。该方法对单氯取代的 3-MCPD、2-MCPD 的定量限为 2.0μg/kg，对双氯取代的 1,3-DCP、2,3-DCP 的定量限为 5μg/kg，可适用于酱油、食醋、鸡精、蚝油、水解植物蛋白液、香肠、方便面调味包等样品中四种氯丙醇的同时测定。

顶空固相微萃取气相色谱-质谱法 在试样中加入两种五氘代内标物后，在对甲苯磺酸（TSA）存在下，用丙酮进行衍生。再以顶空固相微萃取富集，采用气相色谱-质谱法，选择离子监测（SIM）内标法定量。3-MCPD、1,3-DCP 和 2,3-DCP 三种组分的定量限依次分别为 10.0μg/kg、5.0μg/kg 和 3.0μg/kg。该法适用于酱油、食醋、鸡精、水解植物蛋白液和调味品等样品的测定。

(张加玲)

丙酮检验（determination of acetone） 呼出气、空气和尿液等样品中丙酮的定量检验。丙酮，又称二甲基甲酮，为无色透明液体，分子式为 C_3H_6O，分子量为 58.05，沸点为 56.48℃，蒸汽压 24.26kPa(20℃)，密度 0.791g/cm³，与水、甲醇、乙醇、乙醚和三氯甲烷等有机溶剂互溶，具有特殊气味，易挥发，易燃。丙酮属微毒类物质，可经呼吸道、胃肠道和皮肤吸收，对中枢神经系统有麻醉作用，其蒸气对黏膜有中等程度的刺激作用，主要以原形经肺和肾排出。丙酮是人体内正常的内源性物质，在非职业接触者的血、尿、呼出气等生物材料中均可检出。

丙酮主要用作工业溶剂，广泛应用于油漆、染料、塑料、制药、化妆品和制革等工业，在丙酮的生产和使用过程中均可有职业接触。美国政府工业卫生学家联合会（ACGIH）规定其班末尿生物接触限值为 50mg/L。检验方法主要是气相色谱法。

呼出气检验 采用活性炭管吸附富集呼出气中的丙酮，用氮气于 250℃ 热解吸至体积为 100ml，取热解吸气进样分析，或将终末呼出气直接进气相色谱仪。采用经改性的聚乙二醇柱分离，火焰离子化检测器检测，保留时间定性，峰高定量。丙酮最低检出浓度为 0.48mg/m³，线性范围为 0~800mg/m³。

色谱操作条件 不锈钢色谱柱，固定相为改性的聚乙二醇（FFAP）：101 酸洗白色担体 = 10：100，柱温 90℃，气化室温度 110℃，检测室温度 150℃，载气（氮气）流速 40ml/min。

呼出气采集及保存 用玻璃采样管采集终末呼出气（即肺泡气），室温下保存，6 小时内分析完毕。若需远距离运输或较长时间保存，可在采样后 4 小时内，于室温下用氮气将采集管内气体吹入活性炭管，室温下运输，可保存 3 天。

尿样检验 将尿样置于密封的顶空瓶中，80℃ 水浴加热，使得尿中丙酮挥发并达到平衡。取顶空瓶气体进行气相色谱分析，火焰离子化检测器检测，外标法定量。

色谱操作条件 玻璃色谱柱，固定相为己二酸乙二醇聚酯：Chromosorb GAW DMGS 担体 = 1：10，柱温 100℃，气化室温度 150℃，检测室温度 150℃。

尿样采集 采集丙酮接触者班末尿，密封，常温下运输。于 4℃ 冰箱可保存 1 周。

注意事项 在尿样中加入适量氯化钠或硫酸钠，可以增大丙酮蒸汽压，提高方法灵敏度。最低检测限为 0.20mg/L，检测范围为 0~12mg/L。

居住区大气检验 空气中的丙酮采用硅胶采样管吸附，用水解吸，再经 GDX-102 色谱柱分离，火焰离子化检测器检测，保留时间定性，峰高定量。检测范围为 0.4~4.0mg/m³（5L 气体）。用硅胶采样管采气，并记录采样时的温度和大气压力。将管内硅胶用水提取，提取液用气相色谱仪检测。

(张加玲)

生物胺检验（determination of biogenic amine） 食品、水产品、饲料及水等产品中所含的低分子量有机含氮化合物的定量测定。这些含氮物可以看作是氨分子中 1~3 个氢原子被烷基或芳基取代后而生成的物质，是脂肪族、酯环族或杂环族的低分子量有机碱，因此称为生物胺。根据其结构，可分为三类：脂肪族（腐胺、尸胺、精胺、亚精胺等）、芳香族（酪胺、苯乙胺等）和杂环胺（组胺、色胺等）。根据其组成成分又可分为单胺和多胺。

生物胺常存在于动植物体内及食品中。一定量的单胺类化合物（酪胺、组胺、腐胺、尸胺、苯乙胺、色胺等）对精神活动和大脑皮层有重要的调节作用；多胺类化合物（精胺和亚精胺）在生物体的生长过程中能促进DNA、RNA和蛋白质的合成，加速生物体的生长发育。微量生物胺是生物体（包括人体）内的正常活性成分，在生物细胞中具有重要的生理功能。但当人体摄入过量的生物胺（尤其是同时摄入多种生物胺）时，会引起头痛、恶心、心悸、血压变化、呼吸紊乱等过敏反应，严重的还会危及生命。组胺对人类的健康影响最大，其次是酪胺。因此，生物胺是反映产品质量的重要指标，应加强对动物组织、食品、饲料及水等物质中生物胺的测定。

常用检验方法是高效液相色谱-紫外检测法，见中国《食品安全国家标准 食品中生物胺的测定》（GB 5009.208-2016）、《水质 组胺等五种生物胺的测定 高效液相色谱法》（GB/T 21970-2008）、《动物源性饲料中生物胺的测定 高效液相色谱法》（GB/T 23884-2009）。为增加生物胺在可见和紫外区域的吸收，一般需要对生物胺进行化学衍生处理。

液相色谱法 试样中的生物胺经三氯乙酸或高氯酸提取、正己烷去除脂肪、三氯甲烷-正丁醇（1+1）液-液或乙醚萃取净化后，以丹磺酰氯为衍生剂进行衍生化，采用高效液相色谱分离，紫外检测器检测，内标或外标法定量。

样品处理 ①对于酒类、调味品、动物源性食品等试样，固体样品应用组织捣碎机进行捣碎或匀浆，液体样品混匀。在一定量试样中加入适量5%三氯乙酸或者0.4mol/L高氯酸进行振荡提取（若用内标法定量，同时加入1,7-二氨基庚烷内标物）。如果试样中含脂肪组织较多，宜将提取的上清液用正己烷进行旋涡振荡脱脂。然后加入一定比例的三氯甲烷-正丁醇（1+1）进行液-液萃取净化。净化后的样液用氢氧化钠及饱和碳酸氢钠溶液调节酸碱度后加入一定量丹磺酰氯在60℃培养箱中30分钟或45℃避光反应45分钟进行衍生化。衍生液经饱和碳酸氢钠溶液处理，有机溶剂（乙腈或丙酮等）萃取后测定。②若测定动物源性饲料（例如鱼粉等），处理方法同上，只是不需要脱脂。③对于水样，宜直接用苯甲酰氯衍生剂进行衍生，然后将衍生液用乙醚萃取，吹干，甲醇溶解后测定。

操作步骤 经提取、衍生和萃取后的样液用高效液相色柱分离、紫外检测。色谱选用C_{18}柱（150mm×4.6mm，$5\mu m$或相当者）。适宜的流动相包括：甲醇-水、0.01mol/L乙酸铵-含0.01mol/L乙酸铵的乙腈水（90+10）溶液、乙腈-0.02mol/L乙酸铵，梯度洗脱。进样量10~20μl。检测波长254nm。

注意事项 食品中生物胺的种类较多，为了有效分离，一般选择多种成分组成的流动相进行梯度洗脱，达到同时测定多种生物胺的目的。

适用范围 适用于食品、动物源性饲料中生物胺的测定。

分光光度法 水产品中的组胺可用分光光度法测定。样品经搅碎或匀浆后用三氯乙酸振摇提取、正戊醇萃取净化，组胺与偶氮试剂发生显色反应后，分光光度计检测，外标法定量（见水产品理化检验）。

（李 磊）

N-yàxiāojīlèi huàhéwù jiǎnyàn

N-亚硝基类化合物检验（determination of N-nitroso compounds）

食品中所含的N-亚硝基化合物的定量检测。N-亚硝基类化合物是一类具有$R_1(R_2)$＝N—N＝O结构的有机化合物。根据其分子结构的不同，分为N-亚硝胺和N-亚硝酰胺。亚硝胺研究最多，R_1和R_2可以为烷基或芳烃或环烷基或氨基酸。当$R_1=R_2$时，称为对称性亚硝胺。低分子量的N-亚硝胺在常温下为黄色油状液体，高分子量的N-亚硝胺多为固体。二甲基亚硝胺可溶于水及有机溶剂，其他亚硝胺则不能溶于水，只能溶于有机溶剂。一般情况下，N-亚硝胺不易水解，在中性和碱性环境中较稳定，但在特定条件下也发生水解、加成、还原、氧化等反应。由于分子量不同，则表现出不同的蒸汽压。能够被水蒸气蒸馏出来并不经衍生化直接由气相色谱测定的称为挥发性亚硝胺。N-亚硝酰胺的R_1为烷基或芳烃，R_2为酰胺基，包括氨基甲酰基、乙氧酰基及硝米基等。亚硝酰胺类化合物化学性质不稳定，在酸性和碱性条件下（甚至在近中性环境）能够发生自发性降解，在机体内不需要代谢活化就直接具有遗传毒性和致癌性。

N-亚硝基类化合物主要经消化道进入体内，属高毒化合物。N-亚硝胺主要引起肝小叶中心性出血坏死，还可引起肺出血及胸腔和腹腔血性渗出，对眼、皮肤及呼吸道有刺激作用；N-亚硝酰胺直接刺激作用强，对肝的损害较小，引起肝小叶周边性损害。

食品中加入硝酸盐和亚硝酸盐、加工干燥、食品包装、离子交换树脂的使用等都能造成 N-亚硝基化合物的污染。其检测方法主要有气相色谱质-质谱法和气相色谱-热能分析法，见中国《食品安全国家标准 食品中 N-亚硝胺类化合物的测定》（GB 5009.26-2016）。另外，还有分光光度法、薄层色谱法、高效液相色谱法等。

分光光度法 试样经水蒸气蒸馏，挥发性亚硝胺随水蒸气馏出，然后用紫外光照射，使亚硝胺分解成亚硝酸根，在酸性条件下与对氨基苯磺酸形成重氮盐，再与盐酸萘乙二胺偶合，形成红色偶氮染料，其颜色深浅与亚硝胺含量成正比。

操作步骤 液体样品先加入浓氢氧化钠溶液至液体样品中氢氧化钠浓度为 1mol/L。固体样品经粉碎或匀浆后，加正丁醇饱和的 1mol/L 氢氧化钠溶液浸泡过夜，离心取上清液，然后再经水蒸气蒸馏处理。馏出液经紫外光照射 15 分钟后，通过氯离子型离子交换柱，收集流出液，加 pH 7 的磷酸缓冲液、对氨基苯磺酸和盐酸萘乙二胺，混匀后于波长 550nm 处测定吸光度值。

注意事项 一般样品中亚硝胺含量较低，应用前需对待测成分进行浓缩富集。此外，该法干扰较多。因水溶液中多含微量亚硝酸盐，空白值常偏高。用夹层式水蒸气蒸馏，可避免和防止因用煤气加热时煤气中亚硝酸盐的干扰。

适用范围 适用于试样中挥发性亚硝胺总量测定。

薄层色谱法 样品经提取纯化所得的亚硝胺类化合物，经薄层展开后，利用其在紫外光照射下光解生成亚硝酸盐和仲胺，分别用二氯化钯、二苯胺和格里斯（Griess）试剂测定亚硝酸盐，用茚三酮试剂测仲胺，通过斑点比移值（R_f）和颜色深浅定性，应用薄层扫描仪可准确定量。

操作步骤 所用薄层板为硅胶板，一般活化 1.5 小时（105℃）。展开时应避光操作。方法中所用的乙醚不得含有过氧化物，可用硫酸亚铁溶液处理，最后用水洗净，并脱水。常用展开剂为正己烷-乙醚-二氯甲烷。

注意事项 测得的 R_f 值受多种因素影响，必须用标准直接对照比较。该法假阳性多，故一般以三种显色剂都显色为准。

气相色谱-质谱法 试样中的 N-亚硝胺类化合物经水蒸气蒸馏和有机溶剂萃取后，浓缩后，采用气相色谱-质谱联用仪的高分辨峰匹配法进行确认和定量。

样品处理 样品经过水蒸气蒸馏、二氯甲烷萃取纯化、K-D 浓缩器浓缩等步骤处理后测定。

操作步骤 色谱柱以内径 1.8～3.0mm、长 2m 的玻璃柱为宜。气化室温度 190℃；N-亚硝基二甲胺、N-亚硝基二乙胺、N-亚硝基二丙胺及 N-亚硝基吡咯烷的色谱柱分离温度分别为 130℃、145℃、130℃、160℃。载气为氦气，流速为 40ml/min。离子化电压 70V，离子化电流 300μA，离子源温度 180℃，离子源真空度 1.33×10⁻⁴ Pa，界面温度 180℃。采用电子轰击源高分辨峰匹配法测定。

适用范围 适于酒类、肉及肉制品、蔬菜、豆制品、茶叶等食品中 N-亚硝基二甲胺、N-亚硝基二乙胺、N-亚硝基二丙胺及 N-亚硝基吡咯烷含量的测定。

气相色谱-热能分析仪法 样品中的亚硝胺经减压蒸馏，二氯甲烷萃取浓缩后，用气相色谱分离，分离出的亚硝胺在热解室中热解产生一氧化氮（NO），NO 与臭氧反应生成激发态的 NO*，当 NO* 回到基态时，发射出近红外光线（600～2800nm），用光电倍增管接收放大后检测定量。

样品处理 啤酒试样先行脱除二氧化碳气体，经硅藻土柱净化、二氯甲烷洗脱；或者在 53.3kPa 真空度低温蒸馏后，蒸馏液用二氯甲烷萃取。将二氯甲烷提取液置 K-D 浓缩器中在水浴上浓缩，吹氮浓缩至 0.4～1.0ml，待测。

操作步骤 色谱柱可选用内径 2～3mm、长 2～3m 玻璃柱或不锈钢柱，内装涂以固定液质量分数为 10% 的聚乙二醇 20mol/L 和氢氧化钾或质量分数为 13% 的 Carbowax 20M/TRA 于载体 Chromosorb WAW-DMCS（80～100 目）。气相色谱气化室温度为 220℃。色谱柱温度 175℃，或从 75℃ 以 5℃/min 速度升至 175℃ 后维持。载气为氩气，流速 20～40ml/min。热能分析仪接口温度为 250℃。热解室温度为 500℃。真空度 133～266Pa。冷阱用液氮调至 -150℃。检测时分别注入试样浓缩液和 N-亚硝胺标准工作液 5～10μl，利用保留时间定性，峰高或面积定量。

注意事项 该法中所用试剂，如二氯甲烷浓缩后应在热能分析仪上无亚硝胺阳性反应；否则应该用全玻璃蒸馏器重蒸馏后再使用。在分析含脂肪较多的样品时，如蒸馏液中含有少量油珠，可将蒸馏液放在分液漏斗中，再置于冰箱中放置一定时间后，油脂凝固成块，取出。如萃取液中有明显色素，可在脱水之前，向萃取液中加入 0.1mol/L 氢氧化钠，振摇，弃去氢氧化钠层，再脱水，进行气相色谱-热能分析仪，干扰会大为减少。

适用范围　适用于啤酒中 N-亚硝基二甲胺含量的测定。

高效液相色谱法　主要用于啤酒类。其测定方式有两种。

一种是以亚硝胺形式直接测定。该法是取酒样置容量瓶中，加入少量氢氧化钠溶于样品中，再加二氯甲烷振摇萃取 2 分钟，超声波处理 5 分钟，经固相萃取柱处理，用二氯甲烷-乙腈（95＋5）为洗脱液，洗脱后用氮气吹干，再以少量水溶解，或用甲醇溶解，进行高效液相色谱分离，以紫外检测器检测。

另一种方法是利用亚硝胺分解产物仲胺柱前发生螯合反应，再进行高效液相色谱测定。在二氯甲烷浓缩提取液中，加入微量（0.03ml）溴化氢-冰乙酸溶液，于红外灯加热器加热 30 分钟（温度<50℃），然后用氮气吹除二氯甲烷，在氨碱性下用二硫化碳萃取，萃取液用水、二氯化汞溶液洗至无色，脱水后进行测定。

（李　磊）

duōhuánfāngtīng jiǎnyàn

多环芳烃检验

（determination of polycyclic aromatic hydrocarbon）　食品、油脂、水、水产品、脱模剂、食品接触材料、塑料原料及其制品中的多环芳烃的定量检测。多环芳烃是指两个或两个以上的苯环以直链状、角状或串状排列组成的碳氢化合物，属于全球性持久性有机污染物中的重要类别，对人类健康和环境安全均有严重危害。室温下，所有多环芳烃皆为固体，高熔点、高沸点，低蒸汽压，水中溶解度

低，对有机相有更大的亲和力，较易沉积和富集在生物体、油脂以及大气颗粒物样品中。煤、石油、木材、烟草、有机高分子化合物等不完全燃烧以及食品的熏烤加工、环境污染等导致环境和食品中存在一定数量的多环芳烃污染物。有些多环芳烃具有致癌性或促癌性、遗传毒性或可疑遗传毒性等，因此对环境和食品中多环芳烃进行检验是必要的，尤其是以下 16 种优先控制的多环芳烃污染物的检测，包括萘、苊（二氢苊）、苊烯、芴、菲、蒽、荧蒽、芘、苯并[a]蒽、䓛、苯并[b]荧蒽、苯并[k]荧蒽、苯并[a]芘、茚并[1,2,3-C,d]芘、二苯并[a,h]蒽、苯并[g,h,i]苝。

测定方法有气相色谱-质谱法、高效液相色谱法、气相色谱法等，见中国《食品安全国家标准 食品中多环芳烃的测定》（GB 5009.265-2016）、《植物油中多环芳烃的测定 气相色谱-质谱法》（GB/T 23213-2008）、《水产品中 16 种多环芳烃的测定 气相色谱-质谱法》（SC/T 3042-2008）、《脱模剂中多环芳烃的测定方法》（SN/T 1877.1-2007）、《塑料原料及其制品中多环芳烃的测定方法》（SN/T 1877.2-2007）、《食品接触材料 蜡食品模拟物中多环芳烃的测定》（SN/T 2202-2008）、《橡胶及其制品中多环芳烃的测定方法》（SN/T 1877.4-2007）、《食品接触材料 辅助材料 油墨中多环芳烃的测定 气相色谱-质谱联用法》（SN/T 2201-2008）、《水质 多环芳烃的测定 液液萃取和固相萃取高效液相色谱法》（HJ 478-2009）。

气相色谱-质谱法　试样中的多环芳烃经适当的溶剂（如环己烷、丙酮-乙腈、环己烷-丙酮等）提取，硅胶柱或凝胶渗透色谱柱

净化，用气相色谱-质谱联用仪测定，内标法或外标法定量。

样品处理　取有代表性样品，制成试验样品。①水产品：试样用氢氧化钾-甲醇溶液皂化，环己烷萃取，甲醇溶液清洗，硫酸溶液处理，硅胶柱净化待测。②植物油：用丙酮-乙腈溶液超声波提取，提取液浓缩至干，乙酸乙酯-环己烷（1+1）溶解后，用凝胶渗透色谱净化。③矿物油和食品脱模剂：用环己烷溶解样品，二甲基亚砜萃取，加入氯化钠溶液后再用环己烷反萃取，硅胶固相萃取柱净化。④塑料及制品、橡胶及制品：用环己烷-丙酮（1+1）微波萃取，硅胶固相萃取柱净化。⑤与食品接触的蜡质材料模拟物：用食品模拟溶液浸泡，并对食品模拟浸泡液进行提取富集后上机分析。油墨试样需用正己烷提取，弗罗里硅土柱固相萃取，洗脱液进行分析。

操作步骤　气相色谱柱可以选用 30m×0.25mm（内径）×0.10μm（膜厚）的 DB-5MS 石英毛细管柱或相当者。升温程序为初始温度 70℃，保持 2 分钟，以 25℃/min 的速率，升温到 150℃，以 3℃/min 的速率升温到 200℃，再以 8℃的速率升温到 280℃，保持 10 分钟；进样 1μl。质谱离子源温度 150℃，四级杆温度 230℃，色谱-质谱接口温度 280℃；离子化方式，EI，电子能量 70eV，调谐方式为选择离子。采用标准工作曲线内标法定量，样品溶液中待测物质的响应值均应在仪器测定的线性范围内。

注意事项　部分多环芳烃属于强致癌物，操作时应按规定要求佩戴防护器具，避免接触皮肤和衣服；标准溶液的配制应在通风柜内进行操作；检测后的残渣

残液应做妥善的安全处理。

适用范围 适用于植物性油脂、水产品、矿物油和食品脱模剂、塑料及制品、橡胶及制品、食品接触蜡质材料的食品模拟物以及油墨中的多种多环芳烃的含量测定。

高效液相色谱法 试样中的多环芳烃经适当的溶剂（如正己烷、乙腈-丙酮混合液、二氯甲烷等）萃取，固相萃取柱净化，洗脱液浓缩后，用具有荧光/紫外检测器的高效液相色谱仪分离检测，内标法或外标法定量。

样品处理 取样前，液体试样应放置于室温下，并经磁力搅拌器混匀。固体试样应全部熔化或溶解并均质。对于植物油试样，用乙腈-丙酮混合液（6+4）萃取，然后依次用 C_{18} 反相萃取柱和硅酸镁载体键合固定相柱净化，正己烷-二氯甲烷（3+1）洗脱。对于水样，可采用液-液萃取法，用正己烷或二氯甲烷萃取水中多环芳烃，萃取液经硅胶或弗罗里硅土柱净化，用二氯甲烷和正己烷的混合溶剂洗脱；也可采用固相萃取法，用固相萃取柱富集水中多环芳烃，用二氯甲烷洗脱待测。对于矿物油和食品脱模剂试样，用环己烷溶解样品，二甲基亚砜萃取，加入氯化钠溶液后再用环己烷反萃取，硅胶固相萃取柱净化。其他样品参照气相色谱-质谱法。

操作步骤 试样中的多环芳烃，提取后用具有荧光/紫外检测器的高效液相色谱仪分别进行检测或串联检测。分离柱可以选用 C_{18} 反相键合固定相色谱柱或 PAH C_{18} 专用柱或相当者。要求高效液相色谱仪具有可调波长紫外检测器或荧光检测器和梯度洗脱功能。色谱条件可选用梯度洗脱程序：65%乙腈+35%水，保持27分钟，以2.5%乙腈/分钟的增量至100%乙腈，保持至出峰完毕，流速1.2ml/min；或者80%甲醇+20%水，保持20分钟，以1.2%甲醇/分钟的增量至95%甲醇+5%水，保持至出峰完毕，流速1.0ml/min。紫外检测器波长为254nm、220nm和295nm。荧光检测器激发波长280nm，发射波长340nm，20分钟后激发波长300nm，发射波长400nm、430nm和500nm。可根据情况选择单一的紫外检测法，梯度洗脱。

注意事项 同气相色谱-质谱法。大部分多环芳烃由于其分子中具有共轭结构而具有荧光性，荧光检测器对其具有高度选择性，不仅反应灵敏，而且能减少干扰，因此，在多环芳烃的检测中，荧光检测器具有较大的优势。然而，有些多环芳烃，如苊烯和苯并[g,h,i]芘，在荧光检测器下响应值很低，对于这些多环芳烃，使用紫外检测器的效果优于荧光检测器。

适用范围 此法适用于食品、植物性油脂、水、矿物油和食品脱模剂、塑料及制品、橡胶及制品、食品接触蜡质材料的食品模拟物以及油墨中的多种多环芳烃的含量测定。

气相色谱法 检测原理及样品处理同气相色谱-质谱法，不同的是经气相色谱分离出待测成分后用火焰离子化检测器进行检测。参考气相色谱柱为 30m×0.32mm（内径）×0.25μm（膜厚）的 DB-5MS 石英毛细管柱或相当者。升温程序为初始温度60℃，保持3分钟，以15℃/min的速率，升温到110℃，保持3分钟，以15℃/min的速率升温到250℃，保持10分钟，再以10℃的速率升温到310℃，保持5分钟。进样口温度280℃；检测器310℃。无分流进样，进样量1μl。适用于矿物油和食品脱模剂、塑料及制品等样品中多种多环芳烃的含量测定。

(李 磊)

huánjìng nèifēnmì gānrǎowù jiǎnyàn
环境内分泌干扰物检验（determination of environmental endocrine disruptors） 环境中具有内分泌干扰作用的物质的定量检测。环境中的很多化学污染物质能干扰人类和动物的内分泌功能，影响体内激素的合成、分泌、转运、结合、反应以及代谢功能，对个体的生殖、神经、免疫、发育和生理行为等产生多方面的影响，表现出类似天然激素或抗激素样的作用，这样的化学物质被统称为环境内分泌干扰物（environmental endocrine disruptors，EED）或称为环境荷尔蒙（environmental hormones），简称为内分泌干扰物（endocrine disruptors）。环境中很多持久性有机污染物也同时具有 EED 的特性，故其研究已经成为世人瞩目的全球性环境问题。

EED 不仅存在于工业废水、生活污水、垃圾、废气、废渣等工业及生活废物中，而且由于其迁移特性，在人类日常生活必需的空气、饮水、食物和食品以及农作物生长的土壤等环境中也已检出。它们可通过食物链进入机体，并在体内直接或间接影响正常的激素代谢。某些外源性 EED 化学物质同受体的结合可模拟或阻止机体内本身激素的作用，对人类健康的威胁主要与人类生殖能力下降、不孕不育、生殖功能障碍及生殖系统癌症相关。某些EED 还能干扰水生生物、哺乳动物的内分泌及生殖系统。

EED 种类很多，例如农药、

多氯联苯、多溴联苯、烷基酚类（壬基酚、辛基酚、双酚A等）、有机氯杀虫剂、除草剂、邻苯二甲酸酯类及某些重金属等，检测的样品处理要求及检测技术各有不同。常用的检测方法有气相色谱法、气相色谱-质谱法、液相色谱法、液相色谱-质谱法、光谱法、电感耦合等离子体-质谱法、酶联免疫吸附测定法、毛细管电泳技术等（见多氯联苯检验、邻苯二甲酸酯类化合物检验、烷基酚检验、二噁英检验）。

（李 磊）

duōlǜliánběn jiǎnyàn

多氯联苯检验 （determination of polychlorinated biphenyls）

食品、油脂、饲料、水产品、纸类产品中多氯联苯的定性定量检测。多氯联苯（polychlorinated biphenyls，PCB），又称氯化联苯，是联苯苯环上的氢原子为氯所取代而形成的一类人工合成的有机氯化物，常按氯原子数或氯的百分含量分别加以标号。中国习惯上按联苯上被氯取代的个数（不论其取代位置）将其分为三氯联苯、四氯联苯、五氯联苯、六氯联苯等。PCB是《斯德哥尔摩公约》中优先控制的12类持久性有机污染物之一，理论上有209种同系物，已在商品中鉴定出130种同系物。PCB为油状液体或白色结晶固体或非结晶性树脂，属半挥发性物质，其化学性质稳定，但遇明火、高热可燃，与氧化剂可发生反应；受高热分解放出有毒的气体；不溶于水，但易溶于脂肪和其他有机化合物中；难于被生物体降解，能通过食物链富集，在生物和环境样品中都可能同时存在。PCB对免疫系统、生殖系统、神经和内分泌系统生殖均会产生不良影响，有的甚至具

有致癌性；在工业上用作热载体、绝缘油和润滑油等，其污染主要来源于使用PCB的工厂排出的废弃物、塑料制品及垃圾焚烧等，因此在职业和生活环境、油脂、食品中都可能含有PCB。一旦PCB污染环境或食品即可通过食物链进入人体，在体内长期存在。如果长期接触被PCB污染的物质或摄入含PCB的食物可能对健康造成严重危害。

PCB有多种同系物异构体，使用广泛，污染途径及来源较多，毒性各异，对环境和食物中所有PCB进行监测难度较大。结合PCB对人体健康影响的研究，全球环境监测系统/食品污染物监测和评估规划中规定，样品中某些PCB的存在可从整体上反映该物质被其污染的特征和水平，这些PCB被称为指示性多氯联苯，如PCB28、PCB52、PCB101、PCB118、PCB138、PCB153、PCB180等作为待测其污染状况的指示性单体。

环境和食品中PCB的检测方法主要有气相色谱法和气相色谱-质谱法，见中国《食品安全国家标准 食品中指示性多氯联苯含量的测定》（GB 5009.190-2014）、《乳与乳制品中多氯联苯的测定 气相色谱法》（NY/T 1661-2008）、《饲料中多氯联苯的测定 气相色谱法》（GB/T 8381.8-2003）、《纸、纸板和纸浆 7种多氯联苯（PCBs）含量的测定》（GB/T 25001-2010）、《纺织品 多氯联苯的测定》（GB/T 20387-2006）规定。

气相色谱法 试样中的多氯联苯经适当的溶剂（正己烷、正己烷-丙酮混合液、正己烷-二氯甲烷、乙醚-正己烷、甲醇-氢氧化钾溶液等）提取，浓硫酸处理，硅胶柱、碱性氧化铝柱或C_{18}柱净化，气相色谱-电子捕获检测器检

测，以保留时间定性，内标法或外标法定量。

样品处理 固态脂肪试样可直接溶于正己烷，其他固态食品和饲料等经冻干或无水硫酸钠干燥后充分混匀，取一定量的试样中加入内标PCB198，用正己烷-二氯甲烷（1+1）在40℃水浴上震荡提取2小时，液态食品则用乙醚-正己烷（1+3）提取，提取液经浓硫酸处理后，过碱性氧化铝柱或硅胶柱净化待测。但对于含蛋白质丰富的食品（如奶与奶制品），宜先用皂化法除去蛋白质，再用正己烷萃取。对于纸、纸板和纸浆样品，宜用沸腾的乙醇-氢氧化钾溶液或甲醇-氢氧化钾溶液萃取，取部分萃取液与水混合，采用固相萃取法将萃取液中的多氯联苯浓缩到C_{18}柱上，再用正己烷淋洗后测定。

操作步骤 色谱柱选用DB-5MS柱或相当者。采用程序升温，初始温度100℃保持2分钟，以25℃/min升温至160℃，保持10分钟，然后以5℃/min升温至280℃，保持10分钟。进样口温度250～290℃。检测温度300℃。进样量1μl，不分流进样。

注意事项 实际测试中，由于PCB各组分的迁徙、扩散的差别，样品图谱的峰形很难与标准图谱中峰形完全一致，给定性和定量带来困难，应注意辨识。

适用范围 适用于鱼类、贝类、蛋类、肉类、奶类等动物源性食品及其制品和油脂类样品、饲料和鱼粉、水产品、纸类产品中多种多氯联苯的测定。

气相色谱-质谱法 试样中的多氯联苯经适当的溶剂（正己烷、正己烷-二氯甲烷、乙醚-正己烷、甲醇-氢氧化钾溶液）索氏提取或超声提取，硅胶柱或C_{18}柱净化，

气相色谱-质谱仪检测，内标法或外标法定量。

样品处理　食品样品经干燥混匀后，加入一定量的内标PCB198和正己烷-二氯甲烷（1+1），索氏提取18～24小时，过酸性硅胶柱（用正己烷洗脱），再过复合硅胶柱，用正己烷-二氯甲烷（97+3）洗脱，最后过氧化铝柱，分别用正己烷和正己烷-二氯甲烷（95+5）洗脱，洗脱液浓缩待测。对于纺织品试样，取代表性样品剪碎到5mm×5mm以下混匀，加入一定量的正己烷超声波提取15分钟，真空浓缩后待测。纸类样品的处理见气相色谱法。

操作步骤　可选用DB-5MS柱石英毛细管柱或相当者进行分离。参考程序柱温，初始温度100℃保持2分钟，以15℃/min升温至180℃，3℃/min升温至240℃，10℃/min升温至285℃，并保持10分钟。不分流进样，进样口温度300℃。对于四极杆质谱仪，采用电子轰击离子化方式，能量为70eV，选择离子监测，离子源温度为250℃。对于离子阱质谱仪，采用电子轰击离子化方式，能量为70eV，多反应监测模式，离子阱温度220℃。

注意事项　硅胶柱中硅胶的品种、目数及激活后存放的时间对吸附效果有一定影响。临用前应先用多氯联苯标准溶液上柱，测试淋洗液的用量。

适用范围　适用于动物源食品和油脂、纺织品、纸类制品等产品中多氯联苯含量的测定。

（李磊）

línběn'èrjiǎsuānzhǐlèi huàhéwù jiǎnyàn

邻苯二甲酸酯类化合物检验

（determination of phthalate esters）　食品、化妆品、纺织品、塑料及制品等产品中所含的邻苯二甲酸酯的定量测定。邻苯二甲酸酯，又称酞酸酯，是邻苯二甲酸与醇类化合物形成的酯的统称。根据醇类化合物的结构不同，邻苯二甲酸酯类化合物种类繁多，人们较为关注和常见的有邻苯二甲酸二甲酯（DMP）、邻苯二甲酸二乙酯（DEP）、邻苯二甲酸二异丙酯（DIPP）、邻苯二甲酸二丙烯酯（DAP）、邻苯二甲酸二丙酯（DPRP）、邻苯二甲酸二异丁酯（DIBP）、邻苯二甲酸二丁酯（DBP）、邻苯二甲酸二（2-甲氧基乙基）酯（DMEP）、邻苯二甲酸二（4-甲基2-戊基）酯（BMPP）、邻苯二甲酸二（2-乙氧基乙基）酯（DEEP）、邻苯二甲酸二戊酯（DPP）、邻苯二甲酸二己酯（DHXP）、邻苯二甲酸丁基苄酯（BBP）、邻苯二甲酸二（2-丁氧基）乙酯（DBEP）、邻苯二甲酸二环己酯（DCHP）、邻苯二甲酸二庚酯（DHP）、邻苯二甲酸二（2-乙基）己酯（DEHP）、邻苯二甲酸二苯酯（DPhP）、邻苯二甲酸二正辛酯（DNOP）、邻苯二甲酸二异辛酯（DIOP）、邻苯二甲酸二壬酯（DNP）、邻苯二甲酸二癸酯（DDP）、邻苯二甲酸二异壬酯（DINP）、邻苯二甲酸二异癸酯（DIDP）、邻苯二甲酸苯甲酯（DBzp）、邻苯二甲酸二正己酯（DnHP）等。此类化合物通常为无色至微黄色、挥发性很低的澄清油状液体，有特殊气味，不溶于水，溶于大多数有机溶剂。由于邻苯二甲酸与4～15个碳的醇形成的酯与多数工业用树脂都具有良好的相容性，常被用作塑料增塑剂。邻苯二甲酸酯用于聚氯乙烯材料时，能使聚氯乙烯由硬塑胶变得有弹性，被普遍应用于玩具、食品包装材料、医用血袋和胶管、乙烯地板和壁纸、清洁剂、润滑油、个人护理用品（如指甲油、头发喷雾剂、香皂和洗发液）等数百种产品中。

邻苯二甲酸酯在人体和动物体内发挥着类似雌性激素的作用，可干扰机体内分泌系统。长期接触、摄取或吸入超过一定安全限量的此类化合物可能对机体生殖健康等造成重要影响，甚至导致脏器损伤和恶性肿瘤的发生。世界各国都对相关产品中的邻苯二甲酸酯类化合物含量提出了明确的限量要求。

1999年，欧盟1999/815/EEC指令说明，放入三岁儿童嘴中的聚氯乙烯相关儿童玩具及相关用品中，六项增塑剂DEHP、DBP、BBP、DINP、DIDP及DNOP不得超过0.1%的限制。2011年，中国政府要求食品及食品添加剂中DEHP、DINP和DBP的最大残留量分别为1.5mg/kg、9.0mg/kg和0.3mg/kg，生活饮用水将DEHP、DEP、DBP作为水质参考的重要指标。中国台湾环保署已将DEHP、DBP、DMP列管为第四类毒性化学物质管制。日本政府要求所有合成树脂玩具禁用DEHP，入口的所有合成树脂玩具禁用DEHP和DINP。

检验方法主要有气相色谱-质谱法、高效液相色谱法、液相色谱-串联质谱法和气相色谱法，见中国国家标准《化妆品中邻苯二甲酸酯类物质的测定》（GB/T 28599-2012）、《纺织品 邻苯二甲酸酯的测定》（GB/T 20388-2006）、《食品塑料包装材料中邻苯二甲酸酯的测定》（GB/T 21928-2008）、《塑料血袋中邻苯二甲酸酯类增塑剂的测定 气相色谱串联质谱法》（SN/T 1779-2006）、《塑料及其制品中邻苯二甲酸酯类增塑剂的测定 气相色谱-质谱法》

（SN/T 2249-2009）、《食品安全国家标准 食品中邻苯二甲酸酯的测定》（GB 5009. 271-2016）、《玩具及儿童用品 聚氯乙烯塑料中邻苯二甲酸酯增塑剂的测定》（GB/T 22048-2008）。

气相色谱-质谱法 各类样品经适当的方法提取、净化后，经气相色谱-质谱联用仪测定。采用特征离子监测扫描模式（SIM），以色谱保留时间和碎片丰度比定性，以标准样品定量离子的峰面积外标法定量或内标法定量。

样品处理 食品样品要求至少取 3 个独立包装，置于硬质全玻璃器皿中，固体或半固体样品粉碎混匀、液体样品均匀备用。①对于不含油脂的液体食品试样（若含有二氧化碳气体需先除去二氧化碳气体），用正己烷振荡提取；不含油脂的固体食品试样，需加适量水振荡摇匀，静置过滤，或者用氯化钠饱和水溶液和适量乙腈超声波提取，滤液再经正己烷振荡提取后用于分析。②对于纯油脂试样，需要用适量的乙酸乙酯-环己烷（1:1）稀释混合浸提后，再用凝胶渗透色谱装置净化，条件为玻璃柱 300mm × 25mm（内径），Bio Beads（S-X3）200~400 目填料 25g，流动相为乙酸乙酯-环己烷（1:1，V/V），流速 4.7ml/min，流出液收集时间 5.5~16.5 分钟，检测波长 254nm。③对于含油脂样品，先用石油醚反复（3 次）提取，提取液经无水硫酸钠过滤，再参照纯油脂试样处理方法进行；也可以经乙腈提取 2 次，氮吹（40℃）至干后用甲醇溶解，4℃冷冻离心制样。④对于固体或半固体试样，处理时还可采用 QuEChERS 法，取适量试样与一定比例的乙腈、硫酸镁、醋酸钠涡旋振荡提取，离心

氮吹至干后，再经乙腈、PSA 粉、C₁₈ 粉、硫酸镁振荡离心。有时采用 ProElut PSA 玻璃柱（1g，6ml）进行固相萃取（用前需加入丙酮和正己烷活化）也能收到较好效果。样品处理的同时做空白试验。

塑料制品和纺织品试样，宜先进行剪碎或粉碎制成 5mm×5mm 以下或不超过 0.02g 的细小颗粒，然后用二氯甲烷索氏提取或溶剂萃取（聚氯乙烯玩具和儿童用品）或用正己烷超声提取（食品塑料包装材料）或三氯甲烷超声提取（纺织品、塑料血袋）或乙酸乙酯微波萃取（塑料制品）。制样过程中可选用适当的内标物同步进行。

化妆品试样宜根据样品的状态采用不同的处理方法。液体化妆品（不含指甲油）用适量的正己烷涡旋混匀提取，静置后取上清液测定。膏霜乳液类化妆品应先用适量蒸馏水混匀，再用正己烷振荡分散、超声波提取，离心制样。对于固体试样和指甲油，宜先用乙酸乙酯-环己烷（1:1，V/V）超声波提取，提取液再经凝胶渗透色谱装置净化，流出液收集时间 8~16min，其他参照本条目食品样品处理方法。

操作步骤 试样经适当处理提取后进样约 1μl，经气相色谱石英毛细管柱分离，采用电子轰击源（EI）、选择离子（SIM）监测分析。色谱柱：TG/DB-5MS 石英毛细管柱，60m×0.25mm（内径）× 0.25μm（膜厚），或 HP-5MS 石英毛细管柱，30m × 0.25mm（内径）× 0.25μm（膜厚），或相当型号色谱柱。根据不同类型的 GC-MS 设备选择适当的程序升温方式和质谱操作条件参数。依不同的待测成分选择相应的定量离子和参考离子。

注意事项 在样品处理操作

过程中，避免接触塑料，应防止样品受到污染或发生待测物含量的变化。

适用范围 此法适用于食品、塑料制品、含聚氯乙烯材料的纺织品及化妆品中邻苯二甲酸酯类化合物的测定。

高效液相色谱法 样品经提取、净化，经高效液相色谱仪检测，保留时间和紫外吸收光谱定性，外标法定量。

样品处理 精油类化妆品宜先用正己烷涡旋提取，再经预先活化的硅胶固相萃取柱、正己烷和乙酸乙酯-正己烷（8:2，V/V）洗脱后分析；其他液体化妆品用甲醇涡旋提取。膏霜乳液及凝胶类化妆品用甲醇稀释后，加入适量氯化钠剧烈振荡以分散样品，超声波提取后待测。对于眉笔、粉类化妆品，用甲醇稀释，涡旋剧烈振荡以分散样品后超声波提取。唇膏类化妆品，宜先加入适量海沙研磨，再加入适量甲醇超声波提取。制样的同时完成空白试样。

操作步骤 制样完成后，取 20μl 进行高效相液色谱分析。色谱柱：SB C₁₈ 柱，250mm×4.6mm（内径），5μm，或相当规格者。流动相：A 相为甲醇：乙腈（1:1，V/V），B 相为水，梯度洗脱。流速 1ml/min。柱温 40℃。根据不同样品选择检测波长 240nm 或 280nm。

注意事项 在样品处理操作过程中，避免接触塑料，应防止样品受到污染或发生待测物含量的变化。

适用范围 此法适用于各类化妆品中邻苯二甲酸酯类化合物的测定。

液相色谱-串联质谱法 样品中的邻苯二甲酸酯类化合物经乙

腈提取，液相色谱-串联质谱法测定和确证，外标法定量。

样品处理 食品样品的处理参照气相色谱-质谱法，提取液用乙腈定容待测。

操作步骤 取待测液 10μl 进样分析。液相色谱柱：Poroshell 120 EC-C$_{18}$ 柱，100mm×4.6mm（内径），2.7μm，或 Accucore RP-MS 柱，100mm×2.1mm（内径），2.6μm，或相当规格者。流动相：甲醇-0.1%甲酸溶液，梯度洗脱。流速 1ml/min。柱温 35℃。质谱采用电喷雾电离正离子模式（ESI$^+$），多反应监测（MRM）。根据不同型号的设备和邻苯二甲酸酯类化合物选择相应的操作条件及化合物特征离子。

注意事项 在样品处理操作过程中，应避免接触塑料，防止样品受到污染或发生待测物含量的变化。

适用范围 适用于各类食品中邻苯二甲酸酯类化合物的测定。

气相色谱法 化妆品中的邻苯二甲酸酯类化合物经有机溶剂提取或稀释后，用气相色谱柱分离，火焰离子化（FID）检测，外标法定量。

样品处理 液体化妆品用适量丙酮稀释，过滤后待测。膏霜、乳液及固体化妆品，先加入适量正己烷水浴（约 60℃）超声波提取，再低温（-15℃）放置后过滤待测。同时制备空白试样。

操作步骤 制样完成后，取 1μl 进行气相色谱分析。色谱柱：5%苯基二甲基聚硅氧烷石英毛细管柱，60m×0.25mm×0.25μm，或相当规格者。进样口温度 260℃，检测器温度 300℃。升温程序：初始柱温 80℃，保持 1 分钟；以 5℃/min 升至 240℃，保持 1 分钟；再以 8℃/min 升至 280℃，

保持 25 分钟，再以 20℃/min 升至 300℃，保持 20 分钟。不分流进样。

注意事项 在样品处理操作过程中，避免接触塑料，应防止样品受到污染或发生待测物含量的变化。

适用范围 此法适用于各类化妆品中邻苯二甲酸酯类化合物的测定。

（李 磊）

wánjīfēn jiǎnyàn

烷基酚检验 （determination of alkylphenol）

环境（土壤、底泥、水、空气）、食品、包装材料、纺织品、化妆品以及塑料制品中存在的烷基酚的定量检测。烷基酚是一类由酚类物质烷基化后产生的化合物，一般是指有商业价值的丙基酚、丁基酚、戊基酚、庚基酚、辛基酚、壬基酚、癸基酚及相关的长链烷基酚。烷基酚类化合物是常用的非离子型表面活性剂烷基酚聚氧乙烯醚的中间代谢产物，广泛存在于水、土壤和空气中，同时用于纺织整理剂、塑料增塑剂、工业和家用洗涤剂、农药和印染乳化剂、润滑剂以及油漆、化妆品及锄草剂等的生产中。

烷基酚类化合物具有疏水亲脂性，易通过扩散透过细胞膜，在多种组织中储存蓄积，并通过食物链可以逐渐在高级个体体内富集；是一种类雌激素物质，具有内分泌干扰效应。长期接触或摄入一定数量的烷基酚可能对机体生殖健康造成重要影响，包括影响生殖器官的结构和功能、诱导和促进生殖道肿瘤的发展及分化、对妊娠母体产生不良反应等。因此，世界各国都在寻求办法控制烷基酚的使用和蓄积。例如，由于壬基酚的毒性、持久性及生

物累积性，欧盟已规定限制壬基酚的使用。考虑使用的广泛性和毒性，烷基酚中较为引人关注的是辛基酚和壬基酚等。《奥斯陆巴黎保护东北大西洋海洋环境公约》也已将壬基酚和辛基酚列入优先控制污染物质名录。

环境、食品及包装材料、纺织品等中烷基酚检验方法主要有气相色谱-质谱联用法、高效液相色谱法和液相色谱-质谱联用法。但是，高效液相色谱法难以排除基质干扰的影响，使用受到限制。

液相色谱-串联质谱法 样品中的烷基酚经溶剂提取，固相萃取柱净化后，液相色谱-串联质谱法测定和确证，外标法定量。

样品处理 将纺织品或食品包装材料试样剪碎，用无水乙醇、在 10.3 MPa 和 120℃下静态循环提取 2 次。提取液用旋转蒸发仪浓缩，并经氮气缓慢吹干后，以二氯甲烷溶解残渣，过 Supelclean Envi-Carb 固相萃取柱进行萃取，甲醇-二氯甲烷（1:4，V/V）洗脱。洗脱液经氮气吹干后甲醇溶解备用。同时制备空白试样。

动物肌肉样品用组织捣碎机捣碎均匀；禽蛋类样品需去壳后于烧杯中用玻璃棒搅拌均匀；液态奶样品宜经冷冻干燥后研磨均匀；奶粉样品可直接称取。分别称取一定量的待测试样于玻璃离心管中，用乙酸乙酯-环己烷（1:1，V/V）涡旋混匀，超声提取，4℃离心，上清液进行凝胶渗透色谱净化：采用苯乙烯树脂 Biobead SX-3（300×10 mm）凝胶色谱柱，流动相为乙酸乙酯-环己烷（1:1，V/V），流速 3.0ml/min。收集 12.5~17.5 分钟组分于鸡心瓶中，在 30℃以 120r/min 旋转蒸发至干，少量甲醇溶解待测。同时制备空白试样。

化妆品试样宜用适量二氯甲烷涡旋振荡，超声波提取，离心后将下清液氮吹至干，用二氯甲烷-正己烷（1∶9，V/V）后上氨基固相萃取柱净化。将甲醇-丙酮（1∶1，V/V）的淋洗液用氮吹干后，甲醇溶解待测。同时制备空白试样。

环境水样用盐酸调整 pH 2~3，然后加入适量的二氯甲烷进行液-液振荡萃取，将二氯甲烷层旋转蒸发并氮吹至干后，用少量甲醇溶解待测。同时制备空白试样。

操作步骤 甲醇提取液经 0.2μm 微孔滤膜过滤后进样 5μl 分析。色谱柱：Waters XBridge C$_{18}$ 柱（150mm × 2.1mm，3.5μm），或 Waters UPLC BEH C$_{18}$ 柱（50mm × 2.1mm，1.7μm），或相当型号色谱柱。流动相：甲醇和 0.1%氨水溶液，梯度洗脱。流速 0.2ml/min；柱温 25℃。电喷雾离子源，负离子模式，多反应监测（MRM）模式采集数据。

适用范围 此法适用于纺织品、食品包装材料、动物性食品、化妆品及水中烷基酚的测定。

注意事项 在样品处理操作过程中，应防止样品受到污染或发生待测物含量的变化。

气相色谱-质谱法 各类样品经适当的方法提取、净化后，经气相色谱-质谱联用仪测定。采用特征离子监测扫描模式（SIM），以峰面积外标法定量。

样品处理 水样用浓盐酸调 pH 2~3，经玻璃纤维滤纸过滤后，以 10~15ml/min 的速度通过 Waters Oasis HLB 固相萃取柱（预先经甲醇和水活化）。样品富集完毕后，在空气中干燥 3 分钟，以 10%甲醇-甲基叔丁基醚为洗脱溶剂提取水样中的烷基酚，洗脱

液用微弱的氮气吹干，加正己烷定容。

操作步骤 试样经适当处理提取后进样约 1μl，经气相色谱柱分离，选择离子（SIM）监测分析。色谱柱：HP-5MS 石英毛细管柱（30m×0.25mm×0.25μm），或者相当规格者。程序升温条件：50℃，保留 2 分钟，以 20℃/min 升至 180℃，再以 5℃/min 升至 200℃，然后以 20℃/min 的速率升至 260℃，保留 5 分钟。不分流进样。质谱扫描质荷比（m/z）为 50~300。

注意事项 在样品处理操作过程中，应防止样品受到污染或发生待测物含量的变化。

适用范围 此法适用于水样中烷基酚的测定。

高效液相色谱法 样品中的烷基酚经溶剂提取后，高效液相色谱柱分离后，荧光光谱检测，外标法定量。

样品处理 将底泥和土壤样品自然风干后（避免阳光直射），研磨成粉末，过 60 目筛，混匀，保存于干净的广口瓶中，避光保存。准确称取一定量样品于小烧杯中，用正己烷-丙酮（1∶1，V/V）超声震荡提取，液相部分离心后，于 40℃水浴蒸干，乙腈溶解，微孔滤膜过滤后待测。纺织品和食品包装材料的处理方法见本条目液相色谱-质谱法。奶瓶等硬质样品宜剪碎或粉碎后用适量二氯甲烷超声波提取。同时制备

空白试样。

操作步骤 提取液经 0.2μm 微孔滤膜过滤后进样 10μl 进行分析。色谱柱为 Supelcosil LC PAH 柱（250mm×4.6mm，5μm），流动相为乙腈-水（90∶10，V/V），流速 1.0ml/min，柱温 35℃，激发波长 227nm，发射波长 313nm。也可用 Agilent Zorbax SB-Phenyl（250mm×4.6 mm，5μm）色谱柱分离、甲醇-水（77∶23，V/V）洗脱后，用二极管阵列检测器和荧光检测器串联法进行检测。二极管阵列检测波长 225nm。

注意事项 在样品处理操作过程中，应防止样品受到污染或发生待测物含量的变化。

适用范围 此法适用于底泥、土壤、纺织品、食品包装材料、奶瓶等样品中烷基酚的测定。

（李 磊）

èr'èyīng jiǎnyàn

二噁英检验（determination of dioxines） 原水、饮用水等水品和食品中二噁英含量的检验。二噁英是指含有 1 个或 2 个氧键连接 2 个苯环的含氯有机化合物，包括两大类化合物。一类称为 多氯二苯并-对-二噁英（polychlorinated dibenzo-p-dioxins，PCDD），由 2 个氧原子连接 2 个被氯原子取代的苯环；另一类称为多氯二苯并-呋喃（polychlorinated dibenzofurans，PCDF），由 1 个氧原子连接 2 个被氯原子取代的苯环，结构式见图。每个苯环

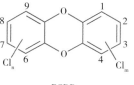

PCDD   PCDF

图 二噁英结构式

上可以有 1~4 个氢原子被氯取代，形成众多异构体，PCDD 有 75 种异构体，PCDF 有 135 种异构体。世界卫生组织将 12 种共平面的多氯联苯（polychlorinated biphenyls，PCB）也视作二噁英对待，被称为二噁英样多氯联苯（dioxin like-PCBS，DL-PCB），其结构、性质和毒性与二噁英极为相近，一般一并分析测定。二噁英类化合物均为固体，无色无味，非常稳定，无极性，熔点较高，极难溶于水，可溶于大部分有机溶剂。中国《食品安全国家标准 食品中污染物限量》（GB 2762-2017）规定水产动物及其制品中多氯联苯的限值为 0.5mg/kg。欧盟发布 2014/663/EU 号委员会建议，二噁英类总量最大限量，牛羊、家禽、猪分别为 3.0pg/g、2.0pg/g、1.0pg/g 脂肪，鱼及水产品为 4.0pg/g 湿重；二噁英及多氯联苯最大限量，牛羊、家禽、猪分别为 4.5pg/g、4.0pg/g、1.5pg/g 脂肪，鱼及水产品为 8.0pg/g 湿重。

环境中的二噁英 90% 来源于城市和工业垃圾焚烧，很难自然降解消除，常以微小颗粒存在于大气、土壤和水中。二噁英及其类似物是环境内分泌干扰物中毒性最大的一种，人体长时间低剂量接触，易致雌性化、胎儿畸形、糖尿病等，最大危害是具有不可逆的"致癌、致畸、致突变"作用。因氯原子取代数量和位置不同，二噁英各种异构体的毒性也大不相同，其中 17 种被认为具有相当大的毒性，以 2,3,7,8-四氯二苯并对二噁英（TCDD）的毒性最大。

美国较早开展了二噁英检测方法的研究，已制定出一系列的检测标准和方法。欧洲和日本也相继制定了二噁英检测的标准方法。国际上广泛认可的二噁英检测方法是美国环境保护总署推荐的高分辨气相色谱-高分辨质谱联用方法。在此基础上，中国《食品安全国家标准 食品中二噁英及其类似物毒性当量的测定》（GB 5009.205-2013）、《水质 二噁英类的测定 同位素稀释高分辨气相色谱-高分辨质谱法》（HJ 77.1-2008），规定了食品中二噁英及其类似物毒性当量的测定方法，以及原水、废水、饮用水和工业生产用水中二噁英化合物的检测方法，采用高分辨气相色谱-高分辨质谱联用方法。

原理 采用高分辨气相色谱-高分辨质谱联用技术，在质谱分辨率大于 10 000 的条件下，通过精确质量测量监测目标化合物的 2 个离子，获得目标化合物的特异性响应。以目标化合物的核素标记物为定量内标，采用稳定性核素稀释法测定食品中 2,3,7,8 位氯取代的 PCDD、PCDF 以及 DL-PCB 的含量。以目标化合物的毒性当量因子（TEF）与所测得的含量相乘后累加，得到样品中二噁英及其类似物的毒性当量（TEQ）。

样品处理 食品样品采用索氏提取方法提取被分析物，以正己烷和二氯甲烷混合液提取、浓缩。超临界流体萃取、加热加压型高速溶剂萃取和微波萃取方法也可用于样品中二噁英提取。可根据基质材料和干扰组分的具体情况，选用不同的吸附剂进行净化。用酸化硅胶或混合硅胶柱除去组织样品中的脂肪，被测物用正己烷洗脱；用凝胶渗透色谱柱除去相对分子量较大的干扰物（如蜂蜡等酸、碱均不能破坏的大分子），被测物用环己烷和乙酸乙酯混合液洗脱；用硅胶、氧化铝和弗罗里土柱可除去非极性和极性干扰物，被测物用正己烷和二氯甲烷混合液洗脱；活性炭柱能将 PCDD/PCDF 以及非邻位氯取代的 PCB77、PCB126 和 PCB169 及其同类物和干扰物分离，可在必要时使用。除测定 PCB77、PCB126 和 PCB169 外，测定其他 DL-PCB 一般不需要活性炭净化。也可应用高效液相色谱对样品进行净化处理，可特异地分离出某些类似物和同系物。净化后的样液待测定。

操作步骤 净化后样品适当浓缩，在氮气流下定量转移至进样瓶，加入适量内标物，用壬烷（或辛烷）定容，再在氮气流下浓缩，样品最终体积可根据情况调整，约为 20μl，将进样瓶封闭，待测定。调整好仪器条件，进行色谱-质谱联用测定。

仪器条件 高分辨气相色谱-高分辨质谱仪（HRGC/HRMS）。推荐使用色谱柱为 DB-5MS（60m× 0.25mm × 0.25μm）；或 RTX-2330〔（50~60m）×0.25mm×0.2μm〕。程序升温，恒流载气。质谱条件的确定比较复杂，在分辨率 ≥ 10000 的条件下，测定 PCDD/PCDF 化合物标准混合溶液，得到相邻组分峰互不干扰的离子流图，据此确定适宜的质谱检测条件。

注意事项 ①玉米油和其他植物油可作为食品样品测定的参考基质，因环境中 PCB 的广泛存在，植物油中可能存在背景水平的 PCB，当其背景水平不超过该方法规定的检出限值即可作为参考基质。②所用化学试剂对健康具有潜在危害，分析人员应接受相关专业和安全知识培训。③尽可能选用可直接使用的低浓度标准物质，减少或避免使用高浓度标准物质。

（杜晓燕）

èrliúhuàtàn jiǎnyàn

二硫化碳检验 （determination of carbon disulfide）

工作场所空气和水中二硫化碳的定量检测。二硫化碳（CS_2）为无色、易挥发、易燃的液体，分子量76.14，放置过久或遇光后即变黄；工业品CS_2因含有杂质，一般有黄色和刺鼻臭味；沸点为46℃，相对密度为1.26（20℃）；微溶于水，能与大多数有机溶剂（无水乙醇、醚、苯、三氯甲烷、四氯化碳等）以任何比例混合；其蒸气相对密度为2.67（对空气），20℃时蒸汽压力为40.24kPa。CS_2常用于制造人造丝、杀虫剂、促进剂等，也用作工业溶剂，因此会通过扩散、排放等方式迁移到环境（空气、水等）中，并部分被动植物吸收。尤其是在生产人造纤维（人造丝、人造毛）、干洗剂、橡胶加速剂等的职业场所，经呼吸道吸入是人体吸收CS_2的主要途径。CS_2主要影响人体的神经系统、心脏血管及生殖系统，包括帕金森病、周围神经病变、精神疾病、动脉硬化及冠状动脉心脏病，亦会造成男性精子减少及异常，女性生理周期紊乱、可能导致流产或早产等问题。因此，职业场所都有二硫化碳职业限值的规定。

环境中CS_2检验常用的方法有气相色谱法和分光光度法，见中国国家标准《工作场所有毒物质测定 硫化物》（GBZ/T 160.33-2004）、《水质 二硫化碳的测定 二乙胺乙酸铜分光光度法》（GB/T 15504-1995）。

气相色谱法 空气中CS_2用活性炭管采集，苯溶剂解吸，经OV-17色谱柱分离后，用火焰光度检测器检测，以保留时间定性，峰高或峰面积定量。

样品处理 将采过样的前后两段活性炭分别倒入溶剂解吸瓶中，各加5.0ml苯，振摇1分钟，解吸30分钟，供测定。若解吸液中待测物的浓度超过测定范围，可用苯稀释后测定，计算时乘以稀释倍数。

操作步骤 样品处理后，直接用气相色谱仪测定。采用OV-17色谱固定相（1.5m×4mm），Chromosorb W 色谱担体（60～80目）。柱温50℃，气化室温度150℃，检测室温度150℃。载气（氮气）流量20ml/min。火焰光度检测器（394nm滤光片）。用测定标准系列的操作条件测定样品溶液和空白对照溶液。测得的样品峰高或峰面积值减去空白对照峰高或峰面积值后，由标准曲线得CS_2浓度。

注意事项 将活性炭管带至采样点，除不连接空气采样器采集空气样品外，其余操作同样品，作为样品的空白对照。此方法中，硫化氢和硫代乙酸不干扰测定。

适用范围 适用于职业场所、车间空气中CS_2含量的测定。

分光光度法 在铜盐的存在下，CS_2与二乙胺作用，生成黄棕色二乙氨基二硫代甲酸铜，在430～435nm波长下测量吸光度值，进行定量。

样品处理 对于空气样品，将采过样的前后两段活性炭分别倒入溶剂解吸瓶中，各加5.0ml苯，振摇1分钟，解吸30分钟。取0.5ml苯解吸液，加4.5ml显色液，供测定。若解吸液中待测物的浓度超过测定范围，可用苯稀释后测定，计算时乘以稀释倍数。对于水样，水样采集在250ml具磨口玻璃塞的小口玻璃瓶中，不能使瓶中有气泡。取100ml水样于洗气瓶中，采用曝气吸收装置进行处理。

操作步骤 以无水乙醇作参比，绘制标准工作曲线。在与标准系列相同的操作条件下测定样品溶液和空白对照溶液。测得的样品吸光度值减去空白对照吸光度值后，由标准工作曲线得二硫化碳含量。

注意事项 水质CS_2含量测定时，标准溶液的处理也要与曝气吸收装置平行进行。另外，采集好的样品应立即分析，如需暂缓分析，可在2～5℃保存2天。

适用范围 适用于职业场所、车间空气以及工业废水水中CS_2含量的测定。

（李磊）

liúchún jiǎnyàn

硫醇检验 （mercaptan analysis）

职业场所及工厂车间空气中硫醇的定量检测。硫醇是包含巯基官能团（—SH）的非芳香化合物，可以认为是醇中的氧被硫替换后的产物。硫醇系无色液体，有强烈的蒜气味，微溶于水，能溶于乙醇、乙醚等多数有机溶剂，化学性质稳定；主要用作黏合剂的稳定剂和化学合成的中间体。硫醇作用于中枢神经系统，吸入低浓度蒸气时可引起头痛、恶心；较高浓度出现麻醉作用；高浓度可引起呼吸麻痹致死。

硫醇检验常用方法有气相色谱法和分光光度法，见中国国家标准《工作场所空气中硫醇类化合物的测定方法》（GBZ/T 160.49-2004）。

气相色谱法 空气中的甲硫醇和乙硫醇用浸渍玻璃纤维滤纸采集，盐酸溶液洗脱，二氯甲烷提取后进样，经色谱柱分离，火焰光度检测器检测，以保留时间定性，峰面积定量。

样品处理 将采过样的浸渍玻璃纤维滤纸放入已装有盐酸溶液和二氯甲烷的分液漏斗中，立即密塞，振摇1分钟，不要放气。待两相分离后，取适量二氯甲烷提取液供测定。若浓度超过测定范围，用二氯甲烷稀释后测定，计算时乘以稀释倍数。

色谱条件 色谱柱为 3m× 4mm 玻璃柱，经 10mol/L 磷酸溶液浸泡过夜，内装 β, β-氧二丙腈-201 红色硅烷化担体（25＋100），柱温 75℃，气化室温度 110℃，检测室温度 110℃，载气（氮气）流量 60ml/min，进样 1.0ml。用气相色谱仪火焰光度检测器分析。

操作步骤 用二氯甲烷稀释配制甲硫醇或乙硫醇标准系列（0～5.0μg/ml）。在上述色谱条件下，分别测定各标准系列。每个浓度重复测定3次。以甲硫醇或乙硫醇浓度对相应的峰面积绘制标准曲线。在相同操作条件测定样品和空白对照提取液，测得的样品峰面积减去空白对照的峰面积后，由标准曲线求出甲硫醇或乙硫醇浓度。

注意事项 样品在室温下避光保存可稳定7天。

适用范围 适用于工作场所空气中硫醇类化合物浓度的测定。

分光光度法 空气中的乙硫醇用浸渍玻璃纤维滤纸采集，乙酸汞溶液解吸后，在强酸性溶液和三氯化铁存在下，与对氨基二甲基苯胺反应，生成红色络合物，在 500nm 波长下测定吸光度值，比色定量。

样品处理 将浸渍玻璃纤维滤纸用乙酸汞溶液洗脱。洗脱液供测定。若浓度超过测定范围，用乙酸汞溶液稀释后测定，计算时乘以稀释倍数。

操作步骤 取标准溶液加入乙酸汞洗脱液，配制 0～50.0μg 乙硫醇标准系列。向各标准管加入显色剂，混匀，放置。用分光光度计在 500nm 波长处测定吸光度值，每个浓度重复测定3次，以测得的吸光度均值对乙硫醇含量（μg）绘制标准曲线。同时测定样品和空白对照洗脱液。测得的样品吸光度值减去空白对照吸光度值后，由标准曲线得乙硫醇含量。

注意事项 标准和样品加显色剂后，若有浑浊现象，需过滤后测定。

适用范围 适用于工作场所空气中硫醇类化合物浓度的测定。

(李 磊)

sānjiǎ'àn jiǎnyàn

三甲胺检验 （determination of trimethylamine） 水产动物、肉及其制品中三甲胺的定量检测。三甲胺氮，是水产动物、肉类食品由于细菌的作用，在腐败的过程中，将氧化三甲胺 [(CH$_3$)$_3$NO] 还原而产生的挥发性碱性含氮物质。三甲胺氮是水产动物、肉类的卫生质量指标，中国《食品安全国家标准 食品中三甲胺的测定》（GB 5009.179-2016）用顶空气相色谱-质谱联用法或气相色谱法检测。①原理：试样经提取后于顶空瓶中将三甲胺盐酸盐转化为三甲胺。三甲胺在气液两相中达到平衡后，注入气相色谱-质谱联用仪或气相色谱仪-氢火焰离子化检测器（FID）检测，以保留时间定性，外标法定量。②样品处理：称取一定量制备好的样品于离心管中，加入三氯乙酸溶液均质后离心，在玻璃漏斗加上少许脱脂棉，将上清液滤入容量瓶，残留物再分别用少量三氯乙酸溶液重复上述提取过程两次，合并滤液并用5%三氯乙酸溶

液定容。③操作方法：采用石英毛细管色谱柱或等效柱分离；色谱升温程序，40℃ 保持 3 分钟，以 30℃/min 速率升至 220℃，保持 1 分钟。气相色谱检测分流比 2：1，FID 检测器，温度 220℃。质谱检测分流比 2：1，电子轰击电离源（EI 源），温度 220℃，选择离子扫描（SIM）。④适用范围：适用于水产动物及其制品和肉与肉制品中三甲胺的测定。

(李 磊)

huīfāxìng yánjīdàn jiǎnyàn

挥发性盐基氮检验 （determination of volatile basic nitrogen）

含蛋白质丰富的动物性食品或水产品因酶和细菌的作用产生的氨和胺类等碱性含氮物的定量测定。这些碱性产物可以和组织内的酸性物质结合，形成盐基态氮，故称盐基氮。盐基氮在碱性条件下能与水蒸气一起蒸馏出来，故又称为挥发性盐基氮。一般氨基酸、蛋白质类等含氮高的食品，如鱼、虾、贝类及肉类，在需氧性腐败时，常以测定挥发性盐基氮的含量作为其质量评定的化学指标。例如，在低温有氧条件下，海水鱼类的挥发性盐基氮含量达到 30mg/100g 时，即认为是变质的标志。挥发性盐基氮常用的测定方法有半微量定氮法和微量扩散法，见中国《食品安全国家标准 食品中挥发性盐基氮的测定》（GB 5009.228-2016）。

半微量定氮法：将食品样品中所含的挥发性盐基氮在碱性溶液中蒸出后，采用标准酸溶液滴定，计算含量。测定前首先处理样品，将样品除去脂肪、骨及腱后，切碎搅匀，称取约 10g 样品，加高氯酸溶液，振摇，浸渍 30 分钟或均质后过滤，滤液置冰箱备用。然后预先将盛有硼酸吸收液

（30g/L）并加有 5～6 滴混合指示液的锥形瓶置于半微量定氮器冷凝管下端，并使其下端插入锥形瓶内吸收液的液面下，吸取 5.0ml 样品液于蒸馏器的反应室内，加 5ml 1%氧化镁混悬液，迅速盖塞，并加水以防漏气。通入蒸气，待蒸气充满蒸馏器内时即关闭蒸气出口管，由冷凝管出现第一滴冷凝水开始计时，蒸馏 5 分钟即停止，吸收液用 0.01mol/L 盐酸标准溶液或硫酸标准溶液滴定，终点至蓝紫色。同时做试剂空白试验。

微量扩散法：基于挥发性含氮物质可在碱性溶液中释出，在扩散皿中于 37℃时挥发后被硼酸吸收液吸收，用标准酸滴定，计算含量。将水溶性胶涂于扩散皿的边缘，在皿中央内室加入 1ml 硼酸吸收液及 1 滴混合指示液。在皿外室一侧加入 1.00ml 样液，另一侧加入 1ml 饱和碳酸钾溶液，注意勿使两液接触，立即盖好；密封后将皿于桌面上轻轻转动，使样液与碱液混合，然后于 37℃ 恒温箱内放置 2 小时，去盖后，用 0.01mol/L 盐酸标准溶液或硫酸标准溶液滴定至蓝紫色。同时做试剂空白试验。

（李 磊）

cánliú róngjì jiǎnyàn

残留溶剂检验 （determination of residual solvents）

食品和药品在生产、加工过程中使用、但未能完全去除的有机溶剂的定量检测。残留溶剂不是正常食品或药品的组成，而且具有毒性，甚至有致癌作用。例如，以浸出法或压榨-浸出结合法生产植物油，所用溶剂中可能含有烷烃、环烷烃、烯烃和芳香烃等化合物。芳烃毒性较大；烷烃毒性较小，但它对人体呼吸中枢有麻醉作用。因此，为了严格控制食油中的溶剂残留量，保证安全食用，在国家食用植物油标准中，溶剂残留量被列为强制性的限量指标。根据样品中残留溶剂的种类，可用水或合适的有机溶剂溶解溶液后直接进样分析。根据残留溶剂的挥发性，可选用顶空进样方式，见中国《食品安全国家标准 食品中溶剂残留量的测定》（GB 5009.262-2016）。考虑到大多数试样中的残留溶剂含量较低，在分析前需要对待组分进行浓缩或富集。常用固相微萃取进行前处理。

顶空气相色谱法 将试样放入密闭容器中，在一定温度下，使残留溶剂气化达到平衡时，取液上气体注入气相色谱仪中进行测定，与标准曲线比较定量。

样品处理 ①植物油样品制备：称取植物油样品 5.00g 于 20ml 顶空进样瓶中，并迅速加入 5μl 正庚烷标准内标工作液，用手轻微摇匀后密封。②粕类样品制备：称量 3.00g 粕类样品于 20ml 顶空进样瓶中，并向其中加入 400μl 去离子水后密封。保持顶空进样瓶直立，待分析。制备过程中样品不能接触到密封垫，如果有接触，需重新制备。

操作步骤 顶空进样器平衡时间 30 分钟，平衡温度为 60℃，平衡时振荡器转速 250r/min。进样 500μl。植物油样采用内标法定量，将配制好的六号溶剂溶液上机分析后，以标准溶液与内标物浓度比为横坐标，标准溶液总峰面积与内标物峰面积比为纵坐标绘制标准曲线；粕类样品采用外标法定量，将配制好的标准溶液上机分析后，以标准溶液浓度为横坐标，标准溶液总峰面积为纵坐标绘制标准曲线。根据相应标准曲线，计算出试样中溶剂残留的含量。

色谱条件 色谱柱为含 5%苯基的甲基聚硅氧烷的毛细管柱，柱长 30m，内径 0.25mm，膜厚 0.25μm，或相当者。柱温度程序：50℃保持 3 分钟，1℃/min 升温至 55℃保持 3 分钟，30℃/min 升温至 200℃保持 3 分钟。进样口温度为 250℃。检测器温度为 300℃。分流比 100：1。氮气流速 1ml/min，氢气流速 25ml/min，空气流速 300ml/min。

适用范围 适用于动植物油脂和粕类中残留溶剂的测定。

固相微萃取-气相色谱法 根据待测试样中残留溶剂的极性、挥发性等的差异，采用不同的样品处理、温度控制条件和进样方式，以适当的检测器检测，内标或外标法定量。

样品处理 根据样品中残留溶剂的种类，可用水或合适的有机溶剂溶解溶液后直接进样。根据残留溶剂的挥发性，可选用顶空进样方式。考虑到大多数试样中的残留溶剂含量较低，在分析前需要对待组分进行浓缩或富集。最常用固相微萃取进行前处理。

量取一定量的液体试样（如果待样品为固体，则用适当的有机溶剂进行萃取）置于顶空瓶中，以 75μm 碳分子筛-聚二甲基硅氧烷（CAR/PDMS）萃取纤维在 90℃恒温条件下搅拌萃取 30 分钟，搅拌速度为 1500r/min，进行固相微萃取。萃取完成后迅速将萃取纤维插入气质联用仪的进样口中于 290℃解吸 3 分钟测定。

色谱条件 色谱柱温一般为 40～100℃，氮气为载气，流量为 1.0～2.0ml/min。毛细管柱顶空进样程序升温法适用于数量较多且极性差异较大的有机溶剂残留检验。对于非极性色谱系统，柱温一般先在30℃维持7分钟，再以8℃/min的升温速率升至120℃，维持15分钟；对于极性色谱系统，柱温一般先在60℃维持6分钟，再以80℃/min的升温速率升至100℃，维持20分钟；氮气为载气，流量为2.0ml/min。具体到某个品种的残留溶剂检验时，可根据该品种项下残留溶剂组成调整升温程序。溶液直接进样法可采用填充柱，也可采用适当极性的毛细管柱。

注意事项　顶空进样方式较为普遍，但很多药物热稳定性差、受热易分解，并且部分药物难溶于传统顶空溶剂，或所用顶空溶剂对待测组分具有较低的顶空效率，这部分药物中残留有机溶剂仍采用直接进样法测定。

适用范围　适用于不宜采用顶空进样测定的样品中残留溶剂的测定。

气相色谱-质谱法　适用于动植物油脂中残留溶剂检验。色谱条件：DB-5MS毛细管柱（30m×0.25mm×0.25μm）。升温程序：初始温度35℃，保持5分钟，以3℃/min升至60℃保持1分钟，再以15℃/min升至150℃，最后以30℃/min升至250℃并保持2分钟；进样口温度290℃；载气流量0.8ml/min；分流比为12∶1；接口温度280℃。质谱条件：电离方式为电子轰击离子源；电子能量70eV；离子源温度250℃。

以内标法测定时，供试品溶液所得被测残留溶剂峰面积与内标峰面积之比应不超过标准溶液的相应比值。以外标法测定时，供试品溶液所得被测残留溶剂峰面积不得超过标准溶液的相应峰面积。

（李 磊）

yóulí miánfēn jiǎnyàn

游离棉酚检验（determination of free gossypol）

以棉籽为原料加工的产品中游离形态的棉酚的定量测定。棉酚是棉籽中色素腺体所含的黄色色素，分子式为$C_{30}H_{30}O_8$，分子量518.57，属萘类化合物。按其存在形式，分为游离棉酚和结合棉酚两类。游离棉酚中的活性基团（醛基和羟基）可与其他物质结合，对动物具有毒性。结合棉酚是指游离棉酚与蛋白质、氨基酸、磷脂等结合的产物，由于其活性基团被结合，因而失去活性。游离棉酚常存在于以棉籽为原料的加工产品中，如棉籽油、棉籽饼粕饲料等。游离棉酚在动物体内代谢比较缓慢，有明显的蓄积作用，因而长期食用棉籽饼会引起慢性中毒。因此，对样品中游离棉酚的监测非常重要。棉酚能溶解于丙酮、乙醚、三氯甲烷、甲醇、乙醇、异丙醇等有机溶剂中，较难溶于甘油、环己烷和苯，不溶于低沸点石油醚和水中，可与苯胺作用生成二苯胺棉酚，还可与许多化合物反应生成不同颜色，如与浓硫酸显樱红色、与三氯化铁乙醇溶液呈暗绿色、与三氯化锑三氯甲烷溶液呈鲜红色、与间苯三酚乙醇盐酸溶液显紫红色。棉酚的环己烷溶液在236nm、286nm、258nm处均有吸收峰，利用这些性质可以测定棉酚含量。

常用的检测方法有紫外分光光度法、苯胺法、高效液相色谱法等，见中国国家标准《食用植物油卫生标准的分析方法》（GB/T 5009.37-2003）、《饲料中游离棉酚的测定方法》（GB/T 13086-1991）、《食品安全国家标准 植物性食品中游离棉酚的测定》（GB 5009.148-2014）。

紫外分光光度法　样品中游离棉酚用丙酮提取后，在378nm波长处有最大吸收。其吸收值与棉酚含量在一定范围内成正比，与标准系列比较定量。

样品处理　称取1.00g精制棉籽油样品，加入70%丙酮20.0ml，并加入玻璃珠3～5粒，振荡30分钟，在冰箱中放置过夜，取上清液，过滤后测定。

操作步骤　配制棉酚标准系列，以70%丙酮溶液作空白对照，于378nm波长处测定样品滤液及标准溶液的吸光度值，根据标准曲线比较定量。

注意事项　紫外分光光度法简单易行，但易因样品处理不当，其他成分干扰，影响测定结果。

适用范围　适用于棉籽油中游离棉酚的测定。

苯胺法　样品中游离棉酚经70%丙酮溶液提取后，在95%乙醇中与苯胺作用，生成黄色的二苯胺棉酚，与标准系列比较定量。

样品处理　方法同紫外分光光度法。

操作步骤　分别精确移取一定量（2.0ml）的提取液、70%丙酮溶液、棉酚标准溶液于25ml具塞比色管中，加入苯胺3ml，置80℃水浴中加热15分钟，取出冷至室温后，各加入95%乙醇至25ml，塞上塞子放置15分钟。用1cm比色皿，在445nm波长处测吸光度值。

注意事项　苯胺法是测定游离棉酚的特异方法。苯胺在空气中，尤其是在光照下，易氧化而颜色逐渐变深，此时应重新蒸馏纯化。将苯胺置于全玻蒸馏器中，加入少许锌粉，重蒸，弃去最初和最后馏出液（约10%），收集183～185℃馏出液。

适用范围　适用于棉籽油、

棉籽粉、棉籽饼和含有这些物质的配合饲料中游离棉酚的测定。

高效液相色谱法 样品中的游离棉酚经无水乙醇或无水乙醚提取后；提取液用 C_{18} 柱将棉酚与试样中杂质分离，在 235nm 波长处测定。根据色谱峰的保留时间定性，外标法定量。

样品处理 对于植物油试样，用无水乙醇剧烈振摇，静置分层后取上清液分析。对于水溶性样品，用无水乙醚剧烈振摇，取乙醚层吹干，加无水乙醇定容待测。

操作条件 采用 C_{18} 色谱柱，柱温 40℃。甲醇-磷酸溶液（85+15）为流动相，流量 1.0ml/min。测定波长为 235nm。流速为 0.25mm/min。进样 10μl。

适用范围 适用于植物性食品中游离棉酚含量的测定。

（李 磊）

kōngqìzhōng huīfāxìng yǒujīhuàhéwù jiǎnyàn

空气中挥发性有机化合物检验 （determination of volatile organic compounds in air）

应用现代色谱分析技术对空气中沸点在 50~260℃ 的有机化合物进行的定量测定。根据沸点的不同，世界卫生组织把空气中有机污染物分为高挥发性有机化合物、挥发性有机化合物、半挥发性有机化合物和颗粒有机化合物；沸点在 50~260℃ 的有机化合物属于挥发性有机化合物（volatile organic compounds，VOC）。VOC 种类很多，难以逐项检测，采用总挥发性有机物（total volatile organic compounds，TVOC）表示 VOC 总量。VOC 的危害大，刺激眼和呼吸道，其中可能含有致癌物质。当居室中 VOC 浓度超过一定浓度时，在短时间内人们感到头痛、恶心、呕吐、四肢乏力，严重时出现抽搐、昏迷。

根据国际标准 ISO16017-1 和欧盟室内空气质量联合行动委员会的相关规定，采用 Tenax GC 或 Tenax TA 采样，用非极性色谱柱（极性指数小于 10）进行分析，保留时间在正己烷和正十六烷之间的挥发性有机化合物统称为 TVOC。中国空气质量标准规定，室内空气中 TVOC 浓度不得超过 $600μg/m^3$；中国《民用建筑室内环境污染控制规范》中，把室内空气中 TVOC 列为居室室内空气质量评价的重要项目，规定 I 类民用建筑工程 TVOC 限量为 $0.5mg/m^3$、II 类民用建筑工程 TVOC 限量为 $0.6mg/m^3$。

VOC 的分析方法主要有气相色谱法、光离子化检测法、高效液相色谱法、气相色谱-质谱联用法、荧光分光光度法、膜导入质谱法等，见中国国家标准《室内空气质量标准》（GB/T 18883-2002）、《挥发性有机化合物光离子化检测仪校准规范》（JJF 1172-2007）、《车内挥发性有机物和醛酮类物质采样测定方法》（HJ/T 400-2007）。最常用的是气相色谱法和气相色谱-质谱联用法。用直读式监测器测定 VOC 时，待测组分没有经过色谱柱分离，测定结果与色谱法的测定结果之间没有可比性，不能互相代替。

热解吸/毛细管气相色谱法 以 Tenax GC 或 Tenax TA 作吸附剂，采集一定体积的空气样品，经热解吸，VOC 随载气流入非极性毛细管色谱柱分离后，气相色谱法测定空气中 VOC 含量。

色谱条件 石英毛细管色谱柱，极性指数小于 10，膜厚 1~5μm，50m×0.22mm。固定液可以是二甲基硅氧烷，或 70% 的氰基丙烷，86% 的甲基硅氧烷，

柱温 250℃，程序升温。火焰离子化检测器或质谱检测器检测。

样品采集与处理 用甲醇、戊烷将 Tenax 试剂分别连续提取 48 小时。在干燥器中室温条件下通氮一天，除去有机溶剂后，将 Tenax 于 100℃、7.2kPa 条件下真空干燥过夜，氮气流中恢复至常温常压。将处理好的 Tenax 试剂过筛、填装采样管。将采样管中通氮除氧，加热解吸。在氮气气氛中冷至室温后，将采样管与采样泵连接采样，密封待用。

操作步骤 用 VOC 基准试剂配制 VOC 的标准气体，将采样管与采样泵串联，抽取适量标准气体进入采样管，配制 VOC 标准系列。或用 VOC 基准试剂配制 VOC 的标准溶液，分别取适量标准溶液注入吸附管，配制 VOC 标准系列。用热解吸气相色谱法分析吸附管标准系列，以待测组分浓度对峰面积绘制标准曲线。采样后，将采样管加热，解吸有机蒸气，随载气流进入冷阱进行预浓缩；然后加热冷阱，在低速载气中快速解吸冷阱中的有机蒸气，并带入毛细管气相色谱仪测定。保留时间定性，峰面积或峰高标准曲线法定量。

注意事项 VOC 检验结果以总量报告，同时需报告已经鉴定化合物的名称和浓度。如果检测有保留时间在正己烷至正十六烷范围之外的化合物，也应添加到 TVOC 值中。

光离子化检测法 光离子化检测器的紫外光源（10.6eV）可使空气中几乎所有的有机物电离，也可使部分无机物电离，但不能电离空气的基本成分。取标准溶液进样后，VOC 随载气进入离子化室，经紫外光照射而电离，形成正离子和电子，在电场的作用下产

生电流信号，信号大小与 VOC 含量成正比。同样取样品溶液进样，根据标准曲线定量。由于不同有机物电离能量不同，通过控制灯电位的大小，可选择性电离样品中某种有机物，实现分别测定。

（吕昌银）

kōngqìzhōng zhàyàolèi huàhéwù jiǎnyàn

空气中炸药类化合物检验

（determination of explosive in air） 炸药是在一定能量作用下，无须外界供氧，能够发生快速化学反应，产生大量的热和气体产物的物质。单一化合物的炸药称单质炸药，两种或两种以上物质组成的炸药称混合炸药。炸药种类较多，包括硝化甘油、硝基胍、黑索金、奥克托今、三硝基甲苯、八硝基立方烷、六硝基六氮杂异伍兹烷、六硝基苯、高氯酸铵、硝酸铵、塑胶炸药、四叠氮甲烷、叠氮化铅、叠氮化银、雷汞、黑火药、硝胺炸药等。炸药爆炸释放出大量的热能，产生高温高压气体，形成空气冲击波，对周围物质起破坏、抛掷、压缩等危害作用，这些气体中含有大量有毒有害物质，污染环境，影响人体健康。长期接触黑索金可引起人体神经系统、血液系统、肝等方面的慢性损害。奥克托今可影响周围神经传导速度。

中国《工业企业设计卫生标准》（GBZ 1-2010）和《工作场所有害因素职业接触限值》（GBZ 2-2007）对炸药类物质规定了职业接触限值。采用溶剂解吸-气相色谱法测定工作场所空气中的硝化甘油，用高效液相色谱法和紫外分光光度法测定工作场所空气中的硝基胍，用分光光度法测定黑索金，测定奥克托今采用分光光度法和示波极谱法，见《工作场所空气有毒物质测定 炸药类化合物》（GBZ/T 160.80-2004）。

空气中硝化甘油检验 硝化甘油，又称三硝酸甘油酯，黄色油状透明液体，属化学危险品，具有可燃性和爆炸性，爆炸产生氧化氮、二氧化碳、一氧化碳等有害燃烧产物，污染环境；也可用作硝酸纤维的胶化剂，其溶液为冠状动脉的扩张药，是治疗心绞痛的急救药。一定量硝化甘油可引起剧烈的头痛，常有恶心、心悸，甚至精神错乱，出现高铁血红蛋白血症和发绀。

常用溶剂解吸-气相色谱法检验工作场所空气中的硝化甘油。用防爆空气采样器、GDX-103 采样管采集空气样品；分析时，将采样管的前后两段分别倒出，用无水乙醇解吸，取解吸液供气相色谱测定用。严格按照防爆操作规程，以无水乙醇为溶剂，用称重法配制硝化甘油标准溶液，再用无水乙醇稀释，配制标准系列。色谱分析时，以氮气为载气，经 OV-17 色谱柱分离，电子捕获检测器检测。相同条件下测定样品解吸液和空白解吸液，以保留时间定性，标准曲线法定量。

空气中硝基胍检验 硝基胍（$CH_4N_4O_2$）溶于热水，微溶于乙醇，难溶于醚，易溶于碱液，并缓慢分解，可溶于浓酸。从水中析出的硝基胍为无色针状或棱柱状结晶，室温下不挥发，熔点 232℃（分解）。硝基胍是硝化纤维火药、硝化甘油火药和二甘醇二硝酸酯的掺合剂，是固体火箭推进剂的重要组分，属于爆炸品。硝基胍对眼睛、皮肤、黏膜和上呼吸道有剧烈刺激作用，高热分解后释放出有毒的氮氧化物污染环境。主要用高效液相色谱法和紫外分光光度法检测。

高效液相色谱法 ①样品采集：用装有 40mm 滤料的采样夹，以 3L/min 的流速进行 15 分钟短时间采样；用装有 25mm 滤料的小型塑料采样夹，以 1L/min 的流速进行 2~8 小时的长时间采样，或用装有 25mm 滤料的个体采样器，以 1L/min 的流速进行 2~8 小时的个体采样。将采过样的滤膜用水于 50℃ 洗脱，取洗脱液备用。②操作步骤：用热水溶解硝酸胍标准后，用水配制硝基胍标准系列，以甲醇＋水（70＋30）溶液为流动相，经 C_{18} 色谱柱分离，紫外检测器检测。相同条件下测定样品解吸液和空白解吸液，以保留时间定性，标准曲线法定量。

紫外分光光度法 采样方法参见上述高效液相色谱法。将采过样的滤膜用乙醇洗脱，取洗脱液备用。以乙醇为溶剂配制硝酸胍标准系列，于 264nm 波长处测定其吸光度值。相同条件下测定样品解吸液和空白解吸液，用标准曲线法定量。

空气中黑索金检验 黑索金的化学名是环三次甲基三硝基胺（$C_3H_6N_6O_6$），溶于丙酮，微溶于苯、芳烃和乙醚，难溶于水。吸入后中毒，可发生癫痫样发作；引起头晕、呕吐、重者发生抽搐。黑索金是爆炸力极强大的烈性炸药，燃烧（分解）产生一氧化碳、二氧化碳和氮氧化物等有害气体，污染环境。主要采用变色酸分光光度法检验黑索金。

采样方法参见高效液相色谱法测定硝基胍。将采过样的滤膜，用丙酮洗脱，取洗脱液备用。以丙酮为溶剂配制黑索金标准溶液，配制标准系列溶液，水浴加热挥去丙酮，冷却，加硫酸，混匀，加水和变色酸溶液后，再加硫酸，摇匀，沸水浴加热，冷后，于

580nm 波长处测定吸光度值。相同条件下测定样品解吸液和空白解吸液，用标准曲线法定量。

空气中奥克托今检验 奥克托今化学名是环四亚甲基四硝胺，白色颗粒状结晶，有 α、β、γ、δ 四种晶型，其中常温下的稳定晶型为 β 型，实际使用的都是 β 型。奥克托今与黑索今为同系物，但爆速、热稳定性和化学稳定性都超过黑索今。奥克托今密度高，爆速大，爆轰压高，是单质烈性炸药中爆炸性最好的一种；毒性小于黑索今，属中等蓄积性物质，无皮肤刺激作用，无致癌、致畸、致突变作用。其中毒症状主要表现为神经系统异常改变，重度者还出现肾小管变化或明显的肝中毒改变。奥克托今的检验方法为盐酸萘乙二胺分光光度法和示波极谱法。

盐酸萘乙二胺分光光度法 ①采样：用玻璃纤维滤纸采集空气中的奥克托今，丙酮洗脱后，备用。②测定步骤：配制奥克托今标准溶液，再用丙酮稀释配制奥克托今标准系列，加氢氧化钠溶液后，80℃ 水浴水解，冷后，加硫酸，加显色剂（对氨基苯磺酸＋冰乙酸＋盐酸萘乙二胺）显色，于 540nm 波长处测定吸光度值。相同条件下测定样品洗脱液和空白洗脱液，标准曲线法定量。

示波极谱法 用玻璃纤维滤纸采集空气中的奥克托今，丙酮洗脱配成样品溶液。配制标准系列见盐酸萘乙二胺分光光度法。在 0.08%（V/V）盐酸−20%（V/V）丙酮底液中进行示波极谱测定。从 −0.70～−1.2V 进行阴极化扫描，记录−0.90V 处奥克托今的导数峰高。相同条件下测定样品洗脱液和空白洗脱液，标准曲线法定量。三硝基甲苯、黑索金浓度为奥克托今浓度的 50% 时不干扰测定。

（吕昌银）

kōngqìzhōng xītīnglèi huàhéwù jiǎnyàn
空气中烯烃类化合物检验
（determination of alkenes in air）

烯烃是含碳-碳双键的碳氢化合物，如乙烯、丙烯、丁烯、丁二烯和二聚环戊二烯等。丁烯有四种异构体，均属低毒类，各异构体的理化性质基本相似，常态下均为无色气体，不溶于水，溶于有机溶剂，易燃、易爆；主要是使人窒息，具有弱麻醉和弱刺激作用；人体长期接触以丁烯为主的混合气体，感到头晕、头痛、嗜睡或失眠、全身乏力和记忆减退，有黏膜慢性刺激症状。丁二烯在常压下为无色气体，属低毒类物质，是易燃、易爆的气体，具有麻醉和刺激作用，急性中毒时头痛、恶心、全身乏力、嗜睡等，脱离接触后可迅速恢复；长期接触一定浓度丁二烯，可能出现类神经症、血压偏低、血沉偏快和血红蛋白偏低等症状。二聚环戊二烯分子式是 $C_{10}H_{12}$，无色晶体，熔点 32.5℃，沸点 172℃，性质稳定，但遇明火、高热或与氧化剂接触，有引起燃烧爆炸的危险；主要用于制造乙丙橡胶的第三单体乙叉降冰片烯、多聚环戊二烯农药、聚酯、树脂、塑料的阻燃剂、药物、香料等；可经呼吸道、消化道和皮肤进入人体，接触高浓度二聚环戊二烯蒸气有刺激和麻醉作用，引起眼、鼻、喉和肺刺激，头痛、头晕及其他中枢神经系统症状。丁烯、丁二烯和二聚环戊二烯等烯烃类物质污染大气、水体和土壤。

测定方法主要有丁烯的直接进样-气相色谱法、丁二烯的溶剂解吸-气相色谱法，见中国国家标准《工作场所空气有毒物质测定 烯烃化合物》（GBZ/T 160.39-2004）。

空气中丁烯检验 采用直接进样-气相色谱法。

原理 采用注射器采集空气中的丁烯，直接进样，经色谱柱分离后，火焰离子化检测器检测，以保留时间定性，标准曲线法定量。

色谱条件 以氮气为载气，色谱柱固定相为邻苯二甲酸二丁酯：β, β′氧化丙腈：6201 红色担体＝17：8.5：100，也可用同类型的毛细管色谱柱测定。

样品采集与处理 用注射器采气，直接进样检测样品中的丁烯。另取一个注射器，采样前注满氮气或清洁空气，带至采样现场，不采样，只随样品一起运输、保存，直接进样检测空白样品中的丁烯。

操作步骤 以清洁空气为稀释气，用注射器配制丁烯标准气和标准系列，以注射器采集空气样品，在相同气相色谱分析条件下测定标准系列、样品和空白气样。

空气中丁二烯检验 主要采用溶剂解吸-气相色谱法。

原理 用活性炭采样管采集空气中的丁二烯，经二氯甲烷解吸、气相色谱柱分离，标准曲线法定量。

色谱条件 同空气中丁烯的直接进样-气相色谱法。

样品处理 用溶剂解吸型活性炭采样管，以 200ml/min 的流速进行 15 分钟短时间采样、以 50ml/min 的流速进行 2～8 小时的长时间采样，或将活性炭采样管佩戴在采样对象的胸前，以 50ml/min 的流速进行 2～8 小时的个体采样。采样后，将活性炭管前后两段的活性炭倒入溶剂解吸瓶中，用二氯甲烷解吸，取解吸液作气相色谱分析用。

操作步骤 以清洁空气为稀释气用注射器配制丁二烯标准气和标准系列气体，进行气相色谱分析。在相同色谱条件下测定样品解吸液和空白解吸液，以保留时间定性，标准曲线法定量。正丁烯、顺-2-丁烯、反-2-丁烯不干扰测定。

空气中二聚环戊二烯检验

采用溶剂解吸气相色谱法。①样品采集与处理：用二硫化碳取代二氯甲烷作解吸液，其他见空气中丁二烯检验。②色谱条件：以氮气为载气，色谱柱固定相为改性的聚乙二醇（FFAP）：6201红色担体＝10：100，也可使用相应的毛细管色谱柱测定，火焰离子化检测器。③操作步骤：以二硫化碳为溶剂配制二聚环戊二烯标准溶液和标准系列，进行气相色谱分析，在相同色谱条件下测定样品解吸液和空白解吸液，以保留时间定性，标准曲线法定量。④注意事项：该法可有效分离共存的苯、甲苯和二甲苯，但高浓度的苯乙烯干扰测定。

(吕昌银)

kōngqìzhōng hùnhé tīnglèi huàhéwù jiǎnyàn

空气中混合烃类化合物检验

（determination of mixed hydrocarbons in air） 烃类化合物是碳原子与氢原子结合形成的化合物，包括烷烃、烯烃、炔烃、芳香烃化合物，进入空气后形成空气中的混合烃类化合物，它们大多数属于挥发性有机化合物。有关烯烃的检验见空气中烯烃类化合物检验。

烃类化合物是重要的化工生产原料，多数芳香烃类化合物可致癌、致突变，对生态环境具有潜在危害。溶剂汽油、液化石油气、抽余油、非甲烷总烃和石蜡烟是烯烃类化合物，易燃，具有燃爆危险，同时还会污染水体、土壤和大气，危害环境，是《工作场所有害因素职业接触限值》（GBZ 2-2007）中列注的职业病危害因素；《工业企业设计卫生标准》（GBZ 1-2010）和 GBZ 2-2007 对混合烃类物质制定了职业接触限值。

溶剂汽油、液化石油气、抽余油、非甲烷总烃和石蜡烟五种烯烃类物质的检测主要采用气相色谱法，见中国国家职业卫生标准《工作场所空气有毒物质测定 混合烃类化合物》（GBZ/T 160.40-2004）。溶剂汽油、液化石油气和抽余油三种混合烯烃类物质都可以用直接进样-气相色谱法进行测定，除了色谱条件、配制标准气体的气源不同外，其测定原理、采样方法、标准系列的配制以及结果的计算方法都相同。溶剂汽油和非甲烷总烃两种混合烯烃类物质可用热解吸-气相色谱法检测，二者的色谱条件、采样管热解吸温度有所不同。

空气中溶剂汽油检验 溶剂汽油，又称溶剂石脑油，是由天然石油或人造石油分馏生产的轻质产品，空气中的溶剂汽油采用直接进样-气相色谱法和热解吸-气相色谱法检验。

直接进样-气相色谱法 用注射器采集空气中溶剂汽油，直接进样，经色谱柱分离，火焰离子化检测器检测。①色谱条件：选用 202 红色担体，以 1, 2, 3, 4-四（2-氰乙氧基甲基）甲烷为固定液的色谱柱，以氮气作载气，流速40ml/min。柱温110℃，汽化室温度 150℃，检测室温度 150℃。②操作步骤：测定时，以正己烷为溶剂汽油的标准气源，以清洁空气为稀释气，用注射器配成溶剂汽油的标准气体和标准系列；分别进样、测定，以溶剂汽油含量对峰高或峰面积绘制标准曲线。在相同色谱条件下测定样品和空白，用扣除空白结果的样品峰高（或峰面积）根据标准曲线定量。

热解吸-气相色谱法 用活性炭管采集空气中的溶剂汽油，热解吸后进样，经色谱柱分离，火焰离子化检测器检测，以保留时间定性，峰高或峰面积定量。采样时，用热解吸型活性炭采样管，以 100ml/min 的流速进行 15 分钟短时间采样、以 50ml/min 的流速进行 2~8 小时的长时间采样，或将活性炭采样管佩戴在采样对象的胸前，以 50ml/min 的流速进行 2~8 小时的个体采样。采样后，将活性炭管放入热解吸器中，连接 100ml 注射器，在载气（氮气）流速 50ml/min、230℃条件下，解吸至 100ml，密闭，垂直放置，供气相色谱分析用。以氮气作载气，流速46ml/min。色谱条件、操作步骤详见"直接进样-气相色谱法"。

空气中液化石油气检验 液化石油气是炼油厂气、天然气中的轻质烃类，在常温、常压下呈气体状态，加压和降温条件下可凝成液体状态，它的主要成分是丙烷和丁烷，含有少量的乙烯、丙烯、乙烷、丁烯。

直接进样-气相色谱法：以正戊烷为标准气源，配制液化石油气标准气体，用80~100目玻璃微球色谱柱，以氮气作载气，流速40ml/min。柱温75℃，汽化室温度150℃，检测室温度150℃。该色谱条件下，见溶剂汽油检验中"直接进样-气相色谱法"检测空气中的液化石油气。

空气中抽余油检验 在石油炼制过程中，将催化重整汽油进行萃取处理，除去芳烃后剩余的馏分就是抽余油，其主要成分为

$C_6 \sim C_8$ 的烷烃环烷烃。$60 \sim 220℃$ 的时间加权容许浓度为 $300mg/m^3$，最大超限倍数为 1.5。用直接进样-气相色谱法检测空气中的抽余油。色谱柱：改性的聚乙二醇（FFAP）：Chromosorb WAW = 10：100。以氮气作载气，流速 25ml/min。柱温 50℃，汽化室温度 150℃，检测室温度 150℃。以抽余油为标准气源，配制抽余油标准气体。该色谱条件下，见溶剂汽油检验中"直接进样-气相色谱法"检测空气中的抽余油含量。

空气中非甲烷总烃检验 非甲烷总烃通常是指除甲烷以外的所有可挥发的碳氢化合物，主要是 $C_2 \sim C_8$ 碳氢化合物，又称为非甲烷烃。非甲烷烃类是大气中重要的活性气体，是光化学烟雾形成的重要物质，对全球大气中氧化物的平衡具有重要影响作用，其浓度大小直接反映了空气有机污染的程度。因此，非甲烷烃是空气有机物污染检测的重要指标。

非甲烷烃的检测方法主要是气相色谱法，用热解吸-气相色谱法监测工作场所空气中非甲烷总烃浓度。色谱条件：$80 \sim 100$ 目玻璃微球色谱柱；以氮气作载气，流速 35ml/min。采样后，活性炭管热解吸温度为 230℃。其他见溶剂汽油检验中的"热解吸-气相色谱法"。

空气中石蜡烟检验 石蜡是从石油、页岩油或其他沥青矿物油的提取物，是多种烃类混合物。石蜡燃烧产生的石蜡烟，其主要成分是烃类化学物质的燃烧产物，含有苯、苯并芘等很多有毒有害物质。石蜡烟刺激呼吸系统、皮肤和眼，人体感到不适、恶心。

空气中的石蜡烟用溶剂提取称量法检测。用装有 40mm 滤料的采样夹，以 25L/min 的流速进行 15 分钟短时间采样；用装有 25mm 滤料的小型塑料采样夹，以 2L/min 的流速进行 $2 \sim 8$ 小时的长时间采样；或用装有 25mm 滤料的小型塑料采样夹，佩戴在采样对象胸前，以 2L/min 的流速进行 $2 \sim 8$ 小时的个体采样。将采过样的滤膜用二硫化碳洗脱。将称量瓶恒重，加入洗脱液后，自然挥干，或于 40℃ 恒温水浴中挥干，将称量瓶置于干燥器内，30 分钟之后再称量称量瓶至恒重（m_1）。取另一恒重的称量瓶，加入空白样品洗脱液平行操作、称量（m_0）。应用 m_1 与 m_0 的差值，根据采样体积，计算空气样品中石蜡烟的量。

（吕昌银）

kōngqìzhōng yìqíngsuānzhǐlèi huàhéwù jiǎnyàn

空气中异氰酸酯类化合物检验

（determination of isocyanates in air） 异氰酸（H—N＝C＝O）与醇反应生成异氰酸酯；如果以—NCO基团的数量分类，异氰酸酯可分为单异氰酸酯、二异氰酸酯和多异氰酸酯等；也可根据与—NCO基团结合的"R—"的名称和数量进行分类，如甲基异氰酸酯、甲苯二异氰酸酯、二苯基甲烷二异氰酸酯等，各种异氰酸酯统称为异氰酸酯类化合物。单异氰酸酯是有机合成的重要中间体，可制成一系列氨基甲酸酯类杀虫剂、杀菌剂、除草剂，也用于改进塑料、织物、皮革等的防水性。应用最广、产量最大的是甲苯二异氰酸酯（toluene diisocyanate，TDI）、二苯基甲烷二异氰酸酯（methylenediphenyl diisocyanate，MDI）。异氰酸酯属剧毒类物质，主要经呼吸道吸入人体，对眼和上呼吸道有刺激和损伤作用，低浓度引起流泪和咳嗽；高浓度可引起眼红肿和化学性灼伤，也可因支气管痉挛致窒息。

TDI、MDI、多次甲基多苯基二异氰酸酯（PMPPI）和异氟尔酮二异氰酸酯（IPDI）的检测方法主要采用气相色谱法和分光光度法，见中国国家职业卫生标准《工作场所空气有毒物质测定 异氰酸酯类化合物》（GBZ/T 160.67-2004）。

空气中甲苯二异氰酸酯检验 TDI 为无色有强烈刺鼻味的液体，主要用于聚氨酯泡沫塑料、涂料、合成橡胶、绝缘漆、黏合剂等。采用溶液吸收采样-气相色谱法检测空气中的 TDI。

原理 以 600ml 水 + 35ml 盐酸 + 22ml 冰乙酸为吸收液，用冲击式吸收管采集空气中的 TDI，加碱，将 TDI 水解生成甲苯二胺。在碱性条件下用甲苯萃取水解产物，经七氟丁酸酐衍生后，取衍生溶液进样，进行气相色谱分析。

色谱条件 色谱柱，OV-17：QF-1：Chromosorb WAW DMCS = 2：1.5：100，也可选用相应的毛细管色谱柱。电子捕获检测器；载气（氮气）流量 100ml/min，柱温 180℃，气化温度 270℃，检测温度 270℃。

操作步骤 称取一定量的甲苯二胺（TDA），以甲苯为溶剂配制 TDA 标准溶液；再用甲苯将其稀释成为 TDA 标准系列。向各标准系列管加入七氟丁酸酐，取各管甲苯层溶液进样测定。以保留时间定性，用峰高或峰面积法定量。

空气中二苯基甲烷二异氰酸酯检验 MDI 分为纯 MDI 和粗 MDI，主要用于聚氨酯硬泡沫塑料、合成纤维、合成橡胶、合成革、黏合剂等。常用溶液吸收采样-气相色谱法和盐酸萘乙二胺分光光度法检测 MDI。

溶液吸收采样-气相色谱法

以 600ml 水+35ml 盐酸+44ml 冰乙酸为吸收液。在碱性条件下，MDI 水解生成 4,4′-二氨基二苯甲烷（MDA）。用 MDA 配制标准溶液，再用甲苯稀释配制标准系列溶液。色谱分析的温度条件：柱温 230℃，汽化温度 290℃，检测温度 290℃。其他见甲苯二异氰酸酯检验。

盐酸萘乙二胺分光光度法 ①原理：采集空气中的 MDI，水解生成芳香胺后，经重氮化、与盐酸萘乙二胺偶合，生成紫红色化合物，分光光度法测定。②样品采集与处理：用水、盐酸、冰乙酸和丙酮的混合溶液作吸收液，用冲击式吸收管采集空气中的 MDI，供测定用。③操作步骤：以丙酮为溶剂，滴加精制后的 MDI 数滴，称量法配制 MDI 标准溶液；吸取适量 MDI 标准溶液，用吸收液稀释，配制 MDI 标准系列。向各管加亚硝酸钠-溴化钠溶液、对氨基磺酸铵溶液，待气泡消失后，加碳酸钠碱液，摇匀后，各加盐酸萘乙二胺溶液显色，于 550nm 波长处测定吸光度值，标准曲线法定量。④注意事项：芳香胺和二异氰酸酯类化合物干扰 MDI 的盐酸萘乙二胺分光光度法测定。

空气中多次甲基多苯基二异氰酸酯检验 PMPPI 是浅黄色至褐色的黏稠液体. 具有刺激性气味。实际上 PMPPI 是由 50% MDI 与多异氰酸酯组成的混合物，所以又称为粗 MDI，升温时能发生自聚作用，溶于氯苯、邻二氯苯、甲苯等。采用盐酸萘乙二胺分光光度法检测空气中的 PMPPI。以冰乙酸+盐酸为溶剂，配制 PMPPI 标准溶液。取 PMPPI 标准溶液，不加碳酸钠碱液，配制 PMPPI 标准系列，根据标准曲线定量空气

中 PMPPI 含量。其余见盐酸萘乙二胺分光光度法检验 MDI 的操作方法。芳香胺和二异氰酸酯类化合物干扰测定。

空气中异氟尔酮二异氰酸酯检验 IPDI（$C_{12}H_{18}N_2O_2$），含有 2 个—NCO 功能基团，是一类非芳香族二异氰酸酯，是高效固化剂，用高效液相色谱法测定。

原理 采样过程中，空气中的 IPDI 与采样滤纸上的吡啶哌嗪溶液反应生成 IPDI-脲，用甲醇-乙酸铵溶液洗脱后，200mm×5mm C_{18} 柱分离，紫外检测器检测，高效液相色谱法测定。

样品处理 用吡啶哌嗪溶液浸渍玻璃纤维滤纸，略干，保存于密闭容器中。用装有 40mm 滤料的采样夹，以 1L/min 的流速进行 15 分钟短时间采样；用装有 25mm 滤料的小型塑料采样夹，以 1L/min 的流速进行 2~8 小时的长时间采样；或用装有 25mm 滤料的小型塑料采样夹，佩戴在采样对象胸前，以 1L/min 的流速进行 2~8 小时的个体采样。将采过样的滤纸置于具塞试管中，加流动相，密闭，洗脱。经定性滤纸过滤后，洗脱液备用。

操作方法 准确称取适量 IPDI-脲，用流动相溶解、定容，配制 IPDI 标准溶液。用流动相稀释标准溶液，配制 IPDI 标准系列，进样测定，以保留时间定性，峰高或峰面积标准曲线法定量。

（吕昌银）

shuǐzhōng shíyóu jiǎnyàn

水中石油检验（determination of petroleum in water） 石油，又称原油，是可燃的黑色或深棕色黏稠液体，主要含有各种烷烃、环烷烃、芳香烃等烃类化合物，占 95.0%~99.5%，此外含有少量的含氧、氮、硫化合物。石油污

染水环境后在水体表面形成石油薄膜能有效地隔绝空气与水的氧气交换，石油被氧化又大量消耗水中的溶解氧，导致大面积水域缺氧，使水质恶化，危害水生生物的生存，甚至造成一些物种灭绝。因此，石油检测已成为水质理化检验中一项重要的监测项目。中国国家标准《水质 石油类和动植物油类的测定 红外分光光度法》（HJ 637-2012）规定了红外光度法测定水质中石油类和动植物油，《生活饮用水标准检验方法 有机物综合指标》（GB/T 5750.7-2006）规定了重量法、荧光光度法、紫外分光光度法、非分散红外光度法测定水中石油。

重量法 水样经酸化后，用石油醚萃取水样中石油，石油醚萃取液经干燥恒重后，称量。

操作步骤 取水样加入适量硫酸酸化，摇匀放置。如采样瓶壁上沾有石油，用石油醚洗涤，将石油醚并入样液中。用石油醚萃取 2~3 次，弃去水样，合并萃取液。用氯化钠饱和溶液洗涤萃取液 2~3 次。将萃取液移入锥形瓶中，加入无水硫酸钠脱水，放置过夜。用预先以石油醚洗涤的滤纸过滤，收集滤液于经 70℃ 干燥至恒量的烧杯中，用少量石油醚依次洗涤锥形瓶、无水硫酸钠和滤纸，合并洗液于滤液中。将烧杯于 70℃ 水浴上蒸去石油醚。于 70℃ 恒温箱中干燥 1 小时，取出烧杯于干燥器内，冷却 30 分钟后称重。

注意事项 水样中含有磺化环烷酸盐类或环烷酸将干扰测定，可用硫酸酸化水样消除干扰。

适用范围 该法适用于生活饮用水及其水源水中石油含量在 10mg/L 以上的水样测定，实际上测定的是水中可被石油醚萃取物

质的总量。

紫外分光光度法 水样经酸化后，用石油醚萃取水样中石油，石油醚萃取液和石油标准系列分别于 256nm 波长下测定吸光度，制作标准曲线并计算水样中石油质量浓度。

操作步骤 将水样倾入分液漏斗中，加入硫酸溶液及氯化钠，摇匀使之溶解。用石油醚洗涤采样瓶，将洗涤液倒入分液漏斗中，充分振摇萃取 2 次，合并萃取液于容量瓶中，加石油醚至刻度，摇匀。用无水硫酸钠脱水。配制系列石油标准溶液，于 256nm 波长，分别测定样品和石油标准系列的吸光度，制作标准曲线并计算水样中石油质量浓度。

适用范围 该法适于生活饮用水及其水源水中石油含量测定。

非分散红外光度法 水样经酸化后，用四氯化碳（CCl_4）萃取水样中石油，CCl_4 萃取液和石油标准系列分别于 3500nm 处测定吸光度，制作标准曲线并计算水样中石油质量浓度。

操作步骤 取一定量水样加入盐酸溶液酸化，加入氯化钠，振摇使之溶解。用 CCl_4 分次洗涤采样瓶后倒入样液中，振摇，静置分层。收集萃取液，用 CCl_4 稀释至刻度，然后加入无水硫酸钠脱水。配制系列石油标准溶液。分别将样品和石油标准系列注入红外分光光度仪测量吸收值。绘制标准曲线，从曲线上查出水样中石油的质量。

注意事项 应用非分散红外光度法时，所用 CCl_4 应在 3500nm 处无吸收，否则应重蒸馏精制。该法最低检测质量为 0.05mg，若取 1000ml 水样测定，最低检测质量浓度为 0.05mg/L。

适用范围 该法适用于生活饮用水及其水源水中石油的含量测定。

（康维钧）

shuǐzhōng yīnlízǐbiǎomiàn huóxìngjì jiǎnyàn

水中阴离子表面活性剂检验

（determination of anionic surfactant in water） 表面活性剂（surfactant）是指分子结构中具有固定的极性基团和非极性基团并能使溶液表面张力或界面张力显著改变的物质，分为离子型表面活性剂和非离子型表面活性剂。离子型表面活性剂溶解于水后，根据表面活性剂分子解离后的带电性又分为阳离子表面活性剂和阴离子表面活性剂。阴离子表面活性剂在性能和价格方面的优势，故应用广泛。水体中表面活性剂主要来源于洗涤剂生产的废水、洗衣工厂废水以及大量家庭生活污水的排放。当水体受到表面活性剂的污染，水体会产生泡沫、乳化和微粒悬浮等现象，对氧气的交换有隔绝作用，导致水质恶化，影响水生生物的生存。因此，阴离子表面活性剂已成为水污染的重要指标之一。中国国家标准《水质 阴离子表面活性剂的测定 亚甲蓝分光光度法》（GB 7494-87）、《水质 阴离子洗涤剂的测定 电位滴定法》（GB 13199-91）规定的方法为亚甲蓝分光光度法和电位滴定法。

亚甲蓝分光光度法 阳离子染料亚甲蓝与阴离子表面活性剂作用生成易被有机溶剂萃取的蓝色化合物，经三氯甲烷萃取后，在 652nm 波长下测定萃取液的吸光度，萃取液的吸光度值与阴离子表面活性剂的浓度成正比。

操作步骤 吸取水样于分液漏斗中，加入酚酞溶液，逐滴加入氢氧化钠溶液，使水样呈红色，然后加入硫酸溶液，使红色刚褪去。加入亚甲蓝溶液振摇，再加入三氯甲烷强烈振摇，如发生乳化，可加入少量异丙醇消除乳化现象，放置分层；将三氯甲烷层放入预先盛有洗涤液（磷酸二氢钠和硫酸混合溶液的）的分液漏斗中洗涤有机相，然后于 652nm 波长测量吸光度。用直链烷基苯磺酸钠（LAS）标准系列溶液平行操作，制作标准工作曲线，计算水中阴离子表面活性剂含量。

注意事项 干扰物质主要有硫酸盐、磺酸盐、羧酸盐、酚类以及无机的硫氰酸盐、氰酸盐、硝酸盐和氯化物等与亚甲蓝作用，生成可溶于三氯甲烷的蓝色络合物，致使测定结果偏高。通过水溶液反洗可消除大部分氯化物和硝酸盐等无机盐的干扰。

适用范围 该法适用于测定饮用水、地面水、生活污水及工业废水中直链烷基苯磺酸钠、烷基磺酸钠和脂肪醇硫酸钠。

电位滴定法 以阴离子洗涤剂电极为工作电极；饱和甘汞电极为参比电极，组成工作电池，在工作电极的能斯特响应区内，电池电势与阴离子洗涤剂浓度的对数呈线性关系。以十六烷基溴化吡啶（CPB）为滴定剂对污染水体中阴离子洗涤剂进行电位滴定，发生反应：CPB+LAS＝CPB·LAS（白色沉淀）。随着 CPB 的滴入，水样中 LAS 浓度不断下降，电池电势也将随之改变，在等当点附近，溶液中 LAS 浓度将有一个突变，电池电势也发生突变，用二阶微分法求出滴定终点。

操作步骤 取适量水样置于三角瓶中，用十六烷基溴化吡啶标准溶液滴定，用二阶微分法求出滴定终点，由终点所对应的 CPB 消耗量（ml）求得样品中阴离子洗涤剂的量。

注意事项　阴离子洗涤剂电极在使用前需在 LAS 活化液中浸泡，然后用清水多次冲洗，直至两次清水的电池电动势±1mV 即可使用。

适用范围　该法适用于测定污染水体中的阴离子洗涤剂。

（康维钧）

shuǐzhōng wēinángzǎo dúsù jiǎnyàn

水中微囊藻毒素检验 （determination of microcystins in water）

微囊藻毒素是一类由蓝藻产生的具有肝毒性的生物毒素，由七种氨基酸组成的小分子环状多肽，相对分子量约 1000 左右，约有 80 种异构体。中国国家标准《水中微囊藻毒素的测定》（GB/T 20466-2006）规定了三种微囊藻毒素异构体的测定方法。微囊藻毒素-RR，分子式为 $C_{49}H_{75}N_{13}O_{12}$，分子量为 1038.2，CAS 编号 111755-37-4；微囊藻毒素-YR，分子式 $C_{49}H_{72}N_{10}O_{13}$，分子量 995.2，CAS 编号 101064-48-6；微囊藻毒素-LR，分子式 $C_{49}H_{74}N_{10}O_{12}$，分子量为 995.2，CAS 编号 101043-37-2。微囊藻毒素化学性质稳定，能耐热、强酸和强碱，被其污染的饮用水和水产品，给人类健康带来了巨大威胁。检测方法有蛋白磷酸酶抑制法、高效液相色谱法、液相色谱-质谱联用法、薄层层析法、核磁共振法和酶联免疫检测法等。高效液相色谱法如下。

原理：微囊藻毒素在波长 238nm 下有特异的吸收峰。微囊藻毒素异构体不同，其高效液相色谱中的保留时间也不同，根据保留时间确定样品中微囊藻毒素的异构体。

样品处理：将采集的水样依次经 500 目不锈钢筛网、GF/C 玻璃纤维滤膜和 0.45μm 乙酸纤维素滤膜过滤。过滤水样流经预先用甲醇和水活化的 C_{18} 固相萃取小柱进行富集。富集完毕，依次用水和 20% 的甲醇水溶液淋洗 C_{18} 固相萃取小柱。再用 10ml 0.1% 三氟乙酸的甲醇溶液洗脱微囊藻毒素。将洗脱液在 40℃ 下用旋转蒸发器或吹氮浓缩器浓缩至干。用 1ml 甲醇分 2 次溶解浓缩至干的物质，用涡旋混合器充分涡旋混合，用尖嘴吸管取出，用氮气流吹干或离心干燥，加 50% 甲醇溶液定容至 100μl，待测。

操作步骤：配制三种微囊藻毒素混合标准系列，进样 10μl 进行高效液相色谱测定，记录各毒素峰面积，绘制工作曲线。同样条件下吸取 10μl 试样注入高效液相色谱仪进行测定，记录样品中三种微囊藻毒素的峰面积，分别从工作曲线上查出各毒素浓度，根据浓缩倍数求出水样中三种微囊藻毒素的含量。

色谱条件：C_{18} 色谱柱；色谱柱温度 40℃；流动相为甲醇与磷酸盐缓冲溶液（pH 3）按 57：43 体积比混合，流速为 1ml/min，紫外可见光检测器在 238nm 波长处检测。注意事项此步骤均应在玻璃容器中操作；富集时尽可能选择大容量的 C_{18} 固相萃取小柱，否则需对水样进行 2 次富集。

适用范围：该法适用于饮用水、湖泊水、河水、地表水等水中微囊藻毒素的测定。

（康维钧）

quánxuè dǎnjiǎnzhǐméi huóxìng cèdìng

全血胆碱酯酶活性测定 （determination of cholinesterase activity in whole blood）

检测血液中胆碱酯酶活性可反映人体有机磷农药的中毒或接触程度。体内的胆碱酯酶有两种，即乙酰胆碱酯酶（又称真性胆碱酯酶）和丁酰胆碱酯酶（又称拟胆碱酯酶）。因乙酰胆碱酯酶主要存在于红细胞及神经组织中，特异性较高，能迅速催化乙酰胆碱水解，使它失去神经递质作用，对其他胆碱类如丁酰胆碱的作用则很弱。有机磷农药进入人体后，能迅速与体内胆碱酯酶结合，形成的磷酰化胆碱酯酶，使胆碱酯酶对胆碱能神经末梢分泌的神经递质乙酰胆碱的分解能力丧失，导致神经系统乙酰胆碱的积聚，产生一系列中枢和周围神经系统功能障碍。美国政府工业卫生学家联合会（ACGIH）规定的生物接触指数为个体本底值的 70%。

测定方法主要有羟胺三氯化铁分光光度法和硫代乙酰胆碱-联硫代双硝基苯甲酸分光光度法等，见中国国家标准《全血胆碱酯酶活性的分光光度测定方法 羟胺三氯化铁法》（WS/T 66-1996）、《全血胆碱酯酶活性的分光光度测定方法 硫代乙酰胆碱-联硫代双硝基苯甲酸法》（WS/T 67-1996）、《氨基甲酸酯杀虫剂中毒诊断标准》（GBZ 52-2002）。此外，还有便携式胆碱酯酶测定仪法和纸片法，但定量不如分光光度法准确。

羟胺三氯化铁分光光度法

血液胆碱酯酶使乙酰胆碱分解生成胆碱和乙酸，未被分解的乙酰胆碱与碱性羟胺作用生成乙酰羟胺，进一步在酸性条件下与三氯化铁反应生成红棕色羟肟酸铁配合物，于 520nm 处测定吸光度值，剩余乙酰胆碱的量与其吸光度值成正比，由已水解的乙酰胆碱量可计算出胆碱酯酶活性。该法线性范围为 2.4~1000μmol/L（取血 20μl）。

样品采集　用血色素管分别采取耳垂血 20μl，注入加有 0.98ml 磷酸盐缓冲液的比色管

（样品管 A、对照管 B）中，摇匀，立即进行测定。

操作步骤 将样品管 A 和对照管 B 置于 37℃ 水浴中，预热 5 分钟。向 A 管中加入乙酰胆碱标准应用液 1ml，B 管中加水 1ml。另取 C 管为标准管，加磷酸盐缓冲液和乙酰胆碱标准应用液各 1ml，D 管为空白管。加磷酸盐缓冲液和水各 1ml，置于 37℃ 水浴中，30 分钟后，各管中分别加碱性羟胺，振摇 2 分钟。各管中加入稀盐酸，振摇 2 分钟，再加三氯化铁溶液，滤纸过滤后于 520nm 波长处以空白管 D 为参比，测定各管的吸光度值。以标准管 C 的吸光度值减去样品管 A 的值（已扣除了对照管 B 的值）即是被分解的乙酰胆碱吸光度值，与标准管 C 的吸光度比值即是酶活性的绝对值。也可以由绘制的乙酰胆碱标准曲线，查得到相应的被水解乙酰胆碱量（μmol）。此值为 0.02ml 血经 37℃ 30 分钟反应条件下的胆碱酯酶活性绝对值。表示为 μmol（0.02ml 37℃ 30 分钟）。计算胆碱酯酶百分数时，可用本地区未接触有机磷农药的健康人群（30 人以上）全血胆碱酯酶的活性值作标准。

注意事项 全血胆碱酯酶活性值的大小和单位随所用方法不同而异，因此测定结果要标出相关方法的重要条件。

硫代乙酰胆碱-联硫代双硝基苯甲酸分光光度法 胆碱酯酶水解硫代乙酰胆碱，生成硫代胆碱和乙酸。硫代胆碱与巯基显色剂 5,5'-联硫代-双-2-硝基苯甲酸（DTNB）反应，生成黄色化合物，于 412nm 波长处测定吸光度值。酶的活性与水解生成的硫代胆碱量成正比，也即与其进一步生成的黄色化合物的吸光度值成正比。利用谷胱甘肽作为巯基标准溶液以表示硫代胆碱的量绘制标准曲线，通过该曲线求得胆碱酯酶活性。最低检测浓度为 2 单位。

血样采集和保存 取耳（或指）末梢血 10μl 滴入有肝素抗凝剂或盛有 3ml 磷酸缓冲液的小试管中混匀，加塞。置冰瓶中运送，于 4℃ 冰箱内保存，尽快分析。

标准曲线绘制 分别取不同量谷胱甘肽（1.0mmol/L）作为巯基标准溶液，加纯水至一定体积，然后加入 pH 7.40 磷酸缓冲液和 DTNB 溶液，显色后于 412nm 波长处以试剂空白为参比测定吸光度值。据此绘制胆碱酯酶活性标准曲线（相当于胆碱酯酶活性 0~80μmol/ml）。

操作步骤 取末梢血 10μl 放入盛有磷酸缓冲液的试管中，混匀后从中取出一半于另一试管中作为测定管，原管作为对照管。向对照管中加入 1 滴毒扁豆碱溶液以抑制血液中胆碱酯酶的作用。然后将测定管和对照管同置于 37℃ 水浴中预热 5~10 分钟。两管中分别加入经 37℃ 水浴保温的 DTNB 溶液和碘化硫代乙酰胆碱溶液，立即计时并混匀，在 37℃ 水浴中准确反应 6 分钟，再向测定管中加入 1 滴毒扁豆碱溶液抑制剂以终止反应。将两管离心去除血细胞，取上清液于 5mm 比色皿中，以纯水为参比于 412nm 波长处测定吸光度值，测定管与对照管吸光度值之差，即为酶水解硫代乙酰胆碱产生的硫代胆碱的吸光度值，查标准曲线求得全血胆碱酯酶活性单位。

注意事项 ①在标准曲线的绘制中，以每毫升血样在 37℃ 水浴中 6 分钟，水解 1μmol 基质为 1μmol 单位。1μmol 谷胱甘肽能提供 1μmol 巯基，其显色效应相当于 1μmol 硫代胆碱，也相当于酶促分解 1μmol 基质（硫代乙酰胆碱）的效应。因测定管取血样量为 5μl，每毫升巯基标准液中含谷胱甘肽为 1μmol，故 0.1ml 巯基标准液相当于显色效应 20 单位。0.2ml 巯基标准液相当于 40 单位，余类推。②为防止溶血血红蛋白干扰测定，硫代乙酰胆碱溶液、DTNB 溶液、抑制剂均用生理盐水稀释。

纸片法 ①原理：将适量乙酰胆碱和溴麝香草酚蓝浸于纸片上干燥，在血液胆碱酯酶作用下，乙酰胆碱分解产生乙酸，致使纸片上溴麝香草酚蓝的颜色发生变化，与标准色板比较，即可读出酶活性的百分数。②操作步骤：于手指或耳垂取一滴血，置纸片的中央，用两块干净的载玻片夹紧，使血滴均匀扩散成直径为 0.6~0.8cm 的圆形斑点。两端紧缚橡皮圈，贴身保温 30 分钟。在光线充足处对光观察血斑中央部分的颜色，与标准色板比较，判断酶活性的百分数。一般结果判断：80% 以上属正常；70%~80% 为可疑；60% 以下认为明显抑制。

（张加玲）

xuèzhōng tànyǎngxuèhóngdànbái jiǎnyàn

血中碳氧血红蛋白检验 （determination of carboxyhemoglobin in blood） 血液中的血红蛋白（Hb）与吸入体内的一氧化碳（CO）结合生成碳氧血红蛋白（HbCO），使 Hb 不能与氧结合，妨碍氧的运输。一般 Hb 与氧结合生成氧合血红蛋白（HbO$_2$）给组织供氧，当空气中存在一定浓度的 CO 时，则有如下平衡关系，即：$HbO_2+CO \rightleftharpoons HbCO+O_2$。CO 与 Hb 的亲和力比氧与 Hb 的亲和力高 200～300 倍，而 HbCO 比 HbO_2 的解离速度慢 3600 倍。血液中 HbCO 和 HbO_2 的比例取决于空气中 CO 浓度和接触时间。血中 HbCO 浓度与 CO 临床表现密切相关，是应用最广泛的 CO 中毒的生物监测指标。世界卫生组织推荐居民和职业人群血中 HbCO 的生物接触限值分别为 <3.0% 和 <5.0%。正常人内源性 HbCO 浓度为 <1.0%。

血中 HbCO 常用的检验方法主要是分光光度法（中国国家标准《职业性急性一氧化碳中毒诊断标准》GBZ 23-2002 附录 B）。此外，还有双波长吸光度比值法和氢氧化钠法。

分光光度法 血液中含有还原 Hb、HbO_2、HbCO 和微量高铁血红蛋白（MetHb），利用还原剂连二亚硫酸钠（$Na_2S_2O_4$）将 HbO_2 和 MetHb 还原成 Hb。血液中的 HbCO 和 Hb 分别在 420nm 和 432nm 处有最大吸收峰，测定血样在这两个波长下的吸光度值，代入含有预先测得 HbCO 与 Hb 吸光系数的公式中，即可求得 HbCO 的饱和度（%）。最低检测浓度为 2%HbCO（$10\mu l$ 血样），测定范围为 2%～70.5%HbCO。

操作步骤 吸光系数的测定：取健康人血液约 2ml（加肝素抗凝），用三羟甲基氨基甲烷（Tris 液）稀释约 5 倍，再取出一定量用 Tris 液稀释，通入氧气，得到 HbO_2 液。从中取出一半溶液，通 CO 得到 HbCO 液。另一半溶液通氮气，以除去剩余的氧。在 HbO_2 和 HbCO 的制备液中，分别加入 $Na_2S_2O_4$，混匀。以试剂空白液为参比，在 420nm 和 432nm 波长下测定两种溶液的吸光度值，即为吸光系数 a_{420}^{Hb}、a_{432}^{Hb}、a_{420}^{HbCO} 和 a_{432}^{HbCO}。

血样测定：取受检血样，用血液稀释液稀释后加入 $Na_2S_2O_4$，混匀。测定在 420nm 和 432nm 波长下的吸光度值 A_{420} 和 A_{432}。根据公式计算 HbCO 的饱和度。

$$HbCO(\%) = \frac{A_{432} \times a_{420}^{Hb} - A_{420} \times a_{432}^{Hb}}{A_{420}(a_{432}^{HbCO} - a_{432}^{Hb}) - A_{432}(a_{420}^{HbCO} - a_{420}^{Hb})}$$

样品处理 在接触 CO 3 小时后的工作班末或接触最高浓度时采集末梢血约 $10\mu l$，并加入肝素混匀、密闭。为避免吸烟的影响，要求受检者采样当天不能吸烟。冷藏运输，置于冰箱中可保存 1 周。

注意事项 所用氮气和氧气应为高纯气体，否则微量的 CO 会干扰测定。$Na_2S_2O_4$ 遇水易分解，在空气中易被氧化，应避免接触空气和水分。测定 HbCO 吸光系数必须采用新鲜血液。含 HbCO 的试液应尽量避免接触空气，及时测定。

双波长吸光度比值法 血液经 $Na_2S_2O_4$ 还原后只含有 HbCO 和 Hb 两种组分，其吸收光谱的第二吸收带波长分别为 555nm 和 538nm。随着血中 HbCO 饱和度的增大，555nm 处的吸光度值减小，而 538nm 处的吸光度值增大。538nm 与 555nm 处的吸光度值之比 A_{538}/A_{555} 也随着 HbCO 饱和度的增加而增大，呈正相关。

操作步骤 将正常非吸烟者的血样用碳酸钠溶液稀释后，加入少许 $Na_2S_2O_4$，使 HbO_2 还原，分别在 538nm 和 555nm 处测其吸光度值，计算 $(A_{538}/A_{555})_0$；再将此溶液通入 CO，使血液中的 Hb 全部转化为 HbCO。在上述两波长处再测定吸光度值，计算 $(A_{538}/A_{555})_{100}$；血样按上述操作，测其 $(A_{538}/A_{555})_x$；代入下式中计算血样中 HbCO 饱和度。

$$HbCO(\%) = \frac{(A_{538}/A_{555})_x - (A_{538}/A_{555})_0}{(A_{538}/A_{555})_{100} - (A_{538}/A_{555})_0} \times 100$$

注意事项 此法对于 HbCO 饱和度较高的血样重现性较好，但不适用于测定 HbCO 饱和度较低的血样。对血样的稀释不要求很精确。若保持实验条件不变，HbCO 饱和度为 0 和 100% 的比值，不必每次测定。通常 $(A_{538}/A_{555})_0$ 为 0.775，$(A_{538}/A_{555})_{100}$ 为 1.233。

氢氧化钠法 ①原理：根据正常人血样在碱性条件下立即转变成草绿色，而存在 HbCO 会使颜色转变时间延长，颜色转变所需时间与 HbCO 浓度之间存在相关性，从变色时间可估计 HbCO 的浓度。②操作步骤：取耳血或指血 1～2 滴，与蒸馏水混匀，呈粉红色。加入 10% 的氢氧化钠后，若呈现草绿色则为碳氧血红蛋白阴性，若颜色转变缓慢则碳氧血红蛋白阳性，变色时间与血液中 HbCO 浓度的关系见表。

表 变色时间与血液中 HbCO 浓度的关系

变色时间（秒）	HbCO 浓度（%）
15	10
30	25
50	50
80	75

（张加玲）

niàozhōng 2, 5-jǐ'èrtóng jiǎnyàn

尿中 2, 5-己二酮检验（determination of 2, 5-hexanedione in urine） 2,5-己二酮，又称丙酮基丙酮或 α,β-二乙酰基乙烷，为无色透明低挥发性液体，具有芳香气味，分子式 $C_6H_{10}O_2$，分子量 114.2，沸点 194.0℃，能与水、乙醇和乙醚等混溶。2,5-己二酮是正己烷或甲基正丁基甲酮在体内的代谢产物，其尿中含量是反映近期接触量的敏感生物监测指标。中国规定的职业接触生物限值为 4.0mg/L，美国政府工业卫生学家联合会（ACGIH）的生物接触指数值为 0.4mg/L（无水解）。尿中 2,5-己二酮常用气相色谱法测定，见中国国家标准《职业接触正己烷的生物限值》（WS/T 243-2004）；也可采用气相色谱-质谱联用法测定。

收集班后尿样，加盐酸酸化，置-8℃可保存 1 个月。①原理：尿中 2,5-己二酮在酸性条件下水解，用乙醚萃取，然后经改性的聚乙二醇（FFAP）柱分离，火焰离子化检测器检测，保留时间定性，峰面积或峰高定量，以未接触正己烷者的尿液绘制工作曲线。线性范围为 5.0~30.0mg/L。或水解液用乙酸乙酯萃取，采用毛细管色谱分析。最低检测限为 0.021mg/L。②色谱条件：玻璃色谱柱，固定相为 FFAP：Chromosorb WAW DMCS＝15：100，柱温165℃，检测室温度230℃，气化室温度230℃，载气（氮气）流速 50ml/min。毛细管色谱柱，柱温 100℃，气化室温度 180℃，检测室温度 220℃，氮气流速 2.0ml/min，分流比 10：1。③操作步骤：尿样加盐酸后，于 90~100℃水浴中恒温 40 分钟，取出冷却后，加乙醚或乙酸乙酯萃取，萃取液定容后进样分析。

（张加玲）

niàozhōng 2-liúdàisāizuòwán-4-suōsuān jiǎnyàn

尿中 2-硫代噻唑烷-4-羧酸检验（determination of 2-thio-thiazolidine-4-carboxylic acid in urine）

2-硫代噻唑烷-4-羧酸（TTCA），分子式 $C_4H_5O_2NS_2$，分子量163.24，是二硫化碳进入人体与谷胱甘肽结合所生成的代谢产物，经尿排出。结构式见图。

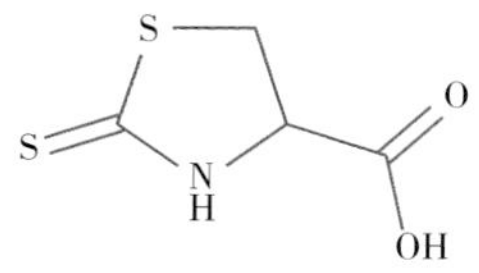

图 2-硫代噻唑烷-4-羧酸结构式

检测方法主要是高效液相色谱法，见中国国家标准《尿中2-硫代噻唑烷-4-羧酸的高效液相色谱测定方法》（WS/T 40-1996）。①原理：尿样经酸化后用乙醚提取，浓缩后经 C_{18} 柱分离，以甲醇+水+冰乙酸（14.5+84.5+1.0）为流动相，紫外检测器在 273nm 检测。保留时间定性，外标法定量。该法最低检测浓度为 20μg/L（1ml 尿样）。②尿样采集和处理：采集工作班末尿样，尽快测定比重，置于-8℃冰箱中可保存 1 周。取适量经离心后尿样加入盐酸和乙醚，于快速混匀器上混合提取。离心后，乙醚层于 40℃水浴氮吹干。加入甲醇溶解残渣，供色谱测定。

（张加玲）

niàozhōng mǎniàosuān jiǎnyàn

尿中马尿酸检验（determination of hippuric acid in urine）

马尿酸，又称苯甲酰氨基乙酸，分子式 $C_9H_9NO_3$，分子量 179.2，无色结晶，熔点 186℃，可溶于水、醇、碱液、三氯甲烷和乙醚等，不溶于苯、二硫化碳和石油醚。化学结构式见图。马尿酸是甲苯在体内的代谢产物，随尿排出。正常人尿中也含有马尿酸，其含量水平因个体差异波动较大，主要受膳食及某些药物摄入的影响，其中水杨酸类药物的影响最大。另外，接触乙苯、苯乙烯、苯甲醛、苯甲醇和苯甲酸等有机化合物，也可使人尿中马尿酸含量增高。所以，尿中马尿酸作为甲苯接触的生物监测指标是非特异性的。美国政府工业卫生学家联合会（ACGIH）规定班末尿中职业接触生物限值为 1.6g/g 肌酐。

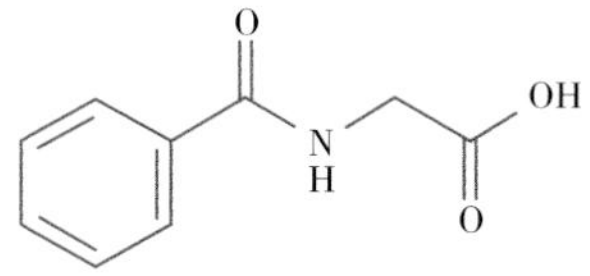

图 马尿酸结构式

常用的检验方法是高效液相色谱法和分光光度法，见中国国家标准《尿中马尿酸、甲基马尿酸的高效液相色谱测定方法》（WS/T 53-1996）、《尿中马尿酸的分光光度测定方法》（WS/T 52-1996）；也可利用衍生反应生成酯后，用气相色谱法进行测定。

高效液相色谱法 ①原理：尿样中马尿酸经酸水解后用乙酸乙酯萃取，以甲醇+水+冰乙酸（20+80+0.01）为流动相，C_{18}柱分离，紫外检测器 254nm 检测，保留时间定性，峰面积外标法定量。可同时测定马尿酸和甲基马尿酸，最低检测浓度分别为 0.015mg/L 和 0.03mg/L（1ml 尿样）。尿中肌酐、苯甲酸、苯酚、对硝基酚等不产生明显干扰。②尿样收集与保存：采集接触者班后尿样，尽快测定比重后按 0.1%比例加入盐酸或百里酚，置4℃冰箱可保存 2 周。也可将尿样酸化后，用乙酸乙酯提取，水浴蒸干，4℃冰箱保存，至少可以稳定半年。③操作步骤：取一定量尿样，加盐酸酸化、加少量氯化钠，再加乙酸乙酯提取。取一定量乙酸乙酯层置70℃水浴中挥干。加水溶解残留物后，进样测定。

分光光度法 ①原理：马尿酸在喹啉存在下，与苯磺酰氯反应生成黄色化合物，在乙醇溶液中于470nm下测定吸光度，标准曲线法定量。最低检出浓度为6mg/L（取尿样5ml）。②尿样收集与保存：见高效液相色谱法。③操作步骤：取一定量尿样，依次加入喹啉和苯磺酰氯，密塞，漩涡混匀。在30℃下避光显色30分钟。再加入一定量乙醇，继续显色30分钟，测定吸光度值。

（张加玲）

niàozhōng jiǎjīmǎniàosuān jiǎnyàn

尿中甲基马尿酸检验（determination of methyl hippuric acid in urine）

甲基马尿酸，是二甲苯在体内的代谢产物，又名甲基苯甲酰氨基乙酸，分子式$C_{10}H_{11}NO_3$，分子量193.2，化学性质与马尿酸相似。美国政府工业卫生学家联合会（ACGIH）规定班末尿中职业接触生物限值为1.5g/g肌酐。

甲基马尿酸常用高效液相色谱法检测（见尿中马尿酸检验）。也可采用薄层法分离后，分光光度法测定。在酸性条件下，尿液中的甲基马尿酸经乙酸乙酯萃取浓缩，用薄层层析法分离，用对二氨基苯甲醛显色，将显色斑点刮下，用乙醇洗脱、离心后，取上清液测定455nm下的吸光度值。

（张加玲）

niàozhōng biǎntáosuān jiǎnyàn

尿中扁桃酸检验（determination of mandelic acid in urine）

扁桃酸，又称苯乙醇酸、α-羟基苯乙酸、苦杏仁酸、苯羟乙酸，分子式$C_8H_8O_3$，分子量152.15，熔点119℃；白色结晶，见光易变色，有腐蚀性，可溶于水和大多数有机溶剂；是乙苯或苯乙烯经人体的主要代谢产物，随尿液排出，可作为人体接触乙苯或苯乙烯的生物监测指标。美国政府工业卫生学家联合会（ACGIH）规定工作周末的班末尿中生物接触限值为1.5mg/g肌酐。

测定方法主要有高效液相色谱法和气相色谱法。其中高效液相色谱法见中国国家标准《尿中苯乙醛酸和苯乙醇酸的高效液相色谱测定方法》（WS/T 54-1996）。尿样在4℃下可保存1周，-20℃下可保存2周。①原理：尿样酸化后，用二氯甲烷-异丙醇混合溶剂萃取。以甲醇+0.01%混合酸水溶液（冰乙酸+磷酸为15+85）为流动相，C_{18}色谱柱分离，紫外检测器于225nm检测，保留时间定性，内标法峰面积比定量。该法最低检测浓度为10mg/L，可同时检测苯乙醛酸。②操作步骤：取1.0ml尿样，加入6mol/L盐酸酸化，加入内标液4-羟基苯甲酸，以二氯甲烷-异丙醇（9+1）混合萃取剂在漩涡混合器上萃取，离心。抽去上层尿液，转移一定量有机相至离心管中，在40℃水浴中用氮气将有机溶剂吹干。加流动相溶解残留物，进样分析。③注意事项：用异丙醇萃取扁桃酸萃取率高，但异丙醇沸点高且与水不能分层。二氯甲烷对扁桃酸的萃取率低，同时对尿中杂质萃取也少，但沸点低、易被氮气吹干。将两种溶剂混合使用，既提高了萃取率，杂质干扰减少，又方便操作。

（张加玲）

niàozhōng běnyǐquánsuān jiǎnyàn

尿中苯乙醛酸检验（determination of phenylglyoxalic acid in urine）

苯乙醛酸，又称苯酰甲酸，分子式$C_8H_6O_3$，分子量150.1，微黄色晶体粉末；熔点62~66℃，沸点155℃，易溶于水。尿液中苯乙醛酸和扁桃酸的总和作为接触苯乙烯的生物监测指标。美国政府工业卫生学家联合会（ACGIH）规定班末尿中的生物接触限值为400mg/g肌酐。人体经呼吸道吸入的苯乙烯蒸气，只有小部分以原形从呼出气及尿中排出，大部分氧化为扁桃酸（苯乙醇酸）。扁桃酸主要从尿中排出，少量扁桃酸继续氧化为苯乙醛酸也随尿排出。中国国家标准《尿中苯乙醛酸和苯乙醇酸的高效液相色谱测定方法》（WS/T 54-1996）规定检验方法为高效液相色谱法，检测波长254nm，最低检测限为1mg/L（见尿中扁桃酸检验）。

（张加玲）

niàozhōng liúdài'èryǐsuān jiǎnyàn

尿中硫代二乙酸检验（determination of thiodiacetic acid in urine）

硫代二乙酸，又称亚硫基二乙酸、硫代二甘酸，分子式$C_4H_6O_4S$，分子量150.15，白色结晶，熔点129℃，溶于水和醇，不溶于苯，结构式见图。硫代二乙酸是人体接触氯乙烯后的代谢产物，随尿液排出。

图 硫代二乙酸结构式

检测方法主要有气相色谱法，见中国国家标准《尿中亚硫基二乙酸的气相色谱测定方法》（WS/T 63-1996）。①原理：尿液经酸化、水浴蒸发至近干，用甲醇-乙醚溶解其中的硫代二乙酸，以重氮甲烷进行甲酯化。用气相色谱柱分离，火焰光度检测器检测，保留时间定性，峰高或峰面积定量。最低检测浓度为 0.25mg/L。②尿样采集和保存：采集班后尿，测比重后加入盐酸酸化，密封。于 4℃ 冰箱可保存 2 周。③操作步骤：取尿液加盐酸酸化，沸水浴上蒸发至湿结晶状态，冷至室温，加甲醇-乙醚混合液萃取，于 45℃ 水浴中浓缩乙醚层。将亚硝基甲脲与氢氧化钾溶液反应生成的重氮甲烷气体导入样品溶液进行甲酯化。稍后加入甲醇，并在温水浴上除去过剩的重氮甲烷和乙醚，甲醇定容后用气相色谱法测定。④色谱条件：玻璃色谱柱，固定相为聚乙二醇 20M：Chromosorb WAW-DMCS（5：100）；柱温 180℃，载气（氮气）流速 50ml/min，氢气 60ml/min，空气 70ml/min。⑤注意事项：注意火焰光度检测器的响应值的对数与样品浓度的对数值呈直线关系。

（张加玲）

niàozhōng sānlǜyǐsuān jiǎnyàn
尿中三氯乙酸检验 （determination of trichloroacetic acid in urine）

三氯乙酸为无色结晶，有刺激性气味，分子量 163.5，熔点 58℃，沸点 197.5℃，易潮解，溶于水、乙醇及乙醚等；是三氯乙烯或四氯乙烯在人体内的代谢产物，随尿排出。常用作人体接触的生物监测指标。美国政府工业卫生学家联合会（ACGIH）建议三氯乙烯或四氯乙烯接触者工作周末的班末尿中生物接触指数分别为 15mg/L 和 3.5mg/L，中国卫生标准《职业接触三氯乙烯的生物限量》（WS/T 111-1999）规定其生物限值尿中含量为 50mg/L。

检测方法主要有分光光度法和气相色谱法，见中国国家标准

《尿中三氯乙酸的分光光度测定方法》（WS/T 64-1996）、《尿中三氯乙酸顶空气相色谱测定方法》（WS/T 96-1996）。收集工作周末班后尿样，立即测定比重。置于 4℃ 冰箱中可保存 2 周。

顶空气相色谱法 三氯乙酸经加热脱羧生成三氯甲烷，在一定温度下，密闭顶空瓶内三氯甲烷可在气液两相间达到动态平衡，气相中三氯甲烷的浓度与液相中的浓度成正比，即与液相中三氯乙酸浓度成正比。取顶空气进行气相色谱分析，用正丁醇作内标物，火焰离子化检测器检测，以保留时间定性，以待测物与内标物峰高或峰面积的比值进行定量。该法最低检出浓度为 0.2mg/L。

色谱条件 色谱柱（聚乙二醇 6000：6201 红色担体 = 10：100），柱温 120℃，检测室温度 150℃，气化室温度 150℃，载气（氮气）流速 40ml/min。

操作步骤 取三氯乙酸标准溶液于顶空瓶内，加水定容，加内标正丁醇后密封，于 90℃ 恒温 90 分钟，再在 45℃ 平衡 20 分钟。用温热注射器抽取顶空气进样检测。以三氯乙酸与正丁醇的峰高比（扣去试剂空白值）与三氯乙酸浓度绘制标准曲线。取 5ml 尿样置于顶空瓶中，同上操作，在相同条件下测定样品溶液。

分光光度法 ①原理：在 65℃ 下三氯乙酸在碱性溶液中与吡啶反应，生成红色化合物，测定 530nm 波长处吸光度值，标准曲线法定量。最低检测浓度为 3mg/L。②操作步骤：在尿样中加氢氧化钾溶液、吡啶和甲苯适量，定容。置 65℃ 水浴中 50 分钟。取出吡啶层，加水后混匀放置 20 分钟，测定吸光度值。

（张加玲）

niàozhōng 1-qiǎngjībǐ jiǎnyàn
尿中 1-羟基芘检验 （determination of 1-hydroxypyrene in urine）

1-羟基芘，分子式 $C_{16}H_{10}O$，分子量 218.25，熔点 177～180℃，淡黄色粉末。检测尿中 1-羟基芘浓度可作为个体短期多环芳烃接触的生物指标。因 1-羟基芘是芘类化合物在人体内的主要代谢产物，而芘类物质是多环芳烃的主要成分之一，空气中芘的浓度与多环芳烃有很强的相关性。

最常用的检验方法是高效液相色谱法，见中国国家标准《生物 尿中 1-羟基芘的测定 高效液相色谱法》（GB/T 16156-1996）。此外，还有同步荧光法、气相色谱-质谱法等。

高效液相色谱法 ①原理：尿样中结合态的 1-羟基芘在 β-葡萄糖苷酸酶的作用下水解成为游离态，用 C_{18} 固相萃取小柱富集，甲醇洗脱。经 C_{18} 高效液相色谱柱分离，乙腈-水（75＋25）为流动相等度洗脱，荧光检测器于激发波长 275nm、发射波长 430nm 下检测。保留时间定性，峰面积定量。该方法检出限为 0.03μg/L。也可以甲醇-水梯度洗脱，于激发波长 345nm、发射波长 388nm 下进行测定，外标法定量。方法检出限为 0.05μg/L。②样品采集及保存：采集接触者班后尿样，立即测定比重。-20℃ 避光冷冻可保存 3 个月。③操作步骤：尿样加入 β-葡萄糖苷酸酶溶液于 37℃ 水浴摇床中避光水解。然后通过 C_{18} 固相萃取小柱富集，高效液相色谱法测定。

同步荧光法 尿样经 β-葡萄糖苷酸酶水解，正己烷萃取，再经氢氧化钠溶液反萃取，水相萃取液进行同步荧光光谱扫描，$\Delta\lambda=35nm$，峰值为 440nm。用窄基线

（张加玲）

法进行定量测定，用外标法计算样品含量。检测限为 $0.05\mu g/L$。

（张加玲）

niàozhōng shāchóngmǐ jiǎnyàn

尿中杀虫脒检验 （determination of chlordimeform in urine）

杀虫脒，又称氯苯脒、杀螨脒、克死螨、杀螟螨。化学名称为 N-（4-氯-邻甲苯基）-N, N-二甲基甲脒，分子式 $C_{10}H_{13}ClN_2$，分子量 196.68，熔点 32℃，无色结晶，有氨味，呈碱性，和强酸反应生成盐；易溶于有机溶剂，微溶于水（0.25g/L）；在强酸介质中稳定，遇弱酸、弱碱水解成 N-甲酰-对氯邻甲苯胺，进一步水解成对氯邻甲苯胺。杀虫脒与盐酸形成的盐为无色结晶，熔点 225℃，易溶于水，水中溶解度大于 50%，在甲醇中溶解度大于 30%，在三氯甲烷中仅为 2%，在苯或正己烷中为 0.1%。杀虫脒是有机氮杀虫、杀螨农药，中国已明令禁止使用，进入人体的主要代谢产物为对氯邻甲苯胺，杀虫脒及其代谢产物主要随尿排出。

尿中杀虫脒和对氯邻甲苯胺的检测方法主要有重氮-偶合分光光度法、气相色谱法和高效液相色谱-质谱法等。其中重氮-偶合分光光度法见中国国家标准《尿中杀虫脒及对氯邻甲苯胺的分光光度测定方法》（WS/T 65-1996）。采集接触后次日晨尿或班后尿样，尽快测定比重。按 1% 比例加入盐酸，于 4℃ 冰箱内可保存 2 周。

重氮-偶合分光光度法　尿中杀虫脒在碱性条件下用石油醚萃取，然后用盐酸溶液对醚层进行反萃取。再将萃取液在碱性条件下加热，使杀虫脒水解为对氯邻甲苯胺，然后进行重氮和偶合显色反应，生成紫红色化合物，于 552nm 测定吸光度值。

样品处理　尿中杀虫脒在碱性条件下用石油醚萃取，弃去水层，然后用饱和氯化钠溶液洗涤醚层，再用 1mol/L 盐酸对醚层进行反萃取。调节溶液酸度至中性。

操作步骤　取适量样液，加氢氧化钠，在 90℃ 水浴中加热水解 30 分钟，取出冷却后加入盐酸-乙醇溶液，再加入亚硝酸钠，放置 5 分钟，进行重氮化，加入氨基磺酸铵以消除亚硝酸根离子（NO_2^-）的干扰。振摇后放置 20 分钟，再加入盐酸萘乙二胺进行偶合显色反应，放置 30 分钟。以试剂空白为参比测定吸光度。用杀虫脒标准曲线定量。此方法杀虫脒的检测限为 0.039mg/L。

注意事项　①因尿液中共存有杀虫脒的代谢产物对氯邻甲苯胺，且同时被萃取和测定，因此测定结果是两者之和。若只检测杀虫脒的含量时，应从总量中扣除对氯邻甲苯胺。萃取液不经加热水解过程，用对氯邻甲苯胺标准曲线定量，测得的是对氯邻甲苯胺的含量。②因该方法依据的化学反应是芳胺类化合物的特异反应，苯胺及硝基苯等化合物的接触者尿中都可能出现这类化合物，所以收集尿样时须询问是否接触或服用过该类药物。

气相色谱法　在碱性条件下，尿样中杀虫脒和对氯邻甲苯胺用石油醚萃取，氮气吹干，用正己烷溶解，硝基苯作内标，经色谱柱分离后，氮磷检测器检测，峰高比外标法定量。该法杀虫脒的检测限为 0.006mg/L，对氯邻甲苯胺的检测限为 0.032mg/L。色谱操作条件：不锈钢柱，固定液 3% PEG-20M : 5% Ucon-50-HB-2000，担体 Chromosorb W-HP，柱温 190℃，载气（氮气）流速 30ml/min，进样量 1.0μl。

（张加玲）

shípǐn guòyǎnghuàzhí cèdìng

食品过氧化值测定 （determination of peroxide value in food）

油脂、脂肪酸或含油脂丰富的食品因受加工和储藏等因素的影响而发生的氧化程度的定量测定。过氧化值反映了含油脂和脂肪酸等样品生成过氧化物、醛、酮的程度。过氧化值越高，说明样品中油脂氧化的程度越严重。另一方面，油脂氧化酸败产生的一些小分子物质会对人体产生不良的影响。所以，过氧化值测定不仅能指示油脂类产品本身的质量，同时也能从健康的角度反映食用油对人体产生的潜在危害。食品过氧化值测定有分光光度法和滴定法。

分光光度法：利用油脂氧化产生的过氧化物，将 Fe^{2+} 氧化成 Fe^{3+}，再与硫氰酸钾结合成紫红色络合物，于 500nm 波长处测吸光度值与标准比较定量。应注意检验过程中防止 Fe^{3+} 的污染。另外，二氯化铁需新鲜配制。其优点在于取样量少，适合批量样品的测定。

最常用的测定方法是滴定法，见中国《食品安全国家标准　食品中过氧化值的测定》（GB 5009.227-2016）。将试样溶解在乙酸和异辛烷溶液中，油脂氧化过程中产生的过氧化物与碘化钾溶液反应，能将碘化钾氧化成游离碘，用硫代硫酸钠标准溶液滴定。该方法需要的样品量较多，对试剂的要求比较高，应注意碘化钾易受空气中的氧氧化，对测定结果影响较大。按同一方法，做试剂空白试验。

（李磊）

shípǐn suānjià cèdìng

食品酸价测定 （determination of acid value）

对含脂肪的食品或油脂因加工和长期保存过程中

由于微生物、酶和热等的作用发生水解产生的游离脂肪酸进行的定量测定。中和1g脂肪中的游离脂肪酸所需氢氧化钾的毫克数称为酸价。在脂肪生产的条件下，酸价可作为水解程度的指标；在其保存的条件下，则可作为酸败的指标。酸价值越小，说明油脂质量越好，新鲜度和精炼程度越好。酸价的测定方法主要是滴定法和分光光度法，中国《食品安全国家标准 食品中酸价的测定》（GB 5009.229-2016）为滴定法。

滴定法：准确称取油样3~5g于锥形瓶中，加入中性乙醚-95%乙醇（1+1）的混合溶液将其溶解（必要时可在20~25℃水浴上加热助溶），滴入3滴酚酞指示剂，用已标定过的0.1mol/L氢氧化钾标准溶液中和滴定至粉红色（持续30秒），计算每克油样所消耗的氢氧化钾的毫克数，即为酸价值。测定时注意，同时作2份样品，允许误差不超过0.2，以平均值为测定结果。

（李 磊）

shípǐn tāngjījià cèdìng

食品羰基价测定 （determination of carbonyl group value in food）

食品中所含油脂因受环境影响导致酸败时产生的脂肪酸或甘油酯及其聚合物的检验。因油脂受空气、温度、微生物、热、光等影响导致酸败时产生的脂肪酸或甘油酯及其聚合物均含有醛基和酮基等碳基化合物，因此简称羰基价测定。羰基价是反映油脂卫生质量的重要指标。

羰基价测定的常用方法是分光光度法，见中国《食品安全国家标准 食品中羰基价的测定》（GB 5009.230-2016）。油脂中的羰基化合物和2,4-二硝基苯肼作用生成苯腙，在碱性情况下形成

醌离子，呈褐红色或葡萄酒红色，测定其在440nm处的吸光度值，与标准物质比较定量。测定时，可以精密称取一定量（0.025~0.5g）样品，加苯溶解试样定容。吸取5.0ml，加3ml三氯乙酸溶液及5ml 2,4-二硝基苯肼溶液，振摇混匀，在60℃水浴中加热30分钟，冷却后，沿试管壁慢慢加入10ml氢氧化钾-乙醇溶液，使成为双液层，密塞，剧烈振摇混匀，放置10分钟。以1cm比色杯，试剂空白调节零点，于波长440nm处测定吸光度值。

检测时要注意，所用仪器必须洁净、干燥。测定时要使用精制乙醇配制氢氧化钾乙醇溶液；精制苯配制2,4-二硝基苯肼、三氯乙酸。所用试剂在含有干扰试验的物质时，都必须精制后才能用于试验。空白试验管的吸收值（在波长440nm处，以水作对照）超过0.20时，说明试验所用试剂的纯度不符合要求。

（李 磊）

shípǐn jíxìng zǔfèn jiǎnyàn

食品极性组分检验 （determination of polar components in food）

食用油在煎炸食品过程中发生化学变化产生的比正常油脂分子极性更大的组分的定量测定。食用油在煎炸食品的工艺条件下发生劣变，发生了热氧化、热聚合、热裂解和水解反应，产生了三酰甘油的热氧化产物（含有酮基、羟基、过氧化基和羧基的三酰甘油）、热聚合产物、热氧化聚合产物、水解产物，这些成分的极性比三酰甘油本身的极性更大，因此称为极性组分。煎炸油在高温煎炸中发生的一系列的物理、化学变化不仅使食品的营养价值下降，而且还会产生一些毒性物质，对消费者的身体健康

造成危害。油脂的加热裂变程度常以极性组分为指标。极性组分的常用测定方法有柱层析法、近红外光谱法、核磁共振法、图像分析法、高效空间排阻色谱法。

柱层析法是通用的极性组分的标准测定方法，见中国《食品安全国家标准 食用油中极性组分（PC）的测定》（GB 5009.202-2016）。其原理是：经煎炸的油脂通过装有吸附一定水分的硅胶柱时，在流动相洗脱下，其中三酰甘油（即经煎炸未改变油脂）首先被洗脱而流出色谱柱；挥去洗脱剂，称量，即为非极性组分质量，用上柱样品质量减去非极性组分质量就是极性组分质量。该法适用于煎炸各种食品的植物油、动物油及精炼油中的极性成分的测定。其不足之处在于精密度和准确度较低，且耗时较长，化学试剂使用较多。

近红外光谱法是基于不同极性组分含量的油脂，其近红外光谱线具有明显差异，尤其在含羟基和醛基波数段，主要是油脂在长时间加热过程中形成醛、酮和过氧化物所致。根据光谱图形的变化，对照图库和换算系数就可得出其中极性组分含量。

核磁共振波谱法也可用于测定油脂极性组分。油脂的核磁共振谱弛豫时间受极性组分含量变化而变化，含量越高，弛豫时间越短。通过柱层析法测定极性组分真实含量，建立弛豫时间与含量关系后就可通过核磁共振进行油脂极性组分测定。

（李 磊）

shuǐzhōng huàxuéxūyǎngliàng cèdìng

水中化学需氧量测定 （determination of chemical oxygen demand in water）

化学需氧量（chemical oxygen demand，COD）

是指水中还原性物质，在规定条件下，被氧化时所消耗的氧化剂的量换算成氧气的量，结果以氧的 mg/L 表示。水中还原性物质主要是有机污染物。水体被有机物污染后，COD 便会增加。因此，COD 是用来间接评价水体受有机物污染状况的综合指标之一。COD 的测定方法有重铬酸钾法、酸性高锰酸钾法、碱性高锰酸钾法、快速消解分光光度法等，见中国国家标准《水质 化学需氧量的测定 重铬酸盐法》（GB 11914-89）、《水质 高锰酸盐指数的测定》（GB 11892-89）、《生活饮用水标准检验方法 有机物综合指标》（GB/T 5750.7-2006）、《高氯废水 化学需氧量的测定 碘化钾碱性高锰酸钾法》（HJ/T 132-2003）、《水质 化学需氧量的测定 快速消解分光光度法》（HJ/T 399-2007）。

酸性高锰酸钾法 样品中加入已知量的高锰酸钾和硫酸，在沸水浴中加热 30 分钟，高锰酸钾将样品中的某些有机物和无机还原性物质氧化，反应后加入过量的草酸钠还原剩余的高锰酸钾，再用高锰酸钾标准溶液回滴过量的草酸钠。通过计算得到样品中 COD，也称高锰酸盐指数，用 COD_{Mn} 表示。该方法高锰酸钾加入量以样品量加热氧化后消耗高锰酸钾 $1/2 \sim 1/3$ 为宜。加热时，如溶液红色退去，说明加入的高锰酸钾量不够，须重新取样，经稀释后测定。

重铬酸钾法 在水样中加入已知量的重铬酸钾溶液，并在强酸介质下以银盐作催化剂，经沸腾回流后，以试亚铁灵为指示剂，用硫酸亚铁铵滴定水样中未被还原的重铬酸钾由消耗的硫酸亚铁铵的量换算成消耗氧的质量浓度，

用 COD_{Cr} 表示。

碱性高锰酸钾法 在碱性条件下，加一定量高锰酸钾溶液于水样中，并在沸水浴上加热反应一定时间，以氧化水中的还原性物质。然后加入过量的碘化钾还原剩余的高锰酸钾，以淀粉作指示剂，用硫代硫酸钠滴定释放出的碘，换算成氧的浓度，用 COD_{OH-KI} 表示。该方法适合于高氯废水中 COD 的测定。

快速消解分光光度法 在水样中加入已知量的重铬酸钾溶液，并在强硫酸介质下，以硫酸银作催化剂，于密封消解罐中在 165℃±2℃ 下消解 15 分钟。根据试样中 COD 的不同，选用 600nm±20nm 或 440nm±20nm 测定三价铬或六价铬含量换算成氧的含量。该方法适合地表水、地下水、生活污水和工业废水中化学耗氧量的测定。

（康维钧）

shuǐzhōng shēnghuàxūyǎngliàng cèdìng

水中生化需氧量测定（determination of biochemical oxygen demand in water）

生化需氧量（biochemical oxygen demand，BOD）是指水中的有机物在好气性微生物的作用下，进行生物氧化分解所消耗氧气的量。水体中有机物越多，在好氧性微生物作用下的生物氧化过程的需氧量就越多，根据生物氧化反应吸收氧的量来表示水体中有机物的含量。因此可以用 BOD 来衡量有机物的污染程度。BOD 是水中有机物污染监测的重要指标，也是工业废水处理设施设计和效果判断的重要依据。中国环境保护行业标准《水质 生化需氧量（BOD）的测定 微生物传感器快速测定法》（HJ/T 86-2002）规定了 BOD 测

定-微生物传感器快速测定法，修改采用国际标准《水质 n 日生化需氧量（BOD_n）的测定》（ISO 5815-2003）、《水质 五日生化需氧量（BOD_5）的测定 稀释与接种法》（HJ 505-2009）规定了 BOD_5 的测定法。

五日生化需氧量测定法：在规定的条件下，水样或稀释水样充满完全密闭的溶解氧瓶中，在 20℃±1℃ 暗处培养 5 日±4 小时，分别测定培养前后水样中溶解氧的质量浓度，根据培养前后溶解氧的质量浓度之差，计算每升样品消耗溶解氧的量，以 BOD_5 表示。测定时可根据水样的高锰酸钾指数（I_{Mn}）或化学需氧量（COD_{Cr}）确定样品是否需要稀释，稀释时要用专用的稀释水稀释。若试样中含有硝化细菌，则试样中应加入丙烯基硫脲抑制剂抑制硝化反应。

微生物传感器快速测定法：BOD 微生物传感器是由氧电极和微生物膜两大部分组成，在装有 BOD 传感器的测量槽中以一定的流量加入磷酸盐缓冲液，恒速搅拌维持槽中溶解氧饱和，溶解氧通过固定的微生物层上，微生物氧化分解有机物而消耗大量的氧，致使氧电极电流减少。通过微电流计可以直接读出水样 BOD 值。测定时，样品的 pH 值应当在 $4.0 \sim 10.0$，否则，用盐酸溶液或氢氧化钠溶液调节 pH 到 7.0 左右。

（康维钧）

shuǐzhōng zǒngyǒujītàn jiǎnyàn

水中总有机碳检验（determination of total organic carbon in water）

总有机碳是指水体中溶解性和悬浮性有机物含碳的总量。因水中有机物的种类繁多，而不能全部进行分离测定，故以总有

机碳表示水中含有机物的总量。总有机碳不能反映水中有机物的种类和组成，也不能反映不同水体总有机碳量与污染危害的相关性，但比五日生化需氧量（BOD₅）或化学需氧量（COD）更能直接表达水体中有机物的总量，总有机碳是评价水体有机物污染程度的重要指标。水中的总有机碳主要来自工业废水、生活污水、农业生产废水、动植物的分解产物中的有机污染物。中国在城市污水行业标准《城市污水 总有机碳的测定 非色散红外法》（CJ/T 79-1999）和环境保护行业标准《水质 总有机碳的测定 燃烧氧化-非分散红外吸收法》（HJ 501-2009）中规定的标准方法是燃烧氧化-非分散红外吸收法，分为差减法和直接法测定总有机碳。

差减法：将试样连同净化气体分别导入高温燃烧管和低温反应管中，经高温燃烧管的水样受高温催化氧化，使有机化合物和无机碳酸盐均转化成二氧化碳，经低温反应管的水样被酸化后，其中无机碳酸盐分解成二氧化碳。两种反应管生成的二氧化碳分别导入非分散红外线检测器。特定波长的红外线被二氧化碳吸收，在一定浓度范围内二氧化碳对红外线吸收的强度与其浓度成正比，故可对水样总碳和无机碳进行定量测定。总碳与无机碳的差值，即为总有机碳。

直接法：将水样酸化后曝气，将无机碳酸盐分解生成二氧化碳驱除、再注入高温燃烧管中，生成的二氧化碳导入非分散红外线检测器，可直接测定总有机碳。由于水样酸化后曝气会损失可吹扫的有机碳，故测得的总有机碳实际为不可吹扫的有机碳量。

（康维钧）

shēngwù cáiliàozhōng DNA jiāhéwù jiǎnyàn

生物材料中 DNA 加合物检验

（determination of DNA adducts in biological materials） DNA 加合物是化学毒物直接或经生物代谢活化后的亲电性产物与 DNA 分子特异位点结合形成的共价结合物，是 DNA 分子化学损伤最重要和最普遍的形式。一般认为形成的 DNA 加合物一旦逃避了自身的修复，就可导致某些特异位点的基因突变，成为致癌、致畸及致突变的启动因子。DNA 加合物既是暴露标志物，反映毒物到达靶位的内接触剂量；同时又是效应标志物，反映 DNA 受到有毒化学物质损伤的效应剂量，是现代毒理学领域的研究热点和应用最多的分子水平暴露标志。

DNA 加合物的形成与细胞损伤、基因突变、肿瘤发生、神经系统疾病及衰老等的关系越来越受到重视，除了需要对加合物进行定性定量测定，还需要进一步确定加合物的结构及其形成机制。探索 DNA 加合物在化学品安全评价、环境监测、职业毒物监测、肿瘤防治和食物安全等领域的应用，在生物监测中具有特别重要的意义。

取样与保存　选择人体用于 DNA 加合物检测的生物材料，要考虑取材与靶组织的关系、加合物形成的敏感性及可利用性和非损伤性。常用的生物材料主要有以下几种。

淋巴细胞　取材方便，其寿命从几天到几十年，能反映长期暴露结果，淋巴细胞循环于全身，与机体许多组织接触，能提供暴露的总体水平，而且淋巴细胞中活性代谢产物可能由淋巴细胞本身代谢产生，也可由其他组织代谢产生的产物进入淋巴细胞。因此，淋巴细胞最常用于检测人体 DNA 加合物。但是加合物形成的敏感性不很高，且易受肌体状态的影响。

胎盘组织　因胎盘在母体期间已经由脐带血流供应，因而可提供母体的总 DNA 加合物信息。取材相对比较容易，但受年龄和性别限制。

靶组织　用于检测 DNA 加合物的理想生物材料，大多数 DNA 加合物形成的敏感性与靶组织的部位密切相关，但往往难以获得。

尿液　最容易获取的生物材料。利用尿液可检测 DNA 加合物的排泄，但尿液中的 DNA 加合物浓度极低，检测困难。

在分析组织或细胞中的加合物时，重要的问题是防止加合物发生修复和组织自溶解。DNA 最好在样品收集后尽快分离提取，并贮存于 −70℃。

检测方法　DNA 样品不易得到，且加合物含量甚少，因此要求检测方法灵敏度高、特异性强、样品用量少。主要有³²P 后标记法、荧光法、免疫法、色谱-质谱联用法、核磁共振法、微流控芯片法、纳米探针法、加速器质谱法及连接物介导的聚酶链反应法等。

³²P 后标记法　20 世纪 80 年代建立、日趋完善、应用最为广泛的 DNA 加合物检测方法。该法的基本步骤是：①用核酸内、外切酶将含有加合物在内的完整 DNA 链降解为脱氧 3′-单核苷酸。②通过消除正常的核苷酸来富集被加合的核苷酸；③在 T_4 多聚核苷酸激酶的作用下，将磷-32（³²P）标记到已降解的 3′-单磷酸核苷的 5′羟基端，使其形成带有 ³²P 的 3′,5′-二磷酸核苷。④进行多向薄层层析，分离出 ³²P 标记的加合

物。⑤通过放射活性测定加合物的含量。

该法灵敏度高，但特异性较差，且在不能提供合适的标准物时，不能对加合物准确鉴别和定量；需要许多酶促反应，酶的活性差异导致该测定方法的稳定性不易掌握。尽管如此，该法仍是应用最广泛，并被国际公认的最有发展前途的方法。将该法与具有强大分离能力的高效液相色谱联用，检测灵敏度和特异性显著提高。

免疫法 利用标记抗体与DNA加合物的特异结合，对DNA加合物进行定位和定量分析。已建立的方法有竞争性免疫测定、酶联免疫吸附测定和超敏酶促放射免疫测定等。该类方法不需要酶解DNA链，简便、易行。

荧光法 利用自身能发荧光的化学物质（如多环芳烃类）与DNA形成加合物后的荧光特性和强度对DNA加合物进行测定。荧光法不破坏DNA双链，可辨别不同的立体异构体及DNA双链不同位点上形成的加合物。已有荧光光谱法、同步扫描荧光法、低温激光法等。

色谱-质谱联用法 将色谱的高效分离能力与质谱的强定性能力结合，用于DNA加合物的分离和测定具有很强的优势，特别是液相色谱-电喷雾离子化-质谱联用技术越来越多地应用到了DNA加合物检测。其检测灵敏度高、特异性强、能够提供加合物结构信息等，已成为主要的DNA加合物检测方法之一。

加速器质谱法（accelerator mass spectrometry，AMS） 将加速器技术与质谱技术结合，如通过测量碳-14（^{14}C）标记的外源物来确定其在组织器官中的行踪，分离出来的成分中^{14}C的量可反映外源性

化合物在体内与靶分子的结合。

序列分析法 DNA序列测定技术应用于DNA加合物的测定，可确定化合物与DNA共价结合的特异性位点，推断加合物形成的机制。将聚合酶链反应（PCR）技术与上述方法结合的连接介导聚合酶链反应（LM-PCR）技术，可使检测所需的样品量显著减少，检测灵敏度提高。

（张加玲）

shēngwù cáiliàozhōng dànbáizhì jiāhéwù jiǎnyàn

生物材料中蛋白质加合物检验（determination of protein adducts）

蛋白质加合物是亲电性化合物或其代谢活化产物与生物体内蛋白质的亲核基团通过共价结合而形成的共价结合物。其形成可对蛋白质的结构和功能产生重大影响，诱发免疫毒性、细胞毒性和致癌作用。最常用的生物材料是血红蛋白和血清清蛋白，组蛋白和胶原蛋白也日益被关注和应用。与DNA加合物相比蛋白质加合物的分析有其优势，如血红蛋白加合物水平与接触剂量有较好的相关性，能反映机体对毒物的吸收、代谢、生物效应等的个体差异；不仅能反映经皮、口和呼吸道的综合接触结果，还能反映间断或连续接触的结果；加合物在体内存留时间较长，可反映近一段时期红细胞内的累积剂量，更适合作为慢性接触时的监测指标；血红蛋白样品具有容易获得、生命周期长、无修复作用、费用相对较低等优点。检测方法主要包括色谱-质谱联用法、电泳法、免疫法和荧光法。

色谱-质谱联用法 根据样品的前处理方法不同又分为水解法、改良的埃德曼（Edman）降解法和Ra-Ni催化还原法。①水解法：

用酸或碱使蛋白质加合物分解为含有加合物的氨基酸，用有机溶剂提取后，用高效液相色谱法分离，再进行酯化和衍生，经气相色谱-质谱（GC-MS）分析鉴定。②改良的埃德曼降解法：将反应试剂苯基异硫氰酸（PITC）与蛋白质中烷基化的N-末端缬氨酸作用，在碱性条件下产生PITC-衍生化蛋白质，异构化成为环状烷基化的PTH衍生物后，用GC-MS分析。但只局限于N-末端缬氨酸加合物的测定。③镭-镍（Ra-Ni）催化还原法：将水解后的蛋白质溶液进行Ra-Ni催化还原反应，然后再经衍生化反应，分离出产物进行GC-MS分析。随着高效液相色谱-质谱联用技术的日益发展，降解产物经高效液相色谱法分离后，再经质谱仪进行定性检测已成为蛋白质加合物检测的重要方法。

电泳法 利用蛋白质加合物结构、分子量、总电荷及电泳淌度的改变，通过电泳的方法将蛋白质加合物分离出来，并进行分析鉴定。特别是各类型毛细管电泳法的应用，以及高效液相色谱与毛细管电泳技术联用，使分离效率和分析速度等大为改善。

荧光法 对于有荧光特性的加合物可通过测定加合物的荧光光谱进行分析。

免疫法 将分析物与对分析物有特征性的抗体进行反应，加合物利用放射性核素、酶或荧光染料等标记物来测定。方法灵敏度高、简便、快速，但培养和筛选对分析物有特征性的抗体难度较大，局限了方法的推广应用。

（张加玲）

xiāngduì mìdù cèdìng

相对密度测定（determination of relative density）

食品、粮油、香料、化妆品的相对密度的

定量检测。相对密度是在一定条件（温度、压力）下，一种物质的密度与另一种参考物质的密度的比值，以符号 d 表示，没有量纲。常用的参考物质是纯水或空气。①以纯水为参考时，采用4℃下水的密度值，为 $1.000g/cm^3$。但一般情况下，为了便于比较和应用，以同温度（20℃）下使用较多，记为 d_{20}^{20}，描述为：在20℃温度下，一定体积的待测物质质量与相同温度下同体积蒸馏水的质量之比。②以空气作为参考时，是在标准状态（0℃和101.325kPa）下干燥空气的密度，为 $1.293kg/m^3$（或 $1.293g/L$）。

相对密度是物质的重要物理参数，食品的组成、含量、成熟度等发生变化（如物质脱水、奶制品掺假、食用油脂肪酸组成发生变化、酒精度发生改变等）时，其相对密度也发生变化。因此，相对密度常作为某些食品（如生乳、果汁、粮食、禽蛋、油料、香料等）、化妆品、化工品等的质量指标，在质量鉴定、品质检验等方面发挥重要作用。

测定方法有密度瓶法、密度计法、相对密度天平法，见中国国家标准《香料 相对密度的测定》（GB/T 11540-2008）、《食品安全国家标准 食品相对密度的测定》（GB 5009.2-2016）、《化妆品通用检验方法 相对密度的测定》（GB/T 13531.4-2013）、《粮油检验 粮食、油料相对密度的测定》（GB/T 5518-2008）。

密度瓶法 密度瓶是测定液体相对密度的专用精密仪器，是容积固定的玻璃称量瓶，其种类和规格有多种。常用的有普通密度瓶（图1）和带温度计的精密密度瓶（图2）。其原理是在一定温度下，先后称量密度瓶内相同体积的待测物质和水的质量，计算出待测物质与纯水质量之比（即相对密度）。首先将密度瓶洗净并干燥，当天平室和密度瓶的温度达到平衡时，称定其质量（如有瓶塞，也一并称量），准确至0.0001g。在密度瓶中装满待测样品，插入瓶塞，用滤纸将从塞孔溢出的液体擦干，置规定的温度下恒温水浴中，随着温度的上升，过多的液体从塞孔溢出，用滤纸将瓶塞顶端擦干，放置0.5小时，自水浴中取出密度瓶，再用滤纸擦干瓶壁外的水，迅速称定质量准确至0.0001g。减去密度瓶的重量，即得待测样品的质量。同体积水的质量用上述同样的方法操作。采用带温度计的密度瓶时，应在装满试样后插入温度计。

测定时需注意：密度瓶中不能有气泡；天平室温度不能超过20℃；测定较黏稠样液时，宜使用具有毛细管的普通密度瓶。水浴中的水必须清洁无油污，防止瓶外壁被污染。该方法适用于精油和香料、液体食品和液体化妆品相对密度的测定。

测定粮食、油料等固体食品的相对密度时，向密度瓶内注入20%乙醇，通过活塞调节液面至零位处。然后加入试样约5g（精确至0.01g），稍加摇动，逐出气泡，待液平稳后，读取液面上升的体积，计算试样质量与该体积之比。如果试样浮在液面上，则用95%的乙醇替代20%的乙醇重新测定。

相对密度计法 使用密度计（图3）测量试样，根据读数经查表可得相对密度的结果。取混匀并调节温度为10～25℃的试样，小心倒入玻璃圆筒内，勿使其产生泡沫并测量试样温度。小心将密度计放入试样中到相当刻度30°

处，然后让其自然浮动，但不能与筒内壁接触。静置2～3分钟，眼睛平视试样液面的高度，读取数值。根据试样的温度和密度计读数查表换算成20℃时的相对密度值。此法适用于液体食品和液

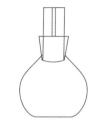

图1　普通密度瓶

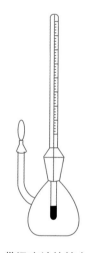

图2　带温度计的精密密度瓶

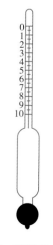

图3　普通密度计

体化妆品相对密度的测定。

相对密度天平法 一定体积的物体（如称重天平的玻璃锤），在不同液体中所受的浮力与该液体的相对密度成正比。基于此原理，在20℃时，利用韦氏相对密度天平进行测定，根据水的密度和玻璃锤在水中与试样中的浮力，计算试样的相对密度。适用于测定食品的相对密度。

（李 磊）

pH zhí cèdìng

pH 值测定 （measurement of pH）

pH 值是溶液中氢离子活度的标度，指溶液中氢离子活度（a_{H^+}）的负对数，即：$pH = -lga_{H^+}$，亦称氢离子活度指数，是溶液酸碱程度的衡量标准。水体的 pH 值是水体化学与生物系统的重要因素，是评价水质的重要参数，它能够反映水中弱酸和弱碱的离解程度以及水质变化、水中生物繁殖消长、水处理效果等。水体的 pH 值与土壤性质、气候和降水量等因素有关。pH 值是某些化妆品重要质控指标，也需要测定这些产品的 pH 值。常用的 pH 值测量方法有缓冲溶液比色法、试纸法和玻璃电极法。中国国家标准《水质 pH 值的测定 玻璃电极法》（GB 6920-86）和《化妆品通用检验方法 pH 值的测定》（GB/T 13531.1-2008）中规定了水质和化妆品 pH 值的测定为玻璃电极法，《生活饮用水标准检验方法 感官性状和物理指标》（GB/T 5750.4-2006）中规定了水的 pH 值测定为玻璃电极法和标准缓冲溶液比色法。

玻璃电极法 可测得溶液的精确 pH 值。

原理 将玻璃电极（工作电极）和饱和甘汞电极（参比电极）与待测溶液组成化学电池，

表示为：Ag, AgCl | HCl | 玻璃膜 | 试液 || KCl（饱和）| HgCl₂, Hg。

电池的电动势与溶液中氢离子活度的关系符合能斯特（Nernst）方程，即：$\varphi = \varphi^{\ominus} + \dfrac{RTLn10}{F} pH$。分别测定标准缓冲溶液和待测溶液的电动势，则：

$$pH_{(x)} = pH_{(s)} - (\varphi_s - \varphi_x)\dfrac{F}{RT\ln10}$$

在25℃，溶液每变化1个 pH 单位，电位差改变为 59.16mV，据此，在仪器上直接以 pH 的读数表示。温度差异在仪器上有补偿装置。

测定步骤 ①玻璃电极在使用前在纯水中浸泡24小时。②仪器校准：仪器开启30分钟后，按仪器使用说明书进行。先将水样与标准溶液调到同一温度，记录测定温度，并将仪器温渡补偿旋纽调至该温度上。③pH 定位：选用一种与被测样液 pH 接近的标准缓冲溶液，重复定位1~2次，水样 pH>7.0 时，使用苯二甲酸氢钾标准缓冲溶液定位，以四硼酸钠或混合磷酸盐标准缓冲溶液复定位；水样 pH<7.0 时，则用四硼酸钠标准缓冲溶液定位，以苯二甲酸氢钾或混合磷酸盐标准缓冲溶液复定位。④测定：以纯水缓缓淋洗两个电极数次，再用滤纸吸干，然后插入样液中，1分钟后直接从仪器上读出 pH 值。

注意事项 ①pH<1 的强酸性溶液中，会有所谓"酸误差"。②pH>10 的碱性溶液中，因有大量钠离子存在，产生误差，使读数偏低，通常称为"钠差"，应使用高碱玻璃电极测定 pH 值。③如发现三种缓冲液的定位值不成线性，应检查玻璃电极的质量。④对于粉类、油膏类化妆品，取

样品1份，加去离子水10份，加热至40℃，不断搅拌至均匀，冷却至室温，作为待测溶液

适用范围 该法适用于饮用水、地面水、工业废水及化妆品 pH 值的测定，水的颜色、浊度、胶体物质、氧化剂、还原剂及高含盐量均不干扰测定。

试纸法 可测定溶液的近似 pH 值。用酸碱指示剂溶液浸渍的中性白色滤纸，晾干后得到的试纸，通常称 pH 试纸，不同 pH 值的待测溶液润湿后 pH 试纸会显示不同的颜色，与标准 pH 色板比较，即可得出待测溶液的 pH 值。

（康维钧）

shípǐn zhéshèlǜ cèdìng

食品折射率测定 （determination of refractive index in food）

食品（尤其是液态食品）和果蔬的折光性的定量测定。物质的折光性用折光率或折射率来表示。光在真空中的速度与光在待测物质中的速度之比率称为折射率。液态食品中固形物的含量、脂肪酸组成等发生变化时，食品折射率也会发生改变。正常情况下，某些液态食品的折射率有一定的范围，如芝麻油的折射率为 1.4692~1.4791（20℃），蜂蜡的折射率为 1.4410~1.4430（75℃），正常牛乳乳清的折射率为 1.34199~1.34275。液态食品由于掺杂、掺水或品种改变等原因引起食品的品质发生改变时，折射率常会发生变化，因此，通过测定液态食品的折射率，可鉴别食品的组成，确定食品的浓度，判断食品的纯净度及品质。同时，还可通过测定果蔬的折射率，判断果蔬的成熟度。

折射率测定用折光仪进行。折光仪是利用光的全反射原理测量临界角而得到物质折射率的仪

器。比较先进的是数字折光仪和自动温度补偿型手提折光仪。前者采用光传感器进行自动浓度测量，并通过内置的微信息处理器对温度误差进行自动校正，测量准确度高达±0.2%；后者则是通过内置的机构进行温度补偿。其中，最常用的是阿贝折光仪和手提式折光计，测定结果须进行温度校正。

物质的折射率因光波波长而异。波长较长时物质的折射率较小，波长较短时物质的折射率较大。测定时光源通常为白光。白光经过棱镜和样液发生折射时，因各色光的波长不同，折射程度也不同，折射后分解成为多种色光，此现象称为色散。光的色散会使视野明暗界线不清，产生测定误差。溶液的折射率随温度的变化而变化。温度升高折射率减小；温度降低折射率增大。折光仪上的刻度是在标准温度20℃时刻制的。若测定温度不是20℃，则应将测定结果进行温度校正。

（李 磊）

液态食品旋光度测定 （determination of optical rotation in liquid food）

液态食品中光学活性物质引起的偏振光旋转角度和方向的定量或定性测定。偏振光通过光学活性物质溶液时，偏振面旋转的角度称为该物质的旋光度。旋光度的大小与光源的波长、液层厚度、光学活性物质的种类、浓度、溶剂及其温度有关。一定温度和一定光源情况下，溶液浓度为1g/ml，液层厚度为1dm时偏振光所旋转的角度称为比旋光度。因此，一定温度、溶剂和设备条件下，对液体食品进行旋光度测定可反映待测样品的种类、浓度和质量特征。

具有光学活性的还原糖类（如葡萄糖、果糖、乳糖、麦芽糖等）溶解后，其旋光度起初迅速变化，然后渐渐变化缓慢，最后达到恒定值，此现象称为变旋光作用。此类还原性糖类存在两种异构体，即α型和β型，它们的比旋光度不同。因此，在用旋光法测定蜂蜜或商品葡萄糖等含有还原糖的样品时，宜将配成溶液后的样品放置过夜再测定。若需立即测定，可将中性溶液（pH 7）加热至沸，或加几滴氨水后再稀释定容；若溶液已经稀释定容，则可加入碳酸钠干粉至石蕊试纸刚显碱性。在碱性溶液中，变旋光作用迅速，很快达到平衡。但微碱性溶液不宜放置过久，温度也不可太高，以免破坏果糖。

旋光度常用自动旋光仪测定。应使用读数至0.01，并经过检定的旋光计。旋光计的检定可用标准石英旋光管进行校正，读数误差应符合规定。测定时，将测定管用供试液体或固体物质的溶液（取固体供试品，按各药品项下的方法制成）冲洗数次，缓缓注入供试液或溶液适量（注意勿使发生气泡），置于旋光计内检测读数，即得供试液的旋光度。用同法读取旋光度3次，取平均数，计算试样的比旋度或浓度。

注意事项：①每次测定前应以溶剂作空白校正，测定后，再校正1次，以确定在测定时零点有无变动。如第2次校正时发现零点有变动，则应重新测定旋光度。②配制溶液及测定时，均应调节温度至20℃±0.5℃（或各品种项下规定的温度）。③供试物质的溶液应充分溶解，供试液应澄清。④表示物质的比旋度时应注明测定条件。

（李 磊）

食品质构分析 （food texture analysis）

食品质地和结构特征参数所的定量定性分析。又称质地剖面分析、物性分析、两次咀嚼测试。反映食品质构的参数主要包括硬度、脆性、胶黏性、回复性、弹性、凝胶强度、耐压性、可延伸性及剪切性等。通过质构仪探头模拟人口腔的咀嚼运动，对样品进行两次压缩，测试与微机连接，通过界面输出质地测试曲线，经软件可分析其质构特性。该测定对综合评价食品等试样的质地特性非常有价值，可在一定程度上减少感官评价中主观因素带来的评价误差，已成为食品等行业中多类产品质地特性的通用测试方法。质构的评定有感官评定与仪器测定两类方法。

感官评定法 以食品质构的系统分类为基础的。食品质构感官评定法十分完整、系统，具有广泛的应用性。实施食品质构感官评定的主要步骤：选择感官评定人员；对评定人员进行培训；建立评分尺度标准；建立基本质构分析评分表；对某一产品制定质构比较分析评分表。

仪器评定法 一般所说的质构分析是指仪器评定法，由可使食品的感官指标定量化的测定装置——质构仪（图）来完成。质构仪包括主机、专用软件、备用探头及附件。测量部分由操作台、转速控制器、横梁、底座、直流电机和探头组成。横梁固定在立柱上，可上下移动，用以调节操作台与横梁的初始间距。固定在横梁上的压力传感器可准确测量受力的大小。转速控制器控制操作台的移动速度，正反开关负责改变操作台的上下移动方向。

食品的物理性能都与力的作

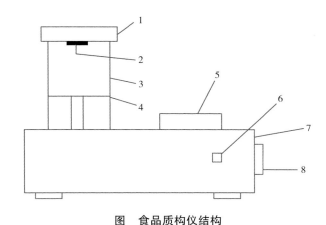

图 食品质构仪结构

1. 横梁；2. 探头；3. 立柱；4. 操作台；5. 转速控制器；6. 正反开关；
7. 底座；8. 直流电机

用有关，质构仪可提供压力、拉力和剪切力作用于样品，配上不同的样品探头，测试样品的物理性能。主要围绕着距离、时间和作用力对试验对象的物理性质和质构进行测定，并通过对它们相互关系的处理、研究，获得试验对象的物理性质测试结果。①根据不同的食品形态和测试要求，选择不同的测样探头。例如，柱形探头（直径 2～50mm）常用于测试果蔬的硬度、脆性、弹性等；锥形探头可对黄油及其他黏性食品的黏度和稠度进行测量；模拟牙齿咀嚼食物动作的检测夹钳可测量肉制品的韧性和嫩度；利用球形探头则可以测量休闲食品（如薯片）的酥脆性；挂钩形的探头可测面条的拉伸性等。②根据待测物的形状大小，调整横梁与操作台的间距，然后选择电机转速及操作台的运动方向，当操作台及待测物运动以后，启动计算机程序进行数据采集。

（李　磊）

shuǐzhōng zǒng α-fàngshèxìng jiǎnyàn

水中总 α 放射性检验（measurement of gross alpha activity in water）

自然环境中天然存在的以及人类活动产生的重原子核

元素，因其具有不稳定性，原子核能自发分解，放射出三种射线，即 α 射线、β 射线和 γ 射线。此类重原子核物质称为放射性物质，原子核能自发分解放射出射线的性质称为物质的放射性。α 放射性是指某些重原子核自发分解时发射出 α 粒子（记作 $^4_2α$，即氦原子核）的现象。α 粒子的穿透性较弱，只释放出 α 粒子的放射性核素在人体外部不构成危险。但是，当放射性物质进入人体后释放 α 粒子就能直接破坏内脏细胞，对人体造成危害。中国国家标准《生活饮用水标准检验方法 放射性指标》（GB/T 5750. 13-2006）规定了总 α 放射性的测定方法为厚样法、比较测量法和标准曲线法。厚样法如下。

原理：将水样酸化，蒸发浓缩，转化为硫酸盐，于350℃灼烧，残渣转移至样品盘中制成样品源，在低本底 α 测量系统的 α 道测量生活饮用水中总 α 放射性体积活度。

样品预处理：取能产生固体残渣量 10～30mg/cm² 的水样，在可调温电热板上加热，于微沸条件下蒸发浓缩，直至全部水样浓缩至大约 50ml，冷却。将浓缩液

转移至预先恒重的瓷蒸发皿中，用少量水分次仔细洗涤烧杯，洗涤液并入瓷蒸发皿。将 1ml 硫酸沿器壁缓慢加入瓷蒸发皿，与浓缩液充分混合后，置于红外灯下小心加热、蒸干，待硫酸冒烟后，将蒸发皿移至电热板上继续加热蒸干（应控制温度≤350℃），直至将烟雾赶尽。置于高温炉中灼烧 1 小时，取出，于干燥器中冷至室温。准确称量蒸发皿连同固体残渣的质量，用差减法计算灼烧后固体残渣质量（mg）。

样品源制备：用不锈钢样品勺将灼烧后称量过的固体残渣刮下，在瓷蒸发皿内用玻璃棒研细、混匀。取 7～9mg/cm² 残渣放入已称量的样品盘，借助压样器和丙酮将固体粉末铺设均匀、平整。在红外灯下烘干，置于干燥器中冷却至室温，准确称量，待测。

操作步骤：首先按照仪器说明书测定仪器的计数效率。取适量水样定量加入 α 放射性的铀标准溶液，按样品预处理和样品源制备方法，将固体残渣粉末制备成 0.5～30mg/cm² 的系列质量厚度不等的测量源，在低本底 α 测量系统的 α 道及与相同的几何条件下，分别测量这一系列源的 α 净计数率。以 α 净计数率对测量源的质量厚度（mg/cm²）作图，绘制。自吸收曲线。将被测水样残渣制成的样品源在与相同的几何条件下进行 α 计数测量，测量时间按测量精度的要求确定，同时在每测量 2～3 个样品源后，应插入用一清洁的空白样品盘用于本底测量，以确认计数系统本底计数率稳定。计算水中总 α 放射性体积活度，单位为贝可每升（Bq/L）。该法的探测限取决于水样所含无机盐量、计数测量系统的计数效率、本底计数率、计数

时间等多种因素。在一般条件下，探测限为 1.6×10^{-2} Bq/L。

注意事项：水样在蒸干过程中防止爆沸和溅出。

适用范围：该法适用于测定生活饮用水及其水源水中 α 放射性核素（不包括在标准规定条件下属于挥发性核素）的总 α 放射性体积活度。

（康维钧）

shuǐzhōng zǒng β-fàngshèxìng jiǎnyàn

水中总 β 放射性检验 （measurement of gross beta activity in water）

β 射线是放射性物质的原子核自发分解时放射出高能量的电子流，比 α 射线更具有穿透力。β 射线穿透皮肤时，引起发射性伤害；放射性物质一旦进入体内将引起的危害更大。中国国家标准《生活饮用水标准检验方法 放射性指标》（GB/T 5750.13-2006）规定了总 β 放射性的测定方法为厚样法。

原理：将水样酸化，蒸发浓缩，转化为硫酸盐，于 350℃ 灼烧，残渣转移至样品盘中制成样品源，在低本底 β 测量系统的 β 道作 β 计数测量，用已知 β 质量活度的标准物质粉末，制备成一系列不同质量厚度的标准源，测量给出标准源的计数效率与质量厚度关系，绘制 β 计数效率曲线。由水残渣制成的样品源在相同几何条件下作相对测量，由样品源的质量厚度在计数效率曲线上查出对应的计数效率值，计算水样的总 β 放射性体积活度。

样品预处理：取能产生固体残渣量 10～30mg/cm² 的水样，在可调温电热板上加热，于微沸条件下蒸发浓缩，直至全部水样浓缩至大约 50ml，冷却。将浓水样转移至恒重的瓷蒸发皿中，用少量水分次仔细洗涤烧杯，洗涤液并入瓷蒸发皿。将 1ml 硫酸沿器壁缓慢加入瓷蒸发皿，与浓缩水样充分混合后，置于红外灯下小心加热、蒸干，待硫酸冒烟后，将蒸发皿移至电热板上继续加热蒸干（应控制温度 ≤ 350℃），直至将烟雾赶尽。置于高温炉中，在 350℃ ±10℃ 下灼烧 1 小时，取出，于干燥器中冷至室温。准确称量蒸发皿连同固体残渣的质量，用差减法计算灼烧后固体残渣质量（mg）。

样品源制备：用不锈钢样品勺将灼烧后称量过的固体残渣刮下，在瓷蒸发皿内用玻璃棒研细、混匀。取 7～9mg/cm² 残渣放入已称量的样品盘，借助压样器和丙酮将固体粉末铺设均匀、平整。在红外灯下烘干，置于干燥器中冷却至室温，准确称量，待测。

操作步骤：取一定量氯化钾（KCl）标准物质，在烘干后的研钵中研细，于 105℃ 恒重，粉末保存在干燥器中，准确称取质量分别为 5～50mg/cm² 的 KCl 标准物质粉末，置于样品盘中，按样品源制备方法制备成一系列标准源，并由各标准源的质量计算其所含钾-40（^{40}K）的放射性活度。将制备好的一系列标准源分别置于低本底 β 测量系统用 β 道作 β 计数测量，计算计数系统的计数效率。由标准源的计数效率与标准源的质量厚度作图，绘制出测量系统的 β 计数效率曲线。将被测水样残渣制成的样品源在与相同的几何条件下进行 β 计数测量，测量时间按测量精度的要求确定，同时测量一清洁的空白样品盘用于本底测量，以确认计数系统本底计数率稳定。计算水中总 β 放射性体积活度因素。在一般条件下，探测限为 2.8×10^{-2} Bq/L。

注意事项：水样在蒸干过程中防止爆沸和溅出。

适用范围：该方法适用于测定生活饮用水及其水源水中 β 放射性核素（不包括在标准规定条件下属于挥发性核素）的总 β 放射性体积活度。不适用于测定含盐水和矿化水中总 β 放射性体积活度。

（康维钧）

shuǐwēn cèdìng

水温测定 （measurement of water temperature）

水温是指水体温度，地表水的温度随日照、气温及水层深度而变化，地下水的温度则受地层深度和自然地质条件的影响而不同。水温与水的物理和化学性质密切相关。水中挥发性物质、溶解性气体、电导率、pH 值等都受水温变化的影响。水温主要影响农业、渔业、水产业和水生生态环境。水温的测定方法有棒状水银温度计测定法、水温计或颠倒温度计测定法、数显式热敏电阻温度计测定法、卫星遥感监测法等。中国国家标准《水质 水温的测定 温度计或颠倒温度计测定法》（GB 13195-91）规定用水温计或颠倒温度计测定水温。水温的测定应在采样现场，并针对不同水深度设计了专门的水银温度计（图），直接测量并读取数据。

原理：①水银温度计安装在特制金属套管内，套管上有可供温度计读数的窗孔，上端有一提环，以供系住绳索，套管下端旋紧着一只有孔的盛水金属圆筒，水温计的球部应位于金属圆筒中央。测量范围为 -6～40℃，分度值为 0.2℃。②深水温度计适于水深 40m 以内水温测量，其结构与水温计相似。盛水圆筒较大，并有上、下活门，利用其放入水中和提升时的自动启开和关闭，使筒内装满所测温度的水样。测量

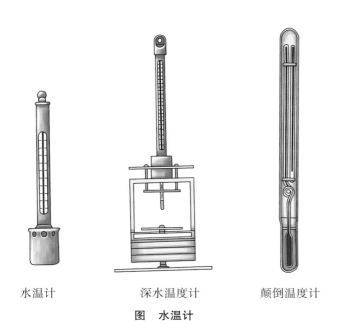

水温计　　深水温度计　　颠倒温度计

图　水温计

范围为－2～40℃，分度值为0.2℃。③颠倒温度计适于测量水深大于40m以上的各层水温。闭端（防压）式颠倒温度计由组装在厚壁玻璃套管内的主温计和辅温计构成，套管两端完全封闭。主温计测量的范围为－2～32℃，分度值为0.10℃；辅温计测量的范围为－20～50℃，分度值为0.5℃。主温计水银柱断裂应灵活，断点位置固定，复正温度计时，接受泡的水银应全部回流，主、辅温计应固定牢靠。颠倒温度计需装在颠倒采水器上使用。

操作步骤：测定表层水温时将水银温度计投入水中至待测深度，感温5分钟后，迅速提出水面并立即读数。从水温计离开水面至读数完毕应不超过20秒，读数完毕后，将筒内水倒净。测定水深40m以内水温时，将深水温度计投入水中，与表层水温的测定步骤相同进行测定。水深>40m时，将安装有闭端式颠倒温度计的颠倒采水器，投入水中至待测深度，感温10分钟后，由"使锤"作用，打击采水器的"撞击开

关"，使采水器完成颠倒动作。上提采水器，立即读取主温计上的温度。根据主、辅温计的读数，分别查主、辅温计的器差表（由温度计检定证中的检定值线性内插作成）得相应的校正值。颠倒温度计的还原校正值 K 按下式计算，主温计经器差校正后的读数 T 加还原校正值 K，即为实际水温。

$$K = \frac{(T-t)(T+V_0)}{n}\left(1 + \frac{T+V_0}{n}\right)$$

式中，T 为主温计经器差校正后的读数；t 为辅温计经器差校正后的读数；V_0 为主温计自接受泡至刻度0处的水银容积，以温度度数表示；n 为水银与温度计玻璃的相对膨胀系数，n 通常取值为6300。

注意事项：应同时测定气温，冬季观测时，应避开冰块和雪球。记录水温，一般应准确至0.5℃。当要计算水中溶解氧饱和度时，则要记录至0.1℃。

适用范围：该法适用于井水、地表水以及海水水温测定。

（康维钧）

水臭和味测定（test of water smell and water taste）　水臭和味是一项感官性状指标，是人的嗅觉和味觉对水的感觉和体验。水臭是由水中生物的繁殖、死亡及有机物腐败或生活污水和工业废水污染而产生；味主要由无机盐类引起。清洁的天然水一般无臭无味，有些地下水因地质结构不同水质有特殊的臭和味。水有异臭异味是水质不良的标志之一，检验水的臭和味，可初步判定污染物的性质和类别，同时对水处理效果及追查污染源具有一定意义。中国《生活饮用水卫生标准》（GB 5749-2006）规定，生活饮用水不得有异臭异味。臭和味很难用数量表示，《生活饮用水标准检验方法 感官性状和物理指标》（GB/T 5750.4-2006）规定用嗅气和尝味法测定臭和味。

原理：水的臭和味以6个等级判断其强度。冷法测定时，水样的温度应为20℃，振荡后从瓶口嗅其臭，热法测定时，加热至沸后，冷却至60℃左右后，再嗅臭和尝味。报告中注明测定温度。

操作步骤：①臭，取适量水样，置于锥形瓶中，振荡后从瓶口嗅水的气味。用适当词句描述，并按六级记录其强度。②味，取少量水放入口中，不要咽下去，尝水的味道，加以描述，并按六级记录其强度。对测定结果以文字描述其性质，臭和味的强度等级见表。

注意事项：原水的水味检定只适用于对人体健康无害的水样。臭和味的强度与水中产臭产味物质的量有关，也受人的嗅觉、味觉敏感度的影响。在对臭和味做嗅气和尝味测定时检验人员应无相关的疾病（如感冒、口腔炎、

表 水臭和味的强度等级

等级	强度	说明
0	无	无任何臭和味
1	微弱	一般饮用者很难察觉，但臭、味觉敏感者可发觉
2	弱	一般饮用者刚能察觉
3	明显	已能明显察觉
4	强	已有很明显臭味
5	极强	已有强烈恶臭和异味

鼻炎等）；在检验前半小时停止进食（特别是烟酒和刺激性食物）及化妆；工作时间以不引起嗅觉和味觉疲劳为准。同时应由 5 人以上同时测定，以多数人的测定结果为准。测定臭和味的水样要用玻璃瓶采集。最好在采样后立即检验，否则应将采样瓶充满水样，不留空隙，冷藏，6 小时内检验。取水和盛水容器须充分洗净，保证无臭和味，实验室应无任何臭和味的干扰。有毒有害的生活污水和工业废水不能用口检验。

适用范围：该法适于生活饮用水及其水源水臭和味的测定。

(康维钧)

shuǐ sèdù cèdìng

水色度测定 （determination of chromaticity for water）

色度即水的颜色，定义为改变透射可见光光谱组成的光学性质。水的色度分为表色和真色，由溶解物质及不溶解性悬浮物产生的颜色称为水的表观颜色，简称表色；仅由溶解物质产生的颜色称为水的真实颜色，简称真色。洁净的天然水，在水层浅时为无色透明，深时为浅蓝色；因地质结构不同，天然水含有不同的矿物质，而呈现呈不同的颜色。色度是水质主要的感官指标之一，水有颜色，则标志着水受污染。国际《水质色度的检验和测定标准》（ISO 7887-2011）和中国国家标准《水质

色度的测定》（GB 11903-89）规定色度的标准单位为度，即在每升溶液中含有 2mg 六水合氯化钴（Ⅱ）和 1mg 铂〔以六氯铂（Ⅳ）酸的形式〕时产生的颜色为 1 度。中国《生活饮用水卫生标准》（GB 5749-2006）规定，生活饮用水的色度不超过 15 度，并不得呈现其他异色。GB 11903-89 规定色度的测定方法为铂钴标准比色法和稀释倍数法。

铂钴标准比色法 利用氯铂酸钾和氯化钴配成与天然水色调相似的黄色标准色列，与水样进行目视比色。

操作步骤 在比色管中，分别加入不同量的铂钴标准溶液，加纯水至刻度，摇匀，配制成 0~50 度的标准色列，取透明水样于比色管中与标准色列对比。

注意事项 如水样色度过高，可减少取样量，加纯水稀释后比色，将结果乘以稀释倍数。如水样与标准色列的色调不一致，即为异色，可用文字描述。水样的最低检测色度为 5 度，测定范围为 5~50 度。

稀释倍数法 将样品用光学纯水稀释，至用目视比较与光学纯水相比刚好看不见颜色时的稀释倍数作为表达颜色的强度，单位为倍。同时用目视观察样品的颜色性质和透明度，用文字予以描述。

操作步骤 分别取试样和光学纯水于 50ml 具塞比色管中，至标线。垂直向下观察液柱，比较样品和光学纯水，描述样品呈现的色度和色调及包括透明度。将试样用光学纯水逐级稀释成不同倍数，分别置于具塞比色管并充至标线。采用相同的方法与光学纯水进行比较。将试样稀释至刚好与光学纯水无法区别为止，记录稀释倍数值。另取试样测定 pH 值。

注意事项 ①用铂钴比色法，只能测定黄色色调的水样。清洁水样可直接取样测定，浑浊水样应用离心法分离悬浮物或静置澄清数小时后，吸取上层澄清水样检验。不可用滤纸过滤，因为滤纸能吸附部分有色物质，而使色度降低。若水样所含颗粒太细，用离心的方法不容易将悬浮物质除去时，可只测定水样的表色，在报告上注明。②pH 值对色度有较大影响，在测定色度的同时应测量水样的 pH 值。报告色度的同时，也应报告 pH 值。

(康维钧)

shuǐ húnzhuódù cèdìng

水浑浊度测定 （determination of turbidity for water）

浑浊度是指由于不溶性物质的存在而引起液体透明度降低的量度，用散射光浊度和衰减光浊度表示。根据水样中微粒物质的光散射特性确定的浊度称为散射光浊度，用福尔马肼散射光浊度单位（FNU）表示。根据水样中微粒物质引起水样透光度降低的程度所确定的浊度称为衰减光浊度，用福尔马肼衰减光浊度单位（FAU）表示。中国国家标准《水质 浊度的测定》（GB 13200-91）规定的检验方法为分光光度法和目视比浊法，《生活饮用水标准检验方法 感官

性状和物理指标》（GB/T 5750.4-2006）规定的检验方法为福尔马肼散射仪测定法和福尔马肼目视比浊法。散射仪测定法原理如图。浊度测定有两种方式，在入射光方向上测定衰减光强度的浊度测定法；在入射光垂直方向上测定散射光强度浊度测定法。测得入射光强度衰减的越多或散射光强度越大，表示浑浊度越高。

操作步骤：福尔马肼储备混悬液制备：硫酸肼溶液与六亚甲基四胺溶液相混合，在25℃±3℃放置24小时后生成白色高分子聚合物的混悬液。测定，用储备混悬液配制浑浊度标准系列，在相同条件下使用散射式浑浊度仪比较标准系列和水样散射光的强度，确定水样浑浊度。浑浊度>40散射浊度单位（NTU）时，可用经0.2μm滤膜过滤的纯水稀释后测定，根据仪器测定时所显示的NTU数值乘以稀释倍数即为该水样浑浊度值。

注意事项：硫酸肼具致癌毒性，避免吸入、摄入和与皮肤接触；对不同浑浊度范围读数的精度要求有所不同；产生浑浊度的物质放置时间太久可发生聚合沉降而使浑浊度发生变化，采集水样后立即测定为宜；在野外也可测定水样的透明度来表示浑浊程

度，即用透明玻璃量筒盛水样由上向下观察，以刚能辨别筒下符号时水柱高度（cm）来表示，一般>30cm为透明，30～20cm为微浑，20～10cm为浑浊，<10cm为很浑浊。

（康维钧）

shuǐ diàndǎolǜ cèdìng

水电导率测定 （measurement of water conductivity）

电导率为电阻率的倒数，即：$\sigma = 1/\rho$。电导率测量的标准温度是25℃。在国际单位制中，电导率的单位是西门子/米（S/m），由于多数水样的电导率较低，故在实际应用时多以μS/cm或mS/cm表示。电导率的物理意义是表示物质导电的性能。电导率越大则导电性能越强，反之越小。水的电导率与其所含电解质的量有一定关系，在一定浓度范围内离子的浓度越大，所带的电荷越多，电导率也就越大。测定水质的电导率可间接推测水中离子的总浓度或含盐量。中国国家标准《大气降水电导率的测定方法》（GB 13580.3-92）和《生活饮用水标准检验方法 感官性状和物理指标》（GB/T 5750.4-2006）规定，电导率的测定均采用电导分析法。

原理：水质的电阻随温度和溶解离子浓度的增加而减少，当

电导电极（通常为铂电极或铂黑电极）插入溶液中，可测出两电极间的电阻R，根据欧姆定律，温度压力一定时，电阻与电极的间距L（cm）成正比，与电极截面积A（cm^2）成反比，即：

$$R = \rho \frac{L}{A}$$

式中，ρ为电阻率，当电极固定后L和A比值即为一常数，称电导池常数，以Q表示。则电导率$\sigma = Q/R$。根据已知电导池常数Q和测出样品的电阻值R后，即可算出电导率。

操作步骤：仪器开启后，按说明书调节仪器，然后用标准氯化钾溶液冲洗电导池3次，将此电导池注满标准溶液，放入恒温（25℃）水浴恒温0.5小时，测定溶液电阻值，计算出电导池常数。用水冲洗电导池，再用待测水样品冲洗数次后，测定样品的电阻值，同时记录样品温度。计算出样品溶液的电导率。

注意事项：根据水样的电导率范围按说明书选用光亮铂电极或铂黑电极；铂黑电极在使用前后最好浸在水中，防止铂黑的惰化；电导率随温度升高而增大，通常规定25℃为测定电导率的标准温度。测定水样的温度不是25℃时，需用仪器校正或校正公式换算为25℃时的电导率值。

适用范围：该法适用于饮用水、地面水、井水及大气降水电导率的测定。

（康维钧）

shuǐ róngjiěxìng zǒnggùtǐ jiǎnyàn

水溶解性总固体检验 （determination of total dissolved solids in water）

溶解性总固体是水样经过滤后，在一定温度下烘干，所得的固体残渣，包括不易挥发

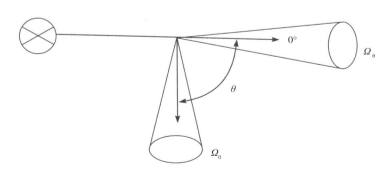

图 散射光与衰减光浊度测量法

θ 为测量角，入射光与散射光光轴间的夹角；Ω_θ 为孔径角，水中颗粒相对与仪器中置于垂直入射光方向上的光电元件接收到的散射光形成的立体角；Ω_0 为孔径角，水中颗粒相对与仪器中置于平行入射光光轴上的光电元件形成的立体角

的可溶性盐类、有机物及能通过滤器的不溶性微粒等。水中溶解性总固体<1000mg/L，对生理功能或对水的感官性状均无影响；2500~3000mg/L除影响味觉外，对生理功能也有一定影响。溶解性总固体是中国《生活饮用水卫生标准》（GB/T 5749-2006）质控指标之一，标准规定生活饮用水溶解性总固体≤1000mg/L。中国国家标准《生活饮用水标准检验方法 感官性状和物理指标》（GB/T 5750.4-2006）中规定的测定方法为重量法。

原理：水样经中速定量滤纸或0.45μm滤膜过滤后，在一定温度下烘干，测定所得固体残渣的重量。

测定步骤：将瓷蒸发皿洗净，烘干。取出后于干燥器内冷却，称量。重复以上步骤直至恒定质量（2次称量相差不超过0.0004g）。取水样上清液用滤器过滤，吸取一定量的过滤水样，于蒸发皿中，如水样的溶解性总固体过少时可增加水样体积。将蒸发皿置于水浴上蒸干（水浴液面不要接触皿底）。再移入105℃±3℃烘箱内烘干，1小时后取出。干燥器内冷却，称量。将称过质量的蒸发皿再放入烘箱内30分钟，干燥器内冷却30分钟，称量，直至恒定质量，即得到105℃±3℃烘干的溶解性总固体质量。按上述步骤将瓷蒸发皿在180℃±3℃烘干并称量至恒定质量。吸取适量水样于蒸发皿中，精确加入一定量碳酸钠溶液于蒸发皿内，混匀。同时做一个只加同样量的碳酸钠溶液的空白。计算水样结果时，应当减去碳酸钠空白的质量，即得到180℃±3℃烘干的溶解性总固体质量。

注意事项：一般规定在105℃±3℃烘干。但105℃的烘干温度不能彻底除去高矿化水样中盐类所含的结晶水。因此高矿化水样采用180℃±3℃的烘干温度，可得到较为准确的结果。

适用范围：该法适用于测定生活饮用水、水源水的溶解性总固体。

（康维钧）

shuǐ zǒngyìngdù jiǎnyàn

水总硬度检验（determination of total hardness of water）

总硬度指能使肥皂沉淀的各种离子的浓度之和。一般情况下水中钙、镁离子以外的其他金属离子浓度较低，所以测定水中钙离子（Ca^{2+}）、镁离子（Mg^{2+}）的总量，经过换算，以每升水中含有的碳酸钙质量表示水硬度。水的硬度可分为暂时硬度和永久硬度。暂时硬度，又称碳酸盐硬度，主要由重碳酸钙或重碳酸镁形成，可能还有少量碳酸盐，暂时硬度加热煮沸可生成沉淀从水中去除。永久硬度，又称非碳酸盐硬度，由钙、镁的硫酸盐或氯化物等形成，经煮沸不能去除。一般认为总硬度<400mg/L时，对人体没有多大影响，偶然饮用高硬度的水可引起胃肠功能暂时紊乱，出现肠鸣腹胀、腹痛和腹泻等症状，一般短期内即能适应。中国《生活饮用水卫生标准》（GB/T 5749-2006）规定生活饮用水总硬度不大于450mg/L。中国国家标准《生活饮用水标准检验方法 感官性状和物理指标》（GB/T 5750.4-2006）中规定的测定方法为乙二胺四乙酸二钠（Na_2EDTA）滴定法。

原理：水样中的Ca^{2+}、Mg^{2+}与铬黑T指示剂形成紫红色螯合物，在pH 10的条件下，用Na_2 EDTA标准溶液滴定，Na_2 EDTA与Ca^{2+}、Mg^{2+}形成更稳定的螯合物，滴定至终点时，溶液呈现出铬黑T指示剂的纯蓝色，根据消耗Na_2EDTA标准溶液的量计算水的总硬度。

测定步骤：水样经氨-氯化铵缓冲液调节至pH 10，向水样中加入少量铬黑T指示剂，这时水样呈紫红色。然后用Na_2EDTA标准溶液滴定，当溶液由紫红色变为铬黑T指示剂的天蓝色，即为滴定终点。根据用Na_2EDTA标准溶液的用量，可计算出水中Ca^{2+}、Mg^{2+}等的总量。

注意事项：水样中共存的一些过渡金属离子使指示剂褪色或终点不明显，加氰化钾可隐蔽消除干扰；由于Ca^{2+}与铬黑T指示剂在滴定到达终点时的反应不能呈现出明显的颜色转变，如水样镁含量很少时，需要加入已知量镁盐，以使滴定终点颜色明显转变，在计算结果时，再减去加入的镁盐量，或者在缓冲溶液中加入少量Mg-EDTA，以保证明显的终点颜色变化。

适用范围：该法适合于水质中Ca^{2+}、Mg^{2+}的总量测定。

（康维钧）

shuǐ suāndù jiǎnyàn

水酸度检验（determination of water acidity）

酸度是指水中能与氢氧根离子反应的强酸、弱酸及强酸弱碱盐等物质总量，通常用$CaCO_3$ mg/L表示。酸度可根据测定时使用的指示剂不同，分为总酸度（又称酚酞酸度）和强酸酸度（又称甲基橙酸度）。总酸度和强酸酸度的概念可用下列方程式来表示：

$$总酸度 = [H^+]+[H_2CO_3]-[CO_3^{2-}]-[OH^-]$$

$$强酸酸度 = [H^+]-[HCO_3^-]-2[CO_3^{2-}]+[OH^-]$$

酸度是衡量水体水质的一项重要指标，水体酸度增高，影响水生生物和农作物的正常生活及生长条件，造成水生生物死亡，作物受害。中国地质矿产行业标准《地下水质检验方法 滴定法测定酸度》（DZ/T 0064.43-93）规定了滴定法测定水的酸度。

原理：当水样用氢氧化钠标准溶液滴定时，水中的氢离子即刻与氢氧根离子发生反应，以酚酞或甲基橙作为指示剂，确定滴定终点。以甲基橙为指示剂滴定的酸度是较强酸类的总和，测定值称为甲基橙酸度。以酚酞为指示剂滴定时，强酸、弱酸都被中和，此时得到的酸度为总酸度，又称为酚酞酸度。

操作步骤：吸取适量水样置于三角瓶中，加入几滴酚酞乙醇溶液，用氢氧化钠标准溶液滴定，滴定至溶液为粉红色不退，即为滴定终点，记录氢氧化钠标准溶液的用量，计算酚酞酸度。另吸取同量的水样置于三角瓶中，加入几滴甲基橙溶液，用氢氧化钠标准溶液滴定，滴定至溶液由红色刚变为橘黄色即为滴定终点，记录氢氧化钠标准溶液的用量，计算甲基橙酸度。

注意事项：水样应采集在聚乙烯瓶或玻璃瓶内，样品应充满并盖紧，避免因接触空气而引起水样中二氧化碳含量的改变。水样采集后应及时进行测定，否则应低温保存。

适用范围：该法适合用于地下水中酸度的测定，检出限（以 $CaCO_3 mg/L$ 计）为 5mg/L。

（康维钧）

shuǐ jiǎndù jiǎnyàn

水碱度检验 （determination of water alkalinity） 碱度指水中能与强酸发生中和作用物质的总量，这类物质包括强碱、弱碱、强碱弱酸盐等。天然水中的碱度主要是由重碳酸盐、碳酸盐和氢氧化物引起的，其中重碳酸盐是水中碱度的主要形式。碱度是判断水质和废水处理控制的重要指标之一，也常用于评价水体的缓冲能力及金属在其中的溶解性和毒性等。中国国家标准《锅炉用水和冷却水分析方法 碱度的测定》（GB/T 14419-93）规定了酸碱滴定法和电位滴定法测定水的碱度。酸碱滴定法如下。

原理：当水样用硫酸标准溶液滴定时，水中的氢氧根离子即刻与氢离子发生反应，以酚酞或甲基橙作为指示剂，确定滴定终点或用 pH 计指示滴定终点。以甲基橙为指示剂或用 pH 计设定 pH 4.2 滴定终点测得碱度称为甲基橙碱度。以酚酞为指示剂或用 pH 计设定 pH 8.3 滴定终点测得碱度称为酚酞碱度。

操作步骤：吸取适量水样置于三角瓶中，加入几滴酚酞乙醇溶液，用硫酸标准溶液滴定，滴定至溶液恰至无色，即为滴定终点，记录硫酸标准溶液的用量，然后加入几滴甲基橙溶液，用硫酸标准溶液继续滴定，滴定至溶液变为橙黄色即为滴定终点，记录硫酸标准溶液的总用量。分别计算甲基橙碱度和酚酞碱度。电位滴定法是用 pH 计指示滴定终点，两个终点分别设定为 pH 8.3 和 pH 4.2，根据滴定所消耗的硫酸标准溶液的体积计算总碱度和酚酞碱度。

注意事项：水样应采集在聚乙烯瓶或玻璃瓶内，样品应充满并盖紧，避免因接触空气而引起水样中二氧化碳（CO_2）含量的改变。水样采集后应及时进行测定，否则应低温保存。

适用范围：该法适用于天然水、炉水、冷却水、凝结水、除盐水和给水等水样中碱度的测定。

（康维钧）

shuǐzhì jíxìng dúxìng jiǎnyàn

水质急性毒性检验 （determination of the acute toxicity of water） 水质急性毒性是指生物体在规定时间或规定次数接触水体之后所引起的急性中毒效应。人类在生活及生产过程中使用各种化学物质的情况日益增多，使人类、动物及水生生物赖以生存的水环境受到很大污染，因此，水中有毒物质的急性毒性测定对评价水环境有重要的意义。

中国国家标准参照国际标准 ISO 6341-1982 和 ISO 7346 1~3 制定了《水质 物质对蚤类（大型蚤）急性毒性测定方法》（GB/T 13266-91）、《水质 物质对淡水鱼（斑马鱼）急性毒性测定方法》（GB/T 13267-91）及《水质 急性毒性的测定 发光细菌法》（GB/T 15441-1995）。

物质对蚤类急性毒性测定方法 用大型蚤（cladocera crustacea）为实验生物。测定受试水样在规定时间内对大型蚤的半数抑制浓度（EC_{50}）和半数致死浓度（LC_{50}），用于判断物质或废水的毒性程度。

操作步骤 首先通过预备实验找出被测物使 100% 大型蚤运动受抑制的浓度和最大耐受浓度的范围，然后确定正式实验的浓度范围，按几何级数配制测试水样浓度系列。将实验液适量置于烧杯中，每个浓度平行 2~3 个，置蚤 10 个，同时设空白对照。实验开始后应于 1~48 小时定期进行观察，记录每个容器中仍能活动的水蚤数。反复转动实验容器，15 秒之内失去活动能力的大型蚤，被认为运动受抑制，并记录它们任何不正常的行为。在计算实验蚤的不活动或死亡的百分数之后，立即测定实验液的溶解氧浓度。分别计算出 24 小时或 48 小时的 EC_{50} 和 LC_{50}。

注意事项 实验结果的有效性须符合对照组实验未出现不活动大型蚤、重铬酸钾的 24 小时的 EC_{50}（20℃）在 $0.5 \sim 1.2 \mu g/L$，且实验结束时溶解氧浓度必须 $\geqslant 2mg/L$。

适用范围 该法适用于可溶的化学物质、工业废水、生活污水、地表水和地下水的急性毒性测定。

物质对斑马鱼急性毒性测定方法 在确定的实验条件下用斑马鱼为实验生物测定毒物在 48 小时或 96 小时后引起受试斑马鱼群体中 50% 鱼致死的浓度，以 24、48、72 或 96 小时的 EC_{50} 表示。

操作步骤 首先以 10 为公比做间隔配制 5 个适宜的浓度系列，同时作对照。将溶液在 23℃ ±1℃ 恒温，向每个试验液中放 5 尾鱼，实验时间为 $24 \sim 48$ 小时，记录每个容器中的死鱼数目及溶解氧浓度，并及时将死鱼取出。根据预实验结果，设置正式实验浓度在杀死全部鱼的最低浓度与未毒死鱼的最高浓度之间，以几何级数做间距，至少选择 5 个浓度；按照预实验向每个容器中放入 10 尾或更多的试验鱼，每天至少记录 2 次每个容器中的死鱼数目。利用直线内插法或概率单位图解法估算 LC_{50}。

注意事项 每天至少测定一次各实验液的溶解氧、pH 和温度。测定废水样品时，应当首先测定废水样品的溶解氧含量并了解废水的大致性质。

适用范围 该法适用于水中单一化学物质的毒性测定和工业废水的毒性测定。

（康维钧）

shuǐzhōng piānguīsuān jiǎnyàn

水中偏硅酸检验 （determination of metasilicic acid in water）

硅是人体所必需的微量元素，硅在水中溶解度很小，一般以偏硅酸形式存在于天然水中。偏硅酸易被人体吸收，能有效地维持人体的电解质平衡和生理功能，具有良好的软化血管的功能，可使人的血管壁保持弹性，故对动脉硬化、心血管和心脏疾病能起到明显的缓解作用。中国国家标准《饮用天然矿泉水》（GB 8537-2008）规定偏硅酸含量应 ≥ 25.0mg/L。偏硅酸的检测方法主要有硅钼黄分光光度法和硅钼蓝分光光度法。

硅钼黄分光光度法 在酸性溶液中，可溶性硅酸与钼酸铵反应生成可溶性的黄色硅钼杂多酸。在一定浓度范围内，其吸光度与可溶性硅酸含量成正比。

操作步骤 取一定的水样于比色管中，若水样为酸性，可少取水样，加入对硝基酚指示剂，用氢氧化钠溶液调至恰显黄色，用纯水定量稀释，加入适量盐酸溶液和钼酸铵溶液，充分摇匀，放置一定时间再加入草酸溶液，充分摇匀。放置 2 分钟后，在波长 $420 \sim 430nm$ 处，以试剂空白作参比，测定吸光度。按同样的操作步骤配制系列偏硅酸标准溶液，测定吸光度，绘制工作曲线。根据样品的吸光度，从工作曲线查得相对应的浓度，计算样品中偏硅酸含量。

适用范围 该法适用于饮用天然矿泉水中偏硅酸含量的测定。若无磷酸盐干扰，在此步骤中也可以不加草酸溶液，直接测定吸光度。

硅钼蓝分光光度法 在酸性溶液中可溶性硅酸与钼酸铵反应，生成硅钼杂多酸。用 1, 2, 4-氨基萘酚磺酸将硅钼杂多酸还原为硅钼蓝，其吸光度在一定浓度范围内与可溶性硅酸含量成正比。

操作步骤 取一定的水样于比色管中，若水样为酸性，可少取水样，加入对硝基酚指示剂，用氢氧化钠溶液调至恰显黄色，用纯水定量稀释，加入适量盐酸溶液和钼酸铵溶液，充分摇匀，放置一定时间再加入草酸溶液和 1, 2, 4-氨基萘酚磺酸充分摇匀。放置 2 分钟后，在波长 680nm 处，以试剂空白作参比，测定吸光度。按同样的操作步骤配制系列偏硅酸标准溶液，测定吸光度，绘制工作曲线。根据样品的吸光度，从工作曲线查的相对应的浓度，计算样品中偏硅酸含量。

适用范围 该法适用于饮用天然矿泉水中偏硅酸含量的测定。若无磷酸盐干扰，在此步骤中也可以不加草酸溶液，直接测定吸光度。

（康维钧）

shuǐzhōng róngjiěyǎng cèdìng

水中溶解氧测定 （determination of dissolved oxygen in water）

溶解氧是指溶解于水体中的氧气。水体中溶解氧的含量与环境因素、水体理化性质和生物学特性有关。空气中的氧分压、大气压和水温是影响水中溶解氧的含量的主要因素。氧在水中溶解度随空气中的氧分压和大气压的增加而增加，随水温升高而降低。若水中含有藻类植物，由于植物的光合作用而放出氧，可使水体含过饱和的溶解氧。如果水体受到易氧化有机物污染，有机物分解消耗氧，可使水中溶解氧逐渐减少,厌氧性微生物迅速生长繁殖,有机物发生腐败作用,使水质恶化发臭。测定水中溶解氧,可间接反映水体受有机物污染的状况。测定溶解氧的方法主要有碘量法、溶解氧测定仪法和电化学探头法,见中国国家环境保护标准《水质 溶解氧的测定 电化学探头法》(HJ 506-2009)和国家标准《水质 溶解氧的测定 碘量法》(GB 7489-87)。

碘量法 测定水中溶解氧的基准方法。在样品中溶解氧与刚刚沉淀的二价氢氧化锰(将氢氧化钠或氢氧化钾加入到二价硫酸锰中制得)反应。酸化后生成的高价锰化合物将碘化物氧化定量游离出碘,用硫代硫酸钠滴定法,测定游离碘量。存在能固定或消耗碘的悬浮物,或者怀疑有这类物质存在时,宜采用电化学探头法测定溶解氧。

电化学探头法 用选择性薄膜封闭的小室,室内有 2 个金属电极并充有电解质。氧和一定数量的其他气体及亲液物质可透过这层薄膜,但水和可溶性物质的离子几乎不能透过这层膜。将探头浸入水中进行溶解氧测定时,由于电池作用或外加电压作用,溶解于水中的氧气通过薄膜扩散到阴极获得电子被还原,在一定的温度下,回路中产生的电流与水中氧的分压成正比。

样品处理 用专用的溶解性气体采样装置采集水样后,立即测定,不能尽快测定时,应加硫酸锰和碱性碘化钾现场固定,固定后的水样也只能保存 4 ~ 8 小时,不能长时间放置。

操作步骤 将电极浸入零点检查液中,调节零点,然后,将充分曝气的蒸馏水注满测定池,浸入探头,停留足够时间使探头

和水温平衡后,读数并同时记录温度,曝气蒸馏水同时按 GB 7489-87 方法测定氧含量,用于校准仪器。将水样注满测定池按仪器校准方法测定读数,计算水中溶解氧含量。

注意事项 测定溶解氧的水样的采样原则是避免产生气泡,防止空气混入。

适用范围 该方法适用于地表水、地下水、生活饮用水中溶解氧的测定。

(康维钧)

shēngchǎnxìng fěnchén jiǎnyàn

生产性粉尘检验 (determination of productive dust)

应用重量法对生产环境空气中生产性粉尘浓度的定量检测。用于评价生产性粉尘对生产环境空气的污染程度。生产性粉尘是生产过程中形成的,并能长时间飘浮在工作环境空气中的固体微粒,是污染工作环境、损害劳动者健康的重要有害因素,可引发多种职业性肺部疾病。中国国家环境保护标准《空气质量 词汇》(HJ 492-2009)中规定,粉尘通常是指空气动力当量直径在 $75\mu m$ 以下的固体小颗粒物,能在空气中悬浮一段时间,可靠自身重量从空气中沉降下来。呼吸性颗粒物是可吸入颗粒物中能通过肺纤维毛气道的颗粒物。《职业卫生标准制定指南》(GBZ/T 210-2008)、《工作场所空气中粉尘测定 第 1 部分:总粉尘浓度》(GBZ/T 192.1-2007)规定,对于工作场所空气中的粉尘要分别测定总粉尘浓度和呼吸性粉尘浓度。

中国国家职业卫生标准《工作场所空气中粉尘测定 第2部分:呼吸性粉尘浓度》(GBZ/T 192.2-2007)规定,滤膜增重法可用于测定呼吸性粉尘浓度,采样、测定、

结果计算的原理和步骤与总粉尘浓度测定的相同,不同的是在采样器前加了一个预分离器,使用呼吸性粉尘采样器采样,其浓度结果不是粉尘总量,而是空气动力学直径 $<7.07\mu m$ 粉尘的量,其中直径为 $5\mu m$ 的粉尘粒子的采集率为 50%。采样后滤膜增量要求控制在 $0.1\sim0.5mg$。

(吕昌银)

zǒngfěnchén nóngdù cèdìng

总粉尘浓度测定 (determination of total dust concentration)

单位体积工作环境空气中所含粉尘的定量测定。用于评价空气中粉尘的污染状况。空气中粉尘浓度越高,人体吸入的机会越多,对人体危害越大。粉尘的量一般采用质量浓度(mg/m^3)表示,空气粉尘污染程度很小时可用数量浓度(粒/立方米)表示。中国国家职业卫生标准《工作场所空气中粉尘测定 第 1 部分:总粉尘浓度》(GBZ/T 192.1-2007)、《职业卫生标准制定指南》(GBZ/T 210-2008)推荐用滤膜增重法测定工作场所中的总粉尘浓度:用已知质量的滤膜采样,由滤膜的质量增量和采气量计算空气中总粉尘浓度。

采样前,将采样滤膜置于干燥器中干燥、平衡 2 小时,称量(m_1)。在工厂采集粉尘样品时,一个厂房内有 3 台以下同类产尘设备时,选择一个采样点;有 4~10 台以上时,至少选 2 个采样点;10 台以上的至少选择 3 个采样点,要根据工作场所产尘的具体情况确定采样地点和采样点的数量。采样位置接近呼吸带高度。个体采样流量范围为 1~5L/min,采集 1~8 小时;进行定点短时间采样时,采样流量范围 15~40L/min,采集 15 分钟;进行定

点长时间采样时，采样流量范围为 1~5L/min，采样时间 1~8 小时。

称量样品前，将采样后的滤膜于干燥器内干燥 2 小时以上，除静电后，称量（m_2）。用 Δm（$=m_2-m_1$）值和采样体积计算工作场所空气中总粉尘浓度。

用过氯乙烯滤膜采样时，滤膜的使用温度不能超过 65℃，否则，用超细玻璃纤维滤纸采样。采样前后要尽可能使用同一台分析天平称量滤膜。滤膜通常带有静电，影响称量的准确性，每次称量前都要用除静电器消除静电。为了防止采样量少、称量误差过大或因滤膜过载造成粉尘脱落，应特别注意根据天平的感量和所用滤膜的直径控制采样量 Δm 的多少。

（吕昌银）

fěnchén fēnsàndù cèdìng

粉尘分散度测定（determination of dust dispersity） 应用显微镜测量粉尘颗粒粒径，或者应用重量法对不同粒径范围粉尘重量的测定。经分类统计后，计算其粒径的分布程度。粉尘分散度为工作场所空气中粉尘颗粒的粒径分布程度，可用数量分散度和质量分散度两种方式表示。各种粒径范围的粉尘粒子数量占粉尘总粒子数的百分比称为数量分散度；各种粒径范围粉尘粒子的质量占粉尘总质量的百分比称为质量分散度。粒径小的粉尘粒子越多，粉尘分散度越高，形成的气溶胶体系越稳定，颗粒物在空气的中悬浮的时间越长，吸入人体的概率就越大；另外，粉尘的分散度越高，颗粒物的比表面积就越大，吸附其他空气有害物质的能力越强，对人体的危害越大。

中国国家职业卫生标准《工作场所空气中粉尘测定 第3部分：粉尘分散度》（GBZ/T 192.3-2007）采用数量分散度表示粉尘分散度，推荐用滤膜溶解涂片法和自然沉降法测定粉尘分散度。

滤膜溶解涂片法 将采集有粉尘的过氯乙烯滤膜溶于少量有机溶剂中，形成粉尘颗粒的混悬液，制成标本，在显微镜下测量粉尘的大小及数量，计算不同大小粉尘颗粒的百分比。

操作步骤 ①制片：将采集粉尘的过氯乙烯滤膜放入 1~2ml 乙酸丁酯中溶解，搅匀，制成粉尘混悬液。立即用滴管吸取 1 滴滴于载物玻片上，用另一载物玻片成 45° 推片，待乙酸丁酯自然挥发，制成透明的粉尘标本，注明样品标识。②标定：用物镜测微尺标定目镜测微尺，计算出目镜测微尺刻度的间距数值（μm）。③测定：将粉尘标本放在载物台上，在标定目镜测微尺的放大倍率下，用目镜测微尺随机依次测定每个粉尘颗粒的大小，遇长径量长径，遇短径量短径。至少测量 200 个尘粒。计算不同粒径（μm）粒子的百分数。

注意事项 涂片上粉尘过于密集时不便测量，可向粉尘悬液中增加乙酸丁酯，稀释重新制备。该法不能测定纤维状粉尘；可溶于乙酸丁酯的粉尘要改用自然沉降法测定。

自然沉降法 用格林沉降器采集含尘空气，粉尘自然沉降在盖玻片上，在显微镜下测量和计数粉尘的大小及数量，计算不同大小粉尘颗粒的百分比。

操作步骤 ①采样。采样前清洗沉降器，将盖玻片用洗涤液清洗，用水冲洗干净后，再用 95% 乙醇擦洗干净。将盖玻片放在沉降器底座的凹槽内，推动滑板至与底座平齐，盖上圆筒盖。

采样时，将滑板向凹槽方向推动，直至圆筒位于底座之外，取下筒盖，上下移动数次，使含尘空气进入圆筒内；盖上圆筒盖，推动滑板至与底座平齐。然后将沉降器水平静放 3 小时，以利粉尘颗粒自然沉降在盖玻片上。②测定。将滑板推出底座外，取出盖玻片，采尘面向下贴在载物玻片上，同滤膜溶解涂片法一样，在显微镜下测量和计算不同粒径（μm）粒子的百分数。

（吕昌银）

fěnchénzhōng yóulí èryǎnghuàguī jiǎnyàn

粉尘中游离二氧化硅检验（determination of free silica in dust） 应用碱熔钼蓝分光光度法或者焦磷酸重量法对空气中粉尘所含游离二氧化硅的定量测定。用于评价工作场所空气中游离二氧化硅的污染状况。二氧化硅（SiO_2）分为结合型和游离型两种。没有与金属及金属氧化物结合的为游离二氧化硅，常以结晶形态存在，是酸性氧化物，难溶于水，微溶于盐酸、碳酸钠溶液和氢氧化钠溶液，化学性质稳定，除可与氢氟酸反应外，具有良好的抗酸性；与热的强碱溶液、熔融的碳酸钠、氢氧化钠（钾）作用转变成可溶性硅酸盐。

游离二氧化硅具有较强的致病作用，是导致肺尘埃沉着病（尘肺）的关键因素。粉尘中游离二氧化硅的含量越高，引起的病变的速度越快，是作业场所空气中重要的检验项目。中国国家职业卫生标准《工作场所空气中粉尘测定 游离二氧化硅含量》（GBZ/T 192.4-2007），其测定方法有焦磷酸法、红外分光光度法和 X 线衍射法。此外，还可用碱熔钼蓝光度法进行测定。

焦磷酸法 245～250℃时，磷酸脱水生成焦磷酸，粉尘中的硅酸盐、金属氧化物与焦磷酸作用，形成焦磷酸盐而溶解；游离二氧化硅难溶于焦磷酸，过滤分离，称量二氧化硅，计算粉尘中游离二氧化硅的百分含量。

操作步骤 ①采样：大流量采集呼吸带高度工作场所空气中悬浮粉尘。②样品处理：研磨粉尘，105℃±3℃烘烤，加磷酸、硝酸铵溶液湿润粉尘后，迅速加热到245～250℃，15分钟后，冷至40～50℃，将内容物缓慢倾倒入热蒸馏水中，搅匀，定容，趁热过滤，80℃烘干残渣，炭化，800～900℃灼烧30分钟，室温下稍冷后，放入干燥器中冷却1小时，称重。根据游离二氧化硅的质量和粉尘样品的质量，计算粉尘中游离二氧化硅的百分含量。

注意事项 样品中含有煤、其他碳素和有机物时，应将粉尘样品先行灰化、灼烧，再加磷酸、硝酸铵进行样品处理。粉尘中含有难以被焦磷酸溶解的碳化硅、绿柱石、电气石、黄玉等的物质时，需在通风柜中用氢氟酸处理。焦磷酸溶解硅酸盐时，温度不得超过250℃，以防形成胶状物。

红外分光光度法 在红外光谱中，α-石英分别对12.5μm（800cm^{-1}）、12.8μm（780cm^{-1}）和14.4μm（694cm^{-1}）的红外线有特异吸收，在一定的范围内，其吸光度值与α-石英质量呈线性关系，通过测定吸光强度定量检测样品中游离二氧化硅的含量。

操作步骤 ①采样：测定总尘时，按照中国国家职业卫生标准《工作场所空气中粉尘测定 第1部分：总粉尘浓度》（GBZ/T 192.1-2007）采样；测定呼吸性粉尘时，按照《工作场所空气中粉尘测定 第2部分：呼吸性粉尘浓度》（GBZ/T 192.2-2007）采样（见总粉尘浓度测定）。②样品处理：取适量粉尘，600℃灰化，冷却后与溴化钠一起研磨、混匀，压片，制备测定用锭片。③测定：将标准系列锭片、样品锭片分别置于红外分光光度计样品室光路中扫描，分别测定800、780和694cm^{-1}处吸光度值，绘制三条标准曲线，建立相应的回归方程。在无干扰的情况下，一般选用800cm^{-1}处对应的标准曲线定量粉尘样品中游离二氧化硅的含量。

注意事项 粉尘粒度大小影响测定结果，因此，粉尘样品和绘制标准系列用的石英尘都应充分研磨，粒度小于5μm的粒子数应超过95%。灰化温度影响测定结果，若样品中含有大量高岭土，灰化温度高于600℃时高岭土分解，在800cm^{-1}附近产生干扰，灰化温度低于600℃时可消除这一干扰。样品中含有黏土、云母、长石、闪石等成分时，在800cm^{-1}附近也会产生干扰，可选用694cm^{-1}处对应的标准曲线定量。

X线衍射法 X线照射游离二氧化硅时，将产生X线衍射。在一定条件下，衍射线的强度与被照射游离二氧化硅的质量成正比，据此进行游离二氧化硅的定性、定量测定。

操作步骤 ①采样：见红外分光光度法。②样品处理：准确称取用滤膜采集粉尘样品的质量（m）。按照仪器旋转样架的尺度将滤膜剪成4～6个待测样品。制备（或购买）标准α-石英粉尘。③绘制标准曲线：将标准α-石英粉尘置于发尘室中制尘，与现场采样的相同方法，用滤膜采集发尘室中标准粉尘5～6个（份），每张滤膜上采集的标准粉尘量控制在0.5～4.0mg，形成一个α-石英粉尘质量系列，并按照仪器旋转样架的尺度，将每一张滤膜剪成5个标样。依次测定标准硅在（111）面网上的衍射强度（CPS），再依次测定5个标样的CPS，并计算每张滤膜剪成的5个标样的CPS均值。以CPS均值对α-石英粉尘质量绘制标准曲线。④定性：对样品进行扫描，将其衍射图谱与粉末衍射标准联合委员会（JCPDS）卡片中的α-石英图谱比较，进行物相鉴定，以确认样品中是否含有α-石英。⑤定量：在制作标准曲线完全相同的条件下，先测定样品（101）面网的衍射强度（I_i），再测定标准硅在（111）面网上的衍射强度（I），依据I_s（绘制标准曲线时测得的标准硅在（111）面网上的衍射强度）、I_i和I值，计算粉尘中石英含量（I_B），由I_B值从标准曲线上查出滤膜上样品粉尘中α-石英的质量（m_1）。⑥结果计算：根据m_1和滤膜上采集的粉尘质量（m），计算粉尘中游离二氧化硅（α-石英）的百分含量。

注意事项 该方法检出的游离二氧化硅含量系指α-石英的含量。粉尘粒径大小影响衍射强度测定结果，因此，用于制备标准曲线的α-石英标准粉尘和粉尘样品的粒径要一致。滤膜单位面积上粉尘质量数对石英的衍射强度有很大影响，因此，滤膜采样量要控制在2～5mg。

碱熔钼蓝分光光度法 将粉尘与混合熔剂（等量的碳酸氢钠和氯化钠）混匀，270～300℃时，碳酸氢钠转变成碳酸钠。加热至800～900℃时，碳酸钠选择性地与粉尘中的游离二氧化硅反应，生成水溶性硅酸钠。酸性环境中，硅酸钠与钼酸铵作用形成配合物，还原形成钼蓝，在 680nm 波长处测定吸光度值，用根据标准曲线定量。

操作步骤 ①采样：见总粉尘浓度测定。②样品处理：将滤膜采集的粉尘样品炭化，灰化，加混合熔剂，混匀，800～900℃熔融，冷却后加碳酸钠溶液溶解熔块，过滤，向滤液中加硫酸驱除二氧化碳，加水定容。③样品测定：向标准系列溶液、样品溶液和空白溶液中分别加入酸性钼酸铵溶液、酒石酸溶液和抗坏血酸溶液，根据标准曲线定量粉尘中游离二氧化硅。

注意事项 严格控制熔融时间，观察到混合物刚熔融且表面光滑如镜时，再灼烧 2 分钟。将等量的碳酸氢钠与氯化钠混合使用，熔融效果最好。用碳酸钠溶液溶解熔融物中的硅酸钠，能预防硅酸钠水解形成胶状体，有利于过滤。酒石酸可与铁、钴、镍、铬等有色离子形成无色配合物，可消除颜色对测定的干扰。

（吕昌银）

kōngqìzhōng kēlìwù jiǎnyàn

空气中颗粒物检验 （determination of particulate matter in air）

应用重量法对空气中的总悬浮颗粒物、可吸入颗粒物、细颗粒物的浓度和灰尘自然沉降量的测定。用于了解和评价空气中颗粒物的污染状况。空气中固态和液态颗粒状态的物质统称为空气颗粒物。粒径是颗粒物最重要的特性，由于来源和形成条件的不同，颗粒物的形状多种多样，无法直接测量颗粒物的实际直径，国内外一般采用空气动力学当量直径表示颗粒物的粒径。颗粒物按大小可分为总悬浮颗粒物、可吸入颗粒物和细颗粒物。颗粒物的体积、质量和沉降速度等性质都与颗粒

物的大小有关。由于颗粒物的粒径、形状、化学成分不同，表面所吸附的有害物质可能不同；颗粒物进入人体的部位不同，产生的健康效应也不相同；对光的散射作用和对气候的影响也不同。对于空气中颗粒物的检测主要有灰尘自然沉降量测定、总悬浮颗粒物测定、可吸入颗粒物测定和细颗粒物测定。

（吕昌银）

huīchén zìrán chénjiàngliàng cèdìng

灰尘自然沉降量测定 （determination of dust sedimentation）

灰尘自然沉降量，是指每个月（以 30 天计）沉降于单位面积上的灰尘质量，又称降尘。应用重量法测量空气中的灰尘自然沉降量，测定结果以每月每千平方米面积上沉降灰尘的千千克数 [t/（km² · 30d）] 表示，用于评价空气中粒径大于 10μm 颗粒物的污染状况。灰尘自然沉降时污染空气，降低大气能见度，污染水源、土壤和食品等。灰尘的自然沉降能力主要决定于自身重量及粒径大小，但风力、降水和地形等自然因素也有一定影响，因此，很难区分自然沉降灰尘和非自然沉降灰尘，一般是测定大气中，靠重力自然沉降在集尘缸中颗粒物的量。质量法是测定灰尘自然沉降量的常用方法，可以用于观察污染程度，也可以用于颗粒物成分分析等，方法简便可行。

原理：在集尘缸中加入乙二醇水溶液，自然沉降的颗粒物采集在集尘缸中，经蒸发、干燥后，称量，依颗粒物的质量和集尘缸口面积计算灰尘自然沉降量。

操作步骤：在距地面 5～15m 高的建筑物顶部、相对高度为 1～1.5m 处设立采样点，放置集尘缸，加入乙二醇至覆盖缸底，

再加入适量水，采样 30±2 天，除异物后，将集尘缸内的溶液和尘粒转入烧杯，蒸发、浓缩，再转入在 105℃±5℃ 下已恒重的瓷坩埚（m_0）中，蒸干后 105℃±5℃ 下烘至恒重（m_1）。在样品测定的同时，做试剂空白实验，计算试剂空白的质量（m_c）。结果采用公式计算：

$$F = \frac{m_1 - m_0 - m_c}{S \cdot n} \times 30 \times 10^4$$

式中，F 为灰尘自然沉降量，t/（km² · 30d）；m_1 为采样后经处理恒重后样品和坩埚的质量，g；m_0 为空坩埚的恒重后的质量，g；S 为集尘缸口面积，cm²；n 为采样天数（准确到 0.1 天）。

注意事项：测量缸口面积时，应从三个方向测量缸的内径，取平均值计算缸口面积。用乙二醇水溶液采样既防冻，又可保持缸底湿润，还能抑制微生物及藻类的生长。空白实验所用乙二醇与采样用的应是同一批号，用量相同。

自然沉降在集尘缸内的颗粒物种类不同，其溶解性质也不相同。因此还可用于分析降尘的多项指标，例如，非水溶性物质、苯溶性物质、水溶性和非水溶性物质的灰分及可燃物质、硫酸盐和氯化物含量、灰分总量、可燃性物质总量、固体污染物总量等。

（吕昌银）

zǒngxuánfú kēlìwù cèdìng

总悬浮颗粒物测定 （determination of total suspended particulates）

应用重量法对空气中总悬浮颗粒物浓度的测定。总悬浮颗粒物为能悬浮在空气中，空气动力学当量直径≤100μm 的颗粒物。中国《环境空气质量标准》（GB 3095-2012）规定，空气中总悬浮颗粒物年平均一级标准浓度

限值为 80μg/m³，二级标准浓度限值为 200μg/m³。

用大流量总悬浮颗粒物采样器或中流量总悬浮颗粒物采样器抽取一定体积空气，由于采样器对不同粒径的颗粒物具有一定切割特性，将空气中 ≤100μm 的颗粒物阻留在已恒重的滤膜上。根据采样前后滤膜重量差和采样体积，计算空气中总悬浮颗粒物的浓度。采样前，用 X 线机检查滤膜，应无缺陷，于 15～30℃放入恒温恒湿箱中平衡 24 小时。采样后，在相同条件下再平衡 24 小时。

（吕昌银）

kěxīrù kēlìwù cèdìng

可吸入颗粒物测定 （determination of inhalable particles）

应用重量法或微量振荡天平法对可吸入颗粒物浓度的测定。用于评价空气中可吸入颗粒物的污染状况。可吸入颗粒物为环境空气中空气动力学当量直径 ≤10μm 的颗粒物，又称 PM_{10}。中国《环境空气质量标准》（GB 3095-2012）规定，粒径 ≤10μm 颗粒物的一级标准浓度限值为年平均 40μg/m³、24 小时平均 50μg/m³；二级标准浓度限值为年平均 70μg/m³、24 小时平均 150μg/m³。PM_{10} 与人体健康关系密切，可为大气反应提供反应床，是气溶胶化学研究的重点对象，是室内外空气质量的重要监测指标。测定方法主要是重量法和光散射法。

重量法　国内外测定 PM_{10} 的经典方法，具有检出限低、结果准确等优点。用具有入口切割粒径 D_{50} =（10±1）μm 的采样器采样；切割器常用冲击式和旋风式两种，冲击式切割器可装在大、中、小流量采样器上，而旋风式切割器主要用在小流量采样器上。

在规定的流速下恒速抽取定量体积空气，使其中的 PM_{10} 截留在已恒重的滤料上，根据采样前后滤料的重量差和采样体积，计算空气中 PM_{10} 的浓度。

采样　将滤膜干燥、称至恒重。放入采样夹内滤网上，毛面朝进气方向，平置于 PM_{10} 采样器的采样夹中采样。

样品处理　小心取下采样滤料，尘面向里对折，放于清洁纸袋中，存于样品盒内。在与采样前相同的环境条件下放置 24 小时，称量至恒重。

注意事项　作"任何一次浓度"测定时，每次更换滤膜采样，每次采样时间不少于 1 小时；作"日平均浓度"测定时，用同一张滤膜，采样不少于 4 次，累积采样时间不少于 12 小时。

光散射法　利用颗粒物对光的散射作用进行测定，该法所用仪器携带方便，测定范围宽，是中国卫生行业标准《公共场所空气中可吸入颗粒物（PM_{10}）测定方法光散射法》（WS/T 206-2001）的推荐方法。空气经入口切割器被连续吸入暗室，在光照射下，空气中颗粒物产生散射光。颗粒物性质一定时，颗粒物的散射光强度与其质量浓度成正比。经光电转换、放大后，散射光强度转换为电脉冲数（counts per minute，CPM），用 CPM 计算空气中颗粒物的浓度：

$$c = (R - B) \times K$$

式中，c 为可吸入颗粒物的质量浓度，mg/m³；R 为单位时间内的脉冲数，CPM；B 为仪器基底值，CPM；K 为质量浓度转换系数，mg/（m³·CPM）。

K 值是 CPM 换算为质量浓度

（mg/m³）的系数，需通过重量法测定现场的 PM_{10} 浓度值（c）后确定。采样现场情况改变、仪器情况不同时，K 值也不同，必须重新确定 K 值。

（吕昌银）

xìkēlìwù cèdìng

细颗粒物测定 （determination of fine particulate matter）

采用重量法、微量振荡天平等方法对大气中细颗粒物浓度的测定。用于评价空气中细颗粒物的污染状况。细颗粒物是环境空气中空气动力学当量直径 ≤2.5μm 的颗粒物，又称 $PM_{2.5}$。$PM_{2.5}$ 主要来源于人类生活生产活动，石化燃料的燃烧、汽车尾气、工业废气、秸秆的燃烧和城市化过程等活动都向大气中排放 $PM_{2.5}$。沙漠、干旱或半干旱地区裸露地面、土地的荒漠化、生物圈和火山喷发等自然因素也产生 $PM_{2.5}$。$PM_{2.5}$ 有两种产生方式，一是由污染源直接排出的一次颗粒物产生；二是由气态的二氧化硫（SO_2）、氮氧化物（NO_x）等通过大气化学反应生成的二次颗粒物产生。一次颗粒物的主要化学成分是有机碳、元素碳和矿物质，二次颗粒物的主要成分包括硫酸盐、硝酸盐、铵盐和半挥发性有机物；$PM_{2.5}$ 粒径小，是大气中稳定的气溶胶粒子，长时间悬浮在空气中，并可长距离迁移，为大气化学反应提供了良好的反应界面，在大气化学反应过程中发挥着非常关键的作用，是其他污染物的载体，容易富集空气中的重金属、有机污染物、酸性氧化物、碳酸钙、病毒和细菌等。

$PM_{2.5}$ 危害　广泛，主要危害人体健康、影响大气能见度。$PM_{2.5}$ 粒径小，可以随呼吸进入支气管、肺，干扰肺部气体交换，引发哮喘、支气管炎等疾病；还可能进入血液循环系统，所携带的有害气体、重金属等溶解在血液中，对人体造成更大的危害；能携带病原生物体传播呼吸道疾病。可见光辐射的波长为 $0.40 \sim 0.76\mu m$，$PM_{2.5}$ 的粒径 $\leqslant 2.5\mu m$，对可见光的散射作用和吸收作用最强，是造成大气能见度降低，形成雾霾天气的最主要因素。$PM_{2.5}$ 干扰太阳对地面的辐射，对地区性气候甚至全球性气候造成影响。

$PM_{2.5}$ 浓度限值 $PM_{2.5}$ 主要有浓度、化学成分和所携带病原生物体三方面的检测，其中，空气中 $PM_{2.5}$ 浓度测定已经成为空气质量的重要监测指标。2005 年，世界卫生组织规定环境空气中 $PM_{2.5}$ 浓度限值标准为 $10\mu g/m^3$，同时还设立了三个过渡阶段的目标值：第一阶段标准年均值为 $35\mu g/m^3$，24 小时均值为 $75\mu g/m^3$；第二阶段标准年均值为 $25\mu g/m^3$，24 小时均值为 $50\mu g/m^3$；第三阶段标准年均值为 $15\mu g/m^3$，24 小时均值为 $37.5\mu g/m^3$。1997 年，美国规定 $PM_{2.5}$ 年均值为 $15\mu g/m^3$，24 小时均值为 $65\mu g/m^3$，2006 年又进行了修改，年均值为 $15\mu g/m^3$，24 小时均值为 $35\mu g/m^3$。2009 年，日本公布了 $PM_{2.5}$ 的标准值，与美国的相同。中国 2012 年 2 月 29 日发布了 $PM_{2.5}$ 的标准值，于 2016 年 1 月 1 日起实施：一级标准浓度限值为年均值 $15\mu g/m^3$、24 小时均值 $35\mu g/m^3$；二级标准浓度限值为年均值 $35\mu g/m^3$、24 小时均值 $75\mu g/m^3$。

检验方法 中国国家标准《环境空气质量标准》（GB 3095-2012）规定，$PM_{2.5}$ 的检验标准方法有重量法、β 射线法和微量振荡天平法。这三种方法的测定结果都不受 $PM_{2.5}$ 颗粒物形状、大小、颜色等因素的影响。重量法测定的是 $PM_{2.5}$ 的绝对质量浓度，原理简单，结果可靠，但采样仪器笨重，噪声大，操作繁琐，费时，现场不能直接给出测定结果。β 射线法由 ^{14}C 射线源产生低能 β 射线，安全、稳定；利用 β 射线的衰减量测试 $PM_{2.5}$ 的质量；可以间断测定，也可以自动连续测定。微量振荡天平法是测定颗粒物浓度的经典方法，比较灵敏，但测定结果受温度、湿度、振动、噪声等因素的影响比较大。另外，还有光散射法和压电晶体法。

重量法 在规定的流速下，用具有 $PM_{2.5}$ 切割器和采样系统的采样器进行采样，抽取一定体积空气，将 $PM_{2.5}$ 截留在恒重的滤膜上，根据采样前后滤膜的重量差和采样体积，计算 $PM_{2.5}$ 的浓度。

操作步骤 ① 采样：在 $15 \sim 30℃$、相对湿度 $45\% \sim 55\%$ 条件下，将滤膜平衡 24 小时后，称重，再平衡，直至滤膜恒重（w_1，mg）。将滤膜毛面朝进气方向，安装在 $PM_{2.5}$ 采样器的采样夹中，在规定的流速下抽取一定体积空气（V，m^3）。②样品处理：小心取下采样滤料，尘面向内对折，放于清洁纸袋中，存于样品盒内。③样品测定：在采样前相同的温度、湿度等条件下，将采过样的滤膜同样放置 24 小时，称重至恒重（w_2，mg）。计算空气中 $PM_{2.5}$ 的浓度（ρ，mg/m^3）。

注意事项 $PM_{2.5}$ 切割器、采样系统的切割粒径为 $D_{50} = （2.5\pm0.2）\mu m$；捕集效率的几何标准差为 $\sigma_g = （1.5\pm0.1）\mu m$。根据采样目的的不同，采样滤膜可选用玻璃纤维滤膜、石英滤膜，或选用聚氯乙烯滤膜、聚丙烯滤膜、混合纤维素。滤膜要平衡处理至恒重，对 $0.3\mu m$ 标准粒子的截留效率不低于 99%。按照《环境空气质量手工监测技术规范》（HJ/T 194-2005）要求进行采样，现场风速大于 8m/s 时不能采样。采用间断采样方式测定日平均浓度时，采样次数不得少于 4 次，累计采样时间不得少于 18 小时。测定日平均浓度时，样品可以采集在同一张滤膜上，而测定任何一次浓度时，每采一次样都必须更换滤膜。为了减少称量误差，要求使用感量为 0.1mg 或 0.01mg 的分析天平称量，对应的采样量应要分别大于 1mg 或 0.1mg；采样前后，要使用同一台分析天平称量。

β 射线法 开动采样泵，吸入环境空气流经采样器的 $PM_{2.5}$ 切割器、采样管和滤膜，$PM_{2.5}$ 颗粒物沉积在滤膜上，使滤膜厚度增加。测定时，β 射线穿过滤膜，β 射线的强度随滤膜厚度的增加而逐渐减弱；根据 β 射线能量的变化检测出空气中 $PM_{2.5}$ 的浓度。

微量振荡天平法 该方法应用锥形元件振荡微量天平原理测定 $PM_{2.5}$。在质量传感器内安装有一个振荡空心锥形管，采样滤膜安放在锥形管的振荡端上。采样时，环境空气由管尖进入振荡端，穿过滤膜，$PM_{2.5}$ 颗粒沉积在滤膜上，滤膜质量增加，导致振荡端的振动频率改变，通过测定采样前后振荡频率的变化量，计算出滤膜上采集的 $PM_{2.5}$ 颗粒质量，结合采样气体的体积，计算空气中 $PM_{2.5}$ 的浓度。

（吕昌银）

qìxiàng cānshù cèliáng

气象参数测量（measurement of meteorological parameters）气象参数是描述空气物理性状和特征的重要指标，包括气温、气压、气湿和气流等。气象参数变化，影响空气污染物的扩散和转移等过程，测定气象参数对分析空气污染趋势、评价和控制空气污染具有重要作用。测定采样现场的气温、气压，可将现场采样体积换算成标准状态下的体积，使待测物的测定结果具有可比性。

气温测定　空气温度简称气温。常用玻璃温度计法和数显式温度计法测量气温，见中国国家标准《室内空气质量标准》（GB/T 18883-2002）、《公共场所卫生检验方法 第1部分：物理因素》（GB/T 18204.1-2013）。

玻璃温度计法　在现场气温下，温度计的水银（或酒精）、玻璃热胀冷缩，由于水银（或酒精）的膨胀系数比玻璃的大，体积变化大，加之玻璃温包的容积比玻璃细管的容积大，玻璃温包中液体的体积变化表现为细管内液柱高度的变化，由液柱的读数指示出空气的温度。在采样点将温度计垂直悬挂于1.5m高处，5~10分钟后，屏住呼吸，迅速读取小数部分数字，再读整数部分数字。

注意事项：测定地点应无热辐射、无发热设备影响、无通风装置影响；要自然通风、平坦、大气稳定度好；水银温度计和酒精温度计的测定范围分别为−35~350℃和−100~75℃。

数显式温度计法　数显式温度计经温度传感器将温度的变化转换为相应的电信号，放大、转换后，在显示器上直接显示温度数值。测定时，将感温传感器的头部置于测定点。开启仪器测定，稳定后读取温度值。

注意事项：①测定时要将感温元件放在金属罩内，避免热辐射、冷表面等因素的影响。②感温元件距离墙壁不得小于0.5m。

③数显式温度计可测定−40~90℃范围的气温，最小分辨率为0.1℃，测量精度±0.5℃。为了准确测量现场气温，测量前，应校正玻璃温度计和数显式温度计。校正方法有标准温度计法和理论沸点法。

气压测定　包围在地球表面的大气层，以其自身的重量对地球表面产生的压力称为大气压强，简称气压。空气理化检验中，常用空盒气压计和动槽式水银气压计测定气压。

空盒气压计法　空盒气压计的金属空盒呈真空状态，壁薄，富有弹性。随着气压的增高或降低，盒壁收缩或膨胀，借助于杠杆和齿轮，带动指针转动，指示气压值。

将仪器平放在测定点，准确读取气温值后，用手指轻扣仪器壁数次，以克服传递部分的机械摩擦，再读取气压值。测量后，先对气压读数进行器差修正，从气压计附表的刻度订正曲线中查得订正值，修正仪器刻度误差；再根据温度系数与现场气温的乘积进行温度修正，将测定气温下的气压值换算为0℃时的气压值，便于比较。

动槽式水银气压计法　动槽式水银气压计包括感应、刻度和附属部件三大部分。刻度部分由固定刻度尺、游标尺和象牙针组成。感应部分包括水银、玻璃内管和水银槽等。玻璃管上端封闭，管内呈真空状态，下端插入水银杯中，管内水银柱与杯中水银连通。气压升高或降低时，水银柱高度发生相应变化。应用固定刻度尺和游标尺准确读取气压值。

测定气压时，旋转仪器的调节旋钮，使水银杯内的液面刚好

接触象牙指针针尖；移动游标尺，使其零刻度线与水银柱液面相切；这时游标尺零刻度线位于固定刻度尺上两个整数刻度之间，或与某一整数刻度重合，由此从固定标尺上读出气压的整数值。与此同时，游标尺上的另一条刻度线必然与固定刻度尺上某一条刻度线重合，由此从游标尺上的这一刻度线读取气压的小数值。精确测量气压时，还要根据仪器说明书对气压读数进行器差修正和气温修正。测定完毕后，调节螺旋降低水银液面，使象牙针尖脱离水银面。

气湿测定　空气的湿度称为气湿，表示空气的含水量。空气中实际水气压与同一温度条件下饱和水气压的比值称为相对湿度，用%表示。

通风干湿表法　在通风干湿表的套筒中，安装两支水银温度计，一支温度计的球部呈干燥状态，称为干球温度计；在另一支的温包部位包裹脱脂纱布，吸水后湿润温包，构成湿球温度计。套筒顶部装有风机，测定时，抽吸空气形成≥2.5m/s的气流均匀流过两支温度计的球部，由于球部干湿程度不同，气流从湿球带走的热量多，温度值低，气流从干球带走的热量少，干球温度值高。根据两者的温差，计算现场空气湿度。

向湿球温度计套管内滴加蒸馏水，湿润纱布，开动风机，通风5分钟后，分别读取干、湿球温度计上的温度值，根据两者温度差，查表得现场空气的相对湿度；也可根据干、湿球温度下的饱和水蒸气压计算相对湿度。

氯化锂湿度计法　氯化锂湿度计有一水蒸气分压探头，开机时，探头的温度与周围空气的温

度相同。因氯化锂表面的水蒸气分压低于空气中的水蒸气分压，自动吸收空气中的水分，溶解形成氯化锂溶液，致使两电极间的电阻减小，在电路中产生电流，逐渐加热探测头，氯化锂溶液的水蒸气分压也随之升高。当电流恒定时，探测头温度维持在一定温度值。根据空气水蒸气分压与温度的对应关系，由探测头温度值得知空气蒸气分压，根据露点温度和空气温度下水蒸气分压计算出空气的相对湿度。

开机后，将补偿开关置测量位置进行补偿，通电 10 分钟后，读数，计算空气的相对湿度。氯化锂湿度计连续工作一段时间后必须清洗。腐蚀性气体浓度高的环境不能使用氯化锂温度计测定湿度。

气流测定　空气的流动称为气流，又称为风。空气作水平运动时，水平气流的来向称为风向；单位时间内空气在水平方向流过的距离（m/s，km/h）称为风的速率，简称为风速。气流是决定空气污染物扩散程度和污染程度的重要因素。空气污染物随气流迁移、稀释，污染范围逐渐扩大，污染物浓度逐渐降低，污染程度下降。通过测定气流，有利于了解空气污染特点，正确判断卫生检验结果。气流测定包括风向测定和风速测定。已知风向时，只需要测定风速。风速测定可采用热电风速计，同时测定风向、风速时可采用三杯风向风速表。

电风速计测定法　中国国家标准《公共场所卫生检验方法第 1 部分：物理因素》（GB/T 18204.1-2013）推荐选用指针式热电风速计或数显式热电风速计测定室内风速。选用指针式热电风速计时，先调整仪表的零点和

满度；选用数显式热电风速计时，先将仪器预热、自检。热电风速计由测头和测量仪表组成，测头温度高低与流过测头风速的大小呈负相关。测定时，将测头的加热圈（丝）暴露在现场气流中，一定大小的风速流过加热圈（丝）时，引起测头加热电流或电压变化，测量仪表的指针或数显系统显示现场风速大小。

测定一个地点的风速时，轻轻拉出测杆测头，将测头上的红点对准来风方向，测定风速，由测量仪表读取该测定点的风速值。

测定一个区域的风速时，先在该区域内选择多个具有代表性的地点，分别测定各点的风速，再计算各测定点风速测定值的算术平均值，用该算术平均值表示该区域的风速。

注意事项：电风速计测定法可测定 0.1~10m/s 风速；风速为 0.1~2m/s 时，测量误差±10%。

三杯风向风速表法　三杯风向风速表由风向仪和风速表两部分组成，可同时测定风向和风速。风向仪中的风向标转动灵敏，风力带动风向标转动，感应指示风向。三个半圆球状的小杯是风速表的感应部分，风力带动小杯转动，小杯带动风速仪器表面的指针旋转，由指针指示的刻度数和所用时间计算出风速（m/s）。

测定风向时，拉下方位盘下面小套管制动部件，将小套管向右转过一定角度，待方位盘上的风向标稳定后，风向指针在方位盘上所指的方位就是待测的风向。测量风速时，先按下启动杆，使风速指针回到零位。放开启动杆开始测量风速。此时记时指针、风速测定指针同时走动。到达记时最初位置时（1 分钟左右），指针都停止转动。风速测定指针所

指示的数值称为指示风速；根据指示风速从风速校正曲线上找出现场实际风速。实际风速是测定时间范围内的平均风速。

注意事项：测定完毕后，将小套管向左转动一定角度，恢复原位，固定方位盘，放回盒内。

（吕昌银）

xīnfēngliàng cèliáng

新风量测量（determination of air change flow）　应用示踪气体等检测技术对单位时间内进入室内的空气总量的测定。室内外空气交换有利于室内污染物的稀释和扩散，有利于清除室内空气中的微生物和其他污染物。在门窗关闭的状态下，单位时间内由空调系统通道、房间的缝隙进入室内的空气总量称为新风量，单位 m^3/h。单位时间（h）内进入室内空气的总量与该室室内空气总量之比称为空气交换率，单位 h^{-1}。新风量不足是产生不良建筑物综合征的重要原因。空气交换率越大，新风量越多，越有利于人体健康。为了确保适当的新风量，又为了避免室内致冷、致热消耗过多能量，中国国家标准《室内空气质量标准》（GB/T 18883-2002）中规定室内空气新风量为 $\geq 30[m^3/(h\cdot人)]$，即空间为 $30m^3$ 的房子中仅有 1 个人时，每小时至少要换气 1 次。测定方法采用示踪气体法。

示踪气体法　示踪气体能与空气混合，本身不发生任何改变，浓度很低时就能被检测出来；必须无色、无味，使用浓度无毒、安全，环境本底值低，易分析、易采样。常用的示踪气体有一氧化碳、二氧化碳、三氟溴甲烷、六氟化硫和八氟环丁烷。在待测新风量的室内通入适量示踪气体后，由于室内外空气交换，示踪

气体浓度随时间的变化呈指数衰减，应用两者关系计算空气交换率，根据空气交换率和室内空气的总量计算室内的新风量。

测量室内容积和室内物品（如桌、床、柜等）的总体积，二者之差即为室内空气的总体积。按照仪器说明书校正示踪气体浓度测定仪，并在清净的环境中对仪器进行归零调整和感应确认。

测定时关闭门窗，室内通入适量示踪气体后，将气源移至室外；用摇摆风扇搅动空气3~5分钟，使示踪气体分布均匀。按对角线或梅花状布点采集空气样品，测定示踪气体的初始浓度（c_0，mg/m³）。用平均法或回归方程法计算空气交换率。①平均法：在室内通入示踪气体，浓度均匀时采样、测定示踪气体的初始浓度（c_0，mg/m³）；15分钟或30分钟时，再次采样、测定示踪气体的最终浓度（c_t，mg/m³）。用两浓度自然对数的差值除以测定时间（t，h）就是平均空气交换率（A，h⁻¹）。②回归方程法：示踪气体浓度均匀后，在30分钟内，按一定的时间（t）间隔测量示踪气体浓度（c_t），测量频次不少于5次。做线性图，图对应回归方程的斜率A值即为空气交换率。新风量（Q，m³/h）等于空气交换率（A，h⁻¹）乘以室内空气容积（V，m³）。

其他方法 可应用通风口的平均风速（V，m/s）乘以通风口的有效截面积（A，m²）计算新风量。

（吕昌银）

shuǐróngxìng wújīdúwù kuàisù jiǎnyàn

水溶性无机毒物快速检验

（rapid test of water soluble inorganic toxicants） 食物、水及中毒残留物中水溶性有毒无机物质

的快速检测。水溶性毒物主要包括三类物质。第一类为强酸，主要有硫酸、硝酸、盐酸及其不同比例的混合酸；第二类为强碱，涉及氢氧化钠、氢氧化钾等；第三类为有毒盐类，如亚硝酸钠、氰化钾等。

毒物快速检验只需快速定性或半定量。强酸可用pH值测定、沉淀反应、显色反应等进行快速检测。例如，白色硫酸钡沉淀检测硫酸根离子，硝酸与马钱子碱反应生成红色产物，氯化银白色凝胶状沉淀检测氯离子等；强碱燃烧可产生不同颜色火焰，例如，钠火焰呈鲜黄色、钾火焰呈紫色等；有毒盐类如亚硝酸钠常用格氏试剂法或联苯胺-冰乙酸法快速检测。

此类物质均可溶于水，常与其他无机物质共存，所以在检测前应进行分离和提取，常用的方法有水浸提法和透析法。水浸提法需要将样品匀质化，以水浸泡并稍加热，使毒物溶解，然后过滤或离心，留取滤液或上清液为待检液。透析法利用半透膜仅允许水溶性、分子量小的毒物通过，而与大分子或不溶性物质分离。

（周 颖）

yàxiāosuānyán kuàisù jiǎnyàn

亚硝酸盐快速检验 （rapid test of nitrite） 食物、水及中毒残留物中亚硝酸盐的快速检测。常见的亚硝酸盐主要有：亚硝酸钠，化学式$NaNO_2$，相对分子量69.01，CAS编号7632-00-0，熔点271℃；亚硝酸钾，化学式KNO_2，相对分子量85.11，CAS编号7758-09-0，熔点297℃。两者均呈白色结晶或粉末，无臭，味微咸带涩，有潮解性，易溶于水，微溶于醇和醚。在制作火腿、香肠等食品过程中，为使肉色鲜红，

加入硝酸盐和亚硝酸盐作为发色剂。因外观及味道都与食盐相似，常易误作食盐或面碱食用而中毒。叶类蔬菜含有较多的硝酸盐，当烹调或加工、保存不当，硝酸盐在细菌或化学反应的作用下，转变为亚硝酸盐，大量食入后会引起中毒。亚硝酸根离子（NO_2^-）能将血红蛋白中的亚铁离子氧化为三价铁离子而使血红蛋白转化为高铁血红蛋白，失去携氧功能，造成机体组织缺氧。口服0.2~0.5g即可中毒，1~2g可致死。

快速检验常用格氏试剂法、盐酸间苯二胺法和联苯胺-冰乙酸法。①格氏试剂法：又称格氏法。利用亚硝酸盐在酸性溶液中，与对氨基苯磺酸作用，生成重氮化合物，然后与α-萘胺偶联生成红色的偶氮染料，以检验亚硝酸盐。该法最低检测限为0.002mg/L，测定范围在0.2mg/L以内。亚硝酸盐浓度过高时，因产生的偶氮染料被过量的亚硝酸氧化会变为黄红色、黄色直至无色，此时应适当稀释后再测定，以防止出现假阴性。②盐酸间苯二胺法：利用亚硝基盐与盐酸间苯二胺反应生成红色偶氮染料，以检验亚硝酸盐的存在。此法在亚硝酸盐含量高时无褪色现象，但是溴酸盐、碘酸盐也能发生类似颜色反应，产生干扰。③联苯胺-冰乙酸法：机制与盐酸间苯二胺法相似，利用亚硝酸盐在酸性条件下与联苯胺重氮化，然后水解并氧化生成联苯醌，观察有无紫红色产生，可检验亚硝酸盐的存在。

（周 颖）

huīfāxìng dúwù kuàisù jiǎnyàn

挥发性毒物快速检验 （rapid test of volatile toxicants） 挥发性毒物是指某些相对分子质量较小，蒸汽压较高，能利用其挥发

特性从检材中分离出来的有毒化合物，如氢氰酸、氰化物及一些含氰基化合物（如丙烯腈）、酚类、低级醇、醚、醛、酮、卤代烃、苯及其衍生物等。这些化合物的毒性各不相同，当其浓度较高时，可能引起人和动物急性或慢性中毒。在快速检验时可利用其挥发性较大的特点，通过气化、升华、蒸馏、水蒸气蒸馏、扩散或顶空法等从待检样品中与其他成分分离。常见检验方法见氰化物快速检验、水中余氯快速检验、水中氨氮快速检验、苯酚快速检验、汞蒸气快速检验。

（周　颖）

qínghuàwù kuàisù jiǎnyàn

氰化物快速检验（rapid test of cyanide）　食物、水及中毒残留物中氰化物的快速定性检测。有些植物中含有氰苷，如木薯、苦杏仁、桃仁、枇杷仁等，经酶、酸或加热分解后产生剧毒的氰化氢或氢氰酸。氢氰酸的成人致死量为 0.05 ~ 0.1g；氰化钠或氰化钾的致死量为 0.02 ~ 0.03g；苦杏仁的成人致死量平均为 50 粒，儿童平均为 11 粒。中国《食品安全国家标准 食品中氰化物的测定》（GB 5009.36-2016）规定，氰化物现场快速检验可用苦味酸试纸法。

苦味酸试纸法是根据氰化物遇酸产生氢氰酸，在碳酸钠存在下，氢氰酸与苦味酸钠作用生成红色异氰紫酸钠。采样部位取决于中毒方式。口服氰化物引起中毒，应采呕吐物或洗胃液；吸入氰化氢而中毒，应采血样。送检样品应密封，同时加碱固定，尽快分析，避免氢氰酸分解。检测时，取一支玻璃管，插入一片苦味酸试纸条，在试纸条上滴加 1 ~ 2 滴碳酸钠饱和溶液使试纸条完全湿润，将检氰玻璃管插入带

孔胶塞中，称取适量样品于反应瓶中，依次加入蒸馏水和酒石酸，立即与检氰管的孔胶塞联通，40 ~ 50℃水浴加热 30 分钟，观察管内试纸变色情况。检测过程应注意避免阳光直接照射。

（周　颖）

shuǐzhōng yúlǜ kuàisù jiǎnyàn

水中余氯快速检验（rapid test of residual chlorine）　水中余氯为含氯消毒剂加入到被处理水中并与其中的还原性物质作用，剩余在水中的有效氯，其主要以游离氯和化合氯形式存在。游离氯包括次氯酸（HClO）、次氯酸根（ClO^-）或溶解性单质氯形式存在的氯。化合氯主要是氯胺及有机氯胺形式存在的氯。余氯的作用是保证消毒杀菌效果，但如果余氯量超标，可能会加重水中酚和其他有机物产生的臭和味，还可能生成三氯甲烷等有致癌、致突变和致畸作用的有机氯代物。

余氯在水中不稳定，需要在现场快速测定。邻联甲苯胺法既可检测水中游离性余氯，又可测得总余氯。其检测原理为在 pH<1.8 的酸性溶液中，余氯与邻联甲苯胺反应生成黄色联苯醌式化合物，立即同标准色板比色，可快速检测游离性余氯的含量；如 10 分钟后比色，所得到结果为总余氯含量。此法检测范围为 0.05 ~ 1.5mg/L。

游离性余氯也可用 N, N-二乙基-1, 4-对苯二胺法测定，其原理为在 pH 6 ~ 7，游离性余氯与 N, N-二乙基-1, 4-对苯二胺作用生成紫红色化合物，根据颜色深浅比色定量。此法测定范围为 0.025 ~ 10mg/L。但是当六价铬离子（Cr^{6+}）浓度大于 1mg/L 或者锰离子（Mn^{2+}）浓度大于 0.5mg/L 时，对测定产生正干扰。

（周　颖）

shuǐzhōng āndàn kuàisù jiǎnyàn

水中氨氮快速检验（rapid test of ammonia nitrogen）　水中含氮有机物在微生物作用下分解生成氨氮（NH_3-N），主要以游离氨（NH_3，非离子氨）或铵盐（NH_4^+）的形式存在。生活污水、人畜粪便和工业废水等污染自然界水体后，水中氨氮浓度将明显增加。水中氨氮含量过高时，对鱼类等水生生物有毒害作用，可抑制水生生物生长，降低鱼、虾、蟹等养殖生物的产卵能力，损害鳃组织以致引起死亡。因此，检验水中氨氮水平可反映水体近期受到污染的情况。

常用纳氏试剂光度法快速检测水中氨氮。其原理为在碱性环境中，氨或铵盐与纳氏试剂反应，生成淡黄色至棕色的氨基汞配位化合物，根据颜色深浅与标准色板比色。纳氏试剂由 1g 碘化汞（HgI_2）、0.5g 碘化钾（KI）、0.5g 酒石酸钾钠和 30g 氯化钠（NaCl）研磨混匀制得。其中酒石酸钾钠作掩蔽剂，防止钙离子（Ca^{2+}）、铁离子（Fe^{3+}）、镁离子（Mg^{2+}）等干扰测定；氯化钠为稀释剂。水中氨氮浓度 > 1.0mg/L 时，使用此法会产生红褐色沉淀，应稀释样本后再检测。

对较清洁水样，用硫酸锌溶液和氢氧化钠溶液沉淀水样，过滤除去有色物质或浑浊；对污染严重的水样或工业废水，可用蒸馏法消除干扰，蒸馏时需用磷酸盐缓冲液调节 pH 值至 7.4 左右，以利于氨的馏出。

（周　颖）

běnfēn kuàisù jiǎnyàn

苯酚快速检验（rapid test of phenol）　水以及尿液、血液、胃内容物等生物样本中苯酚的快速检测。苯酚，又称石炭酸，化学

式 C_6H_6O，CAS 编号为 08-95-2；无色针状结晶，因受光照或在空气中氧化常呈淡红色或红色；味辛，有吸湿性，可溶于水，易溶于乙醇、乙醚和三氯甲烷中，熔点 40.5℃，沸点 182℃；原生质毒物，毒性较大，可造成鱼类死亡，农作物枯死或减产，人口服 10~15g 可致死亡。结构式见图。

图　苯酚结构式

水中苯酚可用 4-氨基安替比林比色法快速检验。其原理是在 pH 10±0.2 的介质和铁氰化钾存在下，苯酚能与 4-氨基安替比林反应生成红色的安替比林染料。此法测定范围为 0.02~2.0mg/L。注意苯酚反应次序依次是 4-氨基安替比林试剂和铁氰化钾试剂，不能随意更改。

生物样本如尿液、血液、胃内容物等中苯酚可以用化学法快速检验。样本经酸化后用蒸馏法分离，收集蒸馏液进行检验。取蒸馏液加入数滴米伦（Millon）试剂（汞和发烟硝酸等比例混合，2 倍水稀释），水浴煮沸，如有苯酚，溶液显深红色，检测限为 1:10 000；取蒸馏液滴加数滴三氯化铁试剂，如有苯酚，溶液显蓝色或蓝紫色，检测限为 1:1000；取蒸馏液加入数滴饱和溴水，如有苯酚，则生成白色或乳黄色三溴苯酚沉淀，检测限为 1:50 000。检验过程中可依据反应的灵敏度选择不同反应。上述化学法均不是苯酚的特异性方法，但利用它

的阴性结果来否定苯酚的存在，有较大意义。

（周　颖）

gǒngzhēngqì kuàisù jiǎnyàn

汞蒸气快速检验（rapid test of mercury vapor）

金属汞在室温下即能挥发，经呼吸道进入体内。汞蒸气具有脂溶性，可迅速弥散，透过肺泡壁被吸收，吸收率可达 70% 以上。短时间吸入高浓度汞蒸气可致急性中毒，长期接触可引起慢性中毒。中国国家职业卫生标准《工作场所空气中汞及其化合物的测定方法》（GBZ/T 160.14-2004）规定，汞蒸气用二硫腙分光光度法快速检验。

二硫腙分光光度法是利用酸性高锰酸钾溶液吸收汞蒸气，生成的汞离子在酸性条件下与二硫腙反应生成橙红色二硫腙汞络合物，经三氯甲烷提取后，在 490nm 波长处测定吸光度值进行定量分析。酸度对测定有一定影响，适宜酸性条件为 0.5~0.9mol/L 硫酸溶液。此方法的检出限为 0.05μg/ml。

（周　颖）

liúhuàqīng kuàisù jiǎnyàn

硫化氢快速检验（rapid test of hydrogen sulfide）

硫化氢，分子式 H_2S，分子量 34.08；无色气体，有恶臭气味，比空气重（密度 1.4g/L，25℃），能溶于水、氨和碱性碳酸盐溶液，水溶液呈弱酸性。剧毒，空气中硫化氢含量为 0.02% 时，人持续 5~8 分钟吸入即可引起中毒；含量为 0.1%~0.15% 时，更短时间内持续吸入即可引起死亡。常用亚甲基蓝法或硫化铅法快速检测。

亚甲基蓝法：用碱液吸收释放出的硫化氢气体，再用稀盐酸调节溶液呈酸性，在三氯化铁存在下，硫化氢与对氨基二甲基苯

胺反应生成亚甲蓝，使溶液逐渐呈深蓝色。样品需先用酸处理，使硫化氢挥发。硫化氢检验必须采集新鲜血液和脏器组织；若人体吸入硫化氢时间较长或吸入量较大，尿液也可作为检测样品；组织腐败时可产生硫化氢，所以采集的样本要注意防腐，并快速检验。方法检出限为 0.01mg/L。

硫化铅法：硫化氢可与铅离子反应生成黑色硫化铅。铅试剂常制备成乙酸铅棉或溶液，也可用湿润的乙酸铅试纸检测。

（周　颖）

yīyǎnghuàtàn kuàisù jiǎnyàn

一氧化碳快速检验（rapid test of carbon monoxide）

血液中一氧化碳的快速检测。一氧化碳，化学式 CO，分子量 28.01，CAS 编号 630-08-0；无色、无味气体，略轻于空气，微溶于水，易溶于氨水，易燃易爆，与空气混合的爆炸极限为 12.5%~74.2%。人 CO 中毒与碳氧血红蛋白（HbCO）有关。进入血液中的 CO 约 90% 与血红蛋白（Hb）中的二价铁结合，生成 HbCO，使 Hb 失去携氧能力，导致组织缺氧而产生中毒症状。血液中 HbCO 占 Hb 总量的百分比称为 HbCO 饱和度。血液中 HbCO 饱和度在 10% 以上即可出现中毒症状。

检测方法有煮沸法、氢氧化钠法和氯化钯法。①煮沸法：分别取中毒者血液和正常者血液于试管中，于沸水浴中加热 2~3 分钟对照观察，含 HbCO 的血液凝固后呈砖红色，正常者则变成灰褐色；此法适用于血液中 HbCO 饱和度达 30% 以上情况。②氢氧化钠法：将中毒者血液和正常者血液先用蒸馏水稀释 20 倍，再与等体积 30% 氢氧化钠溶液混合，含 HbCO 的血液在液面上

形成红色絮状物，正常者血液则为绿褐色；血液中 HbCO 饱和度大于 20% 时适用此法。③氯化钯法：用 10% 硫酸作为释放剂解离血液中 HbCO 释放出 CO，将氯化钯溶液中的钯离子还原成金属钯，在液面上形成一层具有黑色金属光泽的钯镜，血液中 HbCO 饱和度在 10% 以上即可用此法检验。

检验 CO 中毒通常取新鲜血液为样本，中毒死亡者可取心脏血液。样本放置于容积较小的密闭容器中，让血液充满容器，尽快检测。

（周 颖）

èryǎnghuàtàn kuàisù jiǎnyàn

二氧化碳快速检验（rapid test of carbon dioxide）

公共场所空气中二氧化碳的快速检测。二氧化碳，化学式 CO_2；无色、无味气体，可溶于水，密度是 1.977g/L，约为空气重的 1.5 倍。在加压和降温冷却的条件下，CO_2 会转变为液体，继而凝固为白色雪状固体，俗称干冰。干冰可升华，由固体直接转化为气体。CO_2 是窒息性气体，在空气中含量一般为 0.03%，若含量达到 10%，就会使人呼吸逐渐停止，最后窒息死亡。

快速检验用红外线气体分析法，其原理是 CO_2 能够选择性吸收波长为 4.26μm 的红外线，在一定范围内，吸收值与其浓度呈线性关系。此法最低检出浓度为 0.01%。

空气样品经变色硅胶或无水氯化钙干燥后直接进行检验。

（周 颖）

bùhuīfāxìng yǒujīdúwù kuàisù jiǎnyàn

不挥发性有机毒物快速检验（rapid test of nonvolatile organical toxicants）

食物、水及中毒残留物中不挥发性有机毒性物质的快速检测。不挥发性有机毒物，相对分子质量较大，结构较复杂，按其化学性质，分为四类。第一类为酸性有机毒物，不溶于酸性水溶液，但与碱作用生成易溶于水的盐，如巴比妥类催眠药、水杨酸等；第二类为碱性有机毒物，一般不溶于水，溶于三氯甲烷、醚、醇、苯等有机溶剂，与酸作用生成溶于水的盐类，常见的有马钱子碱、阿托品、乌头碱等；第三类为两性有机毒物，分子中酸性和碱性官能团共存，在水溶液中遇酸或碱均生成溶于水的盐类，常见的有吗啡；第四类为中性有机毒物，不与酸或碱反应，难溶于水，但溶于有机溶剂，常见的有乙酰苯胺、非那西汀、甲喹酮等。

不挥发性有机毒物的提取常用斯-奥（Stas-Otto）法和乙酸酸化快速提取法。①斯-奥法：又称乙醇乙醚提取法，其主要原理是用乙醇处理酸化样品，在提取有机毒物同时除去杂质如蛋白质、脂质、一些无机盐等。然后调节溶液 pH 值，用乙醚或三氯甲烷等有机溶剂分别萃取酸性溶液中的酸性、中性有机毒物和碱性溶液中的碱性有机毒物。对于两性有机毒物，可将碱性水溶液用盐酸中和，再加氨水使成弱碱性，用三氯甲烷-乙醇（9∶1）混合液提取。此法是经典方法，适用于各类不挥发性有机毒物的分离提取。②乙酸酸化快速提取法：类似于斯-奥法，只是样本未有除去杂质的步骤，适宜于含杂质少的样本提取。提取后的有机毒物可用色谱法快速检验。

（周 颖）

bābǐtuǒlèi yàowù kuàisù jiǎnyàn

巴比妥类药物快速检验（rapid test of barbiturate）

食物、药物及中毒后的可疑生物样本中巴比妥类药物的快速检测。巴比妥类药物种类多，使用范围广，常用的有巴比妥、苯巴比妥、戊巴比妥、异戊巴比妥、司可巴比妥、甲苯巴比妥等。它们均为巴比妥酸的衍生物，结构式见图。

巴比妥类药物多为白色结晶或结晶形粉末，无臭，味苦，呈弱酸性，难溶于水和石油醚，易

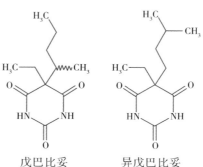

巴比妥　　苯巴比妥　　戊巴比妥　　异戊巴比妥　　司可巴比妥　　甲苯巴比妥

图　巴比妥类药物结构式

溶于乙醇、乙醚、三氯甲烷等有机溶剂；遇碱生成盐后溶于水、乙醇，不溶于乙醚、三氯甲烷等有机溶剂。它们作用于人体中枢神经系统，产生镇静和催眠作用，吸收量过多能抑制呼吸中枢而致死。巴比妥致死量为 5~10g，苯巴比妥致死量为 4~9g，异戊巴比妥致死量为 2~5g，司可巴比妥致死量为 1~5g。多分布在肝、肾、血液和脑组织，经尿排泄。

快速检验方法主要包括硝酸钴法和薄层色谱法。①硝酸钴法：用有机溶剂提取酸性溶液中的巴比妥类药物，挥干溶剂，加入含硝酸钴的无水乙醇溶液，再挥干，放置氨水瓶口熏，出现紫堇色为检出，如为绿色或黄绿色为未检出。此法灵敏度较低。②薄层色谱法：依据不同巴比妥类药物结构存在差异，经硅胶 G 或氧化铝薄层板分离，硝酸汞和二苯卡巴腙醇溶液作显色剂，斑点的颜色

和比移值不同，通过与标准物质作比较，可供鉴定。

样本采集对象包括可疑食物或药物、呕吐物、洗胃液或上述脏器组织等。

（周　颖）

shēngwùjiǎn kuàisù jiǎnyàn

生物碱快速检验（rapid test of alkaioid）

生物碱是一类含氮有机物，分子中多具有含氮的杂环结构，也有极少数为有机胺类衍生物，具有一定碱性，大部分不随水蒸气蒸馏。游离的生物碱大多难溶于水，但溶于醇、醚、三氯甲烷、苯等有机溶剂，能与无机酸反应生成盐而溶于水。生物碱种类繁多，常见的有士的宁（$C_{23}H_{26}N_2O_4$，CAS 编号 357-57-3）、马钱子碱（$C_{21}H_{22}N_2O_2$，CAS 编号 57-24-9）、阿托品（$C_{17}H_{23}NO_3$，CAS 编号 51-55-8）、吗啡（$C_{17}H_{19}NO_3$，CAS 编号 57-27-2）、乌头碱（$C_{34}H_{47}NO_{11}$，CAS 编号

307-27-2）、麻黄碱（$C_{10}H_{15}NO$，CAS 编号 292-42-3）、烟碱（$C_{10}H_{14}N_2$，CAS 编号 54-11-5）等，结构式见图。

生物碱大都存在于植物中，含量虽少，但生理作用显著，是很多中草药的有效成分。当用药过量，或误食误用未经处理的含生物碱的植物，均能引起中毒，甚至死亡。生物碱的快速检验常用沉淀反应和显色反应。

沉淀反应：大多数生物碱在酸性水溶液中，能与生物碱沉淀剂反应生成有色沉淀。常用的生物碱沉淀剂有碘化汞钾、碘化铋钾、碘-碘化钾等。其与某些生物碱的沉淀反应见表 1。因蛋白质及其分解产物也能生成沉淀，呈阳性反应时需作确证试验；不同生物碱的沉淀反应的灵敏度不同，少数生物碱如麻黄碱不能与一般生物碱沉淀剂发生沉淀反应，因此至少应采用三种不

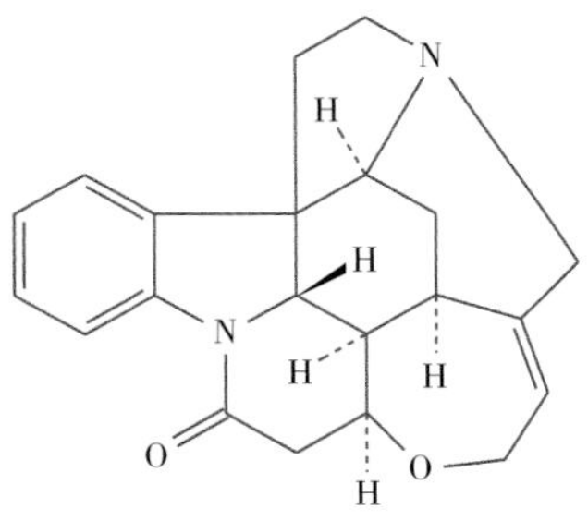

士的宁 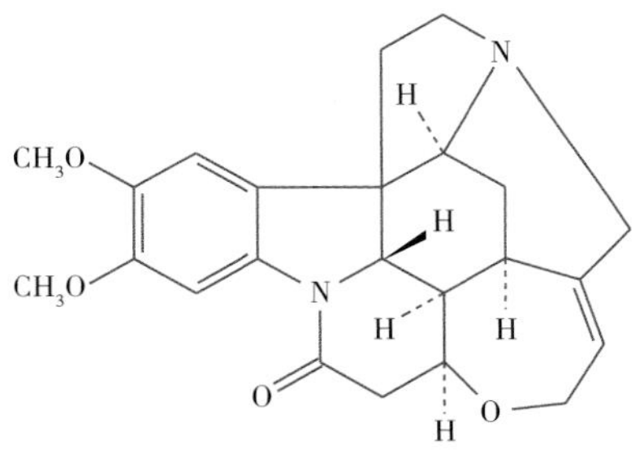　　　　　　　　马钱子碱 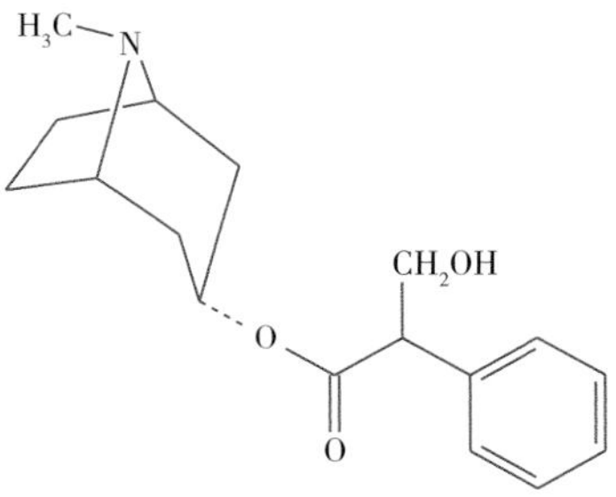　　　　　　　　阿托品

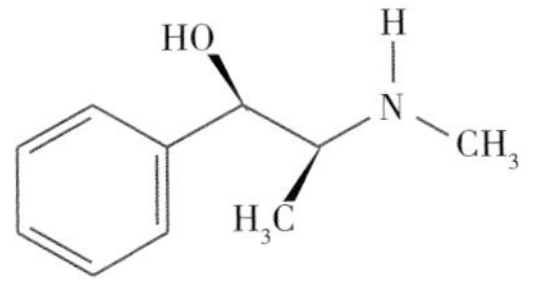

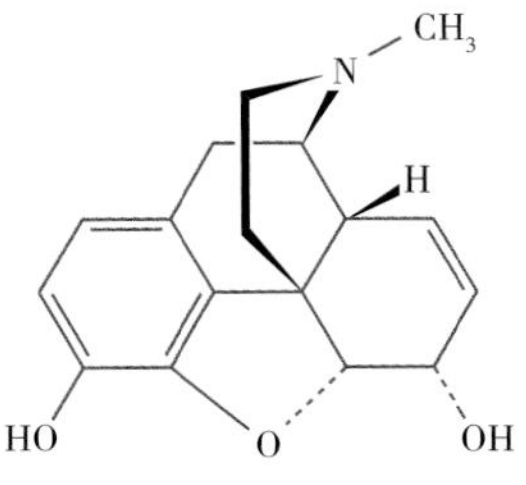

吗啡 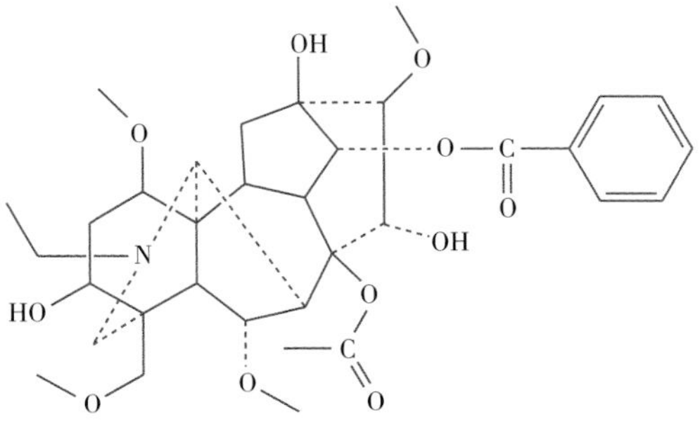　　　　　　　　　乌头碱 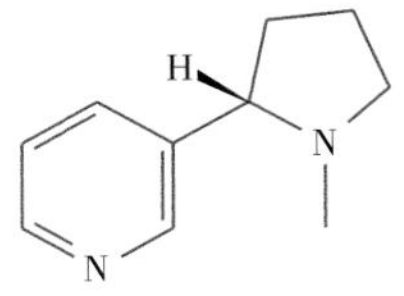　　　　　　　　　烟碱

麻黄碱

图　常见生物碱结构式

同的沉淀反应鉴定样品中生物碱的存在。

显色反应：某些生物碱能与一些浓酸试剂反应生成不同颜色的产物，据此可鉴别各种生物碱。常用的浓酸试剂有：曼德林（Mandelin）试剂（1%钒酸铵-浓硫酸试液）、弗罗德（Frohde）试剂（5%钼酸铵-浓硫酸试液）、马奎斯（Marquis）试剂（甲醛-浓硫酸试液）、浓硫酸等。常见生物碱的显色反应见表2。

（周　颖）

jīnshǔ dúwù kuàisù jiǎnyàn

金属毒物快速检验（rapid test of metallic toxicants）

金属毒物指含有毒金属元素的化合物，其中大部分为水溶性的无机化合物，少数为有机化合物。有害金属元素进入人体后，常不易分解和代谢，而易在体内蓄积，有的甚至还可能转化为毒性更强的化合物。砷在体内代谢缓慢，可蓄积而造成慢性中毒，表现为进行性行为虚弱、眩晕、气短、心悸、食欲减退和呕吐等。铅是自然界分布

很广的元素，工业三废是铅的主要污染源。食品在生产、加工运输过程中可能被铅污染，铅在人体内的半衰期很长，如果经常摄入含铅量超过国家标准的食品，会引起慢性铅中毒，主要是损害神经系统。汞蒸气毒性强，短时间吸入高浓度汞蒸气可致急性中毒，长期接触可引起慢性中毒。常见金属毒物的快速检验方法见砷快速检验、汞快速检验、钡快速检验、铬快速检验、铅快速检验。

（周　颖）

shēn kuàisù jiǎnyàn

砷快速检验（rapid test of arsenic）

食物、水及中毒残留物中砷的快速检测。砷（As），又名砒，灰色半金属，能与氧、硫、卤素等形成化合物，所有溶于水或稀酸的砷化物都有毒性。无机砷比有机砷毒性大，三价砷比五价砷毒性大。最常见的砷化物为三氧化二砷，俗称砒霜、白霜，白色粉末，剧毒；略溶于水，可溶于酸，遇碱反应生成亚砷酸盐；

中毒剂量为0.005～0.05g，致死剂量为0.1～0.3g。砷化氢为剧毒气体，工作场所空气中最大容许浓度为0.03mg/m³。砷的快速检验可用赖因施（Reinsch）试验、氯化金硅胶柱测定法、砷斑法（又称为古蔡法）。

赖因施试验：在酸性条件下，金属铜还原砷化物，使铜表面呈灰色或黑色。盐酸浓度以0.5～2mol/L为宜，过低反应速度慢，过高使砷挥发损失；加入氯化亚锡使五价砷还原为三价砷，加速反应进行；含蛋白质、油脂高的样品会使方法灵敏度降低，应消化处理后检测；样品中硫化物或亚硫酸盐会干扰检测，可在放入铜丝前加热除去硫化氢和二氧化硫气体。方法检出限为10μg。

氯化金硅胶柱测定法：氯化金与砷反应使氯化金硅胶柱变成紫红或灰紫色，在装有氯化金硅胶的柱中砷含量与变色的长度呈正比。方法应在20℃以上温度中进行。该法适用于食物、水及中毒残留物中砷的半定量检测。

砷斑法：在酸性溶液中五价砷被碘化钾或氯化亚锡还原为三价砷，然后与新生态氢反应生成砷化氢，后者遇溴化汞试纸产生黄色至棕色的斑点。该法为砷的确证方法。方法检出限为1μg。

（周　颖）

gǒng kuàisù jiǎnyàn

汞快速检验（rapid test of mercury）

食物、水及中毒残留物中汞的快速检测。汞（Hg），俗称水银，原子序数80，原子量200.59，常温下为液态，易挥发；不溶于水、冷的稀硫酸和盐酸，能溶于硝酸或热硫酸。汞蒸气有毒，短时间吸入高浓度汞蒸气可致急性中毒，长期接触可引起慢性中毒。汞化合物的毒性与其溶

表1　常见生物碱的沉淀反应

生物碱	碘化汞钾	碘化铋钾	碘-碘化钾
马钱子碱	白色	浅黄色	红棕色
阿托品	白色	橙色	红棕色
吗啡	白色	橙色	红棕色
乌头碱	白色	黄色	棕色
烟碱	白色	红变白	红棕色

表2　常见生物碱的显色反应

生物碱	钒酸铵-浓硫酸	钼酸铵-浓硫酸	甲醛-浓硫酸	浓硫酸
马钱子碱	红色	红变黄色	淡红色	红色
吗啡	蓝紫色	紫色变棕色	红变紫色	无色
士的宁	蓝紫色至红色	无色	无色	无色
乌头碱	淡棕变橙色	黄棕色	无色	无色
阿托品	红色	无色	微棕色	无色
烟碱	无色	黄色变微红色	无色	无色

解性密切相关。硫化汞极难溶于水和稀酸被认为无毒，氧化汞溶于酸有强毒性，氯化汞（$HgCl_2$，升汞）可溶于水，有剧毒，中毒剂量为 $0.1 \sim 0.2g$，致死剂量为 $0.5g$。汞的毒性主要是损害神经系统和肾。汞快速检测常用赖因施（Reinsch）试验，汞的确证方法有升华法、碘化亚铜法、二苯碳酰二肼比色法等。

赖因施试验：在酸性条件下，汞化物与金属铜作用使铜的表面变成银白色。方法检出限为 $100\mu g$。注意事项见砷快速检验。

升华法：加热赖因施试验阳性的铜丝，在显微镜下观察有无升华物，如呈现黑色光亮小圆球即表示有汞存在。

碘化亚铜法：利用单质汞或二价汞离子与载有碘化亚铜的试纸作用，使试纸变成橙红色。此法应在 20℃ 以上温度中进行，方法检出限为 $0.2\mu g$。

二苯碳酰二肼比色法：在 $0.2mol/L$ 硝酸溶液中，二价汞离子与二苯碳酰二肼生成蓝紫色配合物。

（周　颖）

bèi kuàisù jiǎnyàn

钡快速检验（rapid test of barium）　食物、水及中毒后生物样本中钡的快速检测。钡（Ba），银白色碱土金属。无机钡化合物大多数为白色结晶性粉末。除硫酸钡以外，钡的化合物多能溶于水或酸而显毒性，常见的有氯化钡和碳酸钡。氯化钡为白色片状结晶，味苦，易溶于水，为常用化学试剂，可以用作杀鼠药，口服氯化钡 $0.8 \sim 1.0g$ 可致死。碳酸钡为白色粉末，无臭、无味，不溶于水，易溶于盐酸和硝酸，可被误当作食用碱经口摄入或经呼吸道吸入而造成中毒，碳酸钡的

致死量为 $0.8g$。进入体内的钡化物可随血液分布到全身各处，但以肌肉中存留较多。当提取检材时，应重点提取血液、肌肉，其次是肝、肾等。

钡离子的快速检验方法主要有直接火焰法、硫酸钡沉淀法和玫瑰红酸钠沉淀法等。①直接火焰法：利用钡离子在无色火焰中燃烧，发出黄绿色光，透过绿色滤光片观察，显蓝色。此法检出限为 $50mg/L$。但大量钠离子会发黄色强光可干扰观察。②硫酸钡沉淀法：钡离子与硫酸根反应生成硫酸钡白色沉淀，此沉淀既不溶于任何酸，也不溶于乙醇。③玫瑰红酸钠沉淀法：在中性介质中，钡离子与玫瑰红酸钠反应生成红棕色沉淀，用盐酸调节溶液的 pH 值至强酸性，沉淀变为桃红色。

（周　颖）

gè kuàisù jiǎnyàn

铬快速检验（rapid test of chromium）　水样中六价铬的快速定性或半定量检测。铬（Cr），是人体必需的微量元素，也是有害元素。六价铬化合物毒性最大。铬中毒事件多为意外。吞服者其呕吐物、胃内容物、胃壁常染有黄色或橙红色。六价铬的检验常用二苯碳酰二肼比色法，可依据其原理制成速测管进行快速检验。

二苯碳酰二肼比色法是依据在酸性溶液中，六价铬与二苯碳酰二肼作用生成紫红色络合物，颜色深浅与六价铬含量成正比。样品可用水提取水溶性铬酸盐，而用稀硫酸浸取水不溶性氧化铬。检测范围在 $1.0mg/L$ 以内，超过时要稀释样品后再测量；对含铁量高的样品，需用碱液调节 pH 值至 $8\sim11$，使铁离子沉淀，以免产生干扰。方法检出限为 $0.02mg/L$。

（周　颖）

qiān kuàisù jiǎnyàn

铅快速检验（rapid test of plumbum）　食物、水等样品中铅的快速检测。可用玫瑰红酸钠沉淀法和二硫腙比色法。

玫瑰红酸钠沉淀法：在酸性条件下，铅离子与玫瑰红酸钠反应，生成红色玫瑰红酸铅沉淀。取 5ml 水样，加玫瑰红酸钠混合试剂半匙，摇匀后，如显红色表示水中可能有铅存在。该法适用于现场快速检测水中铅。

二硫腙比色法：在碱性条件下，铅离子与二硫腙形成红色络合物，溶于三氯甲烷中，红色深浅与铅离子浓度成正比。固体样品用硝酸-高氯酸（4∶1）湿法消化后定容。样品消化液加入酚红指示液，用氨水调至红色（pH $8.5 \sim 9.0$），再加入二硫腙，振摇后静置分层，三氯甲烷层经脱脂棉过滤，以三氯甲烷调节零点，于 510nm 处测定吸光度值。测定前样液中要加盐酸羟胺、氰化钾、柠檬酸铵掩蔽铁、铜、锡、镉等离子；氰化钾必须在溶液调至碱性后加入；测铅所用的硬质玻璃皿，使用前需用 1% ~ 10% 硝酸浸泡，再用水洗净。该法适用于各类样品中铅的快速检测。

（周　颖）

nóngyào kuàisù jiǎnyàn

农药快速检验（rapid test of pesticide）　食物、水及中毒残留物中农药的快速检测。在农业生产中会使用化学性农药来杀虫、除杂草等。残留的农药可通过食品、水、空气等介质进入人体，引起急性中毒。引起中毒的多为有机磷和氨基甲酸酯类农药。百草枯被广泛用于农林业除草，属中等毒性农药。五氯酚钠为酚类除草剂，对人、畜和鱼类毒性较大。

有机磷农药和氨基甲酸酯类

农药能抑制胆碱酯酶活性，根据酶化学原理制成试纸或速测卡可用于快速筛查。①试纸法：将溴百里酚蓝试纸浸入含氯化乙酰胆碱和人血清的样本溶液中。当血清中的胆碱酯酶未受到抑制作用时，胆碱酯酶促使氯化乙酰胆碱水解出乙酸，使溶液 pH<6.0，试纸显黄色；当胆碱酯酶活性受有机磷农药或氨基甲酸酯类农药抑制时，氯化乙酰胆碱不被水解，溶液 pH 值不变，试纸仍显蓝色。②速测卡法：按中国国家标准《蔬菜中有机磷和氨基甲酸酯类农药残留量的快速检测》（GB/T 5009.199-2003）规定检验。胆碱酯酶可催化靛酚乙酸酯（红色）水解为乙酸与靛酚（蓝色），有机磷或氨基甲酸酯类农药能抑制胆碱酯酶活性，则不会生成蓝色产物。将胆碱酯酶片（白色）和靛酚乙酸酯片（红色）分别固定在条形纸片两端制成速测卡，取样本提取液滴在白色药片上，放置 10 分钟进行预反应，对折速测卡使白色药片和红色药片叠合，用手捏或 37℃ 恒温 3 分钟，打开与空白对照实验卡比较，白色药片不变色或略有浅蓝色均为阳性结果，提示有机磷或氨基甲酸酯类农药存在，白色药片变为天蓝色或与空白对照卡相同为阴性结果。此法适用于蔬菜、水果、相应食物、水及中毒残留物中有机磷类和氨基甲酸酯类农药的快速检验。

百草枯可用碱性连二亚硫酸钠反应快速检测。百草枯在碱性连二亚硫酸钠中被还原为蓝色自由基。此法灵敏度为 0.5μg。五氯酚钠在 pH 8~10 条件下，与硫酸铜反应生成褐红色五氯苯酚铜，据此可快速检测，方法灵敏度为 1.0μg。

（周　颖）

mièshǔyào kuàisù jiǎnyàn

灭鼠药快速检验（rapid test of raticide）

鼠类是多种流行性疾病的主要传播媒介，严重危害人类健康。鼠类对环境的适应性强，且具有极强的繁殖能力。为了控制鼠害，各国采用了许多方法，如生物灭鼠、物理灭鼠等，而使用最广泛的方法则是利用化学药物诱杀。化学灭鼠药种类繁多，依据使用情况可分为三类：慢性灭鼠药、控制使用灭鼠药和禁止使用灭鼠药。慢性灭鼠药用量小，灭鼠效果好，对人畜毒性低，主要是抗凝血类灭鼠药如敌鼠，对人畜中毒可用维生素 K 作为特效解毒剂。控制使用的灭鼠药毒性作用较快，特异性差，对人畜也有较大毒性，常见的有磷化锌、毒鼠磷等，中毒机制是抑制体内胆碱酯酶活性，使组织中乙酰胆碱蓄积于神经末梢而中毒，若人畜中毒可用解磷定解毒。禁止使用的灭鼠药有毒鼠强、氟乙酰胺、氟乙酸钠等，主要作用于中枢神经系统，均为急性剧毒灭鼠药，对人畜不安全，容易引起二次中毒。灭鼠药中毒（误服或投毒）是食物中毒的因素之一。常见灭鼠药的快速检验方法见磷化锌快速检验、敌鼠快速检验、毒鼠强快速检验、氟乙酰胺快速检验。

（周　颖）

línhuàxīn kuàisù jiǎnyàn

磷化锌快速检验（rapid test of zinc phosphide）

中毒后可疑生物样本中磷化锌的快速检测。磷化锌，分子式 Zn_3P_2，分子量 258.1；灰黑色有光泽粉末，有恶臭味，不溶于水和乙醇，微溶于碱和油，在潮湿环境能缓慢分解，遇水水解产生磷化氢。磷化氢为无色、有蒜臭味的剧毒气体。磷化锌是控制使用的无机灭鼠药，服用后在胃酸作用下，释放出剧毒的磷化氢。成人口服磷化锌 2~3g 可致死。

可用磷化氢显色反应快速检测。磷化锌遇酸分解释放出磷化氢气体，该气体与溴化汞反应生成黄色化合物，与硝酸银反应生成黑色磷化银沉淀。取适量样品放入三角烧瓶中，加蒸馏水混匀，瓶口塞木塞，塞上装玻璃管，管下塞入醋酸铅棉花，管上口放置溴化汞试纸（50g/L 溴化汞乙醇溶液浸湿的滤纸条）和硝酸银试纸（2% 硝酸银浸湿的滤纸条），加入 10% 盐酸并水浴加热 30 分钟，若硝酸银试纸变黑色，同时溴化汞试纸变黄色，则证实有磷化锌存在。两个显色反应的检出限分别为 5μg 和 1μg。

（周　颖）

díshǔ kuàisù jiǎnyàn

敌鼠快速检验（rapid test of diphacinone）

中毒后可疑生物样本中敌鼠的快速检测。敌鼠，又称野鼠净、2-（二苯基乙酰基）1,3-茚满二酮，属于茚二酮类（indandione）化合物，化学式 $C_{23}H_{16}O_3$，结构式见图；CAS 编号 82-66-6；黄色针状结晶，无臭、无味，难溶于水，易溶于丙酮、三氯甲烷等有机溶剂。市售的敌鼠主要是其钠盐-敌鼠钠，黄色粉末，无臭，溶于甲醇、乙醇、丙酮及热水，难溶于苯和甲苯。敌鼠是抗凝血的灭鼠药，在中国

图　敌鼠结构式

广泛使用，对人畜有剧毒，中毒症状表现为持续性腹痛、消化道出血、全身皮肤和黏膜出现紫癜等。口服 0.06～0.25g 就可引起中毒，0.5～2.5g 可致死。

样本可用三氯化铁试验快速检测。敌鼠可与三氯化铁反应出现砖红色。将样本溶液滴于试纸条上，等试纸上的溶液稍干后，再添加 1 滴三氯化铁溶液，如果出现砖红色斑点为强阳性反应，如果出现红色环状为弱阳性反应。此法检出限为 5μg。为了提高灵敏度，可在试纸同一处多滴几次样品溶液，每滴一次都要等试纸稍干后再滴。口服敌鼠发生急性中毒者取呕吐物、胃内容物及血、尿进行检测。慢性中毒者应采集组织、体液样本。样本可用等量或两倍量的无水乙醇或乙酸乙酯浸提并过滤，滤液待检。

（周 颖）

dúshǔqiáng kuàisù jiǎnyàn

毒鼠强快速检验（rapid test of tetramine）
中毒后可疑生物样本中毒鼠强的快速检测。毒鼠强，又称"424"、三步倒、四亚甲基二砜四胺等，属于含氮杂环类化合物，分子式 $C_4H_8N_4O_4S_2$，分子量 240.25，结构式见图；白色粉末，无味，熔点 250～254℃，不溶于水，难溶于甲醇和乙醇，可溶于丙酮、苯、乙酸乙酯和二甲亚砜等有机溶剂。毒鼠强是神经性高毒灭鼠剂，经消化道及呼吸道吸收，中毒症状为阵发性抽搐、

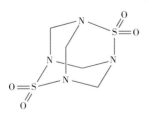

图 毒鼠强结构式

口吐白沫、神志不清等，在中国已经禁止生产、销售和使用。人口服致死量为 6～12mg。

快速检测常用变色酸法，可用根据其原理制成的速测试剂盒进行快速检测。变色酸法是依据硫酸分解毒鼠强为甲醛和二甲磺胺，甲醛与变色酸（二羟基萘二磺酸）在硫酸存在下生成紫红色化合物。有色液体、固体或半固体样本用适量乙酸乙酯振荡提取，取乙酸乙酯提取液水浴挥干，冷却后用水溶解残渣，制成试样溶液。试样溶液依次加入变色酸溶液和浓硫酸，沸水浴 5 分钟，阳性结果呈淡紫红色至深紫红色。水或无色液体可直接检测；试样溶液颜色较深时，可用少量活性炭或中性氧化铝脱色；血液样本加入食盐至饱和，再用有机溶剂提取，可增加提取效率；含过多油脂样本，可用冰冻法去除油脂。方法检出限为 1μg。该法适用于食物、水及中毒残留物快速检测。

（周 颖）

fúyǐxiān'àn kuàisù jiǎnyàn

氟乙酰胺快速检验（rapid test of fluoroacetamide）
中毒后可疑生物样本中氟乙酰胺的快速检测。氟乙酰胺，又称敌蚜胺、氟代乙酰胺等，分子式 C_2H_4FNO，分子量 77.03，结构式见图；白色针状结晶，无味，熔点 106～108℃，易溶于水、乙醇、甲醇，可溶于乙酸乙酯、三氯甲烷等，难溶于石油醚。在中性、酸性水溶液中可水解为氟乙酸，在碱性水溶液中可水解为氟乙酸钠，分子中的氟碳键结合牢固，在体内或自然界难于分解。氟乙酰胺是剧毒灭鼠药，经消化道和皮肤黏膜吸收。人口服 0.1～0.5g 可中毒死亡，在中国已禁止生产、销售和使用。氟乙酰胺快速检验可用

奈氏试剂法和盐酸羟胺显色反应。

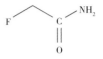

图 氟乙酰胺结构式

奈氏试剂法：在碱性溶液中氟乙酰胺水解释放出氨，氨与奈氏试剂（主要成分是 K_2HgI_4）反应生成黄红或红棕色沉淀。无色液体可直接测定；有色液体加入少量活性炭或中性氧化铝振摇脱色，过滤后待测；固体或半固体样品用少量蒸馏水振摇提取，过滤后待检。取处理后的样液，加入奈氏试剂，20 分钟后观察结果，出现黄红色或红棕色沉淀预示含有氟乙酰胺。氨对该法有干扰，对可疑样品应采用色谱法进一步确证；以水为溶剂的对照物实验，阳性结果明显，而以乙酸乙酯为溶剂的对照物实验，阳性结果不明显。方法检出限为 5μg。该法适用于各类样品的氟乙酰胺快速检测。

盐酸羟胺显色反应：氟乙酰胺与羟胺在碱性条件下反应生成异羟肟酸，再与三价铁离子作用生成紫色异羟肟酸络合物。样品处理同奈氏试剂法。取处理后样液依次加入氢氧化钠和盐酸羟胺溶液，沸水浴后，加盐酸调节 pH 值至 3～5，再滴加三氯化铁溶液，呈现紫红色为阳性。三氯化铁在碱性条件下生成红棕色沉淀，干扰结果判断；pH 值太低，显色反应不灵敏；该法不适于血液和组织器官样本的测定。

（周 颖）

yǒudú dòng-zhíwù kuàisù jiǎnyàn

有毒动植物快速检验（rapid test of virose animal and plant）
有毒动植物是指一些本身含有

某种天然有毒成分或由于贮存、加工条件不当形成某种有毒物质的动植物，被人食用后引起中毒。前者包括河豚毒素和毒蕈等，后者如扁豆、四季豆、菜豆等加热温度或时间不够产生食物中毒。常见有毒动植物的快速检验方法见河豚毒素快速检验和毒蕈快速检验。

（周　颖）

hétún dúsù kuàisù jiǎnyàn

河豚毒素快速检验（rapid test of tetrodotoxin）

中毒后可疑生物样本中河豚毒素的快速检测。河豚毒素，又称蝶螈毒素、东方鲀毒素、原豚素等，分子式为 $C_{11}H_{17}N_3O_8$，分子量 319.27，结构式见图；白色结晶粉末，对热稳定，220℃以上才分解，微溶于水、乙醇、乙醚，不溶于大部分有机溶剂，溶于酸性水溶液和酸性乙醇。河豚毒素属于小分子神经毒素，其毒性比氰化钾强约 1000 倍，人口服致死剂量为 0.5~2mg；主要存在于卵巢、肝、鱼子等部位。产卵期的河豚鱼肉最为鲜美且毒性最大。河豚毒素在体内主要从肾排泄，尿中浓度常高于血液。河豚毒素中毒的快速检验常用硫酸-重铬酸钾显色反应和生物检验法。①硫酸-重铬酸钾显色反应：河豚毒素溶于硫酸，与重铬酸钾反应生成绿色。②生物检验法：将处理后的样本残渣

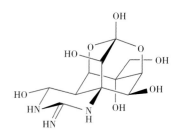

图　河豚毒素结构式

溶于水，灭菌后注入青蛙体内，如果数分钟内青蛙呈麻痹状态，最后因呼吸麻痹而死亡，则说明存在河豚毒素。样本用水浸渍，过滤收集滤液，加入乙酸铅溶液沉淀蛋白质；通入硫化氢气体生成硫化铅除去多余的铅离子；滴加磷钨酸或碘化汞钾溶液沉淀胆碱类物质；真空干燥去除水分，残渣用无水乙醇浸渍，过滤得到残渣待检。怀疑河豚毒素中毒时，除采集血液、胃内容物、食物等样本，也要收集尿样。

（周　颖）

dúxùn kuàisù jiǎnyàn

毒蕈快速检验（rapid test of poisonous mushrooms）

中毒后可疑生物样本中毒蕈的快速检测。毒蕈，又称毒蘑菇、毒菌、毒苷等，是食用后能引起中毒的蘑菇统称。全世界已发现的毒蕈有 200 余种，依据对人体造成的损害大致可分为肝肾损害型、神经精神型、胃肠炎型和溶血型等。毒蕈产生的毒素种类众多，约有 150 余种，且一种毒蕈可能含有多种毒素，最常见致死毒素主要为毒蝇碱和鹅膏肽类毒素。

毒蝇碱，又称毒蕈碱、氧代杂环季盐，分子式 $C_9H_{20}NO_2$，分子量 174.26，结构式见图；有四种异构体，即 L（+）-毒蝇碱、EPi+毒蝇碱、EPi-毒蝇碱和 ALLO 毒蝇碱，其中以 L（+）-毒蝇碱活性最大，常以季铵盐形式存在，易溶于乙醇和水，不溶于乙醚；毒蝇碱中毒症状表现为有机磷农药中毒。可用纸色谱法快速检验。其原理是氯化毒蝇碱与碱式碳酸铋、碘化钾和冰乙酸混合液作用生成暗橙色化合物。取适量蕈样，用氨水（1∶19）和乙醇溶液振荡提取，得到毒蝇碱的氢氧化物沉淀，加四硫氰基二氨铬酸铵振摇

析出沉淀；分离沉淀并洗净，丙酮溶解，加入硫酸银和氯化钡溶液，生成氯化毒蝇碱，减压浓缩；在 pH 4.5 条件下点样，以丁醇-甲醇-水（10∶3∶20）作为展开剂，于层析纸上展开 2 小时，晾干后显色，如出现暗橙色提示毒蝇碱存在。

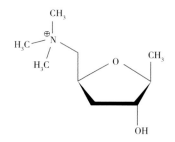

图　毒蝇碱结构式

鹅膏肽类毒素，可分为鹅膏毒肽、鬼笔毒肽和毒伞素三类。其中鹅膏毒肽毒性最大，经消化道吸收，直接作用于肝使肝细胞坏死，对人致死量约为 0.1mg/kg 体重。而鬼笔毒肽和毒伞素口服不中毒。鹅膏肽类毒素化学性质稳定，易溶于甲醇、乙醇和水。印迹法和显色反应可快速检验鹅膏肽类毒素。①印迹法：将蘑菇汁液挤压在纸片上，待印迹干后，滴加浓盐酸与鹅膏毒肽反应产生蓝色。此法可以检测鲜菇和干菇中的鹅膏毒肽，检测范围为 50~100ng。②显色反应：在浓盐酸存在下，1%肉桂酸甲醇溶液与鹅膏毒肽反应生成紫色化合物，而与鬼笔毒肽反应先显棕黄色，后变浅蓝色。此法可快速检测鲜菇中鹅膏毒肽和鬼笔毒肽。

（周　颖）

wèishēng wēishēngwù jiǎnyàn

卫生微生物检验（microbiological analysis for public health）

广义的卫生微生物检验是基于医学微生物学和卫生微生物学基本

理论，从预防医学观点出发，应用微生物学、免疫学和分子生物学技术，对人体、动植物和其他环境中可能影响人类健康的微生物及其代谢产物进行检测；而狭义的卫生微生物检验是对样品中卫生指示卫生生物进行检测，以反映样品的卫生状况和微生物安全性。卫生微生物检验是卫生检验学科的重要组成部分。

发展简史 卫生微生物检验是随着卫生微生物学的发展逐步建立和完善的。早在 19 世纪末至 20 世纪初，随着巴斯德和科赫对微生物学发展的贡献，形成了研究病原生物的热潮，传染病的大部分病原体均被发现，进而认识到正常菌群和条件致病微生物，使人类对微生物的作用有了较全面的认识。1865～1875 年霍乱第四次大流行，迫使人们注意水源、食品、环境等的卫生状况，并从公共卫生的角度考虑城市规划，用几何布局和拓宽街道来改善过于拥挤纷杂的旧城。疫情促进了公共卫生事业和医学的发展。1919 年美国在耶鲁大学和霍普金斯大学分别建立了卫生系；1920 年莫斯科成立国家科学公共卫生研究所；1929 年中国（民国时期）设立卫生部，下设医政、保健、防疫、统计等科，1930 年设立海关检疫处，1932 年卫生部设立中央卫生设施实验处，作为学术研究机构，下设九个系，包括从事微生物、疫苗、寄生虫等公共卫生方面的研究。与此同时，卫生微生物学也萌发和派生出来，然而卫生微生物学作为学科在全世界尚不统一，有些称为卫生微生物学，有的称为应用微生物学，有的称为公共卫生中的微生物学或公共卫生微生物等。大多数医学和公共卫生学院的课程中均有

卫生微生物学或部分内容。中国的卫生微生物学科的建立可追溯到 1983 年卫生部第一部《卫生微生物学》统编教材，经过 30 多年的不断发展和完善，为教学、科研、人才培养、医疗卫生保健、医药及食品工业、工农业生产、环境治理和保护、生态平衡的保持和可持续发展做出了重要贡献，而卫生微生物检验是其必不可少的组成部分。

检验任务和范围 卫生微生物学的研究内容和目的，决定了卫生微生物检验的特殊性和检验范围的广泛性。一方面，检测的对象不仅是病原微生物，也包括非致病和条件致病微生物，而标本的来源不仅局限于人体，也来源于空气、水、食品、土壤等，而且致病微生物的数量在环境标本中很低，要决定待测微生物的有无、种类、数量、毒力等，以探明感染性疾病的传染源、传播途径、易感人群，需要有与之相应的采样方法、采样量、样品处理方法和可靠、快速、敏感的检测方法，而且往往需要定量测定和分型。另一方面，对环境、食品、健康相关产品等进行的卫生质量评价，为卫生行政管理部门、质量监管部门提供卫生质量评价的依据；由于致病微生物的数量少，常不能依靠致病微生物的检出与否作为评价依据，而通过检测环境样品的卫生指示微生物，反映环境的卫生安全性。因此，卫生微生物检验的主要任务是对食品、水、空气、土壤、化妆品等人类生存和生活的环境中影响人体健康的生物因素进行定性和定量检测；疾病发生时，针对人体、动物、环境样品进行检测，及时发现生物性致病因子，为采取相应的预防措施提供依据。

卫生微生物检验工作的范围广，涉及的部门多，如疾病预防控制中心、检验检疫机构、产品质量监督机构、环境监测机构、食品生产企业质量控制室以及医院感染控制部门等。

检验内容 检测不同样品中的与健康密切相关的生物因子，如法定传染病病原体、常见食物中毒病原体、卫生指示微生物，以及其他健康相关微生物如各种新发传染病病原体（特别是各种病毒）、支原体、衣原体、寄生虫及其虫卵、致病真菌以及产毒和致食品变败的真菌等；检测消毒剂的杀灭效果、不同生境中的特殊微生物。

检验方法与依据 包括细菌、病毒、真菌分离培养法，生化与血清学鉴定方法，免疫学检测与鉴定方法，分子生物学检测与鉴定方法，特别是各种定量检测和分型溯源技术应用，与临床微生物检验明显不同。检验依据既有国家标准、行业标准、地方标准或各级检测指南，也有国际参考方法。

发展趋势 快速、敏感、特异、高通量是卫生微生物检验的发展趋势，已有不少集成检验技术出现，集成免疫学检验技术、分子生物学检验技术、血清学检验技术、生化鉴定技术、高端化学分析技术开发的先进检测仪器，使对生物因子的检测更快、更容易，特别是在传染病病原的确定方面、定量检测方面以及分型溯源方面，必将更有效率。

（裴晓方）

shíyànshì shēngwù ānquán

实验室生物安全 （laboratory biosafety） 在微生物和医学实验室对各种有危害或有潜在危害的生物因子进行研究的过程中，为

了避免可能对人、环境和社会造成的危害或潜在危害而采取的防护措施和管理措施。

实验室是人类从事研究工作的特殊环境，研究人员在其中进行研究时可能受到微生物侵害，如不能得到有效防护就会形成实验室感染，引起严重疾病甚至危及生命安全。针对实验室工作人员所处理的实验对象含有致病微生物及其毒素时，通过对实验室设计建造、安全设备的配置、个体防护装备使用、严格遵循标准化操作规程和执行实验室管理等方面采取综合的措施，避免微生物实验室中有害或有潜在危害的生物因子对人、环境和社会造成的危害和潜在危害。主要涉及微生物危害分类、危险度评估、实验室生物安全级别、标准操作规范、人员安全等。

生物安全是指防范、控制与生物有关的各种因素对国家经济、社会、公众健康及生态环境所产生的危害或潜在风险，是国家安全的组成部分。主要因素包括天然生物因子、基因修饰生物体、生物技术的负效应。对生物安全的界定有狭义和广义两种，狭义上是指因管理不善、操作不当致使有害或潜在危害的生物因子意外泄漏、环境释放或跨国转移所造成危害的防范与控制，主要关注意外事故的防范与控制；广义上是指免遭生物攻击和侵害的管理与控制过程，既包括意外事故也包括蓄意行为，包括农业、食品、环境、卫生等各领域，也适用于从实验室乃至国家、国际社会各个层次，尤其关注对生物武器扩散、生物恐怖威胁、重大传染病危害、异常突发疫情，以及非法获取病原微生物、非和平目的应用生物技术或蓄意释放有害生物等非法行为的防范与控制。生物安全问题频频发生，如新传染病不断出现，旧传染病死灰复燃，实验室感染事件产生恶劣影响，转基因产品的使用越来越多，生物恐怖威胁时有发生，生物多样性遭到严重破坏等。生物危害的特点是跨国性、潜伏性、扩散性、影响的连带性、防护难度高、产生危害大。生物安全被认为是当前最重要的非传统安全因素之一，其问题严重危害人类健康、社会发展和国家安全。

随着对致病性微生物知识和宿主易感性的了解、实验设备的更新，特别是对其传播途径认识的不断深入，应采取更好的操作和处理致病性微生物的方法，减少人员的暴露和感染，加强实验室生物安全。

（裴晓方）

shēngwù ānquán shíyànshì

生物安全实验室 （biosafety laboratory） 通过规范实验室设计建造、实验设备的配置、个人防护装备的使用，严格遵从标准化的操作程序和管理规程等，确保周围环境不受其污染，确保实验因子保持原有本性，所采取综合措施的实验室。此依据中国国家标准《实验室 生物安全通用要求》（GB 19489-2008）规定。世界卫生组织认为，此实验室为保护工作人员避免接触与所进行实验工作有关的微生物因子而采取

相应的生物安全原则和技术实践。

根据中国《病原微生物实验室生物安全管理条例》，按病原微生物的传染性及感染后对个体或群体的危害程度，将其分为四类。第一类：使人或动物发生非常严重疾病的微生物；以及中国尚未发现或已消灭的微生物；第二类：使人或动物发生严重疾病，较易在人—人、人—动物、动物—动物间传播的微生物；第三类：能引起人或动物发生疾病，但一般不构成严重危害，传播风险有限，实验室感染后很少引起严重疾病，具有有效治疗和预防措施的微生物；第四类：通常不会引起人或动物发生疾病的微生物。针对不同危害等级的微生物，需采用的实验室设施、安全设备以及实验操作和技术水平也应不同，也就构成不同等级的生物安全水平（biosafety level，BSL）。中国及国际上均将相应生物安全防护水平的实验室分为 4 个等级，以 BSL-1、BSL-2、BSL-3、BSL-4 表示（表）。以 ABSL-1、ABSL-2、ABSL-3、ABSL-4 表示动物实验室的相应生物安全防护水平。

BSL-1 实验室 结构和设施、安全操作规程、安全设备适用于对健康成年人已知无致病作用的微生物，即第四类微生物的实验室。BSL-1 实验室所用设施、设备和材料均应符合中国相关标准和要求。应具备的设施和设备要求：

表 生物安全实验室分级情况

实验室分级	处理的不同危害等级的微生物
一级（BSL-1）	对人体和环境危害较低，不会引发健康成人疾病的微生物
二级（BSL-2）	对人体和环境有中等危害或具有潜在危险的致病因子
三级（BSL-3）	主要通过气溶胶使人传染上严重的甚至是致命的疾病或对环境有高度危害，一般有预防治疗措施的微生物
四级（BSL-4）	对人体或环境有高度危险性，通过气溶胶途径传播或传播途径不明，没有预防措施的微生物

①无须特殊选址，普通建筑物即可，能防止节肢动物和啮齿动物进入。②每个实验室应设洗手池，宜设置在靠近出口处。③实验室门口应设置挂衣装置，个人便装与实验室工作服分开装置。④实验室的墙壁、天花板和地面应平整、易清洁、不渗水、耐化学品和消毒剂的腐蚀，地面应防滑，不得铺设地毯。⑤实验台面应防水，耐腐蚀、耐热。实验室中的橱柜和试验台应牢固，橱柜、实验台彼此之间应保持一定距离，以便于清洁。⑥实验室如有可开启的窗户，应设置纱窗。⑦实验室内应保证工作照明，避免不必要的反光和强光。⑧应有适当的消毒设备。

BSL-2 实验室　结构和设施、安全操作规程、安全设备适用于操作第三类（少量二类）危害的病原微生物的实验室。只要样本取自患者，均应在 BSL-2 或以上级别的实验室处理或检测，遵循标准防护方法，并采用隔离防护措施。应具备的设施和设备要求：①满足 BSL-1 实验室的要求。②实验室门应带锁，应有可视窗，并可自动关闭。③有足够的存储空间摆放物品以方便使用，在实验室工作区域外还应有供长期使用的存储空间。④在实验室内应使用专门的工作服，应戴乳胶手套，在实验室的工作区域外应有存放个人衣物的条件。⑤在实验室所在的建筑内应配备压力蒸汽灭菌器，并按期检查和验证，保证符合要求。⑥在实验室内应配备 II 级生物安全柜。⑦应设洗眼装置，必要时应使用应急喷淋装置。⑧应通风，如使用窗户自然通风，应有防虫纱窗。⑨有可靠的电力供应和应急照明，必要时重要设备如培养箱、生物安全柜、

冰箱等应设备用电源。⑩实验室出口在黑暗中应有可明确辨认的标识。

BSL-3 实验室　结构和设施、安全操作规程、安全设备适用于操作第二类病原微生物和大体积或高浓度的、具有高度气溶胶扩散危险的第三类病原微生物的实验室。具备严格的一级防护屏障和二级防护屏障，以防止工作人员和环境暴露于感染性气溶胶。应具备的设施和设备要求：①实验室应在建筑物中自成隔离区（有出入控制）或为独立建筑物。②平面布局有清洁区、半污染区和污染区，应设缓冲间，缓冲间的门应能自动关闭并互锁，各区间应设具有物理消毒装置的传递窗。③实验室围护结构也有特殊要求。④通风系统要求特殊，如应安装独立的送排风系统以控制实验室气流方向和压力梯度。应确保在使用实验室时气流由"清洁区"流向"污染区"，同时确保实验室空气只能通过高效过滤后经专用排风管道排出。⑤要求相应的环境参数，污染区的相对压力以-（40±5）Pa 为宜，半污染区与实验间之间的缓冲间的相对压力为-30Pa，半污染区的相对压力以-（20±5）Pa 为宜，清洁区与半污染区之间的缓冲间的相对压力为-10Pa，清洁区为室外大气压。⑥实验间中必须设置不排蒸汽的高压蒸汽灭菌锅或其他消毒装置。

BSL-4 实验室　结构和设施、安全操作规程、安全设备适用于操作第一类病原微生物的实验室，进行非常危险的外源性生物因子或未知的高度危险的致病因子需在本级别实验室进行。实验室在选址、布局、送排风系统等方面的要求都高于前三级生物安全水

平，并配备有相应的安全装置及特殊设备。应具备的设施和设备要求：①实验室应建造在独立的建筑物内或建筑物中独立的隔离区域内。②平面布局有辅助工作区和防护区，辅助工作区应至少包括监控室和清洁衣物更换间。防护区应包括防护走廊、内防护服更换间、淋浴间、外防护服更换间、化学淋浴间和核心工作间。化学淋浴间应为气锁，具备对专用防护服或传递物品的表面进行清洁和消毒灭菌的条件，具备使用生命支持供气系统的条件。核心工作间应尽可能设置在防护区的中部，并配备生物安全型高压灭菌器。防护区内所有区域的室内气压应为负压，实验室核心工作间的气压（负压）与室外大气压的压差值应不小于 60Pa，与相邻区域的压差（负压）应不小于 25Pa。③防护区的围护结构应尽量远离建筑外墙，防护区围护结构的气密性应达到在关闭受测房间所有通路并维持房间内的温度在设计范围上限的条件下，当房间内的空气压力上升到 500Pa 后，20 分钟内自然衰减的气压小于 250Pa。④防护区的生命支持供气系统应有自动启动的不间断备用电源供应，供电时间应不少于 60 分钟，并具备必要的报警装置；供呼吸使用的气体的压力、流量、含氧量、温度、湿度、有害物质的含量等应符合职业安全的要求。⑤应在 III 级生物安全柜或相当的安全隔离装置内操作致病性生物因子；并应具备与安全隔离装置配套的物品传递设备以及生物安全型高压蒸汽灭菌器。⑥实验室的排风应经过两级高效空气过滤器处理后排放，且可在原位对送风高效空气过滤器进行消毒灭菌和检漏。实验室防护区内所有需

要运出实验室的物品或其包装的表面，应经过可靠消毒灭菌。化学淋浴消毒灭菌装置应在无电力供应的情况下仍可以使用，消毒灭菌剂储存器的容量应满足所有情况下对消毒灭菌剂使用量的需求。

动物实验室 生物安全防护措施除应参照 BSL-1 到 BSL-4 实验室的相应要求外，还应考虑对动物呼吸、排泄、毛发、抓咬、挣扎、逃逸、动物实验、动物饲养、动物尸体及排泄物的处置等过程中产生潜在生物危害的防护。应特别注意防护动物源性气溶胶，如应在负压解剖台上剖检感染动物，应根据动物的种类、大小、习性、实验目的等选择适当的防护措施，及符合中国国家相关标准的生物安全柜、动物饲养设施、动物实验设施、消毒设施和清洗设施等。实验室建筑应确保实验动物不能逃逸，非实验动物，如野鼠、昆虫等不能进入。实验室内的温度、湿度、照度、噪声、洁净度等饲养环境应符合相关标准的要求。

（裴晓方）

yījí fánghù píngzhàng

一级防护屏障 （primary protective barrier）

实验室的生物安全柜和个人防护装备等构成的防护屏障。主要包括：①结构与材料屏障，由特殊的结构和材料构成的有害生物材料无法逾越的封闭空间。②空气屏障，多数在负压条件下以一定均匀流速和单向流动的气体构成的屏障，使气流只能从外部进入生物安全柜，使柜内的病原微生物不能逸出，保护工作者。③过滤屏障，采用高效过滤器对设备或系统中带污染颗粒的进风、排风进行过滤处理，能够保护产品和环境。④灭活屏障，通过消毒的方法使污染物灭活而达到屏障要求。

（裴晓方）

shēngwù ānquánguì

生物安全柜 （biosafety cabinet）

特殊气流组织结构、高效空气过滤器、风机压力系统和必要的在线监测仪表等组成的负压排气柜。此是为操作原代培养物、菌毒株及诊断性标本等具有感染性的实验材料时，用来保护操作人员、实验室环境以及实验材料，使其避免暴露于上述操作过程中可能产生的感染性气溶胶和溅出物而设计的负压排气柜。根据气流方向和模式、排气系统及结构，生物安全柜分为Ⅰ、Ⅱ、Ⅲ三个级别。Ⅰ级生物安全柜从前部操作口流入空气，经排风口高效空气过滤器（HEPA）滤除病原体颗粒后排出空气，依赖吸入空气实现生物隔离，对操作人员和环境提供保护。Ⅱ级生物安全柜是微生物学领域应用最广的一种，依照入口气流风速、排气方式和循环方式可以分为 A1 型、A2 型、B1 型和 B2 型。所有的Ⅱ级生物安全柜都可为工作人员、环境和操作对象提供保护。Ⅲ级生物安全柜适用于具有最高危险度微生物的实验操作，通过完全密闭的工作舱与手套连接的操作区进行感染动物解剖、组织材料处理、病原体培养、显微观察和离心操作；对操作人员、环境及操作对象提供保护。Ⅲ级生物安全柜采用双倍 HEPA 过滤排出空气，且常与高压灭菌锅相连。由于Ⅲ级生物安全柜的柜体具有较高的耐负压结构强度，又采用不锈钢作为柜体，当前部透视窗采用含铅玻璃且外排气流的过滤采用化学过滤器时，Ⅲ级生物安全柜是放射性或毒性药物配置的理想设备，可保护医务人员免遭 X 射线或毒性挥发性气体的危害。由于不同类型病原微生物的传染性及危害程度不同，在操作病原微生物时应选择合适的生物安全柜（表）。

（裴晓方）

èrjí fánghù píngzhàng

二级防护屏障 （secondary protective barrier）

实验室的设施结构和通风系统等既能保护实验室人员，也能保护周围社区的人或动物免受生物因子意外扩散造成感染而构成的防护屏障。包括实验室的建筑结构、平面布局、围护结构、给水排水与气体供应、消防、消毒和灭菌，以及为减少感染性气溶胶从实验室释放而设置的特殊通风与净化系统等要素。在实验中保护工作人员很重要，但防止传染因子偶然地扩散到室

表　不同保护类型及生物安全柜的选择

保护类型	生物安全柜的选择
个体防护，针对危险度 1~3 级微生物	Ⅰ级、Ⅱ级、Ⅲ级生物安全柜
个体防护，针对危险度 4 级微生物，手套箱型实验室	Ⅲ级生物安全柜
个体防护，针对危险度 4 级微生物，防护服型实验室	Ⅰ级、Ⅱ级生物安全柜
实验对象保护	Ⅱ级生物安全柜，柜内气流是层流的Ⅲ级生物安全柜
少量挥发性放射性核素、化学品的防护	Ⅱ级 B1 型生物安全柜，外排风式Ⅱ级 A2 型生物安全柜
挥发性放射性核素、化学品的防护	Ⅰ级、Ⅱ级 B2 型、Ⅲ级生物安全柜

外而造成环境污染和社会危害更为重要。二级防护屏障作为物理防护的第二道防线，是一级屏障的外围设施，是生物安全实验室和外部环境的隔离，以防止实验室外的人员被感染为目的，其能够在一级屏障失效或其外部发生意外时，使其他的实验室及周围人群不致暴露于释放的实验材料之中而受到保护。

（裴晓方）

shíyànshì shēngwù ānquán xiāngguān fǎguī jí jìshù biāozhǔn

实验室生物安全相关法规及技术标准（laboratory biosafety related regulations and technical standards）

为了控制实验室感染、实验室对周围环境的影响，以及对实验室感染性材料的管理问题，世界卫生组织（WHO）及世界各国对实验室生物安全制定了相应规定和技术标准。

国外有关法规及技术标准

①WHO《实验室生物安全手册》2004 年第三版：手册主要针对微生物实验室的生物安全，特别对人有致病性或有潜在致病性的微生物，对微生物的危害等级、实验室物理防护等级、标准实验室操作、感染性物质的处理、个人防护、生物安全柜的使用等做出了明确规定。②美国疾病控制与预防中心/美国国立卫生研究院（CDC/NIH）《微生物和生物医学实验室生物安全手册》2009 年第五版：手册着重描述微生物实验室标准操作、实验室设计和安全设备的不同组合，形成 1~4 级实验室生物安全防护等级，并依据微生物对人的危险程度分为 4 级，在实验室实际操作中予以应用，还规定了 3 级和 4 级实验室生物安全防护的设计、感染性微生物的国际运输等问题。③欧洲经济共同体（EEC）指令-93/88：该指令对微生物危险等级进行分类，仅限于对人有致病性的微生物，不包括对植物和动物有致病性的微生物。④加拿大《实验室生物安全指南》2003 年第三版：主要内容包括生物安全、感染材料的处理、实验设计和物理防护要求、微生物大规模生产的操作标准和物理防护要求、实验室动物的生物安全，以及从事特殊危害工作的生物安全指南的选择、消毒、生物安全柜的使用等。

中国相关法规及技术标准

①修订后的《中华人民共和国传染病防治法》：2004 年 12 月 1 日起执行，法定报告传染病分为甲、乙、丙三类，共计 39 种，要求疾病预防控制机构、医疗机构的实验室和从事病原微生物实验室单位，应当符合国家规定的条件和技术标准，建立严格的监督管理制度，对传染病病原微生物样本实行严格监督管理，严防传染病病原体的实验室感染和病原微生物的扩散。②《病原微生物实验室生物安全管理条例》：2004 年 11 月 5 日国务院第 69 次常务会议通过，对编制目的、适用对象、病原微生物和实验活动定义、管理者做出规定。③《微生物和生物医学实验室生物安全通用准则》（WS 233-2002）：2003 年 8 月 1 日实施，该标准是参考美国 CDC/NIH 的《微生物和生物医学实验室生物安全手册》第四版制定的，准则规定了微生物和生物医学实验室生物安全防护的基本原则、实验室分级，以及各级实验室的基本要求。④《生物安全实验室建筑技术规范》（GB 50346-2011）：2012 年 5 月 1 日实施，该规范是在深入调查、认真总结多年生物安全实验室建设的经验基础上，采纳最新的科研成果，同时参照有关国际和国内技术标准制定而成。分为 10 章和 4 个附录，主要技术内容是：总则，术语，生物安全实验室的分级、分类和技术指标，建筑、装修和结构，空调、通风和净化，给水排水与气体供应，电气，消防，施工要求，检测和验收。适用于新建、改建和扩建的生物安全实验室的设计、施工和验收。⑤《实验室 生物安全通用要求》（GB 19489-2008）：2009 年 7 月 1 日实施，是国家实验室生物安全强制执行的标准，是生物安全实验室认证认可的唯一国家标准，也是中国第一部关于实验室生物安全的国家标准。⑥其他：中国已制定的法规及技术标准还有《医学实验室 安全要求》（GB 19781-2005）《病原微生物实验室污染物排放标准》《可感染人类的高致病性病原微生物菌（毒）种或样本运输管理规定》《人间传染的病原微生物名录》《人间传染的高致病性病原微生物实验室和实验活动生物安全审批管理办法》《病原微生物实验室生物安全环境管理办法》《医疗卫生机构医疗废物管理办法》《医疗废物管理条例》《突发公共卫生事件应急条例》《医疗废物专用包装物、容器标准和警示标识规定》《中国医学微生物菌种保藏管理办法》等。

中国实验室生物安全的管理已与国际通用管理方法接轨并结合中国实际，实验室生物安全技术和标准也已与欧美等发达国家接轨，中国对生物安全实验室需求逐年增加，特别是重症急性呼吸综合征（SARS）和高致病性禽流感暴发流行后，各级政府对实验室生物安全高度重视。

（裴晓方）

wèishēng wēishēngwù jiǎnyàn zhìliàng kòngzhì

卫生微生物检验质量控制

（quality control in public health microbiological examination） 实验室检验非常重要的组成部分，其内容主要包括实验室全面的质量管理、室内质量控制和室间质量控制评价等。良好的质量控制是实验结果准确性、规律性、重复性的保证。

全面质量管理 机构通过建立质量管理体系，全方位控制与保障检验工作的质量。建立一套完整的实验室质量管理体系，既要参照中国相关法律法规的规定，如《中华人民共和国计量法》《中华人民共和国认证认可条例》《检验检测机构资质认定管理办法》等，又要根据实验室自身建设情况，按照预防为主、全员参与、过程控制、持续改进的原则，实现实验室、相关业务科室、管理部门、后勤支持部门等共同参与和协作，从样品的管理、检验方法、检验过程、报告制度、完善实验室管理（建立实验室内审制度）等方面不断完善实验室质量控制体系。

室内质量控制 由实验室内部根据质量管理体系的要求制定并实施，贯穿于卫生微生物学检验质量控制技术要求的各个方面的计划，是保证检测结果准确性的核心部分，也是做好室间质量控制的基础和前提。

实验室技术人员素质 保证实验结果的质量，首先应重视检验人员的科学技术素质，为技术人员及时了解当今的科技进步信息和掌握先进的实验技术创造条件。卫生检验人员应具有较强的专业知识和技能，应经常参加培训交流，丰富积累工作经验，提高卫生检验的水平，要具有严谨的科学工作态度，及时了解和掌握卫生检验领域新的进展和动态，并须按照国家卫生检验标准来进行操作。

设施环境和仪器设备功能监测 在微生物学检验工作中，影响检测工作质量的设施环境包括无菌间/洁净间、生物安全柜/超净工作台等，常用的仪器设备包括冰箱、培养箱、高压灭菌器等，必须进行定期监测和日常维护，并有监测和维护记录。

检测方法质量控制 应优先选择标准方法。选择标准的一般原则：首先选择国家强制性标准，无强制性标准时，应选择待检产品采用的行业标准、国家推荐性标准。实验室人员、环境设备及仪器设备能够正确的运用和适应这些方法，并定期运用标准物质或参考阳性样本进行定期监控。

实验耗材质量控制 实验耗材对检测结果的影响非常大，应从购买、使用、储藏等环节加以严格控制。

室间质量控制 由实验室外部的组织或机构对实验室检验能力进行的质量评价，主要通过实验室间比对和能力验证来实现，是对实验室检测水平和能力的综合判断，也是对实验室内质量控制效果的检验。通过比对和能力验证，可有一个纵向比较，了解本实验室在本地区或全国实验室中的地位，找出差距和不足，以利于改进和提高。

（裴晓方）

yíqì shèbèi zhìliàng kòngzhì

仪器设备质量控制

（quality control of equipment） 通过建立和实施存放、使用和有计划维护卫生微生物检验设备的控制程序，保证检验结果的准确性。检测仪器设备和设施是微生物检验的根本保证，对其科学管理和完善能从根本上保证检验质量。操作者必须严格遵守操作规程，做好记录，并做好运行检查及仪器维护。微生物检验室应配备满足检验工作需要的仪器设备和器材，建立一整套规范化的仪器设备管理档案和操作程序，对每台仪器的有关原始资料和技术资料建档，并由专人负责保管；计量器具使用前应经计量鉴定部门检定合格后方可使用，仪器设备的量程、精确度等要符合检测项目的相应要求。与此同时对相应的新技术、新方法所需要的检测设备及时配备，有利于微生物检验质量的控制和提高。微生物实验室最常使用的仪器设备主要有培养箱、水浴箱、高压蒸汽灭菌器、干热灭菌箱、普通冰箱、低温冰箱、光学显微镜、接种环（针）、超净台等，在日常工作中必须保证这些设施设备始终处于良好状态。

对于连续工作的仪器如冰箱、培养箱，只要用于检测过程或存放重要的检测试剂材料，均应每日监测温度，根据需要监测相对湿度，做好相应记录，并进行定期维护，以确保其满足检测方法规定的范围。

高压蒸汽灭菌器应对其压力表定期进行检定，在进行物品灭菌时，应做高压灭菌效果监测，并且有监测记录。每次使用时，应放入灭菌效果指示物，其中化学指示物是利用化学指示剂在一定温度与作用时间条件下受热变色或变形的特点，判断是否达到灭菌效果；生物指示物是利用对热耐受力较强的嗜热脂肪杆菌芽胞的死亡情况以判断灭菌是否成功；物理检测法则采用温度/压力数据记录器监测，通过曲线、数字、报表等真实记录消毒灭菌全过程的温度和压力。

超净台每季度监测一次，消毒1小时后用无菌平板进行消毒效果监测，合格后进行样品或质控盲样监测，同时应定期检测风速，要求至少每半年监测一次风速，若低于 0.36~0.54m/s，则应更换工作台上方的高效过滤器；紫外线灯每季度监测一次，由紫外辐射计监测，使用时紫外线灯辐照强度必须 ≥ 70μW/cm² 方为合格。

（裴晓方）

péiyǎngjī zhìliàng kòngzhì

培养基质量控制（quality control of medium）

培养基购买、配制、使用、储藏等各方面采取的质量控制措施。

培养基的购置：影响培养基质量的因素众多，首先在购买时应要求供货商出具相关证件。培养基使用前首先通过外观、批号、pH 值、选择性等进行初步评估，应检查培养基和试剂是否合格，是否在保质期内，必要时应使用标准菌种进行技术验收。

培养基的配制：做好培养基制备记录，注明培养基原料收到日期、开封日期、贮存条件及有效期；在配制每批培养基时应有配制记录，包括培养基的名称、配制量、配方、pH 值、配制日期、有效期、灭菌方法、分装情况、标签贴置、配制者姓名等；要按要求选择合适的方法（如温度和时间等）进行灭菌，还应有高压灭菌效果的监测记录。不同批号的培养基不要混合使用。

无菌试验：培养基配制后使用前要进行无菌试验，并有无菌试验记录可查。凡以无菌方式分装的培养基均应置 36℃ 培养 24 小时，无菌生长方可使用。经过压力蒸汽灭菌后的培养基可随机抽样检查，经 36℃ 培养 24 小时后，无菌生长可作为合格。

培养基的质量：根据不同的培养基，按不同培养要求，接种相应菌种，按细菌的生长抑制、形态、色素、溶血环等特征判断培养基的质量。其中，基础培养基要求多种细菌都能生长良好，能表现其典型特征，如典型菌落形态等；选择性培养基按不同细菌的生长条件要求而选择不同的培养基，还要选择不同的阳性对照菌株进行质控实验，如细菌生长、抑制、溶血特征、典型菌落形态、色素等质量情况；生化反应培养基，主要用于观察细菌是否具备某种生化反应能力，用作生化反应培养基质量控制的菌株应是标准阳性或阴性的细菌。

培养基的使用：培养基需在有效期内使用。使用前应进行外观检查，检查其颜色和透明度。液体培养基应清澈，若有浑浊和沉淀，可能为其自身成分析出或细菌污染所致，此培养基不可使用。若固体培养基表面出现干裂，血平板出现溶血或有菌膜及菌落生长者均不能使用。培养基 pH 值若超过规定值的±0.2 者也不可以使用。

培养基的贮存：应按照其说明的贮存条件来保存，一般置 4℃ 保存，并尽快使用。

（裴晓方）

shìjì zhìliàng kòngzhì

试剂质量控制（quality control of reagents）

在卫生微生物检验过程中常用的染色液、生化反应试剂、诊断血清等试剂在购买、配制、使用、储藏等环节，以保证检测结果的可靠性和准确性采取的质量控制措施。

染色液 微生物实验室最常用的染色液是革兰染色液。自配的染色液要求将整个配制过程记录下来，并在标签上表明名称、浓度、pH 值、配制日期、失效日期、配制者姓名等。可购买商品化的染色液，在购买时应核对品牌、试剂名称、批号、存放条件、失效期等信息，并形成记录保存下来。染色液初次使用时必须用已知标准菌株做质量鉴定，以证实其质量要求，以后每周用金黄色葡萄球菌和大肠埃希菌对染色液进行室内质量控制，过期不得再使用。

生化反应试剂 随着细菌鉴定仪和快速微量生化鉴定板条的普及，实验室常用自配生化反应试剂种类已越来越少，对购入新的试剂、试剂更换批号、更换生产厂家、结果发生异常等情况时，均应选择相应标准菌株进行质量控制。对血浆凝固酶、过氧化氢酶、氧化酶、伏-波（Voges-Proskauer, VP）试剂等，以及杆菌肽、奥普托欣（Optochin）纸片等不稳定的试剂，每次均用标准阴性和阳性菌株进行同步试验，符合规定要求者方可使用。此外，根据试剂自身的稳定性和使用频率应定期检查核对，对于较稳定的试剂应在配制时及以后每周检查核对一次。同时需注意每个生化反应试剂盒批号，在正式用于出报告之前，都要按说明书做一次专门测试以判别质量，同一批号不同时间到货也需要同样测试，因为运送、储存条件不同，可能会影响效果。另外，贮存时要注意避光、冷藏，尤其是不稳定的试剂尤要妥善保存，以保证试剂的稳定性。

诊断血清 在购进各种诊断用的抗血清时，应从有资质的生产单位购买，以确保来源可靠，同时应记录抗血清的名称、包装及数量、批号、失效期、生产厂名、厂址、联系电话、收到日期及收者姓名等；验收时要检查透明度与色泽是否与标准相符，若出现浑浊或絮状沉淀，表明已污染，不可使用；注意各种抗血清的效价和有效期，超过有效期者应废弃。初次使用时应注意工作浓度，并与原用诊断血清对照比较后，再用于标本的测试，以后应每月用相应的标准菌株、毒株进行一次质量检测，判定其敏感性和特异性；常规使用时要特别注意无菌操作，避免污染，并经常检查贮存在4℃冰箱中的各种血清，若发现浑浊、出现絮状，应立刻停止使用。

（裴晓方）

wēishēngwù fēngxiǎn pínggū
微生物风险评估 （microbiological risk assessment）

主要针对食品中某些微生物因素导致的、已知的或潜在的危害人体健康的可能性与严重程度进行科学评估的过程。分为危害识别、暴露评估、危害特征描述和风险特征描述四个阶段。评估方法可分为定性风险评估和定量风险评估两类。定性风险评估是根据风险的大小将风险分为低风险、中风险、高风险等类别，以衡量危害因子对人类影响的大小。定量风险评估是根据危害的毒理学特征或感染性、中毒性作用特征以及其他相关资料，确定污染物或危害物的摄入量及其对人体产生不良作用的概率，并对它们之间的关系进行数学描述；是风险评估的最优模式，其量化了整个食品生产、加工、消费链中所存在的病原微生物危害，并把这一危害与因其所导致疾病的概率直接联系起来，其结果方便了风险管理政策的制定。

评估系统 为预防和减少食源性病原菌对人类的危害，国际食品微生物标准委员会（ICMSF）提出了一套管理食源性微生物的系统（图1），政府部门的风险管理者利用流行病学资料，根据人类疾病与食品微生物的相关性，决定是否需要采取相应措施，预防或减少同类疾病的发生，以保护公众健康。风险管理者根据风险评估结果，决定是否需要制定一个食品安全目标（FSO）。政府部门和食品工业界的风险管理者加强风险信息交流，评估制定的FSO能否通过当前或改进后的技术、工艺、食品良好卫生规范（GHP）、危害分析与关键控制点（HACCP）来实现。如果FSO可以实现，就需要制定能将危害控制以满足FSO要求的标准，包括操作标准、工艺标准和产品标准。如果制定的FSO在技术上不可行，则应该重新评估FSO或调整工艺或产品；若仍无法实现FSO，就只能取消该产品或工艺。ICMSF提出的这个系统食品安全管理的两种主要工具：（政府）宏观管理

所用的食品风险分析和（食品企业）微观管理所用的HACCP联系起来。其中食品风险分析由风险评估、风险管理、风险信息交流三部分组成，其总体目标是保护公众健康。风险评估是整个风险分析体系的核心和基础；风险管理是根据风险评估结果确定政策的过程，如必要，应选取适当的控制措施，包括取缔手段；风险信息交流是风险评估者、风险管理者、消费者以及其他相关团体有关风险和风险管理信息和观点的相互交流。因此，风险评估是制定食品安全目标、操作标准、工艺标准的基础，是实施HACCP体系的基础，开展微生物风险评估，对有效管理食品的安全问题，保护公众健康，具有重要的意义。

评估原则 以科学为基础，区分风险管理与风险评估。风险管理主要是通过采取必要的控制方案，对某种风险的出现加以管理，具有政策导向的作用；风险评估是客观的、科学的，不受风险管理所左右的过程。微生物风险评估应明确评估目的，充分认

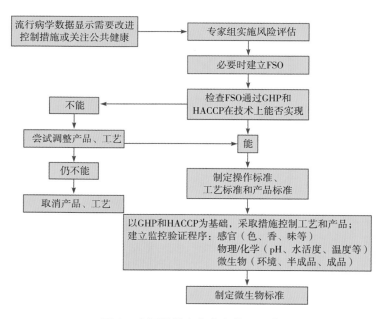

图1 食源性微生物安全管理系统

识限制风险评估的条件，如成本、物力、时间，并且描述其可能产生的后果，包括对不确定性以及产生不确定性原因的描述，注意量化数据不确定性程度，尽可能完善和精确数据和数据采集系统，使不确定性最小化。应注意考虑微生物生长、存活和死亡的动态过程的影响，考虑人体与致病因子相互作用的复杂性和微生物的潜伏性，应通过与独立个体疾病数据的比较，对风险评估进行再评估，应及时根据新的相关资料审核评估过程。

评估报告 内容与程序如图 2 所示。首先表述风险评估的目的，如评估结果是对疾病流行性的评估、对每年 10 万人中疾病发生率的评估，或人摄食后疾病发生率和严重性的评估；第二步进行危害识别；第三步实施暴露评估；第四步进行危害特征描述；第五步对风险特征进行描述；第六步风险评估报告，该报告应包含全面系统的风险评估记录，为反映风险评估的透明度，微生物风险评估要说明评估过程中的限制条件、不确定性、所使用标准和假定依据，并及时根据新的人类健康资料审核评估过程，以尽可能降低评估的不确定性。

国际上已经对烤鸡中空肠弯曲杆菌、肉鸡和蛋及其制品中沙门菌、牡蛎中副溶血性弧菌、即食食品中单核细胞增生性李斯特菌等进行了定量风险评估，中国也对牡蛎中副溶血性弧菌、带壳鸡蛋中沙门菌、进口冻大马哈鱼溶藻弧菌进行了风险评估。由于缺乏食源性病原菌的流行病学资料，进行定量风险评估较困难，但随着监控体系不断完善，流行病学资料不断充实，定量风险评估的有效性和准确性将不断提高。

（裴晓方）

wēishēngwù wēihài shíbié

微生物危害识别（hazard identification）

识别可能对人体健康造成不良作用的、可能存在于某种或某一类特定食品中的生物、化学或物理因子的过程。所谓"危害"，即食品中潜在的对人体健康造成不良作用的生物、化学或物理性因子或条件。对微生物风险评估来说，危害识别是确认与食品安全相关的微生物或其毒素的过程，通常进行定性分析。风险评估者需要根据科学文献资料或从食品工业、政府机构和相关国际组织数据库中获得的信息，对微生物危害进行识别。相关信息包括临床研究，流行病学研究，动物实验研究，对微生物特性、食物链中微生物与生存环境相互作用及其生存环境的研究。简言之，危害识别的内容包括微生物的生长环境和生物学特性；疾病的易感人群以及传播方式；暴发数据及流行病学资料；与食品相关的资料，即何种食品中可存在此微生物危害及其典型的污染水平。

以带壳鸡蛋中沙门菌的危害识别为例概述如下：沙门菌属嗜温性细菌，在中等温度、中性 pH、低盐和高水分活度（Aw）条件下生长最佳，生长最低 Aw 为 0.94，兼性厌氧，对中等加热敏感，该菌属也能适应酸性环境。沙门菌型胃肠炎潜伏期一般 6~72 小时，主要症状为恶心、呕吐、腹绞痛、腹泻、发热、寒战、头痛，病程一般 1~2 天或更长，感染剂量为 15~20 个菌，死亡率达 1%~4%，最易感群体是年幼儿童、虚弱者、高龄老人、免疫缺陷者。该菌污染源主要是人和家畜粪便，易污染环境导致食品污染。多类食品，包括生肉、禽、奶制品、蛋、鱼、虾、酱油、沙拉调料、蛋糕粉、奶油夹心甜点、橙汁、可可和巧克力等均有被污染的报道。

（裴晓方）

wēishēngwù bàolù pínggū

微生物暴露评估（exposure assessment）

通过食品可能摄入和其他有关途径可能暴露的生物、化学和物理因素的定性或定量评价。针对食品中的微生物因素，暴露评估是对食品被微生物及其毒素潜在的污染程度以及相关饮食信息进行评估，确定食品

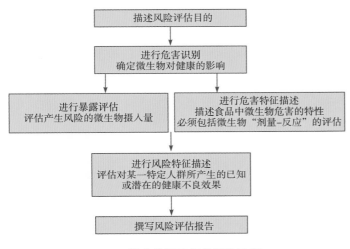

图 2 微生物风险评估报告流程

在消费时其中包含的微生物数量及其毒素含量的估计值。暴露评估的过程非常复杂，因为食品中致病菌处于不断生长、繁殖、死亡的动态进程之中，从生产到消费的整个链条中的任意环节都可能极大地影响食品中致病菌的污染水平，故食品消费时其中包含的微生物数量及其毒素含量很难被精确预测。影响致病菌数量的因素，包括致病菌的微生物学特性，食品生境的特点，食品生产时的工艺流程，食品加工、包装、运输、贮存条件，食用前的处理（如对食品的烹饪），消费者的饮食习惯、文化和宗教背景等。风险评估者为了定量估计摄入微生物的数量及其毒素的含量，需要充分利用暴露评估模型做出预测。预测微生物学是暴露评估的有用工具。

以肉鸡中沙门菌暴露评估为例，要充分考虑从肉鸡宰杀结束到人们食入肉鸡的各个环节，包括 1 个肉鸡胴体的初始带菌量、在商店的储存时间、运输时间、家庭储存时间及肉鸡胴体在上述各个阶段暴露于其中的温度来预测沙门菌的增殖，并考虑不同烹饪条件下沙门菌数量的可能变化，以及人们食入肉鸡的量，通过不同数学模型，计算出暴露量。

（裴晓方）

wēishēngwù wēihài tèzhēng miáoshù
微生物危害特征描述（hazard characterization）

食品中可能存在的生物、化学和物理因素导致对人体健康不良影响的定性或定量评价。目的是对食品中微生物或其毒素所致不良作用的严重性和持续时间进行定量、定性的描述。如果数据充分，应进行剂量-反应关系评估。

内容 主要涉及致病菌的致病性、毒力、传染性、抗生素耐药性，相关食品对致病菌生长、增殖、产毒和感染力的影响，宿主和媒介物的特性，致病菌造成的疾病和并发症，致病菌引起的免疫反应，剂量-反应关系模型的构建。剂量-反应关系模型中最常用的分布函数有指数模型、β-泊松模型、韦伯-伽马模型、蒙特卡罗模型。在构建剂量-反应关系时要考虑的重要因素是微生物和其宿主。①对于微生物需要考虑：微生物可增殖性；毒力及传染性随其宿主和环境的相互作用的改变；遗传物质在微生物之间能够传递，由此导致其遗传特性（如耐药性和致病力）的改变；微生物可通过媒介进行传染和扩散；感染者从接触病菌到出现临床症状的时间差异很大；微生物可在特定的寄主中长期存活，造成微生物不断繁殖和感染致病的危险；低剂量微生物也可能造成严重后果；食品生境特点（如食品中过高的脂肪含量）可能改变微生物的致病性。②对于宿主需要考虑：宿主的遗传因素，诸如人体白细胞抗原类型；由于生理屏障破坏而导致的易感性；由于年龄、妊娠、营养、健康等个体易感性不同而导致感染概率不同；不同免疫力及地区医疗水平状况等。

举例 以下通过两个实例，说明危害特征描述。

肉鸡中沙门菌的危害特征描述是利用人摄取食物跟踪调查的β-泊松模型确定剂量-反应关系曲线，而后结合有关流行病学暴发的资料对剂量-反应曲线进行调整。通过复核大量暴发数据和将不确定因子分布到所观察到的具有潜在不确定性的变量上，将暴发数据集成中的不确定因子拟合入相应的程序，并说明与每次暴发相关的各种假设的详细汇总和对每一种变量不确定因素的估计范围。

副溶血性弧菌的剂量-反应曲线，是在对人所摄取食物跟踪调查的基础上建立起来的。该模型通过研究因食用被污染牡蛎的剂量及发病率推出致病风险，再根据美国疾病控制与预防中心调查的每年疾病暴发的数量调整剂量-反应曲线。由于流行病学数据有限，剂量-反应中存在着不确定性。这个不确定性可通过对大量资料进行曲线拟合而得到解决。

（裴晓方）

wēishēngwù fēngxiǎn tèzhēng miáoshù
微生物风险特征描述（risk characterization）

根据危害识别、暴露评估、危害特征描述的信息，对某一给定人群的已知或潜在健康不良效果的发生可能性和严重程度进行定性或定量的估计，同时需要对整个风险评估过程中每个步骤所涉及的不确定性加以说明。风险特征描述将前面阶段的所有定性和定量信息综合，对给定人群进行全面的风险评估；取决于所获得的数据和专家的论断，结果可表述为两种模式，即个体风险和每份食品的风险。风险特征描述必须回答三个问题：①影响健康风险的本质及发生的可能性有多大？②哪些个体或人群存在上述风险？③不良效应或影响的严重程度怎样？最终的风险评估可信程度依赖于所有前述步骤中所确认的可变性、不确定性和假设条件，正确区别不确定性和可变性有助于风险管理措施的选择。不确定性与数据本身和模型的选择有关，在评估来自于流行病学、微生物学和实验动物学研究的信息过程中，可能产生数据的不确定性；在特定条件下会发生特定的现象，利用与此相关的数据对不可知数据的条件下发生的现象做出估计或预测，也会产生不确定性。可变性包括微生物毒力的不同和人群对疾病易感性的差异。

（裴晓方）

wèishēng wēishēngwù jiǎnyàn yàngpǐn

卫生微生物检验样品（samples for public health microbiological examination） 卫生微生物检验通常为满足两类目的，一是查明突发公共卫生事件或疾病暴发流行的原因，即以病原学诊断和传染源追踪为目的；二是进行卫生质量监测和评价，对食品、生活饮用水、卫生用品、医疗用品、化妆品、日用品、涉水产品、保健用品及其他与人体健康有关的产品和生产、生活环境做出卫生学评价。其检验的对象不仅是病原微生物，也包括非致病和条件致病微生物，用于检验的样品来源不仅局限于人体、动物，也来源于空气、水、食品等环境。因此，样品种类繁多，根据来源不同，可分为以下几类。①环境样品：包括水、土壤、空气及公共场所的物品及物表等，可用于检测环境被微生物污染的状况，并对其进行卫生学评价，也可作为食源性疾病、突发公共卫生事件的原因样本。②临床样本：包括各种体液、呼吸道分泌物、皮肤样本，以及尸解或活检的各种组织器官样本等，用于传染病病因检测，也可用于食源性疾病、突发公共卫生事件原因的辅助诊断。③产品样品：包括食品、化妆品、涉水产品、消毒及卫生用品等，主要检测指示微生物，进行卫生学评价及产品效果评价。④动物及

媒介昆虫样本：包括各种宿主动物的血液样本、排泄物样本、尸解样本以及各种昆虫样本等，用于传染病传染源追踪，传播途径的确定及自然疫源地监测。

（裴晓方）

wèishēng wēishēngwù yàngpǐn cǎijí

卫生微生物样品采集（sample collection for public health microbiological examination） 根据来源不同，卫生微生物检验的样品包括环境样品、临床样本、产品样品、动物及媒介昆虫样本以及食物中毒样品等。为了保证微生物检验的准确、快速、敏感、低耗和安全，在样品采集过程中应注意和遵循一定的原则。

采集原则 总的原则：遵循生物安全的相关规定；根据检验目的，注意采样的代表性或针对性和及时性；避免采样时的污染和杀菌因素，并做好相应的标记。①以卫生质量监测和评价为目的的样品采集，特别应注意采样的代表性，充分了解影响代表性的各种因素，包括采样量、采样部位、采样时间、采样的随机性和均匀性，以及产品按批号抽样；对于食品样品，还应考虑原料情况（来源、种类、地区、季节等）、加工方法、运输、保藏条件、销售中的各个环节（如有无防蝇、防污染、防蟑螂及防鼠等设备），以及销售人员的责任心和卫生认识水平等对样品可能的影响。例如对食品样品，按中国《食品安全国家标准 食品微生物学检验 总则》（GB 4789.1-2016）规定，不同检品，其采样量和采样方案各不相同。②以病原学诊断和传染源追踪为目的的样品采集，根据疾病表现和流行病学调查资料，应注意采样的针对性和及时性，采集正确的标本，标本

类型包括呕吐物、排泄物或相应的拭子、血液、相应的组织器官（死亡病例），食品、食品原料及生产环节取样，水等环境样品；动物源性疾病还应该考虑动物及媒介昆虫样本；进行病原体分离，特别应注意疾病过程和采样时间，应尽可能在急性期和使用抗生素之前采集，若已使用抗生素，则需加入药物拮抗剂，如加入青霉素酶拮抗青霉素，对氨基苯甲酸拮抗磺胺等。③应避免采样时外界微生物对样品的新污染，所有采样用具、容器需严格灭菌，并以无菌操作采样；避免采样时对微生物的杀灭作用和引入新的抑菌物质，如容器是否有消毒剂的残留或使用刚烧灼未冷却的采样用具。④注意对样品的详细标记，包括样品名称、编号、采样时间、采样者、检测项目等，以防错乱。

采集方法 样品类型不同，采样方法迥异。

环境样品采集 环境样品主要包括水、土壤、空气及公共场所的物品及物表等。①水样采集：水样又可以分为自然水体样品（如江、河、湖、海、泉等）、生活与工业废水样品、生活饮用水、娱乐用水、瓶装水等。例如，自然水体样品采集，应特别注意水体面积和深度设置采样点，如果水深小于5m、水面宽度不到50m的河流，可于河中心设置一条采样垂线，于水面下 0.3~0.5m 处采集。②土壤样本采集：一般调查根据面积设置采样点，但疫源地调查应有针对性，如鼠疫和炭疽疫源地的洞穴和草场可被病死的动物污染，洞穴挖开时见鼠骸时取土 10~20g；草场根据调查的线索多采几个点，每点采土 10~20g，加 2~3 倍水充分振荡，待自然沉淀后取上清液检验。

③空气样本采集：常用平板沉降法和采样器采集法，如果检测对象为空气中病毒，则应采用全波液体冲击式采样器。④公共场所物表采样：常使用涂抹法，即用浸有无菌生理盐水的棉拭子在被检物品表面涂擦采样。

临床样本采集 临床样本主要包括血液、呼吸道分泌物、粪便、尿液、其他体液等。①血液样本采集：做血液病原菌培养时，严格用无菌穿刺法采静脉血，成人采血 10~15ml，儿童 2~5ml，婴儿 0.5~2ml，所采血液移入无菌有螺口、加入抗凝剂的容器或培养瓶中送检。做抗体检测时，用于检测 IgM 的血清一般采发病 1 个月内；用于检测 IgG 的血清应收集 2 次，第 1 次于发病初期（1~3 天），第 2 次一般在恢复期（第一次采血后 3~4 周）；用于微量法检测抗体的样本，可以用三棱针刺手指或耳垂部，再用毛细管采集，一般不少于 0.3ml。②呼吸道分泌物样本采集：咽拭子样本，患者仰头张口，用压舌板压舌，将无菌棉拭子伸入口腔涂抹咽部数次后，放入 2ml Hanks 液试管中，注意将接触手的棉拭子部分及时用无菌镊子折断去掉，管子用橡皮塞盖紧或旋紧；痰液样本，以清晨为佳，因为清晨痰量较多且病原体含量也较高，患者晨起后用清水充分漱口数次，以减少口腔正常菌群污染，然后用力自气管深部咳出痰液，吐至无菌容器内，并尽量防止唾液及鼻咽部分泌物混入，加盖、标记、塑料袋密封、冷藏条件下送检；也可采集鼻咽抽提物送检。③粪便样本采集：在急性腹泻期及用药前采集，采集自然排出的新鲜粪便，黏液脓血便应挑取黏液或脓血部分 3~5g，液状粪便采取水

样便或含有絮状物的液状粪便 2~5ml，成型粪便至少取粪块约 5g，采集的样本盛于含保存液或增菌液的灭菌容器内送检，若无法获得粪便时，可用保存液或增菌液湿润过的棉拭子插入肛门 4~5cm 深处（小儿 2~3cm）轻轻转动一圈，擦取直肠表面的黏液后取出，盛入运送培养基或保存液中送检。④尿液样本采集：一般应采集晨起第 1 次尿液送检，原则上应在使用抗菌药物前采样，一般采集中段尿，体检和门诊患者多自取。住院患者需要做病原菌检查时，成年女性以肥皂水洗外阴，再以灭菌水或淡消毒液冲洗尿道口，然后排去前段尿，留取中段尿 10ml 左右于无菌容器内，立即送检；男性先用肥皂水清洗尿道口，用清水冲洗后，采集中段尿送检。对昏迷或尿潴留患者可以通过导尿术留取样本，当怀疑菌尿来自肾盂时，可以用导尿管采集左右两侧肾盂尿，左右侧样本应标记明确，避免错误，用导尿管采集一般为 10~15ml，若为长期留置尿管者，应更换新尿管留取样本。⑤其他体液采集：如阴道、宫颈分泌物，通过阴道扩张器，用灭菌拭子采取阴道口或宫颈管 1~2cm 处分泌物，置无菌试管中送检；采集溃疡分泌物，用灭菌生理盐水溶液清洗患处，无菌拭子取其边缘或基底部的分泌物，置无菌试管中送检。

产品样品采集 ①食品样本采集：采集方法和数量依 GB 4789.1-2016 有关规定执行。②化妆品样品采集：一般视每批化妆品数量大小，随机抽取相应数量的包装单位，每批样品应从 2 个以上大包装中随机抽取 4 瓶（盒）包装单位送检。③生活饮用水样本采集：手工采样方法是将采样

瓶用铁架固定，塞住瓶口，待瓶沉入到一定深度时拉开瓶塞，让水样进入，采水量应为瓶容量的 80%，以便在检验时充分混匀；自动采样器采样时可在一定间隔时间或连续采集样本，分别放入样品瓶或合并于一个样品瓶中成为混合样。④一次性使用卫生用品样本采集：为保证所采样本的代表性和检验质量，样本量应足够，一般应于同一批号 3 个运输包装中至少随机抽取 15 个最小包装量，每 5 个为 1 组，其中 5 个样品留样，5 个样品作各项微生物指标测定，5 个样品准备复测。⑤医疗用品样本采集：可用破坏性方法进行样品检验者，参照《中华人民共和国药典》2015 年版"无菌检查法"的规定执行；对不能破坏性方法进行样品检验者，可用浸有无菌生理盐水的棉拭子在被检物品表面涂擦采样，若可采表面积<100cm^2，应采取全部表面；若可采表面积>100cm^2，则采 100cm^2。⑥消毒剂与无菌器械保存液样本采集：严格执行无菌操作，用无菌吸管吸取 1ml 被检样液，加入 9ml 中和剂中混合均匀，立即送检。

动物及媒介昆虫样本采集 种类繁多，如啮齿类动物样本采集时对鼠疫流行的疫源地按鼠疫耶尔森菌的方法采集，疫源监控按鼠密度调查方法捕捉，在寄居洞口和鼠行路或人行小路两侧，间隔 2~5m 放一笼，傍晚放，清早收，捕获笼用布袋套装送检实验室，检菌前鉴定鼠种、寄生蚤并作记录。

食物中毒样本采集 ①可疑食物、水样：将残余食物或水样用灭菌镊子或匙采集后置于灭菌容器中，体积较大的鱼、肉应在表面消毒后取内部检样，罐头样

品可以直接送检。②环境样本：炊事用具锅、碗、刀、抹布、操作人员的手等用棉拭子涂擦采集，菜墩用刀刮去表面后将刮取物放入灭菌容器中。③从业人员：据食物中毒的情况，可采集售货员或制作食品的工作人员及直接或间接接触食品的有关人员肛拭检样，特别对那些在事件发生前或发生中患有肠炎、发热、化脓性感染及可能带菌者进行采样。④呕吐物：直接放入无菌容器中及时送检。⑤咽拭样品：采集时应将棉签擦拭咽喉及扁桃体红肿处，然后将棉签插入 4~5ml 生理盐水中，尾部弃去。⑥其他生物样本：包括血液、粪便、尿液等，采集方法见临床样本采集部分。

（裴晓方）

wèishēng wēishēngwù yàngpǐn bǎocún

卫生微生物样品保存 （sample storage for public health microbiological examination）

为避免样品变质和样品中微生物的增殖或死亡，原则上送检时间越快越好，一般应于 4 小时内检验，对不能立即进行检测的样品，要采取适当的方式保存，使样品在检测之前尽量维持取样时的状态，使检验结果更可靠。

保存原则 在保存过程中，为防止蒸发和保证安全，样本应盛装在带螺旋盖的封闭容器中置冰箱内保存。对样本保存应严格管理，做好样本进出和储存的记录。保存的样品应进行必要和清晰的标记，内容包括样品名称、样品描述、样品批号、企业名称、地址、取样人、取样时间、取样地点、取样温度、测试目的等，样品在保存过程中应保持密封性，防止引起样品 pH 值的变化。对高致病性病原微生物菌（毒）种和

样本应当设专库或者专柜单独保存，并制定严格的安全保管制度，建立档案并指定专人负责。

运送过程中对样品的保存：①分离培养细菌、病毒的样本大多数要求冷藏运送，粪便样本因含杂菌多，常加入甘油缓冲盐水保存液，但甘油缓冲盐水不能用于弯曲菌和弧菌。②用于细菌、病毒或寄生虫分离的血液样本需低温保存，不能冷冻，用冰块而不是干冰运送，检测立克次体类微生物的全血样本要求干冰保存和冷冻保存。③检测核酸的样本运送要求低温快速，从样本采集到检测间隔时间要尽可能短，并尽可能将样本置于冷冻状态，保存时间较长时则需冷冻样本以防核酸降解。

保存方法 运送温度：为维持 4~8℃，运送盒中围绕第 2 层容器至少要填充 4 个冰袋，可维持冷藏 2~3 天；为保证 -20℃ 条件，在外包装袋内用 2kg 干冰，但需确保二氧化碳能够释放以防止爆炸，这样可以维持样品冷冻 1~2 天；为保证 -70℃ 条件，可采用液氮来储存和运送。

分离样本中细菌或病毒，应根据样本运送时间的长短及不同病原微生物对于干燥、温度、营养、pH 值的耐受能力，选择合适的培养基和推荐保存温度。①分离培养细菌的样本：在运送培养基中运送并保存于合适的温度，确保目标细菌的存活并抑制其他微生物的过度生长，短时间保存可存放于室温，若较长期保存，除一些低温敏感细菌以外，应存放在 4~8℃ 条件下。②分离病毒样本：一般应放在保温容器（0~4℃）里，不可放置超过 2 天，尽早送到实验室作病毒分离，如无条件立即运送或不能立即分离

病毒时，应将样本保存，若长期保存，应置于 -70℃ 冻存。③检测抗原或抗体的样本：检测抗体的血清在 4℃ 条件下保存约 1 周，最长 10 天，超过一周应在 -20℃ 下冻存，注意避免不必要的反复冻融，运送过程中若无条件保证血清的冷冻状态，最好不要冷冻血清，在室温存放血清虽不理想，但仍可检测抗体，甚至是存放数周的血清。

（裴晓方）

wèishēng wēishēngwù yàngpǐn chǔlǐ

卫生微生物样品处理 （sample preparation for public health microbiological examination）

卫生微生物检验的重要环节，是获得较高准确性和良好检验结果的基础。由于卫生微生物研究的样本具有目的菌数量低、细菌受损以及杂菌多的特点，因此，为保证检验结果的代表性，除注意采样的部位和采样量外，样品接种前要充分混匀及去除样品中的抑菌物质；为提高检出率，除可通过增加加样量外，还应采取相应的方法浓缩待测微生物和对目的微生物进行复苏以及选择性增菌。

混匀样品 样品混匀对于保证检验结果的客观性和准确性具有重要的意义。根据样品性状的差异，可采取不同的混匀方式。液体样品常通过电动混合、手摇混合或敲打震荡，使之混匀；固体样品可置灭菌乳钵内研磨均匀，或于高速组织捣碎机或匀浆器中在少量液体存在下，捣碎混匀后再取样；或使用商品化的均质器混合待检样品。将样品充分破碎、混匀，不但有利于取样的代表性，而且可将样品内部的待测微生物释放，有利于培养鉴定。但混合的时间不宜太长和过猛，否则对

微生物将有损害。

去除抑菌物质 有防腐剂、抗生素、消毒剂或其他抑菌物质的样品，检验时应对其抑菌作用予以去除，可采取中和法、滤膜过滤法、稀释法等。

浓缩样品 常用的样品浓缩方式有三种。①沉淀法：细菌可通过普通离心机离心沉淀而浓缩，或者通过差速离心，去除杂质，收集菌体；病毒浓缩需采用高速或超速离心机。空气微生物离心式采样器，也是利用涡壳内叶轮高速旋转，产生的气压压差吸进空气，使空气中的带菌粒子在离心力作用下，撞击到周围特制的琼脂培养基条上的原理捕获细菌。②过滤法：一般是将样品在负压或正压作用下，通过孔径为 $0.45\mu m$ 的滤膜，细菌被阻留在膜上，而达到浓缩的目的。滤膜过滤，不但可浓缩细菌，还可消除样品中的抑制剂对后续的细菌培养的影响；也可用于样品中病毒的浓缩，但浓缩机制不是通过机械阻留，而主要是通过膜的静电吸附浓缩病毒。除滤膜过滤外，污水中肠道致病菌的分离中所用的纱布卷集菌，则是利用纱布的阻留和吸附，达到浓缩的目的。③吸附沉淀法：利用加入化学制剂，形成沉淀，同时细菌被沉淀吸附，取沉淀物进行检验。如在检测水中的致病菌时，为浓缩细菌，可将水样中先加入碳酸钠，再加入硫酸亚铁形成沉淀，吸附水中的细菌。病毒也可用此法浓缩，如为浓缩检样中的流感病毒，利用该病毒具有血凝素，可与红细胞结合的特点，将检品中加入红细胞吸附病毒，低速离心收集红细胞，而达到浓缩病毒的目的。

损伤菌的复苏 环境样品中的微生物，因受冷、热、脱水干燥、辐照、高渗透压或消毒剂的作用，可能引起亚致死性损伤，受损伤的微生物用一般的培养方法不易培养，需预先进行复苏或修复后，才能进行常规的检测。修复的基本方法是在细菌繁殖之前，将其置于无选择性压力的培养环境中，一般降低培养温度培养一定时间后，再进行常规检验。

选择性增菌与分离 由于环境标本中除有待测微生物外，还有其他各种微生物，而且待测微生物的数量都不高，为了提高检出率，需对检测的目的菌进行选择性增菌。可通过物理或化学方法实现。物理方法主要是通过调节培养的温度、气体条件和光照，进行选择性增菌与分离的方法。化学方法是利用目的微生物的特定生理功能在分离培养基中加入抑制其他微生物生长和显示目的微生物的化学制剂，配制成选择性鉴别培养基，达到对目的微生物增菌分离的目的。

(裴晓方)

níngjí fǎnyìng jiǎnyàn jìshù
凝集反应检验技术 （detection technique of agglutination reaction） 根据颗粒性抗原与抗体反应出现凝集的原理设计，用于检验标本中是否存在对应抗原或抗体的技术。颗粒性抗原（细菌、螺旋体、细胞等）与相应的抗体，或可溶性抗原或抗体吸附于与免疫无关的载体上，即致敏颗粒与相应的抗体或抗原特异结合，在适当的条件下，一定时间内形成肉眼可见凝集块，即为凝集反应。1896 年，肥达（Widal）利用伤寒患者的血清与伤寒沙门菌产生特异性凝集的现象有效地诊断伤寒病。凝集反应简便易行、快速灵敏，广泛用于卫生微生物检验。分为直接凝集反应和间接凝集反应。

直接凝集反应 包括玻片凝集法和试管凝集法。

玻片凝集法 用特异性抗体作为诊断血清，滴在玻片上，再挑取受检颗粒抗原（如纯菌悬液或菌苔）与其混匀，数秒后即可肉眼观察结果，出现颗粒凝集为阳性反应。适用于沙门菌、志贺菌、大肠埃希菌、霍乱弧菌、副溶血弧菌、军团菌、脑膜炎奈瑟菌等细菌的鉴定或血清分型。

试管凝集法 将已知细菌悬液与一系列稀释的受检血清混合，保温后观察每管内的凝集程度，以产生明显凝集现象的最高稀释度为抗体的效价，属于半定量方法。常用的有：①肥达试验（Widal test），用于测定患者血清中相应抗体，测定患者急性期血清和恢复期血清抗体水平的升高程度，辅助诊断伤寒和副伤寒。②外斐试验（Weil-Felix test），用于辅助诊断立克次体病。③布鲁菌病血清凝集试验，用于测定布鲁菌病患者血清中的相应抗体。该方法也用于霍乱感染者血清中抗菌抗体的测定及流行病学追溯诊断。④显微镜凝集试验，用于测定患者血清中钩端螺旋体抗体的半定量方法。

间接凝集反应 根据致敏载体用的成分是抗原或抗体，可分为正向间接凝集试验和反向间接凝集试验；根据凝集反应方式可分为间接凝集试验和间接凝集抑制试验。

正向间接凝集试验 用可溶性抗原致敏的颗粒性载体与相应抗体结合，产生肉眼可见的凝集现象。所用的载体颗粒种类有红细胞、细菌和乳胶颗粒等。间接血凝试验的应用较广泛，如检测鼠疫 F1 抗体和白喉类毒素免疫接种者血液中抗毒素含量等（图）。

反向间接凝集试验　用特异性抗体致敏的颗粒性载体与相应抗原结合，产生肉眼可见的凝集现象。常用的载体颗粒种类有红细胞和乳胶颗粒。①用特异性抗体致敏绵羊红细胞称为反向间接血凝试验，常用于检测相应的抗原。例如，检测鼠疫耶尔森菌特异性F1抗原，动物脏器中鼠疫耶尔森活菌、死菌或其可溶性抗原，产气荚膜梭菌污染样品中肠毒素等。②快速乳胶凝集试验是用特异性抗体包被的乳胶颗粒，与相应的抗原结合发生凝集，可用于定性检测b型流感嗜血杆菌、肺炎链球菌、幽门螺杆菌，以及脑膜炎奈瑟球菌A、B、C群等；测定患者脑脊液、急性期血清和尿中脑膜炎奈瑟菌的群特异性抗原，辅助流脑的临床诊断。例如，脑脊液的乳胶凝集试验为阳性反应，即使细菌培养阴性，也可确诊为相应群的流脑。此法对分离的纯菌株可在数分钟内确诊。

间接凝集抑制试验　用已知抗原致敏颗粒性载体和相应的抗体为诊断试剂，检测标本中是否含有与相应致敏抗原相同的抗原。先将标本与抗体试剂反应，再加入抗原致敏的载体，若未出现凝集现象，则表明待测标本中含有与致敏抗原相同的抗原与抗体试剂结合，使致敏载体颗粒游离，凝集反应被抑制，间接凝集抑制试验为阳性；若出现凝集现象，则表明待测标本中无与致敏抗原相同的抗原，抗体试剂未被结合，可与致敏载体上的抗原结合，间接凝集抑制试验为阴性。间接血凝抑制试验既可测定流感病毒的效价进行抗原分析，了解病毒的变异，也可用于检测血清中抗体水平。若用已知抗体致敏的载体颗粒和相应的抗原作为诊断试剂，检测标本中是否含有与致敏抗体相同的抗体，则称为反向间接凝集抑制试验。

反向间接乳胶凝集试验（reverse passive latex agglutination test，RPLA）鉴定金黄色葡萄球菌，即用人纤维蛋白原和单克隆抗体致敏乳胶颗粒，同时检测金黄色葡萄球菌的群特异性抗原、葡萄球菌A蛋白和凝集因子；对食物中毒患者呕吐物、可疑食品或对分离菌株进行葡萄球菌肠毒素的检测和分型。美国食品药品监督管理局的细菌分析手册用RPLA检测产气荚膜梭菌肠毒素、蜡样芽胞杆菌致泻毒素、志贺毒素、肠产毒性大肠埃希菌和霍乱肠毒素。

（李孝权）

chéndiàn fǎnyìng jiǎnyàn jìshù

沉淀反应检验技术（detection technique of precipitation reaction）

根据可溶性抗原与抗体反应形成沉淀的原理设计，用于检验标本中是否存在对应抗原或抗体及其含量的技术。可溶性抗原与相应抗体特异性结合，在适当条件下形成肉眼可见沉淀物的现象，即沉淀反应。1897年，克劳斯（Kraus）发现细菌培养液与其抗血清能发生沉淀反应。1905年，贝克霍尔德（Bechhold）提出沉淀反应可在凝胶中进行。1946年，乌丹（Oudin）尝试试管内的免疫扩散技术，1965年，曼西尼（Mancini）提出单向免疫扩散技术，使免疫试验由定性向定量化发展。免疫浊度法的应用则使沉淀反应向微量、快速、自动化方向发展。沉淀反应分两个阶段，第一阶段发生抗原抗体特异性结合，第二阶段形成可见的免疫复合物。经典的沉淀反应在第二阶段，通过观察沉淀线或沉淀环等来判定结果，称为终点法；而免疫浊度法则在第一阶段测定免疫复合物形成的速率，称为速率法。现代免疫技术多是在沉淀反应的基础上发展起来的。

液体内沉淀试验　包括絮状沉淀试验和环状沉淀试验。①絮状沉淀试验：将抗原与抗体溶液混合，在电解质存在时，抗原与抗体结合形成絮状沉淀物，分为抗原稀释法、抗体稀释法和棋盘格法（亦称方阵法）。该试验曾用于梅毒的诊断。②环状沉淀试验：1902年阿斯卡利（Ascoli）创建，将抗血清加入小试管底部，沿管壁加入抗原液至抗血清上，形成清晰的界面，室温放置数分钟后，在两液交界处呈现乳白色环状沉淀物为阳性反应，主要用于鉴定微量抗原，如皮毛或腐败组织中炭疽抗原、脑脊液的流感嗜血杆菌和媒介昆虫体内的微量抗原等。

凝胶内沉淀试验　利用可溶性抗原和相应抗体在凝胶介质内扩散，抗原抗体在适当的比例处

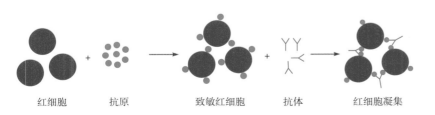

红细胞　　抗原　　　　致敏红细胞　　抗体　　红细胞凝集

图　间接血凝试验

形成肉眼可见的沉淀线或沉淀环的技术。包括单向扩散试验和双向扩散试验。

单向扩散试验　一般是将抗体或抗血清混入融化的琼脂中，倾注琼脂板，待琼脂凝固后打孔，孔中加入待测抗原液和已知抗原标准品，室温或37℃扩散24~48小时，观察沉淀环。利用曼奇尼曲线法（适用于大分子抗原和长时间扩散）或法埃曲线法（适用于小分子抗原和较短时间扩散）绘制标准曲线，计算待测抗原含量。适用于 IgG、IgA、IgM、补体 C3、C4 等的定量测定。

检测白喉棒状杆菌产毒菌株的埃里克试验（Elek test）平板毒力试验的方法是，将浸有白喉棒状杆菌抗毒素的滤纸条贴在埃里克琼脂平板中央，取待测菌株沿滤纸条垂直方向划线接种，37℃培养24小时，若在滤纸条和划线相交处出现白色絮状沉淀弧，则表明待测菌株携带β-棒状杆菌噬菌体。

双向扩散试验　让抗原和抗体在琼脂凝胶中彼此扩散的沉淀反应。在琼脂胶板上打孔（如成对、三角、双排和梅花型等），分别加入抗原和抗体，置室温或37℃，24~48小时，观察沉淀线的位置和形态，用于检测抗原或抗体及其估计相对含量、分析相对分子量等性质。在中国《食品安全国家标准 食品微生物学检验 金黄色葡萄球菌检验》（GB/T 4789.10-2008）中，双向琼脂扩散是检测葡萄球菌肠毒素方法之一。

免疫电泳技术　电泳分析与沉淀反应的结合。其优点在于加快沉淀反应的速度，规定抗原抗体的扩散方向，灵敏度得到提高，并可将蛋白组分根据其所带电荷不同分开。包括对流免疫电泳、火箭免疫电泳、免疫电泳和免疫固定电泳等。

免疫浊度测定　在一定的条件下，抗原抗体快速结合形成不溶性的抗原抗体复合物，反应液出现浊度，当抗体过量时，形成的复合物随抗原量增加而增加，浊度亦随之增加，与一系列的标准品对照，即可计算待检物的含量。此法是 20 世纪 70 年代出现的微量免疫沉淀测定法，是将液体中的沉淀反应与光学仪器和自动分析相结合的技术。按测定方式可分为免疫透射浊度测定、免疫散射浊度测定和免疫乳胶浊度测定。主要用于体液中免疫球蛋白和特定蛋白系列的测定。

(李孝权)

miǎnyì yíngguāng jiǎnyàn jìshù

免疫荧光检验技术 （immuno-fluorescence technique）

将抗原抗体反应与荧光检测技术相结合的标记免疫检验技术。1941 年，孔斯（Coons）等首次采用荧光素标记抗体，检测小鼠组织切片中的可溶性肺炎链球菌荚膜多糖抗原。1960 年以后，以荧光物质标记抗体进行抗原定位的技术，即荧光抗体技术有了长足的发展。1970 年以后发展起来的荧光免疫测定，从仅限于固定标本的检测扩展到液相检测及活细胞检验等。此法具有敏感性高、特异性强和直观性特点，主要包括荧光抗体技术和荧光免疫测定技术。

荧光抗体技术　荧光素标记抗体与切片中组织或细胞抗原反应，洗涤后在荧光显微镜下观察特异性的荧光抗原抗体复合物及其部位，对抗原进行定性和定位的检测，亦称荧光免疫组织化学技术。根据染色方法和反应程序不同分为直接法、间接法（图）、双标记法等。

该技术在细菌学检验中主要用于菌种的鉴定，标本可以是培养物、感染组织、患者分泌物和排泄物等。与其他鉴定细菌的血清学方法相比，该技术速度快、操作简单、敏感性高，但在细菌实验诊断中，一般只能作为补充方法。已用于数十种细菌的检测和鉴定，如军团菌、脑膜炎奈瑟菌、淋病奈瑟菌、痢疾志贺菌、沙门菌、霍乱弧菌、布鲁菌等。直接法可从临床样品中检测军团菌；间接法测定血清中军团菌抗体的效价；检测志贺菌、霍乱弧菌等的荧光菌球法，是将患者的粪便标本接种于含有荧光素标记的抗血清液体培养基中，37℃培养 4~8 小时，标本相应型别的细菌与荧光素抗体凝集成小菌球，荧光显微镜下易于检出，简便、快速、特异性较好。

用荧光抗体染色法可检出病毒及其繁殖情况。直接或间接免疫荧光法可用于检测麻疹病毒、

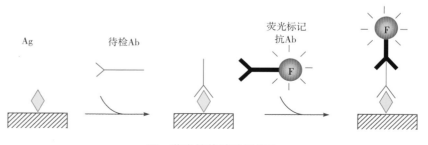

图　荧光抗体试验间接法

流感病毒、副流感病毒、腮腺炎病毒、呼吸道合胞病毒、腺病毒、疱疹病毒、风疹病毒、EB病毒、流行性乙型脑炎病毒、登革病毒、黄热病毒、狂犬病毒等的抗原，对病毒感染进行诊断。

在寄生虫感染诊断中，间接免疫荧光试验（IFAT）是当前最有效的检测疟疾抗体的方法，常用抗原为疟疾患者血液中红内期裂殖体抗原；对肠外阿米巴，尤其是阿米巴肝脓肿也有很高的诊断价值。

间接荧光染色法可测定血清中的抗体，用于流行病学调查和临床回顾诊断。用IFAT检测梅毒螺旋体抗体是梅毒特异性诊断常用方法之一，包括荧光密螺旋体抗体吸收试验和梅毒螺旋体荧光抗体双染色试验。也用于多种病毒感染的血清抗体检测。

荧光免疫测定技术　将抗原抗体反应与荧光分析技术相结合，用荧光检测仪检测抗原抗体复合物中特异性荧光强度，定量测定标本中微量或超微量物质。根据抗原抗体反应后是否分离结合的和游离的荧光标记物，分为均相法和非均相法。均相法包括荧光偏振免疫测定和底物标记荧光免疫测定，非均相法包括时间分辨荧光免疫测定和荧光酶免疫测定。

流式荧光免疫技术　将游离细胞或细菌作荧光抗体特异染色后，在鞘液的包围和约束下，细胞或细菌排成单列高速由流动室喷嘴喷出，形成细胞液柱，经激光照射发出的荧光信号由荧光检测计检测，并自动处理数据。可用于检测细胞或细菌的大小、折散率、黏滞度等，也可用于检测细菌的死活和细菌总数等。

荧光偏振免疫测定　根据荧光素标记抗原与其抗原抗体复合物之间荧光偏振程度的差异，用于测定体液中小分子物质的含量。荧光物质经单一平面的偏振光照射后，可吸收光能跃入激发态，在回复至基态后释放光子能量，经偏振仪发出单一平面的偏振荧光。偏振荧光的强度与荧光分子的大小成正比，适用于小分子物质如多种药物、激素、毒品等的测定。

时间分辨荧光免疫测定　以镧系元素如铕离子（Eu^{3+}）螯合物标记抗原或抗体，与时间分辨测定技术相结合而建立的微量分析技术。镧系元素荧光物质具有荧光寿命长的特点，待寿命短的自然本底荧光衰退后再行测定，能有效地消除非特异性本底荧光的干扰，同时也是"时间分辨"的特征。时间分辨荧光计采用脉冲光源，照射样品后即短暂熄灭，以电子设备控制延缓时间，待非特异本底荧光衰退后，再测定样品发出的镧系荧光。灵敏度可达 0.2～1ng/ml。

荧光酶免疫测定　利用酶标记抗原或抗体与待检抗原或抗体反应，酶反应荧光底物经酶促反应生成稳定高效的荧光产物，通过检测荧光强度确定待检抗原或抗体的含量。该法一般以碱性磷酸酶（ALP）标记抗体或抗原，以固相载体包被抗原或抗体，4-甲基伞形酮磷酸盐（4-MUP）作为ALP反应的荧光底物，不发荧光；ALP分解4-MUP脱磷酸根基团后，形成4-甲基伞形酮（4-MU）可发出荧光，激发波长360nm，发射波长450nm，用荧光检测仪测定荧光强度以确定待检抗原或抗体的含量。检测方法可分为双抗体夹心法和固相抗原竞争法等。

在食源性病原菌的检测工作中，可供选择的检测试剂盒包括葡萄球菌肠毒素、李斯特菌、沙门菌、出血性大肠埃希菌O157：H7、弯曲菌等。以沙门菌检测为例，试剂盒中的固相容器用沙门菌特异性的抗体包被，试剂条内已集成各种所需试剂。经煮沸的待测增菌液加入试剂条样品孔，样本中的沙门菌抗原与固相容器（SPR）管内的特异抗体结合，未结合的其他成分经自动洗涤步骤洗弃。标记ALP的抗体与固定在SPR壁上的尾丝蛋白结合，洗去未结合的抗体标记物，结合在SPR壁上的酶催化4-MUP转变成具有荧光的产物4-MU。450nm检测荧光强度，得出检测结果。

（李孝权）

méimiǎnyì jiǎnyàn jìshù

酶免疫检验技术（detection technique of enzyme immunoassay）将酶标记于抗原或抗体上，检测对应的抗体或抗原的试验技术。利用酶标记物与待测样品中相应的抗原或抗体结合，成为带有酶的免疫复合物，加入酶的底物，通过酶的催化作用，使无色的底物产生水解、氧化或还原等反应，形成有色的或电子致密的、可溶或不溶性产物，用肉眼、分光光度计测定以及显微镜观察。1966年，酶标抗体技术开始用于抗原的定位。1971年，恩瓦尔（Engvall）和佩尔曼（Perlmann）创立酶联免疫吸附试验（enzyme linked immunosorbent assay，ELISA），并用于IgG的定量测定及标本中的微量物质测定。1975年后，随着杂交瘤技术的发展，生物素-亲和素放大系统、化学及电化学发光技术的应用，促使酶免疫技术不断更新和发展。

酶免疫技术可分为酶免疫测定（enzyme immunoassay，EIA）

和酶免疫组织化学技术（enzyme immunohistochemical technique，EIHCT）两大类。EIHCT 主要用于组织切片等标本中抗原的定位。EIA 是用酶标记抗原或抗体做标记物，定性和定量测定液体标本中抗原或抗体。EIA 反应体系中标记的抗体或抗原可与相应的抗原或抗体形成免疫复合物，通过测量复合物中标记酶催化底物消解呈现颜色的深浅，推算待测抗原或抗体的含量。反应后若不需将结合和游离的酶标记物分离，称为均相酶免疫测定；若需要分离，则称为非均相酶免疫测定。均相酶免疫测定有酶增强免疫测定技术和克隆酶供体免疫测定。非均相酶免疫测定依据是否使用固相支持物，分为非均相液相酶免疫测定和固相酶免疫测定。应用最广泛的是以聚苯乙烯等材料作为固相载体的 ELISA。

酶联免疫吸附试验　将抗原或抗体结合到固相载体表面（固相化），并保持其免疫活性，待测样品（含待测抗原或抗体）与酶标记的抗原或抗体，按一定的步骤与固相化的抗原或抗体反应生成免疫复合物，通过洗涤将固相载体上的免疫复合物与其他物质分开，结合在固相载体上的酶量与标本中待测抗原或抗体的量呈一定比例，加入的酶显色底物被酶催化生成有色产物，定性或定量分析有色产物即可确定样品中待测抗原或抗体的含量。ELISA 较多采用聚苯乙烯微量反应板使抗体或抗原固相化，免疫反应和酶促反应均在其中进行。反应过程中，酶促反应只有一次，而抗原抗体的免疫反应可以进行一次或几次。常用酶为辣根过氧化物酶（HRP），其底物是 3,3-二氨基联苯胺（DAB），DAB 被分解呈棕

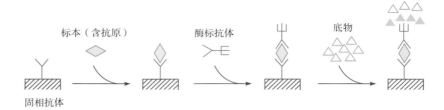

图 1　双抗体夹心法测抗原

褐色，可肉眼观察或酶标仪测定。ELISA 既可检测抗原也可检测抗体。常用的方法有下列几种。

双抗体夹心法　操作步骤：①将特异性抗体与固相载体联结形成固相抗体，洗涤。②加入待测样本使之与固相抗体反应，样本中的抗原与固相抗体结合，形成固相抗原抗体复合物，洗涤除去未结合物质。③加入酶标抗体，固相免疫复合物的抗原与酶标抗体结合。彻底洗涤未结合的酶标抗体。④加入底物，固相载体上的酶催化底物生成有色产物。根据颜色反应的程度，对待测抗原定性或定量。原理示意见图1。该法常用检测抗原，只适用于测定二价或二价以上较大分子抗原，不能测定半抗原等小分子。

ELISA 检测抗原在卫生微生物检验中应用广泛，特别是食源性致病菌及相关毒素的检测。在美国食品药品监督管理局（FDA）的细菌分析手册（BAM）、美国公职分析化学家协会（AOAC）标准和中国食品卫生微生物检验国家标准中，规定了多种 ELISA 检测方法的应用。中国检测肠产毒性大肠埃希菌肠毒素 LT 和 ST、葡萄球菌肠毒素 ELISA 标准方法的原理是双抗体夹心法。美国 FDA 的 BAM 体系中规定，可采用 ELISA 检测蜡样芽胞杆菌致泻毒素、肉毒梭菌毒素、志贺毒素等。

ELISA 也已应用于检测霍乱弧菌、脑膜炎奈瑟菌、幽门螺杆菌抗原、肉毒毒素、轮状病毒、乙型肝炎病毒、甲型肝炎病毒、流行性感冒病毒等，也用于真菌毒素如伏马菌素的检测。

双位点一步法　在双抗体夹心法测抗原时，采用针对抗原分子两个不同抗原决定簇的单克隆抗体分别作为固相抗体和酶标抗体，可将待测样本与酶标抗体并为一步加入。原理示意见图2。使用高亲和力的单克隆抗体，双位点一步法不但操作简便、时间缩短，而且敏感性和特异性也得到显著提高。

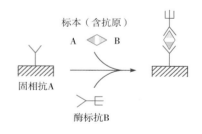

图 2　双位点一步法

间接法　利用酶标记的抗体检测已与固相抗原结合的待测抗体。操作步骤：①特异性抗原与固相载体联结形成固相抗原。洗涤除去未结合抗原及杂质。②加待测样本，样本中若有相应的抗体则与固相抗原结合，形成固相抗原抗体复合物。洗涤后，固相

载体上仅剩下特异性抗体。③加酶标抗免疫球蛋白（酶标抗体）与固相复合物中的抗体相结合。洗涤后，固相载体上的酶量与待测样本中特异性抗体的量相关。若欲测定人对某种病原微生物的抗体，可用酶标记羊抗人 IgG 抗体。④加入底物显色，根据颜色反应的程度，对待测抗体定性或定量。原理示意见图3。该方法是检测抗体最常用的方法，只需更换不同的固相抗原，即可以用一种酶标抗体检测各种与抗原相应的抗体。

ELISA 检测抗体的应用广泛，可用于多种细菌、病毒和寄生虫传染病的血清学诊断及现场流行病学调查，如嗜肺军团菌、沙门菌、布鲁菌、霍乱弧菌、A 群或 C 群脑膜炎奈瑟菌等血清学检测。流行性感冒病毒、禽流感病毒、SARS 病毒、肠道病毒、流行性乙型脑炎病毒、登革病毒等特异性抗体的检测。此外，还可用于鉴定病毒型别。很多抗体检测都有商品化的 ELISA 试剂盒。ELISA 可用于检测患者急性期血清和恢复期血清中的抗体，呈现 4 倍或 4 倍以上升高即有追溯诊断的意义，也可用于疫苗免疫效果和人群抗体水平的监测。在人类免疫缺陷病毒（HIV）感染的诊断、监测和血液筛查工作中，HIV 抗体的筛查试验常采用 ELISA 法。第三代 HIV 抗原抗体联合测定试剂盒，可同时检测 P24 抗原和抗 HIV-1/2 抗体。

竞争法　可用于测定抗原，也可用于测定抗体。以测定抗原为例，待测抗原、酶标抗原与固相抗体竞争结合，因此，结合于固相的酶标抗原量与待测抗原的量呈反比。操作步骤：①将特异性抗体与固相载体联结形成固相

抗体，洗涤。②测定管中加入待测样本与一定量酶标抗原的混合溶液，使之与固相抗体反应。如待测样本中无抗原，酶标抗原与固相抗体结合。如样本中含有抗原，则抗原与酶标抗原以同样的机会与固相抗体结合。样本中抗原量越高与固相抗体的结合的机会也越高，酶标抗原与固相抗体的结合量越少。参考管或阴性对照管中仅加酶标抗原，反应后酶标抗原与固相抗体的结合可达到最充分的量。③加底物显色。参考管或阴性对照管中结合的酶标抗原量最多，颜色最深。参考管与待测管颜色深度之差，代表待测样本中抗原的量，待测管颜色越淡，表示样本中抗原量越多。原理示意见图4。

捕获法　用于检测特异性的 IgM 抗体。血清中针对某种抗原的特异性 IgM 和 IgG 常同时存在，

IgG 的存在将干扰 IgM 抗体的测定。先将血清中所有的 IgM（特异性和非特异性 IgM）捕获固定在固相上，去除 IgG 后，再测定特异性 IgM。操作步骤：①将抗-μ 链或抗-IgM 抗体包被在固相表面，形成固相抗-μ 链或抗-IgM 抗体，洗涤。②加入稀释待测样本，样本中所有的 IgM 与抗-μ 链结合，洗涤除去未结合物质。③加入特异性抗原与固相上特异性的 IgM 结合，洗涤。④加入针对特异性抗原的酶标抗体，使之与结合在固相上抗原结合，洗涤。⑤加底物显色，若有颜色显示，则表示待测样本中含有特异性的 IgM 抗体。原理示意见图5。

酶免疫组织化学技术　在一定条件下，应用酶标记抗体或抗原与组织或细胞标本中的抗原或抗体发生反应。若组织或细胞中含有相应抗原或抗体，二者形成

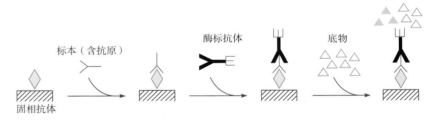

图3　间接法测抗体

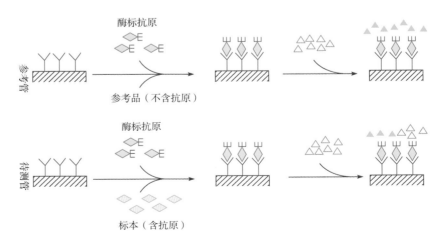

图4　竞争法测抗原

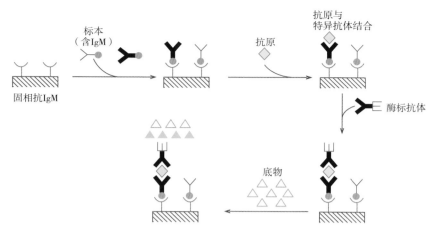

图 5　捕获法测 IgM 抗体

的抗原抗体复合物中标记上的酶分子催化底物发生显色反应，定位或定量检测标本中的抗原或抗体。EIHCT 可以分为酶标抗体免疫组化技术、非标记抗体酶免疫组化技术和酶免疫电镜技术。EIHCT 在卫生微生物检验中应用较少，但在定位研究中有着不可替代的优势，如胃部黏膜细胞中幽门螺杆菌的定位研究及相关的流行病学调查。

（刘衡川）

miǎnyì jiāotǐjīn jiǎnyàn jìshù

免疫胶体金检验技术（immunocolloidal gold technique）

以胶体金作为标记物的免疫标记技术。20 世纪 70 年代初期由福克（Faulk）和泰勒（Taylor）建立，最初用于免疫电镜技术，现主要用于金免疫测定和免疫组织化学染色。胶体金，又称金溶胶，是由金盐被还原成金原子后形成的金颗粒悬浮液。胶体金颗粒由一个金核基础（原子金 Au）及包围在外侧的双离子层组成，紧连在金核表面的是内层负离子（$AuCl_2^-$），外层离子层 H^+ 则分散在胶体间溶液中，以维持胶体金游离于溶胶间的悬液状态。胶体金颗粒大小多为 1～100nm，微小

金颗粒稳定、均匀、以分散状态悬浮在液体中。胶体金具有胶体的多种特性，电解质能破坏胶体金颗粒的外侧水化层，蛋白质等大分子物质能保护胶体金，加强稳定性。胶体金颗粒大小不同，颜色不同，光吸收特性也不同。在电子显微镜下可观察胶体金的颗粒形态。胶体金常以柠檬酸盐还原氯金酸（$HAuCl_4$）法制备。制好的胶体金应鉴定颗粒大小、粒径的均一程度及有无凝集颗粒等。胶体金在洁净的玻璃器皿中加入少许防腐剂如 0.02% 叠氮化钠（NaN_3）可较长时间保存。

免疫胶体金，简称免疫金，是胶体金与免疫活性物质（抗原或抗体）的结合物，又称为免疫金复合物。胶体金颗粒带负电荷，与抗原或抗体蛋白质带正电荷的基团静电力相互吸引。制备免疫金需调整胶体金溶液的 pH 值至最适值，确定蛋白的最适标记量，

在电磁搅拌下将蛋白溶液加至胶体金溶液中，再通过离心纯化制备而成。免疫胶体金技术包括金免疫测定和多种免疫组织化学染色技术。前者包括斑点免疫渗滤试验和斑点金免疫层析试验，后者包括金（银）免疫光镜染色技术和多种免疫电镜染色技术。

斑点免疫渗滤试验　在以硝酸纤维素膜为载体并包被抗原或抗体的渗滤装置中，依次滴加标本、免疫金及洗涤液，因微孔滤膜贴置于吸水材料上，溶液流经渗滤装置时与膜上的抗原或抗体快速结合并起到浓缩作用，达到快速检测的目的。阳性反应在膜上呈现斑点。

斑点金免疫层析试验（dot immunogold chromatographic assay，DICA）　卫生微生物检验中应用较为广泛的快速检测手段。将胶体金标记与蛋白质层析相结合的快速免疫分析技术，DICA 中滴加在膜一端的标本溶液受载体膜的毛细管作用向另一端移动，在移动过程中被分析物与固定于载体膜上某一区域的抗体或抗原结合而被固相化，无关物则超过该区域而被分离，通过胶体金的呈色条带判断实验结果，出现两条红色线为阳性，仅出现一条红色线为阴性。技术类型有双抗体夹心法、竞争法和间接法。双抗体夹心法最为常用（图）。

利用斑点金免疫层析试验原理开发的商品化快速检测试条，如沙门菌、大肠埃希菌 O157：H7、

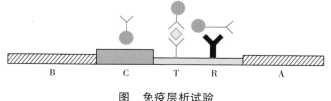

图　免疫层析试验

李斯特菌、弯曲菌、产维罗毒素大肠埃希菌、A 群链球菌、金黄色葡萄球菌、肺炎链球菌、军团菌、流感病毒、呼吸道合胞病毒等免疫层析快速检测试剂条等。中国 O1 群、O139 群霍乱弧菌快速筛查的胶体金试剂条是重要的辅助检测手段。鼠疫的快速检测、人类免疫缺陷病毒感染的大量快速筛查及衣原体的快速检测也可采用此法。

（李孝权）

huàxué fāguāng miǎnyì fēnxī jìshù

化学发光免疫分析技术（chemiluminescence immunoassay, CLIA）

将化学发光系统与免疫反应相结合，用以检测抗原或抗体的标记免疫分析技术。既具有免疫反应的特异性，更兼有化学发光反应的高敏感性和特异性，应用越来越广泛。20 世纪70 年代后期，施罗德（Schroder）和海尔曼（Halman）用化学发光免疫分析测定甲状腺素之后，化学发光免疫分析飞速发展，已成为生物学和医学领域的重要检测和研究手段。发光是指分子或原子由基态跃迁到激发态，再回复到基态时，释放出光子能量的过程，可分为光照发光、生物发光和化学发光。化学发光是在常温下由化学反应使分子吸收化学能而产生的发光现象。常用的化学发光剂有吖啶酯、三联吡啶钌、鲁米诺及其衍生物等。发光剂的标记是通过化学反应将发光剂与抗体或抗原联接，有直接偶联和间接偶联两种方法。根据化学发光免疫分析中标志物及反应原理的不同，分为下列三种。

直接化学发光免疫分析 用化学发光剂（如吖啶酯）直接标记抗原或抗体，与待测标本中的相应抗体或抗原反应，形成固相包被抗体-待测抗原-吖啶酯标记抗体复合物，加入氧化剂如过氧化氢（H_2O_2）和氢氧化钠溶液，吖啶酯在不需要催化剂的情况下分解、发光，所记录的光能积分与待测标本的抗原量成正比。

化学发光酶免疫测定（chemiluminescence enzyme immunoasssay，CLEIA） 采用参与催化某一化学发光反应的酶，如辣根过氧化物酶（HRP）或碱性磷酸酶（ALP）标记抗体或抗原，与待测抗原或抗体发生免疫反应后，形成固相包被抗体-待测抗原-酶标记抗体复合物，经洗涤、酶催化底物发光、收集信号，计算待测抗原或抗体的浓度。CLEIA 与酶联免疫吸附试验（ELISA）相似，区别在于最后一步酶反应的底物为发光剂，用光信号检测仪检测。

电化学发光免疫测定（electrochemluminescence immunoassay，ECLI） 以电化学发光反应的底物三联吡啶钌，通过化学反应与抗体或抗原结合，制成标记抗体或抗原。反应在电极表面进行，以三丙胺（TPA）为电子供体，在电场中因电子转移而发生特异性化学发光反应。在电化学发光免疫分析系统中，磁性微粒为固相载体包被抗体或抗原，用三联吡啶钌标记抗体或抗原，在反应体系中待测标本与相应抗体发生免疫反应，形成磁性微粒包被抗体-待测抗原-三联吡啶钌标记抗体复合物，复合物吸入流动室，同时引入 TPA 缓冲液。当磁性微粒流经电极表面时，被安装在电极的电磁铁吸引，而未结合的标记抗体和标本被缓冲液冲走。与此同时，电极加压，启动电化学发光反应，使三联吡啶钌和 TPA 在电极表面进行电子转移，

产生电化学发光。检测到的光信号与待测抗原的浓度呈正比。

化学发光免疫分析技术敏感度、精密度和准确性高，试剂稳定、无毒、快速、测定项目多，已发展成自动化测定系统。化学发光诊断试剂盒可广泛应用于传染性疾病的早期诊断，在环保监测、食品安全和检验检疫等众多领域也有广泛的应用，如对重金属、残留农药、水中有机污染物的检测。

（刘衡川）

fàngshè miǎnyì jiǎnyàn jìshù

放射免疫检验技术（radioimmunoassay detection technique）

以放射性核素为标记物的标记免疫分析技术。1959 年，亚洛（Yalow）和贝尔松（Berson）用放射性碘标记胰岛素检测血清中胰岛素的含量而创建了放射免疫分析，为生物医学微量物质分析开辟了新的领域。此技术包括经典的放射免疫分析（radioimmunoassay，RIA）和免疫放射分析（immunoradiometric assay，IRMA），其中 RIA 应用范围最广泛。用于放射性标记的核素分为 β、γ 射线两种，分别用液体闪烁计数器和 γ 计数器进行测定。常用的是 γ 放射性核素，如碘-125（^{125}I）、碘-131（^{131}I）、碳-51（^{51}C）和钴-60（^{60}Co），^{125}I 最常用。β 放射性核素有氢-3（^3H）、^{14}C 和磷-32（^{32}P），^3H 最为常用。标记方法有直接标记法和间接标记法。直接标记法是将放射性核素直接结合于蛋白质侧链残基的酪氨酸上。间接标记法是将放射性核素标记在载体上，纯化后再与蛋白质连接。选择抗体要考虑亲和常数、特异性和效价等指标。

放射免疫分析 定量的标记抗原（$^*Ag$）和待测的非标记抗原

（Ag）与限量的特异性抗体（Ab）进行特异性竞争结合反应。因 Ab 限量则 Ag 和 *Ag 的总结合位点数高于 Ab 的结合位点数，*Ag 与 Ag 竞争结合 Ab。若待检测 Ag 量多，Ag-Ab 复合物生成量多，*Ag-Ab 量就少，未结合的 *Ag 就多，反之亦然，即待检测 Ag 量与结合的 *Ag-Ab 呈反比，与未结合 *Ag 呈正比（图）。用不同浓度的抗原标准品绘制标准曲线，依据标准曲线计算待测抗原的量，方法灵敏度高达纳克，甚至皮克水平，准确性好，纳克量的回收率接近 100%，特别适用于微量蛋白质、激素和多肽的定量测定。

免疫放射分析 又称免疫放射测定、免疫放射度量分析。在 RIA 的基础上发展起来的固相核素标记免疫分析方法。用放射性核素标记抗体，用过量的标记抗体（*Ab）与待检测抗原（Ag）作用，待反应充分后，除去未结合的 *Ab，*Ab-Ag 复合物的放射性强度与待检测抗原的量呈正比。

放射免疫检验技术敏感度、特异性和精密度很高，应用较为广泛，常用于测定各种激素（如甲状腺激素、性激素、胰岛素等）、微量蛋白质、肿瘤标志物（如 AFP、CEA、CA-125 等）和药物（如苯巴比妥、氯丙嗪、庆大霉素）等。但核素的放射性可能对人体造成危害，试剂盒的货存期较短，在实际工作中有较多不便。其他标记免疫分析技术，如酶免疫分析、发光免疫分析等，在技术上逐步取代了放射免疫分析的部分应用。

（刘衡川）

miǎnyì yìnjì jìshù

免疫印迹技术（immunoblotting technique，IBT）

蛋白质的凝胶电泳分离技术和固相免疫测定技术相结合，以特异性抗体检测抗原的免疫学技术。又称酶联免疫电转移印迹法（enzyme linked immunoelectrotransfer blot，EITB），广泛应用于分子生物学、微生物学、免疫学等领域，是生命科学常用的研究技术。

操作步骤 IBT 首先用 SDS-PAGE 电泳分离蛋白质抗原，因蛋白质抗原样品经 SDS 处理后带负电荷，在凝胶中从负极向正极泳动，分子量越小，泳动速率越快，电泳后蛋白质抗原按分子量大小得以分离。然后通过电转移将凝胶分离的条带原位转移至硝酸纤维素薄膜上。这两个阶段分离的蛋白质条带肉眼均不可见。最后，将印有蛋白质条带的硝酸纤维素薄膜（相当于包被了抗原的固相载体）依次与特异性抗体和酶标记抗 IgG 抗体作用后，形成抗原-抗体-酶标抗体复合物，再加入酶生色底物，使条带染色。根据显色条带的有无和相对位置判断结果。常用的酶有辣根过氧化物酶（HRP）或碱性磷酸酶，常用的 HRP 底物为 3,3-二氨基联苯胺（棕色）和 4-氯-1-萘酚（蓝紫色）。

特点 IBT 可以用于分析和鉴定病原体的抗原。IBT 具有 SDS-PAGE 的高分辨力，克服了 SDS-PAGE 电泳后直接在凝胶上做免疫学检测的缺点，同时又具有固相免疫测定的高特异性和高灵敏度，最小检出量可达 1pg，试验过程中不需要对抗原进行纯化，可以分析微生物来源的粗制样品，是研究病原体抗原组分的重要手段。

应用 已用于筛选病原体诊断的抗原组分，鉴定细菌、病毒、寄生虫等病原体；还用于分析和检测血清中的抗体水平。将已知抗原组分转印至硝酸纤维素薄膜上，可分析患者血清抗体对不同抗原组分的反应情况，进行血清学诊断，且在同一印迹条上做多种抗体检测。人类免疫缺陷病毒（HIV）感染的诊断就是采用 IBT 作为确诊试验。根据 IBT 的结果可做出 HIV 的诊断，如至少有二条膜蛋白 env 带（gp41 和 gp160/gp120）出现，或至少一条 env 带和核心蛋白 p24 带同时出现时，可判定 HIV-1 抗体阳性；至少二条 env 带（gp36 和 gp140/gp105）出现，且符合试剂盒提供的阳性判定标准时，可判定结果为 HIV-2 抗体血清学阳性。检测流行性出血热病毒核衣壳蛋白 P50 抗体有助于诊断流行性出血热。检测针对丙型肝炎病毒（HCV）重组抗原多肽的抗体，可作为判断 HCV 感染的实验之一。此外，有研究者将 IBT 技术用于柯萨奇病毒、埃可病毒、丙型肝炎病毒感染患者血清中特异性抗体的检测，幽门螺杆菌、百日咳鲍特菌等细菌感染的血清诊断等。

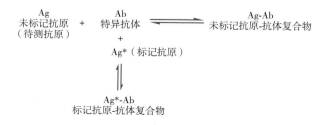

图 RIA 的反应式

IBT 还可用于直接分析莱姆病的主要病原体伯氏疏螺旋体的蛋白成分以及莱姆病患者的抗体分析。

中国有多种免疫印迹检测试剂盒供应，配有硝酸纤维素薄膜、酶标记的抗人 IgG 抗体、显色液、浓缩洗涤液和样品缓冲液、终止液等，使其应用范围不断扩展。

（李孝权）

bǔtǐ cānyù jiǎnyàn jìshù

补体参与检验技术（complement mediated reaction technique） 在抗原抗体反应系统中引入补体，利用补体的溶菌、溶细胞作用，检验标本中是否存在相应抗原或抗体及其含量的技术。主要有免疫溶血试验、补体结合试验、溶菌试验、溶血空斑试验、补体依赖的细胞毒试验等。参与免疫溶血反应的成分有补体、抗原和抗体。抗原一般采用绵羊红细胞（SRBC）；抗体多为兔抗 SRBC 血清，又称溶血素。三种成分中已知两种，可测定第三种成分及其效价。如已知 SRBC 浓度和补体效价，即可滴定溶血素的效价。

补体 50% 溶血试验（complement hemolysis 50%，CH_{50} 试验） 用已知浓度 SRBC 和已知效价的溶血素测定血清补体活性，在规定的反应系和时间内，溶血程度与补体活性呈"S"形曲线，在 50% 溶血附近时曲线最陡，溶血程度对补体量的变化非常敏感，故采用 50% 溶血作为终点。CH_{50} 试验主要是补体经典激活途径的溶血活性，反映 9 种补体成分的整体水平，若补体含量低于参考值或无活性，可能为补体缺陷。补体检测常可作为自身免疫病诊断或是否有疾病活动的参考指标。

补体结合试验（complement fixation test，CFT） 由反应系统（已知抗原或抗体与待测抗体或抗原）、指示系统（SRBC 与溶血素）和补体系统组成。反应系统与指示系统竞争补体系统，若反应系统形成特异的抗原-抗体免疫复合物，补体被结合而固定，指示系统没有补体而不发生溶血反应，CFT 为阳性；反之，反应系统不能固定补体，补体呈游离状态，可使指示系统发生溶血反应，CFT 为阴性。

CFT 的影响因素和试验对照较多，需通过滴定确定抗原、抗体、补体的用量，避免可能出现的抗补体现象，待测血清需 56℃ 加热 30 分钟灭活补体。在各对照结果完全符合要求的条件下判断结果。CFT 阳性说明待检样品中存在特异的抗体或抗原，还可测定其效价，即以完全不溶血的最高稀释度作为其效价。

CFT 特异性较强、应用较广，既可用已知抗原检测相应的抗体，诊断传染病，也可用已知抗体检测相应的抗原，鉴定病原体，1906 年瓦色尔曼（Wassermann）用于诊断梅毒。也可用于传染性疾病的血清流行病学调查，如对登革病毒、黄热病毒、鹦鹉热支原体、衣原体、恙虫病立克次体等特异性抗体的检测。

细菌与相应的抗血清发生凝集反应，激活补体使细菌溶解，表现出杀菌作用，即杀菌试验。其原理是在增菌液中加入一定量的 2,3,5-三苯氯化四氮唑（TTC）作指示剂，活菌产生的氧化酶使 TTC 还原为红色的 1,3,5-三苯基甲䐶，若血清中含有杀菌抗体，则细菌被杀灭，不使 TTC 改变颜色，以血清最高稀释度无颜色改变者为待测血清杀菌抗体的效价；反之，TTC 变成红色。若发现霍乱或流行性脑脊髓膜症状典型的患者，但细菌检测阴性时，检测血清的杀菌抗体可辅助诊断。主要应用于霍乱和流行性脑脊髓膜炎的血清学诊断。患者急性期和恢复期血清中的杀菌抗体水平呈现 8 倍及以上升高有诊断意义。

（李孝权）

xìbāo miǎnyì gōngnéng jiǎnyàn jìshù

细胞免疫功能检验技术（detection technique of cellular immune function） 利用生物学、免疫学方法检测机体细胞免疫相关的免疫细胞数量、功能以及细胞免疫因子的技术。体内淋巴细胞可分为 T 细胞、B 细胞及包括自然杀伤细胞（NK 细胞）在内的第三群细胞，各有其特异的表面标志和功能。很多疾病，如免疫缺陷病、自身免疫性疾病、癌症等均可出现淋巴细胞数量和功能的改变。计数外周血和组织内淋巴细胞及其亚群的数目或比例以及功能变化，可判断体内细胞免疫状态，有助于研究疾病的发病机制、病情、预后、疗效考核以及防治。

淋巴细胞转化试验 又称淋巴细胞增殖试验，是判断 T 细胞功能常用的非特异性体外试验。在体外，T 细胞经某些物质刺激，细胞的代谢和形态可发生变化，表现在短时间内细胞内核酸和蛋白质合成增加、细胞变大、细胞质扩大，出现空泡、核仁明显、染色质疏松，经历增殖变化后，淋巴细胞转变成淋巴母细胞。引起淋巴细胞发生体外转化的刺激物可分为促有丝分裂原和抗原性刺激物两类。促有丝分裂原如植物血凝素（PHA）、美洲商陆丝裂原、刀豆素 A 等。抗原性刺激物包括破伤风毒素、链激酶、纯化蛋白衍生物、白念珠菌等。淋巴细胞转化试验有 ^{3}H-TdR 掺入法和 MTT 比色法。

³H-TdR 掺入法 依据细胞受特异性抗原或促有丝分裂原刺激，在转化过程中，DNA 合成增加，转化程度与 DNA 合成呈正相关。在培养液中加入氚标记胸腺嘧啶核苷（³H-TdR）后继续培养 8~16 小时，³H-TdR 掺入新合成的 DNA 链中，用液体闪烁器测量 ³H 的每分钟脉冲数（cpm），根据 cpm 判断细胞增殖程度。通常以刺激指数（stimulating index，SI）表示转化能力。SI = PHA 刺激管 cpm 均值/对照管 cpm 均值

MTT 比色法 MTT 化学名为 3-(4,5-二甲基噻唑-2)-2,5-二苯基四氮唑溴盐。活细胞中线粒体内的琥珀酸脱氢酶能将 MTT 还原成不溶于水的蓝色产物——甲瓒，沉淀于细胞内或细胞周围，死细胞则无此反应。二甲亚砜或盐酸异丙醇可溶解沉积的甲瓒，溶解液颜色深浅与细胞增殖程度呈正相关，测定溶解液 A_{570nm} 值反映淋巴细胞的增殖程度。通常以 SI 表示细胞的增殖程度。SI = 试验孔 A_{570nm} 均值/对照孔 A_{570nm} 均值，MTT 比色法与经典的 ³H-TdR 掺入法测定结果基本一致，且操作简单又无放射性污染。

吞噬细胞吞噬鸡红细胞实验
体内吞噬细胞，即组织中的巨噬细胞，和血液中的大单核细胞对异物有吞噬和消化的功能，在机体特异性免疫、非特异性免疫、免疫调节中起着重要作用，测定吞噬细胞的吞噬作用可判断机体的免疫状态。在体外将鸡红细胞与巨噬细胞混合，孵育一定时间后涂片染色镜检，可见吞噬了鸡红细胞的巨噬细胞，被吞噬的鸡红细胞形态亦发生改变。计算吞噬百分比和吞噬指数，并观察鸡红细胞的消化程度，借以反映吞噬细胞的吞噬功能和消化功能，用以评价机体的免疫状态。

吞噬百分比 =（吞噬鸡红细胞的巨噬细胞数/巨噬细胞总数）×100%

吞噬指数 = 巨噬细胞吞噬的鸡红细胞总数/巨噬细胞总数

碳廓清实验 小鼠尾静脉注入墨汁炭粒悬液，炭粒可迅速被肝、脾等器官内网状内皮细胞吞噬，使其在血浆中的水平下降，间隔一定时间取血测定炭粒浓度，即测定 A_{680nm} 值，计算炭粒廓清指数，依据静脉血中炭粒被廓清的速率（K 值），了解巨噬细胞系统的吞噬功能。因动物肝、脾重量不等，K 值也不同，一般以校正的吞噬指数（α）表示，α 反映单位组织重量的吞噬活性。

$$K = \frac{\lg A_1 - \lg A_2}{t_2 - t_1}$$

$$\alpha = \frac{体重}{肝重 + 脾重} \times \sqrt[3]{K}$$

式中，t_1、t_2 为采血时间，A_1、A_2 为相应的吸光度值。

NK 细胞活性测定 NK 细胞具有细胞介导的细胞毒作用，能够非特异的杀伤靶细胞。靶细胞分布广泛，表面具有独特的多种受体，具有识别各类型肿瘤细胞、病毒感染细胞和体外培养细胞的能力。因此，将效应细胞与传代培养的靶细胞一起培养，根据靶细胞存活状况，判断 NK 细胞的活性。体外检测方法包括酶释放法、荧光法、化学发光法、放射性核素释放法、流式细胞术等，常用的是酶释放法。

酶释放法 活细胞的胞质内含有乳酸脱氢酶（LDH），一般 LDH 不能透过细胞膜。靶细胞与效应细胞共同孵育，NK 细胞杀伤靶细胞，LDH 释放到胞质外。在催化乳酸生成丙酮酸过程中，LDH 使氧化型烟酰胺腺嘌呤二核苷酸（NAD⁺）转变成还原型烟酰胺腺嘌呤二核苷酸（NADH），后者再通过吩嗪二甲酯硫酸盐（PMS）还原碘硝基氯化四氮唑蓝（INT）或硝基氯化四氮唑蓝（NBT），形成蓝色的甲瓒。离心，弃沉淀，测定上清液 A_{570nm}，可推算 NK 细胞的杀伤活性。酶释放法经济、快速、简便，缺点是靶细胞内乳酸脱氢酶含量低或因某些未死亡细胞能自行释放，影响方法灵敏度和特异性。此外乳酸脱氢酶分子较大，仅当靶细胞膜完全破坏时才释放，不能较早地反映效应细胞的功能。

荧光法 用荧光素标记靶细胞，与效应细胞共同温育，弃上清液，用荧光计测定剩余活靶细胞的荧光强度。缺点是活细胞释放的荧光易被效应细胞及培养液等猝灭，用时间分辨荧光免疫测定可克服此缺点。

化学发光法 利用效应细胞杀伤靶细胞时发生呼吸爆发，生成大量活性氧自由基，并与细胞内某些可激发物质产生微弱发光反应的现象，发光量与 NK 细胞杀伤活性相关。

放射性核素标记法 采用 ³H-TdR 标记的靶细胞与效应细胞共同培养，效应细胞杀伤靶细胞使 ³H-TdR 释放，测定 ³H-TdR 的释放即可反映 NK 细胞活性。

（刘衡川）

tǐyè miǎnyì gōngnéng jiǎnyàn jìshù

体液免疫功能检验技术（detection technique of humoral immune function） 检测 B 淋巴细胞功能的试验技术。包括 B 淋巴细胞检测、免疫球蛋白测定及抗体产生功能检测等。常用的检测技术主要有溶血空斑试验和溶血素实验。

溶血空斑试验 具有特异性高、筛选力强、可直接观察等优点，可用做判定免疫功能的指标，观察免疫应答的动力学变化，并可研究抗体种类及亚类。

分为直接法和间接法。①直接法：用绵羊红细胞（SRBC）免疫小鼠或家兔。取出小鼠脾或家兔淋巴结，制成细胞悬液，加入SRBC和补体，与温热的琼脂糖混合，倾注平皿或玻片，置37℃孵育。细胞悬液中的抗体生成细胞释放的抗SRBC抗体（溶血素）使SRBC致敏，加入补体可引起致敏的SRBC溶血，形成肉眼可见的圆形透明溶血区，即溶血空斑。每个空斑代表一个抗体形成细胞，空斑的大小则表示抗体生成细胞生成抗体的量。测定的是溶血效应高的IgM生成细胞。②间接法：将小鼠免疫脾细胞悬液和SRBC混合后，加抗鼠Ig抗体，使抗体生成细胞产生的IgG或IgA与抗鼠Ig抗体结合生成复合物，在补体参与下产生溶血空斑。测定溶血效应低的其他类型Ig。直接和间接空斑形成试验都只能检测抗SRBC抗体生成细胞数量，试验前需要用SRBC免疫，不能用于测定人体抗体产生细胞的功能。

SPA-SRBC溶血空斑试验：利用葡萄球菌A蛋白（SPA）能与人及多数哺乳动物IgG的Fc段呈非特异性结合的特征，用SPA包被SRBC，再进行溶血空斑试验。在测试系统中，抗人Ig抗体与受检细胞产生的Ig形成复合物，可与SRBC上的SPA结合，并激活补体，使SRBC溶解产生空斑。此法可用于检测人类外周血中的IgG产生细胞，用抗IgA、IgG或IgM抗体包被SRBC，可测定相应Ig产生细胞，也称为反相空斑形

成试验。此类溶血空斑形成试验可用于测定药物和手术等因素对体液免疫功能的影响，或评价免疫治疗或免疫重建后机体产生抗体的功能。

溶血素实验 用SRBC免疫动物的淋巴细胞可产生抗SRBC抗体，即溶血素，并释放至外周血。溶血素在试管内与SRBC温育，在补体参与下可产生溶血反应，通过释放的血红蛋白（测定A_{540nm}值）来确定血清中溶血素的含量，而其含量的多少则可反应机体的体液免疫功能状况（见补体参与检验技术）。

（刘衡川）

hésuān kuòzēng jiǎnyàn jìshù

核酸扩增检验技术（amplification detection technique of nucleic acid）

在体外模拟DNA合成过程对样品中包含的目标DNA序列进行复制扩增和检验的技术。一般由高温变性、低温退火和适温延伸这三个步骤组成的热循环，前一次循环所产生的DNA分子均能成为后一次循环的模板，每一次循环都使人工合成的引物间的DNA拷贝数扩增一倍。经过上述25～40个循环后，靶序列可以扩增为原来的10^6～10^8倍。该技术的关键点在于耐热DNA合成酶的应用，使得上述循环反应过程得以连续化。核酸扩增检验方法分为两大类，即靶核酸的直接扩增与信号放大扩增。

直接扩增 包括聚合酶链反应（polymerase chain reaction，PCR）、连接酶链反应（ligase chain reaction，LCR）、链替代扩增（strand displacement amplification，SDA）和核酸序列扩增法（nucleic acid sequence-based amplification，NASBA）等，这些方法都具有很高的灵敏度。

聚合酶链反应 在模板DNA、引物和4种脱氧单核苷酸存在的条件下，依赖于耐热DNA聚合酶的酶促DNA合成反应。PCR由一系列热循环组成，每个循环包括变性、复性和延伸三个步骤。以欲扩增的DNA作为模板，以模板正链和负链末端互补的两段寡核苷酸作为引物，经过模板DNA变性、模板与引物复性结合，并在DNA聚合酶作用下发生引物链延伸反应合成新的模板DNA。每一循环的DNA产物经变性又成为下一个循环的模板DNA。这样，目的DNA数量将以2的指数形式累积，在2小时内可扩增30个循环，DNA量达原来的上百万倍。扩增产物通过凝胶电泳、萨瑟恩杂交（Southern杂交）或DNA序列分析进行检测。PCR技术是应用最广泛的核酸序列扩增技术，已成为对标本中特定的核酸片段进行分析研究和检测鉴定的重要方法。

荧光定量PCR：PCR技术的重大突破是对单管PCR产物进行实时荧光定量检测。荧光定量PCR技术是1995年由美国珀金埃尔默（Perkin Elmer）公司发明的。该技术是在普通的PCR系统中加入一个与靶片段序列互补的双荧光标记探针。该探针的5'端带有荧光报告基团标记，3'端带有荧光淬灭基团标记。探针完整时，由于淬灭基团的作用，报告基团不能产生荧光；有靶片段存在时，探针序列与之结合，在PCR过程中，DNA序列延伸至标记探针结合部位时，由于DNA聚合酶具有5'→3'的核酸外切酶活性，遂将探针5'端的荧光报告基团切下，由于报告基团脱离了探针，淬灭基团对其的淬灭作用被解除，报告基团即可发出荧光信

号，其强度随 PCR 扩增进程不断加强，且与 PCR 产物量呈正比。用荧光分析仪测得荧光强度，可实时动态定量观察 PCR 扩增的对数期、线性期和平台期的变化，与标准阳性定量梯度样品的标准曲线比较，可推算出待检物的起始拷贝数。

连接酶链反应　利用 DNA 连接酶构建共价磷酸键，特异地连接双链 DNA，经变性、退火和连接等步骤的反复温度循环，使目标 DNA 大量扩增。靶核酸被杂交捕获后，等位基因特异性的探针被连接到一荧光标记的探针，等位基因特异的探针在 5′端有一段外加序列用来捕获 DNA 微阵列上的 LCR 产物，对带有荧光的产物进行测定。LCR 与 PCR 最根本的区别在于：前者是利用连接酶将人工合成的寡聚核苷酸链进行连接与扩增；后者则是利用人工合成引物片段将目的 DNA 进行聚合与扩增。在 LCR 中，一旦待扩增和检测的 DNA 与互补的两条寡聚核苷酸链接头对应处存在着基因点突变类型的碱基错配，则连接反应就不能进行，也就没有扩增产物。所以，在 LCR 后，只需通过简单的电泳技术即可明确检测出待测基因的 DNA 点突变。

链替代扩增　又称链置换扩增反应，是酶促 DNA 体外等温扩增方法。其基本系统包括一种限制性核酸内切酶、一种具有链置换活性的 DNA 聚合酶、两对引物、脱氧核糖核苷三磷酸（dNTP），以及钙、镁离子和缓冲系统。其基本过程包括制备单链 DNA 模板、生成两端带酶切位点的目的 DNA 片段、SDA 循环三个阶段。在靶 DNA 两端带上被化学修饰的限制性核酸内切酶识别序列，核酸内切酶在其识别位点将链 DNA 打开

缺口，DNA 聚合酶继之延伸缺口 3′端并替换下一条 DNA 链。被替换下来的 DNA 单链可与引物结合并被 DNA 聚合酶延伸成双链。该过程不断反复进行，使靶序列被高效扩增。与其他的 DNA 扩增技术相比，SDA 有快速、高效、特异的优点且无需专用设备。

结合 SDA 与实时荧光研发的新一代 DNA 探针系统，采用标记两种不同荧光基团的探针，在 SDA 过程中，该探针被掺入到双链扩增产物中，由限制内切酶的酶泅使淬灭基团与荧光基团分开，释放荧光。此系统用于病原体的检测，最低可检测到 10~15 个脑膜炎双球菌或沙眼衣原体。

核酸序列扩增法　又称核酸序列依赖性扩增、自主序列复制系统或再生长序列复制技术。1990 年瓜泰利（Guatelli）等首先报道了这一技术。NASBA 主要用于 RNA 的扩增、检测及测序。将引物和标本加入扩增反应液，通过升温使 RNA 分子二级结构打开，降温至 37℃ 加入逆转录酶、T7RNA 聚合酶和核糖核酸酶 H，并在 37℃ 反应 1~1.5 小时，其产物经琼脂糖电泳，溴化乙锭染色后，可以在紫外光下看到条带。NASBA 的特点为操作简便，不需特殊仪器，不需温度循环。整个反应过程由三种酶控制，循环次数少，忠实性高，其扩增效率高于 PCR，特异性好。常用来测定人类免疫缺陷病毒（HIV）载量。

转录介导扩增　利用 RNA 聚合酶和逆转录酶在等温反应条件下扩增 RNA 或 DNA 的系统。该方法用于 HIV 的定量检测，灵敏度高于逆转录 PCR（RT-PCR）和 bDNA 方法。

环介导等温扩增技术（loop-mediated isothermal amplification,

LAMP）　简单、快速、特异性强、耗费低的核酸扩增技术，可以在等温条件下一步完成。LAMP 过程可分为三个阶段，即起始阶段、循环扩增阶段与延伸阶段。作为恒温扩增反应，LAMP 不需要热循环，因此使用简单的金属浴或者水浴就可以进行反应。由于对设备和试剂的要求低，成本也比较低。在 LAMP 反应中，扩增和监测同时在指数增长期完成，而不是平台期，因此可以避免平台期出现的假阳性反应而造成的低灵敏度。此外，只有当靶基因的 6 个区域全部被引物准确识别时，扩增反应才能进行，因此 LAMP 具有很高的特异性。加入逆转录酶还可以直接从 RNA 扩增 DNA。

信号放大扩增　包括分支 DNA（bDNA）、杂交捕获、侵染探针和通过扩增替代分子来检测靶核酸等方法。

枝链核酸信号放大系统　利用碱性磷酸酶标记的多分枝人工合成 DNA 分子进行信号放大的检测技术，其检测灵敏度主要取决于信号的显示体系。bDNA 技术采用带特定寡核苷酸片段的固体介质，待测分子先与这些寡核苷酸片段结合，然后再加入与待测片段杂交的探针。该探针结合寡核酸枝状体（分枝数 60~300），最后将带有碱性磷酸酶标记的探针杂交结合到这些树枝状核酸枝状体上，在发光底物诱导下碱性磷酸酶标记能够发光，因此可以通过测量发光强度而推算出待测分子的含量。

杂交捕获　用特异性抗体将 DNA-RNA 复合体吸附在固相载体上，进而带碱性磷酸酶标记的第二抗体与 RNA 结合，碱性磷酸酶标记在底物诱导下可以被激发而产生光信号，通过光信号的强弱

可以推测出待测分子的量。

环状探针技术　在环状探针技术中探针为一含 DNA-RNA-DNA 的嵌合体，两端分别标记生物素与荧光蛋白，结合到靶核酸上后，RNA 部分被 RNA 酶 H 降解，两端 DNA 部分脱落下来，不再参与反应，同时靶核酸可以继续用来结合探针。反应后的体系在包被有链亲和素与蛋白 G 抗体的高流速硝酸纤维素膜上层析，如果没有靶核酸存在，完整的探针结合上胶体金-抗荧光蛋白接头，被包埋的链亲和素捕获后产生一条检测线，反之则没有。该技术已用于耐甲氧苯青霉素的金黄色葡萄球菌与耐万古霉素的肠道微球菌的检测。

侵染探针　DNA 信号放大分析，依据 FEN1 酶的酶切特性来设计上、下游引物，上游引物的全部序列与下游引物（信号探针）的 3′ 部分序列可与靶核酸的一段连续序列杂交结合，下游引物的 5′ 端就如同在上游引物的侵入下而呈翼状探出，被 FEN1 酶切下，分析酶切片段可确定有无靶核酸的存在。哈尔（Hall）等人使酶切的大片段与按同样原理设计的分子灯标结合，后者经酶切后荧光基团与淬灭基团分开，产生荧光，检测灵敏度可达 1000 拷贝以下。该技术还可应用于单核苷酸多态性（single nucleotide polymorphism，SNP）分析，因为碱基错配可抑制 FEN1 的酶切。用于基因突变的研究报道结果与等位基因特异性 PCR 一致。

滚环扩增（rolling circle amplification，RCA）　既可进行靶核酸扩增，也可进行信号放大扩增，有线性与指数两种形式。

线性 RCA　引物结合到环状 DNA 上后，在 DNA 聚合酶作用下被延伸。产物是具有大量重复序列（与环状 DNA 完全互补）的线状单链。线性 RCA 用于靶核酸扩增仅限于一些具有环状核酸的病毒、质粒和环状染色体。施韦策（Schwetizetr）等建立了免疫 RCA 方法，在引物的 5′ 端标记抗体，抗原抗体反应后，加入 RCA 反应组分与环状 DNA 模板进行 RCA，然后标记有荧光素的探针与 RCA 产物原位杂交，最后对荧光信号进行检测，灵敏度可达 0.1pg/ml。

指数 RCA　原理与线性 RCA 相同，采用与环状 DNA 序列完全一致的第二种引物，该引物与第一次线性 RCA 产物结合并酶促延伸，其产物又作为第一种探针的模板，这样一来在很短的时间内（1 小时），产物呈指数递增。托马斯（Thomas）等证实其灵敏度可达到 10 拷贝，在 1 小时内产物达 10^7 倍。指数 RCA 可用于非环状 DNA 的扩增，设计一引物，其两端可结合到一段连续的序列上，并形成缺口，在连接酶作用下，引物被连接成环状。此环状引物可作为 RCA 的模板，进行指数扩增。此方法特异性很高，可用于突变与 SNP 的检测，若与荧光实时检测系统结合起来，其应用前景将是很广的。

其他　纳米材料是具有纳米介观尺度（0.1~100nm）的均匀的有机或无机分子。按一定方法合成的均匀的胶体金颗粒在该领域一直倍受青睐，此纳米粒子在免疫标记领域已占有一席之地，并发挥着巨大的作用。胶体金颗粒可与生物大分子表面的还原性的巯基结合。人工合成的寡核苷酸探针经巯基修饰后就可被胶体金颗粒标记上，可用于固相核酸杂交的信号显示。液相杂交中，通过胶体金标记的寡核苷酸探针与靶核酸的结合，使得胶体金颗粒聚集在一起而呈现颜色反应，根据颜色变化可判断靶核酸存在与否。

（曲章义　王迎晨）

核酸杂交检验技术（hybridization detection technique of nucleic acid）　通过测量带标记的特异性核酸序列片段与目标序列结合时产生的杂交信号而对样品进行检验的技术。原理是用带有酶、化学荧光物、放射性核素或生物素标记的已知序列特定 DNA 片段（称为探针），在一定条件下，按碱基互补原则探针与待测标本中的核酸杂交，通过对杂交信号的检测，鉴定标本中有无相应的病原微生物基因及其分子大小。核酸杂交技术可按作用环境大致分为液相杂交和固相杂交。液相杂交是将待测的核酸样品和已标记的 DNA 探针同时溶于杂交液中进行反应，然后分离杂交双链和未参加反应的标记探针，用仪器检测分析杂交结果。固相杂交是将待测核酸样品结合在某种固相支持物上，使用最多的固相支持物是硝酸纤维素膜。

核酸探针适用于直接检出临床标本中的病原微生物，不受非病原微生物的影响，对某些尚不能分离培养或很难分离培养的微生物的检测具有重要的意义。随着探针标记的不断改进，检测试剂盒商品化，操作更简便易行。根据被测核酸的来源及处理方法，分子杂交技术可分为斑点杂交、Southern 印迹杂交、Northern 印迹杂交和原位杂交等。

斑点杂交　又称斑点印迹、打点杂交。是利用硝酸纤维膜具有吸附单链 DNA 和 RNA 的特性，可将 DNA 样品直接点在纤维素膜上，或用带狭槽的装置将待检RNA点成狭线，经变性、固定后先经鲑精DNA预杂交，以降低背景和非特异性信号，再加探针杂交。最后根据探针的标记物不同，用放射自显影、链霉亲和素酶结合物或抗地高辛抗体酶结合物显色等判断待检核酸片段中是否存在与探针同源的序列。

该方法的主要特点是事先不用限制性内切酶消化或用凝胶电泳分离核酸样品，操作简便、灵敏度高，一个点样品种只含有0.25~1pg的DNA也能检测到，可作定性或半定量分析。但此法的不足是无法知道杂交片段的大小。临床检验上，已应用于乙型肝炎病毒DNA的检测。

微孔板杂交：将特异性探针包被在微孔板上，与待检物互补结合，然后加入可与待检物结合的标记物，经显色后判断靶序列存在与否。

Southern 印迹杂交 又称DNA印迹法、凝胶电泳压印杂交技术。英国学者埃德温·迈勒·萨瑟恩（Edwin Mellor Southern）在1975年建立的DNA转移方法，是分子生物学领域中最常用的方法之一。经限制性内切酶酶解的DNA片段经电泳分离后按相对分子质量大小排列在琼脂糖凝胶上.由于凝胶的机械强度不高，在杂交过程中易断裂，胶内的DNA片段也会随着时间的推移逐渐扩散丢失，为解决这一问题，萨瑟恩利用高盐溶液的上吸作用，将变性后的片段按原区带位置转移到硝酸纤维膜上，再经预杂交、杂交显示结果。吸印转移的方法还有电转移和真空转移等。

此方法比较准确的保持DNA序列在电泳图谱中的位置，巧妙地将电泳技术与杂交技术结合起

来，不仅可以确定DNA中的特异序列，还可根据DNA片段在凝胶中的泳动距离，确定特异DNA片段分子量的大小及其含量。

Northern 印迹杂交 又称RNA印迹法，用于RNA的检测分析。此技术正好与检测DNA的Southern印迹杂交相对应，故被称为Northern印迹杂交。单链RNA先用甲醛/琼脂糖凝胶变性电泳分离，继按Southern吸印相同的原理将其转移到硝酸纤维膜上，再进行杂交、预杂交显示结果。Northern印迹杂交的RNA吸印与Southern印迹杂交的DNA吸印方法类似，只是在进样前用甲基氢氧化银、乙二醛或甲醛使RNA变性，而不用氢氧化钠。

此技术可用于特定性状基因在mRNA水平上的动态表达研究。例如，应用于定位克隆中寻找新基因，寻找染色体特定区域的表达序列是大多数人类遗传疾病连锁分析和定位克隆的主要限速步骤。Northern印迹杂交作为寻找这些序列的有效方法，有助于疾病候选基因的筛选。在基因工程中是检测目的基因是否转录出mRNA的方法。如果RNA分子在大小和含量上与正常情况不同，可考虑是否有调控区的突变或剪接部分的突变。

原位杂交 用标记的DNA或RNA为探针，在组织或细胞原位进行核酸分子杂交以显示组织细胞内某一部位特定的核酸片段。其优点是可对特定核酸片段进行组织细胞的定位。用于原位杂交的玻片需经去除核酸酶、包被黏附剂等预处理，以防止细胞内RNA的降解及细胞脱落。原位杂交分直接法和间接法两类。前者是将各种标记物标记在探针上；后者则是用半抗原标记探针，继

通过免疫组织化学法对半抗原定位，间接显示探针与靶核酸形成的杂交体。

（曲章义 王迎晨）

hésuān fēnxíng jiǎnyàn jìshù
核酸分型检验技术 （ typing technique by nucleic acid detection） 利用生物学检测方法测定个体基因型的技术。又称基因型分析。具体方法包括聚合酶链反应（ polymerase chain reaction, PCR）、DNA片段分析、寡核苷酸探针、基因测序、核酸杂交、基因芯片技术等。通过分型可鉴定比较菌株的遗传学背景是否一致，对于细菌及病毒性传染病检测、传染源追踪、传播途径调查和识别等工作有着非常重要的意义。

限制性片段长度多态性检验
用于检测DNA序列多态性。限制性片段长度多态性（ restriction fragment length polymorphism, RFLP）是由于限制性内切酶酶切位点或位点间DNA区段发生突变引起的。DNA结构在不同种类的生物体内存在相当大的差异。随着对基因认识的不断深入，发现在同种生物的不同个体之间，尽管其蛋白质产物的结构和功能完全相同或仅存在细微的差异，但在DNA水平却存在着差异，尤其在不编码蛋白质的区域以及没有重要调节功能的区域表现更为突出。DNA序列上的大多数突变是中性突变，即不影响生物体的表型，因而原来对这些突变不太重视，也无法用传统的遗传学方法进行研究。但是，随着分子生物学技术的不断发展，在DNA水平直接分析生物体的突变成为可能。假如DNA序列中的某个碱基发生了突变，使突变所在部位的DNA序列产生或缺失某种限制性内切酶的位点。利用该限制性内切酶

消化此 DNA 时，便会产生与正常不同的限制性片段。这样，在同种生物的不同个体中会出现不同长度的限制性片段类型，即限制性片段长度多态性。

末端限制性片段长度多态性检验　用于检测微生物群落遗传学指纹的技术。该技术以 PCR 技术为基础发展而来。在 PCR 反应体系中通过加入 5′ 端带荧光标记的引物，使得 PCR 扩增产物末端被引入荧光标记；进而将带有荧光标记的 PCR 产物用限制性内切酶进行酶切，对酶切产物进行毛细管电泳或非变性聚丙烯酰胺凝胶电泳，而后用荧光检测带有标记的末端片段。该技术通常以细菌的 16sRNA 为检测靶序列。设计实验方案时必须慎重选择 PCR 引物和内切酶以确保结果的准确性。优点：能够检测到微生物群落中较少的种群，且能够通过末端片段的大小推测该微生物的生物学分类；易于实现自动化且检验结果的分辨率较高。不足之处：可能检测到某些假阳性结果导致对检样中微生物种群物种多样性的错误估计，当检验结果数据量过大时难以用现有的生物信息学分析工具得出确切结论。

扩增片段长度多态性检验　将 PCR 技术与 RFLP 结合的方法，通过对基因组 DNA 酶切片段的选择性扩增来检测 DNA 酶切片段长度的多态性。由于不同物种的基因组 DNA 大小不同，经限制性内切酶酶切后，产生分子量大小不同的限制性片段。使用特定的双链接头与酶切 DNA 片段连接作为扩增反应的模板，用含有选择性碱基的引物对模板 DNA 进行扩增。选择性碱基的种类、数目和顺序决定了扩增片段的特殊性，只有那些限制性位点侧翼的核苷酸与引物的选择性碱基相匹配的限制性片段才可被扩增。扩增产物经放射性核素标记、聚丙烯酰胺凝胶电泳分离，然后根据凝胶电泳上 DNA 指纹的有无来检出基因的多态性。

随机扩增多态性 DNA 标记检验　新兴的基因分型方法，可对细菌等病原微生物进行基因分型，广泛应用于分子微生物学的追踪调查及医院感染分析。此技术建立于 PCR 基础之上，使用一系列具有 10 个碱基左右的单链随机引物，对基因组的 DNA 全部进行 PCR 扩增，通过对产物的检测以反映样本菌株的基因多态性。由于基因组常存在众多反向重复序列，因此在随机扩增多态性 DNA （ randomly amplified polymorphic DNA，RAPD） 实验中须对每一随机引物单独进行 PCR。单一引物与反向重复序列结合，使重复序列之间的区域得以扩增。引物结合位点 DNA 序列的改变以及两扩增位点之间 DNA 碱基的缺失、插入或置换均可导致扩增片段数目和长度的差异，经聚丙烯酰胺或琼脂糖凝胶电泳分离后用溴化乙锭染色，在紫外灯下观察电泳条带，以检测 DNA 片段的多态性。RAPD 技术以其简便、易于操作，已被广泛应用在多种生物物种的分型研究。依据指纹图谱的细微差别，可对细菌菌种，甚至是不同菌株进行有效的快速鉴别。

多重连接探针扩增检验　斯豪滕（Schouten）等 2002 年在多重扩增探针杂交技术的基础上改进并设计了多重连接探针扩增技术（ multiplex ligation-dependent probe amplification，MLPA），其原理是对可与样本 DNA 正确杂交并被连接酶连接的探针进行扩增和半定量分析。由于精确度高、重复性好、操作简便及通量大等特点，MLPA 已广泛应用于基因诊断等多个研究领域。此技术融合了 DNA 探针杂交和 PCR 技术的特点，所需样本量小，但是对检测 DNA 或 RNA 的质量要求高。不同的样本来源、抽提方法及保存方法都会影响 DNA 或 RNA 的质量，进而影响 MLPA 结果的可信性。

单核苷酸多态性标记多态性检验　在基因组水平上由单个核苷酸的变异所引起的 DNA 序列多态性。它是人类可遗传的变异中最常见的一种，占所有已知多态性的 90% 以上。将被测 DNA 片段与高密度 DNA 探针（中部单核苷酸替代探针）微阵列杂交，可以一次性对样品中的多个单核苷酸多态性（ single-nucleotide polymorphism，SNP） 位点进行检测，并通过计算机分析杂交类型，最终显示 SNP 结果。

微卫星多态性标记检验　基于 PCR 技术的 DNA 标记。微卫星 DNA 是广泛分布于真核生物基因组中的串状简单重复序列，每个重复单元的长度在 1~10bp，常见的微卫星如 TGTG …… TG = （TG）$_n$ 或 AATAAT …… AAT = （AAT）$_n$ 等，不同数目的核心序列呈串联重复排列，而呈现出长度多态性。因此，微卫星多态性是由同一座位上的串联单元数量的不同而产生的。在基因组中，因每个简单序列重复（ simple sequence repeat，SSR） 的基本单元重复次数在不同基因型间差异很大，形成其座位的多态性。微卫星检测容易、重复性较好、省时，适合于进行自动化分析。

单链构象多态性标记检验　等长的单链 DNA 因核苷酸序列的差异而产生构象变异，在非变性聚丙烯酰胺凝胶电泳中表现为迁移率的差别。单链 DNA 构象分析对 DNA 序列的改变非常敏感，常常一个碱基差别都能显示出来。在单链构象多态性（single stranded conformational polymorphism, SSCP）分析中，利用 PCR 技术定点扩增基因组 DNA 中某一目的片段，将扩增产物进行变性处理，双链 DNA 分开成单链，再用非变性聚丙烯酰胺凝胶电泳分离，根据条带位置变化来判断目的片段中是否存在突变。结果判定是通过多个样品之间对比，观察条带之间位置改变，显示出不同生物个体的 DNA 特异性，达到指纹分析目的。为了进一步提高检出率，可将 SSCP 分析与其他突变检测方法相结合。该技术已被广泛用于癌基因和抗癌基因变异的检测、遗传病的致病基因分析以及基因诊断、基因制图等领域。

脉冲场凝胶电泳检验　通过一定的方法，直接或间接反映病原体变异分化的本质即 DNA 序列的改变，做到微观变化的宏观显示。电泳结果通常是条带图谱。在细菌的分子生物学分型方法中，脉冲场凝胶电泳（pulsed field gel electrophoresis, PFGE）具有特异性高、重复性好、结果容易判读等优点，有应用价值，是细菌基因分型的较可靠的标准。对 PFGE 结果影响最大的是 DNA 的酶切过程及电泳参数。决定 DNA 酶切过程的要素是选择适当的限制性核酸内切酶，同时彻底去除蛋白酶 K 等物质对内切酶活性的影响。另外，掌握好凝胶块的厚度及酶切时间也十分重要。电泳参数方面则要控制好电压及脉冲时间，这主要由待分离片段的分子量大小决定的。

（曲章义　王迎晨）

jīyīn xīnpiàn jiǎncè jìshù

基因芯片检测技术（gene chip technique）

将大量的核酸分子以大规模阵列形式排布在很小的载体上，通过与标记的样品进行杂交，检测杂交信号的强弱进而判断样品中被检分子的数量的技术。

基因芯片最早是由美国加利福尼亚州的昂飞（Affymetrix）公司于 1996 年研制的。原理是应用已知核酸序列作为探针与互补的靶核苷酸序列进行杂交，通过信号检测进行定性与定量分析。基因芯片在一个微小的固体表面集成了大量的分子识别探针，能够同时平行分析大量的基因，进行大信息量的筛选与检测分析，弥补了传统核酸印迹杂交技术的不足。其突出特点在于高度并行性、多样性、微型化和自动化。高度的并行性不仅显著提高实验的进程，而且有利于 DNA 芯片技术所展示图谱的快速对照和阅读。多样性可以在单个芯片中同时进行样品的多参数分析，避免因不同实验条件产生的误差，提高分析的精确性。微型化可减少试剂用量和减小反应液体积，降低实验费用。自动化则可降低制造芯片的成本和保证芯片的质量。

常见的芯片制作方法可分为两大类。①原位合成：适用于寡核苷酸；在玻璃等硬质表面上直接合成寡核苷酸探针阵列，在基因芯片的特定区域利用 4 种碱基直接合成特定的靶标。②直接点样：多用于大片段 DNA，有时也用于寡核苷酸，甚至 mRNA；将合成好的探针、cDNA 或基因组 DNA 通过特定的高速点样机器人直接点在芯片上。

基因芯片检测属于高通量检测方法，因此对质量控制的要求比较高。原则上必须设立阳性质控探针和阴性质控探针，通过杂交信号值和杂交背景值的比（信噪比）来判断检测结果的可靠性。一般认为检测结果中阴性质控探针杂交的信噪比应小于或等于 3.5，阳性质控探针的信噪比应大于 5.0，如果检验结果达不到上述标准就需要重新进行检测。

基因芯片在环境、食品、卫生样品中细菌、病毒等病原的检验，转基因食品的检测，感染性疾病、遗传性疾病和肿瘤等的临床诊断方面都具有独特的优势和广泛的应用。

（曲章义　王迎晨）

jīyīnzǔ yǔ hóngjīyīnzǔ jiǎnyàn jìshù

基因组与宏基因组检验技术（genome and metagenome detection）

通过直接克隆样本中包含的核酸，构建基因组/宏基因组文库，筛选功能性基因的研究方法。宏基因组学与传统的微生物学研究方法的区别在于绕过了微生物分离培养的步骤，得以对非培养微生物的基因组进行研究。

基因组是某个生物体所携带的全部遗传信息的总和，可以是单倍体细胞核、细胞器或者病毒粒子所含的全部 DNA 或 RNA 分子。

基因组学是研究基因组的结构和功能以及如何利用基因组的学科，包括结构基因组学和功能基因组学两个方面。前者以基因组测序为主要研究内容，后者则侧重于基因的功能鉴定。

宏基因组是生境中全部微生物遗传物质的总和，包含了全部可培养的和不可培养的微生物的基因，主要指环境样品中细菌和真菌基因组的总和。

宏基因组学是以环境样品中的微生物群体基因组为研究对象，以功能基因筛选和测序分析为主要研究手段，以微生物多样性、种群结构、进化关系、功能活性、相互关系及微生物与环境之间的关系为主要研究目标的学科。

基因测序技术 基因组学和宏基因组学的技术基础，主要指对 DNA 碱基序列的测定技术，可分为传统测序技术和新一代测序技术。①传统测序技术：包括化学裂解法和 DNA 链末端合成终止法。技术成熟，每次测序反应测定的片段长度（读长）一般可以达到约 1000bp。②新一代测序技术：包括以焦磷酸测序法为代表的合成法测序和以 SOLiD（sequencing by oligonucleotide ligation and detection）为代表的连接法测序。通量非常高，可以在极短的实验周期内完成一个物种的基因组测序任务。

宏基因组学研究方法 首先从样品中提取 DNA，将提取到的 DNA 克隆到合适的载体上，再将载体导入宿主菌构建宏基因组文库，最后从宏基因组文库中筛选目的基因。

DNA 提取 可分为直接提取法和间接提取法。直接提取法是在样品中直接加入裂解液，抽提并分离纯化 DNA，又称原位裂解法。间接提取法是首先用离心等物理学方法从样品中提取微生物，再从提取到的微生物中用较为温和的方法提取 DNA。

宏基因组文库构建 将提取到的 DNA 分子克隆到合适的载体，转化宿主菌构建宏基因组 DNA 文库。根据提取到的 DNA 分子长度等特性选择合适的载体进行克隆，常用的载体包括质粒、黏粒和细菌人工染色体（bacterial artificial chromosome，BAC）等。质粒一般用于克隆 10kb 左右的 DNA 片段，多用于单一基因的克隆表达；黏粒可以插入的片段一般是 40kb 左右；BAC 可插入的片段则可以达到 350kb 左右。黏粒和细菌人工染色体多用于构建长插入片段文库，有助于研究多基因调控的完整的代谢途径。构建文库时可以选用的宿主菌包括大肠埃希菌、链霉菌和放线菌等，需要根据具体的研究目的选择合适的宿主菌。

目的基因筛选 从构建的宏基因组文库中筛选有价值的基因主要有三类方法。①基于序列的筛选：一般要求研究者已经知道其他物种基因组内和待检基因相关功能基因的序列，根据两者核酸序列之间的保守区设计引物或者探针，通过 PCR 或者核酸杂交方法筛选阳性克隆。也可以用高通量测序技术直接对宏基因组文库进行全面测序和筛选。②基于功能的筛选：以生化活性测定为基础，从宏基因组文库中筛选具有某种特定功能的克隆，再通过详细的生化反应以及基因测序进行鉴定。③底物诱导基因表达筛选：同代谢相关的基因或者酶往往需要在特定底物存在的情况下才能表达。在培养基中加入特定的底物诱导代谢相关基因表达，结合生物发光技术等标记方法筛选代谢相关的基因或者酶。

应用 在环境科学、医学和微生物学中都获得了广泛应用。

微生物多样性研究 宏基因组学是继 16sRNA 之后又一个研究微生物多样性的重要工具。宏基因组学研究可以绕过传统的微生物分离培养过程，直接对样品中微生物的基因组进行测序和分析，用分子进化和系统生物学方法研究不同微生物之间的关系，发现新的微生物品种；可以提供无法用传统方法分离培养的微生物的遗传信息，显著拓宽了微生物学的研究领域。

发现新的生物活性物质及其基因 自然界中生物的多样性总是伴随着生物体内化学物质结构的多样性。用基于功能的筛选策略从宏基因组文库中筛选新的基因或生物活性物质，有助于发现新的基因、新的代谢产物或者代谢通路等。宏基因组学在酶的发现、药物研发等领域具有广阔的应用前景。

人体宏基因组研究 人类是与种类繁多的微生物共生共存的，在人体表面以及同外界相通的腔道内生存着数量巨大的微生物，这些微生物同人类的健康和疾病都密切相关。传统的"分离培养鉴定"微生物学研究模式只能研究人体内微生物种群内很小的一部分种类。人体内还存在大量的无法培养的、不能用传统方法研究的微生物，宏基因组学研究方法无疑将为研究这些微生物提供一条可能的途径。

（曲章义　王迎晨）

dìanyǒng jiǎncè jìshù

电泳检测技术 （electrophoresis detection）

利用样品中的各种组分在电场的作用下，因其带电性质以及分子大小、形态等方面的差异，使这些组分获得不同的迁移速度，而区分为不同条带，进而实现对样品的分离、鉴定或提纯的技术。电泳是指带电胶体颗粒在电场中作用下发生迁移的过程。在电场作用下，带正电荷的颗粒将向负极移动，带负电荷的颗粒向正极移动。例如，蛋白质是一种两性电解质，在特定 pH 值的水溶液中可能带正电或者负电荷。当溶液的 pH 值高于某种蛋白质的等电点时，该蛋白质带负电荷，在电场作用下将向正极移动；pH 值低于该蛋白质的等电点时，则带正电荷，在电场作用下向负极移动；溶液 pH 与该蛋白质等电点相同时，该蛋白质所带静电荷为零，在电场中不向任何一极移动。

根据电泳分离系统的原理可以将电泳方法划分三种类型。①移动界面电泳：出现于 1937 年，是最早的电泳检测方法，其基本原理是通过观察界面的移动来测定带电分子的迁移速率，该方法已基本被淘汰。②区带电泳：是具有支持介质的电泳，在支持介质上电泳后分离的各组分因迁移速度不同在多孔的凝胶或固体等支持物上形成区带。③稳态电泳：或称置换（排代）电泳，特点是分子颗粒的电泳迁移在一定时间后达到稳态，如等电聚焦和等速电泳。

电泳时带电粒子在电场中的移动速度称为电泳迁移率。影响电泳迁移率的主要因素包括电场强度、溶液 pH 值、离子强度和电渗。电场强度是指单位长度的电位降，又称电势梯度。电场强度大，带电质点的迁移率加速，但也会因此产生巨大的热量，需要配备冷却装置以维持恒温。溶液的 pH 值影响样品的解离程度、粒子的带电性质和净电荷量，应根据样品性质选择适当 pH 值的电泳液。电泳液中的离子浓度增加时迁移率降低，然而离子浓度过低，又会降低缓冲液的总浓度及缓冲容量，影响粒子的带电量，因此需要根据具体实验要求选择一定离子强度的缓冲液。在电场作用下液体对于固体支持物的相对移动称为电渗，应尽可能选择低电渗作用的支持物来抑制电渗的影响。分子生物学检验中常用的电泳方法有下列几种。

乙酸纤维素薄膜电泳 乙酸纤维素是纤维素经羟基乙酰化形成的纤维素乙酸酯，以此制备的薄膜称为乙酸纤维素薄膜。该薄膜对蛋白质样品吸附性小，有助于消除纸电泳中出现的"拖尾"现象，其亲水性较差，缓冲容量小，电泳时大部分的电流由样品传导，所以上样量少，分离速度快，电泳时间短，特别适合微量异常蛋白的检测。乙酸纤维素膜经过冰乙酸乙醇溶液处理后可使膜透明化，有利于对电泳图谱的扫描测定和结果的长期保存。

凝胶电泳 以淀粉、琼脂或琼脂糖凝胶、聚丙烯酰胺凝胶等作为支持介质的区带电泳。其中聚丙烯酰胺凝胶电泳普遍用于分离蛋白质及较小分子的核酸。琼脂糖凝胶孔径较大，适用于分离同工酶及其亚型，大分子核酸等。

琼脂糖凝胶电泳 以琼脂糖凝胶作为载体的区带电泳。琼脂糖是从琼脂分离制备的链状多糖，其基本结构单元是 D-半乳糖和 3,6-脱水-L-半乳糖，琼脂糖链之间互相盘绕形成绳状琼脂糖束，构成大网孔型凝胶。该凝胶适合于免疫复合物、核酸与核蛋白的分离、鉴定及纯化。用琼脂糖凝胶电泳对 DNA 进行分离时一般要求电解缓冲液 pH 8.0，此时 DNA 分子带负电荷在电场中向正极移动。在一定浓度的琼脂糖凝胶介质中，DNA 分子的电泳迁移率与其分子量的常用对数成反比。DNA 分子构型也对迁移率有影响，共价闭环 DNA>直线 DNA>开环双链 DNA。对核酸进行琼脂糖凝胶电泳时，可以加入标准分子量样品作为标记，比较样品和标记条带的位置，推算样品中不同电泳条带对应的分子量。电泳结束后用溴化乙锭或者硝酸银染色，置于凝胶成像系统中观察结果。

聚丙烯酰胺凝胶电泳（polyac-rylamide gel electrophoresis，PAGE）

以聚丙烯酰胺凝胶作为载体的区带电泳，普遍用于分离蛋白质及较小分子的核酸。分子生物学实验中为便于测定蛋白质分子量，多采用十二烷基磺酸钠（SDS）-PAGE，即在聚丙烯酰胺凝胶系统中引入 SDS。SDS 属阴离子去垢剂，可与蛋白质结合，形成 SDS-蛋白质复合物。由于 SDS 带有大量负电荷，可以"掩盖"蛋白质自身携带的电荷，因此在 SDS-PAGE 电泳系统中，蛋白质分子的迁移速率主要取决于蛋白质分子大小，与蛋白质的折叠、构象等无关。SDS-PAGE 多采用不连续系统，即电泳系统中缓冲液离子成分、pH、凝胶浓度及电位梯度均呈不连续性。带电粒子在电场中泳动不仅有电荷效应，分子筛效应，还具有浓缩效应。电泳结束后一般用考马斯亮蓝染色，在凝胶成像系统中观察结果。

等电聚焦电泳（isoelectric focusing electrophoresis，IFE）

用有 pH 梯度的介质对不同等电点的蛋白质进行分离的稳态电泳技术。其分辨率可达 0.001 pH 单位，适用于分离等电点不同而分子量相近的蛋白质组分。最常用的 pH 梯度支持介质是聚丙烯酰胺凝胶。等电聚焦电泳结束后，不可直接染色，因为常用的蛋白质染色剂能和两性电解质结合，因此需先将凝胶浸泡在 5% 的三氯乙酸中去除两性电解质，然后再以适当方法染色。

IFE/SDS-PAGE 双向电泳 根据不同蛋白质等电点和分子量差异而设计的电泳系统，以等电聚焦电泳为第一向，以 SDS 聚丙烯酰胺凝胶电泳作为第二向，实现对蛋白质样品的精细分离。

毛细管电泳 新型的区带电

泳，以弹性石英毛细管为分离通道，以高压直流电场为驱动力，依据样品中各组分之间在电泳速度和分配行为上的差异而实现分离。该技术具有极高的效率和分离能力，操作简单，方法灵活，所需样品量很少。

电泳技术是现代分子生物学技术的重要组成部分，在核酸和蛋白质等生物大分子的分离、鉴定过程中是必不可少的实验手段，同 PCR 技术，蛋白印迹等检测技术存在密切联系。电泳检测技术在基因检测、药物残留检验、致病微生物鉴定等方面均有重要的应用。

（曲章义　王迎晨）

xìjūn fēnlí péiyǎng jìshù

细菌分离培养技术（bacterial isolation and cultivation technique）

从混合杂菌中获得单一菌株，并在其适合的生长条件下进行培养、繁殖，以供研究、鉴定细菌所用的技术。目的是从被检材料中分离出纯的目的菌，并将其进行纯培养，是重要的基本细菌学检验技术之一，是进行微生物学研究的基础。

分离技术　根据待分离细菌的种类、生物学特性以及样本来源不同，常用的方法有四类。

固体培养基分离法　大多数细菌在固体培养基上能形成单个菌落，采用适宜的分离方法很容易得到纯培养。

平板划线分离法　在无菌条件下，将蘸有待分离菌的接种环在平板表面进行多方向连续划线，使混合的微生物在平板表面分散，经一定时间培养后，得到分散的由单个微生物繁殖形成的菌落，达到分离纯化目的。制备划线分离的培养基应厚薄均匀，表面平滑。常用的划线方法有连续划线法和分区划线法，该方法简单易

行，是分离细菌的常用手段。

稀释平板分离法　将待分离的菌液进行 10 倍系列稀释（如 1∶10，1∶100，1∶1000 等），分别取不同稀释液 1.0ml 加入平皿中，倾注入已融化并冷却至 46℃±1℃ 的琼脂培养基混合，摇匀后，待琼脂凝固并培养一定时间。如果稀释得当，在平板表面或琼脂培养基中可出现分散的单个菌落，该菌落可能就是由一个细菌繁殖形成。随后挑取单个菌落，或重复以上操作数次，便可得到纯培养。

涂布平板法　用无菌吸管吸取 0.1ml 不同稀释度的菌液接种琼脂平板，用无菌 L 型玻璃棒将菌液在平板上涂抹匀，每个稀释度用一个 L 型玻璃棒。将涂抹好的平板平放 20～30 分钟，使菌液渗透入培养基内，倒转平板，培养至生长出菌落后，挑取单个菌落。此法用于分离某些热敏感菌或严格需氧菌。

稀释摇管法　将待分离的材料进行 10 倍梯度稀释，吸取 0.1ml 不同稀释度的菌液分别接种加热融化并冷却至 46℃±1℃ 琼脂培养基的试管中，迅速摇匀，冷凝后，在琼脂表面倾倒一层灭菌液体石蜡和固体石蜡的混合物，使培养基和空气分开，培养一定时间后观察菌落。挑取和移植菌落时，先将液体石蜡-石蜡盖取出，再用毛细管插入琼脂和管壁之间，将琼脂柱移出，将琼脂柱切成薄片后观察和移植菌落。该方法适用于对氧气敏感的厌氧型微生物。

液体培养基分离培养法　将接种物在液体培养基中按一定稀释比例逐一稀释，使待分离细菌达到高度稀释的效果，使至少一支试管分配不到一个微生物。如

果经稀释过后的大多数试管中没有微生物，则有微生物生长的试管得到可能就是纯培养液。如果经稀释后的大多数试管都有微生物生长，则得到纯培养的概率降低。因此，采用稀释法分离细菌时，必须是在同一稀释度的多个平行试管中，≥95% 的试管中无微生物生长。此法适用于细胞大的细菌纯培养。

选择培养基分离法　不同微生物由于其生长所需营养、理化条件不同，只能在其适宜的培养基上生长、繁殖，通过抑制除目的菌以外的其他微生物的生长，或提供有利于目的菌生长的环境，将目的菌从混杂的微生物中分离。

选择培养基直接分离法　根据待分离微生物的特点选择不同的培养条件、不同的方法进行分离培养，如要分离高温菌，可在高温条件下进行培养；要分离某种抗生素抗性菌株，则可以在加有抗生素的培养基中进行分离；有些微生物如黏细菌、蓝细菌等能在琼脂平板表面或内部滑行，可利用它们的滑动特点进行分离纯化。

富集培养需氧培养法　根据不同微生物的生命活动特点，制造特定的环境条件，使仅适合于该条件的微生物生长，并使其在群落中的数量显著增加，更容易分离到所需的特定条件的微生物。富集条件可根据所需分离培养的微生物的特点，从物理、化学、生物综合考虑，如温度、pH、光照和营养等多方面因素。

培养技术　细菌经分离后需在一定的培养基上培养后才能供生产、研究用。根据细菌种类及待检菌对气体需要的不同，可将细菌的培养方法分为需氧培养法、二氧化碳培养法和厌氧培养法。

需氧培养法 将已接种细菌的培养基，置37℃培养箱培养18~24小时长出菌落，少数生长缓慢的细菌如结核分枝杆菌等需培养3~7天甚至1个月才能生长。培养时间较长的培养基，接种后应将试管口用棉塞塞紧后再用石腊凡士林封固，以防培养基干裂。此法为最常用的方法，适用于一般需氧和兼性厌氧菌的培养。

二氧化碳培养法 将已接种细菌的培养基置于二氧化碳（CO_2）环境中进行培养。某些细菌，如布鲁菌、胎儿弧菌和脑膜炎奈瑟菌等需要在5%~10%的CO_2环境中才能生长良好，尤其是初代分离培养要求更为严格。常用方法有：①二氧化碳培养箱，可调节培养箱内CO_2的比例，又可调节所需的温度，将已接种的培养基直接放入箱内孵育。②烛缸法，是传统的简易CO_2培养方法，将已接种的平板或试管培养基，置于干燥器内，并放入点燃的蜡烛，干燥器的边缘涂上凡士林，加盖，烛光自行熄灭后，干燥器内含5%~10%的CO_2，再将放有培养物的干燥器置于37℃培养箱中培养。

厌氧培养法 适用于专性厌氧菌的培养，有化学、物理、生物以及综合方法。常用的有以下几种。①厌氧罐法：应用较为广泛。根据其原理不同，有抽气换气法和冷触酶法。抽气换气法适用于一般实验室，可迅速建立厌氧环境。冷触酶法所用的厌氧气体发生袋由锡箔密封包装，其中含有柠檬酸和碳酸氢钠，另含有硼氢化钠；前者遇水放出CO_2，后者可释放氢；使用时剪开包装袋上角，加入10ml水，立即盖好厌氧罐盖，扭紧固定卡，此时由气袋内产生的H_2，在罐内的钯粒

催化下与罐内空气中的O_2结合成水，10~30秒即见罐壁或罐盖上出现水滴，罐内厌氧条件由液体美蓝指示剂指示。②气袋法：不需要特殊设备，操作简单，使用方便，适宜外出采样及现场接种。原理与冷触酶法相似，只是采用塑料袋代替厌氧罐，气袋为透明、密闭的塑料袋，内装有气体发生、指示剂安瓿与含有催化剂的带孔塑料管各一支。操作时，先将接种的培养基放入袋中，用弹簧夹夹紧袋口，压碎气体安瓿，20分钟后再压碎指示剂安瓿，如果指示剂不变蓝色，说明袋内已达到厌氧状态。③厌氧箱法：厌氧箱有金属型和塑料型两种，箱内放有催化剂，可输入H_2、CO_2和氮气（N_2）三种气体，使箱内空气中的O_2与H_2形成水，以保持箱内的无氧状态。箱内温度可自动控制。培养基在使用前48小时置入箱内。制成平板、接种标本、培养、观察培养物和鉴定菌种均在箱内进行。此法适用于专性厌氧菌的培养。④其他：还有庖肉培养基法、焦性没食子酸法等，实际应用可根据实验条件和所培养细菌生长和繁殖的要求选择适合的培养方法。

（邱景富）

xìjūn jiàndìng jìshù
细菌鉴定技术（bacterial identification technique）

将分离培养获得的病原菌，通过纯化培养使其不含有其他微生物，继而进行系统鉴定的技术。系统鉴定是通过细菌的形态结构、生长特性、抗原性、病原性以及核酸测定方法等进行检测，并用已知标准免疫血清确定分离细菌的属、种和型（群）。常用的方法有传统检验方法、分子生物学检测方法、分型鉴定方法及自动化鉴定技术等。

传统检验方法 常用，但需要测定的项目众多，工作程序繁琐，耗时长且特异性较差。主要包括对细菌形态结构、生化反应、血清学、毒力的检查与鉴定。

形态结构检查法 利用各种方法对细菌形态、基本结构、特殊结构、染色性、排列方式及数量的直观检查。通过检查可及时大致判断对标本中细菌含量及种类，为进一步分类、鉴定和研究提供参考依据。

菌落形态学检查 根据不同细菌在固体培养基上形成的菌落的大小、形态、颜色、气味、透明度以及菌落表面的光滑、湿润、边缘整齐程度、溶血情况等进行鉴别；可由细菌在半固体培养基上穿刺接种后，根据穿刺线上及其周围的生长情况进行鉴别；可根据在液体培养基培养时形成的沉淀情况以及浑浊度进行鉴定。

个体形态学检查 借助显微镜技术通过观察不同细菌在镜下的形态、结构、大小、排列以及染色反应进行初步鉴定。观察前需要染色，根据细菌的不同特性及不同的鉴定目的选择与之相对应的染色方法，较常用的方法有单染色法、复染色法、特殊结构染色法、负染色法和荧光染色法等。检验细菌的个体形态学时，应尽量挑选对数生长期的细菌进行染色观察，此时的细菌利于观察，因为一些陈旧细菌的染色结果会有变化，如革兰阳性菌经过长期搁置后染色结果可能为革兰阴性。同时要注意培养基的挑选，一些细菌的特殊结构如荚膜、鞭毛、菌毛、芽胞等，其表达是需要在特定的培养基上才能正常发育，有的细菌如炭疽杆菌在一般的培养基上不形成荚膜，只在动物体内形成明显的荚膜，所以需

先接种到实验动物后再用染料进行涂片镜检。

生化反应检查法 不同细菌的酶系统不同，新陈代谢的产物也有所不同，而这些产物又各具有不同的生物化学特性，因此可利用生物化学的方法来鉴别细菌的类别。常用的有：糖发酵试验、伏-波试验（Voges-Proskauer test, VP 试验）、甲基红试验、柠檬酸盐试验、吲哚试验、硫化氢试验、脲酶试验、β-半乳糖苷酶试验、明胶液化试验及氧化酶试验等。其中糖发酵试验是根据不同细菌各自的酶系统不同，分解糖类的能力和代谢产物也不同。有些能分解某些糖类生成酸和气体，如大肠埃希菌；有的虽能分解这些糖类但只能生成酸，而不能生成气体，如伤寒沙门菌；有的则根本不能分解糖。

血清学鉴定法 根据相应的抗原和抗体在适宜条件下，能在体外发生特异性结合的原理，用已知的抗体或抗原来检测未知抗原或抗体。也可用含有已知特异性抗体的免疫血清与从样本中分离培养出的未知纯种细菌进行血清学试验，以确定致病菌的种或型。常用的方法为玻片凝集试验，还可用免疫荧光、协同凝集、酶免疫、乳胶凝集等方法快速、高效的检测样本中致病菌的特异性抗原。

毒力鉴定 病原菌侵入机体能否引起疾病与其本身的毒力、侵入机体的数量和侵入部位有关。不同的病原菌或同种细菌不同的型或株，毒力常不一致。常用 LD_{50} 或 ID_{50} 表示毒力，即在一定时间内，能使一定条件的某种动物半数死亡或感染需要的最小菌数或毒素量。毒力测定在菌种鉴定过程中可用于鉴别一些有代表性的菌株。

分子生物学检测方法 以核酸检测技术为主，包括细菌 DNA 中 G+C 含量测定、核酸杂交技术、基因芯片、质粒指纹图谱分析、聚合酶链反应（PCR）等，PCR 和核酸杂交已经成为经典的核酸检测技术，应用广泛。

DNA 中 G+C 含量测定法 DNA 中鸟嘌呤（G）加胞嘧啶（C）的物质的量（mol）的百分比，用（G+C）mol% 来表示。此值在细胞中极为稳定，不受突变因素以外的其他因素的影响，故把（G+C）mol% 作为细菌鉴定的重要遗传指标。根据不同菌种间（G+C）mol% 具有特异性，且每一种细菌中的（G+C）mol% 含量比较稳定，同一生物不同代之间 DNA 中（G+C）mol% 含量变化甚微，根据测定细菌 DNA 中 G+C 含量的对比鉴定细菌。

核酸杂交技术 间接测定核酸排列顺序的方法，其基础是核酸互补的双链能够形成稳定的杂交体。具有高度的特异性和很高的灵敏性，在细菌的定性、定量检测中使用较广（见核酸杂交检验技术）。

基因芯片技术 20 世纪 90 年代在生命科学领域迅速发展起来的一项高新技术，处理能力高、速度快、所需样本少，对细菌的鉴定也很有帮助（见基因芯片检测技术）。

限制性片段长度多态性分析 其原理是用限制性内切酶将细菌基因组 DNA 进行切割，之后在琼脂糖凝胶上电泳分离，以显示不同种群基因组 DNA 的限制性片段长度多态性。其产生的指纹图谱更适用于细菌种间及种内株间的分型鉴定。

随机扩增 DNA 多态性分析 DNA 指纹多态性分析技术，其理论依据是不同的基因组中与随意引物匹配的碱基序列的位点和数目可能不同，因而用一组人为设计的核苷酸作为引物，通过 PCR 随机扩增可产生物种特异性的 DNA 带谱。

质粒指纹图谱分析 又称质粒图谱分析，通过对质粒 DNA 进行琼脂糖凝胶电泳，比较质粒的数目和分子量的大小，观察质粒 DNA 的带型，由质粒 DNA 带型构成特殊型图谱。由于大多数分布广泛的细菌常含有数种大小、数量不等的质粒，在一定时间和空间内相对稳定，有其特异性，所以可根据细菌质粒图谱分析的不同对细菌进行鉴定。

扩增片段长度多态性分析 测定基因组限制性片段的 DNA 指纹技术，通过 PCR 选择性地扩增整个基因组 DNA 的内切酶片段，在分辨率高的聚丙烯酰胺凝胶上电泳，产生一组特异的 DNA 限制性片段的指纹图谱。与其他 DNA 指纹技术相比，其独特的优点为：可用于各种大小不同的基因组的指纹分析，为研究细菌属乃至株间的亲缘关系提供一个有效手段；具有一定的灵活性，可通过特异性 PCR 引物的设计和内切酶组合的选择，调整图谱中限制性片段的适宜数目；使用了严格的 PCR 条件和高分辨率的聚丙烯酰胺凝胶电泳，重复性好，分辨率高；可作为连接遗传图谱与物理图谱间的桥梁，用于基因组的研究（见基因组与宏基因组检验技术）。

分型鉴定方法 较常用的细菌分型鉴定方法有噬菌体分型鉴定方法、细菌素分型鉴定方法、用于细菌分型的细菌药物敏感试验以及气相色谱法等。

噬菌体分型鉴定法 噬菌体的作用具有高度的特异性，一种噬菌体只能裂解一种或与该种相近的细菌，故可用于细菌的分类鉴定；噬菌体还有型特异性，用已知型噬菌体鉴定细菌，可对细菌进行分型。例如，利用金黄色葡萄球菌噬菌体将噬菌体葡萄球菌分为 4 个群数百个型，用伤寒沙门菌 Vi 噬菌体将具有 Vi 抗原的沙门菌分成 96 个噬菌体型。噬菌体分型鉴定技术主要用于伤寒、甲型和乙型副伤寒、猪霍乱等沙门菌、变形杆菌、金黄色葡萄球菌、铜绿假单胞菌及 El-Tor 弧菌的分型鉴定。噬菌体分型的方法不仅可用于细菌的分类鉴定，而且还用于细菌性疾病传染源的追踪、疾病传播途径的确定、菌型与疾病之间的关系等流行病学研究与分析。

细菌素分型鉴定法　细菌素是由某些细菌产生的蛋白质类抗菌物质。由其产生菌种的名称而命名，如铜绿假单胞菌产生的称为绿脓菌素，大肠埃希菌产生的称为大肠菌素，葡萄球菌产生的称为葡萄球菌素，蜡样芽胞杆菌产生的称为蜡样芽胞杆菌素等。对某细菌素敏感的细菌，具有该细菌素的受体，两者结合后，敏感菌被杀死。此作用有一定的特异性，通过观察是否形成抑菌斑，对实验菌进行进一步分型鉴定。应用细菌素对细菌分型，较血清学分型更细，有助于追踪传染源、传播途径和其他病原学、流行病学研究。

耐药谱分型鉴定法　不同细菌对抗生素具有不同的耐药性差异，这种耐药性差异也可用于细菌的分型鉴定。对细菌耐药性的分析，是通过进行细菌的药物敏感试验来实现的。细菌的药物敏感试验的主要方法有稀释法和标准纸片-琼脂方法。稀释法又分为液体稀释法和固体稀释法，该法操作简便，价格便宜，药物选择灵活，结果判断易被接受，适合需氧菌、兼性厌氧菌以及需用血平板培养的细菌的测定，是细菌耐药谱分析中最常用的方法。已用耐药谱进行分型的细菌有很多，如沙门菌属、志贺菌属、克雷伯菌属、金黄色葡萄球菌、变形杆菌、铜绿假单胞菌和艰难梭菌等。

质粒图谱分型鉴定法　细菌质粒特征相对稳定，其电泳图谱具有相对特异性，可用于细菌的分型；也可根据图谱的差异，区分流行株与非流行株。质粒酶切图谱分析是将目标质粒用某种或几种限制性内切酶酶切后，进行琼脂糖电泳，比较电泳图谱中酶切片段的数目及分子量大小，对质粒同源性分析的技术。若两个质粒大小相同，但酶切图谱不同，则证明它们的碱基序列不同，不是同源质粒，因为酶切片段的大小和数目取决于该质粒分子上内切酶识别位点的多少和位置。质粒图谱分析，方法简单，不需要特殊设备和试剂，尤其微量法更节省试剂和空间，对各种细菌所用的质粒分析方法基本相同。一次可处理很多菌株，而且全部工作可当天完成。该技术是用于细菌性疾病流行病学调查、病原追踪的常用鉴定和分型技术。

脉冲场凝胶电泳分子分型法　细菌分型的常用方法，已经多次成功用于识别特异性致病菌，追溯食源性疾病暴发的来源，确定不同地区或时间暴发的食源性疾病之间的关联性。脉冲场凝胶电泳的原理为采用稀有切点的限制性核酸内切酶，酶切产生有限数目（10~20）的高分子量限制性片段，再在脉冲电场中通过断改变电流方向，使不同片段的DNA 分子在凝胶中重新定向，DNA 分子的一端向前以蛇行运动通过凝胶，通过设定不同的脉冲时间和电泳时间，可以分离大小为 45~1000kb 的 DNA 片段，形成电泳图谱。由于不同菌株的电泳图谱具有高度特异性，用目视即可观察到不同大小的限制性片段形成的条带，如采用扫描和电脑分析，则更能准确、快速地识读和比较基因组的变异情况，从而识别特异的菌株。

自动化鉴定技术　细菌鉴定数码分类技术集数学、计算机、信息及自动化分析于一体，采用商品化和标准化的配套鉴定，抗菌药物敏感试验卡或条块，可快速准确地对数百种常见细菌进行自动分析鉴定。常见的有全自动微生物分析系统如 VITEK-AMS、ATB Expression，显微影像微循环检测系统如 MicroScan 等。其中VITEK-AMS 是法国生物梅里埃公司生产的全自动微生物鉴定和药敏分析系统，可进行各种细菌的鉴定和药敏试验。VITEK 可快速鉴定包括各种肠杆菌科细菌、非发酵细菌、苛氧菌、革兰阳性球菌、革兰阴性球菌、厌氧菌和酵母菌等 500 种临床病原菌。其鉴定原理是根据不同微生物的理化性质，采用光电比色法，结合计算机技术和数码鉴定原理，测量微生物分解底物导致 pH 值改变而产生不同的颜色，来判断反应的结果。

（邱景富）

xìjūn dìngliàng jiǎncè jìshù

细菌定量检测技术（bacterial quantitation technique）　利用各种方法来计数细胞悬浮液中细菌数量的技术。目的在于了解样本被细菌污染程度，判断样本的卫生状况以及确定实验菌的浓度，以便进行各种实验研究。

物理计数法 又称细菌总数计数法，计数结果表示样本中所有的细菌，包括活菌和死菌。常用的方法有下列几种。

Breed 计数法 在 Breed 载玻片上标记 1cm×1cm 的区域，取一定量的被检菌液置于方格内，干燥固定后，以甲基蓝染色。用油镜观察计数并记录观察视野的直径，然后计算每 ml 样本中所含的细菌数。

比浊管计数法 细菌悬液的浊度与菌数成正比。将待测液用生理盐水或蒸馏水做一系列稀释，然后与标准管进行对比，找出与之相符合的标准比浊管，与稀释倍数相乘即得原菌液的浓度。该法用于细菌的粗略计数，是推断菌数的间接方法。

分光光度计测定法 当光线通过微生物菌悬液时，由于菌体的散射及吸收作用使光线的透过量降低。在一定的范围内，微生物细胞浓度与透光度成反比，与光密度成正比，而光密度或透光度可以精确测出。因此，可用一系列已知菌数的菌悬液测定光密度，做出光密度-菌数标准曲线。然后，以样品液所测得的光密度，从标准曲线中查出对应的菌数。

生物计数法 又称活菌计数法，利用各种培养方法检测样本中细菌的数目。此法的原理是假定每一个存活细菌都会发育成一个菌落，则计数培养基上生长的菌落数即为样本中活菌数。常用的计数方法有平板菌落计数法、旋管计数法、滤膜法、最可能数法（most probable number，MPN），应根据样本的种类选择快速、简单、高效的方法。

平板菌落计数法 常用的活菌计数法。将待测菌液进行梯度稀释，取一定体积的稀释菌液与合适的固体培养基在凝固前均匀混合，或将菌液涂布于已凝固的固体培养基平板上。保温培养后，用平板上出现的菌落数乘以菌液稀释度，即可算得原菌液的含菌数。一般以直径 9cm 的平板上出现 50~500 个菌落为宜。

旋管计数法 将稀释好的样本接种于装有熔化培养基的试管内，然后做水平转动使培养基凝固，经孵化后计数菌落。计数时，沿培养管的长轴平行划一线，旋转试管，在低倍镜下计数。

滤膜法 样品中菌数很低时，可将一定体积含菌待测液通过膜过滤器，细菌将滞留在菌膜上，然后将滤膜干燥、染色，并经处理使膜透明，再在显微镜下计算膜上（或一定面积上）的细菌数，得出原始菌悬液所含菌数。

最可能数法 对未知菌样做连续 10 倍系列稀释，根据估计数，从最适宜的三个连续的 10 倍稀释液中各取 5ml 试样，各接种 1ml 于 3 组共 15 只培养液的试管中，经培养后记录每个稀释度出现生长或产生已知代谢产物如乳糖发酵产生气体的试管数，然后查 MPN 表得出菌样的含菌数，根据样品稀释倍数计算出活菌含量。该法常用于食品微生物的检测，如乳品中微生物限量检查等。

实时荧光定量聚合酶链反应
作为检测和定量细菌的方法，具有较高的灵敏度及可重复性，而且反应过程快，污染较小。

原理 通过在聚合酶链反应（PCR）体系中加入荧光染料或荧光基团，利用过程中荧光信号的累积实时监测整个 PCR 过程，通过标准曲线对未知模板进行定量分析。该法包括两种类型：绝对定量和相对定量。①绝对定量：对未知样品的绝对量进行测定的方法，使用系列稀释已知浓度的标准品制作标准曲线，对未知浓度的样品进行其拷贝数的测定。标准曲线在 Ct 值与起始模板浓度之间建立一种线性关系，依据所测得未知样品的 Ct 值，则可以得到未知样品的浓度。Ct 值每个反应管内的荧光信号到达设定的域值时所经历的循环数。绝对定量所使用的标准品可以是 dsDNA、ssDNA 和 cDNA。DNA 标准品可直接合成，直接梯度稀释 PCR 产物，或者通过将 PCR 产物克隆到载体上，然后抽提出质粒，通过测量浓度和拷贝数来确定。此种方法要求样品与标准品有几乎相近的扩增效率，标准品的稀释梯度应该包含所要测试实验样品的浓度，而且也要求在逆转录聚合酶链反应（RT-PCR）分析所能够定量和检测的范围之内。②相对定量：不是测定基因的绝对量，而是分别测定目的基因和参比基因的量，再求出相对于参比基因的目的基因的相对量，最后再进行样品间相对量的比较，一般选择一定的内参基因进行校正和标准化。

荧光检测 通过检测反应体系中的荧光强度定量 PCR 产物，可用于实时定量 PCR 的荧光标记方法主要分为两大类。①荧光染料法：荧光染料一般使用 SYBR Green I，它与 PCR 合成的双链 DNA 结合，在激发光的照射下产生荧光，通过对荧光强度的检测，可实时监测 PCR 扩增的产物量。反应过程中 dsDNA 的量越多，SYBR Green I 与 DNA 结合的越多，所产生的荧光信号就越强。此法不需要使用特异性荧光标记的探针，检测方法相对比较简单，同时也降低了检测的成本。②荧光探针法：有很多种类，包括Taq-Man探针法、杂交探针法及分子信标等。最常用的Taq-Man探针法，是使用5′端带有荧光物质，3′端带有淬灭物质的Taq-Man探针进行荧光的检测。

目的基因序列 在实时定量PCR反应中通常使用16S rRNA序列以及一些特异基因序列作为靶DNA序列设计引物或探针。依据16S rRNA基因序列设计引物，使用SYBR Green I染料法。实时定量PCR方法的检测极限可达到10^3CFU/ml。16S～23S rDNA间区序列也作为设计引物或探针的目的基因序列。越来越多的以特异基因为基础的分子生物学技术正日益成为细菌分类鉴别的重要手段，由此选择作为分类鉴定基因靶序列的基因都可以作为定量PCR引物或探针设计的靶序列，应用实时荧光定量PCR方法对乳酸菌进行检测和定量分析。

实时荧光定量PCR具有普通PCR高灵敏度检出以及光谱技术的精确定量等优点，可对PCR扩增产物进行实时动态监测和自动分析结果，定量过程相对较快，缩短了检测时间，基本实现了高通量、自动化，而且反应是在一个相对封闭的体系中进行，无需后续PCR操作，减少了交叉污染，其特异性强、重现性好、定量较为准确。同时，此技术也存在一定的缺点，首先是需要特殊的反应仪器和反应试剂，造成其检测成本相对比较高，在一定程度上限制了它的使用；其次，在检测的过程中会受到所设计的探针以及引物特异性的影响，可能会使定量结果出现一定的偏差，因此在实际操作时要对引物进行精确的设计以及对PCR反应条件进行优化。

（邱景富）

xìjūn bǎocún jìshù

细菌保存技术（bacterial conservation technique） 采用各种保藏方法使细菌在保藏期间保持原有菌种的全部生物学性状及抗原特性的技术。尽量减少发生衰退和变异，以供科研、教学和生产之用。在微生物学、环境科学、分子生物学、毒理学、酶学、疫苗制备、药品生产等领域，储备各种标准菌种、参考菌种、特殊菌种是必不可少的，细菌保存技术具有重要应用价值。

培养基保藏法 根据所保存的细菌的不同需要，应选用各自适宜的培养基进行保存。为延长菌种的存活期，可通过控制培养基的温度和pH值，延缓或停止细菌的生长，达到保藏的目的。常用的培养基保藏法有下列几种。

琼脂斜面低温保藏法 用接种针将已分纯的待存菌，穿刺接种于半固体中，放入培养箱培养一定时间后取出，封上无菌的液体石蜡，于4℃冰箱保存。此方法简便易操作，不需特殊设备、操作简单，一般菌种保存1年以内，对抵抗力弱以及一些特殊的菌种仅能保持存活3～6个月。因需要频繁传代，容易使菌株受到污染、变异。此方法只适合实验室菌种的短期保存，不适用菌种的长期保存。

半固体穿刺法 将待存菌经平板划线分离后，挑单个菌落用接种针反复穿刺接种到高层半固体琼脂或半固体血清琼脂内，经35～37℃下培养18～24小时后，贴上标签，置于4℃冰箱保存。此法操作简便，不需要特殊设备，效果好，菌种可保存1～2年，适合于大多数普通细菌的保存。

石蜡油封存法 在已培养成熟的菌种斜面上，用无菌吸管吸取已灭菌的液体石蜡，注入斜面培养基，用量以高出斜面1cm为准，将试管直立，置4℃保存。此法操作简单，菌种可以保存1年左右，适合实验室中短期内保存菌株。

载体干燥保存法 将细菌菌体附着在某种载体上，去除细菌体内的水分，使细菌处于休眠或代谢停滞状态，达到长期保存菌株的目的，常用的载体有硅胶、滤纸、麦麸和沙土等。此方法一般可保存1年左右，在低温条件下可保存更长时间，适合含芽胞的细菌的保存。

真空冷冻干燥保藏法 又称冷冻干燥保藏、冻干法。将细菌经过冷冻之后，在真空中使水分升华，在低温、干燥、缺氧的环境下，细菌的生长和代谢暂时停止，达到保存的目的。一般可保存3～5年，有的可保存十数年。该法需要冻干机等设备，还需要保护剂。其操作步骤为：准备安瓿管→制备保护剂→制备菌液→分装菌液→预冻→真空干燥→封管。此法是常用的较理想的细菌保藏方法。

低温及超低温保藏法 利用细菌在低温（－25～－60℃）、超低温（－70℃以下）或液氮罐（－150～－196℃）可降低变异率的特性来达到保藏菌种的方法，此法是适用范围最广的微生物保藏方法，在低温下可保藏3个月左右，在超低温冰箱中可保藏1年，液氮中可保存十几年，甚至更长。

（邱景富）

bìngdú fēnlí péiyǎng jìshù

病毒分离培养技术（viral isolation and cultivation technique）

利用动物、活体组织或活细胞进行病毒分离、繁殖的技术。病毒是介于生命与非生命之间的物质形式，需在宿主中才能显示生命活性。病毒的分离培养是研究及检验病毒的基础，包括动物实验技术、鸡胚培养技术和细胞培养技术。

动物实验技术　利用动物培养病毒可追溯到 19 世纪，在病毒学发展史上起过关键性的作用，是最早的病毒分离方法，也是病毒病原研究阶段的主要研究手段。动物实验是指利用实验动物进行各种相关研究的技术；实验动物则是指经人工饲育，对其携带微生物实行控制，遗传背景明确或者来源清楚，用于科学研究、教学、生产、检定以及其他科学实验的动物。根据遗传学控制程度的不同，实验动物分为近交系动物、杂交群动物、封闭群动物；根据微生物控制程度的差异，实验动物分为无菌级动物、无特定病原体（SPF）级动物、清洁级动物及普通级动物。通过动物实验技术可确定病毒的宿主范围、组织亲嗜性、感染性和侵袭的强度、可能的传播途径及临床体征和症状、诱导宿主的免疫反应特征，同时还能用于病毒与宿主之间相互作用的机制研究。动物实验技术用于分离培养病毒已很少，但对于不能用细胞进行培养的病毒，仍需采用动物实验，如柯萨奇 A 组病毒中的某些血清型只能用新生乳鼠进行分离培养，包括动物的准备及病毒的分离培养、检查。

动物的准备　首先应选择对所分离病毒敏感（表 1）、健康、大小一致的动物，并根据实验的目的和要求，进行性别、遗传学控制程度的选择。用于病毒分离至少需要清洁级动物，最好是 SPF 级动物。对动物领取后，需经 3 天适应性饲养，进行编号和分组，必要时进行相关生理指标的基数测定，若确定动物健康即可用于病毒的分离培养。

病毒的分离培养、检查　依据待分离培养病毒的传播途径及致病性进行接种途径的选择（表 1），再根据所选动物的大小及接种途径，决定是否麻醉以及麻醉的方式。用于接种的病毒标本应为无菌的清亮液体，接种量依据动物的大小、接种的途径以及病毒侵袭力强弱而定。接种后，根据待分离培养病毒的危害等级，选择相应生物安全水平的动物实验室进行饲养（表 2），若不清楚病毒的危害等级，应选择高级别生物安全水平的动物实验室。在对感染动物精心照料和饲养的前提下，每日观察动物的变化，如感染动物的食欲、活动力、排泄

表 1　常见病毒培养所用实验动物及接种途径

病毒名称	实验动物	接种途径
流行性乙型脑炎病毒	小白鼠	脑内、腹腔、皮下
	恒河猴	脑内、鼻内、皮下
流行性感冒病毒	雪貂	鼻内
	小白鼠	鼻内
	猴	鼻内
脊髓灰质炎病毒	猴	脑内、鼻内、腹腔
	小白鼠	脑内、鼻内、腹腔
	小白鼠	脑内、脊髓内
	金黄色地鼠	脑内
风疹病毒	恒河猴	皮下、腹腔、鼻内、静脉
	雪貂	皮下、脑内
森林脑炎病毒	小白鼠	脑内、腹腔、皮下、静脉
	绵羊	脑内
	恒河猴	脑内
登革病毒	恒河猴	脑内
	小白鼠乳幼鼠（传代适应）	脑内
狂犬病毒	家兔、鸡、猴	脑内
	小白鼠、大白鼠、地鼠、犬、猫	脑内
麻疹病毒	恒河猴（部分豚鼠、家兔）	皮下、肌肉、静脉、脑内、腹腔
腮腺炎病毒	恒河猴等	脑内、腹腔、静脉、腮腺
单纯疱疹病毒	家兔	角膜、脑内
	豚鼠	内眦

表 2　动物设施的防护水平：实验操作和安全设备汇总

危险度等级	防护水平	实验室操作和安全设施
1	ABSL-1	限制出入，穿戴防护服和手套
2	ABSL-2	ABSL-1 的操作加：危险警告标志。可产生气溶胶的操作应使用 I 级或 II 级 BSC。废弃物和饲养笼具在清洗前先清除污染
3	ABSL-3	ABSL-2 的操作加：进入控制。所有操作均在 BSC 内进行，并穿着特殊防护服
4	ABSL-4	ABSL-3 的操作加：严格限制出入。进入前更衣。配备 III 级 BSC 或正压防护服。离开时淋浴。所有废弃物在清除出设施前需先清除污染

ABSL，动物设施生物安全水平；BSC，生物安全柜

情况、有无抽搐、震颤、耸毛、弓背、咳嗽等，必要时进行相关生理指标的检测。当动物死亡或待病毒引起的感染症状齐备后，或按规定的观察时间进行解剖，记录接种部位及内脏的情况，取出异常组织、体液等可疑标本进行病毒的生理学及理化性质、免疫学、病理学以及分子生物学等检测。

鸡胚培养技术 应用于病毒和立克次体研究已有 70 多年的历史。鸡胚为发育中的机体，适于多种人类和动物病毒的生长增殖。鸡胚胎由三个胚层发育起来，构成胚胎的组织与器官，孵育 9~11 天龄的鸡胚可见胚胎各部的构造（图 1）。鸡胚培养技术具有方便、便宜、易得、一般无病毒隐性感染、无抗体影响等优点，是常用的病毒分离培养技术，主要用于痘类病毒、疱疹病毒及黏液病毒的分离培养、抗原制备、疫苗生产以及病毒性质研究；包括鸡胚的孵育及病毒接种、收获及检查。

鸡胚的孵育 受精鸡卵应选自无布鲁菌、支原体和新城疫病毒感染的鸡群，最好是 SPF 鸡群。选择保存时间≤10 天，保存温度 10℃左右，壳薄且白的鸡卵用于病毒的分离，最好是来亨鸡的鸡卵。鸡卵孵育的条件：38~39℃；40%~70% 相对湿度；通风良好。鸡胚孵育 3 天后，每天 180° 转动鸡胚 1~2 次，以防鸡胚粘连。孵育至第四天，于检卵灯下观察鸡卵受精情况，弃去未受精卵。孵育过程中，随时检查鸡胚的生长情况，淘汰濒死或已死亡的鸡胚，孵育至接种所需时间。

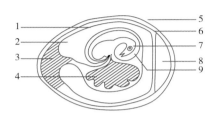

图 1 9~11 天龄鸡胚的结构

1. 绒毛尿囊膜；2. 尿囊腔；3. 卵白；4. 卵黄囊；5. 卵壳；6. 壳膜；7. 胚胎；8. 气室；9. 羊膜腔

病毒接种、收获及检查 常用鸡胚接种途径有尿囊腔、羊膜腔、卵黄囊及绒毛尿囊膜四种。根据待分离培养的病毒，选择适当的途径，一般正黏病毒、副黏病毒选择尿囊腔或羊膜腔接种，为提高检出率，可采取尿囊腔和羊膜腔双腔接种。接种前检查鸡胚，了解鸡胚发育状况，标记气室及接种部位，消毒后进行接种。将接种病毒后的鸡胚置恒温培养箱中，根据接种的病毒选择孵育温度与时间后，收获含有病毒的材料。通过观察绒毛尿囊膜上形成的特殊增生性损害或产生白色或灰色痘疱（图 2）、鸡胚死亡、或通过血凝试验、补体结合试验、聚合酶链反应（PCR）等多种方法，判断收获物中有无病毒的存在。不同接种途径所需的鸡胚孵育时间、接种的方式及收获的材料均不同（表 3）。

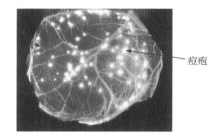

图 2 病毒在鸡胚绒毛尿囊膜上形成的痘疱

注意事项 接种鸡胚时需细心谨慎的操作，尽量避开大血管，避免造成鸡胚的损伤。为排除因操作导致的鸡胚损伤，接种培养 24 小时后应检卵，弃去死亡的鸡胚。收获尿囊液及羊水前，应将鸡胚放置 4℃ 过夜或至少 6 小时，以提高病毒的检出率。在进行鸡胚培养的过程中仍需注意生物安全问题，应根据待培养病毒的危害等级，选择与之相适应的生物安全水平实验室进行操作。

细胞培养技术 已有 100 多年的历史，经过不断地发展和完善，已成为生物学实验室最常用的基本技术之一，因具有无抗体干扰、能提供生物学性状相同实验材料、病毒易生长等优势，在很多领域的研究中得到广泛的应用。细胞培养是指将生物体内的

表 3 鸡胚培养技术在常见病毒分离培养中的应用

病毒名称	胚龄（日）	适宜接种途径	孵育时间	孵育温度（℃）	现象	收获材料
流行性感冒病毒	9~12	尿囊腔、羊膜腔	36~48 小时	33~35	血凝	尿囊液、羊水
水痘病毒	10~13	绒毛尿囊膜	3~5 天	37	痘疱	绒毛尿囊膜
牛痘病毒	10~12	绒毛尿囊膜	2~3 天	37	死亡、痘疱	绒毛尿囊膜
天花病毒	10~12	绒毛尿囊膜	3 天	37	死亡、痘疱	绒毛尿囊膜
流行性腮腺炎病毒	9~12	尿囊腔、羊膜腔	5~7 天	35	血凝	尿囊液、羊水
流行性乙型脑炎病毒	6~8	卵黄囊	3 天	37	死亡	鸡胚、尿囊液、绒毛尿囊膜

部分组织或器官移出体外，在人工控制的条件下，模拟体内的环境，在无菌、适当温度及酸碱度和一定营养的条件下，对某一型细胞群或由组织分散成的单个细胞进行体外培养，使其正常生长繁殖，并维持其结构和功能的技术，包括器官培养、组织培养和细胞培养三类，应用最广的是细胞培养。体外培养细胞有悬浮型生长和贴壁型生长二种形式，悬浮型生长的细胞呈圆形，如淋巴细胞、白细胞及肿瘤细胞；大多体外培养细胞具有黏附生长的特性，属于贴壁性细胞，主要的形态有成纤维细胞型和上皮样细胞型。因贴壁型细胞具有生长接触性抑制的特性，贴壁型细胞培养也即单层细胞培养。根据细胞是否能在体外连续传代，单层细胞培养可分为：① 在体外仅能传2~3代的原代细胞培养。② 在体外传50代左右的二倍体细胞株和

在体外无限繁殖的传代细胞系的传代细胞培养，在病毒分离培养中多采用传代细胞进行单层细胞培养。两次传代接种间隔的时间为一代，培养一代细胞需经过迟缓期、对数期、平衡期和衰亡期四个阶段，接种病毒应在细胞处于对数期进行。利用细胞培养技术进行病毒的分离培养，包括细胞的培养和病毒接种及检测。

细胞的培养　不同细胞对病毒的敏感性不同，病毒分离培养首先应选择细胞的种类，以保证病毒的检出率（表4），其次还应考虑实验的目的、细胞培养的方法等。将所选择的细胞消化处理后，提供细胞生长的条件进行培养。条件包括：一定的细胞接种量，如 10^5/ml 的细胞接种量；营养物质；pH 6.6~7.8；氧气和5%二氧化碳；35~37℃；抗生素；重蒸水或去离子水。细胞培养的方式有静止培养、旋转培养、同管

两种细胞培养、微量培养等。当细胞生长繁殖贴壁占容器有效面积的 85%~95% 后，即可用于病毒的接种。

病毒接种及检测　用平衡盐溶液洗涤生长良好的细胞单层后，接种恰能覆盖细胞单层的病毒液，37℃作用1小时，弃去接种液，经洗涤，加入不含血清的培养液进行培养，每日观察细胞形态和培养液 pH 的变化。病毒使宿主细胞形态发生变化称为细胞病变效应（cytopathic effect，CPE），通过观察 CPE 判断接种物中有无病毒存在；不能使细胞产生 CPE 的病毒，则可通过血细胞吸附、免疫学、电镜、免疫电镜及分子生物学等方法进行病毒的检测。进行病毒接种时，应选择生长状况相同的细胞，不加病毒，但与病毒接种同样处理，作为空白对照，用于结果判断时的依据（图3）。

注意事项　在细胞培养过程

表4　培养病毒常用的细胞系或细胞株

细胞类型	细胞名称	来源	细胞类型	易感病毒
原代细胞	HEK	人胚肾	上皮样细胞为主	单纯疱疹病毒、腺病毒、轮状病毒、麻疹病毒、脊髓灰质炎病毒等
	MK	猴肾	上皮样细胞为主	流感病毒、麻疹病毒、脊髓灰质炎病毒、埃可病毒等
	RK	兔肾	上皮样细胞为主	单纯疱疹病毒
	CE	鸡胚	成纤维细胞为主	新城疫病毒、乙型脑炎病毒、巨细胞病毒
	CBMC、PBMC	人骨髓		人类免疫缺陷病毒（HIV）、人嗜 T 细胞白血病病毒等
传代细胞株或系	MDCK	犬肾	上皮样细胞	流感病毒
	Hep-2	人喉癌	上皮样细胞	呼吸道合胞病毒
	Hela	人宫颈癌	上皮样细胞	多种病毒
	KB	人口腔癌	上皮样细胞	多种病毒
	Vero-E6	非洲绿猴肾	上皮样细胞	冠状病毒、汉坦病毒等
	BSC-1	非洲绿猴肾	上皮样细胞	多种病毒
	RK-13	兔肾	上皮样细胞	风疹病毒
	BHK-21	幼仓鼠肾	成纤维细胞	狂犬病毒
	A549	人肺癌	上皮样细胞	汉坦病毒、腺病毒
	293	人肾	上皮样细胞	腺病毒
	人胚成纤维细胞	人胚	成纤维细胞	巨细胞病毒
	WI-38	人胚肺	成纤维细胞	汉坦病毒、狂犬病毒
	MRC-5	人胚肺	成纤维细胞	汉坦病毒、狂犬病毒

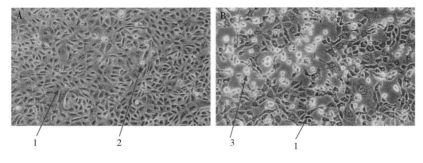

图3　细胞培养病毒的结果
A. 未接种病毒的正常培养细胞；B. 病毒感染后的细胞
1. 正常细胞；2. 衰老细胞；3. 病变细胞

中，应注意把握消化的程度和传代的时间，防止微生物的污染，特别是支原体的污染，以及注意生物安全。当细胞传代的次数较多时，细胞对病毒的敏感性可能会降低，应进行敏感性测定。细胞培养技术除可用于病毒的分离培养外，还能用于病毒性疾病的血清学诊断、肿瘤病毒致癌机制的研究、抗病毒药物的体外实验、从细胞水平了解病毒与细胞间相互作用的机制，并可对分离的病毒进行定量检测和生产疫苗等。

(余　倩)

bìngdú jiàndìng jìshù
病毒鉴定技术（viral identification technique）　依据病毒的生物学特点以及核酸的特性，利用相应技术进行的实验室检测。病毒的鉴定需要根据疾病的流行病学相关的信息、临床体征和症状，以及实验室检测的结果进行综合分析，实验室检测结果是其中很重要的部分。病毒鉴定技术主要包括显微镜检测、血清学试验和分子生物学技术。

显微镜检测　显微镜包括普通光学显微镜、电子显微镜和荧光显微镜。

普通光学显微镜　可用于大型病毒（200~300nm）、包涵体及病毒所致组织病理改变的检查。其检查方法简单、易行，但敏感性不高，特异性不强。对有特殊形态的病毒，如轮状病毒、冠状病毒等，能产生特殊包涵体如狂犬病毒产生的内基小体，以及引起特征性病理改变的病毒，为较好的鉴定方法。

大型病毒检查　将采集的标本涂布在洁净玻片上，通过帕邢染色（Paschen staining）或吉姆萨染色（Giemsa staining）后，直接用油镜进行检查。检查时应注意区别病毒与一般的组织细胞，最好同时设置与标本同来源的正常组织对照和含已知病毒的组织对照，避免结果判断错误。

包涵体检查　某些受病毒感染的细胞内，用普通显微镜可观察到的与正常细胞结构和着色不同的圆形或椭圆形斑块即为包涵体。病毒的种类不同，其形成的包涵体在细胞内存在的位置、数量和大小均不同，嗜酸碱性也不同，因而包涵体具有一定的诊断意义，如在脑组织切片或涂片中发现嗜酸性包涵体，其患者即可诊断为狂犬病。在进行包涵体检查时，应注意区别因某些理化因素和细菌感染所导致细胞出现类包涵体一样的变化。

组织细胞的病理学检查　病毒感染机体后，可导致其组织细胞出现病理性改变，如变性、增生、炎症等（表1）。不同病毒导致的组织细胞病理学改变的特征及程度不同，如多数嗜神经性病毒能在人或动物的神经组织和神

表1　常见病毒感染所致细胞的改变

病毒	临床表现	细胞的改变
巨细胞病毒	肺炎	巨大细胞，大而单一的既嗜碱又嗜酸的核内包涵体，小而嗜碱的胞质内包涵体
人乳头状瘤病毒	尖锐湿疣，宫颈发育不良	细胞核胀大，染色深，罕见嗜碱性核内包涵体
麻疹病毒	前驱症状，皮疹	鼻分泌物中呈桑椹样淋巴细胞核
副流感病毒	气管炎	巨细胞，单个或多个细胞核，嗜酸性胞质内小包涵体
细小病毒B19	胎儿发育障碍，胎儿水肿	骨髓或胎肝的造血前体细胞中核内包涵体
呼吸道合胞病毒	气管及支气管炎，肺炎	巨大多核细胞，胞质内嗜碱性包涵体，其周围有明显的晕圈
水痘-带状疱疹病毒	水泡性皮疹	多核细胞，伴有核内嗜酸性包涵体
传染性软疣病毒	眼睑或结膜红丘疹	胞质内巨大致密的嗜碱性包涵体，将细胞核挤到一边
传染性软疣病毒	阴道、阴茎或会阴部血疹，中央凹陷	胞质内巨大致密的嗜碱性包涵体，将细胞核挤到一边，鳞状上皮细胞常呈蚕豆样

经元内引起空泡变性，而嗜肌性病毒则常导致心脏或血管肌肉细胞的颗粒样或透明样变性。此项检查只能鉴定到科的水平，或仅能提示有无病毒的存在。

电子显微镜 简称电镜。用电子束和电子透镜代替光束和光学透镜，使物质的细微结构在高放大倍数下成像的显微镜即为电子显微镜，分辨率是光学显微镜的 2000 倍，达到 0.1nm。成为病毒学研究中不可缺少的重要手段。电子显微镜类型很多，有透射电镜、扫描电镜、分析电镜、电子探针等，在病毒鉴定中主要使用透射电镜。用电镜可直接观察病毒颗粒的形态特征及大小，对有特殊形态的病毒可直接鉴定，特别适合于不能培养或难于培养病毒的检测，对于新发病毒具有特殊的意义。电镜检查敏感性和特异性均不高，原则上标本中病毒含量 $\geqslant 10^5/ml$ 才能被电镜有效检出。电镜检测病毒常采用两种技术。①超薄切片技术：标本经脱水、固定、包埋，制成 $\leqslant 100nm$ 厚度的切片，经重金属染色后用电镜观察。此技术是观察细胞和病毒超微结构最常用的方法，尤其对于研究病毒的细胞定位有独到之处。②负染色技术：在 pH 6.5~7.0 的条件下，用重金属盐类浸染标本后用电镜观察。此技术快速、经济、反差好、易于观察，能显示病毒的立体结构，是较正染色分辨率高、简易快速的方法。染色后病毒仍保持其生物活性，可继续用于病毒的培养。

免疫电镜是抗原抗体反应与电镜技术相结合的技术，赋予电镜技术高特异性的特点。①负染免疫电镜技术：病毒抗原与特异性抗体结合后凝集成团，用琼脂扩散法或假复性制备电镜标本，经过负染后，即可显示出病毒结构或包被在病毒颗粒表面的抗体。由于病毒被抗体凝集，可提高方法的敏感性。②抗体标记的免疫电镜技术：病毒抗原与结合标记物的抗体反应后，通过电镜观察标记物，即可示踪病毒。标记物可有多种，如铁蛋白、胶体金、酶、荧光等。该法既能鉴定病毒，又能显示病毒在细胞中的位置及确定病毒感染量。

荧光显微镜 荧光素标记的病毒特异性抗体与活检的组织切片标本、病理学细胞涂片或血液标本反应，利用荧光显微镜观察，即可在病毒存在的部位发现相应的病毒。若采用间接法进行检测，则可用一种荧光标记抗体检测多种病毒；若用不同荧光素标记两种或是三种抗体，可同时检查几种不同的病毒。该法具有简便、快速、特异的优点，广泛应用于病毒感染的临床诊断。

血清学试验 病毒鉴定技术中重要的方法，对于不能进行培养的病毒尤为重要。常用的方法包括：①一般方法，如酶联免疫吸附试验（ELISA）、免疫荧光技术、补体结合试验、免疫胶体金等，见酶免疫检验技术、免疫荧光检验技术、补体参与检验技术、免疫胶体金检验技术等。②病毒检测特殊方法，如中和试验、红细胞凝集试验及红细胞凝集抑制试验、单放射免疫扩散溶血。

中和试验 凡是能与病毒结合，使其失去感染力的抗体称为中和抗体，其本质是 IgG。该试验是病毒血清学试验的经典方法之一，具有敏感性高，特异性强、多用途等优点，但试验较复杂，影响因素较多。

原理 特异性的抗病毒免疫血清（中和抗体）与病毒作用后，抑制病毒对敏感宿主的吸附、穿入和脱壳，阻止病毒的繁殖，使病毒失去感染能力，通过测定病毒与抗体作用后是否失去感染宿主的能力，鉴定病毒或抗体。试验是以测定病毒感染力为基础，对照在试验中十分重要。

方法 包括两种：①固定血清用量与等量一系列稀释的病毒作用。②固定病毒用量与一系列稀释的血清作用。用于培养病毒的宿主均可用于中和试验，但常用细胞作为宿主。试验时将培养良好的单层细胞分为实验组和对照组，实验组接种与免疫血清作用后的适量病毒悬液，对照组接种与实验组相同量的未与血清作用的病毒，细胞培养一定时间后，分别测定各组细胞发生病变的程度，或病毒特异性蛋白的多少，或形成空斑的多少。若实验组与对照组测定的结果有差异，说明病毒与抗体相对应，反之，则病毒与抗体不相对应。

注意事项 ①选择病毒敏感的细胞进行试验。②病毒低温保存，避免反复冻融，保持一定的活性。③病毒与抗血清作用的温度和时间应保证病毒的感染力被中和。

红细胞凝集试验和红细胞凝集抑制试验 分别简称血凝试验、血凝抑制实验。敏感性高、特异性强，且操作简便、快速，结果可靠，故常被采用。血凝试验可用于检测标本或培养物中有无病毒以及滴定病毒效价，血凝抑制试验可用于鉴定病毒及病毒的分型、血凝抗体效价的测定、病毒抗原变异分析。

原理 某些病毒或其表面的血凝素能选择性地引起人和某些动物的红细胞发生凝集。通过检测红细胞是否凝集，判断病毒存在的方法，为红细胞凝集试验。

在反应系统中加入病毒相应抗体，红细胞凝集现象被抑制，利用此现象来判断病毒与抗体是否相对应的方法，为红细胞凝集抑制试验。

方法 ①血凝试验：将不同稀释度标本或疑是病毒感染标本的培养物与等量红细胞作用一定时间，观察结果，出现红细胞凝集，表明所测标本或培养物中有病毒存在，使红细胞完全凝集的标本或培养物最高稀释度为血凝效价，也即病毒的滴度。②血凝抑制试验：不同稀释度病毒与等量红细胞作用一定时间，观察红细胞凝集情况，红细胞完全凝集的病毒最高稀释度为一个血凝单位，经确认后，用生理盐水稀释成试验所需病毒浓度，备用；血清通过除去非特异性的凝集素和抑制素后稀释，加上备用的病毒及红细胞，一定时间后观察结果，完全抑制红细胞凝集的血清最高稀释度为抗体的血抑效价。

注意事项 ①根据病毒选择红细胞及试验条件（表2）。②保证红细胞浓度一致。③控制血清与病毒作用时间。④设置红细胞对照，排除红细胞自凝，并作为观察结果的时间参照。⑤设置血清和病毒对照，作为血凝抑制试验的质量控制。

单放射免疫扩散溶血（single radial hemolysis，SRH） 简称单扩溶血。该技术是在单向琼脂免疫扩散技术的基础上发展起来的，又称被动溶血试验。SRH 具有简便、准确、可靠、特异、敏感性高、不受血清中非特异性抑制素的影响、血清用量少等优点，在流感病毒研究中被广泛应用。

原理 血清加在吸附有病毒抗原的红细胞与补体制成的琼脂板内，在一定条件下向四周扩散，若病毒与血清中抗体相对应，可形成抗原抗体复合物，在补体的作用下，使红细胞发生溶血，形成透明的溶血环，溶血环的大小与血清中相应抗体的量成正比。

方法 用1%的红细胞悬液制成1000个血凝单位/0.1ml 的病毒红细胞悬液，经离心后，配成50%的病毒红细胞悬液，制板备用；待检血清经灭活补体、去除非特异性凝集物和嗜异性抗体后，备用；将待检血清加入含病毒红细胞琼脂板的孔中，加入补体，以琼脂板上呈现清晰溶血环为判断标准。凡恢复期血清引起的溶血环直径比急性期>2mm，有诊断意义。

注意事项 ①准确掌握抗原浓度以保证试验的敏感性。②保证红细胞浓度的一致。③保证补体的活性。④血清切忌反复冻融。⑤试验需阳性和阴性血清对照。

分子生物学技术 在病毒检测中非常重要，对于不能分离培养病毒的检测及新发现病毒的确定是重要的手段，且在病毒快速检测及早期诊断方面发挥了重要作用。多种分子生物学技术，核酸扩增检验技术如聚合酶链反应（PCR）、实时荧光定量检测技术、核酸杂交检验技术、基因芯片检验技术等均可用于病毒的鉴定，其中PCR应用最广泛，已成为多种病毒检验的标准方法。如利用逆转录聚合酶链反应（RT-PCR）技术可用于流感病毒的应急快速诊断，也可用于轮状病毒的分型；PCR检测患者脑脊液中的单纯疱疹病毒特异DNA，可达到较高的阳性率，且避免了脑组织的活检；利用PCR-限制性片段长度多态性（PCR-RFLP）技术用于病毒的分型；将病毒PCR扩增产物回收后测序，用于病毒的鉴定或分型，以及基因变异的分析；利用实时荧光定量检测技术，检测乙型肝炎病毒核酸的含量，可作为乙型病毒性肝炎传染性强弱的依据。

（余 倩）

bìngdú dìngliàng jiǎncè jìshù

病毒定量检测技术（virus quantitative assay） 定量检测病毒是病毒研究和进行某些病毒实验的需要，技术包括利用病毒与已知浓度的乳胶微粒混合后在电子显微镜下观察的直接计数方法，以及空斑形成试验、干扰滴定等多种间接测量方法，常用间接检测技术。

空斑形成试验 将不同浓度

表 2 几种病毒的血凝特点

病毒	病毒种类	血凝素来源	常用红细胞	血凝温度（℃）
正黏病毒	流感病毒 A、B、C	鸡胚尿液	鸡、豚鼠、人（O型）	18～22
副黏病毒	副流感、腮腺炎、麻疹	鸡胚尿液 细胞培养液	鸡、豚鼠、人（O型）猴	18～22 37
腺病毒	大多数型别	细胞培养液	猴、大白鼠	39
弹状病毒	狂犬病毒	细胞培养液	鹅	4
呼肠病毒	1～3型	细胞培养液	人（O型）	4
虫媒病毒	乙型脑炎病毒	乳鼠脑悬液	鹅、绵羊	22～37

病毒接种宿主细胞，复以琼脂培养基进行培养，因琼脂的限制作用，病毒仅能在其入侵细胞的周围感染宿主细胞，产生细胞病变，当用中性红染色时，活细胞显红色，被病毒感染的病变细胞不着色，在红色背景上出现无色区域，即空斑。每个空斑原则上代表一个病毒颗粒，计算空斑数目乘以稀释倍数，即可知所测病毒的浓度，用空斑形成单位（plaque forming units，PFU/单位体积）表示。感染细胞不能产生细胞病变的病毒可采用不同的方法，显示感染细胞的数量，如红细胞吸附显斑、加抗体后用葡萄球菌 A 蛋白（SPA）显斑、干扰病毒显斑等。实验时应注意保证病毒的活性、挑选合格的细胞单层、琼脂的质量、选择合适的病毒浓度计数，以及必须在空斑数目达到稳定时方可计数。

50%终点法 将不同浓度病毒接种动物、鸡胚或细胞单层，培养一定时间后，记录各病毒稀释度造成的动物、鸡胚致死量或细胞病变，将结果制成曲线，找出造成 50% 动物、鸡胚死亡或细胞病变的稀释度，以此作为病毒的感染浓度，分别用 LD_{50}（造成 50% 动物或鸡胚死亡的病毒含量）、ID_{50}（造成 50% 动物或鸡胚感染的剂量）及 $CCID_{50}$（造成 50% 细胞产生病变的剂量）表示。实验时应注意对照组的设立及保证病毒的活力。

干扰滴定法 两种病毒同时或先后感染同一细胞时，发生一种病毒的增殖抑制另一种病毒增殖的现象称为干扰现象。此法用于不能产生细胞病变效应（CPE）病毒的定量检测。实验时用待定量病毒（干扰病毒）感染细胞，培养一定时间后，再接种能产生

CPE 的病毒，继续培养一段时间。如产生 CPE 病毒形成的细胞病变受到了抑制，则表明干扰病毒可抑制产生 CPE 病毒的增殖。不产生 CPE 的细胞培养孔即为干扰滴定的阳性孔，计算阳性孔数，用卡伯（Karber）法确定干扰病毒的滴度。

酶联免疫吸附试验（ELISA）
用已知不同浓度的高效价特异病毒抗原，采用双抗体夹心法进行检测，制备标准曲线，再将待测病毒抗原用同法测得的吸光度值在标准曲线上查得其相应的含量。建立 ELISA 定量检测方法应通过试验确定最佳的抗体包被浓度和酶标抗体浓度，以及线性范围和最低检出限。

四种方法中空斑形成试验所获得的测定结果能较准确地反映病毒的感染力；其余三种方法只能检测出病毒的相对含量或病毒的抗原量，结果不一定与病毒的感染力相一致。

（余 倩）

bìngdú bǎocún jìshù

病毒保存技术（virus conservation technique） 利用各种低温方式保存病毒活力的技术。此类技术是病毒鉴定和研究工作的重要一环。在保存过程中，应充分考虑其特性，以便长期保持病毒的感染性和抗原性。保存病毒首先需制备病毒液，存在于液体中的病毒通过超过滤、吸附或超速离心等方法进行纯化和浓缩；存在于组织和细胞中的病毒，通过研磨、冻融、蛋白酶酶解等方法使病毒释放，再经低速离心后，进行纯化和浓缩。纯化和浓缩的病毒经鉴定后既可用于保存。

常用保存方法：①低温及超低温保藏法。低温（−20～−60℃）、超低温（−70℃以下）或液氮

（−150～−196℃）是保藏病毒较理想的方法，温度越低，保存时间越长。液氮温度远低于各种微生物新陈代谢停止的温度，可长期保存。此法是将备用病毒直接分装，或加入保护剂制成病毒悬液后分装，置相应温度中保存。常用的保护剂有脱脂牛奶溶液、5% 蔗糖、50% 甘油磷酸盐缓冲液（PBS）、10% 二甲亚砜-PBS 等。②冷冻干燥保存。含水物质经冷冻后，再经真空干燥使水分升华，微生物的生长代谢停止。此法是用保护剂制成病毒悬液，无菌分装安瓿，预冻，置冷冻干燥机中真空干燥。菌种完全干燥后抽真空熔封，置4℃冰箱保存。该法保藏病毒具有成活率高，变异性小、易溶解等优点，在普通冰箱中最长可保存 20 年。

保存病毒应注意：①病毒的浓度 $\geqslant 10^9$/ml，且具有高活力。②严格的无菌操作。③定期进行保存病毒的活化增殖，测定病毒活力大小及变异情况。④有完整的标识。⑤菌种由专人负责管理。

（余 倩）

zhēnjūn fēnlí péiyǎng jìshù

真菌分离培养技术（fungi isolation and cultivation technique）

真菌种类繁多、分布极广，是一类有典型细胞核，不含叶绿素，以腐生或寄生方式摄取营养，可进行有性生殖或无性繁殖的真核细胞型微生物，绝大多数真菌可在人工培养基上生长。自然界存在的真菌 100 万～150 万种，已被描述的约有 10 余万种。多数真菌对人类有益，少数有害的真菌包括致病真菌、条件致病真菌、产毒真菌等。根据形态特征，真菌分为：①酵母菌。以芽殖为主，形态结构简单的单细胞真菌，一般呈卵圆形、圆形或圆柱形，有

的酵母菌在一定条件下能形成假菌丝，称为类酵母菌。②霉菌或丝状真菌：由菌丝和孢子共同组成的多细胞真菌。某些真菌在室温培养时呈现霉菌特征，在37℃培养时则呈现酵母菌或酵母样菌的特征，称为双相真菌。根据形态学特征，真菌分离培养技术分为霉菌分离培养技术和酵母分离培养技术。

霉菌分离培养技术 培养条件：多数霉菌对营养的要求不高，一般细菌能生长的培养基，霉菌都能生长，但致病性霉菌对营养的要求高于一般霉菌，有的菌种需供给特殊的营养。所需的最适pH 4.0~7.0，最适温度25~28℃，深部致病性霉菌一般需37℃培养，需氧及较高的湿度，培养时间5~10天，培养致病霉菌4周为阴性才可丢弃。培养基与培养条件影响菌落特征，选用适当的培养基和培养条件，对于菌种的分离、培养、保藏具有至关重要的意义。在鉴定菌种时，需使用标准培养基。常用培养基有察氏培养基、高渗察氏培养基、沙保弱培养基、马铃薯葡萄糖琼脂培养基、孟加拉红培养基等。一般需在分离培养培养基中加一定量的抗生素，如氯霉素等，避免细菌干扰。霉菌有以下培养方法。

大培养法 即平板培养法。采用点植法，接种时使培养基朝下，用接种钩蘸取少量孢子，在培养基中心点种1点或点种3点，倒置培养一定时间，观察生长情况；也可将待检菌制成孢子悬液，用接种环划线接种在培养基上。该法用于观察霉菌生长速度和菌落特征。

斜面培养法 用接种钩蘸取少量孢子，在斜面中央点种1点，或从中心向上划一条直线，接种后培养一定时间，观察结果。该法用于菌种的纯化、传代、菌种的保藏，以及观察霉菌的生长特征。

小培养法 用于霉菌生长特性和形态结构的观察，便于鉴定和显微照相。小培养的方式多样（图）。①琼脂块培养法：培养皿中放入灭菌载玻片，其上滴加融化的培养基，待凝固后，接种霉菌，加盖盖玻片，置湿盒培养，一定时间后取下盖玻片，制成小培养制片，置显微镜下观察霉菌孢子及分生孢子的形成及方式。仅适于一般霉菌的培养。②钢卷培养法：将无菌玻片、盖玻片放入无菌平皿中，再放入蘸蜡少许的粗铝丝卷，趁热粘在盖片上，吸取融化培养基滴于盖片的一角，凝固后接种霉菌于培养基边缘。用无菌滴管吸融化石蜡，将盖片四周固定在载玻片上，置湿盒内培养。适用于所有霉菌的小培养，尤其适用于传染性强的致病霉菌培养。

酵母菌分离培养技术 培养条件：大多酵母菌为腐生菌，最适pH 4.5~6，最适温度25~28℃，致病性酵母菌需37℃培养，一般为需氧或兼性厌氧，培养时间一般为2~3天。同种酵母，在不同成分的培养基上生长所形成的菌落特征有差异。常用培养基有麦芽汁培养基、蛋白胨酵母汁葡萄糖培养基、高氏培养基、马铃薯或玉米粉琼脂培养基、玉米粉吐温琼脂培养基、沙保弱培养基、10%氯化钠、12%葡萄糖麦芽酵母汁培养基、显色培养基等。为避免细菌的干扰，分离培养的培养基通常要加一定量的抗生素，如氯霉素等。酵母菌的培养方法与细菌相同，包括斜面划线接种、平板划线接种、液体接种。

注意事项 真菌具有易污染、难处理的特点，真菌检验最好用单独的实验室，且在进行真菌培养的过程中需注意生物安全问题，根据待培养真菌的危害等级（表），选择与之相适应的生物安

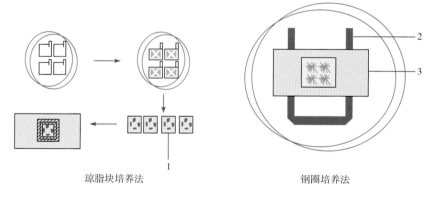

琼脂块培养法　　　　　　　　钢圈培养法

图 真菌小培养法
1. 琼脂块；2. 钢圈；3. 载玻片

表 真菌危险度分级

级别	真菌名称
I	球孢子菌、组织胞质菌
II	皮炎芽生菌、副球孢子菌、烟曲霉、着色霉菌、马内菲青霉
III	新生隐球菌、孢子丝菌、黄曲霉、杂色曲霉、镰刀菌、蛙粪霉、须癣毛癣菌
IV	皮肤癣菌

全水平实验室进行操作，避免生物安全事故的发生。

（余 倩）

zhēnjūn jiàndìng jìshù

真菌鉴定技术（fungal identification technique）

霉菌与酵母菌存在较大差异，鉴定技术不同，且同一技术在两类真菌鉴定中的作用不同。

霉菌鉴定技术 鉴定霉菌包括形态学检查、血清学试验、分子生物学技术，其中形态特征是霉菌鉴定的主要依据。

形态学检查 包括直接镜检、分离培养和组织病理学检查。

直接镜检 通过光学显微镜观察霉菌的微观形态菌丝和孢子，菌丝是霉菌孢子在适合环境中出芽延长形成的管状物，除特殊菌丝外，菌丝在霉菌鉴定中价值一般不大；孢子是真菌的繁殖器官，分有性孢子和无性孢子，在霉菌鉴定中具有重要的鉴别意义。不同菌种的孢子具有不同的特征，包括大小、形状、颜色、纹饰、产生方式等，孢子产生方式是霉菌的生长特性，包括孢子着生方式或产孢器官和孢子构成，如总状分枝、假头状着生、分生孢子头等。直接镜检简便快速，常用于临床标本的检查，阳性结果可确定真菌感染，阴性结果不能排除感染；也可用于霉变食品的检查。除少数霉菌外，只能鉴定到属。检查步骤是将少许无菌采集的标本置于载玻片上，滴加适当封固液或染液后，用显微镜观察菌丝和孢子，观察结果有一定的诊断意义。常用的封固液有10%~40%氢氧化钾（KOH）、复合KOH、乳酸酚甘油及生理盐水或蒸馏水等；常用染液有乳酸苯酚液或乳酸苯酚棉蓝染液。

分离培养 霉菌鉴定的金标准，除不能人工培养霉菌外，所有霉菌均适用于该法进行检查。标本经适当处理（洗涤、除菌等），选择合适的培养基培养，长出菌落后，转种标准培养基。一般选择大培养用于观察霉菌宏观形态菌落的特征，包括：①菌落生长的速度，以蔓延生长和局限生长表示，或以菌落直径表示。②菌落颜色，包括菌落表面因孢子产生的颜色、背面的颜色，以及培养基颜色及菌落在霉菌不同生长阶段的颜色变化。③菌落质地，由气生菌丝及子实体等形成的菌落外观，如绒状、絮状、束状、粉末状、颗粒状、皮革状等。④菌落表面形态，疏松或致密、平坦、凹陷或隆起、有无皱褶、有无放射状或同心环状的沟纹、边缘是否整齐等。⑤渗出物，菌落表面出现的带颜色的液体即为渗出物，不同的菌种其渗出物的颜色、数量均有差异。⑥其他，是否出现黏液，是否产生菌核，是否具有特殊的气味等。霉菌菌落特征是霉菌鉴定的重要依据之一。小培养或斜面培养用于观察霉菌的生长特性，如曲霉的分生孢子头、青霉的帚状枝、镰刀菌小分生孢子的假头状着生等。观察后，用接种钩取少量菌落进行染色镜检，观察霉菌的微观形态。综合待检物的菌落特征、生长特性及菌丝和孢子的特征，可鉴定到菌种。

组织病理学检查 通过组织化学法或免疫组织化学法进行霉菌形态的观察。后者是仅次于培养法的特异检查手段，可用于临床深部真菌病的诊断。将采集的标本制片，用组织化学特殊染色（如苏木精-伊红染色）或标记的霉菌抗体进行染色后，用显微镜观察。

血清学试验 真菌抗原系统繁多复杂，多数种间存在共同抗原，在卫生微生物检验中不常用，在临床上主要作为深部真菌病诊断的辅助方法，常用血清学方法有乳胶凝集试验、酶联免疫吸附试验（ELISA）、荧光抗体染色以及双向免疫扩散试验等。如利用ELISA双抗体夹心法检测曲霉在人体内生长时释放出的一种细胞壁多糖成分半乳甘露聚糖，以诊断患者是否曲霉感染。

分子生物学技术 利用此类技术检测霉菌具有特异、敏感的特点。真菌有细胞壁，其组成物质包括几丁质、纤维素、葡聚糖等，导致真菌的结构牢固，霉菌的分子生物学鉴定关键问题是DNA的提取。

与提取细菌DNA不同，霉菌需先经过破细胞壁后，再提取DNA。破壁方法包括：①物理方法，玻珠振荡法、液氮研磨法、微波加热法均可用于破壁，为增加效果，可加入三甲基羟乙酰溴化铵或将两种方法联合使用。②化学方法，氯化苄裂解法、酶消化法，常用的酶有蛋白酶K、蜗牛酶、β-1,3-葡聚糖酶等。破壁后提取DNA的方法与其他微生物无差别，可用传统的方法或真菌DNA提取试剂盒。

多种分子生物学技术均可用于霉菌的鉴定，包括普通聚合酶链反应（PCR）、实时荧光PCR、PCR-限制性片段长度多态性（RFLP）、分子杂交等，如利用真菌核糖体蛋白基因（rDNA）及转录间隔区设计通用引物进行PCR检测深部霉菌感染，以及根据属种间高变区或特异性基因设计的特异性引物进行霉菌菌种的PCR检测。如用PCR扩增黄曲霉26S RNADE rDNA紧密复合区片段，可以从患者呼吸道标本中检出黄曲霉。

酵母菌鉴定技术 包括形态学检查、生理生化实验、血清学试验、分子生物学技术。酵母菌属的鉴定以形态为主辅以少量的生化反应，而种的鉴定则是以生理生化特征为主，形态为辅。在生理生化特性中，碳源的发酵和同化最重要，其次是硝酸盐利用。

形态学检查 包括直接镜检、分离培养和组织病理学检查三种方法，组织病理学检查同霉菌。

直接镜检 通过光学显微镜观察酵母菌的微观形态，即酵母菌的细胞形态及出芽方式。酵母菌细胞形态一般为球形、卵圆形、腊肠形、椭圆形、柠檬形或藕节形等，有的酵母菌有荚膜。多数酵母菌以细胞出芽的方式繁殖（图1），出芽固定在细胞的一处，称单端芽殖，固定在细胞的两端称两端芽殖，出芽在细胞的多个方向则称多边芽殖；少数酵母菌以裂殖的方式繁殖，即细胞先出现一横隔，而后断裂成新的个体。有的酵母菌细胞出芽后不与母细胞脱落，并继续出芽形成分枝状，即为假菌丝，假菌丝与真菌丝的区别是菌丝由链状排列的芽孢组成，在芽颈处有缩窄；部分酵母菌能进行有性繁殖，产生子囊孢子。检查步骤是将采集的标本制片，染色后镜检，观察细胞形态特征、繁殖情况，有无假菌丝。常用的染液有乳酸苯酚或乳酸苯酚棉蓝染液、印度墨汁、革兰染液、抗酸染液等。

分离培养 标本经适当处理（洗涤、除菌等），接种沙保弱培养基，观察初代培养的菌落特征，进行初步判断。选择不同培养基，对分离物进一步培养，接种标准培养基，观察菌落的特征，大多数酵母菌菌落类似细菌菌落，柔软致密，表面光滑湿润、边缘整齐，多为白色、类白色及粉红色，培养时间较长的菌落呈皱缩状，并较干燥。菌落表面光滑、湿润、黏稠，容易挑起，菌落质地均匀，正反面和边缘、中央部位的颜色都很均一，菌落多为乳白色，少数为红色，个别为黑色。产生假菌丝酵母菌的菌落外观与酵母型菌落相似，但边缘不齐，对光观察可见菌落边缘似羽毛状；接种麦芽汁液体培养基，观察酵母菌在液体中的生长特点，即观察菌醭、菌环和菌岛的形成；接种马铃薯琼脂平板或玉米粉吐温琼脂平板，观察假菌丝的形成和生长情况；接种高氏琼脂，观察酵母菌形成子囊和子囊孢子。观察相应特征后，用接种环取少量菌落进行染色镜检，观察酵母菌的形态及生长特征。还可取分离的菌落接种0.5ml血清，35～37℃孵育<3小时后，观察酵母的出芽情况。综合待检物的各种特征，可鉴定酵母菌到属。念珠菌选择显色培养基可鉴定到种。

生理生化实验 重要实验是碳源的发酵和同化实验、硝酸盐利用实验。碳源同化是在有氧条件下，酵母菌利用碳源将其完全分解成二氧化碳（CO_2）和H_2O的过程。实验选用无碳源培养基，与制备好的菌液混匀后制成平板，加上选择的碳源，观察酵母菌的生长情况。凡在碳源周围形成生长圈即为同化试验阳性；碳源发酵指在无氧条件下，酵母菌利用碳源产生乙醇和CO_2的过程，最常用的糖有葡萄糖、蔗糖、麦芽糖、乳糖、半乳糖及棉子糖。实验利用杜氏管或艾氏管进行，产生气体为阳性；硝酸盐同化试验选用无氮源培养基，采用生长图谱法进行检测。除此外还可选择脲酶分解、放线菌酮耐受、分解杨梅苷、脂肪分解等试验鉴定酵母。

血清学试验 主要用于深部真菌病的检测，测定循环抗原和抗体常用方法包括酶联免疫吸附试验（ELISA）、补体结合试验、乳胶凝集试验、荧光抗体染色等，以及用于测定某些外抗原的双向免疫扩散。如间接荧光抗体技术或乳胶凝集试验可检查患者血清

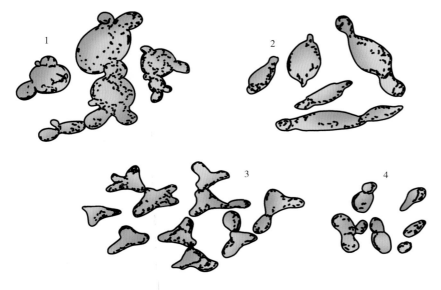

图1 酵母的出芽方式
1. 多边芽殖；2. 两端芽殖；3. 三边芽殖；4. 单端芽殖

中抗新型隐球菌抗体。

分子生物学技术 酵母菌的细胞壁较易被破坏，常用于破坏真菌的酶如蜗牛酶等，可较好地达到破壁效果，也可采用与细菌提取 DNA 化学方法达到目的。破壁后提取 DNA 的方法与其他微生物无差别，可用传统的方法或使用真菌 DNA 提取试剂盒。多种分子生物学技术均可用于酵母菌的鉴定，包括普通 PCR、实时荧光 PCR、PCR-RFLP、核酸分子杂交、基因芯片等。用于酵母菌分子生物学检测的引物包括根据真菌 18S DNA 保守序列设计的通用引物以及根据各种酵母菌所设计的特异性引物，如根据白念珠菌特异性片段 EO3 设计的一对引物进行 PCR 检测，可区别白假丝酵母菌和其他念珠菌。

致病酵母菌鉴定程序见图 2。

真菌自动化鉴定系统 常用下列两种。

API20 C 系统 应用广泛的酵母菌鉴定系统，该系统依据酵母菌只能在含有其能利用的唯一碳源底物中生长进行设计，由 19 个含干燥培养基和 1 个空白对照组成。鉴定时接种一定浓度待检菌后经 48 小时培养，生长情况在鉴定表编码手册或 APILAB Plus 软件中可检索出鉴定结果。该系统辅以在玉米粉琼脂上生长的酵母菌镜下形态，可鉴定 16 种念珠菌，6 种隐球菌，3 种毛孢子菌及其他酵母菌共 42 种。API20 C AUX 可直接读取结果，操作简便。

Biolog 自动微生物鉴定系统 可鉴定包括细菌、酵母和丝状真菌在内的近 2000 种微生物，其中包括酵母菌 267 种、丝状真菌 618 种，具有操作简便、结果明显、快速准确、结论可靠等特点。该系统的原理是依据微生物利用碳源或氮源，产生细胞的呼吸作用，使指示剂还原，可使无色的液体变为紫色，将各种微生物利用不同碳源或氮源进行排列组合，组成数据库，用可能性、相似性和距离三个参数综合判断鉴定结果，即可用于微生物的鉴定。真菌鉴定是利用 95 种不同的碳源或氮源进行测定，某一真菌经测定所得的反应结果，也即该菌的"代谢指纹"，通过查阅数据库，即可鉴定到种，若将待检菌的菌落和形态与软件所带菌落形态和镜下形态的图片相比对，鉴定结果更准确。实验时将一定浓度待检物接种反应板，培养一定时间后观察结果，紫色为阳性，无色为阴性。所得结果与相应数据库比对，即可鉴定到菌种。

（余 倩）

zhēnjūn dìngliàng jiǎncè jìshù

真菌定量检测技术（fungal quantitative detection technique） 真菌定量检测是为了了解样品被真菌污染的程度，判断样品可能对人体存在的危害。真菌计数的标本主要有环境标本、粮食、食品、药品、化妆品等。酵母菌可直接计数菌细胞，霉菌主要计数孢子。定量检测方法包括下列几种。①平板菌落计数：又称活菌计数法，是测定真菌活菌数的标准方法。待检样本经一定稀释后，采取倾注法或涂布法进行接种，培养一定时间，计数符合要求平板上真菌菌落的数量，经计算即可获得样本中真菌的浓度，以 $X \times 10^n$CFU/ml（g）表示。药品样本接种玫瑰红钠培养基或酵母菌浸出粉葡萄糖琼脂培养基，食品样本接种马铃薯葡萄糖琼脂培养基或孟加拉红培养基。②血细胞计数板法：又称显微镜直接计数法，适当稀释的样本经染色后注入血细胞计数室中，在显微镜下计数真菌，通过计算可获得样本中真菌的浓度。此法具有直观、快速的优点，但不能区分菌的死活，用于纯菌液计数的准确性高。③比浊法：当光束通过真菌菌液时，因菌细胞对光线的散射或吸收，导致光线的透过率降低，光降低的

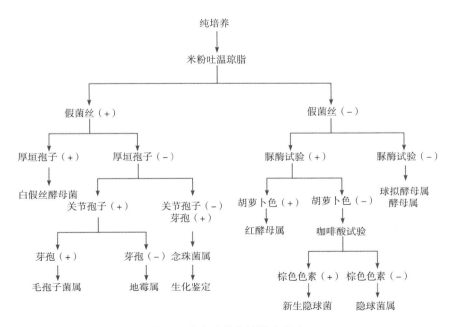

图 2 致病酵母菌的鉴定程序

程度与菌液中菌细胞数量的多少呈正比。测量前，用已知不同浓度的一系列菌液，在 450~660nm 处测定其 A 值，制备标准曲线。用所测样本的 A 值，即可在标准曲线上查出菌液浓度。④曝皿计数法：用于空气样本真菌的定量检测。将制备好的平皿在空气中暴露 3~5 分钟后培养，计数平皿上生长的菌落数。该法的准确性受环境中许多因素如粒子大小、气流速度、气流方向等的影响。

（余　倩）

zhēnjūn bǎocún jìshù

真菌保存技术（fungal conservation technique）

菌种的保存对于真菌的研究及检验工作很重要，需根据不同真菌的差异，选择相应的方法进行保存。①定期移植保存法：生长良好的真菌置于室温或低温保存，一定时间后再转种，继续保存。酵母菌常用培养基是麦芽汁琼脂或麦芽汁酵母琼脂，4~6℃保存 4~6 个月；丝状真菌常用培养基有马铃薯葡萄糖琼脂培养基、察氏琼脂培养基或麦芽汁琼脂培养基，4~6℃保存 4 个月，20℃保存 2 个月。此法简便易行，存活率高，但保藏期短，传代次数多，易变异和污染。②液体石蜡法：将高压灭菌液体石蜡覆盖在生长良好的真菌纯培养物表面，橡胶塞塞紧后用石蜡封口，于室温或 4℃保存，保存时间 6~12 个月。定期检查，培养基露出液面时及时补充无菌液体石蜡。此法可用于酵母菌和部分霉菌的保存。③蒸馏水保藏方法：无菌蒸馏水注入生长良好的真菌培养物中，冲洗后的菌丝和孢子，移液体至无菌小管，封口后置于室温或 4℃保存，可保存数年。此法简单经济，效果好，特别适合无低温设备的实验室。

④载体干燥保藏法：生长良好的真菌制成浓的菌悬液，加入无菌载体混匀后，除去多余的菌液，置低温保存。载体物质包括砂土、玻璃珠、瓷珠、明胶颗粒等。每半年检查一次菌种存活情况，可保存 2~10 年。

（余　倩）

wèishēng zhǐshì wēishēngwù

卫生指示微生物（indicator microorganism）

在卫生检验中，用以指示样品卫生状况及安全性的微生物。作为指示微生物应该具有如下特点：数量大，易于检出；检验方法简单、经济、方便；有一定的代表性，其数量变化能反映样品卫生状况及安全性，即数量越大，污染越严重，安全性越低。根据应用情况，指示微生物分为四种类型：①细菌菌落总数、霉菌和酵母菌落总数，用以评价被检样品的一般卫生状况、污染程度和安全性。②大肠菌群、粪链球菌、产气荚膜梭菌等，用以评价被检样品受人、畜粪便的污染状况，间接反映肠道病原微生物存在的可能性，以评估样品的卫生安全性。③病毒（包括噬菌体），间接反映肠道内病毒存在的可能性。④其他指示菌，包括某些特定环境或样品不得检出的菌类（如特定菌、某些致病菌或其他指示性微生物）。前两种类型见菌落总数测定、大肠埃希菌计数、粪链球菌定量测定、产气荚膜梭菌测定等，后两种分述如下。

肠道内病毒的指示微生物　肠道内病毒是能从肠道排出的病毒的总称，易通过粪便污染食品和水体，导致肠内及肠外感染。肠道内病毒种类繁多，如属于肠道病毒属的脊髓灰质炎病毒、柯萨奇病毒、埃可病毒，经粪-口传播的各类肝炎病毒、轮状病毒、

诺如病毒、呼肠孤病毒和腺病毒等。由于大肠菌群对氯等饮水消毒剂的耐受力较某些病毒（如柯萨奇毒、肝炎病毒）弱，因此不适宜作为水中病毒的指示微生物；而存在于水中的病毒型别很多，不可能逐一检查，并且分离、培养和鉴定病毒的方法一般较难，因此需要选择水中病毒的指示微生物。作为理想的病毒指示微生物的条件是：检验方法简单；操作安全；抵抗力与肠道内病毒相当或稍强；在被人粪肠道内病毒污染的环境中一定存在，其存在数量应等于或大于肠道内病毒的数目。使用的肠道内病毒指示微生物有大肠杆菌噬菌体 f_2 和脊髓灰质炎病毒减毒疫苗株。大肠杆菌噬菌体 f_2 是 RNA 噬菌体，生长快，检测方法简单、快速，不需进行繁琐的组织培养，凡有条件培养细菌的实验室均可测定，有学者提出将其作为水中肠道内病毒污染的指示微生物，但应注意此种噬菌体在人粪便内数量不多，而且可能在水或其他环境中繁殖，大肠杆菌 DNA 噬菌体的存在会影响检测结果，因此仍需寻找更理想的肠道内病毒指示微生物。脊髓灰质炎病毒减毒疫苗株 I 无致病力，也有学者将其作为水中病毒和消毒剂消毒效果评价的指示微生物。

其他指示菌　主要包括五种。①沙门菌与志贺菌：常见的肠道致病菌，经粪-口途径传播，可导致感染性疾病和食物中毒，是常见食品卫生微生物检验中的必检指标。②金黄色葡萄球菌：常存在于人的皮肤、鼻咽部和肠道及家畜的皮肤和肠道。此菌可引起局部化脓性炎症，严重者可引起败血症；有些菌株污染食品可产生肠毒素，达到一定污染剂量可

卫生检验学 393

引起中毒型食物中毒，因此也是常见食品卫生微生物检验中的必检指标。③溶血性链球菌：常存在于人的鼻咽部，可作为室内空气污染的指示菌，根据链球菌检出的数量可判定空气污染的程度和住宅的卫生状况；乙型溶血性链球菌可污染食品，引起食物中毒，因此也作为某些食品的卫生指示菌之一。④铜绿假单胞菌：广泛分布于外环境中，也存在于人的皮肤和上呼吸道和肠道，是外科创伤用药、眼科用药、化妆品中不得检出的特定菌，也被作为游泳池水的卫生指示菌。⑤破伤风梭菌：主要存在于土壤中，可通过外伤后的皮肤感染，在坏死组织厌氧环境中繁殖，产生破伤风痉挛毒素而致病，以根茎类植物为原料的药品常可被该菌污染，因此外用药特别是用于深部组织的药品，如阴道、创伤、溃疡的用药，必须控制破伤风梭菌的检出。

（裴晓方）

jūnluòzǒngshù cèdìng

菌落总数测定（aerobic plate count）

对样品经一定条件培养，能长出的微生物菌落总数的测定。样品包括食品、化妆品、药品、水、物体表面以及空气等。菌落总数是指被检样品的单位重量（g）、容积（ml）、表面积（cm²）或体积（m³）内，所含有的能在某种培养基上经一定条件、一定时间培养后长出的微生物菌落数量。测定菌落总数可用于判定被检样品被微生物污染的程度，在一定程度上反映被检样品卫生质量的优劣，菌落总数越高，说明污染越严重，是某些样品的卫生限量标准，也可反映样品中微生物的消长状况。根据所用培养基和培养条件的差异，菌落总数包括细菌菌落总数、霉菌菌落总数和酵母菌菌落总数。受培养基和培养条件所限，不可能培养出所有待测微生物，而且琼脂平板上出现的菌落不一定都是单个微生物细胞形成的，可能由非单个细胞分裂增殖堆积而成，因此，菌落总数不能代表样品中细菌、霉菌和酵母菌的实际数量，是平板上的菌落数乘以稀释倍数得到的一个相对值，以单位重量、容积、表面积或体积内的菌落形成单位（colony forming unit，CFU）表示。检测菌落总数最常用的方法是倾注培养法，见中国《食品安全国家标准 食品微生物学检验 菌落总数测定》（GB 4789.2-2016）、《食品安全国家标准 食品微生物学检验 霉菌和酵母计数》（GB 4789.15-2016），但当所用培养基不透明时，也可用表面涂布法，检测水样还有滤膜法，以及相对较快的测试片法。

倾注培养法 将融化的培养基与平板中的 1ml 样品充分混匀，待琼脂凝固，于一定温度培养待测微生物的方法。该方法是国内外对食品、水、药品、化妆品等污染状况检查时所采用的标准方法，也是卫生微生物检验的基本技术之一。

检验程序 以食品细菌菌落总数检测为例，检验程序见图。

操作步骤 一般食品，经 36℃±1℃ 需氧培养（48±2）小时；水产品，规定经 30℃±1℃ 需氧培养（72±3）小时。选取菌落数在 30～300CFU 之间的平板进行计数，每个稀释度接种 2 个平板，以 2 个平板的平均菌落数乘以稀释倍数报告结果。食品中的霉菌与酵母菌计数，采用马铃薯-葡萄糖琼脂或孟加拉红琼脂，于 28℃±1℃ 霉菌培养箱培养 5 天，选取菌落数在 10～150CFU 的平板，根据菌落形态分别计数霉菌和酵母菌，菌落数采用同一稀释度 2 个平板的平均数，并乘以稀释倍数报告结果。化妆品中的细菌菌落总数进行测定时，计数琼脂中要加入卵磷脂和吐温，以中和化妆品中可能出现的抑菌剂。

注意事项 此法测定菌落总数，由于样品与融化的琼脂先混合，琼脂的温度对结果的影响很大，温度高，样品中的微生物可能受损，温度太低，琼脂容易凝固，因此，要求将融化的琼脂使用前放于 46℃±1℃ 的恒温水箱，使琼脂的温度达到该温度范围。另外，将样品进行充分的均质和混匀、准确地稀释和加样，也是取得相对准确结果的前提条件。

表面涂布法 将 0.1ml 不同稀释度样品，分别接种于已凝固培养基的表面，立即用 L 型玻棒

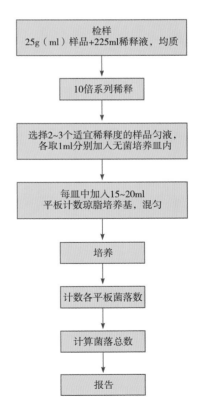

图 菌落总数检验流程

或金属丝做成的三角形推棒涂布样品，直至平板表面无明显的液体后，放入适当的培养条件下培养一定时间，计数菌落数的方法。表面涂布法计数细菌的优缺点是：①可使用不透明培养基对细菌计数，如对营养要求高的细菌，培养基中须加入血液而导致培养基不透明；或对细菌选择性计数时，加入的抑菌物质或有利细菌鉴别的物质，导致培养基的不透明。②计数的菌落需再进行证实试验的，应使用表面涂布法，便于挑取菌落。③可避免因倾注融化的热琼脂对待检菌的损伤。但由于表面涂布法的接种量为0.1ml，应特别注意加样的准确性，和涂布时对样品的损失，否则计数结果的偏差较大。

滤膜法 将清亮液体样品过滤于滤膜，揭下滤膜，滤菌面朝上，紧贴于培养基支持物，放于适宜环境培养一定时间，计数膜上面长出的菌落数的方法。根据培养基支持物的不同，该方法既可计数细菌菌落总数，还可使用选择性鉴别培养基，对样品中的目的菌进行选择性计数，如水中大肠菌群数的测定方法。其优点：一是浓缩了样品，加样量通常可高达100ml；二是避免了热琼脂对样品中细菌的损伤。

测试片法 将除琼脂外的培养基成分加能使细菌菌落显色的物质，吸附于平板大小的滤纸上，直接加入1ml样品，培养相对较短时间，计数纸片上有色菌落的方法。在进出口贸易中常用于快速测定细菌菌落总数。此法使用方便，快速，也避免了热琼脂对样品中细菌的损伤，但商品价格较贵。

国内外菌落总数测定方法从样品处理、稀释、倾注平板到计数报告基本一致，只是在某些具体要求稍有差别，如有的国家在样品稀释和倾注培养时，对吸管内液体的流速，稀释液的振荡幅度、时间和次数以及放置时间等均作了比较具体的规定，以得到更具可比性的结果。

（裴晓方）

fènbiàn wūrǎn zhǐshì wēishēngwù jiǎncè

粪便污染指示微生物检测

（examination of fecal contamination indicator microorganism）检测样品中大肠菌群、大肠埃希菌、粪链球菌、产气荚膜梭菌的存在与否和数量的实验。目的是确定被检样品受人、畜粪便的污染状况，间接反映肠道病原微生物存在的可能性，评估样品的卫生安全性。理想的粪便污染指示微生物应具备下列条件：①人及温血动物肠道的正常菌群，数量大。②排出体外后，在外环境中存活时间与肠道致病菌相似或稍长，不繁殖。③在被人或动物粪便污染的样品中易检出，而未被粪便污染的样品中无此种菌存在。④饮用水的指示菌，对常用饮用水消毒剂（如氯、臭氧）的抵抗力应不低于或略强于肠道致病菌。⑤检验方法简便，易于定量计数。大肠菌群、大肠埃希菌、粪链球菌、产气荚膜梭菌均属粪便污染指示微生物，但最常用的是大肠菌群。根据培养大肠菌群温度的差异，又分为总大肠菌群（37℃）和粪大肠菌群（44.5℃，又称耐热大肠菌群），而粪大肠菌群的主要成员是大肠埃希菌。

根据粪便污染指示微生物应具备的条件，代表性最好的是大肠埃希菌，随着检测大肠埃希菌方法的改进，将使用得越来越多（见大肠埃希菌计数）。粪链球菌是人及动物肠道中的正常菌群，主要栖居于动物肠道内，在人粪中所占数量少于大肠埃希菌，每克粪便约含10^8个；在动物粪便中所占的比例高，可用粪大肠菌群与粪链球菌的比值判断粪便污染的来源主要是人还是动物（见粪链球菌定量测定）。产气荚膜梭菌是人和动物肠道内的常住菌，数量更少，每克粪便为$10^5 \sim 10^6$个；该菌能形成芽胞，对含氯消毒剂及外界不良环境有较强的抵抗力，在外环境中存活时间较长，若样品中产气荚膜梭菌被大量检出而大肠菌群数量很少时，则表示样品曾受过粪便污染，可作为粪便陈旧污染的指标（见产气荚膜梭菌数测定）。

（裴晓方）

dàcháng'āixīyūn jìshù

大肠埃希菌计数

（enumeration of E. Coli）大肠埃希菌，一般称为大肠杆菌，为革兰阴性短杆菌，是人和温血动物肠道中的正常菌群，但在一定条件下可引起肠道外感染，如腹膜炎、胆囊炎、膀胱炎等，对人体产生危害，属于条件致病菌。但某些血清型菌株，具有不少毒力因子，统称致病性大肠埃希菌，引起腹泻、血性大便，甚至溶血性尿毒症综合征等。大肠埃希菌通过粪便排出体外，污染周围环境、水源和食品等。样品中大肠埃希菌越多，表示样品被粪便污染越严重，也表明样品中存在肠道致病菌的可能性越大。因此，大肠埃希菌是国际公认的检测各种水质和食品是否安全的指示菌之一，是检测环境及食品是否被肠道病原菌污染的可靠指标，随着检测方法的改进，大肠埃希菌将有代替大肠菌群作为指示微生物的趋势。

基于大肠埃希菌的特点，可

采取不同的方法对其检测。①该菌是革兰阴性无芽胞杆菌，能在44.5℃生长繁殖，在伊红-亚甲蓝琼脂培养基中菌落呈紫色，并有金属光泽，能发酵乳糖产酸产气，IMViC试验为＋＋－－或－＋－－。IMViC试验为吲哚试验（I）、甲基红试验（M）、伏-波试验（VP试验）和柠檬酸试验（C）的总称。②由于能产生 β-葡萄糖苷酸酶，大肠埃希菌能降解培养基中的荧光底物 4-甲基伞形酮-β-D-葡糖苷酸（MUG），并且释放 4-甲基伞形酮（4-MU）荧光物质，在360～366nm 波长紫外灯照射下菌落呈浅蓝色荧光。

检验流程 见图。

检验方法 有最可能数（MPN）计数法、平板计数法、测试片计数法，见中国《食品安全国家标准 食品微生物学检验 大肠埃希氏菌计数》（GB 4789.38-2012）等。

MPN 计数法 见细菌定量检测技术。

平板计数法 利用大肠埃希菌产生 β-葡萄糖苷酸酶，降解培养基底物，产生蓝色荧光物质，使菌落呈蓝色，通过计数蓝色荧光菌落数，定量检测大肠杆菌的方法。选取 2～3 个适宜的连续稀释度的样品匀液，每个稀释度分别取 1ml 注入 2 个无菌平皿。另取 1ml 稀释液注入 1 个无菌平皿中，作空白对照。将 45℃±0.5℃结晶紫中性红胆盐琼脂（VRBA）10～15ml 倾注于每个平皿中。小心旋转平皿，将培养基与样品匀液充分混匀。待琼脂凝固后，再加 3～4ml VRBA-MUG 琼脂覆盖平板表层。凝固后翻转平板，36℃±1℃ 培养 18～24 小时。选择菌落数为 10～100 的平板，暗室中360～366nm 波长紫外灯照射下，计数平板上发浅蓝色荧光的菌落。

测试片计数法 用滤纸作载体，将培养基吸附其上，表面覆盖的胶膜，可留住发酵乳糖产生的气体，形成蓝色和深蓝色的菌落并有气泡相连，计数蓝色带气泡的菌落数，对大肠埃希菌计数的方法。选取 2～3 个适宜的连续稀释度的样品匀液，每个稀释度接种 2 张测试片。将测试片置于平坦实验台面，揭开上层膜，用吸管吸取样品匀液 1ml 垂直滴加在测试片的中央，将上层膜缓慢盖下，避免气泡产生和上层膜直接落下，将压板（平面底朝下）放置在上层膜中央处，轻轻地压下，使样品匀液均匀覆盖于圆形的培养膜表面，切勿扭转压板。将测试片的透明面朝上置于培养箱内，堆叠片数不超过 20 片，36℃±1℃ 培养。肉、家禽和水产品，培养时间为（24±2）小时；其他食品，培养时间为（48±2）小时。可肉眼观察计数，或用菌落计数器、放大镜、Petrifilm™ 自动判读仪计数。蓝色有气泡的菌落确认为大肠埃希菌，不论蓝色的深浅，部分蓝色的带气泡菌落也判定为大肠埃希菌。圆形培养膜边缘及边缘以外的菌落不计数。当测试片出现大量气泡、不明显的小菌落，培养区呈蓝色时，需要进一步稀释样品匀液，重新检验。该方法在中国食品安全国家标准中已不再采用。

（裴晓方）

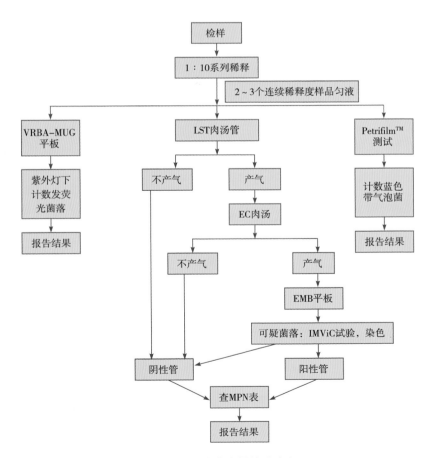

图　大肠埃希菌定量检验流程

fènliànqiújūn dìngliàng cèdìng

粪链球菌定量测定 （enumeration of *Fecal Streptococcus*）

粪链球菌，又称粪肠球菌，为成

双或呈短链状排列的革兰阳性菌，属 D 群链球菌，分肠球菌和非肠球菌两类。粪链球菌来源于人和温血动物的粪便，为条件致病菌，多因异位存在或高浓度时可引起心内膜炎、胆囊炎、脑膜炎、尿路及伤口感染等多种疾病，污染火腿肠、炸肉丸、布丁及经巴氏消毒的牛奶等食品对人类造成危害。粪链球菌常作为水体粪便污染指示菌，特别用于娱乐用水。人粪便中粪大肠菌群数明显多于粪链球菌数，而动物的则相反，因此测定水体中粪大肠菌群与粪链球菌的比值有助于了解污染的主要来源；比值≥4，则污染主要来源于人粪便；比值≤0.7，则污染主要来自温血动物粪便；比值 2~4，则为混合污染，但以人粪为主；比值 1~2，则难以判定污染来源。

根据形态特征、培养及生化特性进行检验，检测水样或出口食品中粪链球菌数量，计数用滤膜法、平板计数法和多管法，见中国《食品安全国家标准 饮用天然矿泉水检验方法》（GB 8538-2016）、《出口商品中粪链球菌群检验方法》（SN/T 0475-95）。美国环境保护署（EPA）采用膜过滤-mEI 法检测（EPA-821-R-02-022），检验流程见图。其中，KF 平板为 KF 链球菌琼脂培养基，PSE 平板为辉瑞肠球菌选择性培养基。

不同的样品根据性质不同采用不同的处理方法，食物样品若不能及时送检，应在 2~5℃保存；水样在 10℃以下冷藏保存不得超过 6 小时，计数用滤膜法。

（裴晓方）

chǎnqìjiámósuōjūnshù cèdìng
产气夹膜梭菌数测定（enumeration of Clostridia）

产气荚膜梭菌，革兰阳性粗短大杆菌，是引起人类气性坏疽和食源性胃肠炎的主要病菌，以芽胞的形式广泛存在于土壤、人和动物的肠道中，常因深部创伤而感染，易污染禽畜肉类、鱼类、牛奶等食物产生肠毒素引起食物中毒，是食物中毒检验的常见对象，也是食品致病菌检测的项目，还常作为粪便污染指示菌之一，反映样品的卫生安全性。检测产气荚膜梭菌主要基于如下的生物学特性：该菌为革兰阳性厌氧梭状杆菌，能于菌体次极端形成卵圆形芽胞，在人和动物活体组织内或在含有血清的培养基中培养可形成荚膜；在牛奶培养基中能分解乳糖产酸，使酪蛋白凝固，同时产生大量气体，引起"汹涌发酵"现象；能发酵葡萄糖、麦芽糖和乳糖，产酸产气，还原硝酸盐为亚硝酸盐，能将亚硫酸盐还原为硫化物，产生卵磷脂酶。

根据形态特征、培养及生化特性进行检验，检验流程见图。

由于产气荚膜梭菌为厌氧菌，没有厌氧培养箱时，可采用亚硫酸铁高层培养基，将各稀释度的样品分别接种多管已溶化的亚硫酸铁高层培养基内，振荡混匀，迅速将试管浸于冷水使培养基凝固，于 44℃培养 24~48 小时，观察结果；若有该菌生长，可见高层培养基中出现裂痕、浑浊和变黑，这是因为细菌产气和生成了黑色的硫化铁之故，根据阳性管数，推断该菌的最可能数。但随着厌氧培养箱的普及，现多采用选择性鉴别培养基进行平板计数，接着通过生化反应进行证实。在亚硫酸盐多黏菌素磺胺嘧啶琼脂（SPS 琼脂）平板上，该菌为黑色菌落，其中多黏菌素 B 和磺胺嘧啶钠抑制非梭菌的生长，亚硫酸钠和柠檬酸铁铵用于检测硫化氢的产生，使菌落中心呈黑色。胰胨-亚硫酸盐-环丝氨酸琼脂（TSC 琼脂）平板上，该菌菌落也为黑色，但由于培养基中含有卵黄，被该菌产生的卵磷脂酶分解，因此黑色菌落周围通常有乳白色沉淀环。检验程序中，液体硫乙醇酸盐培养基（FT），用于增菌培养，牛乳发酵观察"汹涌发酵"现

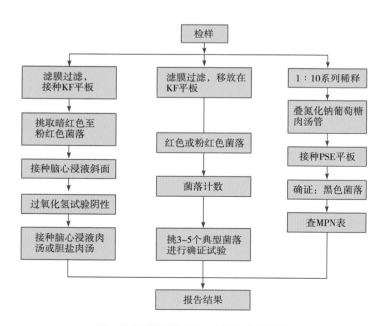

图　粪链球菌膜过滤-mEI 法检验流程

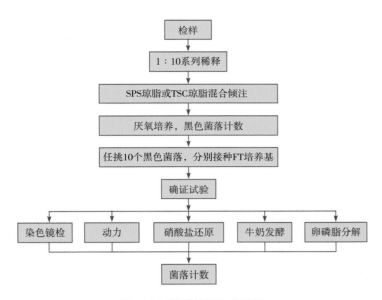

图 产气荚膜梭菌检验流程

象。由于该菌为厌氧菌，样品如果不能立即检验，应该加等量甘油-氯化钠缓冲溶液，低温条件下保存和运送。若是清亮水样，则首先需对样品用滤膜过滤浓缩后实验。检验也可采用荧光定量聚合酶链反应（PCR）、PCR-变性高效液相色谱技术等进行快速检测。

（裴晓方）

tónglǜjiǎdānbāojūn jiǎnyàn

铜绿假单胞菌检验（detection of *Pseudomonas aeruginosa*）

铜绿假单胞菌，又称绿脓杆菌，为革兰阴性球杆状菌，成对或短链状排列，属于假单胞菌属；广泛分布于自然界和人的皮肤、呼吸道和肠道等，是重要的条件致病菌，主要引起医院内感染，也常引起皮肤化脓感染，特别是烧伤、烫伤、眼部疾病患者被感染后，易引起败血症。该菌是防止医院感染和药品、化妆品及水等必须严加控制的重要病原菌之一。在饮用水、畜禽养殖和人食物中毒标本中常有检出此菌的报道，已被确认为重要的食源性和水源性致病菌。检测铜绿假单胞菌主

要基于如下生物学特性：该菌为革兰阴性杆菌，能产生绿脓菌素（绿色的水溶性色素，使培养基变成绿色）；对明胶具有液化、溶解作用；能还原硝酸盐为亚硝酸盐，并将亚硝酸盐分解产生氢气；具有氧化酶，能将试剂（盐酸二甲基对苯二胺或四甲基对苯二胺）氧化成红色的醌类化合物；可在42℃温度下生长繁殖。

检验流程 根据形态特征、培养及生化特性进行检验，检验流程见图。

检验方法 样品为化妆品、

进口食品以及瓶（桶）装饮用水等。中国化妆品卫生标准规定在化妆品中不得检出铜绿假单胞菌。瓶（桶）装饮用水不得检出铜绿假单胞菌；对进口食品也要求不得检出铜绿假单胞菌。大豆酪蛋白消化卵磷脂吐温肉汤（SCDLP）增菌液的使用提高了检出率，铜绿假单胞菌在 SCDLP 液体培养基表面产生一层薄菌膜，培养液常呈黄绿色或蓝绿色；在十六烷三甲基溴化铵培养基上菌落扁平无定型，向周边扩散或略有蔓延，表面湿润，菌落呈灰白色，菌落周围培养基常扩散有水溶性色素。

氧化酶试验 挑取可疑菌落置于滤纸片上，滴加一滴新配制的 5% 二甲基对苯二胺试剂，15~30 秒内，出现红色至紫红色，为氧化酶试验阳性；若不变色，为氧化酶试验阴性。

绿脓菌素试验 取可疑菌落 2~3 个，置于绿脓菌素测定用培养基上，于37℃培养24小时，加入三氯甲烷，色素溶于其内后，加入稀盐酸，上层稀盐酸液出现红色为阳性，表示菌落中含有绿脓菌素。

明胶液化试验 将可疑菌落

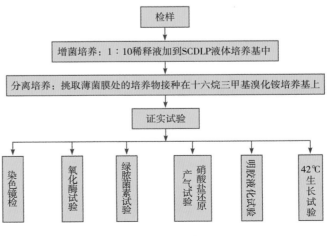

图 铜绿假单胞菌检验流程

的纯培养物，接种于硝酸盐胨水培养基中，置37℃培养24小时，取出放入冰箱10～30分钟，如有溶解，即明胶液化试验呈阳性；如凝固不溶，则明胶液化试验呈阴性。

硝酸盐还原产气试验　挑出被检纯培养物，接种于硝酸盐胨水培养基中，置37℃培养24小时，在培养基中的小倒管内有气体者，试验呈阳性，表明该菌能还原硝酸盐并将亚硝酸盐分解产生氢气。

42℃生长试验　挑取纯被检物，接种于普通琼脂斜面，于42℃培养48小时，铜绿假单胞菌能生长为阳性反应。

若为食品样品或水样，将其增菌后接种于假单胞菌琼脂基础培养基（CN）平板或假单胞菌选择性培养基（CFC）平板。CN中含有的萘啶酮酸抑制非假单胞菌的革兰阴性杆菌生长，硫酸钾和氯化镁可促进绿脓色素的产生，依据标准《水质 检测和计数铜绿假单胞菌 滤膜法》（ISO 16266-2006）、《食品安全国家标准 饮用天然矿泉水检验方法》（GB 8538-2016）、《进出口食品中绿脓杆菌检测方法》（SN/T 2099-2008）。

其他方法　还有一些快速检测方法，如变性高效液相色谱检测乳制品和化妆品中铜绿假单胞菌；利用铜绿假单胞菌产生乙酰胺酶将乙酰胺分解放出氨气，与奈斯勒试剂反应产生红褐色沉淀的原理快速检验瓶装水中是否被铜绿假单胞菌污染；16S rDNA用作荧光定量聚合酶链反应（PCR）靶基因快速检测铜绿假单胞菌或ETA基因作为荧光定量PCR靶基因设计Taq-Man探针快速检测铜绿假单胞菌。

（裴晓方）

溶血性链球菌检验（detection of *Streptococcus hemolyticus*）β型溶血性链球菌，革兰阳性链状排列的球形或椭圆形菌，存在于人和动物肠道、健康人鼻咽部，可通过直接接触、空气飞沫传播或通过皮肤、黏膜伤口感染，可导致新生儿败血症、脑膜炎、肺炎等多种严重感染性疾病，甚至死亡。被污染的食品如奶、肉、蛋及其制品可引起食物中毒，是食物中毒检验的常见对象，也是食品致病菌检测的常规项目。检测β型溶血性链球菌主要基于如下的生物学特性：该菌为革兰阳性链状排列的球形或椭圆形菌，在血清肉汤中容易形成长链，管底呈絮状或颗粒状沉淀生长；在血平板上形成灰白色、半透明、表面光滑、边缘整齐、直径为0.5～0.75mm的细小菌落，周围有无色透明的溶血环；能产生链激酶，激活正常人体血液中的血浆蛋白酶原，使其变成血浆蛋白酶，而后溶解纤维蛋白。

根据形态特征、培养及生化特性进行检验，按中国《食品安全国家标准 食品微生物学检验 β型溶血性链球菌检验》（GB 4789.11-2014），检验流程见图。

食品样本稀释后接种于哥伦比亚CAN血琼脂平板，观察溶血现象、形态特征和生化特点进行鉴别，必要时可选做链激酶试验。

链激酶试验：吸取草酸钾血浆0.2ml，加0.8ml灭菌生理盐水，混匀，再加入18～24小时、36℃培养的链球菌肉浸液肉汤培养物0.5ml及0.25%氯化钙0.25ml，混匀，置于36℃水浴10分钟，血浆混合物发生凝固，观察凝块重新完全溶解的时间，完全溶解为阳性，如24小时后不溶解即为阴性。同时用肉浸液肉汤做阴性对照，用已知的链激酶阳性的菌株做阳性对照。

除了常规检测方法，溶血性

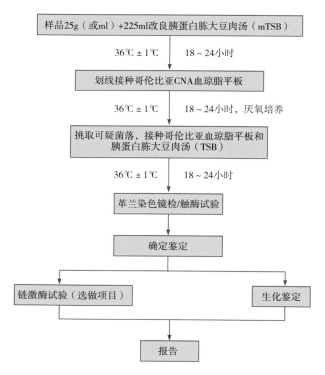

图　溶血性链球菌检验流程

链球菌常用的抗体测定方法包括抗链球菌溶血素 O 试验和抗 DNA 酶 B 试验，常用的抗原检测方法包括免疫层析法、乳胶凝集法和葡萄球菌 A 蛋白（SPA）-协同凝集试验；聚合酶链反应（PCR）可检测致热外毒素、链球菌溶血素 O 等毒力基因。此外，还有一些快速检测方法如毒力因子基因芯片、环介导恒温扩增等。

（裴晓方）

chuánrǎnbìng bìngyuántǐ jiǎnyàn

传染病病原体检验（detection of infectious disease pathogen）

为了预防、控制和消除传染病的发生与流行，保障公众健康和公共卫生，2004 年公布了《中华人民共和国传染病防治法》。在该防治法中，将 39 种传染病纳入其中，并依据其危害的程度，分为甲类、乙类和丙类。甲类包括鼠疫、霍乱 2 种。乙类 26 种，包括重症急性呼吸综合征（传染性非典型肺炎）、获得性免疫缺陷综合征（艾滋病）、病毒性肝炎、脊髓灰质炎、人感染高致病性禽流感、甲型 H1N1 流感、麻疹、流行性出血热、狂犬病、流行性乙型脑炎、登革热、炭疽、细菌性和阿米巴性痢疾、肺结核、伤寒和副伤寒、流行性脑脊髓膜炎、百日咳、白喉、新生儿破伤风、猩红热、布鲁菌病、淋病、梅毒、钩端螺旋体病、血吸虫病、疟疾。丙类 11 种，包括流行性感冒，流行性腮腺炎，风疹，急性出血性结膜炎，麻风病，流行性和地方性斑疹伤寒，黑热病，包虫病，丝虫病，除霍乱、细菌性和阿米巴性痢疾、伤寒和副伤寒以外的感染性腹泻病，手足口病。并且规定了乙类传染病中的重症急性呼吸综合征、炭疽中的肺炭疽、人感染高致病性禽流感，采取该

法中的甲类传染病的预防、控制措施。

2013 年经人大常务委员会修改，将第三条第五款改为："国务院卫生行政部门根据传染病暴发、流行情况和危害程度，可以决定增加、减少或者调整乙类"；2013 年 11 月发布的《关于调整部分法定传染病病种管理工作的通知》中，将人感染 H7N9 禽流感纳入法定乙类传染病；将甲型 H1N1 流感从乙类调整为丙类，并将现有流行性感冒纳入管理；解除对人感染高致病性禽流感采取的传染病防治法规定的甲类传染病预防、控制措施。

传染病病原体检验包括现行中国传染病防治法中规定的细菌及病毒类病原体的检验，以及虽未列入传染病防治法，但属于烈性传染病病原体的检验、新发传染病病原的检验，可针对病原体的培养特性、形态及染色特性、生理生化特性、抗原性及核酸等方面进行检测。

（余倩）

xīnfā chuánrǎnbìng bìngyuántǐ jiǎncè

新发传染病病原体检测（detection of emerging infectious disease pathogens）

针对新发传染病病原体，主要以各种分子生物学技术发现病原的实验室检测。新发传染病指近几十年中明显增多，将来有增加趋势的、新发现的，或由于病原体突变或耐药性增加重新肆虐的，或病原体传入新的国家或地区导致的传染病。根据该定义，有学者将其归纳为以下 5 大类：①新病原体引起的新发传染病，如获得性免疫缺陷综合征（acquired immune deficiency syndrome，AIDS，简称艾滋病）、牛海绵状脑病（疯牛病）等。②新变异株引起的新发传染

病，如重症急性呼吸综合征（SARS）、高致病性禽流感。③新确认是传染病的新发传染病，如消化性溃疡、T 细胞淋巴瘤白血病等。④由于病原体耐药性增加重新肆虐的传染病，如结核。⑤在一些区域流行的某种传染病在新的地方发生（该地区以前没发生），如西尼罗病毒病和猴痘在美国发生流行。20 世纪 70 年代后全球范围内的主要新发传染病见表。由于新发传染病的发生具有不确定性和难以预测性，一旦发生，难以及时做出有效应对，可严重危及人群健康、社会和经济的发展以及全球的安全与稳定。因此加强对新发传染病病原体的研究和检测，具有重要的意义。

新发传染病病原体研究 研究内容包括发现传染源、传播途径、病原体的分离鉴定、致病机制、病原体的溯源、标准诊断方法、临床药物、防控措施等。由于新发传染病病原体最大特点就是未知，因此在新发传染病暴发时，为准确判断出新发传染病的病原体，除了使用常规的思维和方法外，应注意使用排除法和科赫法则确定病原体，使用免疫学与分子生物学诊断技术鉴定新病原体。

新发传染病病原体确定 通常临床医师及疾病监测系统发现不明原因的疾病发生，要确定其特定病原体，多使用排除法和科赫法则的基本点，即在相应疾病患者中总能检出该病原体，该病原体能引起实验动物患相同疾病，并能从患该病的动物中分离到相同的病原体。例如，在 SARS 流行早期，为寻找引起 SARS 的病原，研究者先后排除了大量已知的引起呼吸道疾病的微生物如腺病毒、汉坦病毒、流感病毒、呼

表　全球范围内的主要新发传染病

年代	病原微生物	所致疾病
1977	埃博拉病毒	埃博拉出血热
1977	汉坦病毒	肾综合征出血热
1977	嗜肺军团菌	军团病
1977	丁型肝炎病毒	丁型病毒性肝炎
1977	空肠弯曲菌	空肠弯曲菌肠炎
1980	人类嗜 T 淋巴细胞病毒 I 型	成人 T 淋巴细胞白血病/淋巴瘤
1982	大肠埃希菌 O157:H7	出血性结肠炎
1982	人类嗜 T 淋巴细胞病毒 II 型	毛状 T 淋巴细胞白血病
1982	伯氏疏螺旋体	莱姆病
1983	幽门螺杆菌	消化性溃疡
1983	人类免疫缺陷病毒	AIDS
1984	日本斑点热立克次体	东方斑点热
1986	卡曼环孢子虫	顽固性腹泻
1988	人疱疹病毒 6 型	突发性玫瑰疹和脑炎
1989	查菲欧立科体	人欧立科体病
1989	丙型肝炎病毒	丙型病毒性肝炎
1990	戊型肝炎病毒	戊型病毒性肝炎
1992	霍乱弧菌 O139	O139 霍乱
1992	巴尔通体	猫抓病，杆菌样血管瘤病
1993	辛努柏病毒	汉坦病毒肺综合征
1994	沙比亚病毒	巴西出血热
1994	人粒细胞埃里克体	人粒细胞埃里克体病
1995	人类疱疹病毒 8 型	卡波西肉瘤、体腔淋巴瘤
1995	庚型肝炎病毒	非甲-丙型肝炎
1996	朊粒（朊病毒）	新型变异克罗伊茨费尔特-雅各布病
1997	A 型禽流感病毒（H5N1）	禽流感
1997	TTV 病毒	输血性肝炎
1998	尼巴病毒	病毒脑膜炎与脑炎
1999	西尼罗病毒	西尼罗热（脑炎）
1999	SEN 病毒	SEN 病毒性肝炎
2000	裂谷热病毒	裂谷热
2001	间质肺病毒	类似呼吸道合胞病毒感染的呼吸道疾病
2003	SARS 冠状病毒	严重急性呼吸综合征
2003	猴痘病毒	猴痘病毒感染
2005	人博卡病毒	儿童急性下呼吸道感染
2005	"新港口"病毒	儿童呼吸道疾病
2005	猪链球菌	猪链球菌病
2008	默克细胞多瘤病毒	默克细胞癌
2008	查帕雷沙粒病毒	导致患者出血死亡
2009	甲型（H1N1）流感病毒	急性呼吸道传染病
2011	新布尼亚病毒	发热伴血小板综合征
2013	禽流感病毒（H7N9）	人感染 H7N9 禽流感

吸道合胞病毒、军团菌、肺炎支原体等。随后有实验室提出 SARS 病原体为衣原体，也有提出是由副黏病毒引起的，都没有得到更多的实验数据支持。为尽快找出病原体，世界卫生组织（WHO）联合 13 个国家和地区的实验室成立了 WHO 全球合作研究网络，首先由香港中文大学科学家将临床标本（肺穿刺标本和鼻咽抽提物）接种细胞，电子显微镜观察并结合抗体 4 倍效价检测，宣布分离到 SARS 相关病原体；此后，其他科学家通过类似的方式也相继报告分离到 SARS 冠状病毒。为进一步确认冠状病毒是 SARS 的病原体，荷兰科学家将分离的冠状病毒感染猕猴后，能引起相应的临床症状，以及典型的 SARS 组织病变，符合科赫法则，根据这一系列的实验结果，最终宣布确定分离出了 SARS 病原体。

新发传染病病原体鉴定　在确定以及分离出某一病原体就是该次传染病暴发的真凶后，还需要对病原体进行鉴定和研究。虽然有些病原体可能还无有效的方法进行分离培养，但也需要对其进行检测鉴定。新发传染病病原体的种类复杂，有病毒、细菌、立克次体、衣原体、螺旋体及寄生虫等，在进行鉴定时，需要解决的问题包括：①该病原体的种类？②是否为已知的病原体或其变种？③是否是完全未知的一种病原体？要回答以上问题以及对病原体进行深入的研究，需要依靠相应的检测技术和方法。包括传统的形态学检测、分离培养和免疫学方法，以及基于核酸检测的分子生物学技术。但传统方法耗时长，对于非已知的病原体鉴定难度较大。现对新发传染病病原体的鉴定现主要基于检测核酸的分子生物学技术。鉴定的主要思路是：先进行普通聚合酶链反应（PCR）常规筛查，然后高通量筛查（如基因芯片），大规模测序后进行序列比对以及进化树分析，得出结论。

代表性差异分析（representational difference analysis，RDA）利西岑（Lisitsyn）等于1993年在差减杂交的技术基础上发展的分析基因组 DNA 差异的方法，是通过 PCR 扩增及减数杂交，将病原体单拷贝的外源基因组从高度复杂的人染色体 DNA 本底中检测出来的技术。当病原体感染靶器官或组织时，同时带入自己的基因组，这样病理组织就比正常组织多出了病原体基因组，通过 PCR 扩增及减数杂交，将病原体单拷贝的外源基因组从高度复杂的人染色体 DNA 本底中检测出来；然后通过对分离出的基因组进行分析，判断未知病原体的种属以及是否变异。利用该技术，日本学者西泽（Nishizawa）从非甲-非庚肝炎患者的血中分离到一种新型肝炎病毒，因其往往经输血途径传播，故称作输血传播病毒（trans-fusion transmitted Virus，TTV）。另外也有学者成功运用 RDA 技术从 AIDS 病患者体内分离出一种新的疱疹病毒的 2 个 DNA 片段，这一发现有望成为诊断卡波西肉瘤的新标志物。RDA 在从整个基因组 DNA 中筛选和克隆新基因方面有着其他方法难以达到的优势，且不依赖病原体的分离培养。

序列非依赖的单引物扩增（sequence independent single primer amplification，SISPA）用常用的识别四个碱基的限制性内切酶对基因组 DNA 进行切割，然后在双链核酸片段的两端连接上一个相同序列的接头。该接头可作为随后 PCR 反应的引物，即对未知序列进行了单引物扩增，通过将这些产物克隆即可测序。SISPA 有很多的衍生方法，主要是通过对引物进行修饰如引入酶切位点、单链接头或者平头、黏性末端；或是未知的病原体的核酸通过不同的酶进行切割，所得片段的两端引入不同的接头以提高扩增的特异性。用这种方法已经检测出 ss、dsRNA 病毒以及 DNA 病毒。如 2011 年 3 月中国疾病预防控制中心在《新格兰医学杂志》上发表了一项最新研究揭示了发生在湖北、河南的"蜱咬病"元凶是一种新的布尼亚科病毒引起发热伴血小板减少综合征的病原，该病毒已被命名为发热伴血小板减少综合征布尼亚病毒（severe fever with thrombocytopenia syndrome bunyavirus，SFTSV），简称新布尼亚病毒，对该病毒核酸序列的测定的就是采用的 SISPA 法。虽然该法也存在操作较为繁琐以及接头连接效率的问题。但与 RDA 一样也不依赖于病原体的核酸序列信息，因此可在核酸等信息未知的情况下，直接对临床标本进行检测，检测范围较广。

随机引物 PCR 利用一系列单一的人工合成的随机寡核苷酸链为引物，在较低的退火温度下，进行 PCR 扩增，产生不同大小的扩增片段的技术。在合成随机引物时加上一个相同的接头，这个接头含有一个限制性的酶切位点，以便于随后产生的片段克隆进载体，然后对插入序列测序并进行序列比对即可初步获得未知病原体的种系来源信息。2003 年 SARS 疫情暴发后，香港中文大学率先用随机引物扩增出 646bp 的片段，测序后发现其编码蛋白与冠状病毒 RNA 多聚酶有 57% 的同源性，再用冠状病毒的特异性引物进行扩增，检测了 44 例患者的鼻咽拭子标本，其中 22 例阳性，提示冠状病毒可能是引起 SARS 的病原体。利用这种方法阿南德（Allander）等在 2005 年呼吸道感染的标本中发现了一种人的细小病毒；施汤（Stang）等也在慢性疲劳综合征的患者漱口液中意外检测出了单纯疱疹病毒-1 型。由于不用进行接头引物与未知片段的连接，所以该技术比 SISPA 更加高效，其操作简便，快速，成本较低，是新发未知病原体检测的常用技术之一。

cDNA 文库筛选技术 常被用来检测 RNA 病毒的核酸。通过收集病毒颗粒，提取 RNA，逆转录成 cDNA，插入表达型载体中构建能表达有关核酸编码蛋白的 cDNA 文库，以对病毒核酸序列进行分析。由于保留抗原性，因此可用患者的恢复期血清与 cDNA 文库表达的蛋白反应以发现阳性克隆，再对阳性克隆进行序列分析。如丙型肝炎病毒的发现就是使用该方法：甲型肝炎和乙型肝炎血清学诊断方法建立后，发现某些与输血相关的肝炎不是由两者引起，可能由血液中另外病毒引起，但是该病毒一直未能成功分离和在电子显微镜下查见。1989 年初（Choo）等从被感染的黑猩猩的血浆中用超离心的方法收集病毒颗粒，提取核酸（包括 RNA 和 DNA），构建 cDNA 表达文库，然后用非甲非乙肝炎患者的血清筛选库，结果得到一个反应性克隆。该 cDNA 克隆与正常人的 DNA 不杂交，说明其来源于外源基因组；与被感染黑猩猩的肝组织 RNA 杂交，与未感染黑猩猩的肝组织 RNA 不杂交，提示该因子可能就是输血相关肝炎的一种致病因子。该 cDNA 克隆仅与被感染黑猩猩的肝组织 RNA 杂交，而与 DNA 不杂交，提示该因子是 RNA 病毒。后经序列分析表明属于黄病毒科，命名为丙型肝炎病毒。与基因组文库相比，cDNA 文库有着库小、易筛选的优点，且与前几个技术相比，其所表达序列是完整的基因，利于新基因的寻找。但其也有操作繁琐、材料来源困难、保存要求高、花费时间长等缺点。

基于保守序列的 PCR 通过已知的一种生物和另一种生物之间高度保守的 DNA 序列设计引物，用 PCR 的方法扩增另一种生物的未知 DNA 序列的技术。此法比前几种技术更简单。1993 年，在美国西南部暴发了一场高病死率的急性呼吸系统疾病。血清学试验发现，患者的血清能与一些已知的汉坦病毒抗原发生交叉反应，提示该病的病原体可能是一种以前未能发现的新汉坦病毒。尼科尔（Nichol）等根据已知的汉坦病毒基因组 M 片段的包膜糖蛋白 GZ 编码区的保守部位设计了 PCR 引物，用套式 PCR 的方法扩增出一个 278bp 的 DNA 片段。序列分析表明，该 DNA 片段与其他血清型的汉坦病毒至少有 30% 的非同源性，在系统发生上与 IV 型希望山病毒最为接近，说明该病毒是一种新的汉坦病毒。由于该技术简单，且大多数已知的病原体内保守序列的变化率长时间内稳定，给该技术的运用创造了条件，有利于分析进化树，因此在辨别新的人类病原体上非常成功。但其也需要依赖于病原体的核酸序列信息，因此对未知病原体的检测能力受到一定限制。

（裴晓方）

shǔyì yē'ěrsēnjūn jiǎnyàn

鼠疫耶尔森菌检验（detection of *Yersinia pestis*） 鼠疫耶尔森菌属于肠杆菌科耶尔森菌属，是鼠疫的病原菌。鼠疫是自然疫源性疾病，可在啮齿动物、家畜和鸟类等多种动物中传播。人类历史上曾发生 3 次鼠疫大流行，夺去了上亿人的生命。鼠疫是中国法定甲类传染性疾病之一。鼠疫耶尔森菌的致病物质有鼠毒素、内毒素、F1 抗体及 V/W 抗原等。其中内毒素可作用于全身的外周血管，引起炎症、坏死、出血等，最终可引起致死性休克。该菌侵入人体后，被巨噬细胞吞噬，仍能在细胞内生长繁殖，并沿淋巴管到达局部淋巴结，引起严重的出血坏死性淋巴结炎。若病变仅限于淋巴结，称为腺型鼠疫。若该菌从腺型淋巴结侵入血流，可导致败血症型鼠疫。感染严重者，该菌可直接侵入血流，引起原发性败血症型鼠疫。若吸入染菌尘埃则可引起肺鼠疫。败血症型鼠疫患者可出现严重中毒症状，如高热寒战、皮肤黏膜有出血点、休克和弥散性血管内凝血，易并发支气管肺炎和脑膜炎等，常因全身衰竭于发病后 2 ～ 4 天内死亡。肺鼠疫患者死亡后皮肤常呈黑紫色，故有"黑死病"之称。

鼠疫耶尔森菌革兰染色阴性，菌体大小为（0.3 ～ 0.8）μm×（1 ～ 2）μm，一般单个散在，有荚膜，无鞭毛，无芽胞；兼性厌氧菌，营养要求不高，最适生长温度为 27 ～ 30℃，pH 值为 6.9 ～ 7.2，在普通培养基中生长缓慢，在含血液或组织液的培养基上培养 24 ～ 48 小时后可形成细小黏稠的粗糙型菌落；在肉汤培养管底部开始出现絮状沉淀物，48 小时肉汤表面形成菌膜，稍加摇动菌膜呈"钟乳石"状下沉，此特征具有一定鉴定意义。该菌生化反应不活跃，不分解蛋白质。在 25℃ 及 37℃ 动力均为阴性；赖氨酸和鸟氨酸脱羧酶、苯丙氨酸脱氨酶、脲酶、硫化氢均为阴性；不液化明胶，穿刺培养时，培养基表面呈膜状；分解葡萄糖产酸不产气，对大多数糖不分解。该菌对理化因素抵抗力较差，湿热 56℃ 15 分钟，干热 140℃ 10 分钟可杀死该菌；对化学消毒剂也很敏感，5% 石炭酸数分钟即可杀死，5% 来苏尔 3 ～ 5 分钟死亡。

检验方法 标本进行革兰染色或亚甲蓝染色后镜检，观察菌落形态及染色性。该菌在慢性病灶或陈旧培养物内可呈多形态，白细胞内有无细菌对该菌的鉴定有一定参考价值。培养检查时，未污染标本可直接接种于血琼脂平板，污染标本可用选择培养基，如甲紫溶血亚硫酸钠琼脂。28℃ 培养 24 小时仅形成针尖大的菌落，48 小时孵化后形成 1 ～ 1.5mm 灰白色较黏稠的粗糙型菌落。在肉汤培养基培养 48 小时可形成"钟乳石"现象，有一定鉴定意义。根据革兰染色镜检结果，菌落形态，肉汤中呈"钟乳石"现象以及生化反应结果进行初步鉴定。鉴定鼠疫耶尔森菌的生化试验主要是：动力实验均为阴性；葡萄糖产酸不产气、β-半乳糖苷酶阳性，其他多数糖内不分解；赖氨酸和鸟氨酸脱羧酶、苯丙氨酸脱氨酶、脲酶、硫化氢均为阴性。噬菌体裂解试验是鼠疫耶尔森菌检验中特异性较高的实验。

快速检验：①聚合酶链反应检测鼠疫特异性基因。②抗原检查，鼠疫反相间接血凝试验，检测鼠疫 F1 抗原；酶联免疫吸附试验（ELISA），检测鼠疫 F1 抗原；

胶体金检测鼠疫 F1 抗原。③抗体检查，鼠疫间接血凝试验及 ELISA 检测鼠疫 F1 抗体；胶体金检测鼠疫 F1 抗体。鼠疫耶尔森菌的确诊主要依赖病原学诊断，须经全面生化反应、噬菌体裂解试验和动物实验才得以做出最终鉴定。

注意事项 一旦疑为该菌，应立即向省、市疾病预防控制中心部门报告，并将样本送专业实验室进一步的鉴定。对其进行大量活菌操作（如菌冻干种、离心等）以及对动物的感染实验应当在动物生物安全三级实验室内进行；对样本的检测，如对病原菌的分离纯化、生化鉴定、核酸提取、涂片等可以在生物安全二级实验室内进行；非感染性材料的实验，如不含病原菌的分子生物学、免疫学实验可在生物安全一级实验室内进行。在不同等级的生物安全实验室内进行相关的实验操作，应当在相应等级的设施、设备及个人防护条件下进行。

（邱景富）

huòluànhújūn jiǎnyàn

霍乱弧菌检验（detection of *Vibrio cholerae*）

霍乱弧菌，属弧菌科，弧菌属，根据菌体（O）抗原不同，将霍乱弧菌分为 O1 群和非 O1 群。霍乱是由 O1 群和 O139 群霍乱弧菌引起的急性肠道传染病，发病急、传播快、波及面广、危害严重的甲类传染病，也是当今国际检疫传染病中最严重的一种。霍乱曾在世界上引起多次大流行，死亡率高。该菌的致病因素主要是鞭毛、菌毛和霍乱肠毒素，人类为该菌的唯一易感者。霍乱弧菌到达小肠后，黏附于肠黏膜表面并迅速繁殖，不侵入肠上皮细胞和肠腺，细菌在繁殖过程中产生肠毒素而致病。在吞食细菌后 2~3 天即可发病，主要表现为突然出现剧烈腹泻和呕吐，多无腹痛，每天大便数次或数十次。疾病最严重时每小时失水量可高达 1L，排出由黏膜、上皮细胞和大量弧菌构成的如米泔水样的腹泻物。由于大量水分和电解质丧失而导致机体脱水、代谢性酸中毒、低碱血症和低容量性休克及心律失常和肾衰竭等。感染霍乱弧菌后，机体可获得长久的免疫，再感染者少见。

霍乱弧菌为革兰阴性菌，菌体弯曲或直的短杆菌，呈弧形或逗点状，在患者"米泔水"样便中，可呈头尾相接的"鱼群"样排列。菌体大小为 $(0.5 \sim 0.8)\,\mu m \times (1.5 \sim 3)\,\mu m$，菌体单端有一根鞭毛，长度可达菌体的 4~5 倍，运动极为活泼，在暗视野显微镜下观察，如夜空中的流星。无荚膜，有普通菌毛和性菌毛，O139 群有多糖荚膜，不形成芽胞。此菌的营养要求不高，在普通培养基上生长良好，属兼性厌氧菌。最适生长温度为 18℃~37℃，可在外环境中生存。耐碱不耐酸，在 pH 8.8~9.0 的碱性蛋白胨水或碱性琼脂平板上生长良好，初次分离霍乱弧菌常用碱性蛋白胨水增菌。该菌在碱性蛋白胨水中生长迅速，37℃培养 6~9 小时即在液体表面大量繁殖，形成菌膜，液体成均匀浑浊；在固体培养基培养 18~24 小时可形成无色、圆形、透明、光滑、湿润、扁平或稍凸起、边缘整齐的菌落。该菌可于无盐环境中生长，而其他致病性弧菌则不能，具有鉴定意义；能发酵很多常见的双糖、多糖和醇糖，如葡萄糖、蔗糖和甘露醇，产酸不产气；不分解阿拉伯焦糖；能还原硝酸盐，吲哚试验阳性；过氧化氢酶、氧化酶试验呈阳性。

霍乱弧菌古典生物型对外环境抵抗力较弱，埃尔托生物型抵抗力较强，在河水、井水、海水中可存活 1~3 周，在鲜鱼、贝壳类食物上存活 1~2 周；对热、干燥、日光、化学消毒剂和酸均很敏感，耐低温，耐碱。湿热 55℃ 15 分钟，或 100℃ 1~2 分钟，或水中加 0.5mg/L 氯 15 分钟可被杀死。0.1%高锰酸钾浸泡蔬菜、水果可达到消毒目的。

样本采集 标本以患者粪便与呕吐物为主，采集的标本宜尽快接种培养基，不能立即送检的，应接种保存培养基内，尽快送往实验室。送检标本可放入碱性蛋白胨水或卡-布（Cary-Blair）培养基中保存。

检验方法 根据中国行业标准《霍乱诊断标准》（WS 289-2008），霍乱弧菌检测主要有下列几种方法。①直接涂片检测：取黏液絮状的粪便标本直接涂片，自然干燥后火焰加热固定，革兰或复红染色，显微镜下观察有无弧菌。②通过观察弧菌的动力检测：取洁净的凹玻片，凹窝上涂凡士林或滴少许水，取生理盐水一滴放在盖玻片中央，加粪便材料或新鲜培养物少许制成菌液，迅速小心将盖玻片翻转轻放于凹片上，置高倍镜下观察动力。在暗视野上若观察到具有运动活泼，呈穿梭状或流星状的菌体，可做初诊的参考。③培养方法检测：检材接种至碱性蛋白胨水，37℃培养 6~8 小时，观察其菌落形态，取菌落涂片染色镜检，并作分离培养。常用的分离培养基有碱性琼脂平板、庆大霉素碱性平板等选择培养基。④鉴定试验：包括生化反应、玻片凝集试验、噬菌体裂解试验等。⑤血清学检查：通过检查血清中的抗菌抗体对霍乱弧菌进行鉴定，常用的方法有凝集试验和杀弧菌试验。通常取患者的双份血清，第一份发病1~3天采集，第二份15~20天采集。采用试管凝集试验。⑥特异性制动试验方法：取检材或新鲜碱性蛋白胨水培养物一滴置于载玻片上，再加霍乱弧菌多价诊断血清，加盖玻片，用暗视野镜观察，3分钟内运动被抑制的即为阳性，此法优点是快速而特异，操作简便，但必须有数量较多的弧菌才可检出。⑦免疫荧光试验：除一般免疫荧光法外，还可用荧光菌球法检查。⑧其他：葡萄球菌A蛋白-协同凝集试验等也可进行霍乱弧菌的快速检测。在中国标准《进出口食品中霍乱弧菌快速及鉴定检测方法 实时荧光PCR方法》（SN/T 2425-2010）中，可以采用Taq-Man方法，对霍乱弧菌溶血素基因，编码O抗原的rfb基因，设计特异性引物，进行荧光定量聚合酶链反应快速检测。

（邱景富）

rénlèimiǎnyìquēxiànbìngdú jiǎnyàn

人类免疫缺陷病毒检验（detection of human immunodeficiency virus）

根据检测目的和检测项目的具体要求，采集不同种类标本并进行标本处理，对病毒样本中的人类免疫缺陷病毒进行的检测。检测最常用的标本是血液，包括血清、血浆和全血。唾液或尿液有时也可作为检测样品。标本采集和处理参照《全国艾滋病检测技术规范（2015年版）》。人类免疫缺陷病毒（human immunodeficiency virus，HIV）检测对获得性免疫缺陷综合征（acquired immune deficiency syndrome，AIDS，简称艾滋病）的病原体诊断、指导抗病毒药物的治疗及检出HIV携带者、阻断HIV的传播途径具有重要意义。HIV的早期检测主要是通过血清学试验，检测病毒抗原或抗体。

HIV呈球形，由核心和包膜组成。病毒核心在电子显微镜下呈子弹头状，壳内有2个完全一样的单股正链RNA及重要的逆转录酶、整合酶、蛋白酶和核衣壳蛋白p24、p17、p9及p7等（图1）。其中p24构成病毒核心的主要结构，大量存在于病毒颗粒中，在血清学诊断中极为重要。外膜表面有72个三聚体结构，由2个主要的包膜蛋白gp41、gp120和多种宿主蛋白形成。gp41是主要的跨膜蛋白，与HIV感染进入宿主细胞密切相关，具有高度免疫原性；gp120是外膜蛋白，与细胞CD4分子有很强的亲和力。$CD4^+$ T淋巴细胞（CD4细胞）是HIV/AIDS诊断、疾病临床分期、判断疗效及预后的主要免疫学监测指标。HIV借助gp120蛋白与机体T淋巴细胞表面的受体CD4分子结合后进入淋巴细胞大量复制直接破坏CD4细胞；gp120与未感染HIV的CD4细胞结合成为靶细胞，诱导抑制性/细胞毒性T淋巴细胞（$CD8^+$ T淋巴细胞）攻击，导致CD4细胞减少。HIV有HIV-1和HIV-2两种类型，包括中国在内，全球HIV的主要流行毒株是HIV-1。HIV-2主要在西非国家流行，引起的AIDS症状较HIV-1轻，与HIV-1在血清学上有一定的交叉反应。HIV有高度的变异性，HIV-1毒株分为3个亚型组，即M亚型组、O亚型组和N亚型组，其中M亚型组又分为A到J 10个基因型。中国主要为B、C型。HIV主要经性接触、血液及母婴传播等途径侵犯、破坏CD4细胞，导致机体进行性免疫功能缺陷，最终并发各种严重的机会性感染、恶性肿瘤和中枢神经系统病变。从感染HIV到发病有一个完整的自然过程，临床上将这个过程分为四期：急性感染期、潜伏期、艾滋病前期和典型艾滋病期。窗口期在急性感染期内，即从HIV侵入机体到血清HIV抗体转为阳性的时间，一般为2周~3个月。在窗口期内，血液中检测不出HIV抗体，但具有传染性。只有等到窗口期过后，血液中才会有足够数量的HIV抗体可以被检测出来。但不同个体对HIV的免疫反应不一，抗体出现的时间也不一致，尤其对近期具有高危行为的人，一次实验结果阴性不能轻易排除感染，应隔2~3个月再检查一次。

HIV对热敏感，56℃ 30分钟可使HIV在体外对人T淋巴细胞失去感染性，但不能完全灭活血清中的HIV。世界卫生组织推荐100℃ 20分钟灭活HIV。HIV对低温的耐受性较强，-70℃保存于35%山梨醇或50%胎牛血清（FBS）中可存活3个月以上，液氮（-196℃）中可存活数年以上。HIV不耐酸但对碱有一定抗性，对化学因素敏感，75%乙醇

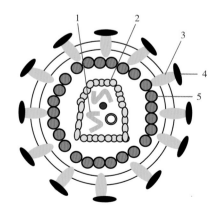

图1 HIV-1结构模式

1. 核蛋白p7；2. 衣壳蛋白p24；
3. 跨膜蛋白gp41；4. 外膜蛋白gp120；5. 基体蛋白p17

或乙醚、0.2% 次氯酸钠、0.3% 过氧化氢、0.5% 煤酚皂溶液（或称甲酚皂溶液，俗称来苏尔）处理 5 分钟即可灭活。紫外线或 γ 射线均不能灭活 HIV。

检验方法按中国国家标准《艾滋病和艾滋病病毒感染诊断标准》（WS 293-2008）进行，诊断 HIV 感染常用血清学和病原学检测技术。前者包括特异性抗体、特异性抗原检测，后者包括分离培养、核酸及 CD4 细胞检测。

HIV 抗体检测 HIV 抗体检测适用于从 HIV 感染窗口期后至患者死亡的整个病程中的抗体检测。由于母体抗体的干扰，该法不适用于 18 个月以下的婴幼儿。全血、血清、血浆、唾液、尿液及滤纸干血斑样品可用于 HIV 抗体检测。该方法可分为初筛查试验（包括初筛和复检）和确证试验，初筛查试验阳性的血清一定要经确证试验证实为阳性才能确诊为被 HIV 感染。初筛试验常用的方法有酶联免疫吸附试验（ELISA）、免疫金标记法和明胶颗粒凝集法（PA）；确证试验常用蛋白印迹法（WB）。①ELISA：可使用血液、唾液、尿液样品；多为单纯 HIV 抗体检测试剂，能同时检测大量样品，适用于大规模普查。ELISA 试剂多用于检测 HIV gp41 及 p24 IgG 抗体。ELISA 还可区别 HIV-1 及 HIV-2 感染。HIV 抗原抗体联合检测试剂可同时检测血液中 HIV-1 p24 抗原和 HIV-1/2 抗体。②免疫金标记法（金标法）：也可用于初筛，可反映 HIV-1 和 HIV-2 抗体的存在与否。③PA：HIV 血清抗体检测的简便方法。PA 试剂有两种，能同时检测 HIV-1 和 HIV-2 抗体或分别检测 HIV-1 和 HIV-2 抗体。有效试验必须有阴性和阳性对照。

对初筛呈阳性反应的样品，应使用原有试剂和另外一种不同原理（或厂家）的试剂，或另外两种不同原理或不同厂家的试剂进行复检试验。如果初筛检测使用抗原抗体联合试剂，则复检必须包括一种抗原抗体联合试剂。AIDS 检测复检判定为阳性反应的样品，可直接进行确证试验。④WB：在 HIV 感染初期的 2～6 周内，用 WB 可检测到抗核蛋白 p24 和 gp41 的抗体。中国规定确证试验应使用 HIV-1/2 混合型免疫印迹试剂进行检测，也可采用线性免疫印迹和间接免疫荧光（IFA）等方法。HIV 抗体筛查流程见图 2。

抗原检测 p24 抗原是人体感染 HIV 后最早出现于血液中的病毒成分，一般于感染后 2 周开始出现。用 ELISA 检测 p24 抗原作为 HIV 辅助诊断的手段。常用标本为患者血清、血浆或病毒培养上清液。病毒培养过程中，如果连续 2 次取样（间隔 3～4 天）均呈现 p24 抗原阳性，且光密度（OD 值）大于 3.0，为病毒培养阳性。若培养全过程至 28 天，每次 p24 抗原检测均为阴性，则为病毒培养阴性。每批实验需要设立正常供体外周血单个核细胞（PBMC）单独培养作为阴性对照，培养过程与检测方法与试验样本完全一致。阴性对照和 p24 抗原检测均为阴性，整个实验数据才有效。

分离培养

检测 HIV 的窗口期约为 7 天，对于早期诊断有重要意义。HIV 分离培养采用抗凝外周血。血样试验前应于室温保存，采血后 24 小时内应用于试验。常用方法为 PBMC 培养法，即用正常人脐血经植物血凝素（PHA）刺激 48～72 小时后体外培养（培养液中加白介素-2）。3～5 天后接种患者单个核细胞标本，每周加强 PHA 刺激。亦可用传代淋巴细胞系作分离及传代。如有病毒生长可观察到细胞病变，用电子显微镜观察病毒颗粒，也可用 ELISA 或免疫荧光法检查病毒抗原，或测定细胞培养上清液中逆转录酶的活性来判断标本中是否存在感染性 HIV。

核酸检测 常用方法有 HIV 病毒载量检测和 HIV RNA 水平测定。

HIV 病毒载量检测 对感染者或患者体内游离病毒核酸 RNA 含量的定量测定。一般用血浆作为检测样品，使用以乙二胺四乙酸为抗凝剂的真空采血管，常规采血并在 6 小时内分离血浆，应避免溶血和高脂样本。根据不同要求改进的 RNA 提取技术使该实

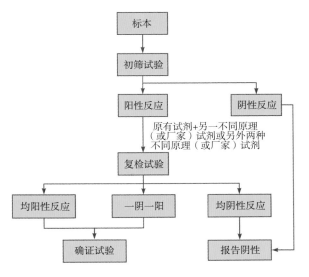

图 2　HIV 抗体筛查流程

验也可用于多种体液和组织 HIV 核酸的检测；应用聚合酶链反应（PCR）可检测外周血淋巴细胞中 HIV 的前病毒 DNA 序列，或用逆转录聚合酶链反应（RT-PCR）检测血浆中游离 HIV 的 RNA。套式 PCR 使用两套引物来扩增细胞基因组上的 HIV 前病毒，在第一次外侧引物扩增的基础上，再次使用内侧引物扩增第一次的扩增产物，通过两次扩增反应提高了检测的灵敏度，两套引物的使用也增加了反应的特异性。此外，常用的 HIV 检测方法有 PCR、实时荧光定量 PCR、支链 DNA 检测法、核酸序列扩增法、转录介导扩增技术和连接酶链反应等。

HIV RNA 水平测定 用 PCR 法检测 HIV RNA 水平应避免在患者急性感染期和免疫接种期进行，因为此时血浆 HIV RNA 可升高。核酸检测用于婴儿的早期诊断时：HIV 感染母亲所生小于 18 个月龄的婴儿，不同时间的两次 HIV 核酸检测均为阳性即可做出诊断；18 个月龄以上儿童诊断与成人相同；有急性 HIV 感染综合征或流行病学史，且不同时间的两次 HIV 核酸检测结果均为阳性，即可诊断。

免疫学检测 AIDS 患者免疫缺陷的实验检查指标主要有 CD4 细胞计数、CD4/CD8 比值、外周血淋巴细胞计数，常用标本为抗凝全血。CD4 细胞计数是衡量机体免疫功能的重要指标，分绝对计数和相对计数。5 岁以下的儿童使用相对计数。一般以 CD4<200/μl，5 岁以下儿童 CD4 细胞百分比<25%（<11 月龄），或<20%（12~35 月龄），或<15%（36~59 月龄）提示重度免疫抑制。CD8 细胞为抑制性/细胞毒性

T 细胞，HIV 感染者 CD8 细胞数量增加，CD4 细胞下降，导致 CD4/CD8 比值下降。CD4/CD8 比值<1 也是其中一项指标。CD4 和 CD8 细胞计数的方法分为两大类，一类是应用流式细胞仪测定法，另一类是专门的细胞计数仪测定法。外周血淋巴细胞数减少可以作为 HIV 感染病情进展的标志之一（>2000/μl，1000~2000/μl，<1000/μl）。如果不能进行 CD4 细胞计数，则可以此代替。

（陆家海 吴建勇）

gānyán bìngdú jiǎnyàn

肝炎病毒检验（detection of hepatitis virus） 肝炎病毒是引起病毒性肝炎的病原体。人类肝炎病毒有甲、乙、丙、丁和戊型等。人类肝炎病毒中乙型肝炎病毒属于 DNA 病毒，甲、丙、戊型属于 RNA 病毒，丁型属于缺陷病毒。各型病毒引起的肝炎临床表现相似，以疲乏、食欲减退、厌油、肝功能异常为主，部分病例出现黄疸。从传播途径上可将其分为两类：①以粪-口（消化道）为主要传播途径，包括甲、戊型。感染后常引起急性肝炎，不转为慢性肝炎或慢性病毒携带者。②以血液和血制品、日常生活密切接触，特别是性接触、母婴垂直传播为主要传播途径，包括乙、丙、丁型。此类肝炎病毒感染人体除引起急性肝炎外，易转为慢性肝炎，继而导致肝硬化或肝癌。

病毒性肝炎的诊断是在肝炎临床表现的基础上结合流行病学史，并检测到病毒特异性标志物。检验方法见甲型肝炎病毒检验、乙型肝炎病毒检验、丙型肝炎病毒检验、丁型肝炎病毒检验、戊型肝炎病毒检验。

（陆家海 吴建勇）

jiǎxíng gānyán bìngdú jiǎnyàn

甲型肝炎病毒检验（detection of hepatitis A virus） 甲型肝炎病毒（hepatitis A virus，HAV），属小 RNA 病毒科肝病毒属，通过粪-口途径传播，引起甲型病毒性肝炎（简称甲肝）。HAV 呈球形，无包膜，内含单股正链 RNA；耐酸、碱、乙醚，5%~8%甲醛和70%乙醇能迅速灭活，1∶4000 的甲醛作用 72 小时可使其失去感染性而保留免疫原性。HAV 对环境中的温度变化也有较强的耐受性，4℃可存活数月，60℃ 6 小时或100℃ 5 分钟才能完全灭活。人体感染 HAV 后，早期可从血液中检出抗-HAV IgM，在发病后 3 周其效价可达高峰，随即下降，可维持 6 个月左右，是甲肝早期诊断和近期感染的标志。抗-HAV IgG 比 IgM 出现晚，其效价高峰见于发病后 3~12 个月内，可维持多年，是既往感染的标志。

根据中国卫生行业标准《甲型病毒性肝炎诊断标准》（WS 298-2008），甲肝的诊断主要依赖血清学抗体检测。血清中的抗-HAV IgM 检测采用抗体捕获酶联免疫吸附试验（ELISA），单份血清抗-HAV IgM 阳性即可用于诊断。抗-HAV IgG 检测采用竞争抑制 ELISA，单份血清抗-HAV IgG 阳性提示有 HAV 既往感染或免疫史，双份血清抗-HAV IgG 效价，恢复期比急性期有 4 倍或以上增高，提示 HAV 现症感染，即可诊断甲肝。该法主要用于检测人群免疫水平的流行病学调查。此外，还可采集甲肝患者潜伏期末期、急性期早期或黄疸前期的粪便、血清等样本进行细胞培养。用于 HAV 培养的细胞株主要有恒河猴胚肾细胞和人成纤维细胞。培养所获的 HAV 可通过免疫电子

显微镜观察病毒颗粒、中和试验鉴定、间接免疫荧光法检测甲肝抗原或用逆转录聚合酶链反应法检测 HAV RNA 来诊断。若在粪便中分离到病毒或 HAV RNA 阳性表明患者仍有排毒性。若在血液中检测到病毒，表明患者具有病毒血症，可作为 HAV 感染的依据。

（陆家海　吴建勇）

yǐxíng gānyán bìngdú jiǎnyàn

乙型肝炎病毒检验（detection of hepatitis B virus）

乙型肝炎病毒（hepatitis B virus, HBV），简称乙肝病毒，属嗜肝 DNA 病毒科正嗜肝 DNA 病毒属，通过血液、母婴、破损皮肤和黏膜及性传播途径感染人体，引起急慢性乙型病毒性肝炎（简称乙肝）。

HBV 核酸由双链、环形以及不完整闭合的 DNA 构成。病毒合成多种蛋白，其中外膜蛋白乙型肝炎表面抗原（HBsAg）、核壳蛋白乙型肝炎核心抗原（HBcAg）和乙型肝炎 e 抗原（HBeAg）与机体免疫关系最为密切。HBsAg 阳性者的血清在电子显微镜下可见 3 种颗粒：直径为 22nm 的圆形和丝状颗粒，还有较少的直径为 42nm 的球形颗粒，又称为戴恩（Dane）颗粒，是完整的 HBV 颗粒。HBV 对外界环境抵抗力较强，对热、低温、干燥、紫外线及一般浓度的消毒剂均能耐受。30~32℃时在血清中可以存活至少 6 个月，-20℃可以存活 15 年。121℃ 20 分钟、100℃干烤 1 小时、100℃直接煮沸 10 分钟均可灭活 HBV。75% 乙醇不能灭活 HBV，5% 次氯酸钠、0.5% 过氧乙酸、0.2% 苯扎溴铵、0.1% 高锰酸钾可用于消毒。

样本采集　HBV 检测所用的标本包括血液、组织、唾液、乳汁、阴道分泌物、精液等。用于临床诊断，样本主要以血液为主，一般采集患者急性期和恢复期的双份血清。

检验方法　一般采用酶联免疫吸附试验（ELISA）法检测血清或血浆中 HBsAg、表面抗体（抗-HBs）、HBeAg、e 抗体（抗-HBe）、HBcAg 和核心抗体（抗-HBc）作为 HBV 感染的依据。此外还有放射免疫法、微粒子酶免分析法或化学发光法。①HBsAg：HBV 主要的外膜蛋白，是机体感染 HBV 后最早出现的血清学标志之一，本身只有抗原性，无传染性。阳性提示 HBV 感染。②抗-HBs：HBsAg 刺激机体产生的保护性抗体，阳性提示机体已对 HBV 产生免疫力，多见于乙肝恢复期患者、乙肝隐性感染的健康人或接种乙肝疫苗者。③HBeAg：常常与 HBsAg 伴行出现，但较 HBsAg 消失早。HBeAg 的存在表示病毒复制活跃且有较强的传染性。急性 HBV 感染时 HBeAg 出现时间略晚于 HBsAg，一般在急性乙肝发病 3~4 个月内转阴，提示 HBV 复制停止，预后良好。若 HBeAg 持续阳性，提示预后不良，易转为慢性乙肝。④抗-HBe：只有一种 IgG 抗体。HBeAg 转阴而抗-HBe 转阳，提示 HBV 病毒复制处于静止状态，传染性降低，病情开始恢复。多见于无症状 HBV 携带者及非活动期慢性肝炎患者。⑤HBcAg：血清中主要存在于 HBV 完整颗粒的核心内，一般使用二巯基乙醇以及 HP-40 先裂解蛋白外壳，再进行检测。HBcAg 与 HBV DNA 呈正相关，阳性代表血清中存在戴恩颗粒，HBV 处于复制状态，有传染性。⑥抗-HBc：HBcAg 刺激机体产生的抗体，分为 IgM 和 IgG，均无保护性。抗-HBc IgM 阳性提示急性期或慢性肝炎急性发作，也可反映肝组织损伤情况。抗-HBc IgG 在血清中可长期存在，高效价的抗-HBc IgG 表示现症感染，常与 HBsAg 并存。低效价的抗-HBc IgG 提示既往感染。临床常用乙肝"两对半"作为检测是否感染 HBV 及感染程度的血清标志物（表）。

此外，对于血清中 HBV 标志物阴性的患者可使用免疫组织化学方法检测肝组织中 HBsAg、

表　乙肝两对半检查常见结果的临床意义

HBsAg	抗-HBs	HBeAg	抗-HBe	抗-HBc	临床意义
-	-	-	-	-	健康人
+	-	-	-	-	急性 HBV 感染早期或潜伏期；慢性 HBV 携带者
-	+	-	-	-	注射过乙肝疫苗；既往感染；假阳性
+	-	+	-	+	"大三阳"：HBV 感染，病毒复制活跃，传染性强
+	-	-	+	+	"小三阳"：急性 HBV 感染趋向恢复，仍有传染性；慢性 HBsAg 携带者
-	-	-	+	+	HBV 既往感染；急性 HBV 感染恢复期，仍然有传染性
-	+	-	+	+	急性 HBV 感染康复者
+	-	-	-	+	急性 HBV 感染；慢性 HBV 携带者；传染性较弱

+表示检测阳性，-表示检测阴性

HBcAg的存在及分布，用原位杂交或原位聚合酶链反应（PCR）方法检测组织中HBV DNA的存在及分布来诊断是否为HBV感染。血清中的HBV DNA是病毒复制和具有传染性的直接标志。常用于定量检测HBV DNA的方法还有荧光PCR法、竞争PCR法、PCR酶联免疫吸附试验、荧光标记法和PCR酶联化学发光法等。

（陆家海　吴建勇）

bǐngxíng gānyán bìngdú jiǎnyàn

丙型肝炎病毒检验 （detection of hepatitis C virus）

丙型肝炎病毒（hepatitis C virus，HCV），简称丙肝病毒，属黄病毒科肝炎病毒属。HCV呈球形，外有脂质外壳、囊膜和刺突结构，内有由核心蛋白和单股正链RNA组成的核衣壳。HCV通过血液或母婴、性接触等途径引起急、慢性丙型病毒性肝炎（简称丙肝）。HCV对有机溶剂敏感，10%三氯甲烷、煮沸、紫外线可使其灭活。血清经60℃ 10小时或1∶1000福尔马林37℃ 6小时处理后，可使HCV传染性丧失。血制品中的HCV可用干热80℃ 72小时或加变性剂使之灭活。用于HCV检测的样本一般采集患者急性期和恢复期双份血清。

HCV的检测方法有直接免疫荧光法（DFA）检测肝组织内HCV抗原，酶免疫测定（EIA）检测血清中的抗-HCV IgG，以及套式聚合酶链反应（PCR）技术检测血液中的HCV RNA，见中国卫生行业标准《丙型病毒性肝炎诊断标准》（WS 213-2008）。HCV Ag是HCV感染的一种特异性形态标志，与HCV RNA有良好的相关性，常作为HCV感染的早期诊断及药物疗效评估的实验室依据之一。血清中HCV Ag含量很低，检出率不高。可使用特异性IgG组分，用异硫氰酸荧光素标记后作为探针，用直接免疫荧光试验检测肝组织内HCV抗原；也可用免疫组化抗生物素-生物素-过氧化酶法检测肝组织内HCV抗原。血清中的抗-HCV不是保护性抗体，是HCV感染的标志。抗-HCV又分IgM型和IgG型，抗-HCV IgM阳性提示现症HCV感染，抗-HCV IgG阳性提示现症感染或者既往感染，抗-HCV IgG低效价提示病毒处于静止状态，高效价提示病毒复制活跃。抗-HCV IgM在发病后即可检测到，一般持续1~3个月。如果抗-HCV IgM持续阳性，提示病毒持续复制，易转为慢性。实验室多用EIA法检测抗-HCV抗体，还可用酶联免疫吸附试验或重组免疫印记法。HCV RNA阳性是病毒感染和复制的直接标志，其定量测定有助于了解病毒的复制程度、抗病毒治疗的选择和康复的直接评估。HCV RNA的出现早于HCV抗体，感染HCV后第一周即可从血液或肝组织中用逆转录聚合酶链反应（RT-PCR）法检出其RNA。套式PCR技术可提高HCV RNA的检出率，是判断HCV感染有无传染性的最可靠指标，其特异性好，敏感性高。

（陆家海　吴建勇）

dīngxíng gānyán bìngdú jiǎnyàn

丁型肝炎病毒检验 （detection of hepatitis D virus）

丁型肝炎病毒（hepatitis D virus，HDV）是缺陷病毒，必须在HBV或其他嗜肝DNA病毒的辅助下才能复制增殖。但在细胞核内的HDV RNA则无需HBV的辅助就能自行复制。HDV定位于肝细胞核和细胞质内，在血液中由乙型肝炎表面抗原（HBsAg）包被，可形成直径为35~37nm的球形颗粒。HDV的核心为单股负链共价闭合的环状RNA。HDV Ag是HDV唯一的抗原成分，临床症状出现即可查到。抗-HDV不是保护性抗体，抗体阳性不能提示病情恢复。抗-HDV分为抗-HDV IgM和抗-HDV IgG，抗-HDV IgM出现较早，一般持续2~20周，抗-HDV IgM阳性是现症感染的标志，用于早期诊断。高效价抗-HDV IgG提示感染持续存在，低效价提示感染静止或终止。血清或肝组织中检出HDV RNA是诊断HDV感染最直接的依据。HDV对热、酸、核酸酶稳定，能被碱和蛋白酶灭活。

从肝和血清中检测HDV Ag或HDV RNA，或从血清中检测抗-HDV IgG、抗-HDV IgM，均可作为诊断HDV感染的依据，见中国卫生行业标准《丁型病毒性肝炎诊断标准》（WS 300-2008）。血清中HDV Ag和抗-HDV的检测常采用双抗体夹心免疫酶法或放射免疫法。急性感染时，血清HDV Ag为阳性，但在慢性HDV感染中，由于有高效价的抗-HDV，HDVAg多为阴性。检测HDV RNA，肝组织内采用原位杂交或转印杂交法，血清中采用逆转录聚合酶链反应法。

（陆家海　吴建勇）

wǔxíng gānyán bìngdú jiǎnyàn

戊型肝炎病毒检验 （detection of hepatitis E virus）

戊型肝炎病毒（hepatitis E virus，HEV），肠道传播非甲非乙型急性肝炎的病原体之一。HEV属戊型肝炎病毒科，是唯一的戊型肝炎病毒属。戊型病毒性肝炎（简称戊肝）是粪-口传播的急性传染病，成人感染多表现为临床型，儿童为亚临床型。HEV为单股正链RNA病毒，呈二十面对称体圆球形颗粒，无包膜。HEV在碱性环境下较稳定，对高热、三氯甲烷、氯化铯敏感。

HEV 感染的检测主要是针对 HEV RNA、抗原组分以及特异性的抗体（抗-HEV IgM 或抗-HEV IgG），见中国卫生行业标准《戊型病毒性肝炎诊断标准》（WS 301-2008）。免疫电子显微镜技术是最早用于 HEV 检测的方法，可检测出潜伏期和急性期的戊肝患者或实验感染动物的粪便及胆汁标本中的 HEV 颗粒。检测 HEV 核酸的方法为逆转录套式聚合酶链反应（RT-nPCR），该方法有很高的敏感度和特异性。戊肝患者发病早期，粪便和血液中存在 HEV，但持续时间较短，此时用 RT-PCR 法可检测到 HEV RNA。聚合酶链反应（PCR）和实时定量 PCR 也是 HEV 诊断的有效方法，检测速度快。采用原位杂交方法，可以精确示踪组织标本中的病毒或其 RNA 组分的位置。HEV Ag 主要定位于肝细胞质，采用免疫组织化学方法可在戊肝患者肝组织标本中发现 HEV Ag，血液中检测不到 HEV Ag。检测血清中的抗-HEV IgG 和 IgM 抗体一般使用酶联免疫吸附试验（ELISA）以及酶免疫法，推荐使用酶免疫法。中和试验常作为 ELISA 检测的确证实验，以降低假阳性率。抗-HEV IgM 在发病初期产生，大多数在 3 个月内阴转，阳性是近期感染 HEV 的标志。抗-HEV IgG 持续时间在不同病例中差异较大，多数于发病后 6～12 个月阴转。除以上方法外，免疫印迹法和胶体金免疫层析技术也用于 HEV 的检测中。免疫印迹法特异性高，敏感性也较高，是证实戊肝暴发流行快速有效的方法，主要用于科研中。

（陆家海　吴建勇）

liúxíngxìng yǐxíng nǎoyán bìngdú jiǎnyàn

流行性乙型脑炎病毒检验

（detection of epidemic type B encephalitis virus） 流行性乙型脑炎病毒（epidemic encephalitis virus），又称日本乙型脑炎病毒（Japanese encephalitis virus，JEV），简称乙脑病毒，属披盖病毒科、黄热病毒属的虫媒病毒。JEV 颗粒为球形，有包膜，单股正链 RNA 包被于单股多肽的核衣壳蛋白中组成病毒颗粒的核心。包膜表面有囊膜糖蛋白（E）刺突，即病毒血凝素，是病毒的主要抗原成分。JEV 感染机体后可产生补体结合抗体、中和抗体及血凝抑制抗体，有助于进行临床诊断和流行病学调查。JEV 分为 4 个基因型，中国主要流行的是 Ⅲ 型。病毒通过蚊子叮咬传播，引起以脑实质炎症为主要病变的中枢神经系统急性传染病，即流行性乙型脑炎，发病以儿童为主，属自然疫源性疾病。中国是乙脑的高发区，三带喙库蚊是主要传播媒介。

JEV 对热抵抗力弱，对低温和干燥抵抗力较强。56℃ 30 分钟或 100℃ 2 分钟可将其灭活，在-70℃ 条件下可长期保存。若将感染病毒的脑组织加入 50% 甘油缓冲盐水中贮存于 4℃，其病毒活力可维持数月。JEV 对乙醚、三氯甲烷、蛋白酶、胆汁都很敏感。在酸性条件下不稳定，适宜碱性环境（pH 8.5～9.0）。

根据中国卫生行业标准《流行性乙型脑炎诊断标准》（WS 214-2008），流行性乙型脑炎诊断方法包括病毒分离培养、核酸检测及血清学检测。

分离培养 一般采集可疑的流产或死产胎儿的脑、肺、肝、睾丸和胎盘等作为分离病毒的标本。病毒分离可将标本制成悬液，离心，上清液经无菌处理后接种于单层的传代白纹伊蚊细胞、幼仓鼠肾细胞或非洲绿猴肾细胞，37℃ 吸附 1 小时。如果标本中的病毒浓度较高，接种后可以于 24～72 小时出现细胞病变。新生乳鼠接种法也常用于 JEV 的分离鉴定，标本为患者的血清或脑脊液。对阳性分离物利用免疫荧光技术检测细胞内增殖的抗原可最后确诊。

核酸检测 逆转录聚合酶链反应法检测 JEV RNA 时，常用标本为患者血清、脑脊液和（或）尸检脑组织。标本要求无菌采集。该法比病毒分离更加敏感、快速，可直接做出诊断。

血清学检测 ①微量中和试验：主要用于检测患者血清标本乙脑病毒中和抗体的效价。②间接补体结合试验：特异性较高，主要用于回顾性诊断或流行病学调查。补体结合抗体为 IgG 抗体，多在发病后 2 周出现，5～6 周达到高峰，抗体水平可维持 1 年左右。③乳胶凝集试验：特别适合于大规模流行病学调查。④血凝抑制试验：是流行病学调查和临床诊断中常用的方法。JEV 感染后，HI 抗体出现较早，一般在病后 4～5 天开始出现，约 2 周达到高峰，可维持约 1 年左右，因此测定 HI 抗体可用于早期诊断，阳性率高于补体结合试验。⑤酶联免疫吸附试验（ELISA）：IgM 捕获 ELISA 法检测乙脑患者血清及脑脊液中特异性抗 JEV-IgM，也是早期诊断较好的方法。在发病后 4～7 天的脑脊液中查到 JEV IgM 抗体表示乙脑病毒已侵入中枢神经系统；间接 ELISA 检测抗乙脑病毒 IgG 抗体，结果阳性提示既往感染或接种过乙脑疫苗。

（陆家海　吴建勇）

dēnggébìngdú jiǎnyàn

登革病毒检验（detection of dengue virus）　登革病毒（dengue virus，DENV），属黄病毒科，黄热病毒属，B组虫媒病毒，正链RNA病毒。DENV颗粒呈哑铃状、棒状或球形，最外层为两种糖蛋白组成的包膜，含有型和群特异性抗原（图）。病毒编码非糖基化蛋白M、包膜蛋白E及非结构蛋白NS1、NS3、NS5的基因区比较保守，这些保守区与病毒增殖和结构关系密切，常用于血清学检测或聚合酶链反应（PCR）检测靶序列的设计。DENV可分为4个血清型（DENV1~4），与其他B组虫媒病毒如乙型脑炎病毒可交叉反应。DENV是登革热、登革出血热/登革休克综合征的病原体，以埃及伊蚊和白纹伊蚊为传播媒介，广泛流行于全球热带及亚热带的120多个国家和地区。登革热是急性传染病，患者和隐性感染者是主要传染源，起病急骤，高热，全身肌肉、骨髓及关节痛，极度疲乏，部分患者有皮疹、出血倾向和淋巴结肿大。DENV对寒冷抵抗力强，在人血清中贮存于普通冰箱可保持传染

性数周，-70℃可存活8年；不耐热，60℃30分钟或100℃2分钟能使之灭活；不耐酸、不耐醚；紫外线或0.05%甲醛可使之灭活。

根据中国卫生行业标准《登革热诊断标准》（WS 216-2008），采集包括人体样本（血液、脑脊液、脑组织、各种脏器）和媒介蚊虫样本，检验包括病原学和血清学两方面，主要检测方法有下列几种。①逆转录聚合酶链反应：用于DENV RNA及型别鉴定，TaqMan探针实时荧光定量PCR可定性或定量检测患者早期血清中不同基因型的DENV。②C6/36白纹伊蚊细胞或1~3日龄乳鼠对DENV十分敏感，以急性期患者血清、脑脊液、血细胞或组织作为分离病毒的对象，通过观察病毒对宿主产生的变化（病变等现象）和应用特异、敏感的检测技术，检出病毒并判断型别。③直接免疫荧光法：检测感染细胞内NS1抗原，是DENV急性感染常用的血清学诊断方法。④DENV特异性抗体的检测方法：主要包括血凝抑制试验、中和试验、补体结合试验、间接免疫荧光抗体试验（IFA）、酶联免疫吸附试验（ELISA）、蛋白质印迹法及快速免疫层折法。单份血清补体结合试验效价超过1：32，HI试验效价超过1：1280有诊断意义。双份血清，恢复期抗体效价比急性期升高4倍以上者，可确诊DENV感染。IgM抗体捕捉ELISA法检测血清中特异性IgM抗体，IFA法检测双份血清IgG抗体均可用于DENV的诊断。

（陆家海　吴建勇）

hàntǎnbìngdú jiǎnyàn

汉坦病毒检验（detection of Hantavirus）　汉坦病毒，属布尼亚病毒科，汉坦病毒属，属负链

RNA病毒。汉坦病毒有30多种基因型和血清型，中国常见汉滩型（hantaan，HTN）、首尔型（seoul，SEO）和普马拉型（puumala，PUU），均为肾综合征出血热（HFRS）的病原体。汉坦病毒在临床上主要引起HFRS和汉坦病毒肺综合征（HPS）。HFRS又称流行性出血热，是由汉坦病毒引起的急性、地方性、自然疫源性传染病，病情危急，并发症多，病死率高。其主要的病理变化是全身广泛性的小血管和毛细血管的损害。临床上以发热、出血、肾损害为三大主症，典型病例表现为五期经过，即发热期、低血压休克期、少尿期、多尿期和恢复期。

汉坦病毒颗粒呈圆形或卵圆形，有囊膜，囊膜上有突起（图）。病毒的核酸为分节段的单股负链RNA，分为L、M、S三个片段，分别编码L聚合酶蛋白、糖蛋白G1和G2及核蛋白N。L聚合酶蛋白在病毒复制中起重要作用。糖蛋白G1和G2上有中和抗原位点。核蛋白N的主要功能是包裹病毒RNA的三个片段，免疫原性很强。

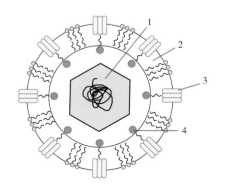

图　登革病毒结构模式
1. 线性RNA；2. 包膜；3. 糖蛋白；
4. 膜蛋白

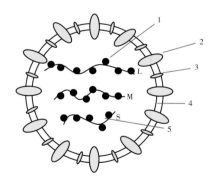

图　汉坦病毒结构模式
1. 核蛋白N；2. 糖蛋白G1；3. 糖蛋白G2；4. 包膜；5. RNA

汉坦病毒具有多宿主性，每一个血清型的汉坦病毒都有各自

的宿主动物。中国汉坦病毒的主要宿主是黑线姬鼠和褐家鼠等。实验室常人工感染小白鼠，对乳鼠进行脑内接种汉坦病毒，增加病毒的毒力。汉坦病毒可在金黄地鼠肾细胞、非洲绿猴肾细胞、恒河猴肾细胞等多种细胞中缓慢增殖，可形成包涵体。由于病毒在细胞内一般不引起可见的细胞病变，需通过免疫学方法证实汉坦病毒感染。汉坦病毒的抵抗力不强。在4~20℃相对稳定，56℃15~30分钟可灭活；不耐酸，在pH 6.0~10.0的环境下稳定，pH 5.0以下可被灭活；对一般消毒剂（来苏水、2.5%碘酒、75%乙醇等）、脂溶剂（乙醚、三氯甲烷、丙酮和去氧胆酸钠）及紫外线或γ射线均敏感。

样本采集　采集汉坦病毒感染的患者或啮齿动物的血液、尿液、粪便或唾液等体液、组织进行的病毒分离、动物接种、电子显微镜检查、抗原检测、特异性抗体检测以及核酸检测。在操作病毒样品时，必须遵循生物安全规定，使用个人防护设施且在相应的生物安全实验室进行。

检验方法　通过酶联免疫吸附试验（ELISA）或免疫荧光（IF）法测定汉坦病毒的IgM/IgG抗体是汉坦病毒感染的特异性诊断方法，见中国卫生行业标准《流行性出血热诊断标准》（WS 278-2008）。

双抗体夹心ELISA法　可检测可溶性抗原，用竞争ELISA法检测阻断性抗体，是临床常用的特异且敏感的方法。常用的抗原为重组抗原，主要由HTN、SEO、PUU病毒核蛋白中至少2种组成，可以用于汉坦病毒感染的血清学检测。

免疫荧光（IF）法　用于检测汉坦病毒抗体，常以双份血清（急性期和恢复期）的IgG抗体为检测对象。若出现特征性荧光，表明机体曾受到汉坦病毒感染；若恢复期血清抗体效价比急性期有4倍或4倍以上升高，可确诊汉坦病毒感染。直接IF法可检出循环血小板、中性粒细胞、淋巴细胞及尿沉渣细胞内的病毒抗原，用于早期诊断，比血清学测定快速；间接免疫荧光（IFA）法可检测患者血清特异性IgM/IgG抗体。以杆状病毒表达N端缺失的HTN或SEO病毒核蛋白作为IFA试验的抗原，可区分HTN与SEO病毒感染。

其他方法　采用PUU病毒重组核蛋白作为抗原，与乳胶连接进行乳胶微粒凝集试验，可用于汉坦病毒感染的快速血清学诊断。用高密度正性颗粒包被纯化的汉坦病毒抗原，利用高密度颗粒凝集试验（HDPA）对病毒感染进行快速的血清学诊断，对HTN病毒感染有较高的敏感性和特异性，对PUU、SEO病毒的感染也有低水平的交叉反应。HDPA与IFA法比较，敏感性相近，但较IFA法更为简便快速。以急性期患者血清或分离的汉坦病毒作为标本，利用逆转录聚合酶链反应技术可检测汉坦病毒基因及明确其型别，序列测定还可以对汉坦病毒的变异情况进行研究。

（陆家海　吴建勇）

SARS guānzhuàngbìngdú jiǎnyàn

SARS冠状病毒检验（detection of SARS-coronavirus）　SARS冠状病毒（SARS-coronavirus，SARS-CoV），属冠状病毒科，冠状病毒属，正链RNA病毒。SARS-CoV通过近距离呼吸道飞沫传播途径感染人体，引起重症急性呼吸综合征（severe acute respiratory syndromes，SARS），又称传染性非典型肺炎，简称非典。SARS具有明显传染性，可累及多个脏器和系统，以肺炎为主要临床表现的急性呼吸道传染病。该病具有传染性强、人群普遍易感、病情进展快、预后较差和危害大的特点。用于SARS-CoV检测的标本采集对象为SARS患者、SARS疑似病例及密切接触者和社区健康人群。标本采集时，采集人必须穿戴连体式隔离衣、防护鞋套、眼罩、N95口罩和双层乳胶手套。

病毒颗粒呈球形或椭圆形，有包膜，包膜为双层脂膜，外膜蛋白包括刺突糖蛋白S、膜糖蛋白M和小衣壳E蛋白三种糖蛋白。SARS-CoV的螺旋状核衣壳由单一分子的单股正链RNA、多分子的核衣壳蛋白（N蛋白）以及M蛋白的羧基末端组成，是RNA病毒中核酸最长的病毒。N蛋白与病毒的复制相关，通过与M蛋白C端相互作用，促进病毒出芽生殖。

SARS-CoV对外界环境抵抗力较强，室温24℃条件下，病毒在尿液至少可存活10天，可以在塑料、玻璃、布料、复写纸等表面存活2~3天，在腹泻患者的粪便、尿液和痰液里至少能存活5天，在血液内可存活15天左右。SARS-CoV对温度敏感，随温度升高抵抗力下降，37℃可存活4天、56℃加热90分钟、75℃加热30分钟能够灭活病毒。紫外线照射60分钟可杀死病毒。病毒对有机溶剂敏感，乙醚4℃条件下作用24小时可完全灭活病毒，75%乙醇作用5分钟可使病毒失去活力，含氯的消毒剂作用5分钟可以灭活病毒。SARS-CoV在酸性环境下不易生存。

样本采集 采集患者或动物的样本包括咽拭子和鼻咽拭子标本、痰液、粪便、血清、尸检标本。采集 SARS 标本时，采集人必须穿戴连体式隔离衣、防护鞋套、眼罩、N95 级防护面罩和乳胶手套，采样后及时更换。

检验方法 根据中国卫生行业标准《传染性非典型肺炎诊断标准》（WS 286-2008），SARS-CoV 实验室诊断方法包括下列几种。

分离培养 利用非洲绿猴肾细胞（Vero 细胞）或 Vero-E6 细胞对 SARS-CoV 进行分离培养，病毒在 37℃ 下生长良好，细胞感染 24 小时即可出现细胞病变效应（CPE），可用空斑进行病毒滴定。狗肾细胞和恒河猴胚肾细胞也可用于分离培养 SARS-CoV。分离得到的病毒可在电子显微镜下直接观察病毒颗粒。

中和试验 SARS-CoV 用 Vero-E6 细胞培养能产生 CPE，有中和抗体存在时能抑制病毒在细胞内的繁殖，敏感细胞因病毒的毒力被中和而不会出现 CPE。SARS-CoV 抗体中和试验作为 SARS 血清学诊断的特异方法，有条件的实验室可以开展。

逆转录聚合酶链反应（RT-PCR） 采集患者发病早期咽拭子、全血或血清等样本，利用实时荧光定量 RT-PCR 法可检测 SARS-CoV 的 RNA。符合下列四项之一者可判定为检测结果阳性：①任何一种标本经任何一间具备 RT-PCR 检测和生物安全资质的实验室检测阳性。②至少需要两种不同部位的临床标本检测阳性（如血液和鼻咽分泌物或粪便）。③连续收集 2 天或以上的同一种临床标本送检，检测阳性（如 2 份或多份鼻咽分泌物）。④在每一个特定检测中对原始临床标本使用两种不同的方法，或从原始标本重新提取 RNA，RT-PCR 检测阳性。对于 RT-PCR 检测阳性的结果应使用原始标本进行重复试验或在第二个实验室检测同一份标本。

酶联免疫吸附试验（ELISA） 急性期血清标本是指发病后 7 天内采集的标本，应尽早采集；恢复期血清标本是发病后 3~4 周采集的标本。世界卫生组织推荐采用 ELISA 和间接免疫荧光（IFA）作为血清 SARS-CoV 抗体检测方法。采集患者发病早中期血清样本，并将血清样本 56℃ 温育 90 分钟灭活处理后，用 ELISA 可检测 SARS-CoV 核衣壳特异性抗原（N 蛋白）；采集患者发病早期、中期及恢复期血清样本，并将血清样本 56℃ 温育 90 分钟灭活处理后，用间接 ELISA 或 IFA 检测 SARS-CoV IgG 和 IgM 抗体。早期和恢复期 SARS-CoV IgG 抗体阳转或病程中 SARS-CoV IgG 抗体 4 倍升高都具有诊断价值；IgM 抗体阳转或持续升高具有辅助诊断价值。

注意事项 ①用于 SARS-CoV 检测的样品处理时必须在生物安全水平 3 级生物安全的条件下进行。②SARS-CoV 分离培养和动物实验必须在生物安全水平 3 级以上实验室进行。③SARS-CoV 分离培养时要求严格无菌操作，不能在同一实验室，同一时间处理、接种采自不同人或动物的标本；不能在同一实验室，同一生物安全柜中同时接种未知临床标本和已知阳性标本。

（陆家海 吴建勇）

liúxíngxìng gǎnmàobìngdú jiǎnyàn

流行性感冒病毒检验（detection of influenza virus） 流行性感冒病毒（influenza virus），简称流感病毒，属正黏病毒科，负链 RNA 病毒。20 世纪曾发生的 4 次世界大流行，均由甲型流感病毒引起，分别是 1918~1919 年的西班牙流感（H1N1）、1957~1958 年的亚洲流感（H2N2）、1968~1969 年的香港流感（H3N2）及 1977~1978 年的俄罗斯流感（H1N1）。禽流感病毒是甲型流感病毒中某些感染禽类亚型中的一些毒株，一般并不感染人类。1997 年禽流感病毒 H5N1 亚型导致人感染高致病性禽流感（highly pathogenic avian influenza，HPAI），引起毒血症、感染性休克、多器官功能衰竭等多种并发症。随后，H9N2、H7N7 等人禽流感病毒相继被发现。2009 年甲型 H1N1 流感病毒引起的甲型流感也引起人们极大的关注。

根据流感病毒内部及外部抗原结构不同（图 1），流感病毒分为甲、乙、丙 3 型（国外称为 A、B、C 型）。甲型流感病毒在自然界广泛分布，除人外，禽类和多种哺乳动物也可感染。乙型流感病毒仅在人群中发现，丙型流感病毒则在人和猪中流行。

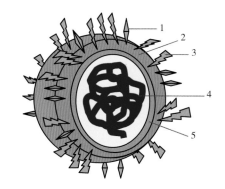

图 1 流感病毒结构模式
1. 神经氨酸酶；2. 双层类脂膜；
3. 血凝素；4. RNA；5. 核衣壳

典型流感病毒呈球形，新分离的毒株则多呈丝状。流感病毒颗粒的外膜为脂质双层结构，由两种表面糖蛋白覆盖，分别为血凝素（HA）和神经氨酸酶（NA）。其核心为单股负链 RNA，有特异性。根据病毒外膜抗原结构，HA 可分为 15 个亚型（H1～H15），NA 有 9 个亚型（N1～N9）。人流感病毒主要与 H1、H2、H3 和 N1、N2 亚型有关。针对 HA 的抗体为中和抗体，抗 NA 抗原的抗体不具保护性，但能一定程度上限制病毒的复制，减少传染的严重性。流感病毒对紫外线及乙醇、碘伏、碘酊等常用消毒剂敏感。对热很敏感，56℃条件下 30 分钟可灭活。但对干燥及寒冷有相当耐受力，能在真空干燥下或−20℃以下长期保存。在鸡胚及体外组织培养上生长良好，并可见明显细胞病变。

检验程序　一般采集疑似流行性感冒患者的咽、鼻拭子或含漱液、血清以及死亡病例的尸检肺组织、气管分泌物，受感染动物的咽拭子、粪便、尸检组织或环境样本，进行检验。如发生禽流感后，需调查动物及外环境标本。检验程序见图 2。

检验方法　根据中国卫生行业标准《人感染高致病性禽流感诊断标准》（WS 284-2008）、《流行性感冒诊断标准》（WS 285-2008）和国家标准《高致病性禽流感诊断技术》（GB/T 18936-2003），流感病毒包括人高致病性禽流感病毒和甲型流感病毒，检验方法有病毒分离培养、抗原检测、血清学检测及聚合酶链反应等。

分离培养　流感病毒标本采集的时间及质量对检验结果影响很大。标本应在发病后尽可能早的时间采集，一般为发病后 3 天以内。对于病毒分离、直接抗原检测及病毒核酸检测，鼻咽吸液或鼻洗液标本优于鼻咽拭子标本。病毒培养标本需要保存在病毒保存或运输液中，以保持病毒的活性，如 3～4 天内不能接种培养，需−70℃冻存。直接抗原荧光染色检测的标本应在采集后立即处理，不可冷冻。收集鼻咽吸液或鼻洗液标本后，一般采用鸡胚和狗肾传代细胞分离培养流感病毒。培养方法可使用传统病毒培养法、离心培养法。细胞培养鉴定分离物最简便快速的方法是抗流感病毒型特异性单克隆抗体直接荧光抗体法（DFA）或间接免疫荧光法（IFA）染色。如使用抗甲型流感病毒 H1 和 H3 血凝素特异性单克隆抗体，还可鉴定甲 1 或甲 3 型流感病毒分离物。采用鸡胚接种法培养的病毒可使用血凝试验进行鉴定，阳性须排除腮腺炎病毒及副流感病毒。

抗原检测　若对鼻咽吸液或鼻洗液标本进行直接抗原检测，采用荧光抗体染色是快速、敏感诊断流感的方法。其步骤是上皮细胞经反复洗涤后去除黏液，滴片，干燥后固定，单克隆抗体 DFA 或 IFA 荧光染色，酶联免疫吸附试验（ELISA）等也可用于抗原检测，但与分离培养法比较，敏感性不高，其优势是能够在数小时内检测且不需要保持标本内病毒的活性；胶体金检测法可在短时间内获得结果，使得阳性患者能尽快用药，检测的敏感性在 40%～100%，特异性在 52%～100%。除直接检测病毒抗原外，分子生物学方法敏感、快速，能确定病毒学特征，有望成为流感诊断的"金标准"。DNA 微矩阵可用于流感病毒的分型及亚型的确定。

血清学检测　对于收集到的血清样本，进行相应的血清学检验。血凝抑制试验是最经典的流感检测方法，可区别甲型流感病毒的亚型，敏感性好，但受流行株变异及非特异性凝集物的影响。补体结合试验（CF）使用核蛋白型特异性抗原作为抗原，不能区别甲型流感病毒的亚型。虽 CF 敏感性差，但不受流行株变异及非特异性凝集物的干扰。而中和试验特异性最高，但费时费力。血清学检测不能提供流感早期、快速的诊断，但可用于流感病毒培养及抗原检测失败时的补充，用

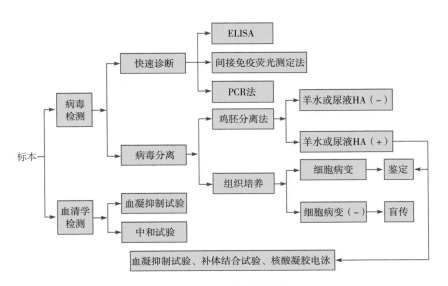

图 2　流感病毒检验流程

于流感流行病学的监测。急性期和恢复期双份血清抗体效价 4 倍及以上升高作为流感病毒感染的诊断标准。

人感染 HPAI 病毒检测　与典型流感病毒检测的方法基本相同。常采用血凝试验、血凝抑制试验、琼脂凝胶免疫扩散试验、ELISA 等方法。

甲型流感病毒检测　①实时逆转录聚合酶链反应法检测呼吸道标本中甲型 H1N1 流感病毒核酸。②呼吸道标本中分离甲型 H1N1 流感病毒。③动态监测双份血清甲型 H1N1 流感病毒特异性抗体水平呈 4 倍或以上升高。

（陆家海　吴建勇）

kuángquǎnbìngdú jiǎnyàn

狂犬病毒检验（detection of rabies virus）　狂犬病毒（rabies virus，RV），属弹状病毒科，狂犬病毒属。人体被病犬咬伤引起以中枢神经系统病变为主的急性人兽共患传染病，即狂犬病。RV 感染者发病时呈高度兴奋状态，一旦喝水即引起严重痉挛等症状，出现恐水现象，故又称"恐水症"，常死于呼吸衰竭。狂犬病地理分布广泛，其中 90% 发生在发展中国家。

病毒形态呈子弹状或杆状。中心为螺旋对称的核衣壳，内含单股负链 RNA 和多种结构蛋白。外面包膜上的病毒糖蛋白刺突与病毒的感染性与毒力有关。RV 有 4 种血清型和 7 种基因型，Ⅰ~Ⅳ 基因型分别与四种相应血清型对应；基因 Ⅴ 型和基因 Ⅵ 型分别为欧洲蝙蝠狂犬病毒 EBL1 和 EBL2；基因Ⅶ型为澳大利亚蝙蝠狂犬病毒。基因Ⅰ型为典型的 RV，其余 6 型为狂犬病相关病毒。各型病毒基因核苷酸序列有明显差异。RV 不耐热，50℃ 1 小时或 100℃

2 分钟即可灭活；对酸、碱、新洁尔灭、甲醛等消毒药物敏感；70% 酒精、0.01% 碘液和 1%~2% 的肥皂水亦能使病毒灭活。

根据中国卫生行业标准《狂犬病诊断标准》（WS 281-2008），采集感染 RV 的患者或动物的脑组织及各种体液（唾液、脑脊液、尿液、鼻咽洗液等）或咬伤部位皮肤组织样本，进行病原学和特异性抗体检测。①逆转录聚合酶链反应：检测核酸，标本可用患者的唾液、脑脊液或皮肤组织等，患者死亡后脑组织可用于细胞培养，常用细胞系有鼠神经瘤细胞、幼地鼠肾细胞、非洲绿猴肾细胞等。通过细胞培养法分离的病毒采用免疫荧光染色、免疫酶技术检测病毒抗原或接种 2~3 天乳鼠可证实。②直接荧光抗体法（DFA）：检测 RV 抗原常用的标本为受伤处皮肤组织、角膜、后颈带毛囊的皮肤组织和体液（唾液、脑脊液、尿液、鼻咽洗液等）以及患者死亡后的脑组织。DFA 是诊断 RV 感染的首选方法，检测结果既快速特异又敏感。③酶联免疫吸附试验（ELISA）：检测患者脑脊液或死亡后脑组织中的 RV 抗原，效果较好，但敏感性较 DFA 差，有一定的假阳性或假阴性。⑤特异性抗体检测：常用快速荧光抑制灶试验测定血清的中和抗体效价；ELISA 检测 RV 特异性抗体。许多患者在发病早期血清中查不到抗体或抗体效价很低，特异性抗体只在临床疾病的晚期出现。

接种过狂犬病疫苗的患者抗体效价大于 0.5IU/ml，表明已获得保护。未接种过疫苗的患者的抗体效价大于 1IU/ml，且近期有 4 倍增高，可考虑为狂犬病，部分患者在临死前抗体效价也可能

异常增高。

（陆家海　吴建勇）

jǐsuǐhuīzhìyánbìngdú jiǎnyàn

脊髓灰质炎病毒检验（detection of poliomyelitis virus）　脊髓灰质炎病毒（poliomyelitis virus，poliovirus，PV），简称脊灰病毒，属小 RNA 病毒科，肠道病毒属。脊髓灰质炎是由脊髓灰质炎病毒引起的急性肠道传染病，密切接触是主要的传播途径。夏秋季为高发季节。病毒常侵犯中枢神经系统，损害脊髓前角运动神经细胞，导致肢体松弛性麻痹，多见于儿童，故又名小儿麻痹症。

电子显微镜下 PV 病毒呈小的圆形颗粒状，内含单股正链 RNA。病毒核壳由 32 个壳粒组成，每个微粒含四种结构蛋白，即 VP1~4。VP1 与病毒的致病性和毒性有关。脊灰病毒有 Ⅰ、Ⅱ、Ⅲ 三个血清型，两种抗原分别为 D（致密）抗原和 C（无心）抗原。前者是病毒的中和抗原，具有型特异性。后者是耐热的抗原成分，与三型病毒的抗血清均呈补体结合阳性反应。

PV 对一切已知抗生素和化学治疗药物均不敏感，能耐受一般浓度的化学消毒剂，0.3% 甲醛、0.1mmol/L 盐酸及（0.3~0.5）×10^{-6}g/ml 余氯可迅速使之灭活，对紫外线、干燥、热均敏感。

样本采集　根据中国卫生行业标准《脊髓灰质炎诊断》（WS 294-2016），采集脊髓灰质炎病毒感染的患者或动物起病 1 周内鼻咽部分泌物、粪便、血液、脑脊液样本。

检验方法　PV 的实验室检验主要包括病毒分离、定型及特异性 IgM 抗体测定；也可进行血清学检查，用中和试验、补体结合试验及酶标等方法检测特异抗体，

其中以中和试验较常用，阳性率及特异性均较高。

分离鉴定　粪便是分离脊灰病毒的主要标本。在患者出现麻痹后 14 天内采集 2 份粪便标本。置于无菌的干净容器内，4℃保存和带冰运送，1 周内送到指定的实验室进行病毒分离。此外，肛拭子、咽喉分泌物也可用于病毒分离。世界卫生组织（WHO）推荐用人横纹肌肉瘤细胞和转基因小鼠肺细胞分离 PV。鉴定 PV 病毒分离物的型别可用微量中和试验。稀释的样本阳性分离物与一套等体积的抗 PV Ⅰ、Ⅱ、Ⅲ 型病毒的多克隆抗血清混合，血清和病毒混合物孵育使抗体与病毒结合，然后加入细胞悬液，逐日观察细胞病变效应（CPE）。能阻止病毒引起 CPE 的脊灰抗血清的型别就是病毒分离物的型别。WHO 推荐的鉴别 PV 野毒株与疫苗株的方法有：荷兰国家公共卫生及环境研究院发明的交叉吸附抗血清酶联免疫吸附试验（ELISA）法；美国疾病控制与预防中心发明的探针杂交法；法国巴斯德研究所和英国国家生物制品检定所发明的单克隆抗体法以及 VP1 区基因序列测定和分析法等。

抗体检测　PV 感染机体后，IgM 抗体的免疫应答反应最早在感染后 10~15 天用 ELISA 法可检测到。从疑似患者血液中，尤其是脑脊液中查到 IgM 抗体有助于本病的诊断。但所测的 IgM 抗体不能区别疫苗株和野毒株，故 IgM 阳性的意义，只能在明确近期无服疫苗的情况下才能应用。中和抗体在起病时开始出现，持续时间长，并可保持终身。若发病者未再服用 PV 疫苗或未接触疫苗病毒，可采末梢或静脉双份血清标本进行微量中和试验。第

1 份（急性期）在发病后 3~5 天或入院时采集，第 2 份（恢复期）于病后 3~4 周或出院时采取。若恢复期患者血清中和抗体或特异性 IgG 抗体效价比急性期有 4 倍升高者即可确诊。此外，还可采用免疫荧光法检测 PV 抗原，简便、可靠、快速。

（陆家海　吴建勇）

mázhěnbìngdú jiǎnyàn

麻疹病毒检验（detection of measles virus）

麻疹病毒（measles virus，MV）属副黏病毒科，肺炎病毒亚科，麻疹病毒属，单股负链 RNA 病毒。病毒形态多变，一般呈球形，有时可呈丝状。2001 年世界卫生组织将 MV 划分为 8 个基因组（A、B、C、D、E、F、G、H）和 20 余个基因型（A、B1~3、C1~3、D1~9、E、F、G1~3、H1~2）。MV 仅有一个血清型。由 MV 引起的麻疹是儿童常见的急性呼吸道传染病之一，临床上以皮肤出现红色斑丘疹和颊黏膜上有麻疹黏膜斑及疹退后遗留色素沉着伴糠麸样脱屑为特征，常因并发症而死亡，传染性很强。MV 在体外较不稳定，易失活，对日光、干燥、紫外线及脂溶剂极为敏感，对热不稳定，能耐低温。在 pH 7.0 的环境中活性强，而在 pH<5 或>10 的环境中均不能存活。

采集患者眼、鼻、咽分泌物或血、尿标本，进行检测。根据中国卫生行业标准《麻疹诊断标准》（WS 296-2008），MV 的检验包括病原学和血清学检验两方面。①麻疹患者出疹的前 3 天至疹后 3 天内采集的鼻咽拭子和尿液用于病毒分离，不要超过出疹前后 5 天。非洲绿猴肾细胞、狨猴淋巴母细胞和人喉癌上皮细胞是分离 MV 的适宜细胞。分离的病毒可以用逆转录聚合酶链反应和序

列测定等方法进行鉴定。②血清学诊断：常用的方法有抗体捕捉酶联免疫吸附试验（ELISA）测定 IgM 抗体、间接 ELISA 测定 IgG/IgM 抗体及血凝抑制试验。抗体捕捉 ELISA 测定 IgM 抗体是诊断麻疹常用、有效和实用的方法。IgM 检测一般采集患者出疹后 0~28 天内的血液为标本，分离血清后，应避免反复冻存。抗体捕捉 ELISA 检测 IgM 时，血清只做 1∶25 或 1∶100 稀释定性检测，用于麻疹患者的早期诊断。间接定量 ELISA 主要用于定性和（或）定量检测人血清或血浆中抗 MV 的 IgM 抗体，阳性结果表明是急性期感染。ELISA 间接测定 IgG 要求采集患者急性期和恢复期双份血清。双份血清抗体相差≥4 倍，或者抗体检测结果阴转阳可诊断 MV 感染。

（陆家海　吴建勇）

jiéhéfēnzhīgǎnjūn jiǎnyàn

结核分枝杆菌检验（detection of *Mycobacterium tuberculosis*）

结核分枝杆菌，是引起结核病的病原菌，属分枝杆菌属。分枝杆菌属包括结核分枝杆菌、牛分枝杆菌、非洲分枝杆菌以及田鼠分枝杆菌等，其中结核分枝杆菌感染率和发病率最高，约占 90%，可侵犯全身各器官，但以侵及肺部引起肺结核为主。结核病的传染源主要是排菌的肺结核病患者，主要通过呼吸道引起肺部感染，其次是通过消化道或皮肤破损侵入易感机体，引起多种组织器官的结核病。结核分枝杆菌不含内毒素也不产生外毒素和侵袭性酶类，其致病性可能与细菌在组织细胞内大量繁殖引起的炎症，菌体成分和代谢物质的毒性以及机体对菌体成分的免疫损伤有关，如细菌的荚膜、细胞壁的脂质以

及蛋白质等。结核分枝杆菌感染肺部后，主要引起炎症，经淋巴管进入到达肺部淋巴结后引起淋巴结肿大，同时结核分枝杆菌感染还会引起机体产生以 T 淋巴细胞为主的特异性细胞免疫。

结核分枝杆菌为细长略带弯曲的杆菌，有分枝生长的趋势，常呈散在分枝排列和聚集成团，大小为 $(0.3 \sim 0.6)$ μm × $(1 \sim 4)$ μm。革兰染色呈阳性，但不易着色，常用齐-内染色（Ziehl-Neelsen staining）。该菌无鞭毛、无芽胞，专性需养菌，最适生长温度为 37℃，pH 6.5 ~ 6.8，营养要求高，生长缓慢，必须在含血清、卵黄、甘油以及某些无机盐的特殊培养基上才能良好生长，以甘油为唯一碳源，天冬酰胺为其氮源。此菌常用的培养基为罗氏固体培养基（内含马铃薯、蛋黄、甘油、天门冬氨酸、无机盐以及抑制杂菌生长的孔雀绿等）。接种此菌后，需培养 2~4 周才能长出菌落，菌落表面干燥、粗糙、隆起呈颗粒状、结核状或菜花状，颜色呈乳白色或淡蓝色，不透明。在液体培养基中生长较快，一般 1~2 周即可生长，先在管底生长，可出现沉淀，随后随管壁上升到表面生长成菌膜，有毒力的菌株在液体培养基中呈束状生长。如果在液体培养基中加入吐温-80，则可呈均匀分散生长，有利于药物敏感试验及动物接种试验。此菌生化反应不活泼，不发酵糖类，硝酸盐还原试验、烟酸试验和烟酰胺酶试验为阳性。此菌细胞壁中含大量的内脂，故对某些理化因素有较强的抵抗力。可抗干燥，在干燥痰中可生存 6~8 个月，附着在空气中的尘埃上传染性可保持 8~10 天；抗酸碱，在 6% 硫酸或 4% 氢氧化钠中 30 分钟仍有活性，因此常用酸碱处理标本以杀死杂菌和消化标本中黏稠物质；抗染料，如对 1∶13000 孔雀绿或 1∶75000 结晶紫有抵抗力，故在培养基中加入上述染料可抑制杂菌生长。但此菌对湿热、紫外线及酒精抵抗力较弱，如在液体中加热 62~63℃ 15 分钟、直接日光照射 2~7 小时或在 75% 酒精中作用数分钟即可被杀死。

样本采集 根据病变部位选择标本，一般肺结核可选择患者的痰液或支气管洗涤液，结核性胸膜炎选择胸腔积液或腹水，肠结核可选择粪便，肾结核可选择尿液等。此外，各种结核病都可选择病变的组织进行检查。采集标本后应立即送检，如若不能及时送检，应放置于 4℃ 冰箱保存。利用该菌耐酸碱的特性进行标本的前处理，使其中的杂菌被抑制或死亡，提高检出率。

检验方法 主要采用细菌学检验的方法涂片检查、常规培养、动物实验及分子生物学检查。

直接涂片检查 标本直接或集菌涂片后，用齐-内染色，为提高镜检敏感性，也可用金胺 O 染色，在荧光显微镜下此菌显金黄色或橙黄色荧光，则为阳性。

常规培养 取各种标本接种于固体培养基斜面上，在 37℃ 下培养 3 ~ 7 天后观察菌落生长情况，并经染色结果进行鉴定。若斜面无菌落生长，则培养阴性；反之，则为阳性。

动物实验 对于某些排菌量少或某些非典型病例的鉴别诊断以及毒力测试有一定价值。实验动物在实验前 2~3 天要先做旧结核菌素试验，结果为阴性者才可做实验动物。

抗 PPD IgG 检测 以纯蛋白衍生物（PPD）做抗原，以酶联免疫吸附试验检查抗体 PPD IgG，可作为活动性结核杆菌感染的快速诊断。检测的敏感性和特异性较高。

核酸杂交 常用的探针为与分枝杆菌特异的 rRNA 互补 cDNA 探针，可与 rRNA 杂交形成稳固的 DNA∶RNA 双链复合物。此法已用于结核分枝杆菌和非结核分枝杆菌分离株的快速鉴定，其灵敏度及特异性都较高。

聚合酶链反应（PCR） 应用 PCR 技术快速检测结核分枝杆菌时，常用的靶序列有 IS6110、65kD 热激蛋白（hsp65）基因序列、16S rRNA 基因保守序列以及 16~23S rRNA 基因间隔序列。此技术敏感性高，可检出 1 ~ 100fg 的纯化结核分枝杆菌的 DNA，且只需 1~2 天便可得出结果。也可应用色谱分析技术对该菌进行菌种鉴定，利用不同分枝杆菌细胞壁中分枝菌酸不同，用气相色谱和高效液相色谱分析不同的分枝杆菌的脂肪酸。此技术具有快速、微量、敏感性高的优点。

（邱景富）

tànjūyábāogǎnjūn jiǎnyàn

炭疽芽胞杆菌检验（detection of *Bacillus anthracis*） 炭疽芽胞杆菌，属于需氧芽胞杆菌，是食草动物炭疽和人类炭疽的病原体，其芽胞抵抗力强，传染途径多，毒力强，对人类具有高致病性。炭疽芽胞杆菌是草食动物（牛、马、羊等）的传染病，多因摄食含炭疽芽胞杆菌的饲料、饮水而发生肠炭疽或皮肤接触而引起皮肤炭疽。炭疽芽胞杆菌的致病物质主要是炭疽毒素，进入动物体后主要损伤微血管的内皮细胞，改变血液循环动力，使血液呈高凝状态，易发生弥散性血管内凝血和感染性休克而导致死亡。炭疽芽胞杆菌引起的临床类型有三种，分别为皮肤炭疽、肺炭疽和肠炭疽。此三种并发败血症时，常引起出血性脑膜炎而致死。

炭疽芽胞杆菌是致病菌中最大的革兰阳性粗大杆菌，大小为（1～1.2）μm×（3～5）μm，两端平截或凹陷，排列似竹节状。无鞭毛，在氧气充足，温度适宜（25～30℃）的条件下易形成芽胞。芽胞呈椭圆形，位于菌体中央，其宽度小于菌体的宽度。在人和动物体内能形成荚膜，在含血清和碳酸氢钠的培养基中，于二氧化碳（CO_2）环境孵育，也能形成荚膜，荚膜呈黄色。此菌为需氧或兼性厌氧，最适生长温度为 37℃，营养要求不高。pH 7.0～7.4 时，在普通琼脂平板35℃孵育 24 小时可形成直径 2～4mm 的菌落。菌落呈灰白色、扁平、无光泽、边缘不整齐，用低倍镜观察可见卷发状，边缘有一个或数个小尾突起。在血琼脂平板培养 18～24 小时有轻微溶血，能液化明胶，沿穿刺线向四周散开，如倒置呈杉树状。在普通肉汤培养 18～24 小时，管底有絮状沉淀生长，无菌膜，菌液清亮。在含有 0.05U/ml 青霉素液体培养基中 37℃数小时，细菌由杆状变球状，似串珠。有毒株在碳酸氢钠血琼脂平板，5% CO_2 孵育18～24 小时，可产生荚膜，菌落由 R 型变成 M 型，有光泽，突起且成半圆形，用接种针挑起 M 型菌落时可见拉丝现象，因此，此法可鉴别有毒或无毒菌株。

此菌发酵葡萄糖、麦芽糖、果糖等，均产酸不产气，有些菌株还可缓慢发酵甘油和水杨苷，不发酵乳糖和其他糖类，卵磷脂酶弱阳性，触酶阳性；分解淀粉和乳蛋白，可以使牛乳凝固，然后缓慢胨化；其他反应大多为阴性。荚膜抗原具有抗吞噬作用，与细菌毒力有关。芽胞抗原具有免疫性和血清学诊断意义。炭疽毒素由保护抗原、致死因子和水肿因子三种蛋白质组成的外毒素复合物，具有抗吞噬和免疫原性。繁殖体抵抗力不强，易被一般消毒剂杀灭，而芽胞抵抗力强，在干燥土壤或皮毛常温下可存活数十年。芽胞化学消毒剂的抵抗力很强，对碘及氧化剂较敏感，置于 0.1% 碘液中 2 分钟，0.5% 过氧乙酸 10 分钟，4% 高锰酸钾15 分钟即可被杀死。

样本采集 根据中国卫生行业标准《炭疽诊断标准》（WS 283-2008），标本一般常取水泡、脓疱内容物、焦痂、咳痰、粪便、血液和脑脊液等，在标本检查前需对标本进行前处理，如增菌处理、除杂菌处理和杀芽胞处理等。

检验方法 ①涂片染色镜检：常用的染色方法有革兰染色、俄尔特荚膜染色、荚膜荧光抗体染色等。若新鲜材料中发现革兰阳性大杆菌，竹节状排列，并有明显荚膜，可结合临床症状，做出初步诊断。用荚膜荧光抗体染色时，在固定好的涂片或印片上，滴加抗荚膜荧光抗体，37℃染色 30 分钟，去除多余的荧光抗体，在 pH 8.0 的缓冲液中浸 10 分钟中，蒸馏水冲洗，晾干，荧光显微镜观察到链状大杆菌周围有发荧光的荚膜时为阳性。②分离培养检验：一般接种血琼脂平板，35～37℃培养 18～24 小时观察菌落特征。污染标本经处理后，可接种戊烷脒多黏菌素 B 等选择培养基，培养时间可稍长。如有可疑菌落，则根据菌落形态特征、青霉素串珠试验、动物实验等鉴定。③动物实验：首先将检材或培养物皮下注射接种小白鼠或豚鼠，若为炭疽菌，动物多在 2～3 天内因败血症死亡。解剖（要在有专门防护设备的实验室中进行）可见注射部位皮下呈胶样水肿、肝脾大、出血、血液呈黑色且不凝固。取心血、肝脾涂片染色镜检可见典型的炭疽杆菌。④快速鉴定试验：可应用炭疽环状沉淀反应，又称阿斯卡利试验（Ascoli test），适用于已死病畜的腐败脏器、毛皮、大批肉食及其制品等，但特异性不高，敏感性也差，只能供判断炭疽病时参考。

（邱景富）

shānghán-fùshānghán bìngyuántǐ jiǎnyàn

伤寒副伤寒病原体检验（detection of typhoid and paratyphoid pathogen）

伤寒，是由伤寒杆菌引起的急性肠道传染性疾病，多经过粪-口途径传播，经被污染的水和食物易引起大暴发。伤寒、副伤寒病原体，同属于沙门菌属，伤寒病原体为伤寒沙门菌，又称伤寒杆菌；副伤寒病原体为甲型副伤寒沙门菌，革兰染色阴性。大小为（0.6～1）μm×（2～4）μm，呈短粗杆状，无荚膜和芽胞，周鞭毛，运动活泼；需氧兼性厌氧菌，两者在普通培养基中即可生长，生长温度为 10～42℃，最适生长温度 35～37℃，适宜 pH 6.8～7.8。且伤寒沙门菌在含有胆汁的培养基中生长更好。生存力较强，耐低温，不耐热与干燥，对一般消毒剂敏感。伤寒沙门菌和副伤寒沙门菌的菌体（O）抗原、鞭毛（H）抗原、表面（Vi）抗原能使人体产生相应的抗体。菌体裂解时可释放强烈的内毒素，是伤寒沙门菌致病的主要因素。带菌者或患者是伤寒、副伤寒的唯一感染源。

根据中国国家标准《食品安全国家标准 食品微生物学检验 沙门氏菌检验》（GB 4789.4-2010），可将患者的粪便、可疑感染食物、血液和骨髓作为标本，进行直接涂片检测或生化反应初步检测，也可根据菌体所有的抗原进行血清型检测。对加工食品应进行前增菌，取增菌液或标本，划线接种于一个胆硫乳琼脂（DHL 琼脂）平板或赫克通肠道菌琼脂（HE 琼脂）平板或沙门-志贺琼脂（SS 琼脂）/WS 琼脂平板，在 35~37℃分别培养 18~24 小时进行分离并观察各个菌落的生长情况。进行生化试验时，先挑选可疑菌株，分别接种三糖铁琼脂，其中斜面产酸并且产生硫化氢的可以排除，其他的均需进行进一步进行血清学检测。血清学检测一般采用肥达试验，其原理为伤寒沙门菌 O 抗原、H 抗原、甲、乙、丙副伤寒沙门菌鞭毛抗原共五种抗原的抗原性较强，故可用血清凝集分别测定患者血清中相应抗体的凝集效价来辅助临床诊断。一般采用 1.5%琼脂斜面培养物作为玻片凝集试验用的抗原。用多价 O 抗原血清 A-F 做玻片凝集试验，同时用生理盐水作对照可通过凝集效价来判断。同样方法用 H 因子血清检查。O 抗体升高只支持沙门菌感染，不能区分。因伤寒和甲、乙、丙副伤寒沙门菌 4 种鞭毛抗原不同，因而可区分伤寒和副伤寒。另外，还可根据沙门菌的 *invA* 基因和鞭毛素基因，用聚合酶链反应技术进行扩增，具有快速、敏感和特异的效果。

（邱景富）

nǎomóyánnàisèjūn jiǎnyàn

脑膜炎奈瑟菌检验（detection of *Neisseria meningitidis*）

脑膜炎奈瑟菌，简称脑膜炎球菌，荚膜具有抗吞噬作用，增强细菌的侵袭力。菌毛可黏附黏膜细胞的表面，利于进一步侵袭。内毒素是脑膜炎奈瑟菌主要致病物质。流行性脑脊髓膜炎（简称流脑）是由脑膜炎奈瑟菌通过呼吸道传播引起的化脓性脑膜炎。脑膜炎奈瑟菌是流脑的病原菌，人类是其唯一易感宿主。

脑膜炎奈瑟菌为革兰染色阴性，常呈双排列，直径约为 0.8μm 的双球菌，单个菌体呈肾形，成双排列时，两个凹面相对；无鞭毛，不形成芽胞；有菌毛，新分离菌株有荚膜；专性需氧，营养要求高，最常用的培养基是巧克力培养基。初次分离培养时，还需提供 5%~10% 的二氧化碳（CO_2）。一般培养 48 小时后，此菌在培养基上形成圆形隆起、表面有光泽、透明或半透明、直径 1~5mm 的露滴样黏液型菌落，无色素形成，血平板上无溶血现象；分解糖类产酸不产气；氧化酶试验阳性。此菌可产生自溶酶，人工培养时若不及时移种，数日后菌体自溶；对外界环境的抵抗力弱，干燥、阳光、湿热及一般消毒剂很快将细菌杀死；体外 25℃，碱性环境中很快导致菌体肿胀、裂解死亡。

样本采集 应取患者脑脊液或渗出物进行涂片检查及培养检查，血液标本作培养。带菌者检测可取鼻咽拭子。

检验方法 ①直接涂片镜检：将脑脊液离心沉淀后，取沉淀物涂片，革兰染色后镜检。消毒患者皮肤出血淤斑处皮肤，用无菌针头挑破淤斑取渗出物制成涂片，革兰染色后镜检。如显微镜下见到中性粒细胞内、外有革兰染色阴性双球菌时，即可做出初步诊断。②分离培养：将血液与脑脊液标本在血清肉汤培养基中增菌后，接种到巧克力血琼脂平板上，置于含 5%~10% CO_2 的环境中孵育。挑取可疑菌落涂片镜检，取符合脑膜炎奈瑟菌特征的菌落，接种糖发酵培养基，做糖发酵试验。由于该菌生化反应能力弱，只能分解葡萄糖、麦芽糖产生少量的酸，使培养基 pH 下降较少，开始时呈酸性反应，时间稍长则转为中性或碱性，不及时观察可出现错判。③血清凝集：可应用型特异性多价血清的凝集试验进行该菌的鉴定。玻片凝集方法快速、简单、准确但只能定性；根据诊断血清的群别，可确定细菌的群别。试管凝集方法是将被检细菌制成 $1.5×10^9$/ml 悬液，56℃加热 30 分钟，破坏自溶酶。将诊断血清作倍比稀释，另取正常血清和生理盐水做对照。每管加等量菌液充分混匀后，52℃水浴 4 小时初步观察后再放冰箱过夜，作最后观察，判断该菌株的凝集效价。依据是脑膜炎患者脑脊液及血清中存在脑膜炎奈瑟菌可溶性抗原。④快速诊断：可采用已知的抗体检测有无相应的抗原。对流免疫电泳，较常规培养法敏感，特异性高，一般 1 小时内即可得到结果。葡萄球菌 A 蛋白（SPA）-协同凝集试验，将待检的患者脑脊液或血清与已知脑膜炎奈瑟菌 IgG 类抗体标记的产生 SPA 的金黄色葡萄球菌混合，若标本中存在脑膜炎奈瑟菌的可溶性抗原，则使抗体标记的金黄色葡萄球菌聚集在一起，形成肉眼可见的凝集现象。

（邱景富）

bǎirìkégǎnjūn jiǎnyàn

百日咳杆菌检验（detection of *Bacilli pertussis*）

百日咳杆菌，又称百日咳鲍特菌，是鲍特菌属的重要致病菌，是人类百日咳的病原体。1900 年由鲍特（Bordet）和让古（Gengou）首次在百日咳患者痰中分离得到。百日咳杆菌主要通过飞沫传播引起人类百日咳，主要致病物质包括荚膜、菌毛、细胞壁脂多糖以及多种生物活性物质，如不耐热毒素、血凝素等。百日咳杆菌为卵圆形短小杆菌，大小为（0.5～1.5）μm×（0.2～0.5）μm，无芽胞、无鞭毛，S 型菌株有荚膜和菌毛，多次传代后可出现多形性。革兰染色阴性，专性需氧菌，最适生长温度为 37℃，pH 6.8～7.0。初次分离培养时营养要求较高，需用含甘油、马铃薯、血液的鲍-让（Bordet-Gengou，B-G）培养基才能生长，37℃培养 2～3 天可见细小、圆形、光滑、凸起、银灰色、不透明的菌落，周围有模糊的溶血环。在液体培养中呈均匀混浊生长，并有少量黏性沉淀。此菌生化反应较弱，不发酵任何糖类，不利用枸橼酸盐，不形成硫化氢，不产生吲哚。氧化酶实验阳性，70%以上菌株触酶阳性。

百日咳杆菌的检验主要以分离培养为主，培养应于早期进行。标本采用鼻咽拭子或咳皿法，在 B-G 培养平板 37℃孵育 3～5 天，根据菌落形态，涂片镜检，按其生物学特性做出初步诊断。确诊需用血清学试验，即用Ⅰ相百日咳杆菌抗血清做玻片凝集试验，凝集者如生化反应符合，即可确诊为百日咳杆菌。快速诊断可采用百日咳杆菌荧光抗体直接染色检查鼻咽拭检材中的百日咳杆菌，但阳性者仍需用分离培养来确定；也可用酶联免疫吸附试验法检测呼吸道分泌物中的百日咳毒素或百日咳杆菌。

（邱景富）

báihóubàngzhuànggǎnjūn jiǎnyàn

白喉棒状杆菌检验（detection of *Corynebacterium diphtheriae*）

白喉棒状杆菌，简称白喉杆菌，是能引起白喉的病原菌，其致病性很强；致病物质包括白喉毒素、索状因子和 K 抗原三种；革兰染色阳性，典型的菌体细长，无荚膜，无鞭毛，也不形成芽胞，大小为（2～6）μm×（0.5～1.0）μm，微弯曲，一端或两端膨大，呈棒状，故名棒状杆菌。镜下可见细菌排列呈 V、L、Y 等字状。白喉杆菌为需氧或兼性厌氧菌，最适宜生长温度 34～37℃，pH 7.0～7.6。在血平板上可形成直径为 1～2mm、灰白色、不透明的 S 型菌群。

进行卫生微生物检验时首先用棉拭子从患者病变部位假膜边缘取材作为标本，进行涂片镜检。分别作革兰染色和异染质染色。异染质染色后，若菌体呈黄褐色，异染质呈蓝黑色，可结合临床症状做初步诊断。将标本接种于吕氏血清培养基、血琼脂平板或亚碲酸钾血琼脂平板，37℃培养 12～18 小时，其菌落特点为灰白色小菌落，再涂片染色镜检。毒力试验是鉴定致病产毒菌株的重要依据，也是鉴别产毒白喉杆菌与其他棒状杆菌的重要方法。常用的方法包括埃里克试验（Elek test），以及葡萄球菌 A 蛋白-协同凝集试验、对流电泳。此法快速简便，敏感度高，适用于大批量样本的检测。此外，还可用动物实验进行毒力鉴定。

（邱景富）

pòshāngfēngsuōjūn jiǎnyàn

破伤风梭菌检验（detection of *Clostridium tetani*）

破伤风梭菌，属于厌氧芽胞梭菌，是引起人类破伤风的病原体，大量存在于动物的肠道，由粪便污染土壤，经伤口感染引起疾病。主要致病物质是其产生的外毒素，包括破伤风痉挛毒素和溶血毒素。前者毒性强烈，抗原性强，能使横纹肌痉挛；后者能溶解红细胞。破伤风梭菌处在创伤的厌氧微环境包括烧伤、外科切口缝合、脐带残端等，能快速生长繁殖引起机体相应的症状。早期患者表现有轻度发热、头痛、肌肉酸痛、不适等症状，随后出现局部肌群抽搐、咬嚼肌痉挛、张口困难、牙关紧闭呈苦笑面容；继后颈部、躯干及四肢肌肉发生强直性痉挛，角弓反张，呼吸困难，终因窒息致死。

破伤风梭菌是革兰阳性菌，但在陈旧培养基中菌体染色常呈阴性，中等细长呈杆状，两端钝圆，大小为（2～5）μm×（0.3～0.5）μm；无荚膜，周边鞭毛；芽胞呈圆形，位于菌体顶端，直径比菌体宽大，似鼓槌状，是其形态上的特征；专性厌氧菌，最适生长温度为 37℃，pH 7.0～7.5，营养要求不高，常用庖肉培养基或血琼脂平板培养基培养，在含糖或血平板厌氧培养 48 小时可形成直径 1mm 以上扁平、半透明、灰白色的菌落，中心紧密，周边疏松，似羽毛状，易在培养基表面迁徙扩散。该菌生化反应不活泼，一般不分解糖类，能液化明胶，产生硫化氢，大多数菌株产生吲哚，不还原硝酸盐，对蛋白质有微弱的消化作用；有两种抗原，分别为菌体（O）抗原和鞭毛（H）抗原，各型间 O 抗原相同，而 H 抗原具有型特异性，根据 H 抗原不同将其分为 10 个血清型；繁殖体抵抗力与其他细菌相似，但芽胞抵抗力强，在土壤中可存活数十年，能耐煮沸 40～50 分钟；对青霉素敏感，磺胺类敏感。

根据破伤风的典型的临床表现即可做出诊断，故一般不做细菌检查，分离培养需时长，且直接涂片法和厌氧分离培养法阳性率低，实验室诊断意义较小。破伤风的检验也可根据中国行业标准《化妆品微生物检验方法 第6部分：破伤风梭菌》（SN/T 2206.6-2010）进行。①从病灶处取脓汁或坏死组织，直接涂片染色后在显微镜下观察其形态，若菌体一端有圆形芽胞呈鼓槌状的梭菌即可初步诊断。将可疑的材料接种到庖肉培养基，在 75～85℃ 水浴加热 30 分钟，杀灭其他杂菌，置 35～37℃ 厌氧培养 2～4 天后转种到新鲜或巧克力血琼脂平板。厌氧培养 18～24 小时观察菌落形态，若菌落呈迁徙生长，扩散边缘为平板的 1/2～2/3 时可将其菌落纯培养后做进一步鉴定。②实验用动物常用小白鼠，每次实验用 2 只，一只于接种前在皮下注射破伤风抗毒素 0.5ml，作为保护试验（对照组）；然后给 2 只小鼠后肢肌内注射培养物各 0.1ml。待 12～24 小时后，若未接种破伤风抗毒素的小鼠尾部强直竖起，后肢肌肉强直痉挛，甚至死亡，而接种抗毒素的小鼠不发病，即保护性试验阳性，则说明培养物中有破伤风梭菌的毒素。

（邱景富）

xīnghóngrè bìngyuántǐ jiǎnyàn

猩红热病原体检验 （detection of scarlatina pathogen）

猩红热病原体，即 β（乙）型 A 群溶血性链球菌、β 型溶血性链球菌，是链球菌属的一种，具有较强的致病性，除引起猩红热外，还可以引起扁桃体炎、丹毒、风湿热、

心内膜炎及局部感染。β 型溶血性链球菌主要是通过呼吸道引起人体的急性传染病，其菌体或毒素侵入人体后，在侵入部位周围组织引起炎症和化脓性变化，并进入血循环，引起败血症，致热毒素引起发热和红疹。临床表现为发热、咽峡炎、丘疹样鸡皮疹，恢复期表皮角化、坏死，大片脱落，属链球菌感染引起的中毒性疾病。少数可见中毒性心肌炎，肝、脾、淋巴结充血等变化。猩红热一年四季都有发生，但尤以冬春季发病为多。

β 型溶血性链球菌菌体呈球形或卵圆形，直径 0.6～1.0μm，呈链状排列，链的长短与细菌的种类及生长环境有关，在固体培养基菌链比液体培养基上短，临床标本中则单个、成双或短链状存在。无芽胞，无鞭毛，多数菌株在培养早期（2～4 小时）可见到由透明质酸形成的荚膜。革兰染色阳性，衰老、死亡或被吞噬细胞吞噬后可呈阴性。此菌的营养要求较高，在含血液、葡萄糖的培养基才能够良好生长，最适生长温度为 37℃，pH 7.4～7.6。在血琼脂平板培养形成灰白色、表面光滑、半透明或不透明的细小菌落，同时菌落周围还形成完全透明的无色溶血环，即 β 溶血环。β 型溶血性链球菌抵抗力不强，60℃ 30 分钟即可杀灭，对一般的消毒剂、青霉素、红霉素和磺胺等都很敏感。

当机体感染链球菌后可产生同型红疹毒素的抗体，能建立牢固的同型抗体免疫。微生物检验时取可疑标本（患者的脓液、咽拭、痰液、渗出物）做革兰染色镜检，如见符合形态特点的革兰阳性菌，可初步做出鉴定。培养检验时，将可疑标本接种血平板，

37℃ 培养 24～48 小时，观察菌落特征和溶血情况，然后涂片染色镜检。如出现 β 溶血环，即可做出确诊。β 型溶血性链球菌产生的链激酶可激活血浆中的纤维蛋白溶酶原使其变成纤维蛋白溶酶，可溶解纤维蛋白，链激酶试验对于检测链球菌的致病性有一定意义。一般还可利用杆菌肽敏感试验做筛选试验，利用马尿酸盐水解实验、七叶苷水解奥普托欣试验做 β 型溶血性链球菌与其他链球菌属的鉴定试验等；可应用荧光抗体进行快速检查，荧光抗体快速检查与常规法相比符合率在 95% 以上。

（邱景富）

bùlǔjūn jiǎnyàn

布鲁菌检验 （detection of Brucella）

布鲁菌，主要感染动物引起人畜共患疾病——布鲁菌病的病原体。牛、羊、猪等家畜最易感染，常引起母畜流产。人类与病畜接触或食用其染菌肉类、乳制品等可引起感染，称为布鲁菌病，世界动物卫生组织规定强制报告的疫病，将其列为 B 类动物疫病，中国将其列为二类动物疫病。人类感染主要通过接触病畜及其分泌物或被污染的畜产品，经皮肤黏膜和消化道、呼吸道等多种途径受染。布鲁菌侵入机体后，即被巨噬细胞吞噬，因其荚膜能抵抗吞噬细胞的裂解而成为胞内寄生菌，并经淋巴管到达局部淋巴结，生长繁殖形成感染灶。内毒素是主要的致病物质。荚膜与侵袭酶（透明质酸酶、过氧化氢酶等）有利于细菌通过完整皮肤、黏膜进入宿主体内，并在机体脏器内大量繁殖和快速扩散入血。此外布鲁菌引起的 Ⅳ 型超敏反应也能参与致病。布鲁菌为胞内寄生菌，抗菌药物及抗体等均

不易进入细胞内，因此，布鲁菌病如治疗不及时易转为慢性，反复发作。感染布鲁菌后，患者布鲁菌素皮肤试验常呈阳性，因此认为布鲁菌的致病与迟发型超敏反应有关。

布鲁菌是革兰阴性小球杆菌或短杆菌，大小$(0.5 \sim 0.7)\mu m \times (0.6 \sim 1.5)\mu m$，多单个存在，很少呈短链状；无鞭毛，无芽胞，光滑型菌株有荚膜；革兰染色经常着色不佳，吉姆萨染色呈紫色。此菌属初次培养时多呈小球杆状，毒力菌株有菲薄的微荚膜，经传代培养渐呈杆状，严格需氧菌。牛布鲁菌在初次分离培养时需$5\% \sim 10\%$二氧化碳（CO_2）环境中才能生长，在含血清培养基上生长良好。最适温度为$35 \sim 37℃$，最适 pH $6.6 \sim 7.1$，营养要求高，生长时需要硫胺素、烟草酸和生物素泛酸钙等，实验室常用肝浸液培养基或改良厚氏培养基。生长缓慢培养 48 小时才出现透明的小菌落，鸡胚培养也能生长。布鲁菌分解糖类主要是氧化分解，产生少量酸，需用半固体培养基才能测出，一般不分解葡萄糖、甘露醇，甲基红试验阳性、伏-波试验（VP 试验）阴性。大多能分解尿素和产生硫化氢，可鉴别羊、牛、猪等三种布鲁菌。此菌对日光、热、常用消毒剂等均很敏感。日光照射 $10 \sim 20$ 分钟，湿热 $60℃$ $10 \sim 20$ 分钟即被杀灭。在外界环境中的抵抗力较强，在水中可生存 4 个月，在土壤、皮毛和乳制品中可生存数周至数月。

样本采集 标本的收集及处理，急性期取血，慢性期取骨髓。将材料接种双相肝浸液培养基置$37℃$、$5\% \sim 10\%CO_2$环境中培养。

检验方法 ①染色：革兰染色阴性；经改良齐-内染色（Zie-hl-Neelsen staining），菌体为红色，背景为蓝色；经柯兹洛夫斯基染色为红色，而其他菌为绿色。荧光抗体染色，可在荧光显微镜下观察到相应的结果，是快速的诊断方法，阳性结果可作初步报告，但必须再作分离培养鉴定。②分离培养：污染菌标本接种双相肝浸液培养基。$35 \sim 37℃$、10% CO_2环境培养，每隔 2 天检查一次，有细菌生长，可依鉴定项目确定是否为布鲁菌。经 1 个月培养无细菌生长，可报告阴性；含杂菌较多的标本可接种琼脂或马铃薯琼脂培养基，分离单个可疑菌落进一步鉴定；也可接种含放线菌酮、杆菌肽、多黏菌素及 0.5%的亚硫酸钠的选择性培养基。③动物实验：豚鼠是最敏感的动物，也可用小鼠。小鼠接种 20 天、豚鼠接种 30 天后，处死动物，解剖观察内脏有无黄色颗粒及坏死病灶，取脏器进行细菌分离鉴定，取血进行血清学检验。血清学检验主要有乳环状试验、库姆斯试验（Coombs test）、补体结合试验、酶联免疫吸附试验。

（邱景富）

línbìngnàisèjūn jiǎnyàn

淋病奈瑟菌检验（detection of *Neisseria gonorrhoeae*）

淋病奈瑟菌，又名淋病双球菌。因奈瑟于 1879 年首先发现而得名，与脑膜炎奈瑟菌、黏膜奈瑟菌、干燥奈瑟菌、微黄与浅黄奈瑟菌同属奈瑟菌属。淋病奈瑟菌多侵犯尿道黏膜，常位于中性粒细胞内，奈瑟菌属的其他菌均存在于鼻咽腔黏膜，位于细胞外，其生化反应各异，可资鉴别。淋病奈瑟菌的主要致病物质有外膜蛋白、菌毛、脂多糖和铁调节蛋白等。

淋病奈瑟菌为革兰阴性双球菌，呈肾形，部分菌体常成双排列，凹面相对，大小 $0.6\mu m \times 0.8\mu m$。从患者体内新分离的菌株可有荚膜和菌毛，不形成芽胞，无鞭毛。营养要求高，只能在巧克力培养基、血琼脂平板或专用选择培养基生长。最适宜生长温度是$35 \sim 36℃$，pH 7.5，对外界抵抗力极弱，$55℃$加热 5 分钟或干燥状态下 1 小时即死亡，对各种消毒剂均敏感，对氨苄西林、大观霉素、第三代头孢菌素等敏感，应根据细菌的药敏试验选择用药。淋病奈瑟菌的生化反应不发达，不分解乳糖、麦芽糖和果糖，只分解葡萄糖，产酸不产气，其触酶、氧化酶试验阳性；吲哚试验、DNA 酶试验和硝酸盐还原试验均为阴性。实验室可借助上述生化特性与脑膜炎球菌及其他奈瑟菌相鉴别。能产生氧化酶和过氧化氢酶，在诊断上有一定意义。

样本采集 用无菌棉拭子取尿道脓性分泌物，患眼结膜炎的新生儿取眼结合膜分泌物，全身淋病者可采取血液。

检验方法 主要有涂片、培养检查，还可进行抗原检测与基因诊断。

涂片检查 待测标本革兰染色，在多形核白细胞内找到革兰阴性双球菌。涂片对有大量脓性分泌物的单纯淋菌性前尿道炎患者，此法可初步诊断，阳性率可达 90% 左右。女性宫颈分泌物中杂菌多，敏感性和特异性较差，阳性率仅为 $50\% \sim 60\%$，且有假阳性，因此世界卫生组织推荐用培养法检查女患者。男性慢性淋病患者尿道分泌物中淋球菌较少，阳性率低，可取前列腺按摩液，以提高检出率。男性急性淋病患者尿道分泌物直接涂片镜检，淋病奈瑟菌多存在中性粒细胞内，慢性淋病则多在细胞外。女性急性淋病患者阴道分泌物直接涂片染色镜检，白细胞较少，并有上皮细胞。

培养检查　淋病奈瑟菌培养是诊断的重要佐证，培养法对症状轻或无症状的患者都是较敏感的方法，培养阳性即可确诊。国外推荐选择培养基有改良的赛耶-马丁培养基（Thayer-Martin agar, T-M 培养基）和 NYC 培养基。中国采用巧克力琼脂或血琼脂培养基，均含有抗生素，可选择地抑制许多杂菌生长。培养后需根据菌落形态、革兰染色、氧化酶试验和糖发酵试验做出鉴定。

抗原检测　①固相酶联免疫吸附试验：可用于检测临床标本中的淋球菌抗原，在流行率很高的地区而又不能作培养或标本需长时间远送时使用，可在妇女人群中用来诊断淋球菌感染。②直接免疫荧光试验：用淋球菌外膜蛋白 I 的单克隆抗体作直接免疫荧光试验检测淋球菌。但敏感性不高，特异性差，尚不能推荐用来诊断淋球菌感染。

基因诊断　所用的探针有质粒 DNA 探针、染色体基因探针和 rRNA 基因探针。具有快速、灵敏、特异、简便的优点，可直接检测临床标本中极微量的病原体。

（邱景富）

méidúluóxuántǐ jiǎnyàn

梅毒螺旋体检验 （detection of Treponema pallidum）

梅毒螺旋体，属于密螺旋体属苍白螺旋体的一个亚种，是引起人类梅毒的病原体。梅毒是性传播疾病中危害性较严重的一种。梅毒患者是唯一的传染源。梅毒可分为后天性和先天性两种，梅毒螺旋体主要通过性传播、母婴传播途径感染人体，只感染人类。此外，少数患者可因接吻、接触患者污染

的衣物或医疗器械，输入有感染性的梅毒患者血液等间接感染。梅毒进入机体后可分解黏多糖，引起血管的塌陷，血液供应受阻，造成管腔闭合性动脉内膜炎、动脉周围炎以及组织坏死溃疡等病变。另一方面可通过免疫抑制作用，使患者外周血淋巴细胞对致有丝分裂原反应性降低，患者血清中抗体可抑制正常人细胞活性，免疫抑制的后果是促进梅毒螺旋体的播散。

梅毒螺旋体细长，大小为 $(0.1 \sim 0.2)\,\mu m \times (6 \sim 15)\,\mu m$，形似细密的弹簧，螺旋弯曲规则，平均 $8 \sim 14$ 个致密而规则的螺旋，两端尖直，运动活泼。一般用普通染料不易着色，用镀银染色法染成棕褐色，也可用暗视野显微镜直接观察标本中梅毒螺旋体的形态和运动方式。梅毒螺旋体的抵抗力极弱，对温度和干燥特别敏感，阳光，肥皂水和一般消毒剂易将梅毒螺旋体杀死。离体后干燥 $1 \sim 2$ 小时或 $50\,℃$ 加热 5 分钟即死亡。血液中 $4\,℃$ 放置 3 天可死亡，对青霉素、四环素、红霉素和砷剂敏感。检验方法主要有直接检查和血清学试验。

直接检查　采取初期及二期梅毒硬性下疳、梅毒疹的渗出物等，采用暗视野或墨汁显影，如查见有运动活泼的密螺旋体即可诊断。

血清学试验　某些患者不出现皮肤黏膜破损，无法采集螺旋体标本，且梅毒螺旋体培养困难，需采用血清学试验检查。主要有两种。

非螺旋体抗原试验　用正常牛心肌的心类脂作为抗原，检测患者血清中的反应素。国际上常用性病研究实验室（VDRL）的玻片试验法。另外，还可用不加热

血清反应素试验，其抗原是 VDRL 抗原的改良，敏感性和特异性与 VDRL 相似；此试验所用抗原是非特异的，检测时应注意排除假阳性反应，用于临床诊断需结合病史、临床表现及多次的试验结果。

螺旋体抗原试验　抗原为梅毒旋体，以检测血清中的特异性抗体，特异性高，常用的方法包括荧光密螺旋体抗体吸收试验与梅毒螺旋体制动试验。前者为间接荧光抗体法，敏感性及特异性均高，常用于梅毒的早期诊断；后者用来检测血清中是否存在抑制螺旋体活动的特异性抗体。用活梅毒螺旋体（Nichol 株）加患者新鲜血清，$35\,℃$ 培养 16 小时，同法作正常血清对照，用暗视野显微镜观察活动的螺旋体数目，如标本中活动的螺旋体数目小于或等于对照血清标本的 40%，即为阳性。也可用聚合酶链反应检测梅毒螺旋体的特异性 DNA 片段，或用免疫印迹法测定与梅毒螺旋体特异性抗原组分发生反应的特异性抗体。

（邱景富）

gōuduānluóxuántǐ jiǎnyàn

钩端螺旋体检验 （detection of Leptospira）

钩端螺旋体，属螺旋体目、钩端螺旋体科，能引起人畜共患的钩端螺旋体病，简称钩体病。钩端螺旋体病是自然疫源性疾病，分布广泛，严重危害人民健康，为重点防治的传染病。钩端螺旋体进入机体在局部迅速繁殖或直接进入血循环引起钩端螺旋体血症，同时产生致病性物质和细胞致病作用，引起钩端螺旋体病，使机体出现发热、乏力、头痛、眼结膜充血、浅表淋巴结肿大等临床症状。

钩端螺旋体是细长状、弯曲，

大小(0.1~0.2)μm×(10~20)μm，呈螺旋状的菌体。菌体有 18 个以上的螺旋，一端或两端通常有钩，使得菌体呈问号状或 C、S 形，结构由外到内分别为外膜、内鞭毛和原生质圆柱体。钩端螺旋体革兰染色阴性，但不易着色；常用镀银染色法，被染成棕褐色。在暗视野显微镜下可见钩端螺旋体运动活泼，运动方式主要是沿着长轴旋转，菌体中央部分僵直，两边较柔软呈扭曲运动。钩端螺旋体是唯一可用人工培养基培养的螺旋体，营养要求不高，需氧或微需氧，最适温度为 28~30℃，pH 7.2~7.5，常用柯索夫液体培养基培养，生长缓慢，接种 3~4 天开始繁殖，1~2 周后液体培养基呈半透明云雾状混浊生长。从宿主动物的器官或外环境中分离钩端螺旋体时，为防止污染，常加入 5-氟尿嘧啶抑制杂菌生长。钩端螺旋体属中包括 4 种特异性抗原，即属、种、群和型特异性抗原。钩端螺旋体对理化因素的抵抗力较其他致病螺旋体强，在水或湿土中可存活数周至数月，对其传播有重要意义，该螺旋体对干燥、热、日光直射的抵抗力均较弱，45℃ 30 分钟即可杀死，50℃ 只需 10 秒，对常用消毒剂如 1%漂白粉敏感，10~30 分钟可杀死，对青霉素、金霉素等抗生素敏感。

样本采集 可采患者的血液、尿液和脑脊液等，发病 7~10 天内取血液，两周后取尿液，有脑膜刺激征者取脑膜液。调查宿主动物鼠类可捕捉活鼠采血、尿、肝等标本。

检验方法 主要有下列几种。

直接检查 用暗视野显微镜直接检查各种标本中的钩端螺旋体，方法简单、快速、直观，但检出率低。可采用差速离心后做暗视野镜检提高检出率。直接荧光抗体染色法与免疫酶染色法，快速，且特异性与敏感性均较高。

培养检查 培养法是将血液数滴接种柯索夫培养基 5ml，每份标本接种 2~3 管，30℃培养 5 天，每隔 3~5 天，用暗视野显微镜检查一次。如有钩端螺旋体生长，再传代培养，用生长良好的菌液作鉴定，阴性者至少培养 30~40 天，仍未查到才能报告。尿液标本一般需浓缩（离心）后培养，培养时需加抑菌剂如 5-氟尿嘧啶等；也可以将标本接种豚鼠腹腔进行分离。

抗体检测 致病性钩端螺旋体侵入机体后，刺激机体产生特异性抗体，因此可测定患者或动物血清中的抗体效价来鉴定菌群菌型。①显微镜凝集试验：是常用的方法，用标准株或当地常见菌株作抗原，分别与患者不同稀释度的血清混合，37℃作用 2 小时，暗视野显微检查。若待检血清中有某型抗体存在，则在同型的钩端螺旋体凝集成团，形如小蜘蛛，凝集效价达 1:400 以上或恢复期血清比早期血清效价高 4 倍以上有诊断意义。②间接凝集试验：将钩端螺旋体属特异性抗原吸附载体上，成为具有钩体属特异性的颗粒抗原，常用的载体有绵羊红细胞、活性炭、乳胶颗粒等，在玻片上抗原致敏的颗粒与患者血清中相应的抗体作用，可出现肉眼可见的凝集。此法敏感性差，但快速简便，尤其是炭凝集及乳胶凝集试验，适于基层医疗单位作钩端螺旋体病的辅助诊断。另外，补体结合试验、间接免疫荧光试验、酶联免疫吸附试验等血清学方法亦可用于诊断。

核酸检测 钩端螺旋体核酸的检测方法可用放射性核素、生物素或地高辛标记的特异 DNA 探针，以聚合酶链反应和分子杂交技术检测钩端螺旋体核酸，较培养法快速、敏感。

（邱景富）

liúxíngxìng sāixiànyánbìngdú jiǎnyàn

流行性腮腺炎病毒检验（detection of mumps virus） 流行性腮腺炎病毒（mumps virus，MuV），属副黏病毒科，副黏液病毒亚科，德国麻疹病毒属，属负链 RNA 病毒，仅有一个血清型。流行性腮腺炎是由 MuV 引起的急性呼吸道传染病，传统医学称痄腮，具有较强的传染性。人类是 MuV 唯一的自然宿主，主要以 5~15 岁儿童发病最多，春冬季节发病较多。MuV 对乙醚和乙醇类消毒剂敏感，4℃下可存活数天，对热极不稳定，60℃ 30 分钟即被灭活，具有不耐酸、易被脂溶剂灭活的特点。

MuV 感染的诊断主要借助病毒分离及血清学特异性抗体检测方法，见中国卫生行业标准《流行性腮腺炎诊断标准》（WS 270-2007）。①分离培养：MuV 标本应在发病后尽早采集，一般采用急性期患者的唾液、尿液或脑脊液。鸡胚接种是分离 MuV 简单、易感的方法。一般选取 7~8 日龄的鸡胚羊膜腔接种。培养后收取羊水做血凝或补体结合试验。一般先做血凝试验，若出现阳性并可被特异性抗血清抑制时，可初步报告阳性；如血凝试验阴性，可做补体结合试验，或继续传代二次，如第三次仍无血凝现象，补体结合试验亦为阴性时，即视为病毒分离结果阴性。细胞分离常用原代人胎肾、原代猴肾、非洲绿猴肾等细胞。可用中和试验或逆转录聚合酶链反应等方法进行病毒鉴定。如盲传三代也未检测出

MuV，即视为病毒分离结果阴性。②酶联免疫吸附试验：检测血清中 MuV 特异性 IgM/IgG 抗体的主要方法。IgM 和 IgG 的联合检测具有重要的临床意义。MuV IgM 检测试剂盒可用于腮腺炎患者的早期快速诊断；MuV IgG 检测试剂盒可用于抗体水平测定、人群抗体阳性率测定、疫苗的免疫效果评价及腮腺炎患者的诊断。感染 MuV 患者的双份血清 IgG 抗体效价有 4 倍及以上的增高具有诊断意义。用于检测 IgM 需在预处理时用类风湿因子吸收剂除去待检血清中的 IgG 抗体。此外，对 MuV 还可采集发病后数天内的尿液、唾液和脑脊液用免疫荧光法检测抗原，或检测细胞培养物中的病毒抗原。

（陆家海　吴建勇）

fēngzhěnbìngdú jiǎnyàn

风疹病毒检验 （detection of rubella virus）

风疹病毒（rubella virus，RV），属披膜病毒科，风疹病毒属。RV 是仅限于人类感染的病毒，经呼吸道传播，在局部淋巴结增殖后，经病毒血症扩散至全身，引起风疹。患者从出疹前 5 天出疹后 2 天均有传染性。风疹除自然感染外，还常见先天性风疹，能导致新生儿畸形等先天性风疹综合征（CRS）。

RV 颗粒由单股正链 RNA 和一种衣壳蛋白（C）及三种包膜蛋白（E1、E2a 与 E2b）组成。电子显微镜下多呈球形，包膜表面有向外突起的结构，含血凝素。RV 在体外的生活力弱，对紫外线、乙醚、三氯甲烷、甲醛、氯化铯、去氧胆酸钠等均敏感，pH＜6.8 和＞8.1 均不易存活，pH＜3.0 可将其灭活。

样本采集　根据中国卫生行业标准《风疹诊断标准》（WS 297-2008），采集患者的临床标本（包括外周血、脑脊液等）进行病毒学检验，可以为病毒性疾病的诊断提供实验依据，也可采用更为恰当的医疗建议。如对怀疑被 RV 感染的孕妇和胎儿，可以采集孕妇血液、胎儿血液、胎儿绒毛膜或羊水进行检测。由于妊娠早期，RV 感染会导致婴儿出生后出现先天性缺陷，因此在孕前 3 个月内感染 RV，应劝其进行人工流产或其他终止妊娠措施。

检验方法　RV 感染可通过病毒分离、核酸检测、血清学检测特异性抗原或抗体来诊断。

病毒分离　风疹患者宜在出疹前 4~5 天至疹后 1~2 天取咽拭子和尿液标本用于病毒分离；CRS 患儿应于出生后尽快取鼻咽吸出物、血/淋巴细胞、脑脊液或器官活检标本；对怀疑被 RV 感染的孕妇和胎儿，可采集胎儿绒毛膜或羊水。地鼠肾细胞、非洲绿猴肾细胞、兔肾细胞或兔角膜传代细胞等均为 RV 的敏感细胞。通过观察细胞病变或中和试验、血凝抑制试验或免疫荧光法检测病毒。

核酸检测　常用于鉴定风疹分离病毒株，即用试剂盒提取病毒核酸，再经逆转录聚合酶链反应特异性扩增病毒核酸序列。

抗体检测　初次感染风疹，抗体以 IgM 为主，常用酶联免疫吸附试验或间接免疫荧光试验检测 IgM 抗体。出疹后 5~14 天 IgM 抗体阳性率较高，此后检出率逐渐下降，因此用于 CRS 诊断的血液标本应尽早收集。若第 1 份标本的风疹 IgM 检测为阴性，而确实存在临床或流行病学意义的 CRS 可疑病例，需采集第 2 份血液标本；检测 IgG 抗体进行风疹诊断时，宜在急性期尽早采集第一份血液标本，并间隔 2~4 周采集恢复期血清，抗体几何平均效价 4 倍及以上升高有诊断意义。用于婴儿 CRS IgG 抗体检测的血液标本宜在婴儿出生 6 个月以后、风疹疫苗接种前采集，同时需采集婴儿母亲血液标本。血凝抑制抗体的检测也常用于诊断风疹和 CRS。

抗原检测　直接免疫荧光法用于检测咽拭子涂片中剥脱细胞内 RV 抗原，间接免疫荧光法用于检测组织冷冻切片中的 RV 抗原。免疫斑点法检测从胎盘绒毛活检组织中提取的抗原。

（陆家海　吴建勇）

máfēngfēnzhīgǎnjūn jiǎnyàn

麻风分枝杆菌检验 （detection of Mycobacterium leprae）

麻风分枝杆菌，又称麻风杆菌，是引起慢性传染病麻风的病原体。麻风的流行范围广，全世界范围内都有麻风病例，但主要分布在亚、非和拉丁美洲。一般认为麻风分枝杆菌主要通过呼吸道与密切的接触感染人体，引起人体的细胞免疫发生；主要侵袭皮肤与黏膜，经循环系统传播到各器官。

麻风分枝杆菌形态细长、略带弯曲，无芽胞，无荚膜，无鞭毛，常呈束状或团状排列，大小为 (0.3~0.5) μm×(1~8) μm；革兰染色、抗酸染色均呈阳性。经治疗后麻风分枝杆菌可呈短杆状、颗粒状或念珠状多形性。该菌是典型的兼性细胞内寄生菌，患者渗出物标本涂片可见大量的麻风分枝杆菌存在于细胞内，细胞的胞质呈泡沫状，称麻风细胞，对鉴别麻风分枝杆菌和结核分枝杆菌有重要的意义。麻风分枝杆菌在人工培养基不能生长，在组织培养基仅能生存几代。该菌的抵抗力很强，干燥环境 7 天以内仍有繁殖能力，0℃保存 3 周后仍有活性。

检验方法主要以涂片检查与麻风菌素试验为主。①涂片检查：仍是麻风分枝杆菌主要的诊断方法。从患者鼻黏膜及皮肤损伤处刮取标本涂片，也可用鼻分泌物涂片，抗酸染色后镜检，麻风分枝杆菌呈红色，束状或平行排列于蓝色的细胞内，少数麻风分枝杆菌在细胞外也能看见。欲提高检查的阳性率，可用金胺 O 染色后用荧光显微镜检查。②麻风菌素试验：对诊断没有重要意义，但可用于麻风的分型及了解预后。方法是应用麻风结节经生理盐水提取制成麻风菌素做皮肤试验，取 0.1ml 注射于前臂皮内。反应有两种，一种为早期反应，注射后 3~4 天，出现红肿，直径 5mm 以上为阳性，表明患者对麻风菌素敏感；另一种为后期反应，出现于 3~4 周，表明患者对麻风有免疫。③聚合酶链反应：也可以用于实验诊断，应用价值尚在观察中。

（邱景富）

bānzhěnshānghán bìngyuántǐ jiǎnyàn

斑疹伤寒病原体检验 （detection of *Rickettsia prowazekii*）

斑疹伤寒病原体，包括普氏立克次体、莫氏立克次体、加拿大立克次体。普氏立克次体引起流行性斑疹伤寒，是以人虱为传播媒介的急性传染病；莫氏立克次体则引起地方性斑疹伤寒，这种疾病是由鼠蚤为传播媒介引起的急性传染病。

普氏立克次体，属原核微生物，大小为（0.3~1.0）μm×（0.3~0.4）μm，呈多形性球杆状，革兰染色阴性。具有两种抗原，一是可溶性耐热型特异性型抗原，为组特异性抗原，可用

于其他组的立克次体相鉴别；二是颗粒型抗原，含特异性颗粒。专性细胞内寄生，在无生命的培养基上不繁殖。在鸡胚卵黄囊及组织中繁殖。接种在雄性豚鼠腹腔引起发热，但无明显阴囊红肿，此可与莫氏立克次体相鉴别。抵抗力较强，耐低温和干燥，在常温下干燥的虱粪中可存活 5 个月甚至更久，在-20℃以下可长期保存。对高温、紫外线及一般消毒剂均敏感，56℃ 30 分钟或 37℃ 5~7 小时均可灭活，常规消毒剂数分钟可将其杀死。

莫氏立克次体，形态、染色、培养条件和抵抗力均与普氏立克次体相似。不同点在于：莫氏立克次体形态上多形性不明显，多为短丝状；两者具有相同的可溶性耐热型抗原有交叉反应，而具有不同的不耐热型颗粒抗原，可用补体结合试验或立克次体凝聚实验区别。

立克次体的血清学检测包括两种。①补体结合试验：在补体参与下，以绵羊红细胞和溶血素作为指示系统的抗原抗体反应。绵羊红细胞配制：将脱纤维的绵羊血重复洗 3 次，最后用 2000 转 10 分钟沉淀，按红细胞容量加生理盐水配成 2% 悬液。②立克次体凝集实验：以立克次体颗粒抗原与患者血清作凝集实验，特异性强，阳性率高，效价 1:40 即为阳性。还可应用两种斑疹伤寒立克次体作抗原进行间接荧光试验。以上均可鉴别普氏立克次体和莫氏立克次体。外斐试验中变形杆菌 OX$_{19}$ 凝集效价在 1:160 以上有诊断价值，双份血清效价递增 4 倍以上更有诊断意义，但不能与莫氏立克次体鉴别且易出现假阳性。进行病原体分离时，可将病患血液注入雄性豚鼠腹腔，普

氏立克次体不使阴囊红肿，而莫氏则会红肿，取睾丸鞘膜和腹膜做刮片染色镜检可见细胞质内大量立克次体。也可选其他组织制成组织液接种于 32~37℃、相对湿度 45%~60% 的鸡胚孵育箱中孵育，之后进行染色观察。此法不适用于一般实验室，易造成感染。进行核酸检测时，可用两种立克次体各自对应的 DNA 探针或 PCR 方法检测它们的核酸，该法特异性好、快速、敏感。

（邱景富）

zhìxièdàcháng'āixījūn jiǎnyàn

致泻大肠埃希菌检验 （detection of *Diarrheogenic Escherichia coli*）

大肠埃希菌是人和动物肠道中的常居菌，一般多不致病，在一定条件下可引起肠道外感染。某些血清型菌株的致病性强，引起腹泻，与人类疾病有关的大肠埃希菌，统称致泻大肠埃希菌，主要有 5 种类型。①肠产毒性大肠埃希菌：主要感染婴幼儿和旅游者，发展中国家尤为严重。主要通过污染的水和食物传播。腹泻常为自限性，一般 2~3 天即愈。②肠致病性大肠埃希菌：最早发现的引起腹泻的大肠埃希菌，是婴儿腹泻的主要病原菌，有高度传染性，严重者可致死；成人少见。③肠侵袭性大肠埃希菌：不产生肠毒素，可侵入结肠黏膜上皮，引起志贺样腹泻（黏液脓）。④肠出血性大肠埃希菌：为出血性结肠炎和溶血性尿毒素综合征的病原体。可产生志贺毒素样细胞毒素。引起人类疾病的主要菌型是 O157:H7（见大肠埃希菌 O157:H7 检验）。⑤肠黏附性大肠埃希菌：可引起所有年龄人的急、慢性腹泻，主要症状为水样便腹泻、呕吐。不侵入肠上皮细胞，不产生毒素。致泻性大肠

埃希菌是引起人以腹泻症状为主的全球性疾病，可常年发病，以夏秋季为高峰，在患者感染住院率中，婴幼儿占 60% 以上。

致泻大肠埃希菌为两端钝圆的短小杆菌，一般大小（0.5～0.8）μm×（1.0～3.0）μm，革兰染色阴性，多数菌株有周身鞭毛，有菌毛，无芽胞，兼性厌氧，能发酵葡萄糖等多种糖类，产酸并产气。具有菌体（O）、鞭毛（H）和荚膜（K）三种抗原，是血清分型的基础。抵抗力不强，加热 60℃ 30 分钟即可被杀死，不耐干燥，对一般化学消毒剂如漂白粉、酚、甲醛、戊二醛等均敏感。对低温有耐受力。

样本采集　根据中国国家标准《食品卫生微生物学检验 致泻大肠埃希氏菌检验》（GB/T 4789.6-2003），食品样品采集后应尽快检验，除易腐蚀食品在检验之前应予冷藏外，一般不冷藏。采集的腹泻患者粪便标本应尽快送检，超过 2 小时者，标本应放卡-布（Cary-Blair）运送培养基中，在冰浴条件下送检。

检验方法　可增菌、分离，也可进行生化、血清学、肠毒素试验。

增菌　食品样品细菌学检查需要增菌培养，步骤为以无菌手续称取样本 25g，加 225ml 营养肉汤中，以均质器打碎 1 分钟或用乳钵加灭菌砂磨碎，移入 500ml 的广口瓶内，36℃±1℃ 培养 6 小时。挑取 1 环，接种于 1 管 30ml 肠道菌增菌肉汤内，42℃ 培养 18 小时。

分离　将乳糖发酵阳性的乳糖胆盐发酵管和增菌液分别划线接种麦康凯或伊红亚甲蓝琼脂平板；污染严重的检样，可将样本匀液直接划线接种麦康凯或伊红亚甲蓝平板，36℃±1℃ 培养 18～24 小时，观察菌落形态。不但要注意乳糖发酵的菌落形态，同时也要注意乳糖不发酵和迟缓发酵的菌落。

生化试验　自鉴别平板直接挑取数个菌落分别接种三糖铁琼脂（TSI）或克氏双糖铁琼脂。同时分别接种蛋白胨水、半固体、pH 7.2 尿素琼脂、氰化钾（KCN）肉汤和赖氨酸脱羧酶试验培养基。36℃ 培养过夜。TSI 斜面产酸或不产酸，底层产酸，硫化氢（H_2S）阴性、KCN 阴性和尿素阴性的培养物为大肠埃希菌。TSI 底层不产酸，或 H_2S、KCN、尿素有任一项为阳性的培养物，均非大肠埃希菌。必要时做氧化酶试验和革兰染色。

血清学试验　挑取经生化试验证实为大肠埃希菌的琼脂培养物做假定试验，用致病性大肠埃希菌、侵袭性大肠埃希菌和产肠毒素大肠埃希菌多价 O 血清和出血性大肠埃希菌 O157 血清做玻片凝集试验。当与某一种多价 O 血清凝集时，再与该多价血清所包含的单价 O 血清做试验。如与某一个单价 O 血清呈现强凝集反应，即为假定试验阳性。

肠毒素试验　产毒素性大肠杆菌可采用酶联免疫吸附试验检测不耐热肠毒素（LT）和耐热肠毒素（ST）；双向琼脂扩散试验检测 LT；乳鼠灌胃试验检测 ST，从而鉴定致泻性大肠杆菌。

（邱景富）

dàcháng'āixījūn O157：H7 jiǎnyàn

大肠埃希菌 O157：H7 检验

（detection of *Escherichia coli* O157：H7）　大肠埃希菌 O157：H7，是数百种大肠杆菌中的一个亚型，属于肠杆菌科埃希菌属，是肠出血性大肠杆菌的主要血清型，可产生强烈的毒素，并引发严重的疾病；为革兰染色阴性杆菌，无芽胞，有鞭毛；最适生长的温度为 33～42℃，在 37℃ 繁殖迅速，44～45℃ 生长不良，45.5℃ 停止生长；具有较强的耐酸性，pH 2.5～3.0，37℃ 可耐受 5 小时；耐低温，能在冰箱内长期生存；在自然界的水中可存活数周至数月；不耐热，75℃ 1 分钟即被灭活；对氯敏感，被 1mg/L 的余氯杀灭。除不发酵或迟缓发酵山梨醇外，其他常见的生化特征与大肠埃希氏菌基本相似，但也有某些生化反应不完全一致。

根据中国国家标准《食品卫生微生物学检验 大肠埃希氏菌 O157：H7/NM 检验》（GB/T 4789.36-2008），用常规方法在样品中分离获得纯菌落后，取 120μl 的增菌培养液放入试纸夹的样品槽中，样品由于毛细管作用移至反应区，反应区中含有特殊的抗体（大肠埃希菌 O157：H7 抗体），与胶体金颗粒共轭偶联。如果样品中存在抗原，将同金标抗体结合形成抗原-抗体复合物，沿着硝酸纤维素膜向前移动至含有固定的抗大肠埃希菌 O157：H7 抗体区域（T 区），金标免疫的复合物与该区域的抗抗体发生特异性结合形成一条可见的线。其他的样品继续移动到膜的末端，最终进入废物池被遗弃。反应区也含有金标结合的专利抗原（颜色指示剂），不管样品中有没有大肠埃希菌 O157：H7 抗原，它都被样品洗脱。金标控制指示剂通过膜移动到阴性控制区与专利抗体结合形成一条可见的线。无论样品中有没有大肠埃希菌 O157：H7 抗原，控制线都将在控制区（C 区）形成，来确保试验正常进行。增菌液滴入 8～10 分钟后，观察试纸 C 区和 T 区有无明显的线。在 C 和 T 区都有可见的线，则结果为阳性，则报告检出大肠埃希菌 O157:H7。C 区有线、T 区无线，则结果为阴性。如 C 区无线，无论 T 区有没有线，则实验无效。如需要进一步检测维罗毒素基因的存在，可通过接种非洲绿猴肾细胞或海拉细胞，观察细胞病变进行判定，或可使用基因探针检测和聚合酶链反应检测法。

（邱景富）

zhìhèjūn jiǎnyàn

志贺菌检验（detection of *Shigella*）　志贺菌，志贺菌属，统称痢疾杆菌，是主要的肠道病原菌之一，也是引起人类细菌痢疾的最常见的病原体。一年四季均可发病，尤以夏秋发病率最高。志贺菌的菌毛，能黏附于回肠末端和结肠黏膜的上皮细胞，诱导细胞内吞，继而穿入上皮细胞内生长繁殖，再向两侧扩散到毗邻细胞和向深部扩散到黏膜固有层。在黏膜固有层内繁殖形成小的化脓灶，造成上皮细胞死亡，毛细血管血栓形成，引起炎症反应，导致坏死上皮斑块状脱落，溃疡形成，中性粒细胞浸润等。细菌侵入血流罕见。

志贺菌为革兰阴性杆菌，菌体短小，大小为（0.5 ~ 2.0）μm×（0.7 ~ 3.0）μm；无芽胞，无荚膜，无鞭毛，有菌毛。胞质中存在大小两种质粒，与该菌的侵袭性和耐药性有关。其大质粒与肠侵袭型大肠埃希菌有同源性。志贺菌的培养特性是需氧及兼性厌氧，最适温度为 35 ~ 37℃，pH 6.4 ~ 7.8，在普通培养基上易于生长，形成中等大小（2 ~ 3mm）半透明光滑性菌落。该菌发酵糖类，产酸不产气（除了少数种产气外），伏-波试验（VP 试验）阴性，氰化钾中不生长，不产硫化氢（H_2S）。志贺菌属主要有菌体（O）抗原而无鞭毛抗原，个别菌型及新分离菌株有荚膜（K）抗原。O 抗原是分类的依据，分群特异抗原和型特异抗原，借此将志贺菌属分为 4 群（种）40 种血清型（包括亚型）。K 抗原在分类上无意义，但可阻止 O 抗原与抗体的结合。从生物化学特性看，除 A 群外，B、C、D 群志贺菌均能发酵甘露醇；除 D 群外，A、B、C 群志贺菌均无鸟氨酸脱羧酶。

样本采集　根据中国《食品安全国家标准 食品微生物学检验 志贺氏菌检验》（GB 4789.5-2012），尽可能在发病早期和用药治疗前收集粪便的脓血、黏液部分。标本采集后，如不能及时送检，必须置于甘油缓冲液保存液中。对留取粪便困难者可采用肛门拭子检查。取粪便（黏液或脓血部分）或肛拭标本接种于革兰阴性菌（GN）肉汤增菌，再进行分离培养。

检验方法　主要进行培养与鉴定，也可进行快速检验。

培养与鉴定　一般同时接种强弱选择性不同的 2 个平板：强选择鉴别培养基可用沙门-志贺（SS）选择培养基；弱选择培养基可用麦康凯或中国蓝培养基。37℃培养 18 ~ 24 小时后，符合典型反应者，再行详细生化试验和血清学鉴定试验以确立菌群、菌型。①初步鉴定：挑选可疑菌落 3 ~ 4 个，先用志贺菌属多价诊断血清作试探性玻片凝集试验。将试探性凝集试验阳性的菌落接种 2 ~ 3 支克氏双糖铁琼脂（KIA）和动力-吲哚-尿素培养基基础（MIU），经 35℃培养 18 ~ 24 小时，凡符合 KIA：产碱/产酸（K/A）、产气-/+、H_2S-，MIU：动力-/-、吲哚+/-、脲酶-的可疑菌落进一步鉴定到属和种（生化、血清学试验）。②最后鉴定：需作全面生化反应和血清学试验，各菌群（种）间的鉴别依据为痢疾志贺菌甘露醇阴性，宋氏志贺菌 β-半乳糖苷酶和鸟氨酸脱羧酶阳性。分子生物学方法聚合酶链反应（PCR）、基因探针检测 140MD 的大质粒等。经过治疗的患者，很难分离到可见的细菌时，可以采用 PCR 技术以传递性质粒倍增基因来测定志贺菌。经过抗生素治疗后，不能分离出可见细菌时，用 PCR 技术可检测志贺菌序列。

快速检验　①免疫染色法：将粪便标本与志贺菌抗血清混匀，在光学显微镜下观察有无凝集现象。②免疫荧光菌球法：将标本接种于含有荧光素标记的志贺菌免疫血清液体培养基中，37℃孵育 4 ~ 8 小时。若标本中含有相应型别的志贺菌存在，则生长繁殖后与荧光抗体凝集成小球，在荧光显微镜下易被检出。③协同凝集试验：以志贺菌 IgG 抗体与金黄色葡萄球菌标准株 Cowan Ⅰ结合成为试剂，用来检测患者粪便中有无志贺菌可溶性抗原。④乳胶凝集试验：用志贺菌抗血清致敏乳胶，使与粪便中的志贺菌抗原起凝集反应。也可用志贺菌抗原致敏乳胶，来诊断粪便中有无志贺菌抗体。

（邱景富）

lúnzhuàngbìngdú jiǎnyàn

轮状病毒检验（detection of rotavirus）　轮状病毒（rotavirus，RV），属呼肠孤病毒科，轮状病毒属。病毒颗粒呈二十面体，无囊膜，有双层衣壳。中央为六角形核心，电子显微镜（简称电镜）下呈放射状，类似车轮排列

（图）。内含双链 RNA，有 11 个特异性片段，编码多种核蛋白、内壳蛋白等。其中内壳蛋白 VP6 为组抗原，具有组和亚组的特异性，据此将 RV 分为 A～G 7 个组。外壳蛋白 VP4、VP7 分别为血凝素抗原和中和抗原，决定了血清型。VP4 决定的血清型为 P 型（P1～20），VP7 决定的血清型为 G 型（G1～14）。RV 对外界环境因素和化学物质具有较强的抵抗力。室温下 RV 在粪便中能存活数天到数周；耐乙醚、酸、碱、反复冻融、超声不影响其感染性；56℃ 30 分钟、10% 聚维酮碘、95% 乙醇能将其灭活；胰酶等蛋白水解酶可增强其感染性。RV 颗粒在粪便样品和细胞培养中以两种形式存在，只有具有双层衣壳结构的完整病毒颗粒才有感染性。RV 主要经粪-口途径传播，A 组为普通轮状病毒（主要引起婴幼儿腹泻），B 组为成人腹泻轮状病毒（流行性腹泻），常呈水型暴发流行。其他组别多与动物疾病有关。

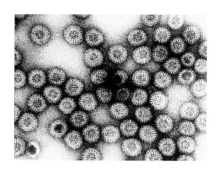

图　人轮状病毒（负染电镜×455882）

样本采集　采集患者粪便或呕吐物样本进行检测。若直接检测病毒，发病后应立即采集粪便标本。一般不采集血或血清标本，仅在作研究或流行病学调查时才考虑。

检验方法　主要有分离培养、电镜检查、血清学检测、核酸检测等。

分离培养　RV 可在非洲绿猴肾细胞、恒河猴传代细胞以及人二倍体细胞中生长，但细胞培养较困难，且分离时间较长，故不被临床检验所广泛应用。只有在粪便中病毒含量很少时才考虑作病毒培养。

电镜检查　经典检测技术，尤其是免疫电镜技术，电镜下检测特异的凝集反应或利用特异的抗体标记物检测抗原，可提高灵敏度和特异度。

血清学检测　双抗体夹心酶联免疫吸附试验可根据检测目的的不同设计包被抗体和检测抗体，灵敏度和特异度高，还可进行血清分型、毒株鉴别，适用于大规模临床检测和流行病学调查。免疫胶体金法检测 RV 抗原，具有较高的敏感性和特异性，而且操作简便、安全、无污染，对应急标本的筛选和初步检测有很好的时效性。乳胶凝集试验是另一常用的检测方法，快速简便，适合快速筛查，易于在基层防疫部门开展，但灵敏度稍差。

核酸检测　逆转录聚合酶链反应（RT-PCR）是公认的最灵敏、特异的方法，可检测并识别所有种与血清型的 RV，并且可检测储存较长时间的标本及多种环境样本。常用的有巢式 PCR、多重 PCR、实时荧光定量 PCR、基因芯片技术以及依赖核酸序列的扩增技术（nucleic acid sequence-based amplification，NASBA）等。基因扩增后使用聚丙烯酰胺凝胶电泳（PAGE）可检测到 RV 独特的 11 个 RNA 片段，不易出现假阳性，特异性高。结合分子探针技术，用于成人和婴幼儿各型轮状病毒的检测。此外，还可针对

VP6 基因设计组特异性探针，针对 VP4、VP7 基因设计型特异性探针用于检测 RV RNA。从粪便提取液中提取 RV RNA 经 PAGE 后，进行硝酸银染色，根据 A、B、C 三组 RV 的 11 个基因片段特殊分布图形进行分析，以此判断 RV 的感染。

（陆家海　吴建勇）

nuòrúbìngdú jiǎnyàn

诺如病毒检验（detection of norovirus）　诺如病毒（norovirus，NV），又称诺瓦克病毒（Norwalk virus），属于杯状病毒科诺如病毒属正链 RNA 病毒的一组病毒，最先从 1968 年美国诺瓦克镇暴发的急性腹泻的患者粪便中分离得到的病原。此后，世界各地陆续从胃肠炎患者粪便中分离出多种形态与之相似但抗原性略异的病毒样颗粒，均以发现地点命名，如夏威夷病毒（Hawaii Virus，HV）、雪山病毒（Snow Mountain Virus，SMV）、墨西哥病毒（Mexico Virus，MxV）、南安普敦病毒（Southampton Virus，SOV）等，先是称为小圆结构病毒，后称为诺瓦克样病毒（Norwalk-like virus，NLV）。2002 年国际病毒分类委员会批准名称为诺如病毒（Norovirus，NV）。NV 是引起病毒性胃肠炎暴发的重要病原，也是导致食源或水源性急性腹泻的主要病原，被世界卫生组织定为 B 类病原。

NV 呈球状，无包膜，表面粗糙，呈二十面体对称。一般从急性胃肠炎患者的粪便中分离，不能在细胞或组织中培养，也没有合适的动物模型。病毒基因组为单股正链 RNA。人诺如病毒无法进行经典的血清分型，因此以遗传学分析作为此该病毒的分类依据。根据基因组同源性，可将它

分成 5 个基因群。每个基因群分为不同的基因型，至少有 29 个基因型。其中感染人类的病毒分布在基因群 I、II、IV 中，基因群 I、II、III 分别有 8、19 和 2 个基因型。

样本采集 采集患者粪便、呕吐物样本。用于直接检测病毒的粪便标本，发病后应立即采集。

检验方法 主要有电镜检查、免疫学检测和核酸检测等，但由于 NV 型别的多样性以及较高的突变率，还没有一种方法能完全准确地检测到所有型别的病毒。相对而言，核酸检测的方法仍然是 NV 诊断的"金标准"。

电镜检查 1972 年首先通过免疫电镜（IEM）的方法发现 NV，因此该方法在很长一段时间内成为检测 NV 的经典方法。包括常规电镜（EM）和 IEM。EM 观察的灵敏度较低，要求每毫克（mg）粪便样品中至少有大约 10^6 个病毒颗粒，因此，适用于患病早期病毒大量排出时采集的样本检测；IEM 比 EM 灵敏性高 100 倍，主要应用患者恢复期血清捕捉同型抗原，增加检出率。电镜检查的缺陷在于设备昂贵，不适于大规模流行病学调查。

免疫学检测 包括放射免疫分析（RIA）、生物素-亲和素免疫法和酶联免疫吸附试验。RIA 灵敏度高，可检测出抗体升高的水平，可用于 NV 大规模暴发后的筛查，但并不适用于单个患者的临床诊断。生物素-亲和素免疫法灵敏度与 RIA 相当，已成为美国疾病控制及预防中心检测 NV 抗原和抗体的标准试验方法。

核酸检测 杂交技术和逆转录聚合酶链反应（RT-PCR）除能更准确、灵敏地检测标本中的 NV，尤其是低浓度的 NV 感染外，最大的优点在于可进一步对病毒进行基因型的研究，不会受到获得分型单克隆抗体的限制，对流行病学研究具有重要意义。荧光定量 RT-PCR 具有灵敏和快速优势，被应用于胃肠炎暴发时大量粪便样品的检测。另外，基因芯片检测技术、RT-PCR-反向斑点杂交技术及多重 RT-PCR 技术等在检测 NV 感染中都有应用。对食物中的 NV，常通过病毒浓缩和核酸抽提对样品进行处理，再借助 RT-PCR 等技术进行检测。病毒浓缩常用有机絮凝沉淀法和膜过滤法。

（陆家海 吴建勇）

rénxīngzhuàngbìngdú jiǎnyàn

人星状病毒检验 （detection of human astrovirus）

人星状病毒（human astrovirus，HAstV），属于星状病毒科，哺乳动物星状病毒属，正链 RNA 病毒。1975 年阿普尔顿（Appleton）和希金斯（Higgins）用电镜检测英国一起腹泻疫情的儿童粪便标本时首次发现 HAstV，因其颗粒在电镜下呈星形外观而得名。HAstV 呈球形，核衣壳为规则 20 面体，无包膜；可分为 8 个血清型，HAstV-1 是广泛流行的血清型，5 岁儿童 HAstV-1 的 IgG 抗体阳性率达 90%。在室温下相对稳定，在环境表面能够存活数日，在粪便中可存活数周；耐酸（pH 3.0），对含氯消毒剂耐受；对热敏感，60℃ 5 分钟仍保持活性，但 10 分钟可被灭活。HAstV 是引起婴幼儿、老年人及免疫低下者腹泻的重要病原之一，也是唯一既可引起散发又可引起暴发流行急性胃肠炎的病原体。由人星状病毒引起的胃肠炎属世界性传染病。

采集患者粪便、呕吐物样品，用于直接检测病毒的粪便标本，发病后应立即采集。HastV 的检验包括病毒分离、血清学及分子生物学检测。①病毒分离：HAstV 早期感染检测以电子显微镜观察和酶联免疫技术为基础。电子显微镜观察是确诊人星状病毒性胃肠炎的金标准，但灵敏度较低。免疫电子显微镜观察可提高其灵敏度。粪便浓集和提取后容易发现病毒，人结肠癌传代细胞（CaCo-2）是常用的培养细胞。此外，HAstV 还可在 CaCo-2 T84、HT29 和人结肠腺癌细胞、人肝癌细胞以及非洲绿猴肾细胞中增殖。免疫荧光法和酶联免疫法检测病毒抗原均具有很高的特异度和敏感度，并可用于病毒分型，已广泛用于流行病学调查。②血清学检测：包括放射免疫分析、免疫荧光法、酶联免疫法和酶联免疫吸附试验（ELISA），可用于流行病学和了解对 HAstV 感染的保护作用。血清学试验很少用于临床诊断。③生物学检测：用逆转录聚合酶链反应检测 HAstV 具有比 ELISA 检测病毒抗原和电子显微镜观察病毒颗粒更高的灵敏度和特异度，既可用于大规模流行病学研究中 HAstV 的筛查，也可进行 HAstV 分型。

（陆家海 吴建勇）

Zhárúbìngdú jiǎnyàn

札如病毒检验 （detection of Sapporo virus）

札如病毒（Sapovirus，SV），属于杯状病毒科，札幌病毒属，正链 RNA 病毒。原称札幌样病毒（Sapporo-like virus，SLV），因最初于 1977 年在日本札幌市被发现而命名，现正式名称为札如病毒，与诺如病毒同属于人杯状病毒科。SV 可分为 5 个型别，感染人的主要为 G I、II、IV 和 V 型，其中以 G I 型和 G II 型常见。SV 是引起非细菌性急性胃肠炎暴发流行的重要病原体，流行季节为冬季，可累及任何年龄组人群；粪-口途径为主要传播方式，呼吸道也可传播。污染的海产品是引起流行的重要原因。SV 的检测常用患者粪便作为标本。另外，污染的贝壳、鱼类等海产品及矿泉水、冰层以及社区饮用水等均可以作为诊断 SV 感染的辅助样本。

SV 不能用细胞系进行人工培养，由于颗粒小（直径约 42nm），数量少，难以通过电子显微镜准确辨认。逆转录聚合酶链反应（RT-PCR）是检测札如病毒有效的方法，灵敏度高，还可用于基因分析。常用的有普通 RT-PCR 和实时荧光 RT-PCR。实时荧光 RT-PCR 与普通 RT-PCR 相比，效率和灵敏度更高，并能对样品进行定量分析。实时探针 RT-PCR 能检测 G I、II、IV 和 V 型基因序列，而且与其他肠道病毒没有抗原交叉性。嵌套式 RT-PCR 能高特异性地检测札如病毒，不需要测序就可区分出 4 个基因型，但容易污染，且相对耗时。酶联免疫吸附反应（ELISA）也被应用于 SV 检测。基于超免疫兔子与豚鼠血清以及 G I 型病毒样颗粒的抗血清 ELISA 已应用于发病后 2 天内临床粪便样品中 G I 型抗原的检测。与单轮 RT-PCR 和嵌套式 RT-PCR 相比，ELISA 的特异性达到 100%。在样品检测量大时，ELISA 用于临床检测与 RT-PCR 相比更为廉价、省时，但灵敏度不如 RT-PCR，可能造成假阴性。

（陆家海　吴建勇）

chángdàobìngdú jiǎnyàn

肠道病毒检验（detection of enterovirus）

肠道病毒（enterovirus, EV），又称肠病毒，属微小核糖核酸病毒科，人肠道病毒属。EV 颗粒为 20 面立体对称球形，基因组为单股正链 RNA，无包膜和突起。衣壳蛋白为 VP1～4。亚洲和北美洲流行、可引起手足口病的 EV71 就是其中的一种。手足口病（hand-foot-mouth disease, HFMD），又称发疹性水疱性口腔炎，是由 20 多种（型）EV 引起的全球性传染病，以手、足皮肤疱疹和口腔黏膜溃疡为主要临床特征，主要发生于儿童。柯萨奇病毒（CoxV）A 组的 4、5、9、10、16 型，B 组的 2、5 型，以及 EV71，均为手足口病的病原体，其中以 CoxVA16 和 EV71 常见。

样本采集　当前对于 EV 的发病机制尚未完全阐明，多种标本均可用于 EV 临床检测，主要类型有患者发病初期（3 天内）的呼吸道标本（咽拭子、鼻咽吸出物、肺部冲洗液等）、粪便及肛拭子、疱疹液、结膜拭子、脑脊液、心包液，以及其他病变组织（心肌、脑组织等）。出现神经系统症状的病例，可采集脑脊液标本，进行病毒分离或核酸检测，采集时间为出现神经系统症状 3 天内。血清采集急性期（发病 0～3 天）和恢复期（发病 14～30 天）双份标本。聚集性病例至少要采集 2 例病例标本。一般来说，用于 EV 临床检测的理想标本应是感染急性期从病变部位或具有临床症状部位采集的相应标本。处理具有潜在 EV 感染性的标本，均应当在生物安全水平二级（BSL-2）实验室的生物安全柜中进行操作，并根据相关要求做好个人防护。

检验方法　肠道病毒检测主要包括对不同类型标本进行处理、直接检测 EV 病毒、病毒分离与鉴定、血清学检测等。

分离培养　病毒分离是确诊 HFMD 的主要方法。常用的病毒分离细胞系为人恶性胚胎横纹肌肉瘤细胞和人喉癌上皮细胞，也可用接种乳鼠法进行病毒分离。病毒分离率与采集标本的时间及标本的种类有关，粪便标本分离率高，病后 10 天仍可分离阳性。疱疹液标本分离率较低，但可作为 HFMD 的确诊依据。

血清学检测　比较患者急性期与恢复期血清中和抗体效价，可作为 HFMD 的血清学诊断方法，常用的是中和试验。一般恢复期血清抗体效价比急性期有 4 倍及以上增高可证明病毒感染。此外，还可通过酶联免疫吸附试验、血凝抑制试验、补体结合试验、免疫荧光试验等方法检测抗体。

核酸检测　聚合酶链反应（PCR）技术已成为检测肠道病毒 RNA 常用的方法，具有很高的敏感性和特异性，阳性率显著高于细胞培养分离病毒。逆转录聚合酶链反应（RT-PCR）结合 DNA 印迹法可用于粪便、咽拭子、血液、心包液、尿液及冷冻保存或福尔马林固定标本的检测；套式 PCR 提高了检测的灵敏度和特异性，其产物可直接用琼脂糖凝胶电泳检测，无需 DNA 印迹法即可检测到很低的病毒量；EV 扩增检测试剂盒（PCR 荧光探针法）根据 EV 血清型的不同，可检测到微量的病毒量，整个过程需要的时间短；竞争 PCR 是应用竞争模板协同扩增原理半定量检测 EV，可用于 EV 的分型；荧光斑点杂交法也常用于 EV 分型的检测。

（陆家海　吴建勇）

āikěbìngdú jiǎnyàn

埃可病毒检验（detection of echovirus）

埃可病毒，即人肠道致细胞病变孤儿病毒（enteric cytopathic human orphan viruses,

ECHOV，简称人肠道孤病毒），属于小 RNA 病毒科，肠道病毒属，正链 RNA 病毒，其形态结构和理化特性与脊髓灰质炎病毒和柯萨奇病毒相似。该病毒体积极小，分为 30 个血清型，对一般理化因素的抵抗力强；常寄生于人体肠道中，通过粪便及口腔分泌物传播。无菌性脑膜炎是埃可病毒最常引起的中枢神经系统疾病，病程一般为 7～10 天。埃可病毒也是引起出疹性发热的主要病原体，病毒性皮疹可作为埃可病毒在人群中流行的标志。此外，常引起脑炎、瘫痪性疾患、吉兰-巴雷综合征，甚至是致命性损伤，但很少会引发麻痹、心肌炎和心包炎。除侵犯中枢神经系统者外，一般预后良好，恢复完全而罕见有后遗症。

检验方法包括病毒分离培养、血清学检查、PCR 检测等。埃可病毒分离可取患者血液、脑脊液、疱疹液、胸腔及心包积液等标本。检验时采集埃可病毒感染的人或动物的粪便、咽拭子、疱疹液等标本，如出现神经系统症状则采集脑脊液标本，进行病毒分离鉴定、血清学检测、核酸检测等。大多数埃可病毒可用猴肾细胞培养分离，如加用人胚肺细胞株 W1-38 则效果更好。从咽部分泌物和粪便中分离病毒，须结合血清学检查进行判定。血清样本应避免采集高血脂、溶血和污染的血清。密封的患者样品可以在 2～8℃ 保存 7 天；已稀释的样品可在 2～8℃ 保存 1 周。急性的埃可病毒感染可通过特异性 IgM 和（或）IgA 抗体的检测，或恢复期血清 IgG 抗体效价比急性期呈 4 倍升高时有诊断价值。除 6 个月以下的婴幼儿外，其他任何年龄的患者都可进行 IgM 抗体的检测，

其中 1～10 岁儿童 IgM 抗体阳性的发生率较高。急性感染病患者，在 IgM 抗体检测之外的 IgA 抗体检测具有很重要的意义。中和试验是常用的病毒鉴定方法。埃可病毒型虽多，但型别之间可存在异型交叉，故补体结合试验的应用受到限制；部分血清型如 3、6、7、11～15、19～21、24～29 型可用血凝抑制试验进行诊断；聚合酶链反应是对经典试验方法的补充，检测病毒 RNA 是快速、敏感的诊断试验。借助病毒学与血清学检查才能确诊。

（陆家海　吴建勇）

Kēsàqíbìngdú jiǎnyàn

柯萨奇病毒检验（detection of Coxsackie virus） 柯萨奇病毒（Coxsackie virus，CoxV），属小 RNA 病毒科，肠道病毒属，单股正链小 RNA 病毒。因 1948 年从美国纽约州柯萨奇镇疑似无瘫痪型脊髓灰质炎患者的粪便中首先分离出来而得名。CoxV 颗粒为球形或卵圆形，外壳呈 20 面体立体对称，由 32 个壳粒组成，每个壳粒含有病毒核酸编码的 4 种衣壳蛋白 VP1～4。CoxV 分为 A 组（1～22 和 24 血清型）和 B 组（1～6 血清型）。其传播途径及扩散过程与脊髓灰质炎病毒相似，隐性感染多见（100∶1），从肠道排毒。5 岁以下，特别是 3 岁以下儿童的粪便带毒率较高，且持续排毒时间可达 1 个月。病毒虽在肠道中繁殖，但多侵犯肠道外靶器官，临床症状多样化，如无菌性脑膜炎、心肌炎、急性结膜炎、手足口病等。CoxV 对一般理化因素抵抗力强，耐乙醚，不耐干燥，紫外线及高锰酸钾、漂白粉、碘酒等都可灭活病毒；pH 3～5 时能抑制其活动；低温（-70℃）可存活数年；对热抵抗力不强，

56℃ 30 分钟可灭活。

患者粪便是 CoxV 分离常用的标本，从患者体液（如脑脊液、疱疹液、心包液、胸腔积液等）或活检脏器组织标本中分离出 CoxV 也可确诊感染。①分离鉴定：乳鼠接种是经典的 CoxV 分离方法。此外，标本可接种在猴肾、人胚肾、人羊膜等细胞中，进行组织培养以观察细胞病变。阳性标本需用不同型的免疫血清做中和试验和补体结合试验进行型别鉴定；也可用电子显微镜直接观察标本中的病毒颗粒，但仅适用于高浓度病毒检测。②CoxV 特异抗体检测：诊断 CoxV B 组的首选方法，可采用中和试验、血凝抑制试验、补体结合试验以及酶联免疫吸附试验（ELISA）。ELISA 检测 CoxV 特异性 IgM 抗体阳性提示现症感染，有早期诊断价值；特异性 IgG 为中和抗体，阳性提示既往感染。③聚合酶链反应（PCR）技术：用于检测 CoxV 病毒的 RNA，按常规方法收集鼻咽分泌物、粪便、心肌活检材料及脑脊液等标本后，应在 0～4℃ 条件下立即送实验室，分装保存于 -20℃ 或提取模板。由于体液和组织中核糖核酸酶（RNase）含量较高，故在制备 RNA 前应加 RNase 抑制剂。④核酸杂交：常用于检测心肌中的 B 组 CoxV，尤其是 B 组 2 型或 3 型。

（陆家海　吴建勇）

Āibólābìngdú jiǎnyàn

埃博拉病毒检验（detection of Ebola virus） 埃博拉病毒（Ebola viruses，EBOV），属丝状病毒科，埃博拉病毒属，属负链 RNA 病毒，是通过密切接触引起人类和灵长类动物埃博拉出血热（Ebola hemorrhagic fever）的烈性病毒。1976 年同时暴发了两起以高

热、头痛、喉咙痛、关节痛继之出现严重呕吐、腹泻的疫情，一起在苏丹恩扎拉，另一起发生在刚果（金）扬布库。后者发生在位于埃博拉河附近的村庄，埃博拉出血热由此得名。该病毒包括埃博拉-扎伊尔型、埃博拉-苏丹型、埃博拉-科特迪瓦型和埃博拉-雷斯顿型四种亚型。前三种亚型的埃博拉病毒已证实能够对人类致病，莱斯顿型对非人灵长类动物有致死性，而人感染后不发病。各型埃博拉病毒具有共同的和独特的抗原决定簇。

EBOV 在电子显微镜下呈长丝状体、杆状以及"L"形等多种形态。病毒外层为脂质包膜，包膜上的突起呈刷状排列，由病毒糖蛋白组成。病毒基因组为一条线性、不分节段的单股负链 RNA。

该病毒在常温下较稳定，对热有中等抵抗力，56℃不能完全灭活，60℃ 30 分钟能破坏其感染性，紫外线照射 2 分钟可使之完全灭活；对化学药品敏感，乙醚、去氧胆酸钠、β-丙内酯、福尔马林、次氯酸钠等消毒剂可完全灭活病毒的感染性；在血液样本或病尸中可存活数周，4℃条件下存放 5 周其感染性保持不变，-70℃条件可长期保存。

样本采集 EBOV 具有高度传染性和致病性，处理标本或分离病毒必须遵循生物安全规定，使用个人防护设施且在生物安全四级（BSL-4）实验室进行。分离病原体时，采集患者急性期（发病 8 天内）的全血、分泌物以及死亡者尸检组织、器官作为样本。检测抗体时，采集患者急性期血清及发病 14 天以后的恢复期血清。

检验方法 包括电镜检查、分离培养、抗原抗体检测、核酸检测等。

电镜检查 直接检查出患者血、尿、精液、含汗腺的皮肤以及培养物上清中的病毒颗粒，是诊断 EBOV 感染的有效方法。对细胞培养物上清在预固定后作负染色电镜观察，病毒粒子的细微结构虽遭破坏，但可分辨粒子内的核衣壳而做出诊断，类似的方法也可用于患者的血清和血浆。对死亡病例，用甲醛固定肝、脾、淋巴结、肾或心脏组织，制备超薄切片，再用电镜直接观察病毒形态，通过仔细测定病毒颗粒大小，即可做出诊断。

分离培养 非洲绿猴肾细胞、海拉细胞、人肾上腺皮质癌细胞、幼仓鼠肾细胞等都可用于 EBOV 分离。病毒感染细胞 7 小时后，培养物中可检测到病毒的 RNA，18 小时达高峰，48 小时后可见到细胞病变。7～8 天后细胞变圆、皱缩，染色后可见细胞内病毒包涵体。从患者标本中分离到 EBOV 即可确诊。

抗原抗体检测 感染 EBOV 后，猴和人的皮脂腺周围血管结构的病毒抗原常呈阳性，是免疫组织化学检查较理想的实验诊断材料。死者皮肤标本或活检皮肤标本经甲醛固定后，可用多克隆或单克隆抗体进行免疫组织化学检查病毒抗原。血清学检测多采用间接免疫荧光试验、酶联免疫吸附试验（ELISA）等方法，既可检测病毒抗原，也可检测特异性 IgM 和 IgG 抗体。抗原捕获 ELISA 是临床上确诊 EBHF 疑似患者的首选方法，可借助混合单克隆抗体直接捕获血液、感染组织匀浆或病毒培养液中的病毒抗原。病毒抗原阳性，或血清特异性 IgM 抗体阳性，或恢复期血清特异性 IgG 抗体效价比急性期有 4 倍以上增高，均可确诊。

核酸检测 可借助逆转录聚合酶链反应（RT-PCR）技术及实时荧光 RT-PCR 技术检测样品中的 EBOV 核酸，常用于 EBOV 感染的早期诊断。一般发病后 1 周内的患者血清中可检测到病毒核酸。从患者标本中检出 EBOV RNA，即可确诊。

（陆家海 吴建勇）

Mǎ'ěrbǎobìngdú jiǎnyàn

马尔堡病毒检验（detection of Marburg virus）

马尔堡病毒，属于丝状病毒科，马尔堡病毒属，单股负链 RNA 病毒，具有高传染性、高致病性；可引起人类急性病毒性出血热——马尔堡病，临床以发热、出血为主要症状，病死率较高。1967 年联邦德国马尔堡和法兰克福以及南斯拉夫的贝尔格莱德因输入受感染乌干达绿猴而暴发的疫情中，首次确认了马尔堡病毒。在自然状态下，病毒呈长丝状、分枝状或盘绕状（"U"形或"6"形或环形）。磷钨酸负染后电子显微镜（电镜）观察，可见直径、长度不等的病毒粒子，外周有囊膜，表面有突起。马尔堡病毒的基因组为线性、单股负链 RNA，与埃博拉病毒同属丝状病毒科，具有极为相似的生物学特性。病毒主要通过接触传播，患者是该病的重要传染源。病毒感染机体后，广泛分布于各器官、血液、尿液及眼房水和精液等分泌物中。

一般早期采集患者血液、尿液和（或）皮肤组织活检标本进行病毒分离培养、抗原检测或逆转录聚合酶链反应检测病毒 RNA。马尔堡病毒是生物安全四级（BSL-4）病原体，处理样本、分离培养病毒和其他研究工作都必须在 BSL-4 级实验室内进行。检验方法见埃博拉病毒检验。

（陆家海　吴建勇）

hóudòubìngdú jiǎnyàn

猴痘病毒检验（detection of monkeypox virus）　猴痘病毒，属痘病毒科，脊索动物痘病毒亚科，正痘病毒属。痘病毒为病毒中最大和组成最复杂的线性双链 DNA 病毒。猴痘病毒电镜下呈"砖"状，负染时其核心如哑铃形，中间凹陷，两侧各有一个侧体，双层外膜包裹核心，外膜由磷脂、胆固醇和蛋白质组成。病毒外膜蛋白有助于猴痘病毒逃避宿主的免疫防御系统。猴痘病毒在低温干燥下很稳定，在土壤、痂皮和衣被上可生存数月到 1 年半，4℃ 可保存半年；病毒不耐热，56℃ 20 分钟或 60℃ 10 分钟即可被灭活；病毒耐乙醚，紫外线、甲醛、乙醇、十二烷基磺酸钠、酚、三氯甲烷均能灭活病毒。猴痘病毒应按照生物安全水平二级管理。人通过被动物咬伤、与感染人群密切接触或飞沫传播、接触感染人或动物的体液、血液、污染物等途径感染猴痘病毒，引起猴痘。人类的猴痘症状类似天花，但一般症状较轻，大多数患者出现区别于天花的淋巴结病（颈部、颌下、腋下以及腹股沟淋巴结肿大）。

样本采集　在患者或动物皮肤病灶采集水疱液、痂皮或脑脊液、脑活检组织、唾液、血液、尿液等进行检测。患者皮肤病灶是检验猴痘病毒常用的标本，水疱液、脓疱液标本可直接用于检测；痂皮可置于少量 50% 甘油蒸馏水中，放置 1 小时左右，搅匀后作为标本；在采集不到直接的病毒标本时，可采集患者的血样，分离血清作为检测抗体的标本。

检验方法　包括病毒分离培养、电镜检查、抗体检测、DNA 分析等。

分离培养　猴痘病毒分离方法有鸡胚绒毛尿囊膜法和细胞培养法。猴痘病毒在鸡胚绒毛尿囊膜上形成直径 1mm 左右的痘斑，扁平而周围隆起。痘斑中心呈火山口状或红细胞聚集中心呈出血状。人胚肺、婴儿包皮四倍体细胞、原代恒河猴肾细胞、非洲绿猴肾细胞常用于猴痘病毒的分离培养。猴痘病毒感染细胞 1~3 天内即可发生细胞融合脱落，形成直径 2~6mm 的空斑。

电镜检查　用磷钨酸对标本（水疱液、脓疱液、痂皮乳剂）进行负染、灭菌、干燥后，用电镜观察病毒颗粒，可根据生长特征区分痘病毒和其他种属。

血清学检测　检测患者血清抗体可用于猴痘病毒感染的诊断，也可用于流行病学调查、疫苗效果评价等。常用的方法有血凝抑制试验、病毒中和试验、放射免疫吸附试验、间接免疫荧光法等。

DNA 分析　DNA 限制性内切酶酶切分析和 DNA 序列分析是鉴别猴痘病毒的精确方法。

（陆家海　吴建勇）

tiānhuābìngdú jiǎnyàn

天花病毒检验（detection of smallpox virus）　天花病毒，属痘病毒科，正痘病毒属，双链 DNA 病毒。此病毒与猴痘病毒同属正痘病毒属，在形态、抗原性及生物学性质方面极为相似。天花病毒有高度传染性和致病性，没有患过天花或没有接种过天花疫苗的人均为易感者。人类通过飞沫吸入、密切接触或垂直传播感染天花，临床表现为中毒感染，以皮肤和黏膜出现斑疹、丘疹和疱疹为主要特征。不分男女老幼包括新生儿在内，均能感染天花。

天花是在世界范围内被人类消灭的第一种传染病。

天花病毒在体外生命力较强，耐干燥及低温，但不耐湿热。在相对湿度为 85%~90% 的室温中，仅能存活 8 周。4℃ 时对 20% 乙醚及 1% 苯酚有耐受力，可存活数周以上，但在 37℃ 仅能存活 24 小时。于室温 0.2% 甲醛溶液处理时须经 24 小时才能使天花病毒丧失传染性。天花病毒在酸性（pH 3.0）环境下 1 小时即可被灭活，对 75% 乙醇、1:10 000 高锰酸钾溶液很敏感。易于被蒸汽消毒法或紫外线照射杀死。

天花患者皮肤病灶处的水疱液、脓疱液、痂皮，血液、唾液等均可作为检测天花病毒的标本。实验室应按生物安全四级管理，实验室操作人员应确保 3 年内接种过天花疫苗。已接种疫苗的，要确认其是否有预防作用。一般用于鉴定正痘病毒的试验均可用于检测天花病毒。检验方法见猴痘病毒检验。

注意事项：①12 日龄鸡胚做致死实验可用于鉴别天花病毒的不同型别。②鸡胚绒毛尿囊膜（CAM）法分离天花病毒时，天花病毒在 CAM 上形成直径为 1mm 光滑圆盖状的痘斑，颜色呈灰白色或乳白色，无出血。10 倍放大可见一晕圈绕在不透明的中心周围，呈煎荷包蛋状。③天花病毒能在多种细胞组织培养中增殖，但天花病毒的诊断性培养一般使用海拉细胞（HeLa 细胞），将采集到的标本感染 HeLa 细胞后与正常细胞比较，观察细胞病变效应。天花病毒感染后，在数日内出现细胞死亡，用肉眼可观察到半圆状斑点形成。④间接免疫荧光法不作为天花的常规诊断方法。

（陆家海　吴建勇）

huángrèbìngdú jiǎnyàn

黄热病毒检验 （detection of yellow fever virus）

黄热病毒，属黄病毒科，黄病毒属，属正链RNA病毒，是引起黄热病的病原体。黄热病是由黄热病毒引起，经蚊传播的急性传染病，属于国际检疫的传染病之一。患者常出现黄疸伴发热、出血等，故得名。

黄热病毒颗粒呈球形，外有脂蛋白包膜，包膜表面有刺突。病毒基因组为单股正链RNA，只含有一个长的开放读码框架，包括两个区段：5′端编码该病毒3个结构蛋白，即衣壳蛋白、膜蛋白、包膜蛋白和3′端编码7个非结构蛋白。黄热病毒有嗜内脏如肝、肾、心等（人和灵长类）和嗜神经（小鼠）的特性，经鸡胚多次传代后可获得作为疫苗的毒力减弱株。黄热病毒易被热、乙醚、去氧胆酸钠等迅速灭活，在50%甘油溶液中可存活数月，在冻干情况下可保持活力多年。

采集病毒感染者样本（血液、脑脊液、脑组织、各种脏器）和媒介蚊虫的样本进行检测，根据中国行业标准《输入性蚊类携带的黄热病毒检测方法》（SN/T 1486-2004），诊断黄热病毒感染主要依赖病毒分离、血清学检测以及病毒核酸的检测。可用于病毒检验的临床标本一般为患者急性期或发病后2~4周的恢复期血清。死亡病例需要确证病原体时，可用内脏穿刺截取小块肝组织作病理检查。一般的临床标本，采取以下方法分离病毒或检测患者体内的抗原抗体：取病程4天以内的患者血液注入乳鼠脑内或传代的绿猴肾细胞，可分离出病毒，并用血清学方法进行鉴定；取急性期及发病后2~4周的恢复期血清作IgM抗体捕获酶联免疫吸附试验（ELISA）、血凝抑制试验、补体结合试验或中和试验。采用ELISA方法检测发病早期血清中的病毒抗原，有助早期诊断，此方法特异，敏感性较高，可在数小时内获结果，在一般实验室均可采用。除血清学检查外，应用逆转录聚合酶链反应技术检测黄热病毒RNA，特异性强，灵敏度高，为黄热病的早期、快速诊断提供了可靠的方法。

（陆家海 吴建勇）

jīnhuángsèpútaoqiújūn jiǎnyàn

金黄色葡萄球菌检验 （detection of *Staphylococcus aureus*）

针对食物中毒的可疑食品样品、生物样品以及炊饮器具等样品中可能包含的金黄色葡萄球菌进行检验。金黄色葡萄球菌，革兰阳性球菌，菌体较小，直径0.8μm左右，呈葡萄串状排列，无芽胞，无鞭毛，一般不形成荚膜；衰老或死亡后可转为革兰阴性；需氧或兼性厌氧，最适生长温度37℃，最适生长pH 7.4。对营养要求不高，在普通培养基上生长良好。肉汤培养基中24小时后呈均匀混浊生长。普通琼脂上形成圆形凸起、直径1~2mm、边缘整齐、表面光滑、湿润、不透明的菌落，产生黄色脂溶性色素，仅菌落呈色。血平板上，金黄色葡萄球菌因产生溶血素，在菌落周围形成透明的溶血环。金黄色葡萄球菌过氧化氢酶阳性，分解葡萄糖、麦芽糖、乳糖、蔗糖，产酸不产气。甲基红试验阳性，伏-波试验（VP试验）弱阳性。多数菌株可分解精氨酸，水解尿素，还原硝酸盐。能液化明胶，在厌氧条件下分解甘露醇，产生血浆凝固酶和耐热DNA酶。

金黄色葡萄球菌广泛分布于自然界，多存在于人和动物的鼻腔、咽喉、皮肤及与外界相通的腔道。能引起人和动物局部组织、器官的化脓性感染，重者可引起败血症、脓毒血症等全身感染，属于人畜共患病原菌。致病力强弱主要取决于其产生的毒素和侵袭性酶。金黄色葡萄球菌中毒多见于夏秋季，在地区分布和人群分布上无特异性。被金黄色葡萄球菌污染的食品种类多为奶、肉、蛋、鱼及其制品，含有乳制品的冷冻食品及个别淀粉类食品。金黄色葡萄球菌在医院获得性感染中，是仅次于大肠埃希菌的重要病原体。

检验流程 检验样品有食品、药品、化妆品、患者粪便及呕吐物等。检验流程见图。

检验方法 依据中国相关标准《食品安全国家标准 食品微生物学检验 金黄色葡萄球菌检验》（GB 4789.10-2016）、《葡萄球菌食物中毒诊断标准及处理原则》

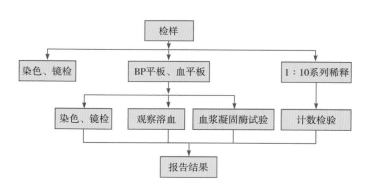

图 金黄色葡萄球菌检验流程

（WS/T 80-1996）、《进出口食品中金黄色葡萄球菌检验方法》（SN/T 0172-2010）和《化妆品微生物标准检验方法 金黄色葡萄球菌》（GB 7918.5-87）等要求，主要依据形态学和溶血等指标检验。

样品采集 采集食品、药品、化妆品、患者粪便及呕吐物等样品。注意无菌操作，采集方法见卫生微生物样品采集。

样品处理 ①固体食物：称取样品加入无菌生理盐水，均质，制成1∶10样品匀液。②液体食品：可直接增菌及接种。③粪便和呕吐物：用无菌生理盐水做成混悬液后，取混悬液进行细菌培养。④炊事用具：涂抹样品直接接种培养基。⑤菜墩表面物：刮取菜墩表面物用无菌生理盐水做成混悬液后，进行细菌培养。⑥化妆品：加入无菌生理盐水，均质，制成1∶10样品匀液。

操作步骤 先对疑似中毒样品可直接涂片镜检，寻找具有该菌典型形态特征的细菌。将样品接种至贝尔德-帕克（Baird-Parker，BP）培养基，进行分离培养，并对分离到的菌落进行镜检和生化检验。增菌及分离培养：分别吸取1∶10的样品混悬液和液体样品原液接种7.5%氯化钠（NaCl）肉汤，同时接种血平板、BP平板，36℃±1℃培养24小时。增菌液再转种血平板和BP平板，36℃±1℃培养24小时。BP平板可培养至48小时后再观察。纯化培养：挑取各种平板上的单个可疑菌落转种血平板，36℃±1℃培养24小时。菌株鉴定：挑取可疑菌落进行染色镜检、观察溶血和血浆凝固酶试验。血浆凝固酶试验（试管法）：吸取新鲜兔血浆，加入培养18~24小时待检菌肉浸液肉汤培养物，震荡均匀，

36℃±1℃温箱或水浴，每半小时观察一次，观察6小时。如呈现凝固，即将试管倾斜或倒置时，呈现凝块者，判定为阳性结果。同时用已知血浆凝固酶阳性和阴性葡萄球菌的肉汤培养物做对照。必要时可采用甘露醇发酵试验和耐热核酸酶测定，金黄色葡萄球菌均为阳性。

计数 采用BP平板计数法：取样品至稀释液中，均质，制成1∶10样品混悬液，进行10倍递次稀释。选择适宜浓度的样品混悬液，接种BP平板，用L形玻璃棒涂布均匀，36℃±1℃培养24小时，计数3个平板上周围带有混浊带的黑色菌落，将3个平板上可疑菌落的总数乘以血浆凝固酶阳性菌落数，除以5，再乘以稀释倍数，即可得出每克或每毫升样品中金黄色葡萄球菌数。

计数也可选用最可能数（MPN）法。选择计数方法的原则：样品中金黄色葡萄球菌数量多时，选择BP平板计数法；金黄色葡萄球菌含量低而杂菌含量高

时，应选择MPN法。

（曲章义 王迎晨）

shāménjūn jiǎnyàn

沙门菌检验（detection of *Salmonella*） 针对食物中毒事件中的临床样品、可疑食品或炊饮具等样品内可能包含的沙门菌进行定量检验。沙门菌是一群寄生于人类和动物肠道内，生化反应和抗原构造相似的革兰阴性杆菌。其血清型多达2500种以上，其中伤寒沙门菌和副伤寒甲、乙、丙沙门菌是对人类致病的主要血清型，能引起急性全身系统性传染病，是中国《传染病防治法》中规定报告的乙类传染病。沙门菌检验主要针对伤寒沙门菌和副伤寒甲、乙、丙沙门菌，其致病因素包括侵袭力、内毒素和肠毒素。沙门菌感染临床表现分为肠热症、败血症和胃肠炎型。

检验流程 见图。

检验方法 根据中国国家标准《食品安全国家标准 食品微生物学检验 沙门氏菌检验》（GB 4789.4-2016）、《出口食品沙门氏

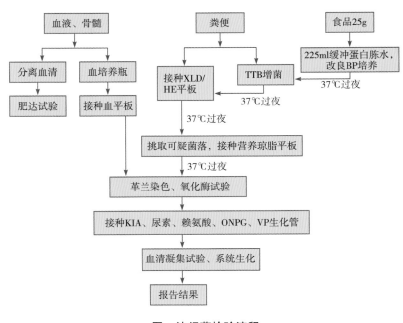

图 沙门菌检验流程

菌属（包括亚利桑那菌）检验方法》（SN 0170-92）和《沙门氏菌食物中毒诊断标准及处理原则》（WS/T 13-1996）规定进行检验，包括分离鉴定、生化反应和血清学分型。其中，针对血清型的肥达试验见伤寒副伤寒病原体检验。

分离鉴定　包括血、骨髓和粪便培养的分离鉴定。

血培养　采集急性期(1~2周)的静脉血标本，接种已在室温平衡的需氧培养瓶或胆盐葡萄糖肉汤中，轻摇混匀。如为凝固血样，可吸出血清，将血块捣碎后接种。已接种标本的培养瓶在室温条件下立即送往实验室，最迟不超过2小时。已使用抗生素治疗的患者标本宜使用带抗生素吸附剂的培养基。37℃培养，分别于1、2、7天接种血琼脂平板，37℃培养24~48小时，一般增菌1~2天阳性率高，如至第7天培养物仍清澈透明，经接种培养仍无菌生长，则可判为阴性。

骨髓培养　适用已使用抗生素、病原培养阴性的疑似伤寒、副伤寒患者，以提高检出率。将检样滴入血琼脂平板，37℃孵育，培养18~24小时后，如果无可疑菌落生长，再继续培养24小时。增菌分离培养与血标本方法相同。

粪便培养　宜在病程的第3~4周、抗生素治疗前或停药3天后采集。新鲜粪便标本或肛拭子接种于四硫磺酸钠煌绿（TTB）增菌肉汤中，37℃培养18~24小时后，接种到木糖赖氨酸脱氧胆酸盐／赫克通肠道菌（XLD/HE）平板上，37℃培养18~24小时，如果没有观察到有可疑菌落生长，再继续培养24小时。观察菌落形态是在血平板和XLD/HE平板上形成中等大小、无色半透明、表面光滑、菌落边缘整齐的菌落，

血平板上无溶血环。产硫化氢（H_2S）菌株在XLD/HE平板上可形成中心黑色的菌落。挑取可疑菌落接种营养琼脂平板，并放36℃±1℃培养18~24小时。沙门菌及大肠埃希菌在选择培养基上菌落生长特征见表1。

生化试验　沙门菌为革兰阴性杆菌，氧化酶试验阴性。初步生化鉴定为对革兰染色和氧化酶试验符合沙门菌特征的纯培养物分别接种克氏双糖铁（KIA）、尿素、赖氨酸、邻硝基酚β-D半乳糖苷（ONPG）、伏-波（VP）生化管，37℃培养18~24小时，观察生化反应（表2）。

聚合酶链反应（PCR）　invA基因为沙门菌属侵袭性抗原保守基因，是沙门菌侵入上皮细胞和产生致病性的关键因子。通过

PCR检测样品增菌液中是否存在invA基因可作为检测样品中沙门菌的初筛反应。通过脉冲场凝胶电泳实验鉴定PCR扩增产物进行沙门菌鉴定。

血清学分型　初步生化反应符合沙门菌的纯培养物，需进行血清凝集试验和系统生化检验。

菌体（O）血清群　先用A~F群沙门菌"O"多价血清作玻片凝集；若发生凝集再选用单价因子血清做玻片凝集，以判定其群别。每一种O抗原成分的最后确定均应根据O单因子血清的检验结果，没有O单因子血清的要用两个O复合因子血清进行核对。

鞭毛（H）抗原　O抗原判定后，依次用相应的H因子血清检查Ⅰ相和Ⅱ相抗原。如双相菌只检出一相H抗原（Ⅰ相或Ⅱ相）

表1　沙门菌及大肠埃希菌在选择培养基上菌落生长特征

培养基	沙门菌菌落颜色、形态	大肠埃希菌菌落颜色、形态
XLD	无色、透明、光滑、湿润、边缘整齐、圆形；产H_2S的菌落呈黑色	黄色、混浊、凸起、湿润、边缘整齐或不规则
血平板	无色、透明、无溶血环、光滑、湿润、边缘整齐、圆形	灰白色、混浊、凸起、湿润、边缘整齐或不规则
HE	蓝绿色、透明、光滑、湿润、边缘整齐、圆形；产H_2S的菌落呈黑色	黄色、混浊、凸起、湿润、边缘整齐或不规则

表2　沙门菌的生化结果

培养基	反应/酶	结果	
		阴性	阳性
KIA	产酸（如果底部是黄色，斜面是红色，产酸只来源于葡萄糖）	底部红色	底部黄色
KIA	产酸来源于乳糖和（或）表面	表面红色	表面黄色
KIA	产气	底部没有气泡	底部有气泡
KIA	产H_2S	没有黑色	有黑色
尿素	尿素酶	黄色	玫瑰红色-深樱桃色
吲哚	吲哚产物	黄色环	红色/粉红色环
赖氨酸脱羧酶试验	赖氨酸脱羧酶	黄/褐色	紫色
VP	乙酰甲基甲醇	保持无色	红色/粉红色
ONPG	β-半乳糖苷酶	保持无色	黄色

时，要用位相诱导法获得另一相抗原。单相菌不必做位相诱导。伤寒沙门菌为单相菌，能与 Hd 因子血清凝集。如果两相 H 抗原均不出现，则应通过半固体琼脂平板、血平板或米勒-辛顿（Mueller-Hinton，MH）平板等传代法获得单相或两相抗原。平板诱导法是在培养基内加入已知相的抗血清，通过抗体抑制具有已知相抗原菌的游走，达到分离出含另一相抗原菌的目的。在小平板中心加入已知相因子血清，再把已融化的 0.5% 半固体琼脂倒入平板中与血清混匀。待琼脂凝固后，用接种针蘸取被检菌轻轻点种于琼脂表面中心，37℃培养 16～24 小时。出现扩散生长菌苔后，取边缘菌苔接种营养琼脂，37℃培养 16～24 小时后再进行另一相抗原玻片凝集。

表面（Vi）抗原　伤寒或丙型副伤寒沙门菌的 Vi 抗原能阻碍 O 抗原凝集，含丰富 Vi 抗原的伤寒菌株，经煮沸，破坏 Vi 抗原，再与 O 血清凝集。

（曲章义　王迎晨）

fùróngxuèxìnghújūn jiǎnyàn

副溶血性弧菌检验（detection of *Vibrio parahaemolyticus*）

针对食物中毒可疑病人生物样本及其污染的外环境样品中可能包含的副溶血性弧菌进行检验。副溶血性弧菌，属嗜盐弧菌，为革兰阴性无芽胞杆菌，易呈多形态，有棒状、弧状、卵圆状、球状、丝状等，排列不规则，多数散在分布，偶尔有成对排列，一般大小为 $(0.3～0.7)$ μm×$(1～2)$ μm，周生鞭毛，有动力，运动活泼，两端浓染。普通琼脂培养基和肉汤培养基中可生长，在含 3% 氯化钠的培养基中生长旺盛，在无盐和 10% 以上氯化钠的培养基中不

能生长。最适生长温度 37℃，不适于低温生存，在寒冷的情况下容易死亡，pH 7.5～8.5 时生长最好。该菌发酵葡萄糖产酸不产气，不分解乳糖、蔗糖，能分解甘露醇，产生靛基质，不产生硫化氢。甲基红试验阳性，伏-波试验（VP 试验）阴性，赖氨酸脱羧酶试验阳性，精氨酸双水解酶试验阴性，鸟氨酸脱羧酶试验多数为阳性少数呈阴性，在普通血平板（含羊、兔或马等血液）上不溶血或只产生 β 溶血。在特定条件下，某些菌株在含高盐（7%）、人 O 型血或兔血及以 D-甘露醇作为碳源的琼脂平板上可产生 β 溶血，称为神奈川现象。副溶血性弧菌有三种抗原，即菌体（O）抗原，荚膜（K）抗原及鞭毛（H）抗原。需在含有一定浓度氯化钠的环境中才能生长繁殖。

副溶血性弧菌主要存在于海水、海底沉积物、海产品及腌制品中，能引发食物中毒、浅表创伤感染、败血症等，其主要致病物质包括溶血素、脂多糖、侵袭性和脲酶。副溶血性弧菌感染后的主要症状为急性胃肠炎。预后一般良好，大多 1～2 天后症状减轻，也有因为其他并发症死亡的病例。

检验流程

对副溶血性弧菌的检验需根据其培养和生化反应特点设计实验方案，流程见图。

检验方法

根据中国国家标准《食品安全国

家标准 食品微生物学检验 副溶血性弧菌检验》（GB 4789.7-2013）和《进出口食品中副溶血性弧菌检验方法》（SN/T 0173-2010）中的规定进行检验。

样品处理　①食品样品：称取样品 25g（ml）加入 3% 氯化钠碱性蛋白胨水中，均质制成 1∶10 样品液，37℃培养 8～16 小时，接种硫代硫酸盐-柠檬酸盐-胆盐-蔗糖（TCBS）平板进行培养。②可疑患者样本及可疑患者污染的外环境样本：直接划种 TCBS 平板，同时增菌 8～16 小时后，接种 TCBS 平板进行培养。③水等外环境样本：水样直接接种增菌液，增菌 8～16 小时后，接种 TCBS 平板进行培养。

分离鉴定　将接种的 TCBS 平板置 37℃培养 18～24 小时，观察菌落特征，挑取可疑菌落，划线接种 3% 氯化钠胰蛋白胨大豆琼脂（TSA）平板，36℃±1℃培养 18～24 小时。通过涂片镜检、氧化酶试验、嗜盐性试验和三糖铁斜面培养基培养实验对分离到的

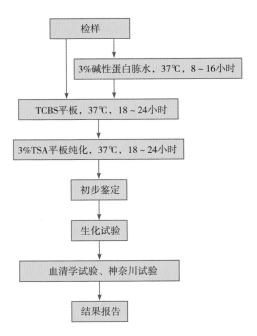

图　副溶血性弧菌检验流程

菌株进行初步鉴定。若初步鉴定试验结果符合副溶血弧菌特征，需进一步通过生化反应对分离到的菌株进行鉴定，并与某些弧菌鉴别。神奈川试验是检测致病性弧菌的有效方法，即检测该类菌在高盐甘露醇平板上的β溶血现象。实验时用接种环取3%氯化钠胰蛋白胨大豆琼脂培养物，点种于充分干燥的我妻氏（Wagstsuma）血琼脂平板上，37℃培养18~24小时，并在2小时以内观察结果，阳性结果在菌落周围有一清晰的β溶血环。还可用血清学试验根据O抗原和H抗原的差异，对检测菌株进行分型。也可用聚合酶链反应，针对特异性基因，对副溶血性弧菌进行快速检测。如需对该菌进行选择性计数，一般采用最可能数法，使用的培养基为3%氯化钠碱性蛋白胨水，阳性管进行后续的分离和生化鉴定。

（曲章义 王迎晨）

dānhéxìbāozēngshēngxìng lǐsītèjūn jiǎnyàn

单核细胞增生性李斯特菌检验（detection of *Listeria monocytogenes*）

针对食物中毒的食品和可疑病人生物样本中可能包含的单核细胞增生性李斯特菌进行检验。单核细胞增生性李斯特菌，简称李斯特菌，属单核细胞增生性李斯特菌属，革兰阳性短杆菌，大小0.5μm×（1.0~2.0）μm，菌体直或稍弯，两端钝圆，常呈V字形排列，偶有球状、双球状、兼性厌氧、无芽胞，一般不形成荚膜。在陈旧培养物中，菌体可呈丝状及革兰阴性。生长温度范围为2~42℃，最适培养温度35~37℃，pH 4.4~9.6。在25℃培养有动力。在固体培养基上，菌落初始很小，透明，边缘整齐，呈露滴状，随着菌落的增大，变得不透明。在5%~7%的血平板上，呈灰白色，接种血平板培养后可产生窄小的β溶血环。该菌接触酶阳性，氧化酶阴性，能发酵多种糖类，产酸不产气。该菌在自然界中分布广泛，耐盐性较强，含25%氯化钠环境中仍可存活，有较强的抵抗力。生长温度范围广，在4℃的环境中仍可生长繁殖。其致病物质主要有溶血素O、磷脂酰肌醇特异性磷脂酶C。其中溶血素O为α-溶血素，为该菌的基本毒力因子，一般只有致病性菌株才具有分泌磷脂酰肌醇特异性磷脂酶C的活性。根据菌体（O）抗原和鞭毛（H）抗原，将该菌分成13个血清型。致病菌株的血清型一般为1/2a、4b、1/2b、1/2c、3a、3b、3c和4a，其中1/2a和4b尤多。

单核细胞增生性李斯特菌，是冷藏食品污染的主要病原菌之一，可引起人、畜的李斯特菌病，表现为败血症、脑膜炎和单核细胞增多。该菌致病剂量很低，食品中含有100CFU/g的细菌就可致病。新生儿、孕妇、40岁以上的成人和免疫功能缺陷者为易感人群，感染后3~70天出现临床症状，表现为突然发热、呕吐、腹泻、败血症、脑膜炎，孕妇可发生流产，严重者死亡，病死率可达30%以上。

检验流程 见图。

检验方法 根据中国国家标准《食品安全国家标准 食品微生物学检验 单核细胞增生李斯特氏菌检验》（GB 4789.30-2016），主要采用形态学观察结合分离培养和生化鉴定。

样本采集 无菌采集疑似患者呕吐物、粪便、血液、脑脊液和有代表性的可疑食物与外环境样品，如生食水产品、冷藏食品等。已冷冻的样品，在实验前不宜解冻。

样品处理 无菌取食物样品加入李氏菌增菌肉汤1（LB1）中，充分均质；疑似患者的样本可直接划种选择性平板，37℃培养24小时，观察菌落形态，同时将样本接种于LB1中进行增菌培养。LB1于30℃培养24小时，吸取少量培养物，加入李氏菌增菌肉汤2（LB2）中，30℃培养24小时。

操作步骤 将LB2增菌培养物接种于选择培养基PALCAM和科玛嘉琼脂平板上，37℃培养24小时，观察菌落特征，李斯特菌在科玛嘉显色培养基平板上的菌落为蓝色，周围有白色晕圈；在PALCAM平板上的菌落为灰绿色，较小，圆形，周围有棕黑色水解圈，部分菌落有黑色凹陷。自选择性平板上分别挑取5个以上典型或可疑菌落，划线接种于胰蛋白胨大豆酵母浸膏（TSA-YE）平板上，30℃培养24~48小时，观察菌落特征。

选取具备典型特征的菌落，

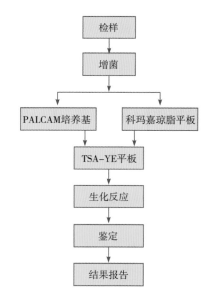

图 单核细胞增生性李斯特菌检验流程

通过染色镜检和过氧化氢酶实验进行初步鉴定。李斯特菌过氧化氢酶阳性。将纯培养物接种于糖发酵管等鉴定培养基，并进行生化试验。取纯培养物穿刺接种于硫化吲哚动力（SIM）培养基中，进行动力试验，25℃培养48~72小时，李斯特菌有动力，呈伞状生长。此外，为证实分离到的菌株的致病力，还可进行溶血实验、协同溶血试验和小鼠毒力试验，还可用血清学方法对分离到的菌株进行分型。

为确定样品中污染的李斯特菌数量，可以采用倾注培养法或最可能数法（MPN法），在李斯特菌显色培养基上进行定量计数。倾注培养法计数李斯特菌的主要步骤是将样品均质液经1∶10系列稀释后，选择3个适当的稀释度，将每个稀释度的液体分别接种到3块李斯特菌显色平板上，36℃培养24~48小时，计数典型菌落数，选择菌落数在15~150的平板，计算平均菌落数，结合相应的稀释倍数计算样品中的李斯特菌浓度。MPN法计数李斯特菌的主要步骤是将样品均质液经1∶10系列稀释后，选择3个恰当的稀释度，每个稀释度分别接种到3管LB1液中，30℃培养24小时，每管分别转接到一管LB2液中，（LB1和LB2液的主要成分相同，区别在于染料吖啶黄和抑菌剂萘啶酮酸的浓度略有差异），相同温度下继续培养24小时，最后每管LB2液分别接种一块李斯特菌显色平板，36℃培养24~48小时；若在平板上发现典型菌落，则判定相应的管为阳性，否则为阴性。根据不同稀释度下阳性管的数量，查阅MPN检数表，推算样品中的李斯特菌浓度。

（曲章义 王迎晨）

xiǎocháng-jiéchángyányē'ěrsēnjūn jiǎnyàn

小肠结肠炎耶尔森菌检验

（detection of *Yersinia enterocolitica*） 针对食物中毒事件中的临床样品、可疑食品、饮用水和炊饮具等样品内可能包含的小肠结肠炎耶尔森菌的检验。小肠结肠炎耶尔森菌，革兰阴性杆菌或球杆菌，大小为（1~3.5）μm×（0.5~1.3）μm，多单个散在，有时排列成短链或成堆；无芽胞，无荚膜，有周鞭毛；其鞭毛在26℃培养时发育良好，而温度较高时即失去鞭毛。该菌最适生长温度为30~37℃，4℃时不但能存活，而且能繁殖；在普通培养基上生长良好，在血平板上37℃培养，菌落中等大小，呈圆形、光滑、凸起、边缘整齐，为透明或半透明，多无溶血环。该菌不分解乳糖、鼠李糖、水杨苷、棉子糖等，能分解葡萄糖、蔗糖、麦芽糖、甘露醇、木胶糖等产酸，但不产气。

小肠结肠炎耶尔森菌是重要的食源性致病菌，可以引发以腹泻为主的胃肠炎和肠道外的感染，还可以引起一些比较严重的慢性迁延型疾病。该菌的致病物质包括肠毒素、毒力质粒、铁摄取系统和外膜蛋白。小肠结肠炎耶尔森菌病是人兽共患病，家畜，特别是猪，是小肠结肠炎耶尔森菌的重要贮存宿主，也是重要的传染源。小肠结肠炎耶尔森菌感染多发生在春、秋凉爽的季节。易感人群的年龄，从不足1岁的婴儿到85岁的老年人，但以儿童的发病率最高。

检验流程 根据中国《食品安全国家标准 食品卫生微生物学检验 小肠结肠炎耶尔森氏菌检验》（GB/T 4789.8-2016）和《出口食品小肠结肠炎耶尔森氏菌检验方法》（SN/T 0174-2011），检验的技术路线见图。

检验方法 小肠结肠炎耶尔森菌检验的标本包括粪便、脓液、血液及患者或病畜的病变组织、食品、水等。所有标本送达实验室后应即放冰箱保存，最好在当天接种完毕。标本在检验前不宜冰冻。无菌操作称取检样放入含有改良磷酸盐缓冲液的无菌均质杯或均质袋中，均质。除乳制品外，其他样品均需取冷增菌液和碱处理液混合。

将培养后的冷增菌液和碱处理的冷增菌液，分别划线分离于头孢磺啶-氯苯酚-新生霉素（CIN-1）和

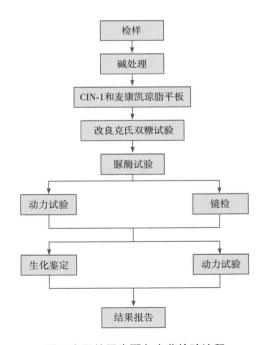

图 小肠结肠炎耶尔森菌检验流程

麦康凯琼脂平板上。26℃±1℃培养24~48小时后观察菌落。典型菌落在CIN-1琼脂平板上，为深红色中心，周围具有无色透明圈（红色牛眼状菌落）。在麦康凯琼脂平板上，则为无色透明或带淡红色，不黏稠、扁平的菌落。

改良克氏双糖试验：将上述可疑菌落接种于改良克氏双糖管，置26℃±1℃培养24小时。斜面和底层均变黄，不产气和硫化氢者做初步的生化鉴定。

初步的生化试验：有4项，氰化钾（KCN）、脲酶、苯丙氨酸和赖氨酸脱羧酶，用与肠杆菌科其他属细菌的鉴别试验。做KCN试验时，应注意管口的密封，细菌的接种量要适当，以肉汤不出现可见的混浊为合适。做脲酶试验时细菌接种量要大，挑取一接种环，振摇使其成浓厚的菌悬液。试验阳性者可进行详细的生化试验，以同耶尔森菌属的其他菌种相鉴别，此外还需进行动力观察、染色镜检、血清学鉴定和生物型鉴定。

（曲章义　王迎晨）

làyàngyábāogǎnjūn jiǎnyàn

蜡样芽胞杆菌检验（detection of *Bacillus cereus*）

针对食物中毒事件中的临床样品、可疑食品或炊饮具等样品中可能包含的蜡样芽胞杆菌进行检测。蜡样芽胞杆菌，属于芽胞杆菌属，革兰阳性大杆菌，大小为(1~1.3)μm×(3~5)μm；芽胞不突出菌体，呈卵圆形，位于菌体的中央或稍偏于一端；菌体两端较平整，多呈链状排列，无荚膜。引起食物中毒的菌株多为周鞭毛，有动力。该菌为需氧菌，最适生长温度为32℃。营养要求不高，在肉汤中混浊生长，有菌膜或壁环，震摇易乳化。在普通琼脂平板上生成

的菌落较大，直径3~10mm，灰白色，不透明，表面粗糙似毛玻璃状或溶蜡状，边缘不齐，常呈扩展状。从食物中毒中分离的菌株一般不产生色素。血平板上呈甲型溶血，少数可呈乙型溶血。在甘露醇卵黄多黏菌素（MYP）琼脂培养基上，菌落呈粉红色，菌落周围有粉红色的晕。该菌能产生卵磷脂酶和酪蛋白酶，过氧化氢酶试验阳性，溶血，不发酵甘露醇、木糖和阿拉伯糖，能液化明胶和还原硝酸盐，在厌氧条件下发酵葡萄糖。蜡样芽胞杆菌按其鞭毛抗原的不同可分成23个血清型。该菌有较强的抵抗力，2%碘酒对其有较强的杀灭作用，1分钟可将该菌全部杀灭。

蜡样芽胞杆菌广泛分布于自然界，常存在于土壤、灰尘和污水中，谷物等农作物分离率较高。蜡样芽胞杆菌可引起食物中毒，主要致病物质是肠毒素，还有磷脂酶、核酸酶、溶血素等。该菌在食品中的含量超过$10^5/g(ml)$时就有可能引起食物中毒。蜡样芽胞杆菌食物中毒的病程较短，预后良好，以夏秋季为最多。

检验流程　见图。

检验方法　根据中国国家标准《食品安全国家标准　食品微生物学检验　蜡样芽胞杆菌检验》（GB　4789.14-2014）和《出口食品中蜡样芽胞杆菌检测方法》（SN/T　0176-2013）规定的要求进行检验。

样品采集　

采集剩余食物（至少25g）或未服用抗生素的患者呕吐物、粪便装入无菌容器内送检。

样品处理　取固体或液体样品加入无菌生理盐水或磷酸盐缓冲液中，均质，粪便和呕吐物则用无菌生理盐水或磷酸盐缓冲液做成混悬液。制备1∶10系列稀释液，接种MYP平板，36℃±1℃培养12~20小时，用最可能数（MPN）法进行菌落计数，挑取可疑菌落转种肉汤和普通琼脂平板，进行纯培养。通过对菌体形态染色特征、培养特性以及生化反应特性的观察，选择菌体形态、菌落形态与蜡样芽胞杆菌相似的可疑菌落进行生化试验。

生化试验　对被鉴定菌株进行动力、卵磷脂酶和酪蛋白酶、甘露醇和木糖、明胶、硝酸盐还原、过氧化氢酶试验，溶血现象观察和厌氧条件下葡萄糖发酵试验。根据对柠檬酸盐、硝酸盐、淀粉水解、伏-波（VP）试验和明胶液化性状的试验，进行生化分型鉴定。该菌生化性状与苏云金芽胞杆菌极为相似，但可借苏云金芽胞杆菌细胞内产生蛋白质

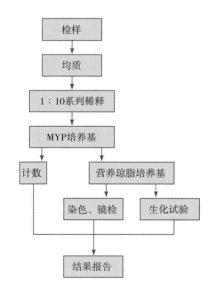

图　蜡样芽胞杆菌检验流程

毒素结晶加以鉴定。

（曲章义　王迎晨）

ròudúsuōjūn jiǎnyàn

肉毒梭菌检验（detection of *Clostridium botulinum*）　针对食物中毒事件中临床样品、可疑食品、炊饮具或疑似受到污染的环境样品等中包含的肉毒梭菌和肉毒毒素的检验。肉毒梭菌，厌氧芽胞杆菌，广泛存在于土壤、动物粪便、湖水、河水、海水及其水底沉积物或淤泥中。肉毒梭菌产生的肉毒毒素可阻碍胆碱能神经末梢介质（乙酰胆碱）的释放，导致肌肉麻痹，是肉毒中毒的直接致病因子，对人的致死量约为 0.1μg。肉毒梭菌所致疾病以肉毒中毒和婴儿肉毒病最为常见。中毒食物以豆谷类发酵食品和肉制品为主，商品类食品以罐头等密封包装食品为主。肉毒中毒多发生在冬春季，潜伏期一般为 12~36 小时，一般呈散发性，以家庭暴发为主。

检验程序　根据中国《食品安全国家标准 食品卫生微生物学检验 肉毒梭菌及肉毒毒素检验》（GB 4789.12-2016）、《出入境口岸生物毒素检验规程 第 1 部分：肉毒毒素》（SN/T 1763.1-2006）、《肉毒梭菌食物中毒诊断标准及处理原则》（WS/T 83-1996）规定进行检验。检验步骤分为：样品采集，分离培养，肉毒毒素和肉毒梭菌检测。

检验方法　采集的样本包括剩余食物和中毒食品的原材料，体液、粪便、组织样本，水产动物消化道样本和土壤等。

分离培养　固体、膏状样品加入适量明胶缓冲液浸泡、均质、离心，上清液进行毒素测定；液体样本可直接离心，上清液做毒素测定，沉淀或液体原液做细菌培养，沉淀物进行细菌培养。罐头等密封保存食品无菌开启，取出内容物按固体样品进行检验。血清直接作毒素检测。

肉毒毒素检验　以小白鼠腹腔注射法为标准方法。实验样本经上述处理后，取部分上清液用胰酶对其可能存在的 E 型毒素进行激活处理。取需作毒素试验的离心上清液，调节至 pH 6.2，每 9 份加 10% 胰酶（活力 1：250）水溶液 1 份，混匀，37℃±1℃作用 60 分钟，进行检测。①检出实验：取上述样品离心上清液及胰酶激活处理液，分别注射小白鼠，观察 48 小时。注射液中若有毒素存在，小白鼠一般多在 24 小时内发病死亡。②确证实验：凡能致小白鼠发病、死亡的样品，取样分成三份，一份加等量多型混合肉毒抗毒素诊断血清混匀；一份加等量明胶磷酸盐缓冲液，混匀，煮沸；一份加等量明胶磷酸盐缓冲液，混匀。三份混合液分别注射小白鼠并观察 96 小时。若仅有注射未经任何处理的混合液的小白鼠以特有的症状死亡，其余的两组均存活，则可判定样品中的肉毒毒素存在。必要时要进行毒力测定及定型实验。③毒力测定：取已判定含有肉毒毒素的样品离心上清液，用明胶磷酸盐缓冲液做成 50 倍、500 倍、5000 倍等的稀释液，分别注射小白鼠，观察 96 小时。根据动物的死亡情况，计算样品所含有肉毒毒素的大体毒力。④定型实验：按毒力测定结果，用明胶磷酸盐缓冲液将样品上清液混合后分别与各单型肉毒抗毒素诊断血清等量混合，注射小白鼠，观察 96 小时。同时以明胶磷酸盐缓冲液代替诊断血清，与稀释毒素液等量混合作为对照。能保护小白鼠免予发病、死亡的诊断血清型即为样品所含肉毒毒素的型别。肉毒毒素测定的各项实验可同时进行。此外，定型实验可酌情省略 C、D、F 及 G 型。可采用胶体金免疫层析和酶联免疫吸附试验作为肉毒毒素检验的初筛实验。

肉毒梭菌检验　首先用疱肉培养基和胰蛋白酶胰蛋白胨葡萄糖酵母膏肉汤进行增菌产毒培养试验，经毒素检测证实含有肉毒梭菌，再接种卵黄琼脂平板和血平板，37℃厌氧培养 48 小时。再挑取可疑菌落接种疱肉培养基，30℃±1℃厌氧培养 5 天，进行毒素检测、培养特性观察和确证试验。分离到的菌株经纯化后可用聚合酶链反应鉴定其型别。

（曲章义　王迎晨）

bǎnqíchánggǎnjūn jiǎnyàn

阪崎肠杆菌检验（detection of *Enterobacter sakazakii*）　阪崎肠杆菌属肠杆菌科的。该菌能引起严重的新生儿脑膜炎、小肠结肠炎和菌血症，死亡率高达 50% 以上。尚不清楚该菌的污染来源及宿主，许多病例报告表明婴儿配方粉是主要感染渠道。2003 年帕格托（Pagotto）首次提出某些阪崎肠杆菌可能产生毒力因子-类肠毒素样化合物，其致病性可能与此有关。该菌感染后可引起全身症状、消化系统症状以及神经系统症状，严重者可引起坏死性小肠结肠炎、败血症、脑膜炎等。

阪崎肠杆菌兼性厌氧，营养要求不高，能在营养琼脂、血小板、麦康凯琼脂、脱氧胆酸琼脂等多种琼脂生长繁殖，在胰蛋白酶大豆琼脂 36℃培养 48 小时后可形成直径 2~3mm 的菌落。在结晶紫中性红胆盐葡萄糖琼脂平板分离时，生长 24 小时可形成 2 种或 2 种以上的菌落，一种干燥或黏液状，周边呈放射状，用接种环触碰可发现菌落极具弹性；另一种是典型的光滑性菌落，极易被接种环移动。阪崎肠杆菌α-葡萄糖糖苷酶试验为阳性，同时97.3%的菌株都有吐温80脂酶的活性，氧化酶、D-山梨醇试验阴性。

检验方法：①固体和半固体样品，无菌称取样品，加入已预热至44℃缓冲蛋白胨水（BPW）中，轻轻振摇使充分溶解，制成1∶10样品匀液，36℃±1℃培养（18±2）小时，转种改良月桂基硫酸盐胰蛋白胨肉汤-万古霉素（mLST-Vm）肉汤，44℃±0.5℃培养（24±2）小时。②液体样品，无菌吸管取样品，加入已预热至44℃ BPW中，制成1∶10样品匀液，置6℃±1℃培养（18±2）小时后，转种10ml mLST-Vm 肉汤，44℃±0.5℃培养（24±2）小时。轻轻混匀 mLST-Vm 肉汤培养物，各取增菌培养物1环，划线接种2个阪崎肠杆菌显色培养基平板，36℃±1℃培养（24±2）小时。挑取1~5个可疑菌落，划线接种胰蛋白胨大豆琼脂平板。25℃±1℃培养（48±4）小时。挑取黄色可疑菌落，进行生化鉴定。可选择生化鉴定试剂盒或全自动微生物生化鉴定系统。结果与报告：综合菌落形态、生化特征，综合菌落形态和生化特征，报告每100g（ml）样品中检出或未检出阪崎肠杆菌。此外，较常用的是荧光聚合酶链反应直接检查。

（邱景富）

yēdújiǎdānbāojūn jiàomǐmiànyàzhǒng jiǎnyàn

椰毒假单胞菌酵米面亚种检验（detection of *Pseudomonas cocovenenans subsp farinofermantans*）

针对食物中毒事件中的临床样品、可疑食品、炊饮具和疑似受到污染的环境样品等可能包含的椰毒假单胞菌酵米面亚种进行检验。椰毒假单胞菌酵米面亚种属食源性疾病病原菌，学名为椰毒伯克霍尔德菌，在中国常称为椰毒假单胞菌酵米面亚种（简称椰酵假单胞菌）。革兰阴性杆菌，多形态，大小（0.3~0.5）μm×（1.0~3.0）μm，短杆状或稍弯曲，两端钝圆，部分菌体两端有浓染颗粒，无芽胞，有动力，兼性厌氧，最适生长温度37℃，最佳产毒温度26℃，适宜在中性偏酸的基质（pH 5~7）中生长。在马铃薯葡萄糖琼脂（PDA）平板上培养48~72小时，菌落形态为灰白色，不透明，菌落直径1~2mm，微凸起，表面光滑、湿润，边缘整齐，易于挑起。在卵黄琼脂平板上培养48小时，分解卵磷脂，菌落周围形成乳白色混浊环区，并有特殊的彩虹现象。在普通营养琼脂平板上生长缓慢，菌落小，一般不产色素。分解葡萄糖产酸不产气，有动力，过氧化氢酶（触酶）阳性，还原硝酸盐、卵磷脂酶、脲酶、精氨酸脱羧酶阳性，能分解侧金盏花醇、肌醇、卫矛醇，液化明胶，淀粉酶、硫化氢、靛基质阴性。上述性状可将此菌与相似的假单胞菌和肠杆菌科细菌进行鉴别。

椰酵假单胞菌本身无感染性和致病性。但当椰酵假单胞菌污染高淀粉和糖分的食品后，在条件适宜情况下，产生米酵菌酸（BA）和毒黄素（TF）外毒素，引发严重的中毒性食源性疾病。该菌引起食物中毒的潜伏期一般为2~10小时，临床表现以消化道症状为主，严重者可因并发呼吸衰竭而死亡。

根据中国国家标准《食品卫生微生物学检验 椰毒假单胞菌酵米面亚种检验》（GB/T 4789.29-2003）和《椰毒假单胞酵米面亚种食物中毒诊断标准及处理原则》（WS/T 12-1996）规定，该菌的检验分为病原菌和毒素的检验。以无菌方式采集可疑食物、患者呕吐物/胃内容物进行毒素检测和中毒诊断。同时采集加工食物原料、半成品和相关环境样品，进行分离培养或毒素检测。样品用无菌器皿盛装，做好标识和登记，尽快送检。

无菌称取适量样品加入GVC增菌液中，制成样品匀液（银耳样品用剪刀剪碎后再加入增菌液），36℃±1℃培养48小时。取中毒样品液（直接分离）和增菌液，分别划线接种PDA平板和PCFA平板，36℃±1℃培养24~48小时，挑取单个可疑菌落，划线接种PDA平板，36℃±1℃培养24~48小时。取纯培养物进行革兰染色、氧化酶试验、过氧化氢酶试验。革兰染色阴性、过氧化氢酶试验阳性、氧化酶试验阴性时，取培养物接种卵黄琼脂平板和沙门-志贺（SS）琼脂平板和PDA斜面，36℃±1℃分别培养24~48小时和24小时。观察平板菌落特征，斜面培养物供试验用。

初步鉴定试验结果确定的椰酵假单胞菌，进行详细生化试验，其主要生化结果符合者，可进行血清学分型鉴定和产毒试验。此外，还需对中毒相关样品进行毒性试验和BA检测，参考中国国家标准《银耳中米酵菌酸的测定》（GB/T 5009.189-2003）。

（曲章义　王迎晨）

zhūliànqiújūn 2 xíng jiǎnyàn

猪链球菌2型检验（detection of *Streptococcus suis type 2*）

链球菌是革兰阳性球菌，根据链球菌兰斯菲尔德（Lancefield）分类法，分为 20 个血清群，有些血清群可引起猪发病，而统称为猪链球菌。这些血清群中如 R、F 群等既可引起猪发病，也可导致人感染，属人畜共患病病原。按细菌荚膜多糖的差异，猪链球菌可分为 35 个血清型，即 1～34 型和 1/2 型，其中 1/2 型为同时含有 1 型和 2 型抗原的菌株；猪链球菌 2 型主要是 R 群，是最常见引起人类感染的猪链球菌菌型。人体感染猪链球菌后，视细菌侵入部位而有不同的临床表现，多数病例发病初期均出现高热、全身不适、眩晕，可进一步发展为败血症型和（或）脑膜炎型。虽然早在 1968 年丹麦学者报道了 3 例人感染猪链球菌导致脑膜炎并发败血症病例，但截至 2000 年，全球仅报道了 200 多例人感染猪链球菌病病例，直到 2005 年 6～8 月，中国四川省发生的人感染猪链球菌病暴发疫情，为国内外报道的最大规模人感染猪链球菌病疫情，发病数 204 例，死亡 38 例，原因菌为猪链球菌 2 型。因此中国政府针对该病原菌制定了检验程序。检测猪链球菌 2 型主要基于如下的生物学特性：该菌为成对或短链状革兰阳性球菌，在羊血平板上多形成无色透明的 β 溶血环（少数会出现 γ 溶血）；再根据特异性基因检测、血清学鉴定和生化反应进行确证。

根据形态特征、培养及生化特性、血清学反应及聚合酶链反应（PCR）扩增特异性基因进行检验，流程见图。

对于临床样本，先直接涂片镜检，制作肝、脾触片，或用腹水、血液、脑脊液涂片，火焰固定后进行革兰染色，油镜下观是否有成对或短链状革兰阳性球菌，若能找到典型形态特征的菌则可

做出初步判断，而后接种于选择性增菌培养液（含 15μg/ml 多黏菌素 B，30μg/ml 萘啶酮酸的脑心培养基），或直接划线接种含 2 种抗生素的羊血琼脂平板培养基，在蜡烛缸或二氧化碳（CO_2）培养箱中培养，观察溶血现象，进一步进行生化、血清学鉴定及特异性基因检测。普通实验室可重点做伏-波（VP）试验、七叶苷水解试验、6.5% 的氯化钠生长试验、45℃ 10℃生长试验、胆汁耐受试验，进行初步生化鉴定，再用链球菌及相关微生物手工鉴定条进行鉴定。血清学鉴定先用兰斯菲尔德分型乳胶凝集链球菌试剂盒进行分群，再用猪链球菌 1～34 型血清进行分型。特异性基因包括猪链球菌种特异性 16S rRNA、猪链球菌荚膜多糖基因以及溶菌素释放蛋白基因。

（裴晓方）

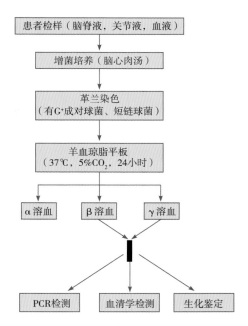

图　猪链球菌 2 型检验流程

fèiyánliànqiújūn jiǎnyàn

肺炎链球菌检验（detection of *Streptococcus pneumoniae*）肺炎链球菌在正常人的口腔及鼻咽部经常存在，当免疫力下降时易发生感染，特别是引起年老体弱者发生大叶性肺炎，还可引发胸膜炎、脓胸、中耳炎、脑膜炎和败血症等。根据荚膜多糖抗原的差异，该菌可分为 90 多个血清型，但引起人类致病的仅 20 多个血清型。

该菌为革兰阳性球菌，常呈矛头状成双排列；在血平板或者巧克力平板上形成灰白色、半透明、表面光滑的细小菌落，周围有草绿色溶血环，但平板培养物放置 24 小时或 48 小时后，由于肺炎链球菌的自溶作用导致菌落中央塌陷而边缘隆起，形成脐窝状；该菌对奥普托欣敏感，能被胆汁或胆盐溶解。

检验方法采用传统培养法，根据培养及菌落特征、细菌形态特征、奥普托欣敏感试验、胆汁溶解试验进行鉴定。扩增特异性基因或应用快速免疫层析试验检测患者尿中肺炎链球菌抗原，可进行快速诊断。用于检测的标本通常有血液、痰液、支气管肺泡灌洗液、胸腔穿刺液、脑脊液以及尿液等。①奥普托欣试验：通过检测细菌对化学药品奥普托欣敏感性，鉴定是否为肺炎链球菌。几乎所有肺炎链球菌对奥普托欣敏感，但奥普托欣对其他链球菌无抑制作用，试验结果出现纸片周围无菌苔生长，说明对奥普托欣敏感。②胆汁溶解试验：检测细菌是否被胆汁或胆盐溶解的试验。胆

汁或胆盐降低细胞膜表面的张力，使细胞膜破损，菌体裂解；或者胆汁加速了肺炎链球菌本身自溶过程，促使细菌发生自溶，其他链球菌没有该特点而鉴别。

(裴晓方)

liúgǎnshìxuègǎnjūn jiǎnyàn

流感嗜血杆菌检验 （detection of *Haemophilus influenzae*）

流感嗜血杆菌，孤菌科嗜血杆菌属，根据型特异性荚膜多糖抗原的不同，分为 a~f 6 个型，其中 b 型毒力最强。据世界卫生组织报道，b 型流感嗜血杆菌每年会导致约 300 万严重病例，包括近 40 万的死亡病例，主要源于细菌性脑膜炎以及肺炎所致，细菌也可随血液引起化脓性关节炎、骨髓炎、蜂窝织炎、心包炎、亚急性心内膜炎和败血症。病例主要为 5 岁以下儿童，4~18 个月儿童最易感，也易导致老年人感染。该菌为革兰阴性短小杆菌，在血平板上不生长，经 5%~10%、二氧化碳 （CO_2） 环境、37℃ 培养 18~24 小时后，在巧克力琼脂平板上可见湿润、扁平、灰白色菌落，生长需要 X 和 V 因子，再根据血清学鉴定、生化反应以及特异性基因检测进行确证。

根据形态特征、培养及生化特性、血清学反应以及 PCR 扩增特异性基因进行检验。由于该菌生长需要 X 和 V 因子，可通过 X 及 V 因子需要试验或观察卫星现象进行鉴别。生化反应鉴定可选用奈瑟球菌和嗜血菌鉴定试条检测被检菌的生化特性，或采用全自动细菌鉴定仪。血清分型鉴定采用玻片凝集法，分别用流感嗜血杆菌 "a-f" 多价血清进行血清分型。特异性基因检测如荚膜多糖基因以及外膜蛋白 P6 基因等。用于检测的标本一般有血液、脑脊液、痰液、咽拭子等。

X 及 V 因子需要试验：将在巧克力平板上纯培养的细菌用 0.5ml 胰酶大豆肉汤配成菌悬液，用无菌棉签将细菌悬液涂布接种于胰酶大豆平板，待平板干燥后，将 X+V 因子、X 因子和 V 因子纸片贴于平板上，置 5%~10% CO_2 孵箱过夜；只在 X+V 因子纸片周围生长，X 因子、V 因子纸片周围不生长的菌可判定为流感嗜血杆菌。

卫星现象：流感嗜血杆菌生长在金黄色葡萄球菌周围处的菌落增大的现象，试验时采用血平板，见四白色团块为金黄色葡萄球菌的菌苔，周围长出明显的菌落，远离菌苔处无菌落生长。

(裴晓方)

fèiyánkèléibójūn jiǎnyàn

肺炎克雷伯菌检验 （detection of *Klebsiella pneumoniae*）

肺炎克雷伯菌是 1882 年由弗里德兰德 （Friedlander） 首先从大叶性肺炎患者痰液中分离出，属于肠杆菌科克雷伯菌属，该属细菌中与人类关系密切有肺炎克雷伯菌、臭鼻克雷伯菌和鼻硬结克雷伯菌，但 95% 的人类感染由肺炎克雷伯菌引起。肺炎克雷伯菌是呼吸道感染的重要病原体，多感染重病老年人及幼儿，常引起重症肺炎，还可导致泌尿道感染、胆道感染、败血症和化脓性脑膜炎等严重疾病，已成为医院内感染的重要致病菌。该菌为革兰阴性短杆菌，常成双排列或呈短链状，有较厚的荚膜，在麦康凯琼脂培养基上肺炎克雷伯菌菌落呈粉红色或红色，较大 （直径 3~5mm），黏稠，氧化酶阳性；再根据生化反应进行确证。特异性基因检测可进行快速检测。

根据形态特征、培养及生化特性及聚合酶链反应扩增特异性基因进行检验，血清学反应可分型。全血、痰、支气管肺泡灌洗液及胸腔穿刺液标本，经分离培养和革兰染色，如疑为肺炎克雷伯菌，则进行氧化酶试验。氧化酶试验现有商品化的产品，可以直接将菌落涂抹于试片上，若于 10 秒内转变颜色 （蓝色、红色等），则氧化酶阳性。生化鉴定可选用肠道菌试剂鉴定条检测，或采用全自动细菌鉴定仪。肺炎克雷伯菌 16S-23S rDNA 间区序列基因可用于特异性基因检测。使用特异血清进行荚膜肿胀试验，根据克雷伯菌属 K 抗原差异，可分为 82 型，肺炎克雷伯菌大多属 3 型和 12 型；臭鼻克雷伯菌主要属 4 型，少数为 5 型或 6 型；鼻硬结克雷伯菌一般属 3 型。

(裴晓方)

wānqūjūn jiǎnyàn

弯曲菌检验 （detection of *Campylobacter*）

弯曲菌，对人主要致病的是空肠弯曲菌和胎儿弯曲菌胎儿亚种，以空肠弯曲菌最重要。弯曲菌广泛分布于动物界，可引起动物和人类的腹泻、胃肠炎和肠道外感染、新生儿败血症等。弯曲菌，呈逗点状或 S 形革兰阴性菌，形态细长，螺旋形，S 形或海鸥状。大小 （0.2~0.5）μm×（1.5~2.0）μm，运动活泼。弯曲菌为微需氧菌，最佳气体环境为 5% 氧气、10% 二氧化碳、85% 氮气。抵抗力不强，对热敏感，在室温下易死亡。标本在 4℃ 冰箱可保存 3 周。超过 48 小时的培养物以衰老的球菌状居多。营养要求高，在普通培养基不生长，需加入血液、血清才能生长。常用的选择性培养基以血琼脂为基础，加入多种抗生素抑制肠道正常菌群，有利于分离该菌。在初次分离时出现两种菌落特征：①不溶血、灰色、扁平、有光泽、水滴状、边缘不规则、常沿划线生长。②不溶血，常呈圆形、凸起、半透明、针尖状、有光泽、细小。这两种菌落在布氏肉汤内呈均匀混浊生长。

腹泻流行或暴发时，依据患者的数量及分布范围，决定采取标本的份数。标本采集后应立即送检，及时接种。应用凯瑞-布莱尔（Cary-Blair）半固体培养基运送或保存。①悬滴标本检查：将细菌悬液滴于盖玻片中央，翻转，置于凹玻片的凹窝中央，显微镜观察有无投镖式或螺旋状运动的细菌。革兰染色显微镜观察是否有阴性逗点状、S形或螺旋状小杆菌，若有，则可做出初步判断。②培养检测：粪便和肛拭子标本直接接种改良弯曲菌琼脂平板，如改良斯基罗（Skirrow）血琼脂平板和弯曲菌-血琼脂（Campy-BAP）平板；血液或脑脊液标本接种布氏肉汤增菌，转种分离培养基，42℃、37℃，微需氧环境培养 24 ~ 72 小时，观察菌落特征，做氧化酶和过氧化氢酶试验，如为阳性，则涂片做革兰染色。根据菌落生长特征、菌体染色、动力、氧化酶和过氧化氢酶试验阳性者，可初步确定为弯曲菌。为了确定鉴定则还需做马尿酸盐水解试验、硫化氢产生试验、3.5%氯化钠中生长试验、1%甘氨酸中生长试验、硝酸盐还原试验及生长温度试验。

（邱景富）

yōuménluógǎnjūn jiǎnyàn

幽门螺杆菌检验（detection of *Helicobacter pylori*） 幽门螺杆菌是 1983 年由马歇尔（Marshall）和沃伦（Warren）从慢性活动性胃炎患者胃黏膜活检标本中分离，

与多种消化道及其他部位疾病的发生有关。幽门螺杆菌病引起胃炎与消化性溃疡可能是多种因子的协同作用，如黏附素、脲酶、蛋白酶、细胞毒素和内毒素等的毒害作用，确切的致病机制尚未完全阐明。可通过人—人、粪—口途径感染幽门螺杆菌，感染幽门螺杆菌后，患者血液和胃液中能检出特异性 IgG、IgM、IgA 抗体；亦产生多种细胞因子，但各种作用不同。

幽门螺杆菌，是单极、多鞭毛、末端钝圆、螺旋形弯曲的细菌，大小（2.5 ~ 4.0）μm ×（0.5 ~ 1.0）μm，在胃黏膜上皮细胞表面常呈典型的螺旋状或弧形，革兰阴性，有动力。营养要求高，在普通培养基上生长不良，需血液或血清、淀粉、活性炭等物质能促进其生长，最适生长温度为 35 ~ 37℃，生长时还需一定湿度（相对湿度 98%），在 5%氧气、10%二氧化碳、85%氮气环境中生长良好，在大气或厌氧条件下不能生长。该菌生长缓慢，培养 3 ~ 5 天后可形成细小、针尖状、半透明、边缘整齐、凸起的菌落。在血琼脂平板上有轻度的 β 溶血环。生化反应不活泼，不分解糖类、氧化酶和过氧化氢酶试验均阳性，脲酶丰富，快速脲酶试验阳性，硝酸盐还原试验阴性。其含的大量高活性脲酶，可作为鉴定的主要依据。

检验方法主要有以下几种。①胃镜采样检测：采样时取样经胃镜用活检钳于近幽门部、胃窦部或病变附近处取材，通过胃镜检查钳取胃黏膜（多为胃窦黏膜）做直接涂片、染色，组织切片染色及细菌培养检测幽门螺杆菌。胃黏膜细菌培养是诊断幽门螺杆菌最可靠的方法，可作为验证其

他诊断性试验的金标准，同时又能进行药敏试验，指导临床选用药物。②分离培养：将胃黏膜活检标本接种改良斯基罗（Skirrow）血琼脂，微需氧培养 3 ~ 5 天，有可疑菌落生长者，按检验程序进行鉴定。③生化反应鉴定，只在微需氧条件才能生长、氧化酶试验阳性、触酶试验阳性、脲酶试验阳性、葡萄糖分解呈阴性、硝酸盐还原阴性，25℃、43℃ 不生长，硫化氢试验阴性、萘啶酸试验阴性。④脲酶试验：将标本接种尿素培养基，分别在 10 分钟、30 分钟、1 小时、24 小时观察结果，阳性者培养基变红。幽门螺杆菌是人胃内唯一能够产生大量脲酶的细菌，可通过检测脲酶来诊断幽门螺杆菌感染。已发展多种检测脲酶方法，如胃活检组织脲酶试验、呼吸试验、胃液尿素或尿素氮测定、^{15}N-尿素试验。⑤检测血清中幽门螺杆菌的抗体水平：包括补体结合试验、血凝试验、被动血凝试验、免疫印迹技术和酶联免疫吸附测定等。

（邱景富）

shìshuǐqìdānbāojūn jiǎnyàn

嗜水气单胞菌检验（detection of *Aeromonas hydrophila*） 嗜水气单胞菌，弧菌科气单胞菌属，广泛分布于自然界的各种水体，是多种水生动物的原发性致病菌，为条件致病菌，是典型的人-兽-鱼共患病病原菌，宿主细胞主要可能是冷血动物。从腹泻患者分离的阳性菌株逐年增多，从儿童到老年人均有发生。嗜水气单胞菌可产生毒性很强的外毒素，如溶血素、组织毒素、坏死毒素、肠毒素和蛋白酶等，主要通过肠道感染引起机体感染性病变。该菌侵入鱼体，先在肠道内增殖，再经门脉循环进入肝、肾及其他组

织，引起肝、肾等器官以及血液病变，出现全身出血性症状。

该菌为革兰阴性、两端钝圆的短杆菌，极端单鞭毛，无芽胞和荚膜，大小为（0.3～1.0）μm×（1.0～3.5）μm，常呈单个、成双或短链排列。营养要求不高，在水温都可繁殖，最适温度28.0～30.0℃，最适pH 7.2，最适盐度0.5‰。在普通琼脂平板培养基37℃培养24小时后可形成圆形、边缘光滑、中央凸起、肉色、灰白色或略带淡桃红色有光泽的2mm左右的菌落。吲哚、明胶、脂肪酶试验均呈阳性，能还原硝酸盐，发酵葡萄糖、麦芽糖、甘露醇等，产酸产气。该菌标本可采集患者的粪便、食物、血液等，通过培养后观察其菌落形态，取可疑标本革兰染色或做生化实验鉴定，若此三项结果都完全符合，即可报告检出嗜水气单胞菌。

（邱景富）

lèizhìhèlíndānbāojūn jiǎnyàn
类志贺邻单胞菌检验 （detection of *Plesiomonas shigelloides*）

类志贺邻单胞菌，弧菌属，能在水中、鱼类及多种哺乳动物和人类肠道中检出，并能引起人类感染性腹泻和食物中毒。类志贺邻单胞菌为革兰阴性短杆菌，大小（0.8～1.0）μm×（1.0～3.0）μm，菌体一端有2根以上鞭毛；营养要求不高，需氧或兼性厌氧，最适培养温度为30～35℃，pH 6.8～7.4。该菌在普通培养基、肠道选择性培养基均能生长繁殖；在液体培养基呈均匀混浊状生长；能产生赖氨酸、鸟氨酸脱羧酶、精氨酸双水解酶，可发酵葡萄糖、麦芽糖、肌醇、甘油产酸不产气；能还原硝酸盐，氧化酶和触酶试验阳性；不利用淀粉、蔗糖、水杨素、木胶糖等。检验时可采集

患者的粪便，也可采取水质标本。将采集标本经革兰染色观察其形态、结构及染色情况，若符合类志贺邻单胞菌，则可做出初步鉴定。然后将标本接种沙门-志贺琼脂平板，37℃培养24小时观察菌落形态，若菌落呈圆形、光滑、湿润、无色半透明，菌落直径约2.5mm，或在硫代硫酸盐-柠檬酸盐-胆盐-蔗糖培养基中不生长，也可做出初步鉴定。根据类志贺邻单胞菌的生化特点，将可疑菌落分别做动力、乳糖、葡萄糖、甲基红、甘露醇、山梨醇等试验，若动力、乳糖、葡萄糖、甲基红试验为阳性，或甘露醇、山梨醇等试验为阴性，则可做出判定。血清学试验主要用于类志贺邻单胞菌分型。用标准诊断血清进行玻片凝集试验，根据结果做出血清型别的鉴定。

（邱景富）

sēnlínnǎoyánbìngdú jiǎnyàn
森林脑炎病毒检验 （detection of Russian spring-summer encephalitis virus）

森林脑炎病毒，简称森脑病毒，属黄病毒科，黄病毒属，虫媒病毒乙群，主要宿主是野生啮齿类动物。森林脑炎病毒颗粒呈球形，病毒基因组为单股正链RNA，至少有3个亚型，即西欧亚型、远东亚型和西伯利亚亚型。该病毒对热不稳定，加热60℃10分钟、生理盐水中55℃15分钟、100℃2分钟均可杀死病毒；对乙醚、三氯甲烷、脱氧胆酸和胰蛋白酶敏感；在pH 7.6～8.2的中性溶液中性质稳定，50%的中性甘油中低温保存病毒可存活数年；pH 6.2～7.0条件下可凝集鸽、鹅、鸭、鸡和绵羊的红细胞。

森林脑炎，又称蜱媒脑炎或俄罗斯春夏季脑炎，是由森林脑

炎病毒感染引起的、由蜱传播的急性病毒性中枢神经系统传染病，春夏季节流行于俄罗斯及中国东北森林地带，对于林业工人、地质工作者、边防军人、林区居民和旅游者的健康均有很大威胁。人可通过被携带病毒的蜱叮咬、消化道或呼吸道感染森脑病毒。

森林脑炎病毒检验包括病毒分离培养、血清学检测及核酸检测，见中国职业卫生标准《职业性森林脑炎诊断标准》（GBZ 88-2002）。森林脑炎患者脑脊液或脑组织（死亡病例）是常用的检测森脑病毒的标本。血清学检测时常采集患者发病初期的血液作为标本。在疫区森林脑炎流行季节要注意采集硬蜱类动物标本，用小鼠脑从硬蜱中分离森林脑炎病毒。

分离培养：分离病毒时，一般先接种鸡胚，然后用小白鼠传代，常选用乳鼠。森脑病毒也能在绿猴肾细胞、海拉细胞、人喉癌上皮细胞等传代细胞中生长，产生细胞病变。在幼仓鼠肾细胞、鸡胚纤维细胞及猪肾细胞中形成空斑，但对C6/36细胞不敏感。

血清学检测：常用间接免疫荧光试验、补体结合试验、血凝抑制试验和中和试验。机体的中和抗体于感染后第7天即可检测到，血凝抑制抗体于感染后第5天左右出现，补体结合抗体出现较晚，持续时间约半年。补体结合试验和血凝抑制试验见双份血清效价增高4倍以上，或脑脊液单份血清效价>1∶16或血抑试验单份血清效价>1∶320可诊断。中和试验由于操作较困难，一般只作流行病学调查。间接免疫荧光试验可见特异性IgG、IgM升高。还有用酶联免疫吸附试验检测森脑病毒IgG抗体，特异性与重复性均好。

核酸检测：应用逆转录聚合酶链反应技术检测早期患者血清或脑脊液中的病毒 RNA 可用于诊断森脑病毒感染，敏感性和特异性均高。

（陆家海 吴建勇）

rénlèihūxīdàohébāobìngdú jiǎnyàn

人类呼吸道合胞病毒检验
（detection of human respiratory syncytial virus） 人类呼吸道合胞病毒（human respiratory syncytial virus，RSV），简称人合胞病毒，是引起小儿病毒性肺炎常见的病原体，可引起间质性肺炎和毛细支气管炎。RSV 属副黏病毒科，肺炎病毒亚科，肺病毒属，病毒有圆形和丝状两种状态。其核酸为单股负链 RNA，不分节段。病毒在胞质内增殖，可见胞质内包涵体，无血细胞凝集性，在人上皮组织中培养形成特有的合胞；有囊膜，囊膜表面有 2 种糖蛋白刺突，G 蛋白和 F 蛋白，囊膜内面的内膜蛋白为 M 蛋白，无血凝素和神经氨酸酶，也不具溶血特性。RSV 只有一个血清型，根据 F、G 抗原性的不同，将 RSV 分成 A、B 两个亚型。RSV 对理化因素抵抗力较低，对热不稳定，冰冻融化易被灭活，对乙醚敏感。

采集患者鼻咽拭子和鼻腔洗液或抽吸液、血液样本，样品收集后应尽快处理，样品检测前冷藏（2～4℃）可保存 8 小时。如做血清学检查，可收集患者急性期和恢复期血清。常用方法有分离培养法、血清学检测抗原抗体法以及核酸扩增法，其中血清学检测广泛应用于临床诊断。

分离培养：鉴定 RSV 的传统方法，也是检测 RSV 感染的金标准，但报告结果的时间长，敏感度、特异度低。由于 RNA 病毒的热不稳定性，必须在症状出现初期就开始采集样本，并在严格的条件下运送到实验室。而免疫荧光法（特别是间接免疫荧光法）检测 RSV 比病毒分离培养敏感度提高 80%，可应用于临床检测。此方法只能检测样本的单一病毒感染，无法诊断多重感染。

血清学检测：常用酶联免疫吸附试验（ELISA），简单，快速，结果判断客观，能对呼吸道感染患者作 RSV 抗原定性，RSV IgA、RSV IgG 定量检测，并对结果进行对比分析，比较 RSV 抗原、RSV IgA 检测结果与患者本人急性期、恢复期 RSV IgG 血清效价 4 倍升高的符合率。ELISA 法定性检测 RSV 抗原、定量检测 RSV IgA 对临床快速诊断的意义较大，符合率达 80% 以上。

核酸扩增法：采用敏感性增加的核酸扩增法检测 RSV RNA 可提高诊断率，还可用于分析下呼吸道的多种病原体的共同感染，现已作为诊断 RSV 的理想方法逐渐应用于常规实验室检测。针对单一 RSV 序列的检测方法有逆转录聚合酶链反应（RT-PCR）、实时荧光定量 PCR、核酸序列扩增法（NASBA）以及环介导逆转录等温扩增。针对多重病原体感染的检测方法有多重 RT-PCR、多重实时 RT-PCR、多重 NASBA、微点阵检测技术等。

（陆家海 吴建勇）

rénpiānfèibìngdú jiǎnyàn

人偏肺病毒检验
（detection of human metapneumovirus） 人偏肺病毒（human metapneumovirus，hMPV），又称人间质肺病毒，属副黏病毒科，肺病毒亚科，偏肺病毒属，是 2001 年发现的呼吸道致病病毒。hMPV 颗粒形态上与副黏病毒属一致，粒子具有多形性，常呈球形或丝状，单股负链 RNA，包含编码核蛋白、磷蛋白、基质蛋白、融合基因、转录延长因子或 RNA 合成调节因子、小疏水表面蛋白、主要侵袭糖蛋白、多聚合酶亚单位等基因。hMPV 感染主要发生在冬春季，各年龄阶段的人群都可感染，尤其是儿童、老年人和免疫缺陷患者。感染症状可以从轻微的上呼吸道病变到严重的细支气管炎和肺炎。

采集人体鼻咽拭子和鼻腔洗液或抽吸液、血液样本，hMPV 感染的主要诊断方法有传统的病毒分离与逆转录聚合酶链反应（RT-PCR）技术。①hMPV 的细胞培养较难，在培养呼吸道病毒的大部分细胞中不增殖，其敏感的细胞较少。收集患者鼻咽分泌物标本后，将标本置于第三代猴肾细胞和恒河猴肾细胞中进行病毒培养。而 hMPV 在绿猴肾细胞和人肺腺癌细胞中复制较差，在其他细胞中不生长或不出现细胞病变效应。②RT-PCR 技术多用于确诊 hMPV 感染，可对核壳体蛋白基因、基质基因、融合基因、多聚合酶基因进行扩增测序，与传统检测方法相比敏感性较高。

（陆家海 吴建勇）

rénxiànbìngdú jiǎnyàn

人腺病毒检验
（detection of human adenovirus） 人腺病毒，属于腺病毒科，哺乳动物腺病毒属，为线性双链 DNA 病毒，与内部蛋白结合构成核心。病毒粒外形呈立体对称的二十面体，无包膜，外层由 252 个壳粒组成衣壳。其中 240 个壳粒是六邻体，既具有共同的属特异性抗原，也具有型特异性抗原；对多种酶有抵抗力，对酸碱度及温度的耐受范围较宽。人腺病毒主要通过呼吸道飞沫、直接接触或粪-口途径传播，可感染人和畜禽。已知的 52 个血清型中约 1/3 与人类疾病有关系，主要引起急性呼吸道感染、急性角膜结膜炎、急性胃肠炎等。

针对临床收集的不同类型标本，检测的手段和方法有所不同。①对于收集到的粪便标本，可用电子显微镜鉴别人腺病毒，依据粪便中存在的病毒颗粒（约 $10^6 \sim 10^8$ 个/ml），常用于诊断急性胃肠炎。②对于一般的临床标本，常用人非小细胞肺癌细胞、人喉癌上皮细胞和海拉细胞来培养人腺病毒。除血清型 40 和 41 外，其他血清型在人上皮细胞系上生长良好，会导致细胞圆缩，出现核内包涵体聚集成串等病变现象；细胞病变 2～7 天可见，可持续到 28 天。③免疫荧光（尤其对于呼吸道标本、咽拭子和活组织标本）和酶联免疫吸附试验（尤其对于粪便标本）是常用的临床诊断方法，比细胞培养灵敏性高。患者发病 0～5 天检测病毒抗原或核酸用于人腺病毒感染的早期诊断，发病 5～15 天血清中人腺病毒 IgA 或 IgM 抗体阳性或双份血清 IgG 抗体 4 倍或 4 倍以上升高可诊断人腺病毒感染。此外，检测人腺病毒属和型特异性抗原的方法还有免疫层析法、乳胶凝集试验、血凝抑制试验和中和试验等。④对肺部或组织标本，依据肺的组织病理学特征可对人腺病毒引起的肺炎加以鉴别，再结合 DNA 杂交或内切酶酶切等鉴定分离培养的人腺病毒 DNA，或根据人腺病毒六邻体设计引物进行聚合酶链反应，以鉴别人腺病毒的所有血清型。

（陆家海 吴建勇）

rénlèixìxiǎobìngdú jiǎnyàn

人类细小病毒检验 （detection of human parvovirus）

人类细小病毒 B19（human parvovirus B19，B19V），属细小病毒科，细小病毒亚科，红细胞病毒属。B19V 是体积微小、无包膜的单链 DNA 病毒。病毒核衣壳呈对称的二十面体结构，基因组包含单股正链 DNA 和单股负链 DNA，约各占一半。有 1 个血清型、5 种病毒株及 3 种基因型。此病毒感染人类红细胞，潜伏期为 14～21 天，可引起儿童红疹、成人慢性贫血及关节病。B19V 感染在世界各地普遍发生，无明显地域特征，春季高发，各年龄段均可感染，以 5～15 岁的学前和学龄儿童高发；主要通过呼吸道和血液传播，也可以母婴垂直传播。

B19V 感染的诊断方法包括血清学和分子生物学技术。①血清学检测：包括 B19V 抗体和抗原的检测。常取患者血液，分离出血清后根据不同目的选择不同的方法。B19V 抗原用间接血凝试验检测，抗体用酶联免疫吸附试验检测。机体一般在感染 8～10 天出现 B19V IgM 抗体，10～14 天达到高峰，并在 2～3 个月内下降。IgG 抗体出现较慢，感染 2 周后可在血中检测到，约在感染后 4 周达到平台，并可终生携带，有的患者在出现红斑的同时，可查到 B19V IgG 抗体。②分子生物学检测：早期诊断 B19V 的有效方法主要采用聚合酶链反应（PCR）技术鉴定 B19V DNA。B19V DNA 的基因扩增采取单步 PCR、巢式 PCR、PCR-酶联免疫吸附试验（PCR-ELISA）。PCR 不受时间限制。斑点印迹杂交、原位杂交以及微孔杂交等核酸分子杂交方法也可用于 B19V 核酸分子的检测。③其他：形态学上的免疫电镜检查、核酸分子杂交、受体介导的血凝试验以及骨髓检查等技术也应用于 B19V 的检测。

（陆家海 吴建勇）

rénlèishì T línbāxìbāobìngdú jiǎnyàn

人类嗜 T 淋巴细胞病毒检验 （detection of human T-cell lymphotropic virus）

人类嗜 T 淋巴细胞病毒（human T-cell lymphotropic virus，HTLV），逆转录病毒科，肿瘤病毒亚科，慢病毒属。属逆转录 RNA 病毒。HTLV 为球形颗粒，内部由 RNA、核蛋白及围绕在外面的 20 面体蛋白衣壳组成，最外层具有包膜结构，表面嵌有糖蛋白。根据其基因组及血清学反应分为 HTLV-Ⅰ 和 HTLV-Ⅱ 型。HTLV-Ⅱ 与 HTLV-Ⅰ 有 60% 的基因序列同源。HTLV-Ⅰ/Ⅱ 主要通过性传播、母婴传播、输血及静脉注射共用针头等途径感染人类，输血是传播 HTLV-Ⅰ/Ⅱ 的重要途径。HTLV 主要侵袭人类的 T 淋巴细胞，引起多种 T 淋巴细胞的恶性疾病，如成人 T 细胞白血病（ATL）、T 细胞淋巴瘤（TCL）、皮肤 T 细胞淋巴瘤（CTCL）、T 细胞性毛细胞白血病（THCL）和播散性混合性淋巴瘤（DML）等。

采集人体或动物的血液，包括血清、血浆和全血，唾液或尿液样本进行检测。诊断 HTLV 感染常用血清学检测抗体法以及病毒培养法。①血清学方法通过检测血清中的 HTLV-Ⅰ 或 HTLV-Ⅱ 抗体，从而确定是否有感染，适用于调查研究工作。血清流行病学调查常采用酶联免疫吸附试验、明胶颗粒凝集法和间接免疫荧光法检测抗体。但以上方法特异性较差，对于检测的阳性结果，还需通过蛋白质印迹法、重组免疫印迹试验或聚合酶链反应确定感染 HTLV 的型别。②HTLV 分离有两种方法，一种是直接培养患者外周血中 T 细胞，另一种是感染细胞与正常 T 细胞的混合培养。

直接培养是用淋巴细胞分离液从患者血液中获得淋巴细胞，经植物血凝素与细胞共育，再加入T细胞生长因子白介素-2，培养3~6周。混合培养多用于观察病毒对正常T细胞的转化作用。

（陆家海　吴建勇）

jùxìbāobìngdú jiǎnyàn

巨细胞病毒检验（detection of cytomegalovirus）

巨细胞病毒（cytomegalovirus，CMV），又称细胞包涵体病毒，属疱疹病毒科，疱疹病毒乙亚科，属双链DNA病毒。人巨细胞病毒（human cyto-megalovirus，HCMV）是人类疱疹病毒组中最大的病毒，病毒壳体为二十面对称体球形，外有包膜，表面有糖蛋白突起，与病毒的吸附、入侵、刺激机体免疫反应有关。CMV感染呈全世界分布，病毒对宿主或培养细胞有高度的特异性；HCMV只能感染人，主要通过垂直传播、水平传播或医源性感染引起巨细胞感染，导致泌尿生殖系统、中枢神经系统、血液循环系统等全身各器官组织病变，并可引起新生儿先天性畸形。HCMV一般是隐性感染，少数有临床症状，但多数可长期带毒成为潜伏感染，无症状潜伏感染者可检出HCMV DNA。

HCMV对宿主或培养细胞有高度的特异性，只在人成纤维细胞中增殖，且速度缓慢，复制周期长，初次分离培养需30~40天才出现细胞病变，其特点是细胞肿大变圆，核变大，核内出现周围绕有一轮"晕"的大型嗜酸性包涵体。HCMV对外界抵抗力不强，不耐酸、乙醚、三氯甲烷、紫外线。不耐热，56℃30分钟即可灭活病毒。对低温抵抗力强，-70℃病毒感染性可保持数月，-196℃（液氮）可长期保存病毒。

检测方法包括病毒分离培养、血清学检测及典型包涵体检测等。①唾液、尿液、子宫颈分泌液等标本经离心沉淀，将脱落细胞用吉姆萨染色镜检，检测巨细胞及核内和质内嗜酸性包涵体，可作初步诊断。②病毒分离培养：检测HCMV感染的金标准。将唾液、尿液、生殖道分泌物、乳汁和白细胞等标本接种人的成纤维细胞，细胞病变效应在1天或数周后出现。经固定和苏木精-伊红染色后，可观察到巨细胞，核内有包涵体/核周晕圈及嗜酸性胞质内包涵体。为了快速检测，可将培养24小时的感染细胞固定，用DNA探针进行原位杂交，检测HCMV的DNA。③酶联免疫吸附试验：检测IgM抗体和IgG抗体，适用于早期感染和流行病学调查。IgG抗体可终身持续存在，患者双份血清检测IgG抗体，抗体效价或滴度有4倍或以上增长可诊断HCMV感染；而IgM抗体与急性感染有关，单份血清IgM阳性，提示患者近期感染HCMV或发生活动性HCMV感染。④不论是初次感染或复发感染，当感染者处于病毒血症时，可用葡聚糖液提取外周血单个核细胞，制成涂片，加CMV单克隆抗体，采用免疫酶或荧光染色，检测细胞内的抗原。应用免疫印迹法和分子杂交技术直接从尿液、各种分泌物中检测CMV抗原和DNA，具有快速敏感和准确性高的特点。此外，血清学检测还有补体结合试验、免疫酶试验、间接免疫荧光试验、间接血凝试验等。

（陆家海　吴建勇）

rénbókǎbìngdú jiǎnyàn

人博卡病毒检验（detection of human bocavirus）

人博卡病毒（human bocavirus，HBoV），属于细小病毒科，细小病毒亚科，博卡病毒属。HBoV呈球形，无包膜，核衣壳为20面体对称的六角形。HBoV基因组为线性单链DNA，编码四个功能蛋白：非结构蛋白（NS1）、两个核衣壳蛋白（VP1和VP2）和核蛋白（NP1）。HBoV呈全球性分布，易感者多为婴幼儿。HBoV感染阳性患者的主要临床表现为呼吸系统症状和体征，多见轻微的上呼吸道感染或严重的细支气管炎和肺炎，而实验室检测指标如白细胞计数、氧饱和度、C反应蛋白水平等均无异常。

HBoV检验时，采集患者呼吸道分泌物、血清、粪便或尿液进行检验。

诊断HBoV感染的方法包括分子生物学方法和免疫学方法。①聚合酶链反应（PCR）扩增检测呼吸道分泌物、血清、粪便或尿液中HBoV的NP1、NS1、VP1或VP2片段，用于诊断HBoV感染。一般在发病2天内采集患者的咽拭子样本，提取样本中HBoV病毒的核酸，应用特定的引物和探针，采用普通PCR或荧光定量PCR完成病毒核酸的扩增。通过序列测定和比对，确定是否含有HBoV病毒核酸片段（如NP1、NS1、VP1或VP2）。②检测HBoV也可用VP1和（或）VP2作包被抗原建立酶联免疫吸附试验检测特异性抗体，用于筛查阳性标本。此外，蛋白质印迹法和免疫荧光可检测血清中HBoV特异性抗体，但此类方法使用较少。③支气管上皮细胞可用于HBoV的分离培养。HBoV对支气管上皮细胞极为敏感，可在支气管上皮细胞核内增殖，产生明显的局灶性细胞病变。

（陆家海　吴建勇）

ruǎnbìngdú jiǎnyàn

朊病毒检验 （detection of prion）

朊病毒（prion），又称蛋白感染粒、普里昂，是一类不含核酸而仅由蛋白质构成的可自我复制并具感染性的因子。朊蛋白病是由具有传染性的朊蛋白通过消化道或医源性感染途径侵入人或动物而引起的慢性、进行性、致死性神经系统退行性疾病。不论在人群中还是在动物群中，其发病率在全球范围内呈上升趋势。常见的有库鲁病（Kuru 病）、克罗伊茨费尔特-雅各布病（Creutzfeldt-Jakob disease，CJD，简称克-雅病）、牛海绵状脑病（bovine spongiform encephalopathy，BSE，俗称疯牛病）和变异型克-雅病（vCJD）、家族性致死性失眠症（fatal familial insomnia，FFI）以及羊瘙痒症等传染性海绵状脑病（transmissible spongiform encephalopathy，TSE）。

朊病毒是一类能侵染动物并在宿主细胞内复制的小分子无免疫性疏水蛋白质，又分哺乳动物朊病毒和真菌朊病毒。如羊瘙痒因子属于前者。在病毒学分类上，朊病毒与卫星因子和类病毒一同纳入亚病毒因子，与真病毒相区分。朊蛋白（prion protein，PrP）是构成朊病毒的基本单位，由单一糖蛋白组成；本身不具有侵染性，但由 3 个 PrP 分子构成的朊病毒单位具有高度侵染性；还能聚合成杆状颗粒，约由 1000 个 PrP 构成。这种杆状颗粒不单独存在，总是排列成丛。杆状和丛状颗粒都有传染性。PrP 有 2 种一级结构相同的异构体，即存在于正常组织的 PrP^c（细胞型）和仅见于朊病毒病变组织的 PrP^{sc}（异常型）。PrP^{sc} 和 PrP^c 由同一基因编码，具有相同的氨基酸顺序

和共价修饰，但三维结构相差很大。抗蛋白酶的 PrP^{sc} 是朊病毒的实质，是由宿主 PrP 基因编码的蛋白 PrP^c 经翻译后修饰构象改变而形成的。宿主受到朊病毒感染后，PrP^c 的 α-螺旋转变成 β-折叠构象，成为具有侵染力的朊病毒致病性蛋白 PrP^{sc}，在朊蛋白病的发生发展中起主导作用（图）。

朊病毒具有和一切已知传统病原体不同的特性：①对各种物理化学因素有很强的抵抗力。高压蒸汽消毒 134～138℃ 18 分钟不能使之完全失活；对紫外线、离子辐射和超声抵抗力很强；室温下在 10%～20% 福尔马林溶液中可存活 18 个月。②对多种核酸酶具有很强的抵抗力，尿素、蛋白变性剂可使其失去感染性。③不形成包涵体，不诱生干扰素，对干扰素亦不敏感。④不含非宿主蛋白，免疫抑制剂和免疫增强剂不能改变朊蛋白病的发生和发展过程。⑤不破坏宿主 B 细胞和 T 细胞的免疫功能，也不引起宿主的免疫反应。⑥在感染组织及

纯化后的感染物质中不产生典型的病毒颗粒，但可检出瘙痒症相关纤维。

样本采集 检测朊病毒的标本主要取自患者或患病动物的脑组织、临床患者的血液、尿及脑脊液。血液用于白细胞分离、PrP基因型鉴定；脑脊液用于蛋白检测；脑组织用于常规病理学检测和 PrP^{sc} 检测。

检验方法 主要包括以下几种方法。

蛋白质印迹法 检测脑脊液和脑组织标本中 PrP^{sc} 的常用方法，不仅能特异性检测 PrP^{sc}，还能测定不同糖基化状态下 PrP^{sc} 的分子量。结合 PrP^{sc} 基因序列分析，还可对朊蛋白病进行基因分型。此法对仪器设备要求低，不受组织自溶的影响，能在组织病理学结果阴性或含糊的情况下检出 PrP^{sc}，具有早期确诊价值。

免疫组织化学法 利用特异性抗体，借助指示系统定位脑组织中 PrP^{sc} 的存在，被认为是诊断朊病毒病的金标准。

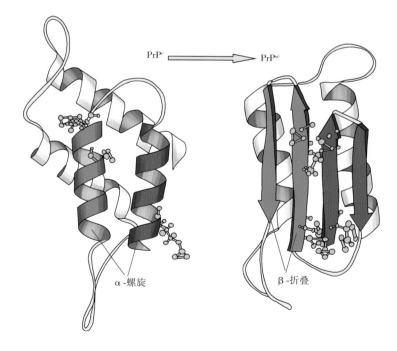

图 朊蛋白 PrP^C 与 PrP^{SC} 分子的三维结构

酶联免疫吸附试验（ELISA） 检测 PrP^{sc}主要借助不同种属动物产生针对人 PrP^{sc}的特异性抗体，从而检测患者标本中的 PrP^{sc}。用于检测朊病毒的 ELISA 有两种：一种是间接法，即将从各个标本中提取的 PrP^{sc}分别包被于酶标板的孔中；另一种是双抗体夹心法，即先用特异性抗体包被酶标板，再加入标本提取物。此法具有灵敏、特异、简便、快速、可定量、自动化等特点，适合大批量标本的普查筛选工作。

毛细管电泳免疫测定法 对于朊病毒水平很低的脑外组织（如血液等），检测 PrP^{sc}可以采用荧光标记肽链的毛细管电泳免疫测定法。根据免疫竞争原理设计，采用无区带毛细管电泳技术结合免疫荧光技术，检测标本中微量的 PrP^{sc}，灵敏度很高，能检测到 135pg 的 PrP^{sc}。

斑点印迹法 采用硫氰酸胍处理的斑点印迹方法也是有效的朊病毒检测方法，灵敏度较低，但操作简便，对仪器设备要求低，适合大批量标本的筛查，易于普及推广。

聚合酶链反应（PCR）-测序 从患者脑组织中分离朊病毒蛋白基因，结合 PCR 法，通过测定基因序列可确定基因型。

其他 还有动物传递实验、组织病理学诊断、夹心免疫法、免疫荧光法、时间分辨荧光免疫分析法、红细胞分化相关因子水平诊断方法等。

（陆家海 吴建勇）

báijiǎsījiàomǔjūn jiǎnyàn
白假丝酵母菌检验（detection of *Candida albicans*）
白假丝酵母菌，又称白色念珠菌，是假丝酵母菌属中常见的条件致病菌。该菌属人畜共患病原菌，广泛存

在于自然界中，在人的皮肤及口腔、上呼吸道、阴道与肠道黏膜以及动物的消化道内常见，可能引起皮肤、黏膜和内脏的急性或慢性炎症，即念珠菌病。该菌是临床微生物检验及动物传染病诊断中的常见对象，又是医院获得性真菌感染的重要病原菌，同时又常作为消毒技术规范中消毒产品微生物杀灭效果及药典中药物微生物限度检查验证方法和控制菌的真菌代表菌。

该菌菌体呈圆形或卵圆形，直径 3~6μm，革兰染色阳性，着色不均匀。在 25~37℃均能良好生长，以出芽方式繁殖，可形成芽生孢子及假菌丝，假菌丝是酵母菌进行出芽生殖时，子母细胞不分离形成的藕节状的细胞串，在假菌丝中间或顶端常有较大、壁薄的圆形或梨形细胞，可发展成为厚膜孢子，为该菌特征之一。在普通琼脂培养基、血琼脂培养基及沙氏葡萄糖琼脂培养基（SDA）上均生长良好，呈奶油色、表面光滑、带有浓厚酵母气味的典型的类酵母型菌落；在 1%吐温-80 玉米粉琼脂培养基上可形成丰富的假菌丝，同时也产生真菌丝和厚膜孢子；芽管试验阳性；能发酵葡萄糖、麦芽糖、不同化蔗糖、不发酵乳糖。

常规培养法检测白假丝酵母

菌的流程见图。

对于临床脓、痰样本可直接涂片镜检，若为皮肤或指（趾）甲，取皮屑或甲屑用 10%氢氧化钾消化后镜检。对于药品或其他样品，先用沙氏葡萄糖肉汤培养基进行增菌培养，然后划线接种于 SDA 平板上进行分离培养，再用念珠菌显色培养基结合镜检及芽管形成试验进行确认。

芽管形成试验：芽管是白假丝酵母菌发芽生长时伸展出的无隔壁的管状结构，将菌种接种于 0.5~1.0ml 血清（兔、人、小牛等），37℃（水浴箱）孵育 2~3 小时后镜检，可见芽生孢子和芽管形成。

厚膜孢子形成试验：将菌接种于 1%吐温-80 玉米粉琼脂培养基，25℃孵育 24~48 小时后镜检，在菌丝顶端、侧缘或中间可见厚膜孢子。

（裴晓方）

xīnxíngyǐnqiújūn jiǎnyàn
新型隐球菌检验（detection of *Cryptococcus neoformans*）
新型隐球菌，属于隐球菌属，为酵母型真菌，外覆一层多糖组成的厚荚膜，一般染色法不被着色难以发现，故称为隐球菌。新型隐球菌大量存在于鸽粪中，还存在于人体的体表、口腔和粪便，是自然界广泛分布的条件致病菌，

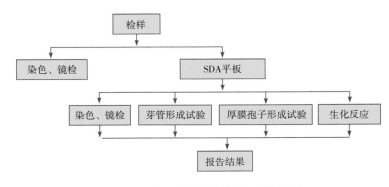

图 白假丝酵母菌培养法的主要检验流程

可感染人和动物，引起隐球菌病。由于肿瘤及化学治疗药物的使用、获得性免疫缺陷综合征（艾滋病）的流行、移植术后免疫抑制药物的使用等原因，新型隐球菌导致的感染越来越多，已成为艾滋病患者常见的并发症之一。

新型隐球菌菌体为革兰阳性圆形、卵圆形酵母样细胞，大小 $4\sim12\mu m$，菌体外周有一层肥厚的胶质样荚膜，比菌体大 $1\sim3$ 倍，通过墨汁负染色镜检，可见黑色背景中圆形或卵圆形淡灰色菌体和不着色的荚膜，为新型隐球菌的特征性结构，又是确定该菌血清型特异性的抗原基础，并与其毒力、致病性及其免疫性密切相关。根据荚膜的抗原性，可以分为 A、B、C、D 和 AD 5 个血清型。该菌以芽生方式繁殖，常呈单芽，有时出现多芽，芽颈较细，但不生成假菌丝。在沙氏固体培养基或血琼脂培养基上，在 $25\sim37℃$ 下均生长良好，数天后形成酵母型菌落。而非致病性隐球菌在 $37℃$ 下不生长，初为乳白色细小菌落，随着菌龄的增长变成干燥、灰暗，伴有奶油、棕黄、粉红或黄色菌落。新型隐球菌能产生脲酶和同化各种碳水化合物，但不发酵，是隐球菌属中唯一的能产生酚氧化酶而分解含有二酚或多酚化合物培养基底物产生黑色物质的菌种。

检测方法：①对于临床标本，如脑脊液、脓、尿等，液体标本需离心沉淀，浓稠者应加盐水或氢氧化钾液覆盖片直接检查以及加墨汁作负染色后观察，直接墨汁染色镜检，查见黑色背景中圆形或卵圆形淡灰色菌体和不着色的荚膜，革兰染色见革兰阳性圆形、卵圆形酵母样细胞，可初步确证。但常由于菌数少，直接镜检易漏诊，需培养后，依据其形态特征、培养特征、生化特性进行鉴定，还可使用免疫学方法进行鉴定与分型，如采用乳胶凝集试验检测新型隐球菌的荚膜多糖抗原和血清学分型。②对于环境样品，如鸽粪、土壤等，若为湿性样品则一般直接涂抹接种培养基，若为干性样品则一般倍比稀释后静置取上清液涂抹接种培养基。虽然有许多国内外科学家应用分子生物学技术，如脉冲电泳、DNA 探针杂交、聚合酶链反应（PCR）、随机扩增多态性DNA、PCR-限制性片段长度多态性、实时 PCR 等对新型隐球菌以及隐球菌属进行鉴定、分型以及生态学分析。但这些方法还没有完全标准化，尚无商品试剂盒获批准而在临床常规应用。

（裴晓方）

yīyuántǐ jiǎnyàn

衣原体检验 （detection of *Chlamydia*）

衣原体是一类严格寄生于细胞内，有独特发育周期，能通过细菌滤器的原核细胞型微生物。根据抗原构造和 DNA 的同源性可分为 4 科，衣原体科、副衣原体科、西门坎氏菌科和石德菌科。其中衣原体科分为衣原体和嗜衣原体 2 个属。衣原体广泛寄生于人类、哺乳动物和禽类。衣原体属的沙眼衣原体和嗜衣原体属的肺炎嗜衣原体、鹦鹉热嗜衣原体三种与人类疾病有关，均可引起肺部感染。沙眼衣原体和肺炎嗜衣原体主要在人类之间以呼吸道飞沫、母婴接触和性接触等方式传播。鹦鹉热嗜衣原体可通过感染有该种衣原体的禽类组织、血液和粪便，以接触和吸入的方式传给人类。衣原体感染后能诱导产生型异性细胞和体液免疫，但保护性不强且时间短，因此衣原体的感染常表现为持续感染、反复感染或隐性感染。不同的衣原体由于主要外膜蛋白的不同，其嗜组织性也不同，致病性也各异（表）。

衣原体，有细胞壁，革兰阴性，呈球状或椭圆形；含有 DNA 和 RNA 两种核酸；具有独立的酶系统，但不能合成腺苷三磷酸、鸟苷三磷酸等高能化合物，必须由宿主细胞提供，严格的细胞内寄生；对多种抗生素敏感；独特发育周期，原体被吞噬形成始体，始体分裂成熟为原体，以二分裂方式繁殖。衣原体的细胞壁有三种抗原，可分为属、种、型特异

表 人类致病衣原体的感染部位与所致疾病

衣原体（血清型）	感染部位	所致疾病
沙眼衣原体（A、B、Ba、C）	眼	沙眼
沙眼衣原体（D~K）	眼	成人，包涵体结膜炎；儿童，新生儿眼炎
沙眼衣原体（D~K）	生殖道	男，附睾炎、尿道炎、直肠炎；女，宫颈炎、尿道炎、直肠炎、输卵管炎、不孕、肝周炎、阑尾周围炎
沙眼衣原体（D~K）	呼吸道	婴儿肺炎
沙眼衣原体（L1~3）	生殖道	性病淋巴肉芽肿
鹦鹉热嗜衣原体（羊株）	生殖道	流产，死产
鹦鹉热嗜衣原体（羊株）	呼吸道	肺炎
鹦鹉热嗜衣原体（鸟株）	呼吸道	鹦鹉热
肺炎嗜衣原体	呼吸道	咽炎、肺炎

性抗原。属特异性抗原位于脂多糖上,可用补体结合试验检测;种特异抗原位于主要外膜蛋白上,用补体结合试验和中和试验检测;型特异性抗原由主要外膜蛋白可变区氨基酸序列决定,可将衣原体分为不同血清型或生物型。

标本采集与运送 多数衣原体引起的疾病可根据临床症状和体征确诊。急性期沙眼或包涵体结膜炎患者,以临床诊断为主,实验室可取眼结膜刮片或眼穹隆部及眼结膜分泌物做涂片。对于泌尿生殖道感染者,可采取拭子或宫颈刮片,少数取精液或其他病灶活检标本,亦可用初段尿离心后涂片。性病淋巴肉芽肿患者采集淋巴结脓肿、脓液、生殖器溃疡或直肠组织标本。应注意标本的保存并及时接种到培养细胞中,标本最好过滤除菌。衣原体标本的运送常用含抗生素的蔗糖磷酸盐运送培养基,标本在 2 小时内接种,阳性检出率最高。

检验方法 样本采集后,常用方法有直接涂片镜检、分离培养、血清学和核酸检测。

直接涂片镜检 将患者标本直接涂片,吉姆萨或碘染色或荧光抗体染色镜检,观察上皮细胞质内有无包涵体或衣原体。但敏感性仅有 20% ~ 50%。以荧光或酶标记的种特异性单克隆抗体直接检测标本中的抗原,可提高检出率。

分离培养 绝大多数衣原体能在 6 ~ 8 天龄鸡胚或鸭胚卵黄囊中生长繁殖,并可在卵黄囊膜内找到包涵体、原体和始体颗粒。衣原体也可在某些原代或传代细胞株中生长,最常用的是经放线菌酮处理的单层小鼠成纤维细胞、海拉细胞和地鼠肾细胞。取感染组织的渗出液或刮取物,接种于鸡胚卵黄囊或传代细胞,35℃培养 48 ~ 72 小时,再用单克隆荧光抗体、酶联免疫吸附试验、碘或吉姆萨染色检测培养物胞质中出现特征性的包涵体,敏感性为 80% ~ 90%,阳性即可确诊,但由于细胞培养法费用高,技术难,1 周才能出结果,故不作为实验室的常规检测。

血清学试验 微量免疫荧光试验是检测肺炎嗜衣原体感染最常用且较敏感的方法,被称为金标准。该试验可以分别测定血清中的 IgM 和 IgG 抗体,有助于区别近期感染和既往感染,也有利于区别原发感染和继发感染。凡双份血清抗体效价增高 4 倍或以上,或者单份血清 IgM 抗体效价≥1∶16,或 IgG 抗体效价≥1∶512,可确定为急性感染,IgG≥1∶16 表示既往感染。

核酸检测 常用聚合酶链反应(PCR)或连接酶链反应等核酸扩增技术检测衣原体,用于临床快速诊断。沙眼衣原体、肺炎嗜衣原体的 16Sr RNA 基因或主要外膜蛋白基因是 PCR 扩增的目标。连接酶链反应,属于探针扩增技术,是依赖靶核苷酸序列的寡核苷酸探针的连接技术,应用 4 种寡核苷酸探针(即两对互补的引物),当它们在体外结合到靶序列上以后,用耐热 DNA 连接酶将它们连接起来,2 条探针被连接上以后,又可作为新的模板。由于使用两对引物,连接酶链反应比 PCR 具有更高的敏感性和特异性。该类技术采用尿液代替拭子检测来诊断衣原体泌尿生殖道的感染。

(裴晓方)

zhīyuántǐ jiǎnyàn

支原体检验(detection of *Mycoplasma*)

支原体是一类缺乏细胞壁,呈高度多态性,能通过细胞滤器,可在无生命培养基生长繁殖的最小原核细胞型微生物。1898 年由诺卡尔(Nocard)等首次分离得到,1967 年被正式命名为支原体。属柔膜体纲支原体目支原体科,下分 4 个属。与人类疾病有关的是支原体属和脲原体属,如支原体属中的肺炎支原体、人型支原体、生殖器支原体、穿透支原体和脲原体属中的解脲支原体。支原体广泛分布于自然界,人、家畜和禽类多有携带,并引起相应的感染性疾病(表)。

支原体大小 0.2 ~ 0.3μm,多数为球形,或呈多形性,革兰染色不易着色,吉姆萨染色呈淡紫色。营养要求高,培养需加入 10% ~ 20% 人或动物血清以提供支原体所需的胆固醇及长链脂肪酸。大多数兼性厌氧,在 5% 二氧化碳中生长更好,生长缓慢,在琼脂含量较少的固体培养基上孵育 2 ~ 7 天出现典型的"荷包蛋样"菌落。根据支原体的生化特性和血清学反应差异,可对其进行鉴

表 人类致病支原体的感染部位与所致疾病

支原体	感染部位	所致疾病
肺炎支原体	呼吸道	上呼吸道感染、原发性非典型肺炎支气管炎、肺外症状(皮疹、心血管和神经系统症状)
人型支原体	呼吸道、生殖道	附睾炎、盆腔炎、产褥热
生殖器支原体	生殖道	尿道炎
解脲支原体	呼吸道、生殖道	尿道炎
穿透支原体	生殖道	协同人类免疫缺陷病毒致病

定和分型。

检验方法主要有分离培养、DNA 荧光染色、血清学试验以及分子生物学方法等。

分离培养 可用于临床标本、血清制品、疫苗和细胞等中的支原体检测。临床若疑为肺炎支原体感染的患者可采取咽拭或痰液标本，如分离其他型别的人型支原体还可采取泌尿生殖道分泌物、关节滑液等，主要采用双相液体培养法和固体分离培养法。分离肺炎支原体需将标本接种至含血清和酵母浸出液的琼脂培养基或 SP-4 培养基，5% 二氧化碳、90% 氮气条件下，37℃培养 1～2 周；挑取可疑菌落经形态、糖发酵、溶血性、血细胞吸附试验进行初步鉴定。分离解脲支原体则需接种到含青霉素、尿素和酚红的液体培养基中，酚红指示剂由橘黄色变为红色，再转种于固体培养基 37℃培养 24～48 小时，用低倍镜观察菌落，取可疑菌落经形态、pH 值，锰盐的氧化和生化反应做初步鉴定。

DNA 荧光染色法 支原体的 DNA 中 A-T 碱基对含量高（55%～80%），利用荧光染料（bisbenzimide，Hoechst 33258）会结合到 DNA 的 A-T 富集区，使支原体染上荧光进行检测。该方法常用于检测细胞培养中的支原体污染。

血清学试验 ①冷凝集试验：借助肺炎支原体感染引起的原发性非典型性肺炎患者的血清中常含有较高的冷凝集素，它能与患者自身红细胞或"O"型人红细胞于 4℃条件下发生凝集，在 37℃时又呈可逆性完全散开的特点，对由肺炎支原体引起的原发性非典型性肺炎进行辅助诊断。②生长抑制试验：根据特异性抗体能阻止支原体生长的特点，将浸有特异性抗体的滤纸片贴在接种可疑菌落的固体培养基中，观察是否有抑菌环。如有，说明可疑菌落是肺炎支原体。③代谢抑制试验：根据特异性抗体能阻止支原体的生长和代谢这一特性，在加有抗血清的培养基中，支原体的代谢受到抑制，不能分解培养基中的葡萄糖产酸，培养基的颜色不变，通过该试验鉴定支原体或者检测支原体感染患者血清抗体效价。④其他方法：如酶联免疫吸附试验、补体结合试验、间接免疫荧光染色检查法、间接血凝试验、酶免疫法等。

分子生物学方法 应用聚合酶链反应技术、核酸探针法等，如肺炎支原体的 16S rRNA 基因或 P1 蛋白基因，解脲支原体脲酶基因，多带抗原基因和 16S rRNA 基因，通过扩增或者探针进行检测。

（裴晓方）

jiǎdìbiānmáochóng jiǎnyàn

贾第鞭毛虫检验（detection of *Giardia*） 贾第鞭毛虫是呈全球性分布的寄生性肠道原虫，寄生在人和某些哺乳动物的小肠、胆囊，主要在十二指肠，可引起腹痛、腹泻和吸收不良等症状，导致贾第虫病，为人体肠道感染的常见寄生虫之一。贾第鞭毛虫易引起旅游者发病，故又称旅游者腹泻，已引起各国的重视。因其易通过感染者的粪便污染水体而引起传播，是饮用水和水源水的常检项目。贾第鞭毛虫生活史中有滋养体和包囊两个不同的发育阶段。滋养体呈倒置梨形，大小长 9～21μm，宽 5～15μm，厚 2～4μm，两侧对称，背面隆起，腹面扁平；腹面前半部向内凹陷成吸盘状陷窝，借此吸附在宿主肠黏膜上；有 4 对鞭毛，按其位置分别为前侧鞭毛、后侧鞭毛、腹鞭毛和尾鞭毛各 1 对，依靠鞭毛的摆动，可活泼运动；经铁苏木素染色后可见有 1 对并列在吸盘状陷窝的底部卵形的泡状细胞核，各核内有一个大的核仁；虫体有轴柱 1 对，纵贯虫体中部，不伸出体外；在轴柱的中部可见 2 个半月形的中体，轴柱前端，介乎二盘状陷窝前缘之间有基体复合器，为 4 对鞭毛的发源处。滋养体期无胞口，胞质内也无食物泡，以渗透方式从体表吸收营养物质。包囊为椭圆形，囊壁较厚，大小（8～14）μm×（7～10）μm，碘液染色后呈黄绿色，囊壁与虫体之间有明显的空隙，未成熟的包囊有 2 个核，成熟的包囊具 4 个核，多偏于一端；囊内可见到鞭毛、丝状物、轴柱等。

针对临床样品，检验贾地鞭毛虫，主要通过镜检发现滋养体和包囊而确诊，但针对水样中该虫的检测，根据中国国家标准《生活饮用水标准检验方法 微生物指标》（GB/T 5750.12-2006）和美国环境保护署标准（EPA 815-R-05-002），需注意浓缩，并借助免疫荧光技术和特殊染色，显示包囊的存在和数量。

水样中贾第鞭毛虫检测 需经过浓缩、纯化后，再染色镜检。

浓缩 一般水中的卵囊数量很少，需要浓缩较大体积的水样，采样的体积取决于水样的类型。水样经过滤后，滋养体或包囊及其他杂质保留在滤膜上，经淘洗缓冲液淘洗（注意淘洗一定要在采样后 96 小时内进行），然后离心淘洗，以小体积缓冲液重悬沉淀物将样品浓缩。注意当离心力达到 2000g 可提高回收率，但是当离心力高于 2000g 时样本中的沙砾或其他硬物可能对待检物造成不良影响。一般此过程需采用商品化的器材和方法。

纯化 一般采用免疫磁分离法，取一定量的水样浓缩物在15~25℃的室温中和包被有抗贾第鞭毛虫抗体的磁珠混匀，形成磁珠与包囊复合物，用磁铁吸附磁珠，去掉上清液，然后用0.1mol/L的盐酸将磁珠与包囊复合物分离，得到待检样品。注意淘洗、浓缩和纯化的过程一定要在1周之内完成，并尽可能缩短时间，否则待检物可能因进入淘洗洗出液或浓缩缓冲液而流失。

染色镜检 取适量待检样本于井形载玻片上，分别用抗贾第鞭毛虫单克隆抗体异硫氰酸荧光素和4,6-二脒基-2-苯基吲哚（DAPI）进行染色。用荧光显微镜或微分干涉相差显微镜进行观察。贾第鞭毛虫的包囊在荧光显微镜下呈椭圆形，长8~14μm，宽7~10μm。孢囊壁会发出苹果绿的荧光。在紫外光下，DAPI阳性孢囊会出现4个亮蓝色的核。可对大小、形状和荧光特征相符的孢囊进行计数从而进行定量分析。注意每3个月进行一次从采样到显微镜检查计数的全过程的质量控制，以20L加有原虫的水作为阳性对照，20L的蒸馏水作为阴性对照。

临床样品中贾第鞭毛虫检测

对于患有贾第鞭毛虫病的患者可采用下列方法进行病原学诊断。

粪便检查 用生理盐水涂片法检查滋养体，经碘液染色涂片检查包囊，也可用甲醛乙醚沉淀或硫酸锌浓集法检查包囊。一般在成形粪便中检查包囊，而在水样稀薄的粪便中查找滋养体。由于包囊形成有间歇的特点，故检查时以隔天粪检并连续3次以上为宜。

小肠液检查 用十二指肠引流或肠内实验法采集标本。后者的具体做法：禁食后，让受检者吞下装有尼龙线的胶囊。3~4小时后，慢慢地拉出尼龙线，取线上的黏附物镜检滋养体。

小肠活体组织检查 借助内镜在小肠特赖茨（Treitz）韧带附近摘取黏膜组织。标本可先做压片，或用吉姆萨染色后镜检滋养体。该法临床比较少用。

其他 随着免疫学、分子生物学的发展，除了上述的检测方法，还可运用酶联免疫吸附试验、间接荧光抗体试验、DNA探针、基因芯片和逆转录聚合酶链反应等方法进行辅助检测，这些方法均具有较高的敏感性和特异性。

（裴晓方）

yǐnbāozǐchóng jiǎnyàn

隐孢子虫检验 （detection of *Cryptosporidium*） 隐孢子虫是可能在水中或其他介质中发现的体积微小的原虫类寄生虫，有6个种，可能的宿主是哺乳动物类（包括人类）、鸟类、爬行类和鱼类。寄生于人体的主要是微小隐孢子虫，该虫是机会致病原虫，但也是重要的腹泻病原。因其易通过感染者的粪便污染水体而引起传播，是饮用水和水源水的常检项目。随宿主粪便排出的隐孢子虫卵囊具感染性。卵囊呈圆形或椭圆形，直径4~6μm，成熟卵中内含4个裸露的子孢子和由颗粒物组成的残留体，子孢子为月牙形。粪便中的卵囊若不染色，难以辨认。在改良抗酸染色标本中，卵囊为玫瑰红色，背景为蓝绿色，对比性很强。因观察的角度不同，囊内子孢子排列似不规则，呈多态状，残留体为暗黑（棕）色颗粒状。电镜观察囊壁为三层。

检测隐孢子虫，传统方法均基于染色镜检；但水样中的检测，根据中国国家标准《生活饮用水标准检验方法 微生物指标》（GB/T 5750.12-2006）和美国环境保护署（EPA）标准（EPA 815-R-05-002、EPA 815-R-05-001），需注意浓缩，并借助免疫荧光技术和特殊染色（见贾第鞭毛虫检验）；还可采用免疫法和基因检测等方法进行快速检测。

染色法 主要用于隐孢子虫病患者样品的检测。①金胺-酚染色法：新鲜或甲醛固定后的标本可用，染色后卵囊在荧光显微镜下呈明亮乳白-黄绿色荧光，低倍镜下为圆形小亮点，周边光滑，虫体数量多时可遍布视野；高倍镜下卵囊壁薄，中央淡染，似环状。该法简便、敏感，适用于批量标本的筛查。②改良抗酸染色法：染色后背景为蓝绿色，卵囊呈玫瑰色，圆形或椭圆形，囊壁薄，内部可见1~4个梭形或月牙形子孢子，有时尚可见棕色块状的残留体。但粪便标本中多存在红色抗酸颗粒，形同卵囊，难以鉴别。③金胺-酚改良抗酸染色法：则是先用金胺-酚染色，再用改良抗酸染色复染，用光学显微镜检查，卵囊形态同抗酸染色，但非特异性颗粒呈蓝黑色，颜色与卵囊不同，有利于查找卵囊，与粪便残渣相区别，检出率高。

基因检测 采用聚合酶链反应（PCR）和DNA探针技术检测隐孢子虫特异DNA，具有特异性强、敏感性高的特点。已用于检测隐孢子虫的保守基因片段主要有SSUrRNA、COWP、DHF、PTG、RAPD、TRAP、P23和HSP等几种。

免疫学诊断方法 采用酶联免疫吸附试验检测粪便中的卵囊抗原，敏感性、特异性均好。流式细胞计数法可用于卵囊计数，评价疗效。酶联免疫印迹试验，特异性、敏感性均较高，可用于隐孢子虫病的辅助诊断和流行病学调查。

其他 除了上述方法外，还可采用动物实验和细胞感染试验。细胞培养方法开始逐渐取代动物实验而作为评估隐孢子虫感染性的可靠方法。常用细胞系有结肠腺癌细胞、牛输卵管上皮细胞、牛肾细胞、肺癌细胞、人结肠上皮细胞和大肠癌细胞（HCT-8），以 HCT-8 细胞最为常用。但是细胞培养法耗时费力，分子生物学及其与之相结合的技术逐渐成为隐孢子虫检测和活性分析不可或缺的技术。

（裴晓方）

wèishēng xiāngguān chóngluǎn jiǎncè

卫生相关虫卵检测（detection of health-related ova）

卫生相关虫卵是某些人或者动物接触后，可能导致寄生虫病，对人体或动物健康造成危害的虫卵。省、地、县级疾病预防控制机构要对血吸虫虫卵，肺吸虫虫卵，华支睾吸虫虫卵，姜片虫虫卵，牛猪肉绦虫虫卵、钩虫虫卵、蛔虫虫卵、鞭虫卵、疥螨虫卵等卫生相关虫卵具有检验能力。中国寄生虫感染率已明显降低，感染人数显著减少，但是食源性寄生虫的感染率在部分地区反而有上升的趋势，因此对某些与人体健康息息相关的卫生相关虫卵的检测依然很重要。寄生虫虫卵的检测方法多种多样，归纳起来主要有以下几种。

直接涂片法 该方法主要用于检测蛲虫卵和原虫的包囊。在载玻片中央滴一滴生理盐水，挑适量粪便在生理盐水中涂抹均匀后镜下观察。涂片的厚度要适宜，太厚不易透光，太薄容易造成漏检，一般以透过玻片略能看清书刊的字迹为宜。同时注意区别虫卵与异物。根据虫卵的形状和大小，卵壳表面是否光滑及其色泽，卵内的卵细胞或幼虫情况进行初步的判断。该法操作简单，应连续做 3 次涂片，以提高检出率。

改良加藤厚涂片法 该法为世界卫生组织推荐的粪检方法。取用 80～100 目网筛去除粪渣的粪便 50～60mg，置于玻片中央，覆盖已浸透甘油-孔雀绿溶液的玻璃纸，轻压使粪便铺开，经过一定时间的晾干透明即可镜检。应注意粪膜的厚度和透明的时间，粪膜厚或透明时间短，虫卵不易发现；透明时间过长则会造成虫卵透明过度或变形，不易辨认。

浓缩法 根据液体比重的大小可分为浮聚法和沉淀法。

浮聚法 利用比重较大的液体，使虫卵上浮而集卵的方法，主要用于检查钩虫卵、鞭虫卵和受精蛔虫卵。常用的方法：①饱和盐水浮聚法，用于检查钩虫卵效果最好，也可用于检查线虫卵和微小膜壳绦虫卵，但不适于检查吸虫卵和原虫包囊。该法用饱和盐水调匀粪便，使液面略高于瓶口但不溢出，在瓶口置一玻片，静置 15 分钟后，提起玻片迅速翻转，镜检。②硫酸锌离心浮聚法，适于检查原虫包囊、线虫卵和微小膜壳绦虫卵，该法要先用离心沉淀法处理，再用硫酸锌溶液浮聚，碘液制片，镜检。

沉淀法 当某些虫卵，如吸虫卵和部分绦虫卵的比重大于饱和盐水的比重，不能用浮聚法进行检查，则采用沉淀法。①自然沉淀法：取适量粪便制成粪便悬液，用 40～60 孔的网筛先去除粪便残渣，注意将附着在残渣上的虫卵充分洗涤到滤液中，静置 25～30 分钟，弃上清，重新加满清水，每隔 20 分钟换水一次，直至上清液清澈为止，最后取沉渣做涂片镜检。②离心沉淀法：该法于自然沉淀法相似，只是采用离心快速沉淀，故较自然沉淀法省时省力。③汞碘醛离心沉淀法：取 1g 粪便，加约 10ml 汞碘醛溶液调匀，双层脱脂纱布过滤后加入 4ml 乙醚，振荡 2 分钟，离心，即分成乙醚、粪渣、汞碘醛、沉淀物四层，取第四层沉渣镜检。该方法既可浓缩，又可染色。注意汞碘醛混合液应临用新配，保存 8 小时后即不可再用。④醛醚沉淀法：将粪便经过滤离心后，弃上清液，加入 7ml 甲醛，5 分钟后加 3ml 乙醚，充分摇匀后离心，取最底层沉渣涂片镜检。

毛蚴孵化法 由于血吸虫卵中的毛蚴在温度适宜的清水中，短时间内可孵出，在水面下就可看见白色点状物作直线来回游动。因此可使毛蚴孵化后用放大镜观察，亦可将毛蚴吸出镜检。

钩蚴培养法 由于钩虫卵内幼虫在条件适宜的情况下可在短时间内孵出，因此可将粪便均匀地涂布在"T"字形纸条上，再将纸条插入试管内，注意纸条下端浸入水中，但粪便不接触水面。20～30℃ 条件下培养 3～5 天，观察试管底部，钩虫在水中常做蛇形游动，虫体透明。

肛门拭子法 此法主要用于检查蛲虫卵。常用棉签拭子法和透明胶纸法。用沾有生理盐水的棉签擦拭肛周或是用透明胶纸粘贴肛周，然后镜检。

司徒尔稀释虫卵计算法 用于调查感染度。取刻有 56ml 和 60ml 刻度的三角烧瓶一个，加入 0.1mol/L 氢氧化钠溶液至 56ml 刻度处，加被检粪便于烧瓶内，使瓶内液面上升至 60ml 刻度处（相当于 4g 粪便）投入 10 多个小玻璃球于瓶内，塞紧瓶口，用力摇荡。2 小时后，充分摇匀，吸取 0.15ml 粪便悬液至载玻片上，盖上大的盖玻片，在低倍镜下计算出全玻片虫卵数，最好连数 2 张，求得平均虫卵数。每克粪便中的虫卵数 = 0.15ml 粪便悬液中检出的虫卵数×100。由于粪便中的虫卵数受粪便性状的影响，对稀粪中所求得的虫卵数应以纠正：半成形粪便×1.5，软便×2，稀便×2，水样便×4。

定量透明法　该法适用于各种粪便内蠕虫卵的检查及计数。此法应用改良聚苯乙烯作定量板：大小 40mm×30mm×1.37mm，模孔为一长圆孔，大小 8mm×4mm，两端呈半圆形，所取的粪样平均为 41.7mg。操作时将大小约 4cm×4cm 的 100 目尼龙网或金属筛网覆盖在粪便标本上，自筛网上用刮片刮取粪便，置定量板于载玻片上，用一手的两指压住定量板的两端，将刮片上的粪便填满模孔，刮去多余粪便。掀起定量板，载玻片上留下一个长形粪样，然后在粪条上覆盖含甘油-孔雀绿溶液的大小为 5.0~2.6cm 的玻璃纸条，展平后加压，使玻璃纸下的粪便铺成长椭圆形。经 1~2 小时粪便透明后置镜下计数。将所得虫卵数×24，再乘上述粪便性状系数，即为每克粪便虫卵数。

其他　还可对其他排泄物与分泌物进行检查，比如用直接涂片法检查痰液中的肺吸虫卵；直接涂片镜检法检查十二指肠液和胆汁中的华支睾吸虫卵、肝片形吸虫卵和布氏姜片吸虫卵等；用离心沉淀法检查尿液中的埃及血吸虫卵。此外，将虫卵作为抗原的免疫学检测方法也不断涌现，如运用双抗体夹心法和环卵沉淀试验检测血吸虫虫卵。同样运用上述方法也可检查土壤、蔬菜水果或其他样本中卫生相关虫卵。

（裴晓方）

qūméi jiǎnyàn

曲霉检验（detection of *Aspergillus*）　对曲霉的菌落特征、形态特征、抗原性和核酸进行检查。曲霉在自然界分布极为广泛，谷物、空气、土壤和各种有机物品上均可分离到，是常见的污染真菌，属中有的菌种是条件致病菌，少数是致病菌，引起曲霉菌病，还有的则能引起过敏；有的菌种可引起水果、蔬菜及粮食霉腐，导致经济损失。此属霉菌也是重要的产毒真菌，主要的产毒菌种包括黄曲霉、寄生曲霉、杂色曲霉、构巢曲霉和棕曲霉等，其毒性代谢产物有黄曲霉毒素、杂色曲霉素和棕曲霉毒素等。由于此属的许多菌种具有分解有机物质和产生多种有机酸的能力，曲霉也是最常见且具有重要经济意义的真菌之一。曲霉属的大多数菌种仅有无性阶段（不完全态），属于丛梗孢目、丛梗孢科；少数菌种具有性阶段（完全态），在分类学上属于子囊菌亚门不整子囊菌纲，散囊菌目，散囊菌科，散囊菌属、新萨托菌属和裸壳菌属。

曲霉的菌落质地多为绒状，颜色较多，如黄色、白色、黑色、绿色、棕色等，菌落正面和反面常有不同的颜色，但同一种曲霉有稳定的颜色。菌丝发达有隔，部分菌丝特化为厚壁、膨大的足细胞，其上垂直着生直立的分生孢子梗，分生孢子梗顶端膨大形成顶囊。顶囊表面产生单层小梗（瓶梗）或双层小梗（梗基和瓶梗），小梗顶端产生分生孢子，呈链状排列，称为分生孢子链。由分生孢子梗、顶囊、小梗和分生孢子链构成分生孢子头，是曲霉无性繁殖方式的形态特征。曲霉的有性繁殖产生封闭状的球形闭囊壳，内含子囊，子囊内有 2^n 个子囊孢子。有的曲霉还可产生菌核和壳细胞，菌核是曲霉的一种休眠体，由菌丝紧密连接交织而成的，内层是疏松组织，外层是拟薄壁组织，表皮细胞壁厚、色深、较坚硬，大小不等；壳细胞是胞壁厚、胞腔较小、体积较大的终末细胞，常伴随某些曲霉的闭囊壳产生。

鉴定依据　①菌落特征：菌落的质地、生长速度、颜色、有无渗出物、环纹等。②形态特征：分生孢子梗表面粗糙与否以及梗的长短、是否弯曲；顶囊的形状；小梗的层数，以及小梗在顶囊上的分布范围；分生孢子的形状、大小、颜色、表面是否粗糙或有无纹饰；分生孢子头的颜色和形状，以及有无闭囊壳、菌核和壳细胞（图 1）。

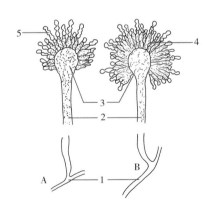

图 1　曲霉形态
A. 小梗单层（顶囊上生瓶梗）；B. 小梗双层（顶囊上生梗基，梗基上生瓶梗）。1. 足细胞；2. 分生孢子梗；3. 顶囊；4. 小梗；5. 分生孢子链

检验方法　包括直接镜检、分离培养、免疫学技术及分子生物学技术。①直接镜检：将待检

标本经乳酸苯酚制片或乳酸苯酚棉蓝染色后，置显微镜下用高倍镜观察其形态特征。②培养鉴定：选用曲霉鉴定的标准培养基察氏培养基，将待测菌种接种察氏培养基制成的平皿和斜面，前者用于菌落特征的观察，后者用于观察分生孢子头的形态。菌种培养4~7天后取培养物制片，观察无性繁殖形态，观察有性阶段形态需培养数周。③免疫学检测：主要用于曲霉感染的检测，采用酶联免疫吸附试验检测血清中的半乳糖甘露聚糖，可反映曲霉的感染程度，但应注意排除假阳性和假阴性。④分子生物学鉴定：可采用真菌通用引物 Its1 扩增出约 600bp 大小的产物，经 DNA 测序，确定菌种，或进行 DNA 限制性片段长度多态性分析；针对不同菌种，设计特异性引物，采用聚合酶链反应（PCR）或多重 PCR、荧光定量 PCR 进行检测。

常见菌种 主要介绍烟曲霉、黄曲霉、黑曲霉、杂色曲霉。

烟曲霉 属烟曲霉群，在土壤和腐败有机质上普遍存在，嗜高温，在 45℃ 或更高温度生长茂盛，大量存在于粮食发热霉变的中期和后期，使粮食温度增高和败坏；在空气中常年均有飘散，无明显季节性，是变态反应支气管肺真菌病的主要病原体。烟曲霉还是条件性深部真菌感染的主要病原菌之一，可引起人、鸟类和其他脊柱动物的肺烟曲霉病，是肺曲霉病的主要致病菌，常可致死。某些菌系可产生烟曲霉震颤素，引起实验动物震颤、痉挛、死亡。该菌可产生烟曲霉曲酸，引起实验动物肝和肾损害。该菌在察氏培养基上生长旺盛，菌落质地呈绒毛状或絮状，其表面中央产孢区域为深绿色、烟绿色，

周围白色，背面无色或淡黄色。镜下可见分生孢子梗带绿色，较短，常弯曲，表面光滑；顶囊烧瓶形，绿色；小梗单层，紧密着生于顶囊上部 2/3 表面；分生孢子球形或近球形，绿色，表面粗糙。分生孢子头短柱状，长短不一，尚未见有性阶段（图2）。可采用直接镜检和分离培养的方法进行检测，分子生物学检测可针对烟曲霉保守的 ITS1 核酸序列设计引物，进行 PCR 检测。

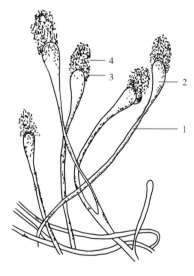

图2 烟曲霉形态
1. 分生孢子梗；2. 顶囊；3. 小梗；
4. 分生孢子

黄曲霉 属黄曲霉群，在土壤、腐败有机质、贮粮以及各类食品中可分离到，是侵害含水量 17% 左右粮食种子的主要霉菌；在空气中大量存在，常年均有飘散，春秋季为高峰，是重要的致敏原。此菌为条件性致病菌，能引起肺、胃肠等器官真菌病，常可致死，也是外耳道真菌病的病原菌之一。此菌的某些种可产生黄曲霉毒素，动物实验证明有强烈的致癌作用，中国约有 30% 的黄曲霉菌株产生黄曲霉毒素（见黄曲霉毒素检验）。该菌在察氏培

养基上生长较快，菌落呈绒毛状，初期稍带黄色，继变成黄绿色，老后变暗，平坦或有放射状沟纹，背面无色。镜下可见分生孢子梗粗糙，微弯曲，顶囊烧瓶形或近球形，小梗单层或双层或单、双层同时生于一个顶囊上，小梗布满顶囊表面。分生孢子球形或近球形，表面粗糙。有些菌系可见褐色菌核。分生孢子头呈疏松放射状，继变为疏松柱状（图3）。尚未发现有性阶段。该菌种鉴定可依据菌落绒毛状、黄绿色及顶囊，小梗单、双层同时存在的特点。可采用直接镜检和分离培养的方法进行检测，分子生物学检测可采用 PCR，如选用引物 5'-CGACGTCTACAAGCCTTCTGGAAA-3' 5'-CAGCAGACCGTCATTGTTCTTGTC-3' 经 PCR 扩增出大小为 200bp 目的片段，即可确定为黄曲霉。

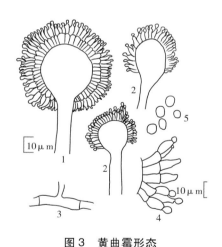

图3 黄曲霉形态
1. 双层小梗的分生孢子头；2. 单层小梗的分生孢子头；3. 足细胞；4. 双层小梗的细微结构；5. 分生孢子

黑曲霉 属黑霉群，是常见污染菌，能引起水分较高粮食的霉变。在空气中大量存在，常年均有飘散，无明显季节性，是重要的致敏真菌，该菌除可引起曲霉病，还能产生黑曲霉毒素。该菌在察氏培养基上生长较局限，

菌落初为白色，中间出现或不出现黄色区域，继变为粗绒状，黑色，黑褐色。菌落表面具短的放射状沟纹，边缘整齐，背面无色或中心略带黄褐色。镜下可见分生孢子梗壁厚，光滑，无色或梗上部略带黄色，长短不一；顶囊球形或近球形，无色或略带黄褐色；小梗双层，紧密着生于顶囊的全部表面；分生孢子球形，黑褐色，表面粗糙；菌核常出现，形状从不定形到圆形。分生孢子头初为球形，个大，成熟后为黑色，渐变为放射形或裂成几个呈放射的柱状物。有性阶段未发现。该菌种依据菌落及分生孢子头均呈黑色，极易鉴定，常凭菌落色泽即可做出判断。可采用直接镜检和分离培养的方法进行检测，分子生物学检测可用 PCR，如引物选用 5′-CCAGTACGTGGTCTTCAACTC-3′ 5′-CATACCATGACCATCGTTTGCT-3′经 PCR 扩增出大小为 150bp 目的片段，即可确定为黑曲霉。

杂色曲霉 属杂色曲霉群，分布很广，主要污染玉米、花生、大米和小麦等粮食，在肝癌高发区居民所食用的食物中，杂色曲霉污染较为严重，在食管癌高发地区居民喜食的霉变食品中也较为普遍。杂色曲霉也是常见的致敏真菌和条件致病菌，可致深部真菌病。所产杂色曲霉素的急性毒性不强，但具有肝和肾的慢性毒性，且具较强的致癌性（见杂色曲霉毒素检验）。该菌在察氏培养基上生长较局限，菌落绒状、絮状或两者同时存在，菌落颜色变化大，不同菌系正面局部可能为淡绿、灰绿，淡黄甚至粉红色，反面近于无色至黄橙色或玫瑰色，有的菌落有无色至紫红色的液滴。分生孢子头呈疏松放射状，分生

孢子梗光滑，无色或略带黄色。顶囊半椭圆形至半球形，小梗在其上半部或 3/4 着生，双层，分生孢子球形、粗糙，有的菌系可产生球形的壳细胞（图4）。可采用直接镜检、分离培养进行检测，分子生物学方法可采用 PCR-RFLP 进行检测。

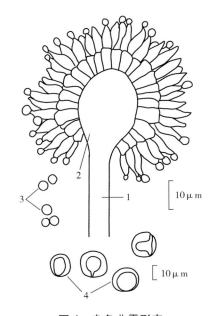

图4 杂色曲霉形态

1. 分生孢子梗；2. 顶囊；3. 分生孢子；4. 壳细胞

（余 倩）

qīngméi jiǎnyàn

青霉检验（detection of *Penicillium*） 对青霉菌落特征、形态特征和核酸进行检查。青霉在自然界分布极为广泛，是导致粮食和食品霉败变质的主要菌类，也是常见的污染菌。绝大多数青霉菌种为非致病菌，有些菌种为条件致病菌，仅有少数菌种为致病菌，引起皮肤、眼、甲板等感染，有时也引起全身播散性感染。该属有些菌种能产生引起中毒和致癌的真菌毒素，产毒菌种主要包括黄绿青霉、桔青霉、圆弧青霉、展青霉、纯绿青霉、红青霉、产紫青霉、冰岛青霉和皱褶青霉等，

其毒性代谢产物为黄绿青霉素、枯青霉素、圆弧偶氮酸、展青霉素、红青霉素、黄天精、环氯素和皱褶青霉素等。青霉在分类学上属于丛梗孢目、丛梗孢科，大多数菌种仅有无性阶段，少数菌种的有性阶段归入散囊菌科，正青霉属、蓝状菌属和钩囊菌属。

青霉的菌落大多带绿色，颜色很不稳定，质地有绒状、絮状、束状和绳状四种，是其菌种的主要特征之一。营养菌丝体无色，淡色或鲜明的颜色，有隔，依据是否在培养基中生长，青霉菌丝可分为埋伏型及气生型，生长或疏松或紧密或结成菌丝索，是形成不同质地菌落的原因。分生孢子梗由气生菌丝或埋伏菌丝直接长出，单生或集合成束，顶端有时稍膨大，无顶囊，梗壁光滑或呈不同程度的粗糙。青霉的小梗有三种形态：①安瓿形或瓶形，瓶梗基部较窄，向上逐渐膨大再变细，形成宽阔的顶部。②披针形或枪锋形，瓶梗细长变尖，似披针。③瓶梗为较窄的管状物。产生小梗的细胞称为梗基，支持梗基的细胞称为副枝，产生在副枝与梗基之间的细胞称为次副枝。帚状枝是青霉的特征性形态，包括分生孢子梗分支以上至产孢细胞的整个帚状分枝系统，是青霉鉴定的主要依据。

青霉依帚状枝的复杂程度分为：①单轮青霉组，帚状枝由单轮小梗构成，常呈安瓿形，分生孢子梗顶部有时稍膨大。②对称双轮青霉组，梗基紧密轮生，瓶梗为披针形，帚状枝呈大体对称。③双轮非对称青霉组，不具上述双轮对称组的特点，帚状枝做两次或多次分枝。④多轮青霉组，帚状枝复杂，常在梗基下有多次分枝。分生孢子球形、近球形、

椭圆或短柱形等，大多数生长时呈蓝绿色，有时无色或别的淡色，绝不会呈污黑色，表面光滑或粗糙，常呈链状排列，松散或纠结，或呈致密的单个或几个柱状（图1）。青霉的有性阶段主要产生两种类型的闭囊壳，一种由厚壁的拟薄壁组织组成，坚硬如菌核，从中央向外缓慢地成熟；另一种质地松软，由疏松交织的菌丝组成，能较快地形成子囊和子囊孢子。子囊生于闭囊壳内，多为球形、椭圆形或梨形，单独或成串着生，其内生子囊孢子，子囊孢子球形或双凸镜形，光滑或具有多样的纹饰。少数菌种可产生菌核。

鉴定依据 ①菌落特征：菌落的质地、生长速度、颜色、有无渗出物及渗出物的颜色、纹饰等。②形态特征：分生孢子梗表面粗糙与否，小梗的轮数，帚状枝的特征，分生孢子的形状、大小、颜色、表面是否粗糙或有无纹饰；有无闭囊壳及子囊孢子的形态。

检验方法 包括直接镜检、分离培养及分子生物学技术。

①直接镜检：将待检标本经乳酸苯酚制片或乳酸苯酚棉蓝染色后，置显微镜下用高倍镜观察其形态特征。②培养鉴定：选用青霉鉴定的标准培养基察氏培养基，将待测菌种接种察氏培养基制成的平皿和斜面，前者用于菌落特征的观察，后者用于观察帚状枝的形态。菌种培养4~7天后取培养物制片，观察形态，观察有性阶段形态需培养数周。③分子生物学鉴定：可采用真菌通用引物Its1扩增出约600bp大小的产物，经DNA测序，确定菌种，或进行DNA限制性片段长度多态性分析；或根据青霉的5.8Sr DNA和28Sr DNA区域设计通用引物，采用聚合酶链反应（PCR）、荧光定量PCR等进行检测。

常见菌种 主要有黄绿青霉、桔青霉、圆弧青霉、岛青霉、展青霉。

黄绿青霉 又称异名毒青霉。属单轮青霉组，斜卧青霉系，在自然界分布较广，常可从土壤、病变米和其他基质上分离出来，能在较低温度和营养条件下正常发育。此菌产生黄绿青霉素，是

很强的神经毒素。该菌在察氏琼脂培养基上生长局限，表面皱褶，菌落中央或凸起或凹陷，绒状或稍现絮状，淡黄灰色，仅微具绿色，反面及培养基呈亮黄色。渗出液很少或没有，有时则呈柠檬黄色，略带霉味。分生孢子梗自紧贴于基质表面的菌丝生出，壁光滑；帚状枝大多为单轮，偶尔可作1、2次分枝；分生孢子链略平行或稍散开；小梗排列紧密，8~12个一簇；分生孢子呈球形，壁薄，光滑或近于光滑，成链时具明显的孢隔（图2）。

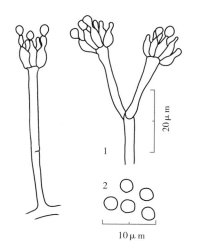

图2 黄绿青霉形态
1. 帚状枝；2. 分生孢子

桔青霉 属不对称青霉组，绒状青霉亚组，桔青霉系，在自然界分布很广，常见于霉腐材料和贮藏粮食上，是"黄变米"的主要污染真菌。在空气中常年可分离到，可致Ⅰ型和Ⅲ型变态反应。此菌产生桔青霉素，有肾毒性（见桔青霉素检验）。该菌在察氏琼脂培养基上生长局限，菌落绒状，少数呈絮状，艾绿色，表面具简单的放射状沟纹，背面橙黄色，可见密集的放射状皱纹，渗出液为淡黄色。分生孢子梗大多从基质生出，直立、较短，帚

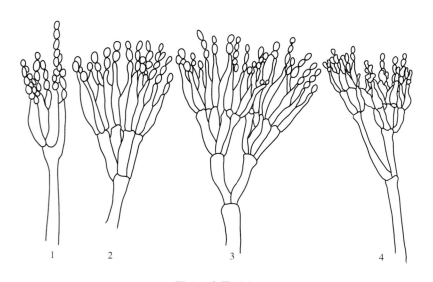

图1 青霉形态
1. 单轮青霉；2. 对称双轮青霉；3. 多轮青霉；4. 双轮非对称青霉

状枝不对称，由 3~4 个轮生而略散开的梗基组成，每个梗基上再簇生 6~10 个略密集平行排列的小梗，分生孢子球形或近球形，表面光滑或近光滑，分生孢子链为明显分散的细长柱状（图 3）。

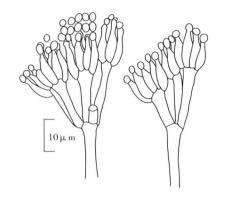

图 3　桔青霉形态

圆弧青霉　属不对称青霉组，束状青霉亚组，圆弧青霉系，在自然界分布广泛，寄生于鳞茎植物、谷物和饲料上，在白米上寄生，产生黄色斑点，并具特殊的坏米臭味，也是致敏真菌之一，可产生具神经毒的圆弧偶氮酸。该菌在察氏琼脂培养基上生长较快，菌落绒状或粉状，略带放射状皱纹，暗蓝绿色，生长期有约 1.5mm 宽的白色边缘，反面无色或初期带黄色，继变为橙褐色。渗出液无或较多，浅黄色。分生孢子梗大多典型粗糙，帚状枝不对称，紧密，常具三层分枝，上生纠缠的分生孢子链，小梗 4~8 个轮生，分生孢子大多近球形，光滑或略显粗糙（图 4）。

岛青霉　属双轮对称青霉组，绳状青霉系，在自然界分布很广，世界各产稻区的大米上多有发现，其次为玉米、大麦，小麦上很少。大米初染时为淡灰色，后变为橙黄色至橙褐色，米粒上有溃疡状病斑，脆弱易碎，也是常见的致

敏真菌。岛青霉产生黄天精和环氯素，均有肝毒性，能引起动物的肝损害，并能导致肝癌。该菌在察氏琼脂培养基上生长局限，菌落致密丛状，有显著的环纹及轻微的放射状皱纹，呈橙色、红色及暗绿色的混合体，反面为橙红色至红褐色。分生孢子梗短，壁光滑，帚状枝典型对称双轮生，小梗披针形，分生孢子椭圆形，光滑（图 5）。

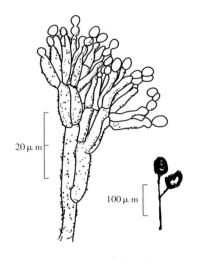

图 4　圆弧青霉形态

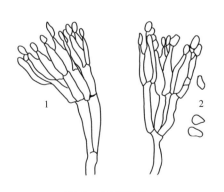

图 5　岛青霉形态
1. 帚状枝；2. 分生孢子

展青霉　又称荨麻青霉。属不对称青霉组，束状青霉亚组，在自然界分布较广，主要存在于水果及其制品中，特别易分离自霉烂苹果和苹果汁中。该菌产生展青霉素，可导致动物死亡，皮

下反复注射可引起注射部位产生肉瘤，该毒素也是神经毒素（见展青霉素检验）。在察氏琼脂培养基，该菌上生长局限，菌落大多有放射状沟纹，中央稍凸起，表面呈现粒状，正面灰绿色至亮灰色，反面暗黄色渐变为橙褐色乃至红褐色，稍扩散于培养基中。分生孢子梗部分单生，部分集结成束，多弯曲，壁光滑；帚状枝疏松散开，可具 3~4 层分枝，其大小和复杂程度差别很大；分生孢子链略散开，梗基较短，小梗短而密集，8~10 个一簇；分生孢子椭圆形、球形或短柱形，光滑（图 6）。

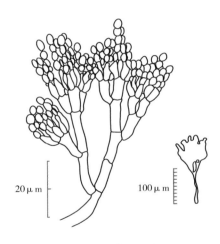

图 6　展青霉形态

（余 倩）

liándāojūn jiǎnyàn

镰刀菌检验（detection of *Fusarium*）　对镰刀菌的菌落特征、形态特征和核酸进行检查。镰刀菌属霉菌，在自然界分布极广，种类繁多，普遍存在于土壤及动植物有机体上，营寄生或腐生生活。镰刀菌可侵染多种植物，如粮食作物、经济作物等，引起植物的根腐、茎腐、茎基腐、花腐和穗腐等多种病害，是重要的植物病原菌。少数镰刀菌菌种属条

件致病菌，在一定条件下可引起镰刀菌病，主要包括浅部真菌感染如角膜炎、皮肤溃疡，导致局部侵袭性或播散性感染，以及过敏性反应如鼻窦炎等；有些菌种还可能与人类恶性肿瘤的发生有一定关系。有的菌种浸染谷物和饲料后，产生毒素引起人和动物的中毒，主要的产毒菌种包括串珠镰刀菌、禾谷镰刀菌、三线镰刀菌、雪腐镰刀菌等，其毒性代谢产物有串珠镰刀菌毒素、玉米赤霉烯酮、伏马菌素、脱氧雪腐镰刀菌烯醇、雪腐镰刀菌烯醇、T-2 毒素等。镰刀菌属大部分菌种的无性阶段属于半知菌亚门，丝孢纲，瘤座菌目，瘤座菌科；少数菌种具有性阶段，属于子囊菌亚门，核菌纲，肉座菌目，丛赤壳菌科，赤霉属、丽赤壳属，赤壳属和隐赤壳属。镰刀菌属种类较多，形态复杂，易受环境影响而发生变异，鉴定到种较难。

镰刀菌生长迅速，菌落多为棉絮状或绒状及粉状，颜色多样，有白、黄、红、紫等，反面颜色与正面相同但色常更深，培养基也常染成同样的颜色，但绝无黑色。菌丝有隔、透明，自由分枝，也可以形成绳状、菌丝束，有的菌种气生菌丝发达，可以高达 0.5~1cm，也有的气生菌丝稀疏甚至完全无气生菌丝，分生孢子梗从菌丝或侧枝上生出，或组成分生孢子座，即由分生孢子梗聚集形成小垫，其中有大量分生孢子聚集在一起，形成黏孢团。分生孢子梗分枝或不分枝，其上的产孢细胞为简单的瓶状小梗或多芽产孢细胞，产生的分生孢子分为：①小分生孢子，着生于分枝或不分枝的分生孢子梗上，呈假头状着生、链状着生或散生，

0~1 隔，透明，形态多样，如卵形、梨形、椭圆形、披针形等，有的菌种具有多种形状的小分生孢子，而有的菌种缺乏小孢子或小孢子极少。②大分生孢子，着生在菌丝短小爪状突起上或产生于分生孢子座上，或产生在黏孢团中，1~11 隔，透明，形态也多样，如镰刀形、纺锤形、线形等，并有不同程度的弯曲，大分生孢子顶部的第一个孢室即顶端细胞（头胞），基端细胞即脚胞，不同菌种二者的形态有所不同。镰刀菌属的许多菌种可产生厚膜孢子，通常圆形或卵圆形，壁光滑或有突起，绝大多数无色，少数为褐色，肉桂色，以单生、串生或堆生的方式着生于菌丝的不同部位，有的由大孢子部分细胞膨大直接形成。有的菌种在菌丝间或末端产生的薄壁膨大细胞，无色、透明，且无浓集的原生质颗粒。镰刀菌的有性阶段形成卵圆形或圆形的子囊壳，深蓝色至黑紫色或鲜艳，粗糙或光滑，顶部有突起或平的孔口。子囊壳内含有棍棒状子囊，子囊内含 8 个子囊孢子。子囊孢子椭圆形，梭形或新月形，0~3 隔，无色。在实验室条件下培养时不易见到镰刀菌有性阶段的形态。个别种生长后期可以产生菌核，颜色有黄色、白色、紫色、红色、绿色等。菌核的形状多为球形，单生或丛生。

鉴定依据 ①菌落特征：菌落的质地、生长速度、颜色、有无渗出物、环纹等。②形态特征大、小分生孢子的形状、大小及着生方式；厚膜孢子的形态及着生方式，其中重要的是大分生孢子的形状、小分生孢子的有无、形状以及着生方式、厚膜孢子的有无。

检验方法 包括直接镜检、

分离培养及分子生物学技术。①直接镜检：待检标本经乳酸苯酚制片或乳酸苯酚棉蓝染色后，置显微镜下用高倍镜观察形态。②分离培养：鉴定镰刀菌的标准培养基有马铃薯葡萄糖琼脂（PDA）、石竹叶琼脂（CLA）、合成琼脂（SNA）、土壤培养基。CLA、SNA 可刺激镰刀菌产孢，用于观察分生孢子，PDA 可用于观察菌落形态和颜色，土壤培养基有利于形成厚壁孢子。③分子生物学技术：可采用真菌通用引物扩增 rDNA 基因 ITS，经 DNA 测序，在 GenBank 核酸序列数据库进行同源序列搜索及分析确定菌种，或通过网站获得不同镰刀菌 rDNA ITS 序列的限制性内切酶位点，进行 DNA 限制性片段长度多态性分析；或针对不同菌种，设计特异性引物，采用聚合酶链反应（PCR）或多重 PCR、荧光定量 PCR 进行检测。

常见菌种 主要介绍禾谷镰刀菌、串珠镰刀菌、尖孢镰刀菌、雪腐镰刀菌。

禾谷镰刀菌 有性阶段为玉米赤霉，主要寄生在禾本科植物上，引起小麦、大麦和元麦的赤霉病，以及导致多种植物的根腐、茎基腐和穗腐病。该菌在空气中大量存在，常年均可分离到，是重要的致敏原。此菌能产生玉米赤霉烯酮、脱氧雪腐镰刀菌烯醇等毒素（见玉米赤霉烯酮检验、脱氧雪腐镰刀菌烯醇检验）。在 PDA 培养基上生长快，菌落充满培养皿，棉絮状，开始白色，继变成紫红色，中央常有黄色气生菌丝区，背面深洋红色。分生孢子梗呈轮状着生于短的菌丝分支上；大分生孢子近镰刀形、纺锤形等，顶端细胞稍尖或略钝，脚胞有或无，大多具 3~5 横隔，无

色、无小分生孢子（图1）；厚壁孢子无或极少，一般野生型菌株在培养基上不产生孢子，但在菌丝间可见膨大细胞。

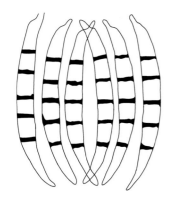

图1　禾谷镰刀菌大型分生孢子

串珠镰刀菌　有性阶段为藤仓赤霉，主要寄生于禾谷类作物，如稻谷、甘蔗、玉米和高粱等，污染玉米及其食品。串珠镰刀菌为稻恶苗病赤霉群中的一个种，主要产生伏马菌素（FB）、串珠镰刀菌素（MF）和镰刀菌C三种毒性代谢产物，其中FB对某些牲畜有急性及潜在的致癌性，严重威胁人类、动物健康和食品安全（见伏马菌素检验）。在PDA培养基上生长较快，气生菌丝呈棉絮状，蔓延，高0.2~0.8cm，有些菌株平铺或局部低陷，苍白至粉红色、淡紫色，反面为较淡的黄、赭、紫红乃至蓝色。野生型菌株一般产孢子良好，在气生菌丝层上有一层稍稍反光松散的细粉，即是散落成堆的孢子。某些菌株在菌落中央产生粉红色、粉红-肉桂色的黏孢团，个别菌株则为暗蓝色，黏孢团含大量的小分生孢子及较多的大分生孢子。大分生孢子为镰刀形、纺锤形、棍棒形、线形，直或稍弯，孢子两端窄细或粗细均一，或一端较锐，透明，一般多为3~6个隔，7隔者罕见；

小分生孢子呈椭圆形、纺锤形、卵形、梨形、腊肠形，透明，单细胞或有1~2个隔，主要以链状方式着生；无厚壁孢子。有些菌株可产生子座，呈黄色、褐色或紫色，子囊壳深蓝色、球形、卵形或略带圆锥形，外壁具疣状突起或表面粗糙，子囊圆筒形至腊肠形，内含4~8个子囊孢子；子囊孢子椭圆形，呈单行或不规则双星排列。有些菌株还可形成菌核（图2）。

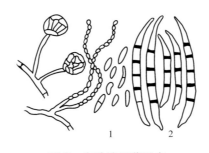

图2　串珠镰刀菌形态
1. 小分生孢子；2. 大分生孢子

尖孢镰刀菌　是世界性分布的土传病原真菌，寄主范围广泛，可寄生在玉米、小麦、大麦的种子上。该菌能产生玉米赤霉烯酮及T-2毒素（见T-2毒素检验）。在PDA平板上培养，气生菌丝生长良好，有隔、分枝、透明，有的有结成绳状的趋势，呈白色，或其他浅色，菌落突起絮状，粉白色、浅粉色至肉色，略带有紫色。黏孢团有或无，无色或浅玫瑰、赭、蓝色；小分生孢子着生于气生菌丝上，呈假头状，或着生于黏孢团中，单胞、椭圆形、近柱形、卵形等；大分生孢子镰刀形、纺锤形等，少许弯曲，顶端细胞较长、稍尖、很尖或稍窄钝，脚胞有或无，孢壁薄，多数为3~5隔。厚垣孢子间生或顶生，单细胞或双细胞，光滑或粗糙，球形或矩圆形，菌核有或无（图3）。

雪腐镰刀菌　有性阶段为雪腐丽赤壳，主要寄生于粮食，在4℃低温发育良好。在小麦、大麦和玉米等谷物上生长，可产生镰刀菌烯酮-X、雪腐镰刀菌烯醇（见雪腐镰刀菌烯醇检验）和二乙酸雪腐镰刀菌烯醇等有毒代谢产物。该菌在PDA培养基上生长较慢，菌落呈白色、浅桃红色、粉红色至杏黄色，基质稍呈浅黄色，反面浅赭色、浅赭-暗蓝色等。菌丝呈稀疏的棉絮状、蛛丝状。大分生孢子直接产生于气生菌丝中，在某些菌株中，则可自小的分生孢子梗座上生出，纺锤形至镰刀形，两端渐变窄，末端钝圆，基部无脚胞，分1~3隔（图4）；无小分生孢子及厚膜孢子。黏孢团呈鲑橙色、浅橙色。

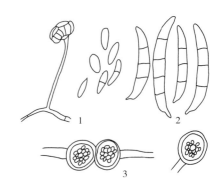

图3　尖孢镰刀菌形态
1. 小分生孢子；2. 大分生孢子；
3. 厚膜孢子

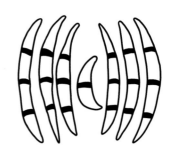

图4　雪腐镰刀菌大型分生孢子

（余倩）

máoméi jiǎnyàn

毛霉检验（detection of *Mucor*）

对毛霉的菌落特征和形态特征进行检查。毛霉属于接合菌亚门、接合菌纲、毛霉目，毛霉科，是毛霉科中最大的一个属，约有60多个种。毛霉在自然界分布很广，存在土壤、粪便、禾草及空气等环境中，可引起高水分含量的粮食及食品的霉变、水果的腐烂。属中某些菌为重要的致敏真菌，有些菌种可引起重症疾病患者的毛霉菌病，其特征多表现为急性炎症，发展很快，常引起广泛播散，并常侵袭血管引起血栓形成和梗死，尤其是脑毛霉菌病可在短期内造成死亡。该菌也常用于发酵工业，如利用其淀粉酶制曲、酿酒；利用其蛋白酶以酿制腐乳、豆豉等。

检验方法 可采用直接镜检和培养的方法进行鉴定，常用的培养基为马铃薯葡萄糖琼脂（PDA）。该属菌在培养基上蔓延生长，形成絮状无定形的菌落，初为白色，后灰白色、灰褐色至黑色，有时培养皿在室温放置48～72小时，絮状菌丝即铺满整个平皿。毛霉菌菌丝粗而无隔，多核，呈分枝状，无匍匐菌丝和假根；孢囊梗由菌丝体上直接生出，可呈单生、总状分枝或假轴状分枝；孢子囊着生在孢囊梗各分支的顶端，呈球形，褐色，成熟后囊壁易消失或破裂，显出囊内形状各异的囊轴，无囊托，并释放出孢囊孢子。孢囊孢子球形、单生、无色、壁薄且光滑（图1）。毛霉的有性繁殖是经同宗或异宗配合产生接合孢子。

常见菌种 有总状毛霉、高大毛霉等。

总状毛霉 毛霉属中分布最广的一个种，几乎在土壤、粪便、谷物及其他生霉水果、蔬菜等基物上都能找到此菌。在空气中常年均有飘散，季节性不明显，是重要的致敏真菌。总状毛霉可产生有机酸，对甾族化合物有转化作用。在PDA培养基上生长迅速，菌落充满培养皿，呈绒毛状，气生菌丝发达，直立生长，浅黄褐色，薄棉絮状。孢囊梗由菌丝体直接生出，具有短的、稀疏的假轴状分枝；孢子囊球形，浅黄色至黄褐色，囊轴球形或近球形。孢囊孢子近球形、宽椭圆形，单个无色，聚集在孢囊中呈灰色；厚壁孢子极多，大小不一，光滑，无色或黄色，可在菌丝体、孢囊梗甚至囊轴上生成，是总状毛霉最显著的特征。接合孢子球形，无色，有粗糙的突起。

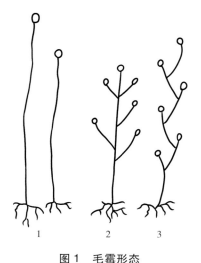

图1 毛霉形态

1. 孢囊梗单生；2. 孢囊梗总状分枝；3. 孢囊梗假轴状分枝

高大毛霉 分布很广，多出现在粮食和牲畜的粪便中，也是粮食和食品中最常见的毛霉之一，能产生羟基丁酮、脂肪酶。在PDA培养基上生长迅速，菌落初为白色，老后变为淡黄色，有光泽，菌丛高达3～12cm或更高。孢囊梗直立，不分枝，长度同菌丛的高度，壁不滑，无色；孢子囊顶生，幼时黄色，老后变为灰褐色，壁有草酸钙结晶，囊轴梨形，至圆柱形，有橙色内含物；孢囊孢子椭圆形或近短柱形，长为宽的一倍，光滑，无色或暗黄色。接合孢子球形，黑色，疣刺明显（图2）。

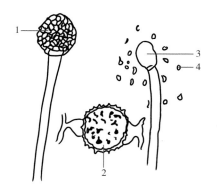

图2 高大毛霉形态

1. 孢囊梗和幼年孢子囊；2. 接合孢子；3. 孢子囊破裂后露出囊轴；4. 孢囊孢子

（余 倩）

gēnméi jiǎnyàn

根霉检验（detection of *Rhizopus*）

对根霉的菌落特征和形态特征进行检查。根霉属接合菌亚门、接合菌纲、毛霉目，毛霉科，在自然界分布广，各种自然基质上都有存在，在潮湿的粮食及食品上能迅速蔓延生长，引起粮食及食品的霉烂变质，属中某些菌种可致毛霉病，也是实验室空气中的常见污染菌。根霉淀粉酶活性很强，广泛应用于发酵工业，还能生产延胡索酸、乳酸等有机酸，也是转化甾族化合物的重要菌类。

检验方法 采用直接镜检和培养的方法进行鉴定，常用的培养基为马铃薯葡萄糖琼脂（PDA）。该属菌在培养基上生长迅速，菌落无定形，棉絮状，初为灰白色，后为灰黑色，其上密布肉眼可见的黑色小点；营养菌丝无隔、多核、分枝状，可分化成匍匐菌丝。匍匐菌丝（又称匍匐枝），是真菌在固体基质上形成的与表面平行具有延伸功能的弓状弯曲菌丝。每隔一段距离，在匍匐状菌丝上长出假根，即一种单一或多细胞的，生长于菌丝下方的根状菌丝。孢囊梗在假根上方长出，直立不分枝，1～10枝丛生，淡褐色，孢子囊自孢囊梗顶端长出，球形或椭圆形，褐色或黑色，囊的基部有囊托，中间为球形或近球形囊轴。孢囊孢子球形，卵圆形或不规则形，单孢，无色或浅褐色，表面有棱角或线状条纹。有性繁殖形成接合孢子，球形、卵形、外膜刚硬、黑色，有瘤状突起（图1）。

常见菌种 有黑根霉、少根根霉、华根霉等。其中黑根霉，异名匍枝根霉，又称面包霉，是根霉属中最常见的菌种，在自然界分布广泛，多生于面包、馒头和富含淀粉的食物上，使食物腐烂变质，也导致瓜果蔬菜等在运输和贮藏中的腐烂及甘薯的软腐病。该菌为条件性致病菌，是深部毛霉菌病重要病原菌之一。在空气中常年均有飘散，高峰期3～7月，是重要的致敏真菌。该菌在PDA培养基上生长迅速，菌落充满培养皿，菌丝粗壮，呈蛛网状，初期白色，继而逐渐变黑，老后完全变成灰黑色，背面无色。孢囊梗直立，多3株成束，不分支，光滑或稍粗糙，暗褐色，无横隔，假根发达；孢子囊球形或近球形，褐色；囊轴球形至近球形，囊托大，楔形；孢囊孢子球形、近球形、椭圆形或其他不规则形，多有棱角，灰色，表面具浅条状纹饰；接合孢子球形，粗糙突起（图2）。

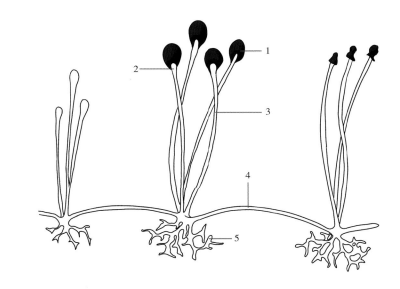

图1　根霉形态
1. 孢子囊；2. 囊轴；3. 孢囊梗；4. 匍匐菌丝；5. 假根

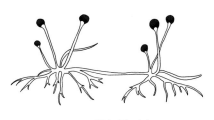

图2　黑根霉形态

（余　倩）

mùméi jiǎnyàn

木霉检验（detection of *Trichoderma*）　对木霉的菌落特征和形态特征进行检查。木霉属半知菌亚门、丝孢纲、丛梗孢目、丛梗孢科，其有性阶段为肉座菌属，在自然界分布广泛，生存在朽木、土壤、有机肥、植物残体和空气中，也可分离自霉变粮食与食品，特别易寄生在大型真菌的子实体上，造成食用菌及药用真菌栽培业的损失。木霉属真菌也可用于生产纤维素酶、抗生素合成核黄素及转化甾族化合物，产生的毒素木霉素属于单端孢霉烯族化合物。

检验方法　采用直接镜检和培养的方法进行鉴定，常用的培养基为马铃薯葡萄糖琼脂（PDA）。

该属菌在培养基上生长迅速，菌落棉絮状或致密丛束状，产孢丛束区常排列成同心轮纹，菌落表面呈不同程度的绿色，反面无色或有色，气味有或无，有的菌株因产孢不良而几乎呈白色。菌丝透明、有隔，分枝繁复；分生孢子梗为菌丝的短侧枝，其上可形成二级、三级对生或互生分枝，分枝角度为锐角或几乎直角，最终形成似松柏的分枝轮廓，分枝的末端为束生、对生、互生、单生的瓶状小梗，有的菌株主梗末端为一鞭状而弯曲不孕菌丝；分生孢子由小梗相继生出，呈近球形或椭圆形、圆筒形、倒卵形等，壁光滑或粗糙，透明或亮黄绿色，生出的小梗因黏液而聚成球形或近球形的孢子头，有时几个孢子头可汇成一个大的孢子头（图1）。

常见菌种　有康氏木霉、绿色木霉。其中，绿色木霉广泛存在于自然界的各种有机物质和土壤中，在粮食外部，特别是颖壳上能分离出来，也是袋栽食用菌最常见、危害极大的污染菌。该菌能导致呼吸系统的变态反应，

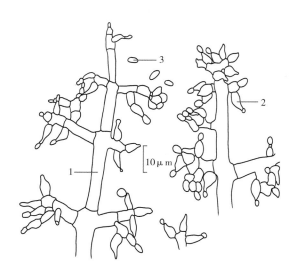

图1　木霉形态
1. 分生孢子梗；2. 小梗；3. 分生孢子

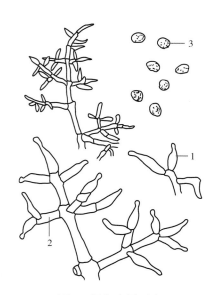

图2　绿色木霉形态
1. 小梗；2. 分生孢子梗；3. 分生孢子

产生木霉素。绿色木霉是产纤维素酶活性最高的菌株之一，也是资源丰富的拮抗微生物。在PDA培养基上生长迅速，初为白色致密的基质菌丝，后形成致密的产孢丛束区，产孢区为黄绿色或深蓝绿色。菌丝有隔分枝，分生孢子梗是菌丝的短侧枝，无色，对称分歧，分枝角度近于直角，在分枝末端呈叉状形成瓶状小梗，小梗端部尖削，微弯，分生孢子单生或簇生于小梗端部，多为球形、卵圆形，无色或绿色，孢壁有明显的疣状突起。厚膜孢子有或无（图2）。

(余　倩)

jiélíngbāoméi jiǎnyàn

节菱孢霉检验（detection of Arthrinium）　对节菱孢霉的菌落特征和形态特征进行检查。节菱孢霉属于半知菌亚门、丛梗孢目，可在土壤、空气和植物果实中分离到，是分布世界各地的植物腐生菌。属中某些菌种（如甘蔗节菱孢、蔗生节菱孢、暗孢节菱孢）可导致甘蔗质地变软，瓤部颜色变深，具酒糟味，引起霉变甘蔗

中毒，即指食用了保存不当而霉变的甘蔗引起的急性食物中毒。该菌产生的毒素是3-硝基丙酸，具强烈神经毒，可严重破坏中枢神经组织，导致昏迷，呼吸衰竭，甚至死亡。有的菌种为条件致病菌，导致皮肤真菌病，如暗孢节菱孢。检验方法包括直接镜检和分离培养。该属菌在马铃薯葡萄糖琼脂培养基上呈生长蔓延，菌落白色或略带黄色絮状，背面微黄至深褐。有的菌落中间呈褐色，背面黑褐色，有的菌落带粉红色，有的菌丝较稀疏，并具有大量黑色孢子团（图）。镜检可见分生孢子梗从母细胞垂直于菌丝生出，

简单，无色；分生孢子顶生或侧生，褐色，光滑，双凸镜形，具土星样环和透明芽缝，有的菌株具有腊肠形孢子，褐色、光滑。

(余　倩)

hēipútaozhuàngsuìméi jiǎnyàn

黑葡萄状穗霉检验（detection of Stachybotrys atra corda）　对黑葡萄状穗霉的菌落特征和形态特征进行检查。黑葡萄状穗霉属半知菌亚门、丝孢纲、丝孢目、暗色孢科、葡萄状穗霉属，是该属中最常见的种，常可从草食动物的粪便、种子、空气中分离到，该菌产生的黑葡萄状穗霉毒素属于单端孢霉烯族化合物，可使牲

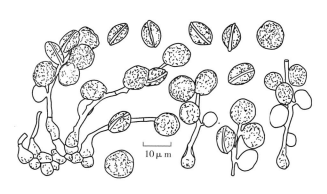

图　节菱孢霉的分生孢子

畜特别是马中毒，导致其口腔、鼻腔黏膜溃烂，颗粒性白细胞减少，死亡；使接触有毒草料的人，出现皮肤炎、咽峡炎、血性鼻炎。可采用直接镜检和培养进行鉴定。该菌在马铃薯葡萄糖琼脂培养基上生长较慢，菌丝匍匐、蔓延，菌落初期为烟褐色或绿褐色，绒状，后为黑褐色或黑色，粉末状，背面黑色。菌丝有隔、分枝，透明或稍有色；分生孢子梗从菌丝直立生出，分隔，初透明后呈烟褐色，且规则地互生分枝或不规则分枝；分生孢子梗分枝的末端单生、对生或轮生透明或浅褐色粗大瓶状小梗，顶端膨大；分生孢子单个地生在瓶状小梗的末端，椭圆形、近柱形或卵形，暗褐色，有刺状突起（图）。

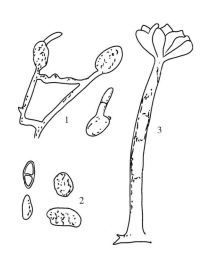

图　黑葡萄状穗霉形态

1. 孢子萌发及芽管联结现象；2. 成熟的和未成熟的孢子；3. 简单的分生孢子梗

（余　倩）

huàzhuāngpǐn wèishēng wēishēngwù jiǎnyàn

化妆品卫生微生物检验（examination of sanitary microorganism in cosmetics）

为判明化妆品受微生物污染情况、评价其卫生质量所做的检验。化妆品是指以涂抹、喷洒或其他类似方法，施于人体表面任何部位（皮肤、毛发、指甲、口唇、口腔等），以达到清洁、消除不良气味、护肤、美容和修饰目的的化学工业品。化妆品在制造、运输、贮藏、销售以及消费者使用过程中容易受到微生物的污染，其被污染的微生物种类很多，如细菌、霉菌和酵母菌等。它们不仅可使产品变质，失去商品价值，而且如污染的是致病性微生物，则可对人体健康造成危害。此外，微生物在利用化妆品中的营养成分生长、繁殖的同时，还会有腐败、酸解的代谢产物产生，可直接刺激皮肤、黏膜发生炎症反应。化妆品卫生微生物检验的目的在于了解化妆品微生物污染的来源、种类以及可能对使用者造成的危害，并提出预防微生物污染的措施。

检验指标　包括细菌菌落总数、霉菌和酵母菌菌落总数、特定菌（粪大肠菌群、金黄色葡萄球菌和铜绿假单胞菌）。中国《化妆品卫生规范》中规定化妆品的微生物学指标应达到如下标准：①眼部化妆品与口唇等黏膜用化妆品以及婴儿和儿童用化妆品，菌落总数以菌落形成单位（colony forming unit，CFU）表示，≤500CFU/ml 或 500CFU/g。②其他化妆品菌落总数≤1000CFU/ml 或 1000CFU/g。③每克或每毫升产品中不得检出粪大肠菌群、铜绿假单胞菌和金黄色葡萄球菌。④化妆品中霉菌和酵母菌总数≤100CFU/ml 或 100CFU/g。

检验方法　所采集的化妆品样品，应具有代表性，一般视每批化妆品数量多少，随机抽取相应数量的包装单位。检验时，应分别从 2 个包装单位以上的样品中共取 10g 或 10ml。包装量小于 20g 的样品，采样量应适量增加样品包装数量。供检验样品，应严格保持原有的包装状态，进口产品应为市售包装。容器不应有破裂，在检验前不得打开。若只有一份样品而需做多种分析（如微生物、毒理、化学等）时，应先做微生物检验。

样品处理　①水溶性的液体样品或亲水性半固体状样品，可直接用生理盐水稀释、制成 1∶10 检液。②油性液体样品或疏水性半固体状样品，在水中分散性差难与培养基混合，则应首先加入液体石蜡研磨成黏稠状，再加吐温-80 使之均质化，最后加生理盐水稀释、制成 1∶10 检液。③固体样品，可将其加到生理盐水中，充分振荡混匀，使其分散混悬，静置后，取上清液再加生理盐水稀释。化妆品样品 1∶10 的生理盐水溶液可直接作为检液进行微生物检验，也可稀释若干倍后再进行微生物检验。

细菌菌落总数　1g 或 1ml 化妆品检样，在卵磷脂吐温-80 营养琼脂培养基上，于 37℃培养 48 小时后，生长的一群嗜中温的需氧性细菌菌落总数。主要作为判定化妆品被细菌污染程度的指标。检验方法见菌落总数测定。为便于区别化妆品中的颗粒与菌落，可在每 100ml 卵磷脂吐温-80 营养琼脂中加入 1ml 0.5% 的氯化三苯四氮唑溶液，如有细菌存在，培养后菌落呈红色，而化妆品的颗粒无颜色变化。

霉菌和酵母菌菌落总数　1g 或 1ml 化妆品检样，在虎红（孟加拉红）培养基上，于 28℃培养 72 小时后，生长的霉菌和酵母菌落总数。主要作为判定化妆品被霉菌和酵母菌污染程度的指标。检验方法与细菌菌落总数测定基本相同。

特定菌　化妆品中不得检出的特定微生物，包括致病菌和条件致病菌。特定菌的确定尚无统一规定，但国内外共同选定的化妆品特定菌有：大肠埃希菌或大肠菌群（粪大肠菌群）、铜绿假单胞菌、金黄色葡萄球菌。检验方法见大肠埃希菌计数、铜绿假单胞菌检验和金黄色葡萄球菌检验。

注意事项　①防腐剂的中和：在一般化妆品中均加有防腐剂，在检测时为消除化妆品中防腐剂的抑菌作用，应加入防腐剂的相应中和剂。使用含酚类防腐剂的化妆品，可在培养基中加入卵磷脂和吐温-80以消除其抑菌作用。②高营养成分培养基：由于防腐剂的使用，化妆品中的细菌可能会受到一定损伤而在常规的菌落总数测定时不能检出，为提高检出率，应考虑提供营养条件较好的培养基。用于菌落总数测定和增菌用的培养基推荐使用卵磷脂、吐温-80、大豆及酪蛋白消化物培养基。③无菌操作：整个检验过程，从打开包装到全部检验操作结束，均应在无菌室内，严格按无菌操作的规定进行。

（唐　非）

yàopǐn wèishēng wēishēngwù jiǎnyàn

药品卫生微生物检验（examination of sanitary microorganism in medicine）　为判明药品受微生物污染情况、评价其卫生质量所做的检验。药品在制造过程的各个环节都容易受到微生物的污染，如原辅料、生产环境、操作人员以及设备和包装容器等。污染药品的微生物种类很多，如细菌、放线菌、霉菌和酵母菌等，不仅可引起药品变质，失去药用价值，而且可对用药者的健康造成危害，甚至危及生命。药品卫生微生物

检验的目的在于查明微生物污染来源及种类、预防与控制药品微生物污染、保障药品疗效和用药安全。

检验指标　①《中华人民共和国药典》（简称《药典》）要求无菌的药品、原料、辅料以及其他品种是否无菌。②非无菌药品的微生物限度标准是基于药品的给药途径和对患者健康潜在的危害而制订的，对口服及局部给药制剂、要求无菌的制剂及标示无菌的制剂、原料及辅料，在细菌数、霉菌和酵母菌数、控制菌的检出等方面都有明确的规定。③药品微生物限度的检验指标包括细菌数、霉菌和酵母菌数、控制菌。

检验方法　包括无菌检查和微生物限度检查。

无菌检查法　用于检查《药典》要求无菌的药品、医疗器具、原辅料及其他品种是否无菌的方法。一般而言，凡直接进入人体血液循环系统、肌肉、皮下组织或接触创伤、溃疡等部位而发生作用的制品或要求无菌的材料、灭菌器具等都要进行无菌检查，最大限度地保证制剂不带有活菌。无菌检查是药品微生物检验最早的要求，世界各国对无菌检查范围、内容、方法以至抽样均有明确规定，用以保证无菌或灭菌制剂等的用药安全。

根据药品的种类不同，用无菌操作方法将一定量供试品（药品）按规定量接种至相应培养基中，硫乙醇酸盐液体培养基在30～35℃下，改良马丁培养基在23～28℃下，培养14天，在培养期间应逐日观察并记录是否有菌生长。无菌检查的全部过程应严格遵守无菌操作，在环境洁净度10000级下的局部洁净度100级的

单向流空气区域内或隔离系统中进行，防止微生物污染。

培养基适用性检查　包括培养基的无菌性检查和灵敏度检查，检查合格后方可用于无菌检查试验。无菌性检查为每批培养基随机取不少于5支，在规定温度下培养14天，应无菌生长。灵敏度为选用数种常见的、易存活且无毒性的微生物，检测其在所配制培养基上的生长情况，以判定和控制培养基的质量。用于培养基灵敏度检查的菌种有金黄色葡萄球菌、铜绿假单胞菌、枯草芽孢杆菌、生孢梭菌、白色念珠菌、黑曲霉。

一般规定灭菌药品无菌检查　本身不含抗菌成分的药品的无菌检查，包括需氧菌、厌氧菌和真菌三类微生物的检查。需氧菌和厌氧菌检查均采用硫乙醇酸盐液体培养基，霉菌检查采用改良马丁培养基。聚山梨酯-80培养基用于油剂药品的无菌检查，使之成为均匀的乳浊液。

特殊规定灭菌药品无菌检查　药品本身含有抑菌成分，对微生物具有抑制或杀伤作用，会干扰对这类药品的无菌检查。因此，检验前必须去除其中所含有的抑菌成分，然后按上述方法进行检查。常用的去除方法有稀释法、中和法、微孔滤膜过滤法等，如对磺胺类药品的无菌检查，需采用对氨基苯甲酸（磺胺类药品的中和剂）培养基。

结果判定　无菌试验结束后，只有出现以下现象才能判为无菌试验结果有效，即阳性对照管应有菌生长，阴性对照管应澄清。所有供试品管均澄清，或者虽然浑浊但证明并非微生物生长所致。《药典》规定无菌检查结果不得复试。如果供试品检出微生物，但有充分证据证明生长着的微生物

并非供试品本身所含时，方可判试验结果无效，应进行重试，否则应判供试品不符合无菌的规定。

微生物限度检查法 检测用于口服、外用等非规定灭菌制剂及其原料、辅料受微生物污染程度的方法，包括细菌、霉菌及酵母菌计数和控制菌检查。

细菌、霉菌及酵母菌计数 除另有规定外均采用平板菌落计数法，以琼脂平板上的细菌、霉菌或酵母菌形成的一个独立看见的菌落为计数依据。检测结果只反映在规定条件下所生长的细菌（嗜中温、需氧和兼性厌氧菌）、霉菌和酵母菌的菌落数，不包括对营养、氧气、温度、pH和其他因素有特殊要求的细菌、霉菌和酵母菌。

按《药典》规定，细菌计数是指每克、每毫升或 $10cm^2$ 供试品，在需氧条件下，$30\sim35℃$ 培养 48 小时，在肉汤营养琼脂培养基上生长的细菌菌落数，记录为菌落形成单位（CFU）。霉菌、酵母菌菌落计数分别采用的是玫瑰红钠琼脂培养基及酵母浸出粉胨葡萄糖琼脂培养基，$23\sim25℃$ 培养 72 小时后，点计菌落数。此法主要采用平皿法和薄膜过滤法。在进行以上检测的同时，为确定试验全过程的无菌性（包括稀释液、玻璃器皿等）必须做阴性对照试验。所建立的计数方法还必须通过计数已知污染微生物数量的验证，以确认该计数方法的可靠性（即污染微生物菌数的回收率符合要求），若供试品的组分或原检验条件发生改变可能影响检验结果时，应当对相应的计数方法进行重新验证。验证试验用菌种有大肠埃希菌、金黄色葡萄球菌、枯草芽胞杆菌、白色念珠菌、黑曲霉。

控制菌检查 在《药典》中，控制菌是指在非规定灭菌药品中不得检出的细菌，包括大肠埃希菌、大肠菌群、沙门菌、铜绿假单胞菌、金黄色葡萄球菌和梭菌。控制菌的检验应根据其特性进行增菌培养、分离培养、生化鉴定、血清学鉴定及革兰染色镜检等，同时必须做阴性对照及阳性对照试验。建立供试品的控制菌检查法或原检查法的检验条件发生改变可能影响检验结果的准确性时，应对供试品的抑菌活性及检查法的可靠性进行验证。验证试验及阳性对照试验用菌种有大肠埃希菌、乙型副伤寒沙门菌、铜绿假单胞菌、金黄色葡萄球菌、生孢梭菌、白色念珠菌。

结果判定 若供试品的细菌数、霉菌和酵母菌数、控制菌三项检测结果均符合该品种项下的规定，则判定供试品符合规定；若其中任何一项不符合该品种的规定，则判供试品不符合规定。供试品的细菌、霉菌和酵母菌计数，其中任何一项不符合该品种项下的规定时，应从同一批样品中随机抽样，独立复试 2 次，以 3 次结果的平均值报告菌数。供试品检出控制菌或其他致病菌时，按一次检出结果为准，不再复试。

（唐 非）

wèishēng yòngpǐn wèishēng wēishēngwù jiǎnyàn

卫生用品卫生微生物检验

（examination of sanitary microorganism in hygienic products）

为判明卫生用品受微生物污染情况、评价其卫生质量所做的检验。卫生用品是指使用一次后即丢弃的、与人体直接或间接接触的、并为达到人体生理卫生或卫生保健（抗菌或抑菌）目的而使用的各种日常生活用品，也可称之为一次性卫生用品。卫生用品种类众多、构成复杂，是健康相关产品的重要组成部分，包括一次性使用手套或指套（不包括医用手套或指套）、纸巾、湿巾、卫生湿巾、卫生棉（棒、签、球）、化妆棉（纸、巾）、纸质餐饮具、帽子、口罩、内裤、妇女经期卫生用品（包括卫生护垫）、尿布（不包括皱纹卫生纸等厕所用纸）、避孕套等。由于卫生用品与人们生活和卫生保健密切相关，使用被微生物污染的卫生用品，则微生物极有可能通过口、破损的皮肤或黏膜、泌尿生殖道等途径引起感染。卫生用品卫生微生物检验的目的在于保证卫生用品的产品质量、保护使用者的身体健康。因此，从实验研究、产品质量控制，到卫生检验监督，世界各国相关管理部门都已制定了相应的规范和标准。

检验指标 包括产品的初始污染菌、细菌菌落总数、大肠菌群、致病性化脓菌（金黄色葡萄球菌、溶血性链球菌和铜绿假单胞菌）和真菌菌落总数等，对具有抗菌或抑菌的卫生用品还需进行产品杀菌性能、抑菌性能与稳定性的测试。卫生用品的微生物学及卫生学指标应达到中国国家标准《一次性使用卫生用品卫生标准》（GB 15979-2002）的要求：①外观必须整洁，符合该卫生用品的固有性状，不得有异常气味与异物。②不得对皮肤与黏膜产生不良刺激与过敏反应及其他损害作用。③产品须符合表中的微生物学指标，以菌落形成单位（CFU）表示。④卫生湿巾除必须达到表中微生物学标准外，对大肠埃希菌和金黄色葡萄球菌的杀灭率须 $\geq90\%$；如需标明对真菌

表　卫生用品的微生物学指标

产品种类	初始污染菌[1]（CFU/g）	细菌菌落总数（CFU/g 或 CFU/ml）	大肠菌群	致病性化脓菌[2]	真菌菌落总数（CFU/g 或 CFU/ml）
手套或指套、纸巾、湿巾、内裤、电话膜		≤200	不得检出	不得检出	≤100
抗菌或抑菌液体产品		≤200	不得检出	不得检出	≤100
卫生湿巾		≤20	不得检出	不得检出	不得检出
口罩					
普通级		≤200	不得检出	不得检出	≤100
消毒级	≤10 000	≤20	不得检出	不得检出	不得检出
妇女经期卫生用品					
普通级		≤200	不得检出	不得检出	≤100
消毒级	≤10 000	≤20	不得检出	不得检出	不得检出
尿布等排泄物用品					
普通级		≤200	不得检出	不得检出	≤100
消毒级	≤10 000	≤20	不得检出	不得检出	不得检出
避孕套		≤20	不得检出	不得检出	不得检出

1. 如初始污染菌超过表内数值，应相应提高杀灭对数值，使达规定的细菌与真菌限值；2. 致病性化脓菌指铜绿假单胞菌、金黄色葡萄球菌与溶血性链球菌

的作用，还须对白色念珠菌的杀灭率≥90%，其杀菌作用在室温下至少须保持1年。⑤抗菌或抑菌产品除必须达到表中的同类同级产品微生物学标准外，对大肠埃希菌和金黄色葡萄球菌的抑菌率须≥50%（溶出性）或＞26%（非溶出性）；如需标明对真菌的作用，还须对白色念珠菌的抑菌率≥50%（溶出性）或＞26%（非溶出性），其抑菌作用在室温下至少须保持1年。

检验方法　于同一批号的3个运输包装中至少抽取12个最小销售包装样品，1/4样品用于检测，1/4样品用于留样，另1/2样品（可就地封存）必要时用于复检。抽样的最小销售包装不应有破裂，检验前不得启开。

样品处理　在100级净化条件下用无菌方法打开用于检测的至少3个包装，从每个包装中取样，准确称取10g±1g样品。剪碎后加入到200ml灭菌生理盐水中（如产品中含有抑菌或杀菌成分，须加入相应的中和剂），充分混匀，待自然沉降后取上清液（以下均称为样液）进行微生物检验。如被检样品含有大量吸水树脂材料而导致不能吸出足够样液时，稀释液量可按每次50ml递增，直至能吸出足够测试用样液。液体产品用原液直接作样液。

细菌菌落总数与初始污染菌检测　取样液接种于5个平皿，每个平皿中加入1ml样液，然后用融化的营养琼脂培养基（45℃）15～20ml倒入每个平皿内，混合均匀，待琼脂凝固后培养进行活菌培养计数。如果样品菌落总数超过标准值，则取留存的复检样品依前法复测2次，2次结果平均值都达到标准规定者，则判定被检样品合格；如其中仍有1次结果平均值超过标准规定，则判定被检样品不合格。

大肠菌群检测　取样液5ml接种于50ml乳糖胆盐发酵管中，35℃±2℃培养24小时，如不产酸也不产气，则报告为大肠菌群阴性。如产酸产气，则需做进一步鉴定。凡乳糖胆盐发酵管产酸产气，乳糖发酵管产酸产气，在伊红亚甲蓝平板上有典型大肠菌落，革兰染色为阴性无芽胞杆菌，可报告被检样品检出大肠埃希菌。

铜绿假单胞菌检测　取样液5ml接种于50ml大豆酪蛋白消化卵磷脂吐温肉汤（SCDLP）培养液中，充分混匀，35℃±2℃培养18～24小时。如有铜绿假单胞菌生长，培养液表面呈现一层薄菌膜，培养液常呈黄绿色或蓝绿色。从培养液的薄菌膜处挑取培养物做进一步鉴定（见铜绿假单胞菌检验）。如被检样品经增菌分离培养后，证实为革兰阴性杆菌，且氧化酶及绿脓菌素试验均为阳性者，即可报告被检样品中检出铜绿假单胞菌；如绿脓菌素试验阴性，而液化明胶、硝酸盐还原产气和42℃生长试验三者皆为阳性时，仍可报告被检样品中检出铜绿假单胞菌。

金黄色葡萄球菌检测　取样

液 5ml 接种于 50ml SCDLP 培养液中，充分混匀，35℃±2℃ 培养 24 小时。如有菌生长，则取此增菌液划线接种于血琼脂培养基，35℃±2℃ 培养 24~48 小时后，取可疑的金黄色葡萄球菌菌落做进一步鉴定（见金黄色葡萄球菌检验）。凡在血琼脂平板上有金黄色葡萄球菌可疑菌落生长，镜检为革兰阳性葡萄球菌，并能发酵甘露醇产酸，血浆凝固酶试验阳性者，可报告被检样品检出金黄色葡萄球菌。

溶血性链球菌检测　取样液 5ml 种于 50ml 葡萄糖肉汤中，35℃±2℃ 培养 24 小时。将培养物划线接种血琼脂平板，35℃±2℃ 培养 24 小时观察菌落特征，并做进一步鉴定（见溶血性链球菌检验）。凡在血琼脂平板上有溶血性链球菌可疑菌落生长，呈现溶血环，镜检呈革兰阳性链状排列球菌，链激酶和杆菌肽试验阳性，可报告被检样品检出溶血性链球菌。

真菌定性及菌落总数检测　①取样液 5ml 加入到 50ml 沙氏培养基中，25℃±2℃ 培养 7 天，逐日观察有无真菌生长。培养管混浊应转种沙氏琼脂培养基，证实有真菌生长，可报告被检样品检出真菌。②取样液接种于 5 个平皿，每个平皿中加入 1ml 样液，然后用融化的沙氏琼脂培养基（45℃）15~20ml 倒入每个平皿内，混合均匀，待琼脂凝固后培养进行活菌培养计数。如果样品菌落总数超过标准值，则取留存的复检样品依前法复测 2 次，2 次结果平均值都达到标准规定者，则判定被检样品合格；如其中仍有 1 次结果平均值超过标准规定，则判定被检样品不合格。

其他测试　对具有抗菌或抑

菌作用的一次性使用卫生用品，还需对其杀菌性能、抑菌性能及其稳定性进行检测与鉴定，检测步骤及结果判断见抗菌产品杀菌试验、抑菌效果检测以及中国国家标准《一次性使用卫生用品卫生标准》（GB 15979-2002）、《消毒技术规范》（2002 年版）。

（唐 非）

yīliáo yòngpǐn wèishēng wēishēngwù jiǎnyàn

医疗用品卫生微生物检验

（examination of sanitary microorganism in medical products）为判明医疗用品受微生物污染情况、评价其卫生质量所做的检验。医疗用品是医疗保健机构用于诊断、治疗活动中的器械和用品。根据用途以及被微生物污染后可能对人体健康造成危害的程度，分为三类。①高度危险性物品：进入人体无菌组织、器官或脉管系统，或有无菌体液（如血液）流过的医疗用品，主要包括各种外科手术器械、穿刺注射器械、输血输液器具、无菌内镜、内导管、体内植入物、手术手套与衣帽、新生儿用品等。②中度危险性物品：直接或间接接触黏膜，而不进入无菌组织内的医疗用品，主要包括普通内镜、呼吸麻醉装置、婴儿隔离服、婴儿孵育箱、子宫帽、避孕环、压舌板、喉镜、体温表等。③低度危险性物品：不直接接触患者或只接触患者完整皮肤而不与黏膜接触的医疗用品，主要包括一般诊疗设备、卧具、家具、室内环境、听诊器、氧气面罩、湿化器等。

检验指标　医疗器械和用品中微生物的检测指标随检测对象和目的的不同而有所差异。医疗器械及用品可分为可反复使用和一次性使用两大类，在使用之前均

需要消毒或灭菌。一般以检测消毒或灭菌效果为目的，其内容包括细菌、霉菌及酵母菌污染总数的检测、无菌检测试验等。

中国国家标准《医院消毒卫生标准》（GB 15982-2012）中要求医疗器械和用品的微生物学及卫生学指标应达到如下标准：①高度危险性医疗器材应无菌。②中度危险性医疗器材的菌落总数以菌落形成单位（CFU）表示，应≤20CFU/件（CFU/g 或 CFU/100cm²），不得检出致病性微生物。③低度危险性医疗器材的菌落总数应≤200CFU/件（CFU/g 或 CFU/100cm²），不得检出致病性微生物。④灭菌用消毒液的菌落总数应为 0CFU/ml。⑤皮肤黏膜消毒液的菌落总数应符合相应标准要求。⑥其他使用中消毒液的菌落总数应≤100CFU/ml，不得检出致病性微生物。

中国国家标准《一次性使用医疗用品卫生标准》（GB 15980-1995）中要求一次性使用医疗用品的微生物学指标应达到如下标准：①产品初始污染菌数，灭菌产品管道内腔应≤10CFU/件次，外部应≤100CFU/件次，非管道类应≤100CFU/件次，敷料类应≤100CFU/g；消毒产品≤1000CFU/件次或质量（g）。②消毒和灭菌产品均不得检出致病性微生物。

检验方法　医疗器械和用品的微生物检测需要抽取合乎要求和数量的样品，才能保证检测的可靠性。所以，产品抽样的方法和样品的数量，以及检测样本的处理必须符合相关标准或规定的要求。在医疗用品的日常卫生监督工作中，也常进行医疗用品的微生物检测和评价，与医疗用品产品相应的检测或试验相比，其

差别主要在于抽样的数量较少。

细菌、霉菌及酵母菌数的检测 评价医疗用品消毒或灭菌后残存细菌或真菌状况，以及存放一定时间后是否被细菌、霉菌及酵母菌污染及其污染的程度。

总数检测 每一样本洗脱液或采样液接种 2 个平皿，每个平皿接种 1.0ml。当估计含菌量过高时（每平板生长菌落数超过 300 个），可用磷酸缓冲液对洗脱液或采样液作适当稀释后再接种。为取得适宜的菌落数，应接种 2~3 个不同稀释度样液。检测细菌数时，将 45℃ 左右融化的营养琼脂培养基倾注于已加入样液的平皿中，每平皿 15~20ml，混匀，待培养基凝固后，37℃ 培养 48 小时，计数菌落数；检测霉菌及酵母数时，将 45℃ 左右融化的沙氏琼脂培养基倾注于已加入样液的平皿中，每平皿 15~20ml，混匀，待培养基凝固后，20~25℃ 培养 72 小时，计数菌落数。接种洗脱液或采样液原液进行细菌、霉菌及酵母菌数培养后，根据每毫升所含菌量推算出每个样本的菌量，其表达单位可根据情况使用 CFU/cm^2、CFU/g、$CFU/$样本。

检测应设阴性、阳性对照组。①阴性对照组：用同批营养琼脂培养基或沙氏琼脂培养基倾注平板直接培养；分别吸取 1.0ml 同批洗脱液与磷酸缓冲液各 2 份，分别接种平皿、倾注营养琼脂培养基或沙氏琼脂培养基进行培养。②阳性对照组：接种金黄色葡萄球菌或白色念珠菌培养物 1.0ml 于平皿内，倾注营养琼脂培养基或沙氏琼脂培养基进行培养。若阴性对照组有菌生长，说明其中培养基、洗脱液、磷酸缓冲液灭菌不合格或被污染；若阳性对照组无菌生长或生长的菌落不正常，

说明其中使用的培养基、培养条件可能存在问题或均存在问题。以上两种情况均需更换培养基重新进行试验。

无菌检验试验 主要检测在临床用于患者检查和治疗的高度危险性物品，如注射针、针灸针、缝合针、注射器、输液（血）器、敷料、棉签、手术衣等直接进入人体血液循环系统、组织或器官、皮下组织或肌肉，以及接触创伤、溃疡等部位的各类医疗、护理用品。

样本处理及无菌检验 根据中国卫生部《消毒技术规范》、《中华人民共和国药典》中各类医疗用品无菌检验试验的要求，确定样本检测数量，按无菌操作要求打开供试品外包装，制备检测样本；采用薄膜过滤法或直接接种法对所制作的样本或样本洗脱液、采样棉拭子等进行无菌检验，即接种它们至硫乙醇酸盐液体培养基（检验需氧-厌氧细菌）与改良马丁培养基（检验真菌）中；同时取无菌的相应溶剂和稀释液、冲洗液、培养基等同法操作，作为阴性对照；另外，应根据供试品特性选择阳性对照菌（从金黄色葡萄球菌、大肠埃希菌、生孢梭菌和白色念珠菌中选择）接种至相应的培养基中，作为阳性对照。将上述接种了样本或样本洗脱液、采样棉拭子的硫乙醇酸盐液体培养基（管）30~35℃ 连续培养 5 天，逐日观察培养结果；改良马丁培养基（管）20~25℃ 连续培养 7 天，逐日观察培养结果。阳性对照管与阴性对照管同时进行培养，阳性对照管应有菌生长，阴性对照应无菌生长，否则试验重做。

结果评价 当阳性和阴性对照管培养的结果符合规定要求，

接种有样本或样本洗脱液、采样棉拭子的硫乙醇酸盐液体培养基（管）及改良马丁培养基（管）均呈澄清（或虽浑浊但经证明并非有菌生长者），应判供试品合格；如接种样本或样本洗脱液、采样棉拭子（不包括阳性对照管）的硫乙醇酸盐液体培养基（管）及改良马丁培养基（管）中有任何一管呈浑浊，并确认有菌生长时，应用同批样本进行复测。复测中，除阳性对照管外，其他各管均无菌生长，仍可判为合格，否则应判供试品不合格。

注意事项 无菌检验采样或试验前准备时，应采用平板沉降法检测洁净室或超净台内空气的含菌量；对培养基的适用性进行检查，包括培养基的无菌性检查及灵敏度检查。以上检查可在医疗用品的无菌检验前或与医疗用品的无菌检验同时进行。

整个医疗用品的微生物检验过程，从打开包装到全部检验操作结束，均应按无菌操作规定在微生物数量检测合格的洁净室及超净台内进行；试验前各项准备工作和试验中的阳性和阴性对照，均不可省略。

(唐 非)

shuǐshēngjìng wèishēng wēishēngwù jiǎnyàn

水生境卫生微生物检验 (examination of sanitary microorganism in water habitat)

为判明水生境受卫生微生物污染的情况、评价其卫生质量所做的检验。水生境是生物生存栖息的水环境，分淡水生境、海水生境、海湾与河口生境三类。与人类健康关系密切的水体主要有江、河、湖、水库、山泉水等地表水，深井水、矿泉水等地下水，由地表或地下水经过沉淀、过滤、消毒等处理

后制备的生活饮用水，以及在生产与生活活动中排放的污水等。生活饮用水又分为自来水和包装饮用水。

水生境微生物指在水体中生存和繁殖的各种微生物。水生境卫生微生物指水生境微生物中与人类健康密切相关，具有卫生学意义的部分微生物。自然条件下几乎各种水体均有微生物，但不同水生境中的微生物种类和数量差别很大。①地表水：容易受生活污水和工业污水的污染，含微生物种类多，数量变化大。常见的病原体有沙门菌、志贺菌、结核杆菌、肝炎病毒、轮状病毒、腺病毒、小 DNA 病毒等。②地下水：经土壤过滤，比较清洁，含微生物较少，主要为革兰阴性、无芽胞杆菌，几乎没有真菌。③海水：含盐分较多，微生物种类与淡水不同，主要为假单胞菌、弧菌及黄杆菌。病毒污染海水，可被海水中动植物富集，人食用后可能引起疾病暴发，如甲型肝炎病毒可在贝壳类动物体内浓集。④医院污水、生活污水：常含有大量的病原体，如沙门菌、志贺菌、致病性大肠埃希菌、致病性弧菌、结核杆菌、甲肝病毒等。这些污水如果未经处理直接排放，或由于大量降雨引起污水泛滥流入水源，可能引起传染病的暴发流行。⑤生活饮用水：经过沉淀、过滤、消毒等处理后，达到中国国家卫生标准的生活饮用水，含微生物很少。

检验指标 饮用含有沙门菌、志贺菌、隐孢子虫等的水，对人体健康有害，因此，必须检验饮用水等水质的卫生微生物，判断其是否符合中国国家标准，首先要检测卫生指示微生物，必要时再检验各种病原体。卫生指示微生物是指能说明食品、药品、水、化妆品、餐具以及公共场所空气和物体表面等物品和场所卫生状况特征的微生物。常用的水质卫生指标细菌有菌落总数、大肠菌群、耐热大肠菌群（粪大肠菌群）、大肠埃希菌、肠球菌和产气荚膜梭菌等，不同指标有不同的卫生学意义。①菌落总数：评价水被细菌污染程度的指标菌，菌落总数愈多，受污染愈严重，仅有相对的意义，不能说明污染的来源，可用于评价各种净水设备和消毒方法的作用效果。②大肠菌群：评价水受人畜粪便污染的间接指示菌，它的存在间接地表明水受到了人畜粪便的污染，由于大肠菌群与肠道致病菌的生活能力接近，因而也就间接地表明水受肠道致病菌污染的可能。③耐热大肠菌群（粪大肠菌群）：生长于人和温血动物肠道中的一组细菌，在 44.5℃仍能生长，是大肠菌群的一种，是评价水近期受到人畜粪便污染的直接指示菌，它的存在表明水受肠道致病菌污染的可能性更大。④大肠埃希菌：普遍存在于人和动物的肠道内，作为评价水近期受粪便污染的程度，是粪便污染的最佳指示菌。作为粪便污染的指示菌，大肠埃希菌检出的意义最大，其次是粪大肠菌群，再次是大肠菌群。水质常受到病原体的污染，常见的有沙门菌、志贺菌、致病性（致泻）大肠埃希菌、结核杆菌、甲型肝炎病毒、戊型肝炎病毒、诺如病毒、脊髓灰质炎病毒、贾第鞭毛虫、隐孢子虫等。

不同水生境的卫生微生物检验指标各异。①生活饮用水：根据中国国家标准《生活饮用水卫生标准》（GB 5749-2006）分为三类，常规指标有菌落总数、总大肠菌群、耐热大肠菌群和大肠埃希菌；非常规指标有贾第鞭毛虫和隐孢子虫；农村小型集中式供水和分散式供水部分的水质指标有菌落总数。②水源水：根据中国国家标准《地表水环境质量标准》（GB 3838-2002），地表水的指标为粪大肠菌群。根据中国国家标准《地下水质量标准》（GB/T 14848-93），地下水的指标有细菌总数和总大肠菌群。③景观娱乐用水：根据中国国家标准 GB 3838-2002，景观娱乐用水的指标有粪大肠菌群。根据中国国家标准《游泳场所卫生标准》（GB 9667-1996），人工游泳池水质的指标有细菌总数和大肠菌群。④污水：根据中国国家标准《医疗机构水污染物排放标准》（GB 18466-2005）和《城镇污水处理厂污染物排放标准》（GB 18918-2002），医疗机构污水和城镇污水处理厂污水排放管理涉及的指标有粪大肠菌群、肠道致病菌（沙门菌和志贺菌）、结核杆菌和肠道病毒等。

检验方法 ①生活饮用水、水源水、景观娱乐用水和地下水中卫生微生物检验：按照中国国家标准《生活饮用水标准检验方法 微生物指标》（GB/T 5750.12-2006）等的检验方法进行：菌落总数计数采用平皿计数法；总大肠菌群计数采用多管发酵法或滤膜法或酶底物法；耐热大肠菌群计数采用多管发酵法或滤膜法；大肠埃希菌检验采用多管发酵法或滤膜法；贾第鞭毛虫和隐孢子虫检验采用免疫磁珠分离荧光抗体法（见生活饮用水卫生微生物检验、水源水卫生微生物检验和娱乐用水卫生微生物检验）。②医疗机构污水、城镇污水中卫生微生物检验：按照中国国家标准 GB

18466-2005 的检验方法进行。粪大肠菌群计数、沙门菌、志贺菌和结核杆菌的检验，见污水卫生微生物检验。

（陈昭斌　刘晓娟）

shēnghuó yǐnyòngshuǐ wèishēng wēishēngwù jiǎnyàn

生活饮用水卫生微生物检验

（examination of sanitary microorganism in drinking water）　为判明生活饮用水受卫生微生物污染的情况、评价其卫生质量所做的检验。生活饮用水是供人生活的饮水和生活用水。由于通过沉淀、过滤、消毒等处理，生活饮用水中卫生微生物的种类和数量是有限的。

检验指标　根据中国国家标准《生活饮用水卫生标准》（GB 5749-2006），生活饮用水微生物指标，一是常规微生物指标及限值，如菌落总数为 100CFU/ml、总大肠菌群、耐热大肠菌群和大肠埃希菌三者均不得检出，即每 100ml 水的总大肠菌群、耐热大肠菌群和大肠埃希菌的最可能数（MPN/100ml）或每 100ml 水的总大肠菌群、耐热大肠菌群和大肠埃希菌的菌落形成单位（CFU/100ml）均为 0；二是非常规微生物指标及限值，如贾第鞭毛虫和隐孢子虫均应<1 个/10L；三是农村小型集中式供水和分散式供水部分的水质指标及限值，如菌落总数为 500CFU/ml。国外生活饮用水的微生物参考指标及限值还有肠球菌和产气荚膜梭菌，二者均不得检出（CFU/100ml 为 0）。

检验方法　按照中国国家标准《生活饮用水标准检验方法 微生物指标》（GB/T 5750.12-2006）的检验方法进行。

菌落总数计数　菌落总数是指水样在营养琼脂上有氧条件下 37℃培养 48 小时后，1ml 水样所生长出来的细菌菌落的总数。平皿计数法：①以无菌操作方法，用灭菌吸管取 2~3 个适宜稀释度的水样 1ml，分别注入灭菌平皿内。②倾注约 15ml 已融化并冷却到 45℃左右的营养琼脂培养基，并立即旋摇，使水样与培养基充分混匀。③置 37℃培养箱培养 48 小时后，计数菌落。每次检验时应作一平行接种，同时做营养琼脂培养基对照及稀释液对照。

总大肠菌群计数　总大肠菌群是指一群在 37℃培养 24 小时能发酵乳糖、产酸产气、需氧和兼性厌氧的革兰阴性无芽胞杆菌。检验方法有多管发酵法、滤膜法和酶底物法。

多管发酵法　根据证实为总大肠菌群在乳糖发酵试验中的阳性管（产酸产气）的管数，查 MPN 检索表，报告每 100ml 水样中的总大肠菌群 MPN 值。检验步骤：①乳糖发酵试验。如所有乳糖蛋白胨培养管都不产酸产气，则可报告为总大肠菌群阴性。②分离培养。将产酸产气的发酵培养管分别转种在伊红亚甲蓝琼脂平板培养，观察菌落形态，挑取符合下列菌落特征的可疑菌落作革兰染色、镜检和证实试验。菌落特征：深紫黑色、具有金属光泽的菌落；紫黑色、不带或略带金属光泽的菌落；淡紫红色、中心较深的菌落。③证实试验。将染色镜检符合者接种乳糖蛋白胨培养液培养，有产酸产气者，即证实有总大肠菌群存在。④结果报告。根据证实为总大肠菌群阳性的管数，查 MPN 检索表，报告每 100ml 水样中的总大肠菌群 MPN 值。稀释样品查表后所得结果应乘稀释倍数。

滤膜法　用孔径为 0.45μm 的微孔滤膜过滤水样，将滤膜贴在添加乳糖的选择性培养基上，37℃培养 24 小时，以能形成特征性菌落的需氧和兼性厌氧的革兰阴性无芽胞杆菌来检测水中总大肠菌群。检验步骤：①准备滤膜和滤器灭菌。②过滤水样。③用灭菌镊子夹取滤膜移放在品红亚硫酸钠培养基上培养。④挑取符合下列菌落特征的可疑菌落进行革兰染色、镜检。菌落特征：紫红色、具有金属光泽的菌落；深红色、不带或略带金属光泽的菌落；淡红色、中心色较深的菌落。凡革兰染色为阴性的无芽胞杆菌，再接种乳糖蛋白胨培养液，有产酸产气者，则判定为总大肠菌群阳性。

酶底物法　利用大肠菌群组的细菌在邻硝基苯-β-D-半乳糖苷-4-甲基伞形酮-β-D-葡糖苷酸基本培养基（MMO-MUG）上产生 β-半乳糖苷酶，能分解色原底物释放出色原体使培养基呈现颜色变化，以此检测水中总大肠菌群。检验步骤：①水样稀释。②定性反应。水样经 24 小时培养后，如颜色变成黄色，判断为阳性反应，表示水中含有总大肠菌群。③10 管法。计算有黄色反应的试管数，查表得到其 MPN 值。④51 孔定量盘法。计算有黄色反应的孔穴数，查表得到它的 MPN 值。⑤结果报告。

耐热大肠菌群（粪大肠菌群）计数　用提高培养温度的方法将自然环境中的大肠菌群与粪便中的大肠菌群区分开，在 44.5℃仍能生长的大肠菌群，称为耐热大肠菌群。检验方法有多管发酵法和滤膜法。

多管发酵法　自总大肠菌群乳糖发酵试验中的阳性管（产酸产气）中取 1 滴转种于大肠埃希

菌（EC）培养基中，置44.5℃水浴箱或隔水式恒温培养箱内，培养24小时，有产气者，则转种于伊红亚甲蓝琼脂平板上，置44.5℃培养24小时，凡平板上有典型菌落者，则证实为耐热大肠菌群阳性。根据证实为耐热大肠菌群的阳性管数，查MPN检索表，报告每100ml水样中耐热大肠菌群的MPN值。

滤膜法　用孔径为0.45μm的滤膜过滤水样，将滤膜贴在添加乳糖的选择性培养基上，置44.5℃培养24小时，以能形成特征性菌落的滤膜来检测水中的耐热大肠菌群。检验步骤：①过滤水样。②培养。水样过滤后，用灭菌镊子夹取滤膜移放在滤膜法计数耐热大肠菌群（MFC）培养基上，置44.5℃隔水式培养箱培养24小时。耐热大肠菌群在此培养基上菌落为蓝色。③证实试验。对可疑菌落转种EC培养基，44.5℃培养24小时，如产气则证实为耐热大肠菌群。④结果报告。计数被证实的耐热大肠菌落数，以100ml水样中耐热大肠菌群CFU表示。

大肠埃希菌检验　大肠埃希菌为人和动物肠道寄生菌之一，它的存在表明水被人或动物粪便污染，间接提示有肠道致病菌污染的可能。检验方法有多管发酵法、滤膜法和酶底物法。

多管发酵法　将多管发酵法总大肠菌群呈阳性的液体接种到含荧光底物的培养基上，44.5℃培养24小时，产生的β-葡萄糖醛酸酶能分解荧光底物释放出荧光产物，使培养基在紫外光下产生特征性荧光，以此来检测水中大肠埃希菌。检验步骤：①接种。将总大肠菌群多管发酵法中初发酵产酸或产气的管中液体接种到

大肠埃希菌-4-甲基伞形酮-β-D-葡糖苷酸（EC-MUG）培养基管中。②培养。将已接种的EC-MUG管，置44.5℃培养24小时。③结果报告。将培养后的EC-MUG管在暗处用波长为366nm、功率为6W的紫外光灯照射，如果有蓝色荧光产生则表示水样中含有大肠埃希菌。计算EC-MUG阳性管数，查对应的MPN表得出大肠埃希菌的MPN值，结果以MPN/100ml报告。

滤膜法　用滤膜法检测水样后，将总大肠菌群阳性的滤膜在含有荧光底物的培养基上培养，能产生β-葡萄糖醛酸酶分解荧光底物释放出荧光产物，使菌落能够在紫外光下产生特征性荧光，以此来检测水中大肠埃希菌的方法。检验步骤：①接种。将总大肠菌群滤膜法中有典型菌落生长的滤膜，用无菌操作将滤膜转移到营养琼脂-4-甲基伞形酮-β-D-葡糖苷酸（NA-MUG）平板。②培养。将已接种的NA-MUG平板，置36℃培养4小时。③结果报告。将培养后的NA-MUG平板在暗处用波长为366nm紫外光灯照射，如果菌落边缘或菌落背面有蓝色荧光产生则表示水样中含有大肠埃希菌。记录有蓝色荧光产生的菌落数并报告，报告格式同总大肠菌群滤膜法。

酶底物法　利用大肠埃希菌在MMO-MUG选择性培养基上能产生β-半乳糖苷酶，分解色原底物释放出色原体，使培养基呈现颜色变化，并能产生β-葡萄糖醛酸酶分解荧光底物释放出荧光产物，使菌落能够在紫外光下产生特征性荧光来检测大肠埃希菌的方法。检验步骤见总大肠菌群检验方法项下酶底物法。

贾第鞭毛虫和隐孢子虫检验

贾第鞭毛虫是可能在水中或其他介质中发现的原虫类寄生虫，有2个种，其宿主是人类和鼠类。隐孢子虫是可能在水中或其他介质中发现的原虫类寄生虫，有6个种，它们可能的宿主是人类、鸟类、鼠类、爬行类和鱼类。免疫磁分离荧光抗体检验法：①采样、淘洗、浓缩。②免疫磁性分离（IMS），包括卵囊捕获、磁珠与孢（卵）囊复合物的分离。③染色。④镜检。在荧光显微镜下检查并计数。贾第鞭毛虫的孢囊呈椭圆形，长8～14μm，宽7～10μm，在紫外光下，4′,6-二脒基-2-苯基吲哚（DAPI）阳性孢囊可出现4个亮蓝色的核。隐孢子虫的卵囊为稍微椭圆的圆形，直径为2～6μm，在紫外光下，DAPI阳性卵囊会出现4个亮蓝色的核。计数整个井形载玻片的井面孢（卵）囊。⑤报告每升样本中的孢（卵）囊数。

（陈昭斌　刘晓娟）

shuǐyuánshuǐ wèishēng wēishēngwù jiǎnyàn

水源水卫生微生物检验（examination of sanitary microorganism in source water）

为判明水源水受卫生微生物污染的情况、评价其卫生状况所做的检验。水源水是指用于生活饮用水源的水，分地表水和地下水。地表水主要有江河、湖泊、运河、渠道、水库等具有使用功能的地表水水域。地下水指一般地下水，不包括地下热水、矿水、盐卤水。

检验指标：根据中国国家标准《地表水环境质量标准》（GB 3838-2002），地表水划分为Ⅰ、Ⅱ、Ⅲ、Ⅳ和Ⅴ等五类，微生物指标只有粪大肠菌群，其标准限值（个/L）分别为≤200、≤2000、≤10 000、≤20 000和≤

40 000。依据中国国家标准《地下水质量标准》（GB/T 14848-93），地下水划分为Ⅰ、Ⅱ、Ⅲ、Ⅳ和Ⅴ等五类，微生物指标有两个，一个是细菌总数，其标准限值以每毫升水的菌落形成单位（CFU/ml）表示，分别为≤100、≤100、≤100、≤1000和>1000；另一个是总大肠菌群，标准限值（个/L）分别为≤3.0、≤3.0、≤3.0、≤100和>100。

检验方法：按照中国国家标准《生活饮用水标准检验方法微生物指标》（GB/T 5750.12-2006）的规定进行。地下水的菌落总数计数用平皿计数法，总大肠菌群计数用多管发酵法、滤膜法或酶底物法；地表水的粪大肠菌群计数用多管发酵法或滤膜法（见生活饮用水卫生微生物检验）。

（陈昭斌　刘晓娟）

yúlè yòngshuǐ wèishēng wēishēngwù jiǎnyàn

娱乐用水卫生微生物检验

（examination of sanitary microorganism in recreation water）为判明娱乐用水受卫生微生物污染的情况、评价其卫生状况所做的检验。娱乐用水是指用于娱乐用的江河、湖泊、运河、渠道、水库等水源水。按照中国国家标准《地表水环境质量标准》（GB 3838-2002），Ⅲ类地表水适用于游泳区，Ⅳ类地表水适用于人体非直接接触的娱乐用水区，Ⅴ类地表水适用于一般景观要求水域。检验微生物指标只有一个，即粪大肠菌群，其标准限值（个/L）分别为≤10 000、≤20 000和≤40 000。检验方法按照中国国家标准《生活饮用水标准检验方法微生物指标》（GB/T 5750.12-2006）的方法进行。娱乐用水中粪大肠菌群计数用多管发酵法或滤膜法（见生活饮用水卫生微生物检验）。

（陈昭斌　刘晓娟）

wūshuǐ wèishēng wēishēngwù jiǎnyàn

污水卫生微生物检验

（examination of sanitary microorganism in polluted water）为判明污水受卫生微生物污染的情况、评价其卫生状况所做的检验。污水指在生产与生活活动中排放水的总称。医疗机构污水指医疗机构门诊、病房、手术室、治疗室、各类检验室、病理解剖室、放射室、洗衣房、太平间等处排出的医疗、生活及粪便污水。城镇污水指城镇居民生活污水，机关、学校、医院、商业服务机构及各种公共设施排水，以及允许排入城镇污水收集系统的工业废水和初期雨水等。污水含有大量微生物，甚至是病原微生物，其所含微生物的种类因污水种类不同而不同。

检验指标　根据中国国家标准《医疗机构水污染物排放标准》（GB 18466-2005），综合性医疗机构、传染病医疗机构、结核病医疗机构和其他医疗机构污水排放标准值为粪大肠菌群数的最可能数（MPN/L）≤500、≤100、≤100和≤500；肠道致病菌、肠道病毒不得检出（传染病医疗机构除外）；结核杆菌除规定传染病、结核病医疗机构不得检出外，其他医疗机构未作规定。根据中国国家标准《城镇污水处理厂污染物排放标准》（GB 18918-2002），城镇污水处理厂污水排放标准值，其粪大肠菌群数（MPN/L），一级标准的A标准、一级标准的B标准、二级标准分别是1000、10 000、10 000，三级标准未作规定。

检验方法　按中国国家标准

GB 18466-2005的检验方法进行。

粪大肠菌群检验　多管发酵法：初发酵试验；平板分离；复发酵试验；结果报告，按阳性管数查MPN表报告结果。

沙门菌检验　①样品处理和增菌：将初滤污水后的纱布或脱脂棉和抽滤污水后滤膜，放入盛有单倍亚硒酸盐（SF）增菌液中增菌培养24小时。②平板分离：取上述增菌培养液，分别接种沙门-志贺琼脂（SS）平板和亚硫酸铋琼脂（BS）平板，37℃培养24～48小时。③挑选菌落转种三糖铁培养基：挑取在SS平板上呈无色透明或中间有黑心，直径1～2mm的菌落；挑取在BS平板上呈黑色有金属光泽的菌落或灰绿色的菌落，转种三糖铁培养基，培养18～24小时。④生化试验和血清学检验：挑取三糖铁上层斜面的菌落，做血清学和生化试验。⑤结果报告：根据鉴别培养、生化试验和血清学检验报告结果（见沙门菌检验）。

志贺菌检验　①样品处理和增菌：将初滤污水后的纱布或脱脂棉和抽滤污水后滤膜，放入盛有单倍革兰阴性杆菌（GN）增菌液中增菌培养6～8小时。②平板分离：取上述增菌培养液，分别接种SS平板和伊红亚甲蓝琼脂（EMB）平板，37℃培养24小时。③挑选菌落转种三糖铁培养基：挑选平板上呈无色透明，直径1～1.5mm的菌落，转种三糖铁培养基，37℃培养18～24小时。④生化试验及血清学检验：若在三糖铁培养基中，葡萄糖产酸不产气，无动力，不产生硫化氢，则挑取上层斜面不分解乳糖的菌落，做血清学和生化试验。⑤结果报告：根据鉴别培养、生化试验和血清学检验报告结果（见志贺菌检验)。

结核杆菌检验 ①集菌：滤膜集菌法或离心集菌法。②接种：集菌液全部接种于改良罗氏培养基或接种于小川氏培养基上。③培养：置 37℃，培养 8 周。分离菌株在罗氏培养基上呈淡黄色或无色的粗糙型菌落，做抗酸染色，阳性者作分离传代。分离传代菌株如生长速度在两周以上，则需作菌型鉴别；应用耐热触酶试验和 28℃ 培养生长试验（传代培养于 28℃ 培养 2~4 周观察是否生长），进行初步鉴别。④致病力试验：耐热触酶试验阴性，28℃ 不生长之菌落为可疑结核杆菌。再于小白鼠尾静脉接种 1mg 菌量（5mg/ml 菌液，每只动物接种 0.2ml），死亡时观察病变或 8 周后解剖器官，若发现典型结核病变者可确认为检出结核杆菌。人型和牛型结核杆菌、胃分枝杆菌和海鱼分枝杆菌的耐热触酶反应为阴性。28℃ 培养，人型、牛型结核杆菌不生长，胃分枝杆菌和海鱼分枝杆菌能生长。⑤结果报告：根据以上培养生长试验、致病力试验和耐热触酶试验报告结果。

（陈昭斌 刘晓娟）

kōngqì wèishēng wēishēngwù jiǎnyàn

空气卫生微生物检验（examination of sanitary microorganism in air）

为判明空气受卫生微生物污染的情况、评价其卫生状况所做的检验。空气生境是生物生存栖息的空气环境，包括公共场所、住宅、办公建筑物等室内和室外空气。空气是地球上的动植物生存的必要条件，动物呼吸、植物光合作用都离不开空气，人类生存更离不开空气。空气微生物中与人类健康密切相关，具有卫生学意义的微生物，称为空气生境卫生微生物或空气卫生微生物。由于空气中缺少营养，微生物不能在空气中生长繁殖，因此，空气不是微生物生存栖息的场所，微生物只是暂时悬浮其中。空气微生物的种类和数量因空气周围的环境和人及物体在空气中活动的不同而有明显的差异。

自然环境，如土壤、江、河、湖、海以及各种腐烂物等，通过风将尘埃、水滴中的微生物带入大气中；动物，如病畜禽带有大量病原微生物，通过呼吸污染空气传播给人；植物，如小麦等，可散发大量细菌、真菌孢子等到空气中；生产环境，如粉碎、发酵、制革、纺织、污水排放、清除垃圾等可导致空气被微生物污染；医疗科研活动，如医院的患者带有大量的病原体、实验室含有病原体的实验材料等，前者治疗不规范，后者操作不正确，微生物会以气溶胶的形式大量播散到空气中造成人体感染；人类自身是许多公共场所空气微生物的重要来源，尤其是某些经空气传播的传染病可造成人群的感染流行。正常人在静止条件下每分钟可向空气中排放 500~1500 个菌，每次咳嗽或打喷嚏达 10^4~10^6 个菌。

大气中微生物主要是非病原性的腐生菌，其中球菌占 66%，芽胞菌占 25%，还有真菌、放线菌、病毒等。医院空气是各种病原微生物集中的地方，细菌约有 160 种，如结核分枝杆菌、铜绿假单胞菌、沙门菌、志贺菌、肺炎克雷伯菌、葡萄球菌、肺炎双球菌、弧菌等；真菌约有 600 多种，如球孢子菌、组织胞质菌、隐球菌、念珠菌、曲霉、青霉等；病毒约有几百种，如鼻病毒、腺病毒、麻疹病毒、风疹病毒、流感病毒、水痘病毒、柯萨奇病毒等。此外，医院手术室也并非无菌，其常见的细菌有金黄色葡萄球菌、大肠埃希菌、铜绿假单胞菌、厌氧及兼性厌氧菌等。

空气微生物主要以尘埃、飞沫、飞沫核为附着介质通过呼吸道进行传播。空气微生物主要以气溶胶形式存在，可以分为细菌气溶胶、真菌气溶胶、病毒气溶胶等，其粒子的直径一般在 0.02~100μm。微生物气溶胶主要通过呼吸道传播，也可通过黏膜、消化道及皮肤损伤侵入机体。呼吸道的易感性，接触微生物气溶胶的密切性与频繁性决定其感染的广泛性。微生物气溶胶可引起中毒、呼吸道传染病、变态反应及其他慢性呼吸道疾病，如流行性感冒、肺结核、白喉、麻疹、哮喘、风疹等，有的人畜共患病如曲霉病、球孢子菌病、炭疽、Q 热等也可通过空气由动物传给人。全球因空气微生物引起的呼吸道感染率达 20%。在医院感染中，呼吸道感染占有很大比重，是医院感染控制的重点之一。

指示菌包括：①菌落总数，用于评价室内空气受微生物污染的程度，反映室内空气的卫生清洁状况。②溶血性链球菌，用于评价室内空气受呼吸道病原微生物污染的程度，表示在此空气环境中活动有受呼吸道病原微生物传染的可能性。如由乙型溶血性链球菌引起的猩红热，是急性呼吸道传染病，患者和健康带菌者的口腔、鼻腔、咽喉中有大量溶血性链球菌，可通过呼吸、咳嗽、打喷嚏或说话等方式产生的飞沫而传播。

检验指标 城乡居民有 70% 的时间在室内，室内空气的质量与人们的健康密切相关。室内空气细菌总数标准限值有：①根据中国国家标准《室内空气质量标准》（GB/T 18883-2002），住宅、办公建筑物及其他室内环境的空气菌落总数（CFU/m³）≤2500（撞击法）。②根据中国国家标准《公共场所卫生标准》（包括 GB 9663～9673-1996）及《饭馆（餐厅）卫生标准》（GB 16153-1996），依据公共场所用途不同，室内空气细菌总数（CFU/m³）1000～7000（撞击法）或细菌总数（CFU/皿）10～75（沉降法）。③根据中国国家标准《室内空气中细菌总数卫生标准》（GB/T 17093-1997），室内空气监测和评价及其他室内场所的空气菌落总数（CFU/m³）≤4000（撞击法）或空气菌落总数（CFU/皿）≤45（沉降法）。④根据中国国家标准《室内空气中溶血性链球菌卫生标准》（GB/T 18203-2000），室内空气中溶血性链球菌最高允许限量值（CFU/m³）≤36（撞击法采集-血营养琼脂培养基测定法）。室外空气细菌总数标准限值尚无中国国家标准予以规定。

检验方法 按照中国国家标准 GB 18883-2002、《公共场所卫生检验方法 第 3 部分：空气微生物》（GB/T 18204.3-2013）和 GB/T 18203-2000 等的方法进行检验。

采样方法 根据检验目的不同，选择合适的采样器及采样方法。常用采样方法有以下几种。①撞击法：微生物气溶胶通过一个喷嘴或射流时，按惯性原理射向前面的撞击板（或固体培养基表面）上，不随气流偏转方向，而被采集，如瀑布式采样器。②离心法：借助涡壳内的叶轮高速旋转，空气同轴地进入涡壳，气流形成一个锥形体，空气中的带菌粒子由于离心力作用，加速冲击到含有琼脂培养基的专用塑

料条上，而空气改变方向，呈环状螺旋地离开涡壳排往外部，如离心式空气采样器。③气旋法：将气溶胶流以直角切线方向引入采样器，冲击某种连续的液态膜形成薄雾，粒子借助离心力和冲洗撞击在容器壁上。该液态膜呈螺旋运动到一个贮存器中，通过容器的轻微吸力收集气溶胶样品。④冲击法：利用喷射气流的方式将空气中的微生物粒子采集于采样液中。由于液体的黏附性将微生物粒子捕获，如全玻璃液体冲击式采样器。⑤过滤法：当空气中带菌微粒被吸入采样头，其粒子阻留在滤膜表面。将滤膜中的微生物转种到培养基或将滤膜贴在合适的培养基表面进行培养，检测微生物菌落总数。常用的滤膜材料有纤维及毛细管孔膜或滤材。⑥静电沉降法：利用微生物气溶胶粒子的静电沉降在湿表面进行采样，如大容量空气采样器，可用于检测空气中低浓度的病毒。⑦自然沉降法：利用微生物气溶胶粒子的重力自然沉降，采集空气中微生物，是测定微生物气溶胶最简单、最便宜、应用最广泛的方法。但受外界因素影响较大，采样条件难以控制，结果准确性差。

采集空气中微生物除需要有高效采样器，还需有适宜的介质。采样介质的选择标准：①性质稳定；②黏附性好；③对所采集的微生物无毒性；④能防止干燥；⑤水溶性好；⑥颜色浅；⑦易于保存。主要的采样介质有聚硅酮、凡士林、氧乙烯二十二烷醇、聚乙二醇、甘油、蔗糖、羧甲基纤维素、蛋清、奶、明胶、牛血清、组织细胞培养液等，可根据采样目的的不同用于细菌、真菌孢子、病毒等的采集。

空气细菌总数计数 用撞击

法或沉降法。

撞击法 采用撞击式空气微生物采样器采样，通过抽气动力作用，使空气通过狭缝或小孔而产生高速气流，使悬浮在空气中的带菌粒子撞击到营养琼脂平板上，37℃培养48小时，计算空气细菌菌落数。检验步骤：①采样。选择有代表性的房间和位置设置采样点。消毒采样器，按仪器使用说明采样。②培养。将采样营养琼脂平板置36℃±1℃培养48小时，计数菌落数。③结果报告。根据采样器的流量和采样时间，换算成每 m³空气中的菌落数，以 CFU/m³报告结果。

自然沉降法 采用直径 9cm 的营养琼脂平板在采样点暴露 5 分钟，37℃培养48小时后，计数细菌菌落数。检验步骤：①采样。应根据现场的大小，选择有代表性的位置作为采样点。通常设 5 个采样点，即室内墙角对角线交点为一采样点，该交点与四墙角连线的中点为另外 4 个采样点。采样高度 1.2～1.5m，离墙壁 lm 以上，并避开空调、门窗等空气流通处。将营养琼脂平板置于采样点，打开皿盖，暴露 5 分钟，盖上皿盖。②培养。采样后的平板置 36℃±1℃培养 48 小时。③结果报告。计数菌落数，计算全部采样点的平均菌落数，以每平皿菌落数（CFU/皿）报告空气细菌总数。

空气溶血性链球菌检验 采用撞击法采集-血营养琼脂培养基测定法。经撞击采集于血营养琼脂培养基上的空气样品，37℃培养 24 小时后，出现直径 2～4mm 界限分明的完全透明和半透明的溶血圈，圈中见菌落细小（0.5～0.75mm）、灰白色、表面光滑，菌落经革兰染色镜检，可

见阳性、链状、无芽胞球菌，结果报告以每立方米空气中的菌落形成数（CFU/m³）表示。检验步骤：①制备血营养琼脂培养基。②测定。将血平皿置于微生物采样器的撞击盒内，以 25L/min 流速，采集 0.5～2.0 分钟，37℃培养 24 小时，观察菌落及其溶血圈，必要时涂片、染色、镜检。③结果计算。根据每皿平均菌落数、采样时间和流量计算空气中溶血性链球菌含菌量（CFU/m³）。计算公式：空气中溶血性链球菌含菌量（CFU/m³）=｛每皿平均菌落数（CFU）/［采样时间（min）×采样流量（L/min）］｝×100。

室外空气微生物检验 室外空气微生物的监测检验根据科学研究和特殊需要进行。

（陈昭斌 刘晓娟）

tǔrǎng wèishēng wēishēngwù jiǎnyàn

土壤卫生微生物检验（examination of sanitary microorganism in soil）

为判明土壤受卫生微生物污染的情况、评价其卫生状况所做的检验。土壤生境是生物生存栖息的土壤环境，也是人类赖以生存和生产活动的物质基础。土壤是指连续覆被于地球陆地表面具有肥力的一层疏松物质，由地壳表面的岩石经过长期风化和生物学作用形成，是随着气候、生物、母质、地形和时间因素变化而变化的历史自然体。国际标准化组织（ISO）将土壤定义为具有矿物质、有机质、水分、空气和生命有机体的地球表层物质。土壤既分布于自然界，也分布于城市、工业、交通和矿山区域，还可出现在混凝土等覆盖层的下部。土壤是自然界物质循环的重要环节，是复杂的生态系统。不同土壤中生存着不同的生物。

土壤微生物是指生存和繁殖于土壤中的微生物。土壤中的微生物包括病毒（噬菌体）、细菌、放线菌、真菌、藻类、原生动物。土壤是微生物良好的天然培养基。土壤含有硫、磷、钾、铁、钙常量元素以及硼、锌、锰等微量元素，为微生物提供矿物质；土壤中的动植物残体及腐殖质，为微生物提供有机质等营养成分和能源。土壤的水分、空气、温度、pH 值和渗透压也有利于微生物的生存和繁殖。土壤中微生物种类多、数量大，1g 土壤中可分离出几十至几百种微生物，以菌落形成单位（CFU）表示，1g 表层土壤含有细菌 $10^8～10^9$ CFU、放线菌 $10^7～10^8$ CFU、真菌 $10^5～10^6$ CFU。土壤微生物中细菌数量最大，约占土壤总生物量的 50%，其次是放线菌和真菌。细菌中，杆菌最多，球菌次之，螺旋菌最少。

土壤微生物根据其营养类型不同分为光能自养型、光能异养型、化能自养型和化能异养型四种类型；根据其对氧气的依赖程度不同分为专性厌氧、兼性厌氧、微需氧和专性需氧四种类型；根据其来源分为土著微生物和外来微生物，后者中的病原微生物常造成土壤的污染，多来自于人和动物尸体或排泄物、垃圾、医院污水或污泥等。进入土壤的致病微生物主要有沙门菌、志贺菌、霍乱弧菌、结核杆菌、破伤风梭菌、产气荚膜梭菌、钩端螺旋体、致病性真菌、肠道病毒等。土壤病原微生物通过人—土壤—人、动物—土壤—人和土壤—人三种方式危害人类健康。

土壤是接纳和自然净化有机废弃物的天然场所，经常受到病原体的污染，然后再污染水体或通过食物链导致某些传染病的传播和流行，因此，土壤是否受到病原微生物的污染，与人类健康密切相关。土壤卫生指示微生物：大肠菌群作为土壤受到新鲜粪便污染的指标；产气荚膜梭菌值作为土壤受到陈旧粪便污染的指标；硝化细菌作为土壤受到有机物污染的指标；嗜热菌值作为土壤受到畜粪污染的指标，因为人粪便中少有嗜热菌，但畜粪便中既有大量大肠埃希菌又有大量嗜热菌。

检验指标 根据中国国家标准《土壤环境质量标准》（GB 15618-2008），土壤环境质量分为Ⅰ、Ⅱ、Ⅲ三类，标准分为一级、二级、三级，Ⅰ类执行一级标准、Ⅱ类执行二级标准、Ⅲ类执行三级标准。二级标准为保障农业生产，维护人体健康的土壤限制值。中国尚未颁布土壤卫生微生物指标及限值的标准。但国外有这方面的标准，如苏联 1987 年制订的土壤卫生细菌学标准，将土壤卫生状况分成三种情况：一是洁净，要求大肠菌群值 ≥10g，产气荚膜梭菌值 ≥0.01g，硝化细菌值 ≥0.1g，嗜热菌数 100～1000 个/g；二是污染，上述指标相应值分别为 0.9～0.01g、0.009～0.0001g、0.09～0.001g、1001～100 000 个/g；三是严重污染，上述指标相应值分别为 ≤0.009g、≤0.00009g、≤0.0009g、100 001～1 000 000 个/g。

检验方法 包括土壤卫生细菌学检验和土壤中致病菌以及病毒检验。

土壤卫生细菌学检验 选取采样点，按对角交叉（五点法）取样。先铲除去表层土壤，再用灼烧灭菌的勺取土壤于无菌磨口玻璃瓶中混合，标明采样地点、深度、日期和时间。将土样置灭菌乳钵中研磨均匀，制成不同稀释度的悬液。

菌落总数计数 菌落总数是

指 1g 被检土壤在营养琼脂培养基中，37℃培养 24 小时所生长的菌落形成单位总数。取适当稀释土壤悬液于 10 倍无菌生理盐水中混匀，取 1ml 加入无菌平皿中，倾注营养琼脂混匀，37℃培养 24 小时，计数菌落形成单位，最后计算每克土壤中含微生物的总数。

粪大肠菌群值计数　粪大肠菌群是一群需氧或兼性厌氧，在 44.5℃培养 24 小时，能发酵乳糖产酸产气的革兰阴性无芽胞杆菌。粪大肠菌群值是指检出一个大肠菌群所需最少土样的量，用克数来表示。检验步骤：①初发酵试验。接种于 3 倍浓缩乳糖胆盐蛋白胨水培养基中，培养后产酸产气及只产酸不产气。②平板分离。接种于伊红亚甲蓝培养基上，培养后有深紫黑色具金属光泽菌落；紫黑色，不带或略带金属光泽菌落；浅紫红色，中心色较深的菌落。③复发酵试验。涂片染色镜检如呈革兰阴性无芽胞杆菌，则挑取该菌落接种普通浓度乳糖蛋白胨水中，培养后有产酸产气者即为大肠菌群阳性。

产气荚膜梭菌值测定　产气荚膜梭菌值是指检出一个产气荚膜梭菌所需最少土样的量，用克数来表示。检验步骤：将土壤稀释液置 80℃水浴加热 15 分钟，杀灭细菌繁殖体；取各稀释度液体 1ml 加入已融化并冷却至 45℃的亚硫酸铁高层培养基，混合均匀，置 44℃培养 18 ~ 24 小时观察结果；若深层培养基出现裂解、浑浊和变黑现象，说明有产气荚膜梭菌生长，再挑选黑色菌落涂片染色，可见产气荚膜梭菌典型形态；根据结果查表，计算产气荚膜梭菌值。

土壤致病菌检验和病毒检验　土壤中的病原体在一般情况下数量少，检出比较困难。在需要检验时，应采集大量土壤样品进行浓缩。各种病原体的检验，见沙门菌检验、志贺菌检验、霍乱弧菌检验、肉毒梭菌检验、破伤风梭菌检验、炭疽芽胞杆菌检验、钩端螺旋体检验、甲型肝炎病毒检验等。

(陈昭斌　刘晓娟)

gōnggòng chǎngsuǒ wèishēng wēishēngwù jiǎnyàn

公共场所卫生微生物检验

(examination of sanitary micro-organism in public places)　为判明公共场所的空气、公共用品用具等物体表面，以及游泳池水质受卫生微生物污染的情况、评价其卫生质量所做的检验。公共场所是提供公众工作、学习、社交、娱乐、体育、参观、医疗、卫生、休息、旅游和满足部分生活需求所使用的一切公用建筑物、场所及其设施的总称。按照中国《公共场所卫生管理条例》，公共场所主要包括：宾馆、饭馆、旅店、招待所、车马店、咖啡馆、酒吧、茶座、公共浴室、理发店、美容店、影剧院、录像厅(室)、游艺厅(室)、舞厅、音乐厅、体育场(馆)、游泳场(馆)、公园；展览馆、博物馆、美术馆、图书馆、商场(店)、书店、候诊室、候车(机、船)室和公共交通工具等。

公共场所不同，其空气中、物体表面上、水体内的微生物种类和数量也不同。用室内空气中细菌总数、溶血性链球菌，公共用品、用具等物体表面上的大肠菌群、金黄色葡萄球菌，水体内细菌总数和大肠菌群等指标来评价公共场所室内空气、用品用具、水体等受微生物污染的情况、卫生状况和消毒效果。

检验指标　分为室内空气质量卫生标准、公共用品用具等物体表面卫生标准和游泳池水质卫生标准。

室内空气　室内空气中细菌总数：根据中国国家标准《公共场所卫生标准》(GB 9663 ~ 9673-1996)和《饭馆(餐厅)卫生标准》(GB 16153-1996)，有如下要求：①旅店，对于 3 ~ 5 星级饭店、宾馆，1 ~ 2 星级饭店、宾馆和非星级带空调的饭店、宾馆，普通旅店、招待所的空气菌落总数(CFU/m³)分别为≤1000、≤1500、≤2500(撞击法)，或空气菌落总数(CFU/皿)分别为≤10、≤10、≤30(沉降法)。②影剧院、音乐厅、录像厅(室)、游艺厅、舞厅(包括卡拉OK歌厅)、酒吧、茶座、咖啡厅的空气菌落总数(CFU/m³)分别为≤4000、≤4000、≤2500(撞击法)，或空气菌落总数(CFU/皿)分别为≤40、≤40、≤30(沉降法)。③理发店、美容店的空气菌落总数(CFU/m³)≤4000(撞击法)或空气菌落总数(CFU/皿)≤40(沉降法)。④游泳场(馆)的空气菌落总数(CFU/m³)≤4000(撞击法)或空气菌落总数(CFU/皿)≤40(沉降法)。⑤体育场(馆)的空气菌落总数(CFU/m³)≤4000(撞击法)或空气菌落总数(CFU/皿)≤40(沉降法)。⑥图书馆、博物馆、美术馆，展览馆的空气菌落总数(CFU/m³)分别为≤2500、≤7000(撞击法)，或空气菌落总数(CFU/皿)分别为≤30、≤75(沉降法)。⑦商场(店)、书店的空气菌落总数(CFU/m³)≤7000(撞击法)或空气菌落总数(CFU/皿)≤75(沉降法)。⑧医院候诊室的空气菌落总数（CFU/m³）≤4000（撞击法），或空气菌落总数（CFU/皿）≤40（沉降法）。⑨候机室，候车（船）室的空气菌落总数（CFU/m³）分别为≤4000、≤7000（撞击法）或空气菌落总数（CFU/皿）分别为≤40、≤75（沉降法）。⑩飞机客舱，旅客列车车厢，轮船客舱的空气菌落总数（CFU/m³）分别为≤2500、≤4000、≤4000（撞击法），或空气菌落总数（CFU/皿）分别为≤30、≤40、≤40（沉降法）。⑪有空调装置的饭馆（餐厅）的空气菌落总数（CFU/m³）≤4000（撞击法）或空气菌落总数（CFU/皿）≤40（沉降法）。室内空气溶血性链球菌：根据中国国家标准《室内空气中溶血性链球菌卫生标准》（GB/T 18203-2000），室内空气中溶血性链球菌最高允许限量值（CFU/m³）≤36（撞击法）。

公共用品、用具等物体表面 ①按照中国国家标准《旅店业卫生标准》（GB 9663-1996）：公共用品清洗消毒判定标准，茶具的细菌总数（CFU/ml）<5，50cm²内，大肠菌群不得检出（0个/50cm²），50cm²内不得检出致病菌；毛巾和床上卧具的细菌总数（CFU/25cm²）<200，50cm²内不得检出大肠菌群、致病菌；脸（脚）盆、浴盆、座垫、拖鞋没有规定细菌总数和大肠菌群的标准，50cm²内不得检出致病菌。②按照中国国家标准《公共浴室卫生标准》（GB 9665-1996）：茶具、毛巾、拖鞋清洗消毒判定卫生标准同中国国家标准 GB 9663-1996，修脚工具的卫生标准同中国国家标准《理发店、美容店卫生标准》（GB 9666-1996）。③按照中国国家标准 GB 9666-1996：

美容工具、理发工具、胡刷不得检出大肠菌群和金黄色葡萄球菌。④按照中国国家标准《体育馆卫生标准》（GB 9668-1996）：茶具、口巾的卫生标准同中国国家标准 GB 9663-1996。⑤按照中国国家标准 GB 16153-1996：食（餐）具依照中国国家标准《食（饮）具消毒卫生标准》（GB 14934-94）进行。⑥其他公共场所，如文化娱乐场所、图书馆、博物馆、美术馆、展览馆、商场（店）、书店、公共交通等候室和公共交通工具的物体表面卫生微生物指标，尚无中国国家标准予以规定。

游泳池水质 根据中国城市建设行业标准《游泳池水质标准》（CJ 244-2007），游泳池水质菌落总数（CFU/ml）≤200；总大肠菌群（个/100ml）为0。根据中国国家标准《游泳场所卫生标准》（GB 9667-1996），人工游泳池水质卫生标准，细菌总数（CFU/ml）<1000、大肠菌群（MPN/L）<18。

检验方法 ①空气细菌总数计数：有撞击法和自然沉降法，按照中国国家标准《公共场所卫生检验方法 第3部分：空气微生物》（GB/T 18204.3-2013）进行。②空气溶血性链球菌检验：撞击法采集-血营养琼脂培养基测定法，按照中国国家标准 GB/T 18203-2000 进行（见空气生境卫生微生物检验）。③物体表面卫生微生物检验：按照中国国家标准《公共场所卫生检验方法 第4部分：公共用品用具微生物》（GB/T 18204.4-2013）进行。④游泳池水质卫生微生物检验：检验游泳池水的细菌总数按照中国国家标准《游泳池水微生物检验方法 细菌总数测定》（GB/T 18204.9-2000）进行，检验游泳

池水的大肠菌群按照中国国家标准《游泳池水微生物检验方法 大肠菌群测定》（GB/T 18204.10-2000）进行（见生活饮用水卫生微生物检验）。

（陈昭斌 刘晓娟）

jízhōng kōngtiáo tōngfēng xìtǒng wèishēng wēishēngwù jiǎnyàn

集中空调通风系统卫生微生物检验（examination of sanitary microorganism in central air conditioning ventilation system） 为判明公共场所集中空调通风系统风管（道）送风的空气和风管（道）内表面以及冷却塔、盘管和表冷器产出的冷却（凝）水等受卫生微生物污染的情况、评价其卫生状况所做的检验。公共场所集中空调通风系统，简称集中空调系统，为使房间或封闭空间的空气温度、湿度、洁净度和气流速度等参数达到设定要求而对空气进行集中处理、输送、分配的所有设备、管道及附件、仪器仪表的总称。集中空调系统的卫生问题越来越受到关注。除对新风量、可吸入颗粒物和风管表面积尘量的指标有明确的规定外，还对空调送风、风管内表面、冷却水和冷凝水等规定了细菌总数、真菌总数、β型溶血性链球菌和嗜肺军团菌等卫生微生物指标。这些指标有其各自的卫生学含义。①新风量是指单位时间内由集中空调系统进入室内的室外空气的量，单位为 m³/(h·人)，它直接影响到室内空气的流通和空气污染的程度；②可吸入颗粒物是指悬浮在空气中，空气动力学当量直径小于等于 10μm，能进入人体喉部以下呼吸道的颗粒状物质，简称 PM₁₀，它被人吸入后，会累积在呼吸系统中，引发许多疾病；③风管表面积尘量是指集中空调

482 中华医学百科全书

风管内表面单位面积灰尘的量，单位为 g/m^2，它的存在会导致微生物的集聚和滋生，进而污染通过风管输送的空气；④细菌总数和真菌总数反映风管（道）的送风和风管（道）内表面受微生物污染的程度；⑤β 型溶血性链球菌反映空气可能受呼吸道病原体污染的程度；⑥嗜肺军团菌能导致人类肺炎，它在冷却水塔中经由可形成水雾的设备，形成颗粒为 $5\sim15\mu m$ 大小的水雾，飘浮于空气中，由呼吸道进入肺部而感染人类。

集中空调系统设计卫生要求 ①新风量的要求：宾馆、饭店、旅店、招待所、候诊室、理发店、美容店、游泳场（馆）、博物馆、美术馆、图书馆、游艺厅（室）及舞厅等 $\geq30m^3/(h\cdot人)$，饭馆、咖啡馆、酒吧、茶座、影剧院、录像厅（室）、音乐厅、公共浴室、体育场（馆）、展览馆、商场（店）、书店、候车（机、船）室及公共交通工具等 $\geq20m^3/(h\cdot人)$。②送风温度、湿度和速度的要求：送风温度的设计宜使公共浴室的更衣室、休息室冬季室内温度达到 25℃，其他公共场所在 $16\sim20℃$，夏季室内温度在 $26\sim28℃$；送风湿度的设计宜使游泳场（馆）相对湿度不大于 80%，其他公共场所相对温度在 $40\%\sim65\%$；送风风速的设计宜使宾馆、旅店、招待所、咖啡馆、酒吧、茶座、理发店、美容店及公共浴室的更衣室、休息室风速不大于 0.3m/s，其他公共场所风速不大于 0.5m/s。③新风及送新风系统：新风应直接取自室外；宜设置去除送风中微生物、颗粒物和气态污染物的空气净化消毒装置；新风口应设置防护网和初效过滤器；送风口和回风口应设

置防虫媒装置，设备冷凝水管道应设置水封；风管内表面应当光滑，易于清理，宜使用耐腐蚀的金属材料；应具备应急关闭回风和新风的装置，控制空调系统分区域运行的装置，供风管系统清洗、消毒用的可开闭窗口，或便于拆卸的不小于 300mm×250mm 的风口。④加湿方式：加湿方式宜选用蒸汽加湿，选用自来水喷雾或冷水蒸发的加湿方式应有控制军团菌繁殖的措施。⑤冷却塔：开放式冷却塔设置应远离人员聚集区域、建筑物新风取风口或自然通风口，宜设置冷却水系统持续消毒装置，应设置有效的除雾器和加注消毒剂的入口，冷却塔水池内侧应平滑，排水口应设在塔池的底部。

集中空调系统运行卫生管理要求 ①集中空调系统的定期清洗：开放式冷却塔每年清洗不少于 1 次；空气过滤网、过滤器和净化器等每 6 个月检查或更换 1 次；空气处理机组、表冷器、加热（湿）器和冷凝水盘等每年清洗 1 次。②集中空调系统的立即清洗和消毒：冷却水和冷凝水中检出嗜肺军团菌；空调送风中检出嗜肺军团菌和 β 型溶血性链球菌等致病微生物；风管积尘中检出致病微生物；风管内表面细菌总数 $>100CFU/cm^2$；风管内表面真菌总数 $>100CFU/cm^2$；风管内表面积尘量 $>20g/m^2$；卫生学评价表明需要清洗和消毒的其他情况。出现上述情况之一者，经营者应当立即对集中空调系统进行清洗和消毒，待其检测和评价合格后，方可运行。③集中空调系统在空气传播性疾病暴发流行时的管理。空气传播性疾病在本地区暴发流行时，符合下列要求的集中空调系统方可继续运行：采

用全新风方式运行的；装有空气净化消毒装置，并保证该装置有效运行的；风机盘管加新风的空调系统，能确保各房间独立通风的。空气传播性疾病在本地区暴发流行时，应当每周对运行的集中空调通风系统开放式冷却塔、过滤网、过滤器、风口、空气处理机组、表冷器、加热（湿）器、冷凝水盘等设备或部件进行清洗、消毒或者更换。

检验指标 ①根据中国卫生行业标准《公共场所集中空调通风系统卫生规范》（WS 394-2012），冷却水和冷凝水中不得检出嗜肺军团菌；送风卫生指标：$PM_{10}\leq0.15mg/m^3$，细菌总数 $\leq500CFU/m^3$，真菌总数 $\leq500CFU/m^3$，β 型溶血性链球菌不得检出，嗜肺军团菌不得检出；风管内表面卫生指标：积尘量 $\leq20g/m^2$，细菌总数 $\leq100CFU/cm^2$，真菌总数 $\leq100CFU/cm^2$。②根据中国卫生行业标准《公共场所集中空调通风系统清洗消毒规范》（WS/T 396-2012）第 1 号修改单，风管清洗后，风管内表面细菌总数 $<100CFU/cm^2$、真菌总数 $<100CFU/cm^2$；部件清洗后，表面细菌总数 $<100CFU/cm^2$、真菌总数 $<100CFU/cm^2$。集中空调通风系统消毒后，自然菌去除率 $>90\%$，风管内表面细菌总数 $<100CFU/cm^2$、真菌总数 $<100CFU/cm^2$，不得检出致病微生物。

检验方法 按照中国国家标准《公共场所卫生检验方法 第5部分：集中空调通风系统》（GB/T 18204.5-2013）的检验方法进行。

冷却水和冷凝水中嗜肺军团菌检验 嗜肺军团菌是指将处理后的样品接种在甘氨酸-万古霉素-

多黏菌素-放线菌酮（GVPC）琼脂平板上，生长形成典型菌落，并在缓冲木炭酵母浸膏（BCYE）琼脂平板上生长，而在无 L-半胱氨酸的缓冲木炭酵母浸膏（BCYE-CYE）琼脂平板上不生长，且经生化实验和血清学实验鉴定确认是嗜肺军团菌的细菌。

检验步骤如下。①采样：采样广口瓶用前灭菌；每瓶中加入 0.1mol/L 的硫代硫酸钠溶液 0.3~0.5ml，中和样品中的氧化物。冷却水采样点设置在距塔壁 20cm、液面下 10cm 处，冷凝水采样点设置在排水管或冷凝水盘处；每个采样点无菌操作取水样约 500ml；采集的样品 2 天内送达实验室，不必冷冻，但要避光和防止受热，室温下贮存不得超过 15 天。②沉淀或离心：如有杂质可静置沉淀或 1000r/min 离心 1 分钟去除。③过滤：将经沉淀或离心的样品通过滤膜过滤，取下滤膜置于 15ml 灭菌水中，充分洗脱，备用。④热处理：取 1ml 洗脱样品，置 50℃水浴加热 30 分钟。⑤酸处理：取 5ml 洗脱样品，调 pH 至 2.2，轻轻摇匀，放置 5 分钟。⑥接种：取洗脱样品、热处理样品及酸处理样品各 0.1ml，分别接种 GVPC 平板。⑦培养：将接种平板静置于二氧化碳（CO_2）培养箱中，在温度为 35~37℃、CO_2 浓度为 2.5% 条件下培养，待观察到有培养物生成时，反转平板，再培养 10 天，注意保湿。⑧菌落观察：军团菌生长缓慢，易被其他菌掩盖，从培养的第 3 天开始每天在显微镜下观察。军团菌的菌落颜色多样，一般呈白色、灰色、蓝色或紫色，也能显深褐色、灰绿色、深红色；菌落整齐，表面光滑，呈典型毛玻璃状，在紫外灯下，部分菌落

有荧光。⑨菌落验证：从平皿上挑取 2 个可疑菌落，接种在 BCYE 琼脂平板和 BCYE-CYE 琼脂平板上，置 35~37℃培养 2 天，凡在 BCYE 琼脂平板上生长，而在 BCYE-CYE 琼脂平板不生长的，则为军团菌菌落。⑩菌型确定：生化培养，氧化酶试验（-/弱+），硝酸盐还原试验（-），脲酶试验（-），明胶液化试验（+），水解马尿酸；用嗜肺军团菌诊断血清进行分型。

送风中细菌总数检验 采集的样品，在营养琼脂培养基上，经 35~37℃、48 小时的培养所生长的嗜中温性需氧和兼性厌氧菌落的总数。①采样：采样点，每套空调系统选择 3~5 个送风口进行检测，每个风口设置 1 个检测点，一般设在送风口下方 15~20cm、水平方向向外 50~100cm 处；采样时集中空调系统应在正常运转条件下，并关闭门窗 15~30 分钟以上，尽量减少人员活动幅度与频率，记录室内人员数量、温湿度与天气状况等；无菌操作，使用撞击式微生物采样器以 28.3L/min 流量采集 5~15 分钟。②培养：将采集细菌后的营养琼脂平板置 35~37℃培养 48 小时，菌落计数。③结果报告：送风口细菌总数的测定结果按稀释比与采气体积换算成 CFU/m^3；一个空调系统送风中细菌总数的测定结果按该系统全部检测的送风口细菌总数测定值中的最大值给出。

送风中真菌总数检验 采集的样品，在沙氏琼脂培养基上，经 28℃、5 天的培养，所形成的菌落总数。①采样：采样方法同集中空调送风中细菌总数检验方法。②培养：将采集真菌后的沙氏琼脂培养基平皿置 28℃培养

5 天，逐日观察并于第 5 天记录结果。若真菌数量过多可于第 3 天计数结果，并记录培养时间。③结果报告：送风口真菌总数的测定结果按稀释比与采气体积换算成 CFU/m^3；一个空调系统送风中真菌总数的测定结果按该系统全部检测的送风口真菌总数测定值中的最大值给出。

送风中 β 型溶血性链球菌检验 样品在血琼脂平板上经 35~37℃、24~48 小时培养，观察菌落特征、镜下细菌染色性和形态特征。①采样：采样方法同集中空调送风中细菌总数检验方法。②培养：采样后的血琼脂平板在 35~37℃下培养 24~48 小时。③结果观察：培养后，在血琼脂平板上形成呈灰白色、表面突起、直径 0.5~0.7mm 的细小菌落，菌落透明或半透明，表面光滑有乳光；镜检为革兰阳性无芽胞球菌，圆形或卵圆形，呈链状排列；菌落周围有明显的 2~4mm 界限分明、完全透明的无色溶血环。符合上述特征的菌落为 β 型溶血性链球菌。④结果报告：送风口 β 型溶血性链球菌的测定结果按稀释比与采气体积换算成 CFU/m^3；一个空调系统送风中 β 型溶血性链球菌的测定结果按该系统全部检测的送风口 β 型溶血性链球菌测定值中的最大值给出。

送风中嗜肺军团菌检验 原理同集中空调系统冷却水和冷凝水中嗜肺军团菌检验。集中空调送风中嗜肺军团菌是指采用液体冲击法集中采集空调系统送风中的气溶胶，样品经培养在 GVPC 琼脂平板上生成典型菌落，并在 BCYE 琼脂平板上生长而在 BCYE-CYE 琼脂平板上不生长，经生化实验和血清学实验鉴定确认是嗜肺军团菌的细菌。

检验步骤如下。①采样：每套空调系统选择3~5个送风口进行检测，每个风口设置1个监测点，一般设在送风口下方15~20cm、水平向外50~100cm处；将采样吸收液1（GVPC液体培养基）20ml倒入液体冲击式微生物气溶胶采样器中，然后用吸管加入矿物油1~2滴；将微生物气溶胶浓缩器与微生物气溶胶采样器连接，按照微生物气溶胶浓缩器和微生物气溶胶采样器的流量要求调整主流量和浓缩流量；按浓缩器和采样器说明书操作，每个气溶胶样品采集空气量1~2m³；将采样吸收液2（酵母提取液）20ml倒入液体冲击式微生物气溶胶采样器中，然后用吸管加入矿物油1~2滴；在相同采样点重复前述步骤；采集的样品不必冷冻，但要避光和防止受热，4小时内送实验室检验。②酸处理：对采样后的吸收液1和吸收液2原液各取1ml，分别加入盐酸氯化钾溶液充分混合，调pH至2.2，静置15分钟。③接种：在酸处理后的两种样品中分别加入1mol/L氢氧化钾溶液，中和至pH为6.9，各取悬液0.2~0.3mL分别接种GVPC平板。④培养：将接种平板静置于CO_2浓度为5%、温度为35~37℃的CO_2培养箱中，培养10天。⑤菌落观察。⑥菌落验证。⑦菌型确定：同集中空调系统冷却水、冷凝水中嗜肺军团菌检验。⑧结果报告：采样点测定结果，两种采样吸收液中至少有一种吸收液培养出嗜肺军团菌，即为该采样点嗜肺军团菌阳性；一套系统中任意一个采样点嗜肺军团菌检测阳性，即该空调系统送风中嗜肺军团菌的测定结果为阳性。

风管内表面微生物检验 原理同集中空调送风中细菌总数和真菌总数检验。①采样：机器人采样每套空调系统至少选择3个采样点，手工擦拭采样每套空调系统至少选择6个采样点；机器人采样在每套空调系统的风管中（如送风管、回风管、新风管）选择3个代表性采样断面，每个断面设置1个采样点。手工擦拭采样在每套空调系统的风管中选择2个代表性采样断面，每个断面在风管的上面、底面和侧面各设置1个采样点；如果确实无法在风管中采样，可抽取该套系统全部送风口的3%~5%，且不少于3个作为采样点。使用定量采样机器人或人工法在确定的位置、规定的面积内采样，表面积尘较多时用刮拭法采样，积尘较少时用擦拭法采样。整个采样过程应无菌操作，为避免人工采样对采样环境的影响，宜采用机器人采样。②刮拭法：将采集的积尘样品无菌操作称取1g，加入到吐温-80水溶液中，做10倍梯级稀释，取适宜稀释度1ml倾注法接种平皿。③擦拭法：将擦拭物无菌操作加入到吐温-80水溶液中，做10倍梯级稀释，取适宜稀释度1ml倾注法接种平皿。④培养与计数。同集中空调送风中细菌总数和真菌总数检验。⑤结果报告：菌落计数结果按稀释比换算成CFU/cm^2；一个空调系统风管表面细菌总数、真菌总数的测定结果，分别按该系统全部检测的风管表面细菌总数、真菌总数测定值中的最大值给出。

（陈昭斌　刘晓娟）

yīyuàn huánjìng wèishēng wēishēngwù jiǎnyàn

医院环境卫生微生物检验

（examination of sanitary microorganism in hospital environment）

为判明医院中各类环境空气、物体表面和医护人员手等受卫生微生物污染的情况、评价其卫生状况所做的检验。医院环境是医生、护士等医务人员从事医疗活动的场所。医院的服务对象是患者，特别是传染病患者，其分泌物、排泄物等容易对医院环境造成污染，引起医院感染。医院在诊疗活动中产生的各种废弃物、垃圾和污水等含有大量细菌、病毒等，若处理不当也易引起公害。由于不同的患者在医院的不同场所就诊治疗，他们受到医院感染的风险也不同，因而对不同环境中的空气和物体表面、医务人员手、医疗器械及其他物品和设施的微生物的控制也不同，其所采取的消毒措施当然也不同。

医院环境可分成四类，Ⅰ类：采用空气洁净技术的诊疗场所，包括洁净手术部和其他洁净场所；Ⅱ类：包括非洁净手术部（室），产房、导管室，血液病病区和烧伤病区等保护性隔离病区，重症监护病区及新生儿室等；Ⅲ类：包括母婴同室，消毒供应中心的灭菌区和无菌物品存放区，血液透析中心（室）及普通住院病区等；Ⅳ类：普通门（急）诊检查室和治疗室，感染性疾病门诊室及病区等。

医院环境是一个病人和医务人员集中的特殊环境，是各种病原微生物集中的场所，因此，首先其空气和物体表面的消毒对医院感染的控制十分重要，必须达到相应的要求。其次，医务人员的个人卫生很重要，尤其手的卫生。手的皮肤上有大量的常居菌和暂居菌，在诊疗过程中甚至沾染上被诊疗患者的病原菌而造成接触传播，因此要求医务人员从事诊疗活动前要进行卫生手消毒和外科手消毒。卫生手消毒即医务人员用速干手消毒剂揉搓双手，以减少手部暂居菌的过程。外科手消毒即外科手术前医务人员用肥皂（皂液）和流动水洗手，再用手消毒剂清除或者杀灭手部暂居菌和减少常居菌的过程。此外，医院环境中的医疗器材、治疗用水、防护用品、污水排放等都要通过消毒处理，使其达到卫生标准的要求。另外用于消毒的消毒剂、消毒器械必须符合要求，能达到要求的消毒效果，尤其是处于使用过程中的消毒剂，即使用中消毒剂，它的有效成分必须要符合要求，微生物污染要在限量指标以下。

检验指标 通过检验菌落总数、溶血性链球菌、沙门菌、铜绿假单胞菌和金黄色葡萄球菌等卫生指示微生物了解医院环境、医务人员及医院环境中的各种用品和器械等的卫生微生物污染状况。菌落总数可反映微生物污染的总体状况，空气中的溶血性链球菌反映空气可能被呼吸道病原体污染的状况，沙门菌是伤寒和副伤寒的病原菌，铜绿假单胞菌常为烧伤和伤口感染病原菌，金黄色葡萄球菌常为皮肤化脓性感染的病原菌。根据中国国家标准《医院消毒卫生标准》（GB 15982-2012）和《医院洁净手术部建筑技术规范》（GB 50333-2013），医院各类环境中的空气、物体表面、医务人员手、医疗器材、消毒剂、治疗用水、防护用品、污水排放、消毒器械以及疫点（区）消毒效果的微生物指标如下。

各类环境空气 空气平均菌落数：①平板暴露法（沉降法），Ⅰ、Ⅱ、Ⅲ及Ⅳ类环境分别为 ≤ 0.2～6CFU/（Φ90mm 皿·30min）、≤ 4.0CFU/（Φ90mm皿·15min）、≤4.0CFU/（Φ90mm 皿·5min）和 ≤4.0CFU/（Φ90mm皿·5min）。其中，Ⅰ类环境又分洁净手术部和其他洁净场所，洁净手术部的Ⅰ、Ⅱ、Ⅲ及Ⅳ级洁净用房分别为 ≤ 0.2～0.4CFU/（Φ90mm皿·30min）、≤ 0.75～1.5CFU/（Φ90mm 皿·30min）、≤ 2～4CFU/（Φ90mm 皿·30min）和 ≤ 6CFU/（Φ90mm皿·30min），其他洁净场所为 ≤4CFU/（Φ90mm皿·30min）。②空气采样器法（浮游法），Ⅰ、Ⅱ、Ⅲ及Ⅳ类环境分别为≤150CFU/m³、-、-和-。其中，Ⅰ类环境的洁净手术部的Ⅰ、Ⅱ和Ⅲ级洁净用房分别为≤5～10CFU/m³、≤25～50CFU/m³和≤75～150CFU/m³。其他洁净场所为≤150CFU/m³。

各类环境物体表面 物体表面平均菌落数（CFU/cm²），Ⅰ、Ⅱ、Ⅲ及Ⅳ类环境分别为 ≤5.0、≤5.0、≤10.0和≤10.0。

医务人员手 卫生手表面的菌落总数为≤10.0CFU/cm²；外科手表面的菌落总数≤5.0CFU/cm²。

医疗器材 ①高度危险性医疗器材：进入人体无菌组织、器官或接触破损皮肤、黏膜的医疗用品，必须无菌。②中度危险性医疗器材：接触黏膜的医疗用品，细菌菌落总数应 ≤ 20CFU/件（CFU/g 或 CFU/100cm²），不得检出致病性微生物。③低度危险性医疗器材：接触皮肤的医疗用品，细菌菌落总数应≤200CFU/件（CFU/g 或 CFU/100cm²），不得检出致病性微生物。

治疗用水 血液透析相关用水应符合《血液透析及相关治疗用水》（YY 0572-2015）要求；其他治疗用水应符合相应卫生标准。

防护用品 医用防护口罩、外科口罩和一次性防护服等防护用品应符合《医用防护口罩技术要求》（GB 19083-2010）、《医用外科口罩》（YY 0469-2011）和《医用一次性防护服技术要求》（GB 19082-2009）要求。

使用中消毒剂 ①灭菌用消毒液的细菌菌落总数应为0CFU/ml。②皮肤黏膜消毒液的菌落总数应符合相应标准要求。③其他使用中消毒液的细菌菌落总数应≤100CFU/ml，不得检出致病性微生物。

消毒器械 使用中消毒器械的杀菌因子强度应符合使用要求。紫外线灯应符合中国国家标准《紫外线杀菌灯》（GB 19258-2012）要求，30W 的使用中紫外线灯的辐射照度值应≥70μW/cm²；工作环境中消毒器械产生的有害物浓度（强度）应符合相关规定。产生臭氧的消毒器械的工作环境，臭氧浓度应<0.16mg/m³。环氧乙烷灭菌器的工作环境，环氧乙烷浓度<2mg/m³。

污水排放 应符合中国国家标准《医疗机构水污染物排放标准》（GB 18466-2005）要求。

疫点（区）消毒效果 应符合中国国家标准《疫源地消毒总则》（GB 19193-2015）的要求。

检验方法 按照中国国家标准 GB 15982-2012 的方法进行。

采样原则 采样后必须尽快检测，送检时间不得超过 4 小时，若样品保存于 0～4℃，不得超过 24 小时。

空气菌落总数检验 ①采样时间：Ⅰ类环境在洁净系统自净后，从事医疗活动之前采样；Ⅱ、Ⅲ和Ⅳ类环境在消毒或规定的通风换气后，进行医疗活动之前采样。②检验方法：Ⅰ类环境可选择平板暴露法和空气采样器法，参照 GB 50333-2013 的要求进行，房间大于10m²，每增加10m²增加1个点；采样器置室内中央，采样高度与地面垂直的高度为80~150cm；采样时间不应超过30分钟。Ⅱ、Ⅲ和Ⅳ类环境采用平板暴露法，室内面积≤30m²，设一条对角线，在其上取3点，即中心1点、两端各距墙1m处各取1点；室内面积>30m²，设4角和中央5点，4角布点距墙1m；采样高度同前述；用Φ90mm的普通营养琼脂平板在采样点暴露规定时间（Ⅱ类环境暴露15分钟，Ⅲ和Ⅳ类环境暴露5分钟）后送检培养。③结果报告：平板暴露法按平均每皿的菌落数报告，CFU/（Φ90mm皿·min）；空气采样器法根据公式计算，空气细菌菌落总数（CFU/m³）＝采样器各平皿菌落数之和（CFU）/［采样速率（L/min）×采样时间（min）］×1000。

物体表面菌落总数检验 ①采样时间：潜在污染区、污染区消毒后采样。清洁区根据现场情况确定。②采样面积：被采表面<100cm²，取全部表面；被采表面≥100cm²，取100cm²。③采样方法：用5cm×5cm的标准灭菌规格板，放在被检物体表面，用浸有无菌0.03mol/L磷酸盐缓冲液或无菌生理盐水采样液的棉拭子1支，在规格板内横竖往返各涂抹5次，并随之转动棉拭子，连续采样1~4个规格板面积，剪去手接触部分，将棉拭子放入装有10ml采样液的试管中送检。门把手等小型物体则采用棉拭子直接涂抹物体采样。若采样物体表面有消毒剂残留时，采样液中应含相应的中和剂。④检验方法：充分振荡采样管后，吸取不同稀释倍数的洗脱液1.0ml于Φ90mm平皿中，将熔化并冷至40~45℃的营养琼脂倾注到平皿

内，每皿15~20ml，混匀，置36℃±1℃恒温箱培养48小时，计数菌落数，必要时分离致病性微生物。⑤结果计算：物体表面细菌菌落总数（CFU/cm²）＝平均每皿菌落数（CFU）×采样液稀释倍数/采样面积（cm²）。

医务人员手菌落总数检验 ①采样时间：在医务人员手卫生后，接触患者和从事医疗活动前采样。②采样方法：将浸有无菌0.03mol/L磷酸盐缓冲液或无菌生理盐水采样液的棉拭子1支，在双手指曲面从指根到指端来回涂擦各2次（1只手涂擦面积约30cm²），并随之转动采样棉拭子，剪去手接触部位，将棉拭子放入装有10ml采样液的试管内送检。采样面积按平方厘米（cm²）计算。③检验方法：充分振荡采样管后，吸取不同稀释倍数的洗脱液1.0ml于Φ90mm平皿中，将熔化并冷至40~45℃的营养琼脂倾注到平皿内，每皿15~20ml，混匀，置36℃±1℃恒温箱培养48小时，计数菌落数，必要时分离致病性微生物。④结果计算：医务人员手细菌菌落总数（CFU/cm²）＝［平均每皿菌落数（CFU）×采样液稀释倍数］/［30（cm²）×2］。

医疗器材微生物检验 在消毒或灭菌处理后，于存放有效期内采样。

灭菌医疗器材 采用无菌检验法检验。①可用破坏性方法取样的医疗器材，如输液（血）器、注射器和注射针等，参照《中华人民共和国药典》中"无菌检查法"进行。②对不能用破坏性方法取样的医疗器材，应在环境洁净度为10 000级、局部为100级的单向流空气区域内或隔离系统中，用浸有无菌生理盐水采样液的棉拭子，在被检物体表面涂抹

采样，被采表面<100cm²，取全部表面，被采表面≥100cm²，取100cm²，然后将除去手接触部分的棉拭子用于无菌检验。牙科手机，应在环境洁净度10 000级，局部为100级的单向流空气区域内或隔离系统中，将每只手机分别置于含有20~25ml采样液的无菌大试管内（内径25mm），液面高度应大于4.0cm，于漩涡混合器上震荡30秒以上，取洗脱液进行无菌检验。

消毒医疗器材 包括菌落总数检验和致病性微生物检验。①可整件放入无菌试管的，用洗脱液浸没后充分振荡30秒以上，吸取洗脱液1.0ml于Φ90mm平皿中，将熔化并冷至40~45℃的营养琼脂倾注到平皿内，每皿15~20ml，混匀，置36℃±1℃恒温箱培养48小时，计数菌落数（CFU/件），必要时分离致病性微生物。②可用破坏性方法取样的医疗器材，在100级超净工作台秤取1~10g样品，放入装有10ml采样液的试管内进行洗脱，吸取洗脱液1.0ml于Φ90mm平皿中，将熔化并冷至40~45℃的营养琼脂倾注到平皿内，每皿15~20ml，混匀，置36℃±1℃恒温箱培养48小时，计数菌落数（CFU/g），必要时分离致病性微生物。③对不能用破坏性方法取样的医疗器材，在100级超净工作台，用浸有无菌生理盐水采样液的棉拭子，在被检物体表面涂抹采样，被采表面<100cm²，取全部表面，被采表面≥100cm²，取100cm²，然后将除去手接触部分的棉拭子用于洗脱，吸取洗脱液1.0ml于Φ90mm平皿中，将熔化并冷至40~45℃的营养琼脂倾注到平皿内，每皿15~20ml，混匀，置36℃±1℃恒温箱培养48小时，计

数菌落数（CFU/cm²），必要时分离致病性微生物。④消毒后内镜：取清洗消毒后内镜，采用无菌注射器抽取 50ml 含相应中和剂的洗脱液，从活检口注入冲洗内镜管路，全量收集送检。吸取洗脱液 1.0ml 于 Φ90mm 平皿中，将熔化并冷至 40~45℃的营养琼脂倾注到平皿内，每皿 15~20ml，混匀，置 36℃±1℃恒温箱培养 48 小时，计数菌落数（CFU/件），必要时分离致病性微生物。将剩余洗脱液在无菌条件下用滤膜（0.45μm）过滤浓缩，将滤膜接种于凝固的营养琼脂平板上，置 36℃±1℃恒温箱培养 48 小时，计数菌落数（CFU/件）。滤膜法不可计数时，菌落数（CFU/件）= 两平行平板的平均菌落数（CFU/平板）×50；滤膜法可计数时，菌落数（CFU/件）= 两平行平板的平均菌落数（CFU/平板）+滤膜上的菌落数（CFU/滤膜）。

使用中消毒剂微生物检验　使用中消毒剂是指在医疗活动中处于使用过程中的消毒剂。未开封使用的消毒剂不在此列。①采取使用中的消毒剂。②用无菌操作技术，以无菌吸管吸取 1.0ml 样液，加入 9ml 中和剂稀释液中混匀。对于醇类与酚类消毒剂，用普通营养肉汤中和即可；对含氯消毒剂、含碘消毒剂和过氧化物消毒剂，用含 0.1%硫代硫酸钠中和剂中和；对洗必泰和季铵盐类消毒剂，用含 0.3%吐温-80 和 0.3%卵磷脂中和剂中和；对醛类消毒剂，用含 0.3%甘氨酸中和剂中和；对含有表面活性剂的各种复方消毒剂，可在中和剂中加入吐温-80 至 3%（W/V），也可使用该消毒剂消毒效果检测的中和剂鉴定试验确定的中和剂。③用无菌吸管吸取一定稀释比例

的中和后的混合液 1.0ml 于 Φ90mm 平皿中，将熔化并冷至 40~45℃的营养琼脂倾注到平皿内，每皿 15~20ml，混匀，置 36℃±1℃恒温箱培养 72 小时，计数菌落数，即消毒液染菌量（CFU/ml）= 平均每皿菌落数×10×稀释倍数，必要时分离致病性微生物。

治疗用水微生物检验　血液透析相关治疗用水按中国医药行业标准《血液透析和相关治疗用水》（YY 0572-2015）进行检验，其他治疗用水按照相关标准执行。

污水微生物检验　按照中国国家标准《医疗机构水污染物排放标准》（GB 18466-2005）进行。

疫点（区）消毒效果检验　按照中国国家标准《疫源地消毒总则》（GB 19193-2015）进行。

其他　大肠菌群数测定、沙门菌检验、溶血性链球菌检验按照中国国家标准《食品安全国家标准 食品微生物学检验》（GB 4789）进行。铜绿假单胞菌检验、金黄色葡萄球菌检验按照中国国家标准《化妆品微生物标准检验方法》（GB 7918）进行。其他目标性微生物检验按照相关检验方法进行。

（陈昭斌　刘晓娟）

shípǐn wèishēng wēishēngwù jiǎnyàn
食品卫生微生物检验（examination of sanitary microorganism in food）　为判明食品受卫生微生物污染的情况、评价食品卫生质量所做的检验。食品指用于人食用或者饮用的经加工或者未经加工的物质，包括饮料、口香糖和已经添加、残留于食品中的物质，但不包括只作为药品使用的物质。食品安全事故指对人体健康有危害或可能有危害的源于食品的食物中毒、食源性疾病、食品污染

等事故。食品安全事故时有发生，食品安全问题引起广泛关注。准确快速地对食品样本中的微生物进行检验，是采用危害分析与关键控制点（hazard analysis and critical control point，HACCP）体系对食品生产过程中微生物进行安全控制的前提，也是及时查明食品安全事故原因的重要技术手段之一。

食品卫生微生物指与食品有关的微生物，在食品生产、储存、运输、销售等过程中污染食品的，能引起食品腐败变质或食源性疾病的，以及与人体健康密切相关的微生物。由于食品营养比较丰富，加工环节比较多，易受微生物污染，污染的微生物在适宜的条件下很容易繁殖，使食品腐败变质，食用这些食品后可能引起食物中毒和肠道传染病等食源性疾病，危及人体健康。食品的卫生微生物状况，首先通过检测卫生指示微生物得以了解，必要时再进行各种致病微生物检验。

食品卫生指示菌有菌落总数、大肠菌群、耐热大肠菌群（粪大肠菌群）、大肠埃希菌、霉菌和酵母等，各有其不同的卫生学意义。①菌落总数：评价食品被细菌污染程度的指示菌，反映食品一般卫生状况，菌落总数越多，食品在生产、储存、运输、销售过程中被细菌污染的程度越严重，仅有相对的意义，不能说明污染的来源。②大肠菌群：评价食品受人畜粪便污染的间接指示菌，是评价食品卫生质量重要指标之一，反映食品生产、储存、运输、销售过程是否符合卫生要求。它的存在间接地表明食品受到了人畜粪便的污染，进而间接地表明有肠道致病菌污染的可能。③耐热

大肠菌群（粪大肠菌群）：生长于人和温血动物肠道中的一组细菌，在44.5℃仍能生长，是大肠菌群的一种，用于评价食品近期受到人畜粪便污染的直接指示菌，它的存在表明食品受到肠道致病菌污染的可能性更大。④大肠埃希菌：又称大肠杆菌或普通大肠杆菌，普遍存在于人和动物的肠道内，作为评价食品近期受到粪便污染的程度，是粪便污染的最佳指示菌。作为粪便污染的指示菌，大肠埃希菌检出的意义最大，其次是粪大肠菌群，再次是大肠菌群。⑤霉菌和酵母：反映食品受到真菌污染的程度。霉菌和酵母在食品中生长既可破坏食品的色、香、味，使食品产生不良气味、颜色改变等，也可使食品腐败变质，霉菌毒素还可引起急性或慢性食源性疾病。⑥致病微生物：能引起各种食源性疾病的病原微生物，如沙门菌、志贺菌、致泻大肠埃希菌、甲肝病毒、诺如病毒等也常污染食品，引起食物中毒或食品安全事件，此时需要检验以追踪溯源。⑦益生菌：如双歧杆菌和乳酸杆菌，人摄入后能改善宿主肠道菌群生态平衡而发挥有益作用，达到提高人体的健康水平，常用于添加到某些保健食品中，这些食品需要检验这些益生菌的数量和种类，判断其是否达到了标准。

通过对食品卫生微生物的检验，判断该食品是否含有某种微生物或其数量是否超过标准；评价生产或加工食品场所的卫生状况；给予生产或加工食品的业主建议和指导；评估食品在生产、运输或销售中微生物的性质；鉴定食品中因为含有病原菌和（或）相关的毒素造成可能的危害；评价进出口食品中微生物的性质；

为鉴定违反《中华人民共和国食品安全法》的行为提供证据；为食品安全监管部门提供依据，以便能采取必要的措施保护消费者的健康权益。

检验指标　根据中国食品安全国家标准，需要对食品进行检测的卫生微生物指标有39项，分成三类。①常规微生物指标：有量值最高值不得大于多少的要求，包括菌落总数、大肠菌群、粪大肠菌群、霉菌和酵母计数、蜡样芽胞杆菌计数。②致病菌：不得检出，包括沙门菌、志贺菌、致泻大肠埃希菌、副溶血性弧菌、小肠结肠炎耶尔森菌、空肠弯曲菌、金黄色葡萄球菌、溶血性链球菌、肉毒梭菌及肉毒毒素、常见产毒霉菌、椰毒假单胞菌酵米面亚种、单核细胞增生李斯特菌、大肠杆菌O157：H7/NM、阪崎肠杆菌和产气荚膜梭菌。③益生菌微生物指标：有量值最低值不得少于多少的要求，包括双歧杆菌和乳酸菌。

检验方法　进行食品卫生微生物检验的实验室，其使用面积、环境设施、检验设备和检验人员等必须达到一定的要求，才能确保检验结果的及时性和准确性。

基本要求　样品采集见食品卫生微生物检验样品采样。

样品处理　实验室接到送检样品后应认真核对登记，确保样品的相关信息完整并符合检验要求。应尽快检验。若不能及时检验，应采取必要的措施保持样品的原有状态，防止样品中目标微生物因客观条件的干扰而发生变化。冷冻食品应在45℃以下不超过15分钟，或2~5℃不超过18小时解冻后进行检验。

检验方法选择　应选择现行有效的国家标准方法。标准中对

同一检验项目有两个及两个以上定性检验方法时，以常规培养方法为基准。标准中对同一检验项目有两个及两个以上定量检验方法时，以平板计数法为基准。

质量控制　实验室应定期对实验用菌株、培养基、试剂等设置阳性对照、阴性对照和空白对照；实验室应对重要的检验设备设置仪器比对，特别是自动化检验仪器；应定期参与实验室间比对；应定期对实验人员进行技术考核和人员比对。

生物安全　实验室生物安全要求应符合中国国家标准《实验室 生物安全通用要求》（GB 19489-2008）的规定。

记录与报告　①检验过程中应即时、准确地记录观察到的现象、结果和数据等信息。②按照检验方法中规定的要求，准确、客观地报告每一项检验结果。

检验后样品处理　①检验结果报告后，被检样品方能处理。检出致病菌的样品要经过无害化处理。②检验结果报告后，剩余样品或同批样品不进行微生物项目的复检。

检验　食品卫生微生物检验，按照中国国家标准方法或推荐性国家标准方法《食品安全国家标准 食品微生物学检验》（GB或GB/T 4789.2~43）进行。按不同微生物指标分类，包括27个标准检验方法：菌落总数测定（GB 4789.2-2016），大肠菌群计数（GB 4789.3-2016），沙门菌检验（GB 4789.4-2016），志贺菌检验（GB 4789.5-2016），致泻大肠埃希菌检验（GB 4789.6-2016），副溶血性弧菌检验（GB 4789.7-2013），小肠结肠炎耶尔森菌检验（GB 4789.8-2016），空肠弯曲菌检验（GB 4789.9-2014），金黄色

葡萄球菌检验（GB 4789.10-2016）、β型溶血性链球菌检验（GB 4789.11-2014）、肉毒梭菌及肉毒毒素检验（GB 4789.12-2016）、产气荚膜梭菌检验（GB 4789.13-2012）、蜡样芽胞杆菌检验（GB 4789.14-2014）、霉菌和酵母计数（GB 4789.15-2016）、常见产毒霉菌的形态学鉴定（GB 4789.16-2016）、椰毒假单胞菌酵米面亚种检验（GB/T 4789.29-2003）、单核细胞增生李斯特菌检验（GB 4789.30-2016）、沙门菌、志贺菌、致泻大肠埃希菌的肠杆菌科噬菌体诊断检验（GB 4789.31-2013）、双歧杆菌检验（GB 4789.34-2016）、乳酸菌检验（GB 4789.35-2016）、大肠埃希菌O157:H7/NM检验（GB 4789.36-2016）、大肠埃希菌计数（GB 4789.38-2012）、粪大肠菌群计数（GB 4789.39-2013）、克罗诺杆菌属（阪崎肠杆菌）检验（GB 4789.40-2016）、肠杆菌科检验（GB 4789.41-2016）、诺如病毒检验（GB 4789.42-2016）和微生物源酶制剂抗菌活性的测定等。按不同食品种类分类，包括13类食品17种标准检验方法，见肉类卫生微生物检验，乳类卫生微生物检验，蛋类卫生微生物检验，水产食品卫生微生物检验，罐头食品卫生微生物检验，罐头食品商业无菌检验，果蔬卫生微生物检验，冷冻饮品、饮料卫生微生物检验，调味品卫生微生物检验，冷食菜、豆制品和面筋制品卫生微生物检验，糖果、糕点、面包和蜜饯卫生微生物检验，酒类卫生微生物检验，鲜乳中抗菌药残留检验，保健食品微生物检验，乳酸菌检验，双歧杆菌检验，食品过敏原检验等。

（陈昭斌 李虹霖）

shípǐn wèishēng wēishēngwù jiǎnyàn yàngpǐn cǎiyàng

食品卫生微生物检验样品采样（food sampling for sanitary microorganism examination）

在进行食品卫生学评价和食品安全风险评估时，必须对食品中的卫生微生物指标进行检验，但其前提是要采集到有代表性的食品检验样品。食品采样就是由合格的采样人员，根据制定的采样方案，按照合法的采样程序，采用恰当的采样方法采取到有代表性的食品检验样品的过程。

采样原则 根据检验目的、食品特点、批量大小、检验方法、微生物的危害程度等确定采样方案；应采用随机原则采样，确保所采集的样品具有代表性；采样过程遵循无菌操作程序，防止一切可能的外来污染；样品在保存和运输的过程中，应采取必要的措施防止样品中原有微生物的数量变化，保持样品的原有状态；对采样过程进行质量控制，保证采样符合有关标准和规范要求，使样品具有客观性、代表性和公正性。

采样方案 分为二级和三级采样方案，按中国《食品安全国家标准 食品微生物学检验 总则》（GB 4789.1-2016）进行。

采样程序 包括采样计划、采样人员、设备和材料、采样登记、运输、收样、融化、混合、称重、混匀和稀释等。采样人员必须取得合法资格或采样员证。采样人员每次一般不少于2人。到达采样现场后首先向被采样单位出示采样人员身份证明，并由被采样单位派人陪同采样。采样一般按计划进行，当发生食物中毒、群众投诉、重大卫生突击检查活动、食品污染事件以及受委托方委托等情况时，要进行临时采样或应急采样。

采样方法 遵循无菌操作程序，采样工具和容器应无菌、干燥、防漏，形状及大小适宜。采样方法主要有简单随机抽样法和系统抽样法。①简单随机抽样法：用抽签法或随机数表法，从大批食品样品中抽取部分样品。操作时，应使所有样品的各个部分都有被抽到的机会。②系统抽样法，又称等距抽样法或机械抽样法，食品样品总体个体数较多时，将总体分成几个均衡的部分，按照预先定出的规则，从每一部分抽取一个个体，得到所需要的样品。此外还有分层抽样等。具体操作中有按生产过程流动定时取样、按组批取样、定期抽取货架商品取样等。不管用什么采样方法，要求采集的样品要有代表性，采样量要满足微生物指标检验的要求。

预包装食品，采集相同批次、独立包装、适量件数的样品，独立包装小于等于1000g的固态食品或小于等于1000ml的液态食品，取相同批次的包装，独立包装大于1000ml的液态食品，应在采样前摇动或用无菌棒搅拌液体，使其达到均质后采集适量样品，大于1000g的固态食品，应用无菌采样器从同一包装的不同部位分别采取适量样品；散装食品或现场制作食品，按照中国国家标准采样；食源性疾病及食品安全事件的食品样品采样，还必须同时采集到现场的剩余食品，采样量应满足食源性疾病诊断和食品安全事件原因判定的检验要求。

采样人员应对采集的样品进行及时、准确的记录和标记，清晰填写采样单，包括采样人、采样地点、时间、样品名称、来源、批号、数量、性状、保存条件等信息；采样后，应将样品保存在接近原有贮存温度条件下尽快送往实验室检验。运送过程中应保持样品的完整性。如不能及时运送，应在接近原有贮存温度条件下贮存。

中国《食品安全国家标准 食品生产通用卫生规范》（GB 14881-2013）指出，食品加工过程中微生物监控是确保食品安全的重要手段，是验证或评估目标微生物控制程序的有效性、确保整个食品质量和安全体系持续改进的工具。食品加工过程的微生物监控主要有环境微生物监控和过程产品的微生物监控。前者对象包括食品接触表面、与食品或食品接触表面邻近的接触表面以及环境空气，用于评价加工过程环境的卫生控制状况；后者用于评估加工过程卫生控制能力和产品卫生状况。食品加工过程的微生物监控要涵盖加工过程各个环节的微生物学评估、清洗消毒效果以及微生物控制效果的评价。因此，要求食品加工过程的环境微生物监控的取样点应为微生物可能存在或进入而导致污染的地方，可根据相关文献资料确定取样点，也可根据经验或者积累的历史数据确定取样点，一般以涂抹样本为主；过程产品的微生物监控的取样点应覆盖整个加工环节中微生物水平可能发生变化且会影响食品安全性和（或）食品品质的过程产品，一般直接取样，监测频率应根据污染可能发生的风险来制定。

样品分类 ①根据样品采集的过程，样品分为检样、原始样品和平均样品三类。从组批或货批中抽取的样品称为检样；将多份检样综合在一起的样品称为原始样品；将原始样品按照规定方法混合均匀的样品，称为平均样品。②根据样品的使用目的，样品分为检验、复验和保留样品三种。将平均样品分成三份，一份用于全部项目检验测定，称为检验样品；另一份用于对检验结果有争议或分歧时复检用，称为复检样品或复验样品；再一份需封存保留一段时间，以备有争议时再作验证，称为保留样品。但易变质食品不作保留。③根据样品量的大小，样品还可分为大样、中样、小样三种样品。大样系指一整批样品，中样指从样品各部分取得的混合样品，小样指做分析用的样品。小样一般以 25g 为准，中样以 200g 为准。

样品的管理 要对样品接收、流转、标识、制备、储存和处理等程序做出规定，保证样品在检测过程和保存期内不损坏、不变质、不丢失、不混淆、不污染，以确保检测结果的准确性和真实性。

（陈昭斌 李虹霖）

ròulèi wèishēng wēishēngwù jiǎnyàn
肉类卫生微生物检验（examination of sanitary microorganism in meat）
为判明肉与肉制品受卫生微生物污染的情况、评价其卫生质量所做的检验。肉类包括肉与肉制品，指鲜（冻）的畜禽肉、熟肉制品及熟肉干制品。肉与肉制品营养丰富，含有较高的蛋白质、脂肪，污染后微生物容易生长繁殖。

肉类污染分为宰前微生物感染和宰后微生物污染两种情况。宰前微生物感染指畜禽在宰前感染了传染病，宰后肌肉组织就带有病原微生物。例如，患猪副伤寒的病猪，体内常带有大量的猪霍乱沙门菌；又如，畜禽因受伤产生的化脓性病灶，常带有大量的金黄色葡萄球菌。宰后微生物污染指在宰杀过程中，肌肉组织受到动物自身体内和体表、周围环境以及加工人员和机械上微生物的污染。健康的动物肌肉组织是无菌的。畜禽屠宰后肉经尸僵、自溶、成熟、腐败等一系列变化。动物屠宰后，肌肉达到最大僵直以后，其肌肉在酶的作用下，发生复杂的生物化学和物理化学变化，逐渐使僵直的肌肉变得柔软多汁，并获得美好的滋味，这个过程称为肉的成熟。此时肌肉富有弹性，肉的横切面有肉汁流出，肌肉由弱碱性变为酸性，抑制了微生物的繁殖，肉的表面形成一层有羊皮样感觉的干燥膜，也阻止了微生物的侵入。成熟后的肉，肉中污染的微生物在环境适宜的时候开始繁殖，引起蛋白质、脂肪、糖类等的分解，造成肉的腐败变质。

鲜肉主要受细菌、霉菌，有时可能是病原菌污染，因此检验肉中细菌、大肠埃希菌含量，可判断其质量鲜度。冷冻肉制品中污染的沙门菌、结核分枝杆菌、炭疽杆菌、口蹄疫病毒可以耐受低温而长期存活。熟肉制品由于加工环节较多，且多手工操作，常直接受到细菌污染。一般用大肠菌群为指标，检查其是否受肠道致病菌的污染。

检验指标 根据中国《食品安全国家标准 熟肉制品》（GB 2726-2016）和《食品安全国家标准 食品中致病菌限量》（GB 29921-2013），熟肉制品的微生物指标分三类，包括菌落总数、大肠菌群和致病菌，见表。其中，食品三级采样方案有 n、c、m、M 值。n 为同一批次产品中应采集（检验）的样品件数；c 为最大可

表　熟肉制品的微生物指标及限量值

项目	采样方案及限量（若非指定，均以/25g 或/25ml 表示）			
	n	c	m	M
菌落总数*	5	2	10 000	10 000
大肠菌群	5	2	10	100
沙门菌	5	0	0	—
单核细胞增生李斯特菌	5	0	0	—
大肠埃希氏菌 O157∶H7	5	0	0	—
金黄色葡萄球菌	5	1	100CFU/g	1000CFU/g

＊，发酵肉制品类除外

允许超出 m 值的样品件数；m 为微生物指标可接受水平的限量值；M 为微生物指标的最高安全限量值。

检验方法　按照中国国家标准《食品卫生微生物学检验 肉与肉制品检验》（GB/T 4789.17-2003）的方法进行。该法适用于鲜（冻）的畜禽肉、熟肉制品及熟肉干制品的检验。具体方法见菌落总数测定、大肠埃希菌计数、沙门菌检验、金黄色葡萄球菌检验和志贺菌检验。

冻肉、冻禽在检验时不能用温水解冻，当气温低自然解冻慢时，可用自来水流水下解冻；采取检样时，勿混有结缔组织，否则不仅影响研磨处理，也影响检出率和检出量，因细菌在结缔组织上不易生长繁殖。整只畜肉在屠宰后，各部位的质量变化是非同步的，如颈部因沾血较多而变质较快；在堆叠情况下肋部变质较快。采取检样时应注意选点，以便综合判断和区别对待；对熟肉制品加工所用器皿、用具等的采样，干物宜用较湿的棉拭，湿物宜用较干的棉拭；检样表面消毒应防烧灼过度，钳剪等工具须冷却或待酒精蒸发后再切入检样。

（陈昭斌　李虹霖）

rǔlèi wèishēng wēishēngwù jiǎnyàn

乳类卫生微生物检验（examination of sanitary microorganism in milk）　为判明乳与乳制品受卫生微生物污染的情况、评价其卫生质量所做的检验。乳类包括乳与乳制品，此处指生乳、发酵乳（酸乳、风味发酵乳和风味酸乳）、液态乳制品、半固态乳制品（炼乳、奶油及其制品）、固态乳制品（干酪与再制干酪、乳粉、乳清粉、乳糖、酪乳粉）等。乳中含有蛋白质、脂肪、乳糖、维生素、无机盐等多种营养物质，是微生物的天然培养基。鲜乳中微生物来自畜体和外环境，如挤乳场所、挤奶工的手、盛奶容器等，常见的微生物有乳酸链球菌、乳酸杆菌、枯草杆菌、蜡样芽胞杆菌、大肠埃希菌、产气荚膜梭菌、嗜热菌、嗜冷菌、霉菌等，也可能因被挤乳的牲畜患有的传染病而污染牛结核杆菌、布鲁菌、口蹄疫病毒等。乳与乳制品中微生物检验的卫生学意义如下：①菌落总数。对刚挤下的生乳，用其来检查挤乳操作过程的卫生状况；对刚消毒完毕的消毒乳，用其来检查消毒效果；对存放一段时间的消毒乳，用其来检查乳的鲜度。②大肠菌群。乳与乳制品生产操作环节较多，常直接或间接接触

人手，用大肠菌群检查其操作过程的卫生状况。③致病性球菌。奶牛患乳房炎很普遍，乳汁中常污染金黄色葡萄球菌和溶血性链球菌等，能引起食物中毒。④真菌及真菌毒素。给奶牛喂霉变饲料后，乳中可能会含有黄曲霉毒素 M_1 等真菌毒素。⑤乳酸菌数。酸乳是以生牛（羊）乳或乳粉为原料，经杀菌、接种嗜热链球菌和德氏乳杆菌保加利亚亚种发酵制成的产品，乳酸菌要达到一定的数量，才能使酸乳达到规定的卫生质量要求。

检验指标　根据中国《食品安全国家标准 生乳》（GB 19301-2010）、《食品安全国家标准 发酵乳》（GB 19302-2010）和《食品安全国家标准 食品中真菌毒素限量》（GB 2761-2017），乳类的微生物指标分两种情况。①污染微生物上限值指标：一是生乳，菌落总数[CFU/g(ml)] $\leq 2 \times 10^6$，真菌毒素（μg/kg）≤ 0.5。二是发酵乳，大肠菌群、金黄色葡萄球菌、沙门菌、酵母、霉菌的上限值指标见表。其中，食品三级采样方案有 n、c、m、M 值。n 为同一批次产品中应采集（检验）的样品件数；c 为最大可允许超出 m 值的样品件数；m 为微生物指标可接受水平的限量值；M 为微生物指标的最高安全限量值。食品采样方案及处理按照中国《食品安全国家标准 食品微生物学检验 总则》（GB 4789.1-2016）和《食品安全国家标准 食品微生物学检验 乳与乳制品检验》（GB 4789.18-2010）进行。真菌毒素（μg/kg）≤ 0.5。②乳酸菌数下限值指标：乳酸菌数[CFU/g(ml)] $\geq 1 \times 10^6$，发酵后经热处理的产品对乳酸菌数不作要求。

检验方法　按照中国国家标

表　发酵乳的微生物指标及限量值

项目	采样方案及限量（若非指定，均以 CFU/g 或 CFU/ml 表示）			
	n	c	m	M
大肠菌群	5	2	1	5
金黄色葡萄球菌	5	0	0/25g（ml）	–
沙门菌	5	0	0/25g（ml）	–
酵母				≤100
霉菌				≤30

准 GB 4789.18-2010 的方法进行。该法适用于乳与乳制品的微生物学检验。具体方法见菌落总数测定、大肠埃希菌计数、真菌定量检测技术、沙门菌检验、金黄色葡萄球菌检验、单核细胞增生李斯特菌检验、乳酸杆菌检验和阪崎肠杆菌检验。

乳汁静置久后，奶油能上浮，采样时应先振摇均匀，不应随意从面层采样；酸乳易析出水分于面层，采样时应从较深处吸取；霉菌常生长在瓶盖上，检验霉菌时，应从面层吸取检样；接触样品的各种工具消毒后必须充分冷却，才可接触样品；用酒精消毒时，应防止将酒精带入样品内。

（陈昭斌　李虹霖）

dànlèi wèishēng wēishēngwù jiǎnyàn

蛋类卫生微生物检验（examination of sanitary microorganism in egg）

为判明蛋与蛋制品受卫生微生物污染的情况、评价其卫生质量所做的检验。蛋类包括鲜蛋与蛋制品。鲜蛋，是指各种家禽生产的、未经加工或仅用冷藏法、液浸法、涂膜法、消毒法、气调法、干藏法等贮藏方法处理的带壳蛋。蛋制品主要分为四类：一是液蛋制品，是指以鲜蛋为原料，经去壳、加工处理后制成的蛋制品，如全蛋液、蛋黄液、蛋白液等。二是干蛋制品，是指以鲜蛋为原料，经去壳、加工处理、脱糖、干燥等工艺制成的蛋制品，如全蛋粉、蛋黄粉、蛋白粉等。三是冰蛋制品，是指以鲜蛋为原料，经去壳、加工处理、冷冻等工艺制成的蛋制品，如冰全蛋、冰蛋黄、冰蛋白等。四是再制蛋，是指以鲜蛋为原料，添加或者不添加辅料，经盐、碱、糟、卤等不同工艺加工而成的蛋制品，如皮蛋、咸蛋、咸蛋黄、糟蛋、卤蛋等。

蛋类卫生微生物是指污染蛋类的、引起蛋类腐败变质的、与人体健康密切相关的微生物。鲜蛋的蛋壳表面有壳胶膜，可阻止微生物侵入，而蛋白内含有溶菌酶、伴清蛋白等杀菌和抑菌的因子，可起到保护作用。但蛋壳很容易受到患有传染病的禽类生殖器和外环境的微生物污染，常见的有微球菌、金黄色葡萄球菌、芽胞杆菌、荧光假单胞菌、无色杆菌、产碱杆菌、变形杆菌、气单胞菌和大肠埃希菌等。如果细菌侵入蛋壳内，使蛋黄膜破裂，蛋白和蛋黄液化，黏附在蛋壳上，照蛋时呈灰黄色，称为泻黄蛋；如果细菌进一步分解蛋黄和蛋白产生氨、酰胺、硫化氢，散发臭气，蛋壳变成暗灰色，则称为黑腐蛋；当鲜蛋壳外的一层蜡质消失后，霉菌就能从蛋壳上的无数微小气孔侵入蛋内，形成霉斑，菌丝大量繁殖，使蛋白和蛋黄液化，蛋壳外有霉斑，照蛋时见褐色或黑色斑块，称为霉变蛋。如果消毒和加工不当，易使蛋制品受到污染。

需要对蛋类卫生指示微生物菌落总数和大肠菌群进行检验。用菌落总数判定蛋与蛋制品的质量鲜度，当鲜蛋内部和蛋制品的深层杂菌数较多时，说明其鲜度已降低或已经变质。用大肠菌群判定蛋制品受到粪便污染的可能性，进而判定有间接受到肠道致病菌污染的可能性。另外，如果制作蛋制品的操作人员手或工具不卫生，容易污染蛋制品，甚至将肠道致病菌带入其中；蛋壳未经充分清洗而混入供加工的蛋液内，常带有较多的沙门菌，在加工制作蛋粉和冰蛋时，一般都采用巴氏低温消毒法，如温度和持续时间掌握不严，不能杀灭成品中带有的沙门菌，可能引发食物中毒；蛋品受热时的凝固点仅在70℃左右，外观上已凝固的蛋制菜肴也会带有沙门菌，因此，需要检验沙门菌、志贺菌等肠道致病菌。

检验指标　根据中国《食品安全国家标准 蛋与蛋制品》（GB 2749-2015）和《食品安全国家标准 食品中致病菌限量》（GB 29921-2013），蛋与蛋制品的卫生微生物及限量值分为两类。①常规微生物指标：包括菌落总数和大肠菌群，具体限量值见表。表中食品三级采样方案有 n、c、m、M 值。n 为同一批次产品中应采集（检验）的样品件数；c 为最大允许超出 m 值的样品件数；m 为微生物指标可接受水平的限量值；M 为微生物指标的最高安全限量值；②致病菌：仅适用于即食蛋制品，是指以生鲜禽蛋为

表　蛋与蛋制品的微生物指标及限量值

项目	采样方案及限量			
	n	c	m	M
菌落总数（CFU/g）				
液蛋制品、干蛋制品、冰蛋制品	5	2	50 000	1 000 000
再制蛋（不含糟蛋）	5	2	10 000	100 000
大肠菌群（CFU/g）	5	2	10	100

不适用于鲜蛋和非即食的再制蛋

原料，添加或不添加辅料，经相应的工艺制成的可直接食用的蛋制品。要求不得检出沙门菌。

符合罐头食品加工工艺的再制蛋制品，应符合罐头食品商业无菌的要求（见罐头食品商业无菌检验）。

检验方法　样品的采样及处理按照中国国家标准《食品卫生微生物学检验 蛋与蛋制品检验》（GB/T 4789.19-2003）的方法进行。具体方法见菌落总数测定、大肠埃希菌计数和沙门菌检验。

鲜蛋内带有血丝或血环，是受精蛋受热所致，不必检验致病菌；鲜蛋外有血块，是产蛋禽的输卵管等有损伤，如血块较大或较多，宜作致病性球菌等检验；细菌是从蛋壳侵入蛋内，从外层稀蛋白、内层稀蛋白、外层浓蛋白、内层浓蛋白到蛋黄共五层，其变化并非是同步，采样时也可分层检验，如稀蛋白层经检验合格，其余部分也必然合格，如最深层的卵黄不合格，其余部分质量必然更差。

（陈昭斌　李虹霖）

shuǐchǎn shípǐn wèishēng wēishēngwù jiǎnyàn

水产食品卫生微生物检验

（examination of sanitary microorganism in aquatic food）　为判明水产食品受卫生微生物污染的情况、评价其卫生质量所做的检验。水产食品包括动物性水产制品和藻类制品。前者包括即食动物性水产制品、预制动物性水产制品和其他动物性水产制品，后者包括即食藻类制品和其他藻类制品。即食动物性水产制品又包括熟制动物性水产制品和即食生制动物性水产制品。以鲜、冻动物性水产品为原料，添加或不添加辅料，经烹调、油炸、熏烤、干制等工艺熟制而成的可直接食用的水产制品称为熟制动物性水产制品。以鲜、冻动物性水产品为原料，食用前经清洁加工而不加热熟制即可直接食用的水产制品称为即食生制动物性水产制品。即食藻类制品，是指以藻类为原料，按照一定工艺加工制成的可直接食用的藻类制品，包括经水煮、油炸或其他加工的藻类。

鱼类污染微生物来自其生活的水环境、食饵及其加工、运输和贮藏过程。鱼类微生物主要存在于鱼的体表、腮和肠道，淡水鱼的微生物有假单胞菌、无色杆菌、产碱杆菌和气单胞菌等；海鱼的微生物除上述外，还有弧菌和一些嗜盐菌。水产食品受到致病微生物污染后，可使人患上霍乱等传染病，也可使人发生肉毒梭菌中毒、副溶血性弧菌中毒等食物中毒，还可使人产生由腐败鱼的组胺引起的变态反应。水产食品含水分多，体内酶的作用旺盛，当发生自溶后，细菌随之大量增殖。

检验指标　水产食品的质量鲜度可用菌落总数间接判断。熟制水产品由于加工环节较多，手工操作普遍易受到污染，可用大肠菌群为指标，检查其是否有受肠道致病菌污染的可能；海产鱼贝类易受副溶血性弧菌污染，发生食用水产食品导致食物中毒时，首先应检验此菌。贝类包括牡蛎、毛蚶、泥蚶、蛤和黄泥螺等，是传播甲型病毒性肝炎和病毒性胃肠炎的重要媒介，福寿螺可传播广州管圆线虫病。因此在进行流行病学调查和追踪时，需要对这些病原体进行检验。

根据中国《食品安全国家标准 动物性水产制品》（GB 10136-2015）、《食品安全国家标准 食品中致病菌限量》（GB 29921-2013）和《食品安全国家标准 藻类及其制品》（GB 19643-2016），微生物指标分为三种情况。一是熟制动物性水产品，具体指标及限量值见表1。其中，食品三级采样方案有 n、c、m、M 值。n 为同一批次产品中应采集（检验）的样品件数；c 为最大可允许超出 m 值的样品件数；m 为微生物指标可接受水平的限量值；M 为微生物指标的最高安全限量值。二是即食生制动物性水产品，其微生物指标又分为常规微生物指标和致病菌指标，前者具体指标及限量值见表2，后者具体指标及限量值与表1的一致。此外，其寄生虫指标为不得检出吸虫囊蚴、线虫幼虫和绦虫裂头蚴。三是即食藻类制品，其微生物指标也分为常规微生物指标和致病菌指标，前者具体指标及限量值见表3，后者具体指标及限量值与表1的一致。

表1 熟制动物性水产制品的微生物指标及限量值

项目	采样方案及限量（若非指定，均以/25g 或/25ml 表示）			
	n	c	m	M
沙门菌	5	0	0	—
副溶血性弧菌	5	1	100MPN/g	1000MPN/g
金黄色葡萄球菌	5	1	100CFU/g	1000CFU/g

表2 即食生制动物性水产制品的常规微生物指标及限量值

项目	采样方案及限量（若非指定，均以/25g 或/25ml 表示）			
	n	c	m	M
菌落总数（CFU/g）	5	2	50 000	100 000
大肠菌群（CFU/g）	5	2	10	100

表3 即食藻类制品的微生物指标及限量值

项目	采样方案及限量			
	n	c	m	M
菌落总数（CFU/g）	5	2	30 000	100 000
大肠菌群（CFU/g）	5	1	20	30
霉菌*（CFU/g）	≤300			

*，仅限于即食藻类干制品

检验方法 按照中国《食品安全国家标准 动物性水产制品》（GB 10136-2015）和《食品卫生微生物学检验 水产食品检验》（GB/T 4789.20-2003）的方法进行。具体方法见菌落总数测定、大肠埃希菌计数、沙门菌检验、副溶血性弧菌检验、志贺菌检验和金黄色葡萄球菌检验。

冻鱼在检验前不得用温水快速解冻，鱼体检验采样时勿沾染鱼皮；虾体采样时勿沾染头、胸节内的内脏。鱼体常带有鱼型大肠菌，无卫生学意义，做大肠菌检验时，应注意鉴别，两者的主要区别是：鱼型大肠菌菌体较小，为圆形的短杆菌，较活泼，运动性强；最适培养温度为25～30℃；对培养基内的盐分要求稍高，能液化明胶，不分解多种碳水化合物和高级醇。检验副溶血性弧菌

时，该菌属嗜盐菌，应注意与其他非致病性嗜盐菌鉴别，在高盐度（15%以上）和低温（10℃以下）检出的嗜盐菌通常是非致病性的。

（陈昭斌 李虹霖）

guàntou shípǐn wèishēng wēishēngwù jiǎnyàn

罐头食品卫生微生物检验

（examination of sanitary microorganism in canned food） 为判明罐头食品受卫生微生物污染的情况、评价其卫生质量所做的检验。罐头食品，是指以畜、禽和水产动物的肉，以及水果、蔬菜和食用菌等为原料，经加工处理、装罐、密封、加热杀菌等工序加工而成的商业无菌的罐装食品。肉类罐头，指以畜、禽肉为主要原料，经处理、分选、修整、烹调（或不经烹调）、装罐、密封、

杀菌、冷却而制成的具有一定真空度的肉类罐装食品。鱼类罐头，指鲜（冻）鱼经处理、分选、修整、加工、装罐、密封、杀菌、冷却而制成的具有一定真空度的罐头食品。果蔬罐头，指以水果、蔬菜、番茄（蘑菇除外）为原料，经加工处理、装罐、排气、密封、加热杀菌、冷却等工序而制成的水果、蔬菜、果酱的罐装食品。包装形式包括马口铁罐、玻璃罐、复合薄膜袋等。罐头食品经过加热杀菌后，为密封状态，不易受外环境微生物的污染，罐内抽成真空呈负压状态，只适合厌氧微生物的生存。

罐头食品污染微生物的来源，一是加热过程中微生物的残留，如某些芽胞杆菌；二是罐头密封不良，微生物从外面侵入。罐头的腐败变质多由嗜热脂肪芽胞杆菌、凝结芽胞杆菌、嗜热解糖梭菌、致黑梭菌、肉毒梭菌、球拟酵母、假丝酵母菌、黄色丝衣霉和白色丝衣霉等引起。例如，生产番茄酱罐头的原料番茄等，从产地运到厂房，常需冷库贮藏，而冷库内常有抗低温的细菌和霉菌存在，假如冷库没有进行很好的消毒和防菌防霉处理，番茄也未经很好消毒，容易引起霉菌生长繁殖，用这样的番茄生产的番茄酱罐头，很可能检出霉菌菌丝体。

检验指标 根据中国《食品安全国家标准 罐头食品》（GB 7098-2015）规定，罐头食品的微生物指标及限量值应符合商业无菌要求，但番茄酱罐头还有霉菌计数，即霉菌的视野百分数（%视野）≤50 的要求。

检验方法 按照中国《食品安全国家标准 食品微生物学检验 商业无菌检验》（GB 4789.26-

2013）和《食品安全国家标准 食品微生物学检验 霉菌和酵母计数》（GB 4789.15-2010）的方法进行。具体方法见罐头食品商业无菌检验和真菌定量检测技术。

郝氏霉菌计测法（霉菌直接镜检计数法）按照中国国家标准 GB 4789.15-2010 的检验方法进行。检验步骤：①取定量检样，加蒸馏水稀释至折光指数为 1.3447 ~ 1.3460（即浓度为 7.9% ~ 8.8%），备用。②将显微镜按放大率 90~125 倍调节标准视野，使其直径为 1.382mm。③将标准溶液涂布于洗净郝氏计测玻片上，以备观察。④在显微镜标准视野下进行霉菌观测，一般每个样品观察 50 个视野。⑤在标准视野下，发现有霉菌菌丝其长度超过标准视野（1.382mm）的 1/6 或三根菌丝总长度超过标准视野的 1/6（即测微器的一格）时即为阳性，否则为阴性。按 100 个视野计，其中发现有霉菌菌丝体存在的视野数，即为霉菌的视野百分数。

（陈昭斌 李虹霖）

guàntou shípǐn shāngyè wújūn jiǎnyàn

罐头食品商业无菌检验（examination of commercial sterilization in canned food）

为判明罐头（罐藏）食品是否达到了商业无菌，以评价罐头食品卫生质量的检验。罐头食品的商业无菌是指罐头食品经过适度的热力灭菌以后，不含有致病的微生物，也不含有在通常温度下能在其中繁殖的非致病性微生物的状态。密封是指食品容器经密闭后能阻止微生物进入的状态。胖听是指由于罐头内微生物活动或化学作用产生气体，形成正压，使一端或两端外凸的现象。泄漏是指罐头密封结构有缺陷，或由于撞击而

破坏密封，或罐壁腐蚀而穿孔致使微生物侵入的现象。低酸性罐头食品是指除酒精饮料以外，凡灭菌后平衡 pH > 4.6、水活性值 > 0.85 的罐藏食品。原来是低酸性的水果、蔬菜或蔬菜制品，为加热杀菌的需要而加酸降低 pH 值的，属于酸化的低酸性罐头食品。酸性罐头食品是指灭菌后平衡 pH ≤ 4.6 的罐藏食品。pH < 4.7 的番茄、梨和菠萝以及其制成的汁，以及 pH < 4.9 的无花果均属于酸性罐头食品。

检验指标 按照中国《食品安全国家标准 食品微生物学检验 商业无菌检验》（GB 4789.26-2013）规定，罐藏食品必须达到商业无菌。

检验方法 按照中国国家标准 GB 4789.26-2013 的检验方法进行。

样品准备 去除表面标签，在包装容器表面用防水的油性记号笔做好标记，并记录容器、编号、产品性状、泄漏情况、是否有小孔或锈蚀、压痕、膨胀及其他异常情况。

称重 1kg 及以下的包装物精确到 1g，1kg 以上的包装物精确到 2g，10kg 以上的包装物精确到 10g，并记录。

保温 每个批次取 1 个样品置 2 ~ 5℃ 冰箱保存作为对照，将其余样品在 36℃ ± 1℃ 下保温 10 天。保温过程中应每天检查，如有膨胀或泄漏现象，应立即剔出，并开启检查。保温结束时，再次称重并记录，比较保温前后样品重量有无变化。如有变轻，表面样品发生泄漏。将所有包装物置于室温直至开启检查。

开罐 取保温后的全部罐头，冷却至常温后，按无菌操作开罐检验。

留样 开启后，用灭菌吸管或其他适当工具以无菌操作取出内容物至少 30ml（g）至灭菌容器内，保存在 2 ~ 5℃ 冰箱中，在需要时可用于进一步试验，待该批样品得出检验结论后可弃去。开启后的样品可进行适当的保存，以备日后容器检查时使用。

感官检查 在光线充足、空气清洁无异味的检验室中，将样品内容物倾入白色搪瓷盘内，对产品的组织、形态、色泽和气味等进行观察和嗅闻，按压食品检查产品性状，鉴别食品有无腐败变质的迹象，同时观察包装内容物内部和外部的情况，并记录。

pH 值测定 与同批中冷藏保存对照样品相比，观察 pH 值是否有显著的差异。pH 值相差 0.5 及以上判为显著差异。

涂片染色镜检 取样品内容物进行涂片。带汤汁的样品可用接种环挑取汤汁涂于载玻片上，固态食品可直接涂片或用少量灭菌生理盐水稀释后涂片，待干后用火焰固定。油脂性食品涂片自然干燥并火焰固定后，用二甲苯流洗，自然干燥。对涂片用结晶紫染色液进行单染色，干燥后镜检，至少观察 5 个视野，记录菌体的形态特征以及每个视野的菌数。与同批冷藏保存对照样品相比，判断是否有明显的微生物增殖现象。菌数有百倍或百倍以上的增长则判为明显增殖。

结果判定 ①样品经保温试验未出现泄漏；保温后开启，经感官检验、pH 值测定、涂片镜检，确证无微生物增殖现象，则可报告该样品为商业无菌。②样品经保温试验出现泄漏；保温后开启，经感官检验、pH 值测定、涂片镜检，确证有微生物增殖现象，则可报告该样品为非商业无

菌。③若需核查样品出现膨胀、pH 值或感官异常、微生物增殖等原因,可取样品内容物的留样进行接种培养并报告。若需判定样品包装容器是否出现泄漏,可取开启后的样品进行密封性检查并报告。

接种培养 若需核查样品出现非商业无菌的原因,可取样品内容物的留样进行接种培养检验。

低酸性罐藏食品的接种培养 ①每份样品接种 4 管预先加热到 100℃ 并迅速冷却到室温的庖肉培养基内;同时接种 4 管溴甲酚紫葡萄糖肉汤。每管接种 1～2ml(g)样品(液体样品为 1～2ml,固体为 1～2g,两者皆有时,应各取一半)。培养条件见表1。②经过表 1 规定的培养条件培养后,记录每管有无微生物生长。如果没有微生物生长,则记录后弃去。③如果有微生物生长,以接种环沾取液体涂片,革兰染色镜检。如在溴甲酚紫葡萄糖肉汤管中观察到不同的微生物形态或单一的球菌、真菌形态,则记录并弃去。在庖肉培养基中未发现杆菌,培养物内含有球菌、酵母、霉菌或其混合物,则记录并弃去。将溴甲酚紫葡萄糖肉汤和庖肉培养基中出现生长的其他各阳性管分别划线接种 2 个肝小牛肉琼脂或营养琼脂平板,一个平板作需氧培养,另一个平板作厌氧培养。④挑取需氧培养中单个菌落,接种于营养琼脂小斜面,用于后续的革兰染色镜检;挑取厌氧培养中的单个菌落涂片,革兰染色镜检。挑取需氧和厌氧培养中的单个菌落,接种于庖肉培养基,进行纯培养。⑤挑取营养琼脂小斜面和厌氧培养的庖肉培养基中的培养物涂片镜检。⑥挑取纯培养中的需氧培养物接种肝小牛肉琼

脂或营养琼脂平板,进行厌氧培养;挑取纯培养中的厌氧培养物接种肝小牛肉琼脂或营养琼脂平板,进行需氧培养。以鉴别是否为兼性厌氧菌。⑦如果需检测梭状芽胞杆菌的肉毒毒素,挑取典型菌落接种庖肉培养基做纯培养。36℃ 培养 5 天,按照《食品卫生微生物学检验 肉毒梭菌及肉毒毒素检验》(GB/T 4789.12-2003)进行肉毒毒素检验。以上检验,按要求及时报告。

酸性罐藏食品的接种培养 ①每份样品接种 4 管酸性肉汤和 2 管麦芽浸膏汤。每管接种 1～2ml(g)样品(液体样品为 1～2ml,固体为 1～2g,两者皆有时,应各取一半)。培养条件见表2。②经过表 2 中规定的培养条件培养后,记录每管有无微生物生长。如果没有微生物生长,则记录后弃去。③对有微生物生长的培养管,取培养后的内容物的直接涂片,革兰染色镜检,记录观察到的微生物。④如果在 30℃ 培养条件下在酸性肉汤或麦芽浸膏汤中有微生物生长,将各阳性管分别接种 2 个营养琼脂或沙氏葡萄糖琼脂平板,一个做需氧培养,另一个做厌氧培养。⑤如果在

55℃ 培养条件下,酸性肉汤中有微生物生长,将各阳性管分别接种 2 个营养琼脂平板,一个做需氧培养,另一个做厌氧培养。对有微生物生长的平板进行染色涂片镜检,并报告镜检所见微生物染色型和形态。⑥挑取 30℃ 需氧培养的营养琼脂或沙氏葡萄糖琼脂平板中的单个菌落,接种营养琼脂小斜面,用于后续的革兰染色镜检。同时接种酸性肉汤或麦芽浸膏汤进行纯培养。挑取 30℃ 厌氧培养的营养琼脂或沙氏葡萄糖琼脂平板中的单个菌落,接种酸性肉汤或麦芽浸膏汤进行纯培养。挑取 55℃ 需氧培养的营养琼脂平板中的单个菌落,接种营养琼脂小斜面,用于后续的革兰染色镜检。同时接种酸性肉汤进行纯培养。挑取 55℃ 厌氧培养的营养琼脂平板中的单个菌落,接种酸性肉汤进行纯培养。⑦挑取营养琼脂小斜面中的培养物涂片镜检。挑取 30℃ 厌氧培养的酸性肉汤或麦芽浸膏汤培养物和 55℃ 厌氧培养的酸性肉汤培养物涂片镜检。⑧将 30℃ 需氧培养的纯培养物接种于营养琼脂或沙氏葡萄糖琼脂平板中进行厌氧培养,将 30℃ 厌氧培养的纯培养物接种于

表 1 低酸性罐藏食品培养条件

培养基	管数	培养温度(℃)	培养时间(小时)
庖肉培养基	2	36±1	96～120
庖肉培养基	2	55±1	24～72
溴甲酚紫葡萄糖肉汤	2	55±1	24～48
溴甲酚紫葡萄糖肉汤	2	36±1	96～120

表 2 酸性罐藏食品培养条件

培养基	管数	培养温度(℃)	培养时间(小时)
酸性肉汤	2	55±1	48
酸性肉汤	2	30±1	96
麦芽浸膏汤	2	30±1	96

营养琼脂或沙氏葡萄糖琼脂平板中进行需氧培养，将55℃需氧培养的纯培养物接种于营养琼脂中进行厌氧培养，将55℃厌氧培养的纯培养物接种于营养琼脂中进行需氧培养，以鉴别是否为兼性厌氧菌。以上检验，按要求及时报告。

镀锡薄钢板食品空罐密封性检验 对确定有微生物繁殖的样罐均应进行密封性检验，以判定该罐是否泄漏。将已洗净的空罐，35℃烘干，进行减压或加压试漏。

（陈昭斌 李虹霖）

guǒshū wèishēng wēishēngwù jiǎnyàn

果蔬卫生微生物检验（examination of sanitary microorganism in fruit and vegetable） 为判明果蔬食品受卫生微生物污染的情况、评价其卫生质量所做的检验。果蔬食品组成广泛，包括即食果蔬制品和浓缩果蔬汁（浆）。即食果蔬制品分为两类：①即食水果制品，是指以水果为原料，按照一定工艺制成的即食水果制品，包括冷冻水果、水果干类、醋/油或盐渍水果、果酱、果泥、蜜饯凉果、水果甜品、发酵的水果制品及其他加工的即食鲜果制品。②即食蔬菜制品，是指以蔬菜为原料，按照一定工艺加工制成的即食蔬菜制品，包括冷冻蔬菜、干制蔬菜、腌渍蔬菜、蔬菜泥/酱（番茄沙司除外），发酵蔬菜制品及其他加工的即食新鲜蔬菜制品。浓缩果蔬汁（浆）包括在食品工业用浓缩液（汁、浆）之中。以水果、蔬菜、茶叶、咖啡等国家允许使用的植物为原料，经加工制成的用于生产饮料或其他食品的浓缩液（汁、浆），如浓缩果蔬汁（浆）、茶浓缩液等，称为食品工业用浓缩液（汁、浆）。

水果、蔬菜的主要成分是水

和碳水化合物，水活性值在0.98～0.99，适合多种微生物生长。果蔬微生物的来源主要有在其生长过程中受到植物病原菌的侵害；受到来自大气、土壤、水环境微生物的污染，特别是经过污水灌溉的果蔬，容易受到沙门菌、志贺菌等的污染。水果的pH值一般在4.5以下，细菌不易生长，引起其变质的微生物多为霉菌和酵母，如青霉、曲霉、铰链孢霉等。蔬菜的pH值一般在5.0～6.0，引起其变质的除霉菌和酵母外，还有假单胞菌、欧文菌、棒杆菌、芽胞杆菌、梭状芽胞杆菌等。被病原微生物污染的果蔬，可引起人类肠道传染病、寄生虫病和真菌性食物中毒。

检验指标 根据中国《食品安全国家标准 食品工业用浓缩液（汁、浆）》（GB 17325-2015）和《食品安全国家标准 食品中致病菌限量》（GB 29921-2013），浓缩果蔬汁（浆）的微生物限量指标有4项：大肠菌群、霉菌和酵母、沙门菌和金黄色葡萄球菌（表

1）。根据中国国家标准GB 29921-2013，即食果蔬制品（含酱腌菜类）的致病菌指标有3项（表2）。食品三级采样方案有n、c、m、M值。n为同一批次产品中应采集（检验）的样品件数；c为最大可允许超出m值的样品件数；m为微生物指标可接受水平的限量值；M为微生物指标的最高安全限量值。

检验方法 即食果蔬制品的致病菌检验按照中国国家标准GB 29921-2013、《食品安全国家标准 食品微生物检验 大肠菌群计数》（GB 4789.3-2016）、《食品安全国家标准 食品微生物学检验 沙门氏菌检验》（GB 4789.4-2016）、《食品安全国家标准 食品微生物学检验 金黄色葡萄球菌检验》（GB 4789.10-2016）、《食品安全国家标准 食品微生物学检验 霉菌和酵母计数》（GB 4789.15-2016）和《食品安全国家标准 食品微生物学检验 大肠埃希氏菌O157：H7/NM检验》（GB 4789.36-2016）的方法进行。具体方法见食品卫生

表1 浓缩果蔬汁（浆）的微生物指标及限量值

项目	采样方案及限量（若非指定，均以/25g或/25ml表示）			
	n	c	m	M
大肠菌群	5	2	10CFU/g（ml）	100CFU/g（ml）
霉菌和酵母			≤100 CFU/g（ml）	
沙门菌	5	0	0	—
金黄色葡萄球菌	5	1	100CFU/g（ml）	1000CFU/g（ml）

表2 即食果蔬制品的致病菌指标及限量值

项目	采样方案及限量（若非指定，均以/25g或/25ml表示）			
	n	c	m	M
沙门菌	5	0	0	—
金黄色葡萄球菌	5	1	100CFU/g（ml）	1000CFU/g（ml）
大肠埃希菌O157:H7*	5	0	0	

仅适用于生食果蔬制品

微生物检验、真菌定量检测技术、沙门菌检验、金黄色葡萄球菌检验和大肠埃希菌 O157:H7 检验。

（陈昭斌 李虹霖）

lěngdòng yǐnpǐn、yǐnliào wèishēng wēishēngwù jiǎnyàn

冷冻饮品、饮料卫生微生物检验（examination of sanitary microorganism in frozen drinks and beverages）

为判明冷冻饮品、饮料受卫生微生物污染的情况、评价其卫生质量所做的检验。冷冻饮品指以饮用水、食糖、乳、乳制品、果蔬制品、豆类、食用油脂等其中几种为主要原料，添加或不添加其他辅料、食品添加剂、食品营养强化剂，经配料、巴氏杀菌或灭菌、凝冻或冷冻等工艺制成的固态或半固态食品，包括冰淇淋、雪糕、冰棍、雪泥、甜味冰、食用冰等 6 类。饮料指经过定量包装的，供直接饮用或用水冲调后饮用的，乙醇含量不超过质量分数为 0.5% 的制品，包括碳酸饮料（汽水）、果蔬汁类及其饮料、蛋白饮料、包装饮用水、茶类饮料、咖啡（类）饮料、植物饮料、风味饮料、特殊用途饮料、固体饮料、其他类饮料等 11 类。

检验指标 冷冻饮品、饮料中的卫生微生物污染状况是通过检验菌落总数、大肠菌群、霉菌总数、酵母总数，以及致病菌沙门菌、志贺菌和金黄色葡萄球菌等卫生指示微生物得以了解。根据中国《食品安全国家标准 冷冻饮品和制作料》（GB 2759-2015）、《食品安全国家标准 饮料》（GB 7101-2015）和《食品安全国家标准 食品中致病菌限量》（GB 29921-2013），冷冻饮品的微生物指标及限量值见表 1 和饮料的微生物指标及限量值见表 2。

食品三级采样方案有 n、c、m、M 值。n 为同一批次产品中应采集（检验）的样品件数；c 为最大允许超出 m 值的样品件数；m 为微生物指标可接受水平的限量值；M 为微生物指标的最高安全限量值。

检验方法 按照中国《食品安全国家标准 食品微生物学检验总则》（GB 4789.1-2016）和《食品卫生微生物学检验 冷冻饮品、饮料检验》（GB/T 4789.21-2003）的检验方法进行。

样本采集 按照中国国家标准 GB 4789.1-2016 进行。①果蔬汁类及其饮料、碳酸饮料、茶类饮料、固体饮料：应采取原瓶、袋和盒装样品。②冷冻饮品：应采取原包装样品。③样品采取后，应立即送检，如不能及时检验，应放冰箱保存。

样品处理 ①瓶装饮料：用点燃的酒精棉球灼烧瓶口灭菌，用石炭酸纱布盖好，塑料瓶口可用 75% 酒精棉球擦拭消毒，灭菌开瓶，含有二氧化碳的饮料可倒入另一灭菌容器内，口勿盖紧，覆盖一灭菌纱布，轻轻摇荡，待气体全部逸出后检验。②冰棍：用灭菌镊子除去包装纸，将冰棍部分放入灭菌磨口瓶内，木棒留在瓶外，盖上瓶盖抽出木棒，或用灭菌剪子剪掉木棒，置 45℃ 水浴 30 分钟，溶化后立即检验。③冰淇淋：放在灭菌容器内，待其溶化，立即检验。具体方法见菌落总数测定、大肠埃希菌计数、真菌定量检测技术、沙门菌检验和金黄色葡萄球菌检验。

注意事项 在检验含有二氧化碳的饮料时，一定要使二氧化碳完全逸出，不然在测定大肠菌

表 1 冷冻饮品的微生物指标及限量值[1]

项目	采样方案[2]及限量（若非指定，均以/25g /25ml 表示）			
	n	c	m	M
菌落总数[2]	5	2（0）	25000（100）CFU/g（ml）	100000（-）CFU/g（ml）
大肠菌群	5	2（0）	10（10）CFU/g（ml）	100（-）CFU/g（ml）
沙门菌	5	0	0	—
金黄色葡萄球菌	5	1	100CFU/g（ml）	1000CFU/g（ml）

①括号内数值仅适用于食用冰；②此项指标不适用于终产品含有活性菌种（好氧和兼性厌氧益生菌）的产品

表 2 饮料的微生物指标及限量值[1]

项目	采样方案及限量（若指定，均以/25g /25ml 表示）			
	n	c	m	M
菌落总数[2]	5	2（0）	25 000（100）CFU/g（ml）	100 000（-）CFU/g（ml）
大肠菌群	5	2（0）	10（10）CFU/g（ml）	100（-）CFU/g（ml）
霉菌			≤20（50）CFU/g（ml）	
酵母[3]			≤20CFU/g（ml）	
沙门菌[4]	5	0	0	—
金黄色葡萄球菌[4]	5	1	100CFU/g（ml）	1000CFU/g（ml）

①括号中的限值仅适用于固体饮料，且奶茶、豆奶粉、可可固体饮料菌落总数的 m＝10 000CFU/g；②此项指标不适用于活菌（未杀菌）型乳酸菌饮料；③此项指标不适用于固体饮料；④此项指标不适用于饮用水和碳酸饮料

群时，二氧化碳会进入倒管造成假阳性；对含有固体颗粒的样品，测定菌落总数时，要注意固体颗粒和菌落的区别；大肠菌群检测时，固体颗粒沉在管底，可能堵塞倒管口，使气体不能进入倒管而造成假阴性，乳糖胆盐发酵管已产酸，倒管无气体，但有小气泡沿管壁上升，仍应接种伊红亚甲蓝平板。此外，酸性饮料调 pH 时，可用 20% 或 30% 无菌碳酸钠调节，应避免其用量大，使样品稀释。

(陈昭斌　李虹霖)

tiáowèipǐn wèishēng wēishēngwù jiǎnyàn

调味品卫生微生物检验（examination of sanitary microorganism in condiment）

为判明调味品受卫生微生物污染的情况、评价其卫生质量所做的检验。调味品，指用于调和滋味和气味并具有去腥、除膻、解腻、增香、增鲜等作用的产品，包括酱油、酱类和醋等以豆类及其他粮食作物为原料发酵而成的调味品和以鱼类、虾类、蟹类、贝类为原料经相应工艺加工制成的水产调味品，按照其终端产品可分为食盐、食糖、酱油、食醋、味精、芝麻油、酱类、豆豉、腐乳、鱼露、蚝油、虾油、橄榄油、调味料酒、香辛料和香辛料调味品、复合调味料、火锅高料等。

检验指标　根据中国《食品安全国家标准 食品中致病菌限量》（GB 29921-2013）、《酱油卫生标准》（GB 2717-2003）和《食品安全国家标准 水产调味品》（GB 10133-2014）等，卫生微生物指标有以下几种情况。①调味品：如酱油的有 5 项，菌落总数（CFU/g）≤50 000（仅用于餐桌酱油，是指既可直接食用，又可用于烹调加工的酱油），大肠菌群（MPN/100g）≤30，沙门菌、金黄色葡萄球菌、志贺菌不得检出。②水产调味品的有 5 项（表）。表中食品三级采样方案有 n、c、m、M 值。n 为同一批次产品中应采集（检验）的样品件数；c 为最大可允许超出 m 值的样品件数；m 为微生物指标可接受水平的限量值；M 为微生物指标的最高安全限量值。③其他即食调味品，包括酱及酱制品、复合调味料（如沙拉酱等），其致病菌限量同水产调味品。

检验方法　按照中国《食品安全国家标准 食品微生物学检验总则》（GB 4789.1-2016）和《食品卫生微生物学检验 调味品检验》（GB/T 4789.22-2003）的方法进行。

样品采集　采样方法和采样量以及送检按照中国国家标准方法 GB 4789.1-2016 进行。样品采取后，应立即送检，如不能送检，应放置冰箱保存。

样品处理　①瓶装样品：用点燃的酒精棉球烧灼瓶口灭菌，用石炭酸纱布盖好，再用灭菌开瓶器启开，袋装样品用 75% 酒精棉球消毒袋口后进行检验。②酱类：用无菌操作称取 25g 或吸取 25ml 样品，放入灭菌容器内，加入 225ml 灭菌蒸馏水，制成混悬液。③食醋：用 20%～30% 灭菌碳酸钠溶液调 pH 值到中性。具体方法见菌落总数测定、大肠埃希菌计数、沙门菌检验、金黄色葡萄球菌检验和副溶血性弧菌检验。

注意事项　酱油和酱类由于含盐高，用乳糖发酵管测定大肠菌群，由于培养基没有加胆盐，一些可发酵乳糖的阳性杆菌和酵母也能大量生长繁殖，致使乳糖发酵管产酸产气，接种伊红亚甲蓝平板后不生长细菌，或生长有干燥的、小的、发酵乳糖的菌落，应进行革兰染色，如为酵母或阳性杆菌，不再进行复发酵试验。检验食醋样品时，一定要调 pH 值，否则测定菌落总数时，由于醋的酸度抑制了细菌生长，会出现低浓度稀释的平板的菌落数，反而会比高浓度稀释的平板的菌落数多的现象。

(陈昭斌　陈倩)

lěngshícài、dòuzhìpǐn hé miànjīn zhìpǐn wèishēng wēishēngwù jiǎnyàn

冷食菜、豆制品和面筋制品卫生微生物检验（examination of sanitary microorganism in cold dishes, bean products and gluten products）

为判明冷食菜、豆制品和面筋制品受卫生微生物污染的情况、评价其卫生质量所做的检验。冷食菜包括冷食和凉菜。冷食指不需要加热即可食用的或者加热过但已经冷却的食物。凉菜，俗称冷荤或冷盘。凉菜与热

表　水产调味品的微生物指标及限量值

项目	采样方案及限量（若非指定，均以/25g 或/25ml 表示）			
	n	c	m	M
菌落总数	5	2	10000CFU/g（ml）	100000CFU/g（ml）
大肠菌群	5	2	10CFU/g（ml）	100CFU/g（ml）
沙门菌	5	0	0	—
金黄色葡萄球菌	5	2	100CFU/g（ml）	1000CFU/g（ml）
副溶血性弧菌	5	1	100MPN/g（ml）	1000MPN/g（ml）

菜相对，两者烹调方法不同，主要原料大部分是熟料。豆制品指以大豆或杂豆为主要原料，经加工制成的食品，包括发酵豆制品、非发酵豆制品和大豆蛋白类制品。面筋制品是指以小麦粉为原料经加工去除淀粉后制得的蛋白产品，包括油面筋、水面筋和烤麸及其制品。

检验指标　根据中国《食品安全国家标准 面筋制品》（GB 2711-2014）、《食品安全国家标准 豆制品》（GB 2712-2014）和《食品安全国家标准 食品中致病菌限量》（GB 29921-2013），豆制品和面筋制品的微生物指标共有 3 项（表）。食品三级采样方案有 n、c、m、M 值。n 为同一批次产品中应采集（检验）的样品件数；c 为最大可允许超出 m 值的样品件数；m 为微生物指标可接受水平的限量值；M 为微生物指标的最高安全限量值。

检验方法　按照中国国家标准《食品卫生微生物学检验 冷食菜、豆制品检验》（GB/T 4789.23-2003）的方法进行。①样品的采取方法和采样量以及送检按照中国《食品安全国家标准 食品微生物学检验 总则》（GB 4789.1-2016）的方法进行。样品采取后，应立即送检，如不能送检，应放置冰箱保存。②样品处理：以灭菌操作称取 25g（ml）检样，放入225ml 灭菌蒸馏水，制成混悬液。定型包装样品，先用75%酒精棉球消毒袋口，用灭菌剪刀剪开后，用无菌操作称取 25g（ml），放入灭菌容器内，加入 225ml 无菌蒸馏水，用均质器打碎或混匀 1 分钟，制成混悬液。具体方法见大肠埃希菌计数、沙门菌检验和金黄色葡萄球菌检验。

冷食菜、豆制品和面筋制品多数为固体样品，经均质后会有细小的固体颗粒，在进行大肠菌群测定时应注意出现假阳性或假阴性反应。

（陈昭斌　陈倩）

tángguǒ、gāodiǎn、miànbāo hé mìjiàn wèishēng wēishēngwù jiǎnyàn

糖果、糕点、面包和蜜饯卫生微生物检验（examination of sanitary microorganism in candy, cake, bread and preserved fruit）

为判明糖果、糕点（饼干）、面包、蜜饯受卫生微生物污染的情况、评价其卫生质量所做的检验。糖果指以白砂糖、淀粉糖浆或食用甜味剂、食用色素等为主要原料，按一定生产工艺加工制成的固态或半固态甜味食品，如硬质夹心糖果、太妃糖、巧克力、口香糖等。糕点指以谷类、豆类、薯类、油脂、糖、蛋等的一种或几种为主要原料，添加或不添加其他原料，经调制、成型、熟制等工序制成的食品，以及熟制前或熟制后在产品表面，或熟制后在产品内部添加奶油、蛋白、可可、果酱等的食品，如月饼、蛋糕、酥饼、饼干等。面包指以小麦粉、酵母、水等为主要原料，添加或不添加其他原料，经搅拌、发酵、整形、醒发、熟制等工艺制成的食品，以及熟制前或熟制后在产品表面或内部添加奶油、蛋白、可可、果酱等的食品，如白面包、褐色面包、全麦面包等。蜜饯，又称果脯，指以桃、杏、李、枣或冬瓜、生姜等果蔬为原料，用糖或蜂蜜腌制后加工制成的食品，如苹果脯、金丝蜜枣、蜜金橘等。

检验指标　根据中国《食品安全国家标准 糖果》（GB 17399-2016）、《食品安全国家标准 糕点、面包》（GB 7099-2015）和《食品安全国家标准 蜜饯》（GB 14884-2016），糖果的微生物指标有 2 项：菌落总数和大肠菌群（表 1）；糕点、面包的微生物指标有 5 项（表 2）；蜜饯的微生物指标有 7 项：菌落总数、大肠菌群、霉菌、沙门菌、金黄色葡萄球菌、大肠埃希菌 O157:H7 和真菌毒素（表 3）。表中食品三级采样方案有 n、c、m、M 值。n 为同一批次产品中应采集（检验）的样品件数；c 为最大可允许超出 m 值的样品件数；m 为微生物指标可接受水平的限量值；M 为微生物指标的最高安全限量值。

检验方法　按照中国国家标准《食品卫生微生物学检验 糖果、糕点、蜜饯检验》（GB/T 4789.24-

表　豆制品和面筋制品的微生物指标及限量值

项目	采样方案及限量（若非指定，均以/25g 或25ml 表示）			
	n	c	m	M
大肠菌群				
豆制品	5	2	100CFU/g（ml）	1000CFU/g（ml）
面筋制品	5	2	100CFU/g	1000CFU/g
沙门菌				
豆制品	5	0	0	—
面筋制品	5	0	0	—
金黄色葡萄球菌				
豆制品	5	1	100CFU/g（ml）	1000CFU/g（ml）
面筋制品	5	1	100CFU/g	1000CFU/g

表1 糖果的微生物指标及限量值

项目	采样方案及限量			
	n	c	m	M
菌落总数	5	2	10 000CFU/g	100 000CFU/g
大肠菌群	5	2	10CFU/g	100CFU/g

表2 糕点、面包的微生物指标及限量值

项目	采样方案及限量(若非指定,均以/25g或/25ml表示)			
	n	c	m	M
菌落总数①	5	2	10 000CFU/g	100 000CFU/g
大肠菌群①	5	2	10CFU/g	100CFU/g
霉菌②	≤150CFU/g			
沙门菌	5	0	0	—
金黄色葡萄球菌	5	1	100CFU/g	1000CFU/g

①此项指标不适用于现制现售的产品,以及含有未熟制的发酵配料或新鲜水果蔬菜的产品;②此项指标不适用于添加了霉菌成熟干酪的产品

表3 蜜饯的微生物指标及限量值

项目	采样方案及限量			
	n	c	m	M
菌落总数	5	2	10 000CFU/g	100 000CFU/g
大肠菌群	5	2	10CFU/g	100CFU/g
霉菌	≤50			
沙门菌	5	2	0	—
金黄色葡萄球菌	5	1	100CFU/g(ml)	1000CFU/g(ml)
大肠埃希菌 O157:H7	5	0	0	—
展青霉素	≤50μg/kg			

2003)的方法进行。

　　样品采集 样品的采取方法和采样量以及送检按照中国《食品安全国家标准 食品微生物学检验 总则》(GB 4789.1-2016)规定的方法进行。糕点(饼干)、面包、蜜饯可用灭菌镊子夹取不同部位样品,放入灭菌容器内;糖果采取原包装样品,采取后立即送检。

　　样品处理 ①糖果:用灭菌镊子夹去包装纸,称取数块共25g,加入预温至45℃的灭菌生理盐水225ml,待溶化后检验。②糕点、面包:如为原包装,用灭菌镊子夹下包装纸,采取外部及中心部位。如为带馅糕点,取外皮及内馅25g;裱花糕点,采取奶花及糕点部分各一半共25g,加入225ml灭菌生理盐水中,制成混悬液后检验。③蜜饯:采取不同部位称取25g检样,加入灭菌生理盐水225ml,制成混悬液后检验。具体方法见菌落总数测定、大肠埃希菌计数、真菌定量检测技术、沙门菌检验、志贺菌检验和金黄色葡萄球菌检验。

　　注意事项 糖果含有较多的营养物质,极易被微生物污染,使其发酵而表现出酸味、酒味或者发霉等。因此,要求包装要严密,并控制适当的温度和湿度。

(陈昭斌 陈倩)

jiǔlèi wèishēng wēishēngwù jiǎnyàn

酒类卫生微生物检验(examination of sanitary microorganism in wine) 为判明酒类样品受卫生微生物污染的情况、评价其卫生质量所做的检验。此处酒类指发酵酒及其配制酒。发酵酒,是指以粮谷、水果、乳类等为主要原料,经发酵或部分发酵酿制而成的饮料酒;发酵酒的配制酒,是指以发酵酒为酒基,加入可食用的辅料或食品添加剂,进行调配、混合或加工制成的、已改变了其原酒基风格的饮料酒。

　　检验指标 根据中国《食品安全国家标准 发酵酒及其配制酒》(GB 2758-2012),发酵酒及其配制酒的微生物指标有2项(表)。表中食品三级采样方案有n、c、m值。n为同一批次产品中应采集(检验)的样品件数;c为最大可允许超出m值的样品件数;m为微生物指标可接受水平的限量值。

表 发酵酒及其配制酒的微生物指标及限量值

项目	采样方案及限量		
	n	c	m
沙门菌	5	0	0/25ml
金黄色葡萄球菌	5	0	0/25ml

　　检验方法 按照中国国家标准《食品卫生微生物学检验 酒类检验》(GB/T 4789.25-2003)的方法进行。样品的采取方法和采样量以及送检按照中国《食品安全国家标准 食品微生物学检验 总

则》（GB 4789.1-2016）的方法进行。用点燃的酒精棉球烧灼瓶口灭菌，用石炭酸纱布盖好，再用灭菌开瓶器将盖启开，含有二氧化碳的酒类可倒入另一灭菌容器内，口勿盖紧，覆盖一灭菌纱布，轻轻摇荡。待气体全部逸出后，进行检验。具体方法见沙门菌检验和金黄色葡萄球菌检验。

（陈昭斌　陈倩）

xiǎnrǔzhōng kàngjūnyào cánliú jiǎnyàn

鲜乳中抗菌药残留检验（examination of antibacterial agents residue in fresh milk）

为判明鲜乳中的抗菌药残留的情况、评价其卫生质量状况所做的检验。鲜乳，又称鲜奶，是从正常饲养、无传染病、无乳房炎的健康乳牛（或乳羊）乳房中挤出的不经过任何加工的常乳。由于奶牛或奶羊通过注射或食用含有抗菌药的饲料，抗菌药在奶牛或奶羊体内代谢，其中部分通过乳汁分泌到牛奶或羊奶中而形成抗菌药残留。鲜乳中常见的抗菌药是青霉素和磺胺，此外还有庆大霉素、四环素、链霉素、氯霉素、卡那霉素等。

检验指标　按中国《食品安全国家标准 生乳》（GB 19301-2010）的规定。

检验方法　按照中国国家标准《食品卫生微生物学检验 鲜乳中抗生素残留检验》（GB/T 4789.27-2008）的嗜热链球菌抑制法和嗜热脂肪芽胞杆菌抑制法进行。

嗜热链球菌抑制法：①活化菌种。取一接种环嗜热链球菌菌种，接种在灭菌脱脂乳中，$36℃±1℃$培养 12～15 小时后，置 2～5℃冰箱备用。②测试菌液。将活化菌种接种灭菌脱脂乳，$36℃±1℃$培养 15 小时后，以灭菌脱脂乳 1∶1 稀释成测试菌液。

③培养。取样 9ml 加入 18mm×180mm 试管内，每份检样另外做一份平行样，同时做阴性和阳性对照各一份，阳性对照管用 9ml 青霉素 G 参照溶液，阴性对照管用灭菌脱脂乳，$80℃±2℃$水浴加热 5 分钟，冷却至 37℃以下，加测试菌液 1ml，混匀，$36℃±1℃$水浴培养 2 小时，加 4% 2,3,5-三苯基氯化四氮唑（TTC）水溶液 0.3ml，混匀 15 秒，$36℃±1℃$水浴避光培养 30 分钟，观察颜色变化，如果颜色没有变化，$36℃±1℃$水浴继续避光培养 30 分钟做最终观察。④判断方法。在白色背景前观察，试管中样品呈乳的原色时，指示乳中有抗生素存在，为阳性结果。试管中样品呈红色时，为阴性结果。⑤报告。几种常见抗生素的最低检出限：青霉素 0.004IU，链霉素 0.5IU，庆大霉素 0.4IU，卡那霉素 5IU。⑥注意事项。培养基必须用经过试验证实无抗生素的脱脂奶粉加水复制而成，或者经试验证实无抗生素的生奶、消毒奶，经脱脂而成。消毒剂能抑制或杀死嗜热链球菌。⑦适用范围。此法适用于鲜乳中能抑制嗜热链球菌的抗生素的检验。

嗜热脂肪芽胞杆菌抑制法：适用于鲜乳中能抑制嗜热脂肪芽胞杆菌卡利德变种的抗生素的检验。对几种常见抗生素的最低检出限：青霉素 $3\mu g/L$，链霉素 $50\mu g/L$，庆大霉素 $30\mu g/L$，卡那霉素 $50\mu g/L$。

（陈昭斌　陈倩）

bǎojiàn shípǐn wēishēngwù jiǎnyàn

保健食品微生物检验（examination of microorganism in health food）

为判明保健食品受卫生微生物污染的情况或含有保健功能的微生物的数量、评价其卫生质量或保健成分是否达到规定的要求所做的检验。保健食品，是声称并具有特定保健功能或者以补充维生素、矿物质为目的的食品，即适用于特定人群食用，具有调节机体功能，不以治疗疾病为目的，并且对人体不产生任何急性、亚急性或慢性危害的食品。按调节人体功能的作用，保健食品可分为调节免疫功能食品、延缓衰老食品、改善记忆食品、促进生长发育食品、抗疲劳食品、减肥食品、耐缺氧食品、抗辐射食品、抗突变食品、抑制肿瘤食品、调节血脂食品、改善性功能食品、调节血糖食品等。

检验指标　根据中国《食品安全国家标准 保健食品》（GB 16740-2014），保健食品的微生物指标及限值应符合《食品安全国家标准 食品中致病菌限量》（GB 29921-2013）和《食品安全国家标准 食品中真菌毒素限量》（GB 2761-2017）中相应类属食品的规定。无相应类属食品对应的保健食品，微生物指标有 5 项，其限量值应符合以下要求：菌落总数（CFU/g 或 CFU/ml）≤1000（液态产品），≤30 000（固态或半固态产品），此项指标不适用于终产品含有活性菌种（好氧和兼性厌氧益生菌）的产品；大肠菌群（MPN/g 或 MPN/ml）≤0.43（液态产品），≤0.92（固态或半固态产品）；霉菌和酵母（CFU/g 或 CFU/ml）≤50；金黄色葡萄球菌（CFU/25g）≤0；沙门菌（CFU/25g）≤0。

检验方法　样品的采样及处理按中国《食品安全国家标准 食品微生物学检验 总则》（GB 4789.1-2016）进行。具体方法见菌落总数测定、真菌定量检测技术、真菌鉴定与毒素检测技术、大肠菌群数测定、沙门菌检验、全黄色葡萄球菌检验、双歧杆菌检验和乳酸菌检验。

(陈昭斌 陈倩)

rǔsuānjūn jiǎnyàn

乳酸菌检验（examination of lactic acid bacteria） 为判明食品中乳酸菌含量所做的检验。乳酸菌，是一类可发酵糖，主要产生大量乳酸的一类无芽胞、革兰阳性细菌的通称。此处的乳酸菌主要为乳杆菌属、双歧杆菌属和链球菌属。乳杆菌是脊椎动物消化道和阴道的正常菌群，通过发酵糖类产生的有机酸、特殊酶系，对人体生理功能发挥重要调节作用：能分解阴道分泌物中多种糖类，使阴道成酸性，抑制致病菌的生长；抑制肠道内腐败菌生长，调节胃肠道正常菌群，维持微生态平衡，改善胃肠道功能，提高机体免疫力，促进动物生长；提高食物消化率和生物效价；降低血清胆固醇，控制内毒素等。乳杆菌也广泛存在于乳制品如乳酪、酸乳中，某些乳杆菌如嗜酸乳杆菌、保加利亚乳杆菌常用于饮料发酵工业。乳杆菌专性厌氧、兼性厌氧或微需氧，营养要求高，常用 MRS 琼脂平板分离培养，最适温度 30～40℃，最适 pH 5.5～6.2，菌落小如针尖，直径 0.5～2mm，表面粗糙，边缘不整齐。已发现 51 种乳杆菌。

检验指标 对含有双歧杆菌和乳酸杆菌等乳酸菌的保健食品，一般要求乳酸菌的数量不得少于规定指标。

检验方法 按照中国《食品安全国家标准 食品微生物学检验 乳酸菌检验》（GB 4789.35-2016）的方法进行。

样品制备 ①样品制备应遵循无菌操作。②冷冻样品：可先使其在 2～5℃ 条件下解冻，不超过 18 小时，也可在温度不超过 45℃ 的条件解冻，不超过 15 分钟。③固体和半固体食品：无菌操作称取 25g 样品，置于装有 225ml 生理盐水的无菌均质杯内，8000～10000r/min 均质 1～2 分钟，制成 1：10 样品匀液。④液体样品：用无菌吸管吸取样品 25ml 放入装有 225ml 生理盐水的无菌锥形瓶（瓶内预置适当数量的无菌玻璃珠）中，充分振摇，制成 1：10 的样品匀液。

稀释步骤 ①用无菌吸管吸取 1：10 匀液 1.0ml，沿管壁缓慢注于装有 9ml 生理盐水的无菌试管中，混合均匀，制成 1：100 的匀液。②做 10 倍递增稀释，每次稀释更换吸管。③乳酸菌计数。

乳酸菌计数 ①乳杆菌计数：根据对待检样品活菌总数的估计，选择 2～3 个适宜稀释度，分别吸取 1ml 样匀液于灭菌平皿内，每个稀释度做 2 个平皿。稀释液移入平皿后，将冷却至 48℃ 的 MRS 琼脂培养基倾注入平皿约 15ml，转动平皿使混合均匀。36℃±1℃ 厌氧培养（72±2）小时后计数菌落数。从样品稀释到平板倾注要求在 15 分钟内完成。②双歧杆菌计数：根据对待检样品双歧杆菌含量的估计，选择 2～3 个适宜稀释度，每个稀释度吸取 1ml 样品匀液于灭菌平皿内，每个稀释度做 2 个平皿。稀释液移入平皿后，将冷却至 48℃ 的莫匹罗星锂盐和半胱氨酸盐酸盐改良的 MRS 培养基倾注入平皿约 15ml，转动平皿使混合均匀。36℃±1℃ 厌氧培养（72±2）小时后计数菌落数。从样品稀释到平板倾注要求在 15 分钟内完成。③嗜热链球菌计数：根据待检样品嗜热链球菌活菌数的估计，选择 2～3 个适宜稀释度，每个稀释度吸取 1ml 样品匀液于灭菌平皿内，每个稀释度做 2 个平皿。稀释液移入平皿后，将冷却至 48℃ 的 MC 培养基倾注入平皿约 15ml，转动平皿使混合均匀。36℃±1℃ 需氧培养（72±2）小时后计数。嗜热链球菌在 MC 琼脂平板上的菌落中等偏小，边缘整齐光滑的红色菌落，直径 2mm±1mm，菌落背面为粉红色。乳酸菌总数计数培养条件的选择及结果说明见表。

菌落计数方法：可以用肉眼观察，必要时用放大镜或菌落计数器，记录稀释倍数和相应的菌

表 乳酸菌总数计数培养条件的选择及结果说明

样品中所包括乳酸菌菌属	培养条件的选择及结果说明
仅包括双歧杆菌	按 GB 4789.34-2016 的规定执行
仅包括乳杆菌	按照"嗜热链球菌计数"操作。结果即为嗜热链球菌总数
同时包括双歧杆菌属和乳杆菌	①按照"乳杆菌计数"操作。结果即为乳酸菌总数。②如需单独计数双歧杆菌属数目，按照"双歧杆菌计数"操作
同时包括双歧杆菌属和嗜热链球菌	①按照"双歧杆菌计数"和"嗜热链球菌计数"操作，二者结果之和即为乳酸菌总数。②如需单独计数双歧杆菌属数目，按照"双歧杆菌计数"操作
同时包括乳杆菌属和嗜热链球菌	①按照"嗜热链球菌计数"和"乳杆菌计数"操作，二者结果之和即为乳酸菌总数。②"嗜热链球菌计数"结果为嗜热链球菌总数。③"乳杆菌计数"结果为乳杆菌属总数
同时包括双歧杆菌属、乳杆菌属和嗜热链球菌	①按照"嗜热链球菌计数"和"乳杆菌计数"操作，二者结果之和即为乳酸菌总数。②如需单独计数双歧杆菌属数目，按照"双歧杆菌计数"操作

落数量。数量以菌落形成单位（CFU）表示。选取菌落数在30～300CFU、无蔓延菌落生长的平板计数菌落总数。每个稀释度的菌落数应采用 2 个平板的平均数。结果计算方式：①若只有一个稀释度平板上的菌落数在适宜计数范围内，计算2个平板菌落数的平均值，再将平均值乘以相应稀释倍数，作为每 g（ml）中菌落总数结果。②若有2个连续稀释度的平板菌落数在适宜计数范围内时，按公式：$N = \Sigma C / [\,(n_1 + 0.1 n_2) \times d\,]$ 计算。式中，N 为样品中菌落数；ΣC 为平板（含适宜范围菌落数的平板）菌落数之和；n_1 为第一稀释度（低稀释倍数）平板个数；n_2 为第二稀释度（高稀释倍数）平板个数；d 为稀释因子（第一稀释度）。

结果与报告 根据菌落计数结果出具报告，报告单位以 CFU/g(ml) 表示。

乳酸菌的鉴定 ①纯培养：挑取 3 个或以上单个菌落，嗜热链球菌接种于 MC 琼脂平板，乳杆菌属接种于 MRS 琼脂平板，置 36℃±1℃厌氧培养 48 小时。②涂片镜检：乳杆菌属菌体形态多样，呈长杆状、弯曲杆状或短杆状，0.7～2.0μm，无芽胞，革兰染色阳性。嗜热链球菌菌体呈球形或球杆状，直径为 0.5～2.0μm，成对或成链排列，无芽胞，革兰染色阳性。③生化反应：常见乳杆菌属内菌种的鉴定，通过其对七叶苷、纤维二糖、麦芽糖、甘露醇、水杨苷、山梨醇、蔗糖、棉子糖八种碳水化合物的反应，可鉴定出干酪乳杆菌干酪亚种、德氏乳杆菌保加利亚种、嗜酸乳杆菌、罗伊氏乳杆菌、鼠李糖乳杆菌、植物乳杆菌。嗜热链球菌，通过其对菊糖、乳糖、甘露醇、水杨苷、山梨醇、马尿酸和七叶苷七种化合物的反应而得到鉴定。

双歧杆菌的鉴定 按照中国《食品安全国家标准 食品微生物学检验 双歧杆菌检验》（GB 4789.34-2016）的方法进行。

（陈昭斌 陈倩）

shuāngqígǎnjūn jiǎnyàn

双歧杆菌检验（examination of bifidobacteria）

为判明食品中双歧杆菌含量所做的检验。双歧杆菌是厌氧的革兰阳性杆菌，末端常常分叉，是人体肠道内正常菌群的优势菌，主要布满在结肠表面，是重要的肠道生理菌，具有生物屏障作用，维持和调节肠道微生态平衡，调整肠道功能、改善营养、防止便秘和胃肠障碍，以及抗过敏、抗衰老、抗肿瘤等作用。双歧杆菌专性厌氧，生长需要有机氮和糖，在普通培养基上不易生长，培养需要在双歧杆菌选择（BBL）琼脂平板上进行。对外界理化因素抵抗力弱，50℃，30 分钟即可杀灭，暴露于空气中很快就会死亡。研究者已对双歧杆菌进行了大量研究，并开发出了一些药品和保健食品。已发现 33 种双歧杆菌。含有双歧杆菌的生物制剂多达 70 种。

检验指标 对含有双歧杆菌的保健食品，一般双歧杆菌的含量不得少于规定的指标。

检验方法 按照中国《食品安全国家标准 食品微生物学检验 双歧杆菌检验》（GB 4789.34-2016）的方法进行。

样品制备 ①样品制备过程应遵循无菌操作程序。②用无菌操作技术称取 25g（ml）样品，置于装有 225ml 生理盐水的灭菌锥形瓶内，制成1:10 的样品匀液。

接种或涂布培养 将上述样品匀液接种在双歧杆菌琼脂平板或 MRS 琼脂平板，或取 0.1ml 适当稀释度的样品匀液均匀涂布在双歧杆菌琼脂平板或 MRS 琼脂平板。36℃±1℃厌氧培养（48±2）小时，可延长至（72±2）小时。

纯培养 挑取 3 个或以上的单个菌落接种于双歧杆菌琼脂平板或 MRS 琼脂平板。36℃±1℃厌氧培养（48±2）小时，可延长至（72±2）小时。

镜检及生化鉴定 ①涂片镜检：双歧杆菌为革兰染色阳性，不抗酸，无芽胞，无动力，菌体形态多样，呈短杆状、纤细杯状或球形，可形成各种分支或分叉形态。②生化鉴定：选取纯培养平板上的单个菌落，进行生化鉴定。过氧化氢酶试验为阴性。通过查对两歧双歧杆菌、婴儿双歧杆菌、长双歧杆菌、青春双歧杆菌、动物双歧杆菌和短双歧杆菌 6 种不同的双歧杆菌对 L-阿拉伯糖等 33 种化合物的生化反应结果表，进行鉴定。

双歧杆菌有机酸代谢产物的气相色谱法测定 ①双歧杆菌培养液制备：挑取双歧杆菌琼脂平板纯培养的双歧杆菌接种到 PYG 液体培养基，同时用未接种菌的 PYG 液体培养基做空白对照，36℃±1℃，厌氧培养 48 小时。②标准液的制备：包括乙酸标准溶液、乙酸使用液、乳酸标准液、乳酸使用液。③乙酸的处理：取双歧杆菌培养液 2.0～3.0ml，加入 0.2ml 50%（体积百分数）硫酸溶液，混匀，加入 2.0ml 丙酮，混匀后加过量氯化钠，剧烈振摇 1 分钟，再加入 2.0ml 乙醚，振摇 1 分钟，于 3000r/min 离心 5 分钟，将上清液转出，下层溶液用 2.0ml 丙酮和 2.0ml 乙醚重复提取 2 次，合并有机相，于 40℃水浴中用氮气吹至近干，用丙酮定容至1.0ml，混匀后备用。同样操作步骤处理乙酸标准和空白培养液。④乳酸处理：取双歧杆菌培养液2.0～3.0ml 100℃水浴10分钟，加入0.2ml 50%（体积比）硫酸溶液，混匀，加入1.0ml甲醇，于58℃水浴30分钟后，加入水1.0ml，加入三氯甲烷1.0ml，振摇3分钟，于3000r/min离心5分钟，取三氯甲烷层分析。同样操作步骤处理乳酸标准和空白培养液。⑤气相色谱条件：色谱柱：长2m、内径4mm的玻璃柱，填装涂有20%邻苯二甲酸二壬酯（DNP）＋7%土温-60的chromosorbw HP（80～100目）；柱温110℃，气化室150℃，检测室150℃，载气（氮气）50ml/min，进样量1.0μl，外标法峰面积定量。⑥结果计算：按以下公式计算：$X=(A_样-A_空)/(A_标×c)$。式中，X为样品培养液中乙酸或乳酸的含量，单位为微摩尔每毫升（μmol/ml）；$A_样$为样品培养液中乙酸或乳酸的峰面积；$A_空$为空白培养液中乙酸或乳酸的峰面积；$A_标$为乙酸标准或乳酸标准的峰面积；c为乙酸标准或乳酸标准的浓度，单位为微摩尔每毫升（μmol/ml）。相对偏差≤15%。⑦结果判定：如果乙酸与乳酸含量的比值大于1，可判定是双歧杆菌的有机酸代谢产物。

菌落计数 可用肉眼观察，必要时用放大镜或菌落计数器，记录稀释倍数和相应的菌落数量。以菌落形成单位（CFU）表示。选取菌落数在30～300CFU、无蔓延菌落生长的平板计数菌落总数。每个稀释度的菌落数应采用2个平板的平均数。①若只有一个稀释度平板上的菌落数在适宜计数范围内，计算2个平板菌落数的平均值，再将平均值乘以相应稀

释倍数，作为每g（ml）中菌落总数结果。②若有2个连续稀释度的平板菌落数在适宜计数范围内时，按公式：$N=\Sigma C/[(n_1+0.1n_2)\times d]$计算。式中，$N$为样品中菌落数；$\Sigma C$为平板（含适宜范围菌落数的平板）菌落数之和；$n_1$为第一稀释度（低稀释倍数）平板个数；$n_2$为第二稀释度（高稀释倍数）平板个数；$d$为稀释因子（第一稀释度）。③若所有稀释度的平板上菌落数均大于300CFU，则对稀释度最高的平板进行计数，其他平板可记录为多不可计，结果按平均菌落数乘以最高稀释倍数计算。④若所有稀释度的平板菌落数均小于30CFU，则应按稀释度最低的平均菌落数乘以稀释倍数计算。⑤若所有稀释度（包括液体样品原液）平板均无菌落生长，则以小于1乘以最低稀释倍数计算。⑥若所有稀释度的平板菌落数均不在30～300CFU，其中一部分小于30CFU或大于300CFU时，则以最接近30CFU或300CFU的平均菌落数乘以稀释倍数计算。

报告 根据镜检及生化鉴定、双歧杆菌的有机酸代谢产物测定的结果，报告双歧杆菌的种名。根据菌落总数计数结果报告菌落总数[CFU/g（ml）]。

（陈昭斌 陈倩）

shípǐn guòmǐnyuán jiǎnyàn

食品过敏原检验（examination of food allergens）

为判明食品中含有食品过敏原的情况、评价其卫生质量所做的检验。食品过敏原是指食品中那些能对特定人群产生免疫反应或过敏反应的蛋白质。大部分食品过敏原的分子量介于10 000～70 000，占食品总蛋白的极小一部分，已知结构的过敏原都是蛋白质或糖蛋白。常

见的过敏原食品有8种：大豆、小麦、牛奶、花生、蛋类、坚果类、鱼类和甲壳类。食品过敏原导致的过敏性疾病影响到大约全世界近25%的人口，被世界卫生组织列为21世纪重点防治的三大疾病之一。食品过敏原问题属于食品安全的范畴，唯一有效的治疗方法是避免食用过敏原食品。

检验指标 在中国《食品安全国家标准 预包装食品标签通则》（GB 7718-2011）中，增加了致敏物质为推荐标示内容。以下八类食品及其制品可能导致过敏反应：①含有麸质蛋白的谷物及其制品，如小麦、黑麦、大麦、燕麦、斯佩耳特小麦或它们的杂交品系；②甲壳纲类动物及其制品，如虾、龙虾、蟹等；③鱼类及鱼类制品；④蛋类及蛋类制品；⑤花生及花生制品；⑥大豆及大豆制品；⑦乳及乳制品（包括乳糖）；⑧坚果及坚果果仁类制品。同时还要求，如果用作配料，宜在配料表中使用易辨识的名称，或在配料表邻近位置加以提示。食品是否含有食品过敏原只有通过检测才能确切知道。

检验方法 按照中国出入境检验检疫行业标准《食品中过敏原成分检测方法 第2部分：实时荧光PCR法检测花生成分》（SN/T 1961.2-2007）中的方法进行。

原理 实时荧光PCR是指在PCR反应体系中加入荧光基团，利用荧光信号的积累实时检测整个PCR过程，最后通过荧光信号的增幅进行定性分析。食品经研磨后，提取DNA，以DNA为模板进行实时荧光PCR扩增，检测食品中是否存在过敏原花生成分。

试样制备 称取试样200g，用洁净研钵或合适的粉碎装置将样品粉碎至粉末状。

模板DNA提取 十六烷基三甲基溴化铵法（CTAB法）：①称取300mg已制备好的样品加入600μl CTAB（若样品吸水性强，适当增加CTAB的加入量）、40μl蛋白酶K，振荡均匀，65℃温育30分钟。②加入500μl酚：三氯甲烷：异戊醇（25∶24∶1），强烈振荡，12000r/min离心15分钟。③吸取上层水相，加入等体积异丙醇，振荡均匀，12000r/min离心10分钟。④弃上清液，用预热至65℃三氨基甲烷-盐酸（Tris-HCl）与乙二胺四乙酸（EDTA）缓冲液（即TE缓冲液）溶解DNA（TE量视DNA沉淀的多少而定）。⑤加入5μl RNA酶溶液，37℃温育30分钟。⑥加入200μl三氯甲烷：异戊醇（24∶1），强烈振荡，12000r/min离心15分钟。⑦吸取上层水相加入等体积异丙醇，振荡均匀，12000r/min离心10分钟。⑧弃上清液，加入70%乙醇小心清洗沉淀DNA，12000r/min离心1分钟弃上清液，干燥，加预热至65℃ TE缓冲液溶解DNA。每个样品做两个平行样，同时设立试剂提取对照（以水代替样品）。

检测荧光 实时荧光PCR扩增：由PCR缓冲液、引物对、探针、脱氧核糖核苷-5′-三磷酸（dNTP）、Taq DNA聚合酶、模板及水构成的反应体系在适当的反应参数的条件下进行PCR扩增，收集FAM荧光。进行检测时反应体系应设置阳性对照（花生DNA）、阴性对照（非花生DNA）和提取对照（试剂提取物）。

结果分析及判定 ①基线的设置：实时荧光PCR反应结束后进行结果分析时，应设置基线范围。以每个反应管内的荧光信号到达设定的阈值时所经历的循环数，即Ct值表示。基线范围选择一般在6~15个循环，如果有强阳性样本，应根据实际情况调整基线范围。阈值设置原则以阈值线刚好超过正常阴性对照扩增曲线（无规则的噪声线）的最高点，且Ct值不出现任何数值为准。②质控标准：阴性对照，无荧光增幅现象；提取对照：无荧光增幅现象；阳性对照，Ct值≤30.0，并且曲线有明显的荧光增幅现象。以上指标有一项不符合均视为此次实验无效。③结果判定：检测样品无荧光增幅现象，并且阳性对照、阴性对照、提取对照结果正常者，可判定该样品中未检出过敏原花生成分；检测样品Ct值≤40.0，曲线有明显的荧光增幅现象，且阳性对照、阴性对照、提取对照结果正常者，可判定该样品中检出过敏原花生成分；检测样品Ct值在40.0~45.0，应重做实时荧光PCR反应，再次扩增后的Ct值仍在40.0~45.0，且阳性对照、阴性对照、提取对照结果正常者，可判定样品中检出过敏原花生成分，否则判定为未检出。两个平行样中只要有一个样品检测为阳性，即可判定该样品中检出过敏原花生成分。

注意事项 ①模板DNA提取也采用商品化基因组提取试剂盒进行。②Ct值，指每个反应管内的荧光信号到达设定的阈值时所经历的循环数。③此法适用于糕点、糖果、冰淇淋等食品中过敏原花生成分的检测，其他食品可参照使用。

（陈昭斌 陈雯杰）

cānjù wèishēng wēishēngwù jiǎnyàn

餐具卫生微生物检验（examination of sanitary microorganism on tableware） 为判明餐具表面受卫生微生物污染的情况、评价其卫生质量所做的检验。餐具是指人们用餐过程中所使用的直接接触食物的器皿和用具，包括食具和饮具，如碗、筷、匙子、盘、杯、碟、刀叉等。制作餐具的材料有金属、陶瓷、搪瓷、玻璃、竹子、木材、塑料等，有成套的，长期使用的，也有一次性的餐具。

根据中国《餐饮业食品卫生管理办法》规定，餐馆应当按照要求对餐具、饮具进行清洗、消毒，并在专用保洁设施内备用，不得使用未经清洗和消毒的餐具、饮具；用于餐饮加工操作的工具、设备必须无毒无害，标志或者区分明显，并做到分开使用，定位存放，用后洗净，保持清洁；接触直接入口食品的工具、设备应当在使用前进行消毒。

餐具消毒方法：①热力消毒包括煮沸、蒸汽、红外线消毒等。煮沸、蒸汽消毒保持100℃，10分钟；红外线消毒一般控制温度120℃，15~20分钟；洗碗机消毒一般水温控制85℃，冲洗消40秒以上。②用于餐具消毒的洗消剂如含氯制剂，一般使用含有效氯250mg/L的浓度，餐具全部浸泡入液体中，作用5分钟以上。餐具洗消剂、消毒设备应符合中国有关卫生法规。

餐具消毒程序：①餐具根据不同的消毒方法，应按其规定的操作程序进行消毒、清洗。严格执行一洗、二清、三消毒、四保洁的制度。②餐具热力消毒一般按除渣、洗涤、清洗、消毒程序进行。③餐具化学消毒，一般按除渣、洗涤、消毒、清洗程序进行。消毒后必须用洁净水清洗，消除残留药物。餐具消毒后是否达到卫生要求，必须对餐具进行卫生指示微生物的检验。

检验指标 根据中国《食品安全国家标准 消毒餐（饮）具》（GB 14934-2016），餐具的微生物指标必须达到下列要求：①大肠菌群，发酵法（个/50cm²）和纸片法（个/50cm²）均不得检出。②沙门菌（个/50cm²）不得检出。发酵法与纸片法任何一法的检验结果均可作为判定依据。根据中国国家标准《塑料一次性餐饮具通用技术要求》（GB 18006.1-2009），微生物指标大肠菌群和致病菌指标要符合中国《食品安全国家标准 消毒餐（饮）具》（GB 14934-2016）的要求，霉菌计数（个/g）≤50。

检验方法 按照中国国家标准 GB 14934-2016 的方法进行，该法适用于餐饮服务提供者、集体用餐配送单位、餐（饮）具集中清洗消毒服务单位提供的消毒餐（饮）具及不经清洗直接使用的餐（饮）具，也适用于其他消毒食品容器和食品生产经营工具、设备。其中大肠菌群计数主要用以下方法。

发酵法 ①采样方法：a. 筷子，以 5 根筷子为一件样品。将 5 根筷子的下段（进口端）5cm 处（50cm²），置 10ml 灭菌生理盐水大试管中，充分振荡 20 次后，移出筷子。或用无菌生理盐水湿润棉拭子，分别在 5 根筷子的下段（进口端）5cm 处表面范围均匀涂抹 3 次后，用灭菌剪刀剪去棉拭子与手接触的部分，将棉拭子置相应的液体培养基内。b. 其他餐（饮）具，以 1ml 无菌生理盐水湿润 10 张 2.0cm×2.5cm（5cm²）灭菌滤纸片（总面积为 50cm²）。选择餐（饮）具通常与食物接触的内壁表面或与口唇接触处，每件样品分别贴上 10 张湿润的灭菌滤纸片。30 秒后取下，置相应的液体培养基内。或用无菌生理盐水湿润棉拭子，分别在 2 个 5cm×5cm 面积范围来回均匀涂抹整个方格 3 次后，用灭菌剪刀剪去棉拭子与手接触的部分，将棉拭子置相应的液体培养基内。4 小时内送检。②检验方法：a. 筷子，如为生理盐水振荡采样，直接将采样后的 10ml 液体全部加入双料月桂基硫酸盐胰蛋白胨（LST）肉汤内。如为棉拭子涂抹采样，直接将采样后的棉拭子置 LST 肉汤内。36℃±1℃ 培养 24～48 小时。b. 其他餐（饮）具，直接将采样后的棉拭子或全部纸片置 LST 肉汤内。36℃±1℃ 培养 24～48 小时。结果观察及后续复发酵试验，按照《食品安全国家标准 食品微生物学检验 大肠菌群计数》（GB 4789.3-2016）规定的方法进行。

纸片法 采用餐具专用的大肠菌群快速检验纸片来检测。①采样方法：a. 筷子，以 5 根筷子为一件样品，用无菌生理盐水湿润餐具大肠菌群快速检验纸片后，立即将筷子下段（进口端）（约 5cm）涂抹纸片，每件样品涂抹两张快速检验纸片。置无菌塑料袋内。b. 其他餐（饮）具，用无菌生理盐水湿润餐具大肠菌群快速检验纸片后，立即贴于餐（饮）具通常与食物或口唇接触的内壁表面或与口唇接触处，每件贴两张快速检验纸片，30 秒后取下，置无菌塑料袋内。②检验方法：将已采样的大肠菌群快速检验纸片置 36℃±1℃ 培养 16～18 小时，观察结果。结果判定按产品说明书执行。

其他 沙门菌的检验按 GB 14934-2016 和《食品安全国家标准 食品微生物学检验 沙门氏菌检验》（GB 4789.4-2016）进行，其他见真菌定量检测技术、志贺菌检验、金黄色葡萄球菌检验、溶血性链球菌检验等。

（陈昭斌 陈雯杰）

chuīJù wèishēng wēishēngwù jiǎnyàn

炊具卫生微生物检验（examination of sanitary microorganism on cooking utensils）

为判明炊具表面受卫生微生物污染的情况、评价其卫生状况所做的检验。炊具是加工饭菜用的器具，主要包括炒锅、煎锅、汤锅、煲锅、炖锅、奶锅、蒸锅、压力锅、刀具、铲、勺、保温壶等炊具产品。制作炊具的材料有金属、陶瓷、搪瓷、竹子、木材等，其中以金属为主，如铝、生铁、不锈钢、铜等。食物一般采用煎、炒、蒸、煮、炖等不同的烹调手段进行加工处理，与食物接触的炊具表面经过高温、高热处理，其微生物基本被杀灭，因此，检验其微生物没有卫生学意义。菜板和刀具用于加工食物，虽然一般情况下不需经过高温、高热的处理，但要求加工过程必须生熟分开，尤其是用于切熟食、切瓜果等的菜板和刀具，使用前都需要消毒处理，因此检验其表面的微生物也没有卫生学意义。所以，中国尚未制订这方面国家卫生标准。

检验指标没有中国国家标准予以具体规定。但在某些特殊情况下，如发生食物中毒时，进行卫生学和流行病学调查，追踪中毒原因，有时需要对菜板和刀具等炊具涂抹采样，进行致病菌的检验。

检验方法见沙门菌检验、志贺菌检验、金黄色葡萄球菌检验、溶血性链球菌检验和副溶血性弧菌检验等。

（陈昭斌 陈雯杰）

hángkōngqì wèishēng wēishēngwù jiǎnyàn

航空器卫生微生物检验（examination of sanitary microorganism in aircraft）

为判明在航空器内空气和物体表面受卫生微生物污染的情况、评价航空器内的空气和物体表面等的卫生状况所做的检验。航空器是指通过空气的反作用，而不是由空气对地面发生的反作用，在大气中飞行的任何飞行器，如飞机、飞艇、直升机及热气球等都属于航空器；靠燃料的反作用或是靠地面效应而飞行的，如火箭、气垫船、地效飞行器等不属于航空器。

由于经济的全球化日益广泛，各种商务活动日趋频繁，出行使用飞机作为交通工具变得非常普遍，各种传染病，尤其是呼吸道传染病，由患病的旅客通过飞机机舱传播的可能性大为增加，因为这些呼吸道病原体可通过患者的呼出气、喷嚏产生的飞沫污染机舱的空气，进而传染给其他旅客；肠道传染病的病原体则通过患者沾染有病原体的手或衣物等污染机舱的表面和座椅等，其他旅客接触到受污染的部位，病原体通过手—口途径将传染病传染。因此，需要对出入境航空器进行预防性消毒和终末消毒，并需要对指示微生物进行检验以评价消毒的效果。

根据中国出入境检验检疫行业标准《入出境航空器消毒规程》（SN/T 1268-2010），以下四种情形航空器需要预防性消毒：来自传染病受染地区的航空器；有受染嫌疑的航空器；医学媒介生物超过规定控制标准的航空器；基于公共卫生风险事实或证据，以及其他需要预防性消毒的情形。以下三种情形航空器需要终末消毒：①被下列传染病受染人或受染嫌疑人污染的航空器。Ⅰ类国际关注的传染病，鼠疫、霍乱、黄热病、天花、由于野毒株引起的脊髓灰质炎、流感新亚型病毒引起的人流感、严重急性呼吸综合征、肺炭疽；Ⅱ类国际关注的传染病，西尼罗热、登革热等虫媒传染病、麻风病、活动性肺结核；《中华人民共和国传染病防治法》规定或卫生检疫主管部门公布的其他需要进行消毒处理的传染病。②被可引发上述传染病的病原微生物污染或可能污染的物品。③基于公共卫生风险事实或证据，其他需要进行终末消毒的情形。

检验指标 ①评价消毒效果用指示菌：枯草杆菌黑色变种芽胞、大肠埃希菌和金黄色葡萄球菌，消毒后不应检出。②自然菌：消毒后自然菌的杀灭率≥90%。③病原体：Ⅰ类国际关注的传染病、Ⅱ类国际关注的传染病、《中华人民共和国传染病防治法》规定或卫生检疫主管部门公布的其他需要进行消毒处理的传染病的病原体，消毒后不应检出。

检验方法 按照中国国家标准《消毒与灭菌效果的评价方法与标准》（GB 15981-1995）和中国《消毒技术规范》（2002年版）的检验方法进行。根据具体的消毒对象、范围，选择有代表性的部位，以受到病原体污染的物品/部位作为检测重点，采样点一般不少于3个，均合格则判定为合格。

消毒效果判定：①预防性消毒合格，只要消毒后自然菌的杀灭率≥90%，则判定消毒合格。根据消毒前后菌落数的差值与消毒前菌落数之比计算杀灭率。②终末消毒合格，以下三项指标全部合格，方能判定消毒合格。一是消毒后物体表面不应检出相应的病原微生物；二是消毒后自然菌的杀灭率≥90%；三是消毒后不应检出指示菌。具体检验方法见空气消毒效果检测、物体表面消毒效果检测以及传染病病原体检验部分的相关词条。

（陈昭斌　陈雯杰）

réngōng fēngbì huánjìng wèishēng wēishēngwù jiǎnyàn

人工封闭环境卫生微生物检验（examination of sanitary microorganism in artificial enclosed environment）

为判明在空间站、潜艇内空气和物体表面受卫生微生物污染的情况，评价空间站、潜艇内的空气和物体表面等的卫生状况所做的检验。人工封闭环境是空间站、潜艇等人员长期工作、生活和休息的场所，其空气和环境卫生质量直接关系到相关人员的身体健康，需要对其内的空气和物体表面卫生微生物进行监测。

空间站，又称太空站、航天站、轨道站，是能在近地轨道长时间运行，可供航天员长期工作、生活和巡访的载人航天器。空间站的建造要求很高，装配应是在洁净度很高的无菌车间进行。空间站内的空气净化系统确保空气始终保持洁净状态，使航天员身体健康不受空气污染的影响。但空间站内并非是无菌环境。据报道，俄罗斯的"和平"号空间站运行一年后，开始出现细菌群，在其运行的10多年间，共发现了20多种微生物，包括12种真菌、4种酵母菌和4种细菌，真菌中如青霉、曲霉等是人们所熟悉的霉菌病微生物。国际空间站内的微生物种群与"和平"号上的有所区别，但种类数基本相同，有

18种细菌等微生物在繁殖。太空站内的微生物是地球土壤中的主要微生物。为了研究这些微生物的性质及危害性，在宇航员返回地面前，通过特殊采样器将空间站上的微生物样本带回地面研究。空间站内的微生物可能损害空间站或宇航服，也有可能危及航天员的身体。在极端条件下，微生物在开放的太空中能长期存活，甚至在几近真空、充满宇宙射线的月球表面生存。

潜艇，又称潜水艇，是能潜入水下，且能在水下长期活动或作战的舰艇。由于潜艇舱室内人员密集，加之舱室空间密闭、空气流通差、湿度大、温度适宜等特点，比较适合微生物的繁殖和传播。在长时间水下航行条件下，环境中的致病微生物可能积少成多，当达到一定浓度时，就会危及潜艇内人员的健康。有资料表明，中国某潜艇舱室在续航期间各监测点空气细菌总数和舱室表面细菌总数明显高于封航时。航行8天后，各采样点空气细菌总数由最初的 $300 \sim 591 CFU/m^3$ 上升到 $2658 \sim 4353 CFU/m^3$，舱室表面细菌总数由最初的 $50 \sim 350 CFU/25cm^2$ 上升到均 $>591 CFU/25cm^2$。进一步分析发现，舱室微生物污染种类多。从分离到的54株细菌中已鉴定的39株细菌来看，有21个菌属，主要以人源性细菌为主，如葡萄球菌属、肠杆菌科、呼吸道寄生菌等。此外，还从3份舱室的空调冷凝水中分离到3株军团菌属细菌。

检验指标　见公共场所卫生微生物检验和集中空调通风系统卫生微生物检验。

检验方法　空间站和潜艇人工封闭环境中空气菌落总数和各种卫生微生物的检验方法以及人工封闭环境中各种物体表面卫生微生物的检验方法，见空气卫生微生物检验、公共场所卫生微生物检验和集中空调通风系统卫生微生物检验等。

（陈昭斌　陈雯杰）

jíduān huánjìng wēishēngwù jiǎnyàn

极端环境微生物检验（examination of microorganism in extreme environment）

对在极端环境中采集的空气、水和土壤等样本中的极端微生物进行检验，研究其种类和生物学特性，为开发利用提供科学依据。极端环境是指在自然界中普通生物不能生存的高温、低温、高酸、高碱、高盐、高压、高辐射等生境。能够在这些一般被认为是生命禁区的极端环境中存活的微生物称为极端环境微生物，简称极端微生物。①极端嗜热微生物：能在高于75℃的温泉中生存。②极端嗜冷微生物：如专性嗜冷菌适应在-20℃以下的环境中生活，高于20℃即死亡。③极端嗜酸微生物：如氧化硫硫杆菌在 pH 值低于 0.5 的环境中仍能存活。能在浓度为 1.25mol/L 硫酸（培养基中含有4%的硫酸铜）中生长的头孢霉，是抗酸能力最强的微生物。④极端嗜碱微生物：大多是好氧菌，如巴氏芽胞杆菌、嗜碱芽胞杆菌等，有一种藻类能在 pH 值13的强碱条件下生长，为抗碱能力最高的微生物。⑤极端嗜盐微生物：能够在盐浓度大于15%的环境中生长，有的甚至在近饱和的盐水中才能生长的微生物，主要有弧菌、盐杆菌和盐球菌。⑥极端嗜压微生物：存在海洋深处以及深油井中，但在常压下不能生存。

嗜冷微生物是导致低温保藏食品和冷藏血浆腐败的根源；嗜盐菌能引起食品腐败和食物中毒，如副溶血弧菌是分布极广的海洋嗜盐细菌，也是引起食物中毒的主要细菌之一。

检验指标　没有中国国家标准予以具体规定。根据对不同极端环境的研究目的，确定所需检验的极端微生物。

检验方法　极端环境微生物的检测难度高于普通微生物，如采样方法和样品的处理、培养基的选择、培养条件的满足、气体条件的适应、形态特征与生化反应的鉴定、分子生物学技术手段的选用等都因极端微生物种类的不同而异，因此对它们的检验必须采用非常规的特殊方法，主要根据科学研究的需要进行。

（陈昭斌　陈雯杰）

yīliáo fèiwù wèishēng wēishēngwù jiǎnyàn

医疗废物卫生微生物检验（examination of sanitary microorganism for medical waste）

为判明医疗废物受卫生微生物污染的情况、评价其卫生状况所做的检验。医疗废物是指医疗卫生机构在医疗、预防、保健以及其他相关活动中产生的具有直接或间接感染性、毒性以及其他危害性的废物，已经列入中国《国家危险废物名录》。医疗废物分为感染性废物、病理性废物、损伤性废物、药物性废物和化学性废物五类。

医疗废物中感染性废物指可能含有病原菌（细菌、病毒、寄生虫或真菌）的废弃物，其浓度或数量足以对人致病。感染性废物主要包括实验室所用的病原菌的菌落及病原菌的培养基和保存液；传染病患者手术或尸解后的废弃物；来自传染病房的废弃物；传染病患者血透析中产生的废弃物；实验室感染的动物；传染病患者或动物接触过的任何其他设备和材料。感染性废物可能带有各种病原微生物，这些微生物可通过针刺伤、擦伤或切割伤的皮肤，或通过黏膜、呼吸道、消化道直入人体。特别要注意人类免疫缺陷病毒（HIV）和乙型肝炎病毒、丙型肝炎病毒的感染。由于对感染性废物管理不善而产生的耐药菌株也是造成危险的主要原因之一。医疗卫生人员，尤其护士以及医院的其他工作人员、废弃物管理人员、废弃物存放地捡垃圾的人员都是高危人群。

检验指标　根据中国国家标准《医疗废物焚烧环境卫生标准》（GB/T 18773-2008），医疗废物焚烧车间的空气细菌数限值：细菌总数（CFU/m³）≤4000（撞击法）或细菌总数（CFU/皿）≤45（沉降法）。水污染物排放限值：粪大肠菌群数（MPN/L）≤100，肠道致病菌、肠道病毒和结核杆菌均不得检出。医疗废物焚烧残渣污染控制限值：细菌总数（CFU/kg）＜100，大肠菌值0.1~0.01g，致病菌和乙肝表面抗原均不得检出。

检验方法　按照中国国家标准GB/T 18773-2008 的方法进行。①医疗废物焚烧车间的空气监测检验：按照上述中国国家标准进行，见空气卫生微生物检验、公共场所卫生微生物检验、集中空调通风系统卫生微生物检验和医院环境卫生微生物检验等。②污水的监测检验：场区设置污水排放口，并设置标志；采样点设在排污单位的外排口。粪大肠菌群数每月监测不得少于1次。肠道致病菌主要监测沙门菌、志贺菌。沙门菌的监测，每季度不少于1次；志贺氏菌的监测，每年不少于2次；根据需要监测结核杆

菌。③焚烧残渣的监测检验：以无菌的带盖搪瓷盘盛装焚烧残渣，每个焚烧点采集有代表性焚烧残渣 500 ~ 1000g，贴上采样标签，填写采样编号、日期、地点等内容。采样时要严格按采样方法操作，杜绝外来污染。采集样品应及时送检，对细菌项目应在 2 小时以内进行检验。

具体检验方法见菌落总数测定、粪便污染指示微生物检测、沙门菌检验、志贺菌检验、结核杆菌检验、甲型肝炎病毒检验和乙型肝炎病毒检验等。

（陈昭斌　陈雯杰）

xiāodú jiǎnyàn biāozhǔn wēishēngwù

消毒检验标准微生物（reference strains for disinfection assay）

作为消毒作用及效果检验的、合适的、有代表性的指示微生物。分布于自然环境及人体的微生物种类繁多，逐一对其进行理化因子的消毒与灭菌效果评价，显然是不现实的。因此，选择合适的、有代表性的指示微生物作为消毒效果检验与评价的标准微生物非常重要。作为消毒作用检验的标准微生物应满足的基本要求是：遗传特性稳定、菌落和菌体形态典型、易于培养和检测、对消毒因子的抵抗力不低于所代表的同类病原微生物、对人畜基本无害。检验理化因子杀灭微生物效果的消毒试验，应选用标准菌（毒）株作为指示微生物，使消毒试验结果具有可比性，成为判断消毒剂或消毒方法杀灭微生物效果是否达到标准要求的重要依据。

中国《消毒技术规范》规定了下列微生物为消毒试验的标准指示微生物，即以金黄色葡萄球菌作为细菌繁殖体中化脓性球菌的代表；大肠埃希菌作为细菌繁

殖体中肠道菌的代表；铜绿假单胞菌作为医院感染中最常分离的细菌繁殖体的代表；白色葡萄球菌作为空气中细菌的代表；龟分枝杆菌脓肿亚种作为人结核分枝杆菌的代表；枯草杆菌黑色变种芽胞作为细菌芽胞的代表；白色念珠菌和黑曲霉菌作为致病性真菌的代表；脊髓灰质炎病毒-I 型疫苗株作为病毒的代表。在上述规定的菌（毒）株的基础上，根据消毒剂特定用途或试验特殊需要，还可增选其他菌（毒）株。不同用途的消毒剂和消毒器械在实验室进行杀灭微生物试验时，应针对其消毒对象选择合适的标准微生物菌株（表）。若特指对某微生物有效时，则需进行相应微生物的杀灭试验。

（唐　非）

shēngwù zhǐshìwù jiàndìng shìyàn

生物指示物鉴定试验（biological indicator qualification test）

对特定灭菌处理有确定的抗力并置于内层包装中使用的定量染菌载体（生物指示物）进行的鉴定试验。指示物包括指示卡、片、条、带、器等各种形式的指示器件。生物指示物主要用于检测与评价灭菌工艺及设备的灭菌效果，此种指示物是否合格关系到各种医疗卫生用品等物品灭菌消毒的质量，因此必须对其进行严格的监测和评价。压力蒸汽灭菌生物指示物鉴定试验是常用的灭菌与消毒指示器材鉴定试验，其目的是测定压力蒸汽灭菌生物指示物所含菌量，以及在 121℃±0.5℃ 饱和蒸汽作用下的存活时间、杀灭时间与 D 值（灭活90%的试验菌所需时间，分钟）是否达到要求指标。生物指示物微生物含量与抗力标准如下：①嗜热脂肪杆菌芽胞，回收菌量每片或每毫升

表　消毒剂和消毒器械实验室微生物杀灭试验中的标准菌株

消毒对象	金黄色葡萄球菌	铜绿假单胞菌	大肠埃希菌	白色念珠菌	黑曲霉菌	白色葡萄球菌	龟分枝杆菌脓肿亚种	枯草杆菌黑色变种芽胞	脊髓灰质炎病毒
手	+		+	+					
皮肤和黏膜	+	+		+					
足	+			+	+				
空气						+			
医疗器械和用品（灭菌与高水平消毒）								+	
医疗器械和用品（中水平消毒）	+	+					+		+
医疗器械和用品（低水平消毒）	+	+		+					
一般物品表面和织物	+		+						
食（饮）具			+						
饮水和游泳池水			+						
瓜果、蔬菜			+						

"＋" 为做有关消毒试验的必选微生物菌株，消毒剂特指对某微生物具有杀灭作用者，则除选用表中的微生物外，还需另选该微生物进行消毒（杀灭）试验

为 $5 \times (10^5 \sim 10^6)$ CFU。② 在 121℃±0.5℃ 饱和蒸汽的条件下，存活时间 ≥3.9 分钟，杀灭时间 ≤19 分钟。③ 在 121℃±0.5℃ 饱和蒸汽的条件下，D 值为 1.3~1.9 分钟。此试验主要包括以下四个内容。

含菌量测定　抽取 3 个生物指示物样本。样本如为菌悬液，直接用磷酸缓冲液作适当稀释后，进行活菌培养计数即可；样本如为含菌载体（如菌片），应先将其置于回收液中洗下芽胞，并以磷酸缓冲液稀释至适当浓度，再进行活菌计数培养。活菌计数培养基为营养琼脂培养基，56~60℃培养 24 小时观察结果。检测菌量，每片或每毫升符合 $5 \times (10^5 \sim 10^6)$ CFU 者为合格。

存活时间和杀灭时间测定　以生物指示管测定为例。①试验按作用时间分为 3.9 分钟和 19 分钟两组，各组测定 20 个样本。②先将压力蒸汽灭菌生物指示器材抗力检测器（简称抗力检测器）的电热蒸汽发生器加蒸馏

水至适当水位，开启检测器电源，预热，使其达到预定蒸汽压。③设定灭菌温度（121℃±0.5℃）和作用时间（3.9 分钟）。④启动抗力检测器工作程序，使自动运行 2 个循环，以保证检测器柜室等得到充分的预热。⑤将生物指示管（每批放 20 个样本）放在专用载物架上并置抗力检测器柜室中，保证每个样本都可充分暴露于蒸汽中，关闭柜门，先设定一组所规定的灭菌时间。⑥启动抗力检测器工作程序，使其自动依次进行柜室抽真空、加热、灭菌处理、排气的处理，然后开启柜室门，取出生物指示管。⑦重复 "④~⑥" 的程序进行另一时间组（19 分钟）的测定。⑧取出的生物指示管应尽快（勿超过 2 小时）置 56~60℃培养 7 天，观察最终结果。⑨结果判定：3.9 分钟组（存活时间组）20 个生物指示管均有菌生长，19 分钟组（杀灭时间组）20 个生物指示管均无菌生长时，可判为合格；其中 1 个组或2 组各有一个样本未达规定

要求，可再用 4 组样本重复试验（3.9 分钟和 19 分钟组各测试 2 次），如各样本均达规定要求，仍可认为合格。

对生物指示菌片的测定，操作程序与判断标准与上述生物指示管的测定基本相同，只是将单片菌片装于牛皮纸袋中，以防灭菌时被冷凝水浸湿。此外灭菌完毕，需将样本分别接种于溴甲酚紫蛋白胨培养液（嗜热脂肪杆菌芽胞恢复培养基）中培养，7 天观察最终结果。

D 值测定　①随机抽取 50 个样本，在 0~20 分钟范围内分成 10 个作用时间组（5 个样本/组）进行试验，作用时间递增幅度，可根据预备试验结果适当变动，最长时间必须达使菌全部死亡的作用时间。②将各组样本按 "存活时间和杀灭时间测定" 之 ②~⑦所示程序，分次进行灭菌处理。③灭菌完毕，按生物指示物 "含菌量测定" 所示，对各组样本随机抽取 3 个进行活菌培养计数。④计算每个作用时间样本

上平均存活芽胞数的对数值，以作用时间为横坐标（X），存活芽胞数的对数值为纵坐标（Y），计算芽胞存活与作用时间的回归方程（$Y=a+bX$）。⑤计算各实际测定值与直线回归方程的相关程度（相关系数）。⑥根据所得直线回归方程式，计算减少90%芽胞数所需的作用时间（D值）。⑦D值为1.3～1.9分钟者为合格。

稳定性试验 ①在规定的贮存条件下，存放足量生物指示物。②按使用说明书规定的有效期限抽样检测，先观察外观，特别注意指示剂中的培养液颜色有无变化。③在外观正常情况下，进一步按生物指示物"含菌量测定"、"存活时间和杀灭时间测定"所示方法测定活菌数量、存活时间、杀灭时间。④如菌量数下降＜50%，存活时间和杀灭时间又在规定合格范围内者，该贮存期可视为产品的有效保存期。

注意事项 ①必须用压力蒸汽灭菌生物指示器材抗力检测器测定生物指示剂的抗力，不能用普通压力蒸汽灭菌器代替。②使用抗力检测器测定时，为确保每次加热时间的一致，每次间隔时间不宜超过100秒，否则柜室必须重新预热。③培养基成分对热损伤后的芽胞恢复有一定影响，不能用普通培养基代替嗜热脂肪杆菌芽胞恢复培养基。④严格无菌操作，在对生物指示菌片进行存活和杀灭时间测定时尤其要注意。

（唐　非）

xiāodú xiàoguǒ jiàndìng

消毒效果鉴定（disinfection effect evaluation） 以《消毒技术规范》及相关国家与行业标准为依据，对消毒药械或消毒方法能否达到杀灭或消除微生物或病原微生物的要求进行鉴定。其原理是将试验微生物暴露于消毒因子（物理、化学、生物学），作用预定的时间之后，检查试验微生物是否被杀灭或消除。消毒效果鉴定试验一般可按试验微生物、作用类型、试验结构和试验目的分为4类。多数国家采用按试验目的进行消毒效果鉴定试验，将其分为3个阶段。第1阶段为实验室试验，目的在于明确所测定消毒药械或消毒方法对微生物是否具有杀灭作用、杀灭微生物的有效浓度和作用的时间，以及有机物等理化因素对杀灭微生物效果的影响，为模拟现场试验和现场试验提供参考依据；第2阶段为模拟现场试验，在实验室试验的基础上，进一步明确不同用途消毒药械或消毒方法对特定消毒对象的使用剂量及条件；第3阶段为现场试验，用以测定与评价消毒药械或消毒方法在实际现场使用中的效果。第1阶段是消毒效果鉴定的重点，主要包括试验微生物的选择、微生物悬液或染菌载体的制备、中和剂的确定以及微生物杀灭试验等。此外，要对消毒药械或消毒方法杀灭微生物的效果做出合理的评价与鉴定，必须有周密的实验设计和严格的试验方法。

（唐　非）

zhōnghéjì jiàndìng shìyàn

中和剂鉴定试验（neutralizer appraisal test） 对拟进行消毒剂的细菌、病毒和真菌杀灭试验所选用中和剂的鉴定试验。在消毒剂的微生物杀灭试验中，用以消除残留的消毒剂，使其失去对微生物抑制和杀灭作用的试剂，即为中和剂。由于消毒剂及其使用消毒方法的不同，在进行消毒试验前应对其相应的中和剂予以鉴定，其目的在于确定所选中和剂是否适用于拟进行的细菌、病毒和真菌杀灭试验。在消毒剂消毒效果鉴定试验中，选择适宜的中和剂是试验成败的关键，首先要根据消毒剂的理化性状及其特点拟定相应的中和剂，然后通过中和剂鉴定试验确定其中和效果。

理想中和剂条件 ①能有效、迅速地中和相应的消毒剂。②中和剂本身及其与消毒剂的中和产物对微生物、细胞无不良影响。③中和剂与消毒剂不应有协同杀菌、杀病毒作用。④对培养基中的营养成分无破坏作用，不与培养基形成对微生物、细胞有害的产物，不改变培养基的理化性质，如渗透压、透明度、pH值等。

设计原则 ①通过所设各组试验结果综合分析，应可确定所用中和剂是否对测试消毒剂有良好的中和作用，对试验用细菌以及其恢复期培养是否有害或不良影响。②当确定用何种中和剂进行鉴定试验有困难时，可对多个中和剂进行初步筛选加以确定。③鉴定试验中消毒剂的浓度应以杀菌试验中使用的最高浓度为试验浓度。④鉴定试验中，消毒后去除残留消毒剂组（第2组）无菌生长，不能表明中和后受到消毒剂作用的细菌是否能恢复生长。此时，可适当缩短作用时间重新进行试验，但作用时间最短不得少于30秒，否则难以控制试验的准确性。若缩短作用时间后仍无菌生长，在排除其他原因的基础上，可适当下调杀菌试验中消毒剂浓度，再次进行中和剂鉴定试验。⑤同一消毒剂拟对不同种类不同抗力的微生物进行杀灭试验时，应按微生物种类分别进行中和剂鉴定试验，但对结构和抗力相近的微生物进行杀灭试验时，可任选其一。对细菌繁殖体，在大肠埃希菌、金黄色葡萄球菌、铜绿假单胞菌中任选其一进行试验即可；对细菌芽胞，以枯草杆菌黑色变种芽胞进行。当用其他特定微生物（如病毒）进行杀灭试验时，均应以该特定微生物进行中和剂的鉴定试验。⑥中和剂鉴定试验应根据所用消毒剂的杀菌、杀病毒试验方法，进行相关中和剂的悬液或载体鉴定定量试验，其详细的试验操作步骤或程序可见中国《消毒技术规范》。

分组及结果判定 第1组，消毒剂+菌悬液→培养、活菌培养计数，观察消毒剂对试验菌有无杀灭或抑制能力。第2组，（消毒剂+菌悬液）+中和剂→培养、活菌培养计数，观察残留消毒剂被中和后受到消毒剂作用后的试验菌是否能恢复生长。第3组，中和剂+菌悬液→培养、活菌培养计数，观察中和剂是否抑菌。第4组，（消毒剂+中和剂）+菌液→培养、活菌培养计数，观察中和产物，或未被完全中和的残留消毒剂对试验菌的生长繁殖是否有影响。第5组，稀释液+菌悬液→培养、活菌培养计数，作为菌数对照。第6组，稀释液+中和剂+培养基→培养、活菌培养计数，作为阴性对照。

中和剂鉴定试验结果符合以下全部条件，所鉴定的中和剂可判为合格。①第1组无试验菌，或仅有极少数试验菌菌落生长。②第2组有较第1组为多，但较第3、4、5组为少的试验菌菌落生长，并符合表中要求者。需注意的是，对抑菌作用不明显消毒剂（如乙醇）所用中和剂的鉴定试验中，当第1组与第2组菌落数相近，难以达到此表要求时，可根据具体情况另行做出判断和评价。③第3、4、5组有近似量

的试验菌生长，悬液试验为（1~5）×10⁷CFU/ml，载体试验每片为5×（10⁵~10⁶）CFU，其组间菌落数误差率应不超过15%，第3、4、5组间菌落数误差率计算公式：

组间菌落数误差率=｛[（三组间菌落平均数-各组菌落平均数）的绝对值之和]/（3×三组间菌落平均数）｝×100%。④第6组无菌生长。否则，表明试剂有污染，应更换无污染的试剂重新进行试验。⑤连续3次试验取得合格评价。

表 中和剂鉴定试验合格标准中对第1、2组菌落数的要求

第1组平板平均菌落数	第2组平板平均菌落数
0	>5
X（1~10）	>（X+5）
Y（>10）	>（Y+0.5Y）

（唐 非）

xìjūn dìngliàng shāmiè shìyàn

细菌定量杀灭试验（quantitative bactericidal test） 通过测定消毒指示菌（繁殖体或芽胞）悬液于消毒因子作用一定时间前后存活菌落数，以存活菌数计算杀灭率，据此判定消毒因子的杀菌能力，以验证实用消毒剂量的试验。在实验室内，将一定量的细菌悬液或菌片（载体）暴露于设计浓度的消毒剂（液）中，作用至规定时间后，取细菌与消毒剂的混合物或取出载体，与中和剂反应，终止消毒剂的继续作用，并接种于营养琼脂平板，经培养后计数菌落；以消毒后存活的菌落数与最初加入的菌数比较，计算杀灭率或杀灭效果。

试验分组 ①试验组：按消毒剂的不同测试目的有两种设计。第一种对于消毒剂产品消毒效果鉴定及申报卫生许可检验，应根据实验室杀灭微生物试验代表微

生物的选择要求（见消毒检验标准微生物）和消毒产品使用说明书，选定试验菌和一个消毒剂浓度（即使用说明书中指定的最低浓度）以及3个作用时间（即按说明书指定的最短作用时间、最短作用时间的0.5倍和1.5倍）进行试验；第二种对于卫生监督机构日常监测消毒剂产品质量的监督检验，应根据所试菌种和消毒剂对该菌的杀灭能力，选定一株抗力较强的细菌和一个消毒剂浓度（即产品使用说明书中指定的最低浓度）以及一个作用时间（说明书指定最短作用时间）进行试验。②阳性对照组：根据各种试验的规定，用稀释液代替消毒剂溶液，按上述同样的步骤进行试验。所得结果代表菌液原有浓度，以其作为计算杀灭对数值的初始浓度。③阴性对照组：以同次试验用后剩余的中和剂、稀释液加至培养基中培养作为阴性对照组。以确定所用试液和培养基有无污染。

试验方法 主要包括悬液定量杀灭试验、载体定量杀灭试验等，其目的是测定消毒剂杀灭液体中或载体上细菌繁殖体和细菌芽胞的剂量效应关系，明确消毒剂杀灭微生物的有效剂量。

悬液定量杀菌试验 ①按消毒剂的产品使用说明书要求配制消毒液，一般使用无菌硬水配制，配制的浓度为待测浓度的1.25倍，置20℃±1℃水浴中备用。配制实验用菌悬液，浓度为（1~5）×10⁸CFU/ml。然后取消毒试验用无菌大试管，先加入0.5ml有机干扰物质，再加入0.5ml试验用菌悬液，混匀，置20℃±1℃水浴中5分钟后，取上述浓度消毒液4.0ml注入其中，迅速混匀并立即计时。②待菌药

相互作用至预定时间，分别取0.5ml菌药混合液加至4.5ml无菌的中和剂管中，振荡混匀。③各管菌药混合液经中和剂作用10分钟后，分别取0.5ml或1.0ml样液，按活菌培养计数方法测定存活菌数，每管样液接种2个平皿。④同时用细菌稀释液代替消毒液，进行平行试验，作为阳性对照。⑤取同次试验用中和剂和细菌稀释液各0.5ml，分别用倾注法接种于营养琼脂培养基中，放温箱中培养，作为阴性对照组。⑥所有试验样本均置37℃温箱培养，细菌繁殖体培养48小时观察结果；细菌芽胞培养72小时观察结果。⑦计算各组的活菌数量（CFU/ml），并换算为对数值（N），按照下式计算杀灭对数值：杀灭对数值（KL）＝对照组平均活菌对数值（N_0）－试验组平均活菌对数值（N_X）。

载体浸泡定量杀菌试验 ①取3个无菌平皿，标明所加入消毒液的浓度。按每片5.0ml的量，取相应浓度的消毒剂溶液加至平皿中。②将盛有消毒剂的平皿置20℃±1℃水浴中5分钟后，用无菌镊子分别取预先制备的菌片3片，每片5×（$10^5 \sim 10^6$）CFU，并使之浸透于消毒液中。③作用至预定时间，用无菌镊子将菌片取出分别移入一含5.0ml的中和剂试管中，振荡混合，使菌片上的细菌被洗脱至中和剂中；取0.5~1ml上述溶液至无菌平皿内，按活菌培养计数方法测定存活菌数，每管接种2个平皿。④另取一平皿加入10.0ml细菌稀释液代替消毒液，放入2片菌片，作为阳性对照组。其随后的试验步骤和活菌培养计数与上述试验组相同。⑤取同次试验用中和剂和稀释液各0.5ml，分别用倾注法

接种于营养琼脂培养基中，作为阴性对照组。⑥所有试验样本均在37℃温箱培养，细菌繁殖体培养48小时观察结果；细菌芽胞需培养72小时观察结果。⑦计算各组的活菌数量，并换算为对数值（N），并计算杀灭对数值（KL）。

载体喷雾定量杀菌试验 ①选定消毒剂的浓度与作用时间。每种菌所染菌片应分开进行试验。试验时，每种载体菌片各取3片，每片5×（$10^5 \sim 10^6$）CFU，以等边三角形或三角形阵列，均匀排布于一个未沾有任何消毒剂的清洁无菌玻璃板上（如无菌平皿内）。②每批试验以同一浓度消毒剂溶液对上述排列的菌片进行均匀喷雾。每次喷雾的距离和压力保持一致，尽量使喷到菌片上的雾粒大小和数量一致。喷雾量以不使菌片湿透、流淌为度。③待菌药相互作用至各规定时间，取每种载体菌片1片，各放入含5.0ml中和剂的无菌试管中，振荡混匀20秒，使菌片上细菌被洗脱至中和剂溶液中。④取0.5ml（或1.0ml）上述溶液，按活菌培养计数方法测定存活菌数，每管接种2个平皿。⑤每批试验均应换一块未沾有任何消毒剂的清洁无菌玻璃板。⑥用蒸馏水代替消毒液，按同样的喷雾方法处理，作为阳性对照组。⑦取同次试验用中和剂和细菌稀释液各0.5ml，分别用倾注法接种于营养琼脂培养基中，作为阴性对照组。⑧所有试验样本均置37℃温箱培养，细菌繁殖体培养48小时观察结果，细菌芽胞需培养72小时观察结果。⑨计算各组的活菌数量，并换算为对数值（N），并计算杀灭对数值（KL）。

结果评价 ①消毒剂产品监督检验：按照产品说明书指定的

最低浓度与最低作用时间，重复试验3次。在悬液定量杀灭试验中，各次的KL均≥5.00，可判定为消毒合格；在载体定量杀灭试验中，各次的KL均≥3.00，可判定消毒合格。②申报卫生许可检验：按照产品说明书指定的浓度与3个作用时间，重复试验3次。在产品指定最低浓度与最短作用时间，以及最短作用时间的1.5倍时，悬液定量杀菌试验各次的KL均应≥5.00，载体浸泡定量杀菌试验各次的KL均应≥3.00，可判定为消毒合格。在产品指定浓度与最短作用时间的0.5倍时，可容许对不同细菌或在部分重复的试验中，出现不合格结果。③结果表示形式：将各次试验的结果全部以表格的形式列出。阳性对照组应列出各次试验菌的浓度，以及平均试验菌的浓度；试验组应列出KL。KL大于5.00时，应表示为≥5.00，KL小于5.00时，应列出具体的数字。

（唐 非）

xìjūn dìngxìng shāmiè shìyàn
细菌定性杀灭试验（qualitative bactericidal test）

通过测定消毒指示菌（繁殖体或芽胞）悬液、染有消毒指示菌（繁殖体或芽胞）的载体于理化消毒因子作用一定时间后有无该指示菌的生长，以确定理化消毒因子杀菌能力的试验。在实验室内，将一定量的细菌悬液或菌片（载体）暴露于消毒器或设计浓度的消毒剂（液）中，作用至规定时间后，取出载体或取与中和剂反应后的细菌与消毒液的混合物，接种于营养琼脂平板，培养、观察有无细菌生长，以此测定与评价理化因子的消毒灭菌效果。

试验方法 包括消毒器载体定性杀菌试验、消毒剂载体定性

杀菌试验和悬液定性杀菌试验等。

消毒器载体定性杀菌试验　将染有指示微生物的载体（枯草杆菌黑色变种芽胞、嗜热脂肪杆菌芽胞等菌片），经消毒器的消毒因子作用一定时间后，接种于液体培养基中，培养后观察有无微生物生长。将染菌载体（菌片）按要求放于消毒器指定位置，设定消毒强度和作用时间，启动消毒器或加入相应浓度的消毒剂至消毒器中，消毒一定时间后，将菌片取出，接种于相应培养基中，37℃或56℃（嗜热脂肪杆菌芽胞）培养3~7天，观察是否有菌生长；同时直接将菌片接种于培养基中作为阳性对照组，测定菌片的回收菌数；将未接种菌片的培养基作为阴性对照组。阳、阴性对照组随同试验组置37℃或56℃培养3~7天，观察是否有菌生长。

消毒剂载体定性杀菌试验　将染有指示微生物的载体（枯草杆菌黑色变种芽胞、嗜热脂肪杆菌芽胞等菌片），经消毒剂作用一定时间后，取出接种于液体培养基中，培养后观察有无微生物生长。按每片5.0ml的量加入消毒液至一无菌平皿中，将其置20℃±1℃水浴箱内5分钟后，用无菌镊子放入预先制备的菌片，并使之浸透于消毒液中，待消毒至预定时间后，将菌片取出分别移入一含5.0ml中和剂的培养基中，将试管振荡混匀后，放入温箱培养；另取一平皿注入10.0ml磷酸缓冲液代替消毒液，放入2片菌片作为阳性对照组，其随后的试验步骤同消毒试验组，测定菌片的回收菌数；将同次试验未接种的培养基作为阴性对照组。阳、阴性对照组随同试验组置37℃或56℃（嗜热脂肪杆菌芽

胞）培养3~7天，观察是否有菌生长。

悬液定性杀菌试验　试验细菌（枯草杆菌黑色变种芽胞等）悬液与不同浓度消毒剂溶液作用后，接种于含中和剂的液体培养基中，培养后观察有无菌生长，以确定消毒剂的杀菌能力。取10支中号试管（每个试管中加入2.5ml无菌蒸馏水）标明消毒剂稀释度，将试管置20℃±1℃水浴中，于第1支试管中加消毒液原液或稀释液2.5ml，振荡混匀后，由第1支试管中取2.5ml加入第2支试管，振荡混匀后再从第2支试管中取2.5ml加入第3支试管，以此类推，直至第9支试管，混匀后弃去2.5ml，第10支试管不加消毒液作为阳性对照；加菌悬液于每支试管内，使含菌量达10⁶CFU/ml，振荡混匀；另准备10支试管，分别加入4.5ml含中和剂的营养肉汤管，标明消毒剂稀释度；上述消毒液试管在加菌后分别于5、10、15、30和60分钟，从每个试管中取出0.5ml加于4.5ml含中和剂的营养肉汤管内，振荡摇匀，或从每个试管各取出0.5ml加入1.5ml中和液试管内，振荡摇匀，再取出0.5ml加入4.5ml营养肉汤管内。阳性对照应同时做活菌培养计数，以确定试验菌数。将接种细菌的含中和剂的营养肉汤管同未接种细菌的含中和剂的营养肉汤管（阴性对照）置30℃培养24小时，观察是否有菌生长。若肉汤管混浊即表示有菌生长，必要时，转种至营养琼脂平板，观察菌落形态，或取菌涂片染色镜检，判断其是否为试验菌。若肉汤管未混浊，应继续培养至第7天，仍未混浊则判为无菌生长。

结果判定　①消毒器载定

性杀菌试验与消毒剂载体定性杀菌试验：消毒试验组有菌生长为阳性，无菌生长为阴性；阳性对照组有菌生长，且回收菌数每片在5×（10⁵~10⁶）CFU内；阴性对照组无菌生长。若各点（组）重复5~10次试验的全部菌片均无菌生长（阴性结果），即可判定测试的消毒灭菌器、消毒灭菌程序或消毒灭菌剂及其暴露剂量、时间可达到灭菌合格的要求。②悬液定性杀菌试验：阳性对照组（管）菌数达10⁶CFU/ml，阴性对照组（管）无菌生长，即可以重复3次试验均无菌生长的消毒液最低浓度为最低杀菌有效浓度，3次试验均无菌生长的最短消毒时间为该浓度杀菌最快有效时间。

（唐　非）

bìngdú mièhuó shìyàn
病毒灭活试验（viral inactivation test）　应用具有一定代表性的、活的病毒及其细胞感染技术，检测与评价消毒因子对测试病毒的杀灭剂量与效果的试验。主要用于消毒产品的鉴定或日常监测。病毒灭活试验比细菌灭活试验复杂和困难，应特别注意：①选择合适的试验病毒株以及培养方法，制备滴度高的病毒悬液。②明确规定试验条件，包括消毒剂浓度及作用时间、载体的种类及制备方法、试验温度和采样方法等。③筛选并确定适当的中和或去除残留消毒剂的方法。④正确选择并掌握病毒感染滴度以及病毒灭活滴度的计算方法，如半数细胞感染剂量（50% tissue culture infective dose，TCID₅₀）、噬斑形成单位数（plaque forming unit，PFU）和相关消毒灭活效果的计算等。

试验分组　①根据所测试消毒剂对其他微生物的杀灭或灭活剂量，设定适宜浓度（不少于

1 个浓度）与作用时间（3 个作用时间，作用时间应不短于 30 秒）的试验组。②用去离子水代替消毒剂作为阳性对照组，按试验组的步骤加入脊髓灰质炎病毒悬液进行培养，观察脊髓灰质炎病毒生长是否良好。③用不含脊髓灰质炎病毒的完全培养基作为阴性对照，观察所用培养基有无污染，细胞是否生长良好。

试验方法 主要为定量灭活试验。

脊髓灰质炎病毒灭活试验 常用的病毒灭活试验，其目的在于测定消毒剂灭活脊髓灰质炎病毒所需的剂量，验证病毒污染物消毒的适用剂量，评价用于医疗器械、食具、物体表面和皮肤的化学消毒剂对病毒的灭活效果。该试验用细胞感染法测定消毒剂作用前后（试验组与对照组）样本中脊髓灰质炎病毒的含量，以细胞病变作为判断指标，确定各组病毒的感染滴度，计算消毒剂对脊髓灰质炎病毒的灭活率。该试验采用的脊髓灰质炎病毒是减毒活疫苗株，一般不得使用具有致病性的野生病毒株或临床分离的病毒株。

病毒悬液定量灭活试验 ①从液氮中取出试验宿主细胞，在 37℃温浴中迅速融化，用细胞维持液洗涤后，转种于加有 10ml 完全培养基的培养瓶中，逐日观察细胞生长情况，待细胞长满成单层时用于试验。②取低温冻存的脊髓灰质炎-Ⅰ 毒株，37℃温浴融化，用细胞维持液作 10 倍稀释后，接种于长满单层细胞的细胞瓶内，置 37℃培养，使之与细胞吸附、生长；逐日观察细胞病变，待 3/4 细胞出现病变时，收获病毒，即将含有病毒及宿主细胞的培养液移出，用超声波或反复冻

融破碎宿主细胞后，离心，将含病毒的上清液分装，于-80℃保存备用。③取待测消毒剂，用灭菌硬水稀释至所需浓度的 1.25 倍，于 20℃±1℃水浴中备用。④取 0.1ml 有机干扰物质与 0.1ml 病毒原液混合，于 20℃±1℃水浴中作用 5 分钟，加入 0.8ml 待检消毒剂后，立即混匀并记时；作用至规定时间，立即取出 0.1ml 至中和剂中混匀，或用经鉴定合格的消毒剂去除方法处理。⑤试验组与对照组分别测定病毒滴度，可采用终点稀释法或噬斑法进行，终点稀释法或噬斑法病毒感染滴度的详细计算方法可见病毒定量检测技术以及中国《消毒技术规范》，终点稀释法病毒感染滴度以半数细胞感染剂量（TCID$_{50}$）表示，噬斑法病毒感染滴度以噬斑形成单位数（PFU）表示。

结果计算 病毒平均灭活对数值按公式计算：

$$病毒平均灭活对数值 = \lg N_0 - \lg N_x$$

式中，N_0 为阳性对照组平均病毒感染滴度（TCID$_{50}$ 或 PFU），N_x 为试验组平均病毒感染滴度（TCID$_{50}$ 或 PFU）。

结果判定 试验重复 3 次，如 3 次试验的病毒平均灭活对数值≥4.00，且阳性对照组病毒滴度对数值在 5~7，可判定所试消毒剂对脊髓灰质炎病毒污染物消毒的实验室试验合格。用于医疗器械、食具、物体表面和皮肤的化学消毒剂，对脊髓灰质炎病毒的灭活滴度应达到 4 个对数值。

（唐 非）

xiāodújì néngliàng shìyàn

消毒剂能量试验（disinfectant capacity test） 在消毒剂模拟浸泡消毒对象的情况下，为测定消毒剂的能量而设计的试验。又称

凯尔西-赛克斯（Kelsey-Sykss）试验。消毒剂在应用于污染物浸泡消毒时，每过一段时间，就会有新的污染物品放入消毒剂中，带入了污秽物和微生物。在不断增加污染负荷的情况下，消毒剂溶液保持杀菌活力的能力，称为消毒剂能量。消毒剂能量试验就是将定量的细菌加入应用浓度的消毒剂溶液内，作用一定的时间后，取该混合物，接种至含中和剂营养肉汤培养基的试管进行培养，间隔一定时间之后，第二次加入细菌悬液，作用相同的时间后，再取混合物接种营养肉汤管进行培养，如此连续作 3 次抽样培养，最后观察各作用时间的阳性管数并进行分析。能量试验虽然是试管内试验，但可用于验证多次消毒污秽物品（如浸泡污染的医疗器械及用品等）消毒剂（液）的实用剂量。试验菌株包括金黄色葡萄球菌、大肠埃希菌和铜绿假单胞菌等。

试验步骤 ①从试验菌株中选择对所试消毒剂抗力强者作为试验菌，将培养了 24 小时的试验菌营养肉汤培养物接种至酵母溶液中，混匀，依此配制成的菌悬液，所含菌量应为 $10^6 \sim 10^7$ CFU/ml。②将待测消毒剂用硬水稀释成 A（1.5x）、B（x）、C（0.5x）等 3 个浓度的消毒液（括弧中的"x"代表杀菌试验所得有效浓度），各取 3.0ml 分装于无菌试管内。③消毒剂与 1ml 试验菌悬液的作用时间为 8 分钟，取样接种于营养肉汤管之后 2 分钟，加入新的菌液 1ml，如此操作进行 3 轮，即消毒剂的每一个试验浓度，需加菌悬液 3 次，3 次取混合物接种于营养肉汤管（共 15 管）中，混匀后进行培养。试验在 20℃±1℃水浴中

进行。④以 2 支含中和产物（同次试验所用浓度消毒剂与中和剂）的营养肉汤培养基管，加入 5μl 试验菌液，作为阳性对照；以 2 支含与上相同的中和产物的营养肉汤培养基管，作为阴性对照。⑤将以上各试验组和对照组样本管，置 37℃ 培养 48 小时，观察是否有菌生长。⑥重复上述试验，每日 1 次，以连续取得 3 次同一评价结论者为准。当阳性对照管有细菌生长（混浊），阴性对照管无菌生长（透明）时，在消毒剂每个试验浓度的 3 个作用时间内，第 1 次和第 2 次移种的各 5 管样本中，有 2 管或 2 管以上不长菌的浓度组，作为合格浓度组。如 3 个浓度组均合格，应降低消毒剂浓度继续试验；反之，3 个浓度组均不合格，则增加消毒剂浓度，直至找到最低合格浓度。连续 3 次重复试验，得到同样最低合格浓度，此浓度即可作为设定反复浸泡用消毒液实用浓度的依据。

试验程序 见图。

（唐 非）

xiāodú xiàoguǒ yǐngxiǎng yīnsù shìyàn
消毒效果影响因素试验（disinfection effect influential factor test） 阐明化学消毒剂或物理消毒方法受各种因素的影响程度，确定其在保证消毒效果的单独或联合作用时的最佳参数与搭配，用以指导消毒工作的试验。消毒与灭菌效果的影响因素很多，包括理化消毒因子的剂量或强度，杀灭的对象微生物种类，消毒环境的温度、pH、有机物的含量等。

影响因素测定 此目的在于了解有机物、温度和 pH 等对消毒剂杀菌作用的影响规律，为明确消毒剂的实用剂量提供参考。

试验微生物 根据消毒剂鉴定需要决定。一般情况下，应选择大肠埃希菌和金黄色葡萄球菌，作为革兰阳性与阴性细菌的代表；用作灭菌剂鉴定，可使用枯草杆菌黑色变种芽胞。按照消毒剂杀灭微生物试验的要求制备含一定数量试验微生物的菌片或菌悬液。

消毒剂浓度和作用时间 均用消毒剂杀灭相应微生物试验所得最低有效浓度和 3~4 个作用时间，进行有机物、温度和 pH 对消毒效果影响的试验。在 3~4 个作用时间中，以消毒剂最低有效浓度的最短有效时间为第 1 时间（T），其后的第 2 时间为第 1 时间的 1 倍（2T），依此类推，第 3 时间为 3T，第 4 时间为 4T。试验结果应根据需要测出杀灭对数值达 5.00 的最低有效剂量（消毒用）。可根据需要调整消毒剂浓度或作用时间，若第 1 时间较长（>30 分钟），可根据情况适当缩短作用时间的组距。对第 1 时间较短者（<5 分钟），可根据情况适当延长作用时间的组距。

有机物 ①如以小牛血清为有机物代表，应设置无小牛血清对照组，含 25% 小牛血清组，含 50% 小牛血清组等 3 组。②以稀释液配制的微生物悬液与无菌小牛血清按 1:1 与 3:1 比例混合，分别配成含 50% 与 25% 小牛血清的微生物悬液，可直接用于悬液定量杀菌试验，亦可滴染菌片进行载体定量试验。③试验中根据需要，选择悬液定量杀灭试验或载体浸泡定量杀灭试验进行测定即可。④其他有机物按此设计类推。

温度 ①设置 10℃±1℃、20℃±1℃、30℃±1℃ 等，以 10℃ 为间隔。②当试验环境达到要求的温度后，放入含有试验样液的试管，同时放入一个含与试验样液等量蒸馏水并插有温度计的试管。待试管内温度计指示到达试验所需温度时，开始试验。③根据需要，选择悬液定量杀灭试验或载体浸泡定量杀灭试验进行测定即可。

pH ①根据所测消毒剂使用溶液的 pH 值（X）分为以下 3 组，第 1 组 pH 值 X-2，第 2 组 pH 值 X，第 3 组 pH 值 X+2，如所测消毒剂使用溶液的 pH 值为

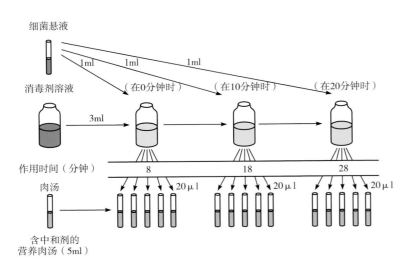

图　能量试验程序

7.8，则 3 组的 pH 值分别为 5.8、7.8 和 9.8。②对消毒液 pH 的调节，先用 pH 计测定原消毒剂的 pH，偏酸时滴加氢氧化钠溶液、偏碱时滴加盐酸溶液以调整。当达到所要求的 pH 后，进行随后的杀灭试验。必要时，在 pH 调整后可测定有效成分含量以观察是否受到 pH 变化的影响。③根据需要，选择悬液定量杀灭试验或载体浸泡定量杀灭试验进行测定即可。

结果评价 各影响因素试验均应重复 3 次，并按相应微生物杀灭试验结果计算杀灭对数值。有机物影响试验应以不含外加有机物组（直接用稀释液配制微生物）的结果为对照；温度影响试验应以 $20℃±1℃$ 组的结果为对照；pH 影响试验应以消毒剂使用溶液 pH 组的结果为对照。试验结果评价规定：①所试影响因素组第 1~4 个作用时间的试验，对所试微生物杀灭效果均合格，可判定该所试因素组无影响。②所试影响因素组第 2~4 个作用时间的试验，对所试微生物杀灭效果合格，可判定该所试因素组有轻度影响。③所试影响因素组第 3~4 个作用时间的试验，对所试微生物杀灭效果合格，可判定该所试因素组有中度影响。④所试影响因素组仅第 4 个作用时间的试验，对所试微生物杀灭效果合格，可判定该所试因素组有重度影响。⑤全部试验对所试微生物杀灭效果均不合格，可判定所试因素对消毒效果有严重影响。为取得消毒或灭菌的有效剂量，需增加消毒液浓度或作用时间，重新进行试验。

注意事项 系统研究各种理化因素对消毒剂杀灭微生物效果的影响，尚需作更多系统的观察；

为使各组试验的结果具有可比性和可重复性，非影响或观察因素应保持稳定不变，如在观察有机物的影响时，除有机物浓度根据需要进行改变外，温度和 pH 等因素均应保持一致。

（唐 非）

xiāodú qìxiè jiàndìng cèshì

消毒器械鉴定测试（disinfecting apparatus appraisal test）消毒与灭菌器械主要是根据物理、化学消毒与灭菌的原理和方法设计、制作的，在日常生活和医疗机构中，常用于物品、环境等消毒与灭菌的器械，主要包括干热灭菌柜、压力蒸汽灭菌器、红外线消毒碗柜、微波灭菌柜、紫外线灯、紫外线消毒柜、环氧乙烷灭菌器、臭氧消毒柜、臭氧水消毒器等。进行消毒与灭菌器械的鉴定测试时，应根据其特点，选择适宜的理化测试指标和微生物指示物及其相应的试验，测试并验证其消毒与灭菌性能是否符合设计规定。

干热灭菌柜 以枯草杆菌黑色变种芽胞为指示物，不锈钢片或玻片（10mm×10mm）为染菌载体。菌片上细菌芽胞在 $160℃±2℃$ 条件下，存活时间 ≥3.9分钟，杀灭时间 ≤19分钟，灭活 90% 的试验菌所需时间（D 值）为 1.3~1.9 分钟。鉴定测试应同时进行柜内温度测定与灭菌试验。在 3 次测定温度的试验中，各点平均温度均达设计要求；在 5 次灭菌试验中，各次试验定量阳性对照的回收菌量每片均达 $5×(10^5~10^6)$ CFU，定性阳性对照组的细菌生长良好，阴性对照组应无菌生长。所有试验组菌片均无细菌生长时，可判为干热灭菌合格。

压力蒸汽灭菌器 以嗜热

脂肪杆菌芽胞为指示物，试验含菌量每片或每毫升为 $5×(10^5~10^6)$ CFU，菌片上细菌芽胞在 $121℃±0.5℃$ 条件下，存活时间 ≥3.9 分钟，杀灭时间 ≤19 分钟，D 值为 1.3~1.9 分钟。鉴定试验是将菌片放入灭菌纸袋内（每袋 2 片），置于标准试验包或者通气贮物盒的中心部位进行灭菌试验，试验按照压力蒸汽灭菌器设计规定的压力、温度以及灭菌时间进行。在 5 次灭菌试验中，各次试验的定量阳性对照组的回收菌量每片均达 $5×(10^5~10^6)$ CFU；定性阳性对照组，细菌生长良好；阴性对照组样本应无菌生长。所有试验组菌片均无细菌生长时，可判为压力蒸汽灭菌器灭菌合格。

红外线消毒碗柜 以大肠埃希菌、脊髓灰质炎病毒为指示物，玻片（10mm×10mm）为染菌载体。鉴定测试需重复 3 次进行柜内温度测定、大肠埃希菌杀灭试验与脊髓灰质炎病毒灭活试验。实验室试验所得消毒效果的评价，应以对微生物的杀灭效果为准，当所测结果均达到以下要求者可判为消毒合格：①柜内最低温度点达到 120℃，可持续 15 分钟以上。②大肠埃希菌杀灭试验，阳性对照组回收菌数每片均达 $5×(10^5~10^6)$ CFU，阴性对照无菌生长，对大肠埃希菌的杀灭对数值均 ≥3.00。③脊髓灰质炎病毒灭活试验，培养基无污染，细胞生长良好，脊髓灰质炎病毒感染滴度（TCID50）≥10^5，病毒灭活对数值 ≥4.00。

微波灭菌柜 以金黄色葡萄球菌、大肠埃希菌、铜绿假单胞菌、龟分枝杆菌、枯草杆菌黑色变种芽胞等细菌或芽胞为指示物，以布片或玻片（10mm×10mm）为染菌载体，若无特殊要求，菌片以布片为载体，每一牛皮纸小袋装2个菌片。鉴定测试为细菌及其芽胞和真菌消毒或杀灭试验。在5次消毒试验中，每次试验的阳性对照菌片，检测回收菌量每片均应达5×(10^5~10^6)CFU，阴性对照组应无菌生长，各次试验的杀灭对数值均≥3.00，可以判为消毒合格；在5次灭菌试验中，每次试验的定量阳性对照组，检测回收菌量每片均达5×(10^5~10^6)CFU，定性阳性对照组，细菌生长良好，阴性对照组无菌生长，所有试验菌片都无细菌生长时，可判为灭菌合格。

紫外线灯　以金黄色葡萄球菌、大肠埃希菌、铜绿假单胞菌、枯草杆菌黑色变种芽胞、白色葡萄球菌（空气消毒时用）等为指示物，玻片（10mm×10mm）为染菌载体。每次鉴定试验需同时进行辐照强度测定、细菌及其芽胞和真菌杀灭效果的测定，各项试验均重复3次。辐照强度检测每次鉴定抽查10支灯管，每支灯管重复测定3次，各次数据均达标准可判辐照强度合格；在3次消毒试验中，对细菌及其芽胞和真菌，每次试验的阳性对照菌片，检测回收菌量每片均应达5×(10^5~10^6)CFU，阴性对照应无菌生长，各次试验的杀灭对数值均≥3，可判为消毒合格。

紫外线消毒箱　鉴定测试的指示微生物、染菌载体，以及每次鉴定试验的测试项目、次数基本与紫外线灯的鉴定试验相同。当所测结果均达到以下要求者可判为消毒合格：①消毒箱内装紫外线灯管的辐照度值达到产品质量标准或企业标准中的规定。②细菌及其芽胞和真菌的灭活试验，阳性对照菌片回收菌量每片

均应达5×(10^5~10^6)CFU，阴性对照组样本应无菌生长，各次试验的杀灭对数值均≥3.00。③脊髓灰质炎病毒灭活试验，培养基无污染，细胞生长良好，脊髓灰质炎病毒的TCID50≥10^5，病毒灭活对数值≥4.00。

环氧乙烷灭菌器　以枯草杆菌黑色变种芽胞为指示物。含菌量要求每片为5×(10^5~10^6)CFU（按活菌培养计数结果计）。在环氧乙烷量为600mg/L±30mg/L，温度为54℃±2℃，相对湿度为60%±10%条件下，菌片上芽胞存活时间应≥7.8分钟，杀灭时间≤58分钟，*D*值为2.6~5.8分钟。布片（10mm×10mm）为染菌载体，菌片放入双层聚乙烯塑料袋内密封包装，每袋2片，每次试验用20袋。按使用说明书所规定的环氧乙烷浓度、作用时间、柜内的温度和相对湿度，在满载条件下进行环氧乙烷灭菌试验，试验重复5次。每次试验的定量阳性对照组，检测回收菌量每片均达5×(10^5~10^6)CFU；定性阳性对照组，细菌生长良好；阴性对照应无菌生长。所有试验组菌片全部无细菌生长时，可判为灭菌合格。

臭氧消毒柜　以金黄色葡萄球菌、大肠埃希菌、铜绿假单胞菌、白假丝酵母菌和脊髓灰质炎病毒等为指示物。布片或玻璃片（10mm×10mm）为染菌载体。每次鉴定试验需同时进行臭氧浓度测定、细菌和真菌杀灭试验、脊髓灰质炎病毒灭活试验，各项试验均重复3次。对细菌及其芽胞和真菌的每次试验，所设阳性对照组回收菌量每片应在5×(10^5~10^6)CFU，阴性对照无菌生长，试验组每次试验细菌及其芽胞和真菌的杀灭对数值均≥3；对

脊髓灰质炎病毒的每次试验，所设阳性对照组脊髓灰质炎病毒TCID50，阴性对照细胞无污染，试验组病毒滴度下降4个对数值者，该组作用时间可作为实验室试验消毒合格的最短作用时间。

臭氧水消毒器　检测臭氧水消毒器发生的臭氧水消毒剂（含臭氧的水溶液）对物品表面的消毒效果，验证其对物品表面消毒的实用剂量。鉴定测试的指示微生物、染菌载体，以及每次鉴定试验的测试项目、次数、消毒效果的判定标准与臭氧消毒柜的鉴定试验基本相同。

（唐　非）

yìjūn xiàoguǒ jiǎncè

抑菌效果检测（detection of bacteriostatic effect）　抗（抑）菌产品对细菌和真菌的抗（抑）菌作用的测定。采用化学或物理方法抑制或干扰细菌生长繁殖及其活性的过程即为抑菌。抑菌作用及其效果的检测，应根据抑菌产品或方法的性质或特点选用相应的方法。①抑菌环试验：利用抑菌剂经琼脂扩散形成不同的浓度梯度显示其抑菌作用，可测定其抑菌环大小以判断其是否具有抑菌作用，适用于抑菌剂与溶出性抑菌产品的鉴定。②最小抑菌浓度测定试验（琼脂稀释法）：将不同浓度的抑菌剂与融化的双倍浓度琼脂培养基等量混合，凝固后点种细菌，根据细菌的生长与否，确定抑菌剂抑制受试菌生长的最低浓度，即最小抑菌浓度，适用于不溶性抑菌产品的鉴定。③最小抑菌浓度测定试验（营养肉汤稀释法）：将不同浓度的抑菌剂与双倍浓度营养肉汤培养基等量混合，然后接种细菌，根据细菌的生长与否，确定抑菌剂抑制受试菌的最低浓度，即最小抑菌浓度，

适用于可溶性抑菌产品的鉴定。④滞留抑菌效果试验：在模拟适合细菌生长、繁殖和可能产生感染的皮肤条件下，使用随机性、双盲、配对比较的方法，检测抗（抑）菌的香皂和沐浴露12小时或者24小时的滞留抑菌效果。⑤洗衣粉抗（抑）菌效果鉴定：通过模拟洗衣机的洗衣过程，检测抑菌洗衣粉（剂）的抑菌作用。⑥振荡烧瓶试验：在液体中以一定的速度和时间的振荡，增加微生物与抗（抑）菌产品内抑菌剂的接触以显示其抑菌作用，根据抑菌率大小判断其是否具有抑菌能力，适用于对非溶出性抗（抑）菌织物的鉴定。⑦浸渍试验：将试样和对照织物分别放于三角瓶中，将试验菌悬液接种于试样和对照织物上，培养后分别将培养前后试样上的细菌洗下，测定细菌的数量，计算试样上细菌减少的百分率，适用于溶出性抗（抑）菌织物的检测。⑧奎因试验：将试验菌悬液直接滴于抗（抑）菌产品样片和不含抑菌成分的同质样片上，覆盖以培养基，培养后根据样片上受试菌的数量计算抑菌率，适用于对非溶出性硬质表面抗（抑）菌产品的鉴定。

(唐 非)

kàngjūn chǎnpǐn shājūn shìyàn

抗菌产品杀菌试验 （antibacterial product germicidal test）

抗菌产品（具有杀菌或抑菌作用的产品）多为一次性卫生用品，其杀菌作用的检测也是卫生用品微生物检验项目之一。抗菌产品杀菌性能试验的取样部位，应根据被试产品说明书确定。试验菌株包括金黄色葡萄球菌、大肠埃希菌、白色念珠菌等，可以根据被试产品杀菌的性质和种类选择使用。

按如下步骤进行。①菌悬液及染菌样片制备：取第3～14代试验菌株接种至营养琼脂培养基斜面培养18～24小时，用磷酸盐缓冲液洗下菌苔，使菌悬浮均匀后，用磷酸盐缓冲液稀释至所需浓度，取100μl滴于样片（2.0cm×3.0cm）上，使回收菌数每片达(1～9)×10^4CFU。②中和剂鉴定试验。③杀菌试验：参照载体浸泡定量杀菌试验进行，取被试样片和对照样片（与试样同质材料，同等大小，但不含抗菌材料，且经灭菌处理）各4片，分成4组置于4个灭菌平皿内，取上述菌悬液，分别在每个被试样片和对照样片上滴加100μl，均匀涂布，开始计时，分别作用2、5、10、20分钟后，用无菌镊分别将样片投入含5ml相应中和剂的试管内，充分混匀，做适当稀释，然后取其中2～3个稀释度，分别吸取0.5ml，置于两个平皿，倾注融化的40～45℃营养琼脂培养基（细菌）或沙氏琼脂培养基（酵母菌）15ml，使其充分均匀，待其凝固后，35℃±2℃培养48小时（细菌）或72小时（酵母菌），活菌菌落计数。④试验重复3次，按下式计算抗菌产品杀菌率。

$$X = \frac{N_c - N_s}{N_c} \times 100\%$$

式中，X为杀菌率（%），N_c为每片对照样品平均菌落数（CFU），N_s为每片被试样品平均菌落数（CFU）。$X \geqslant 90\%$，表明产品有杀菌作用。

(唐 非)

xiāodú xiàoguǒ jiāncè

消毒效果监测 （disinfection effect monitoring）

以《消毒技术规范》及相关国家与行业标准为依据，检查消毒药剂、消毒方法、消毒器械能否达到杀灭或消除消毒对象所含微生物或病原微生物的要求。监测对象主要包括医院（医疗器械、医务人员、环境及医疗废弃物）、餐具和卫生洁具、环境及传染病疫源地等。方法是将消毒对象或试验微生物暴露于消毒因子（物理、化学、生物学），作用预定的时间之后，检查消毒对象中的微生物或试验微生物是否被杀灭或抑制。需遵循的原则：①监测人员需经过专业培训，掌握一定的消毒知识，熟悉消毒药剂和设备性能，具备熟练的检验技能。②选择合理的采样时间（消毒后、使用前）。③遵循严格的无菌操作。

(唐 非)

yǐnyòngshuǐ xiāodú xiàoguǒ jiāncè

饮用水消毒效果检测 （detection of drinking water disinfection effect）

为验证饮用水消毒剂或消毒器械的消毒杀菌效果，通过试验明确其对饮用水的消毒能否达到相关卫生标准要求的过程。饮用水消毒的目的是杀灭或去除饮用水中的肠道致病微生物，防止介水传播的肠道传染病的发生与流行。实验室试验是以大肠埃希菌为试验菌，用悬液定量杀菌试验测定试管中水样所需的消毒剂量；天然水样消毒试验是由自然水体取样，进一步验证受试消毒剂或方法对成分较复杂的天然水样的消毒效果。对用于较大水体（如人工游泳池水、高层建筑二次供水）消毒的设备和方法，必要时需进行模拟现场或现场试验，以进一步验证其消毒效果。

实验室杀菌试验 包括饮用水消毒剂杀菌试验和饮用水消毒器杀菌试验。

试验方法 ①按悬液定量杀菌试验法（见细菌定量杀灭试验）

进行试验分组。②将生理盐水配制的大肠埃希菌悬液加入脱氯的自来水或蒸馏水中，使其含菌量达到 $5 \times (10^4 \sim 10^5)$ CFU/100ml，即为试验菌污染水样。③以未经消毒的试验菌污染水样作为阳性对照组，以试验所用同批次未经使用的培养基作为阴性对照组。④将试验菌污染水样的三角烧瓶置于 $20℃ \pm 2℃$ 水浴中，使细菌在水中分布均匀，先取 2 份试验菌污染水样，采用滤膜法（见菌落总数测定）进行大肠埃希菌活菌计数（阳性对照组）。⑤待水样的温度恒定后加入消毒剂，搅拌均匀并开始计时，按规定时间吸取水样，加至有中和剂的无菌三角烧瓶中，以终止消毒作用。⑥分别取中和后水样，采用滤膜法进行大肠埃希菌的活菌计数。⑦试验组、阳性对照组与阴性对照组置 37℃ 培养 24 小时后计数生长菌落数。

结果判断　试验重复 3 次，当阳性对照组平均菌量为 $5 \times (10^4 \sim 10^5)$ CFU/100ml，阴性对照组均无菌生长时，在 3 次试验中均使大肠埃希菌下降至 0 CFU/100ml 的最低剂量，可判定为实验室试验中饮水消毒最低有效剂量。

饮用水消毒器杀菌试验的主要操作步骤与消毒剂杀菌试验基本相同，其主要差别在于应用气压法或水泵法对试验菌污染水样进行消毒处理。

天然水样消毒试验　鉴于不同水体的水质对消毒效果的影响，根据消毒产品申报的使用范围，在完成实验室杀菌试验的基础上，选用天然水样（如井水、河水、湖水、高层建筑贮水箱水等）进行饮用水消毒剂或饮用水消毒器的消毒试验。试验的主要检测步骤与实验室杀菌试验基本相同，主要差别在于根据消毒剂说明书的最低使用剂量选择 1 个浓度、1 个作用时间，对天然水样进行杀菌试验。试验重复 3 次，当阳性对照组均有菌生长，阴性对照组均无菌生长时，在 3 次试验中均使大肠菌群下降至 0 CFU/100ml，可判定受试消毒剂或方法对天然水样消毒合格。

（唐 非）

kōngqì xiāodú xiàoguǒ jiǎncè

空气消毒效果检测（detection of air disinfection effect）　为验证空气消毒剂或消毒器械的消毒杀菌效果，通过试验明确其对空气的消毒能否达到相关卫生标准要求的过程。空气中除自然来源的微生物外，也存在人为来源的微生物，其中包括病原微生物，如结核杆菌、白喉杆菌、溶血性链球菌、流行性感冒病毒、麻疹病毒等。对学校、托幼机构、家庭、医院等公共场所以及疫源地空气进行消毒，是预防经由空气传播的呼吸道传染病发生与流行的重要手段。空气消毒效果检测的目的在于明确所使用消毒剂或消毒器械对空气中细菌的杀灭及清除效果，分为实验室试验、模拟现场试验与现场试验。三个阶段试验的特点与要求见表。

实验室试验　将试验菌株白色葡萄球菌制成菌悬液，并用营养肉汤稀释到所需浓度，用喷雾染菌装置按设定的压力、气体流量及喷雾时间喷雾染菌，90% 以上的细菌气溶胶微粒的直径应在 $1 \sim 10 \mu m$；进行消毒前，对照组和试验组的试验柜（$\geqslant 1m^3$）分别采样，即作为阳性对照组和试验组消毒处理前的污染菌量，试验柜空气中的菌数应达到 $5 \times (10^4 \sim 10^6)$ CFU/m^3；对试验组进行消毒，阳性对照组同时作相应（不含消毒作用因子）处理，阴性对照组为试验同批次未用的培养基；消毒作用至规定时间后（一般设 3~4 个时间段），用液体撞击式采样器分别对试验组和对照组采样，按菌落总数测定的方法对样本进行活菌培养计数，37℃ 培养 48 小时后观察结果，计数生长菌落数。试验重复 3 次，分别计算空气中细菌的自然消亡率（N_t）及消毒处理对空气中细菌的杀灭率（K_t）。当 3 次试验结果的杀灭率均 $\geqslant 99.90\%$ 时，可判为消毒合格。杀灭率的计算方法如下：

$$N_t = \frac{V_0 - V_t}{V_0} \times 100\%$$

表　空气消毒试验各阶段的特点

项目	实验室试验	模拟现场试验	现场试验
目的	测定最低有效剂量	测定最低有效剂量	验证实用消毒效果
试验柜（室）	$\geqslant 1m^3$柜	$10 \sim 20m^3$室	$\geqslant 20m^3$房间
采样器	液体撞击式	六级筛孔空气撞击式	六级筛孔空气撞击式
菌株	白色葡萄球菌	白色葡萄球菌	空气中自然菌
试验菌雾粒	$<10 \mu m$	$<10 \mu m$	不定
温度	20~25℃	20~25℃	自然条件
相对湿度	50%~70%	50%~70%	自然条件
中和剂	加于采样液中	加于采样培养基中	加于采样培养基中
对照	需有自然消亡对照	需有自然消亡对照	不需自然消亡对照
结果评价	杀灭率	杀灭率	消亡率

$$K_t = \frac{V'_t(1 - N_t) - V'_t}{V'_0(1 - N_t)} \times 100\%$$

式中，N_t 为空气中细菌的自然消亡率；V_0 与 V_t 分别为对照组试验开始前和试验过程中不同时间的空气含菌量（CFU/m³）；K_t 为消毒处理对空气中细菌的杀灭率；V'_0 与 V'_t 分别为试验组消毒处理前和消毒过程中不同时间的空气含菌量（CFU/m³）。

模拟现场试验 试验方法与步骤与实验室试验基本相同，但以试验室（10~20m³）取代试验柜进行空气消毒试验。消毒作用至规定时间后，用六级筛孔空气撞击式采样器分别对试验组和对照组采样，然后将采样的营养琼脂平板直接进行培养，37℃培养48小时后观察结果、计数生长菌落数，计算消毒前后空气中的含菌量（CFU/m³）、空气中细菌的自然消亡率（N_t）以及消毒处理对空气中细菌的杀灭率（K_t）。模拟现场试验消毒前后空气含菌量（CFU/m³）= 六级采样平板上总菌数（CFU）/［28.3L/min×采样时间（min）］×1000。

现场试验 现场试验应选有代表性的房间（≥20m³）并在室内无人情况下进行。试验以自然条件为主，不进行人工染菌，亦不需要自然消亡对照，只在空气消毒处理前用六级筛孔空气撞击式采样器进行采样，作为消毒前样本（阳性对照），消毒处理后再进行采样，作为消毒后的试验样本，同时以同批次未用营养琼脂培养平板为阴性对照。因现场无法测定各种微生物准确的自然沉降率或自然消亡率，故只按消毒前后空气中含菌量（CFU/m³）的平均数计算消亡率（自然衰亡和消毒处理中杀菌的综合效果），并做出验证结论。消亡率=［消毒前样本平均菌落（CFU/m³）-消毒后样本平均菌落（CFU/m³）］/消毒前样本平均菌落（CFU/m³）×100%。

试验至少重复3次，计算每次的消亡率。除有特殊要求外，对无人室内进行的空气消毒，每次的自然菌消亡率均≥90%者为合格。

（唐 非）

jízhōng kōngtiáo tōngfēng xìtǒng xiāodú xiàoguǒ jiǎncè

集中空调通风系统消毒效果检测（detection of central air conditioning ventilation system disinfection effect） 为验证集中空调通风系统所使用的空气净化消毒装置的消毒杀菌及除菌效果，通过检测空气净化消毒装置前后空气中微生物数量的变化，计算净化或消毒效率，评价集中空调通风系统的空气净化消毒效果，明确其对空气的净化消毒能否达到相关卫生标准或规范的要求的过程。集中空调广泛应用于公共场所和公共建筑，如商场、医院、宾馆、写字楼等。集中空调因其运行特点，在使用过程中其通风系统存在传播病原微生物、引起相关疾病发生与流行的隐患。国内外多次报道病原微生物通过空调通风系统导致呼吸道传染病暴发的事件。集中空调系统污染所致的公共场所环境污染已成为重要的公共卫生问题，集中空调的清洗和消毒逐渐为人们所重视。中国于2006年颁布实施《公共场所集中空调通风系统卫生管理办法》和与之配套的卫生、卫生学评价和清洗3个规范，用于指导公共场所集中空调通风系统的卫生管理和清洗工作。在规范中专门规定了集中空调通风系统所使用的空气净化消毒装置，及其微生物一次通过净化效率或消毒效果的检验方法。对集中空调通风系统消毒效果进行检测与评价，可指导清洗机构提高集中空调通风系统清洗、消毒的作业水平，保证清洗消毒效果，保护相关人群的身体健康。

检测按如下步骤进行。①分别将六级筛孔空气撞击式采样器置于集中空调通风系统空气净化消毒装置前后的中间位置。②开启空气净化消毒装置，待运行稳定后，同时采集装置前后的空气，流量为28.3L/min，时间为5~15分钟。③将采样平板以及同批次营养琼脂培养基平板（阴性对照）35~37℃培养48小时，计数生长菌落数，并按公式计算空气含菌量（CFU/m³）。空气含菌量=六级采样平板上总菌数（CFU）/［28.3L/min×采样时间（min）］×1000。④试验重复3次。根据空气净化消毒装置前后空气中含菌量的平均数计算消除率。消除率=［装置前样本平均菌落（CFU/m³）-装置后样本平均菌落（CFU/m³）］/装置前样本平均菌落（CFU/m³）×100%。⑤检测结果判定，阴性对照组应无菌生长，净化消毒前空气中的自然菌量在500~2500CFU/m³。消除率均≥50%为集中空调通风系统净化合格，消除率均≥90%者为集中空调通风系统消毒合格。

（唐 非）

wùtǐ biǎomiàn xiāodú xiàoguǒ jiǎncè

物体表面消毒效果检测（detection of disinfection effect on object surface） 消毒剂对人工污染于一般物体表面细菌的杀灭作用，以确定消毒剂对物体表面消毒的实用剂量的检测与评价。一般物体指除已有专门规定如食（饮）具、医疗器械等以外的物体。物体消毒效果检测和评价试验分为模拟现场鉴定试验与现场鉴定试验，分别以人工配制标准试验菌株的菌悬液和自然菌为消毒对象。

模拟现场鉴定试验 以人工染菌实物如桌面、地面、墙壁等为消毒对象，无特殊要求时可用木制桌面为代表，进行消毒效果观察。每次试验各类物品表面测试30个样本。试验菌株为大肠埃希菌与金黄色葡萄球菌，如需用于杀灭特定微生物者，可增用该特定微生物进行试验。将试验菌株制备成菌悬液，菌量每个样本应在 $1.25 \times (10^7 \sim 10^8)$ CFU，相当于 $5 \times (10^5 \sim 10^6)$ CFU/cm^2。

试验方法 ①选物品表面较平的部位染菌，用无菌棉拭沾以菌悬液于规格板（用不锈钢材料制备，中央有 5.0cm×5.0cm 的空格作为采样部位）中央空格内，均匀涂抹被试表面的60个区块（各为 5.0cm×5.0cm），30 个区块作为阳性对照区，30 个区块为消毒试验区，待自然干燥后进行试验。②取无菌棉拭于含 5ml 稀释液试管中沾湿，对30个阳性对照组区块涂抹采样，每区块横竖往返各8次后，以无菌操作方式将棉拭采样端剪入原稀释液试管内，充分振荡混匀，作用10分钟，用稀释液做适当稀释。③根据消毒剂说明书中介绍的使用剂量将消毒剂喷雾涂擦于物体表面进行消毒，消毒完毕后，取无菌棉拭于含 5ml 中和剂试管中沾湿，分别对30个消毒试验区块进行涂抹采样，每区块横竖往返各8次后，以无菌操作方式将棉拭采样端剪入原中和剂试管内，充分振荡混匀，作用10分钟，必要时用中和剂作适当稀释。④将同批次的中和剂、稀释液各 1.0ml 接种培养基，作为阴性对照组样本。⑤将阳性对照组、阴性对照组和消毒

组样本，每份吸取 1.0ml 至无菌玻璃平皿中，每个样本接种 2 个平皿，倾注营养琼脂后，37℃培养 48 小时，观察结果。

结果评价 试验重复 3 次，阳性对照组菌数符合要求，阴性对照组无菌生长，计算消毒组杀灭对数值。所有消毒样本的杀灭对数值均≥3.00 时，可判为消毒合格。

现场鉴定试验 以桌面、地面、墙壁等为消毒对象，在无特殊要求情况下，可用木制桌面为代表，进行表面自然菌消毒效果观察。

试验方法 ①按照消毒剂说明书介绍的用量、作用时间、使用频率和消毒方法消毒物体的表面，检测样本数应≥30 份。②随机取物体表面（如桌面、台面、门等），用规格板标定 2 块面积各为 25cm^2 的区块，一供消毒前采样，一供消毒后采样。③消毒前，将无菌棉拭于含 5ml 稀释液试管中沾湿，对一区块涂抹采样，横竖往返各8次后，以无菌操作方式将棉拭采样端剪入原稀释液试管内，充分振荡混匀，做适当稀释后，作为阳性对照组样本。④将消毒剂喷雾涂擦于物体表面进行消毒，消毒完毕后，将无菌棉拭于含 5ml 中和剂的试管中沾湿，对消毒区块涂抹采样，横竖往返各8次后，以无菌操作方式将棉拭采样端剪入原采样液试管内，充分振荡混匀，作为消毒组样本。⑤试验结束后，将用过的同批次中和剂、稀释液各 1.0ml 接种培养基，作为阴性对照组样本。⑥将阳性对照组、阴性对照组和消毒组样本，每份吸取 1.0ml，以琼脂倾注法接种平皿，每个样本接种 2 个平皿，37℃培养 48 小时，观察结果。

结果评价 试验重复 3 次，阳性对照组应有较多细菌生长，阴性对组应无菌生长，计算消毒组杀灭对数值。消毒样本的平均杀灭对数值≥1，可判为消毒合格。

注意事项 ①试验操作必须采取严格的无菌技术。②每次试验均需设阳性和阴性对照。③消毒前后采样（阳性对照组和消毒试验组），不得在同一区内进行。④棉拭涂抹采样较难标准化，为此应尽量使棉拭的大小，涂抹用力的均匀，吸取采样液的量，洗菌时振荡混匀的轻重等操作保持一致。⑤现场样本须及时检测。室温存放不得超过 2 小时，否则应置 4℃冰箱内，但亦不得超过 4 小时。⑥在现场试验中，自然菌的种类较复杂，平板上常出现大面积霉菌生长，导致无法计数菌落。此时，在接种的 2 个平板中如有 1 个平板可数清菌落数，即按该平板菌落数计算结果。如果 2 个平板均有大面积霉菌生长，应重新进行试验。

(唐 非)

shǒu xiāodú xiàoguǒ jiǎncè

手消毒效果检测（detection of hand disinfection effect） 对医院医务人员的手消毒效果的检测与评价。医院医务人员的手消毒是预防医院内感染的重要措施之一，包括外科手术前后医务人员手的消毒（外科手消毒）、其他科室在进行各种诊疗活动前后手的消毒以及诊疗活动过程中需要消毒时手的消毒（卫生手消毒）。手消毒效果检测是评价消毒方法是否合理、消毒效果是否达标的唯一手段。①采样时间：在消毒后、接触病人和从事医疗活动前进行采样。②采样方法：被检人五指并拢，用浸有含相应中和剂的无菌磷酸盐缓冲液或无菌生理盐水

采样液的棉试子在双手指屈面从指根到指端往返涂擦各 2 次，一只手涂擦面积约 $30cm^2$，并随之转动采样棉拭子，剪去检验操作者手接触部位后，将棉拭子放入装有 10ml 相应中和剂的无菌采样液的试管内，立即送检。③检验方法：见菌落总数测定条目及相关国家标准或规范中的有关内容。计算公式：手细菌菌落总数（CFU/cm^2）= 平皿上菌落的平均数×采样液稀释倍数/采样面积（cm^2）。

中国国家标准《医院消毒卫生标准》（GB 15982-2012）、《医务人员手卫生规范》（WS/T 313-2009）规定医务人员手消毒效果应达到的要求：①卫生手消毒后医务人员手表面的细菌菌落总数应≤$10CFU/cm^2$。②外科手消毒后医务人员手表面的细菌菌落总数应≤$5CFU/cm^2$。

（唐 非）

用消毒剂相应的中和剂外，其余均与消毒前采样相同。③将消毒前、后的样品于 4 小时内送实验室进行活菌培养计数以及相应致病菌与相关指示菌的分离与鉴定。④活菌培养计数检测采用稀释平板法（见菌落总数测定），按公式换算成排泄物、呕吐物中的含菌量，即排泄物、呕吐物中的含菌量（CFU/g 或 CFU/ml）= kN/WV。式中，k 为稀释量，N 为平板上菌落数（CFU），W 为试验样本重量或体积（g 或 ml），V 为接种量（ml）。⑤相应致病菌与相关指标菌的分离与鉴定，见指示菌、致病性微生物的检验及相关国家标准或规范中的方法进行。⑥检测结果符合以下评价标准的要求，可判为消毒处理合格，即不得检出相应的致病菌，自然菌的杀灭率应≥90%，有关指示菌残留菌量不得超过国家相关标准的规定。

（唐 非）

样：采样部位为内镜的内腔面，用无菌注射器抽取 10ml 含相应中和剂的缓冲液，从待检内镜活检口注入，用无菌试管从活检出口收集，2 小时内检测。②菌落计数：将送检液充分震荡混匀，取 0.5ml 加至 2 个直径 90mm 无菌平皿，分别倾注融化的营养琼脂（45~48℃）15~18ml，混合均匀、凝固后，35℃培养 48 小时计数，菌落数/内镜（件）= 2 个平皿菌落数平均值×20。③致病菌检测：将送检液充分震荡混匀，取 0.2ml 分别接种血平板、中国蓝琼脂平板和沙门-志贺琼脂平板，均匀涂布，35℃培养 48 小时，观察有无致病菌生长。

消毒后的内镜合格标准：细菌总数每件应<20CFU，不能检出致病菌；灭菌后内镜合格标准为：无菌检测合格，即内镜不可检测出任何微生物。

（唐 非）

páixièwù hé ǒutùwù xiāodú xiàoguǒ jiǎncè

排泄物和呕吐物消毒效果检测 （detection of excreta and vomitus disinfection effect）

传染病患者的排泄物和呕吐物作为疫源地的污染物必须进行消毒处理。为了保证对排泄物、呕吐物消毒的质量，确保传染病病原体被彻底杀灭，必须用微生物学方法检测与评价各种消毒措施对其进行消毒处理的效果，作为判断是否达到消毒合格的依据。

检测步骤：①取 1ml 或 1g 消毒前的排泄物、呕吐物样本至含 9ml 磷酸缓冲液的试管中，振荡混匀后，取 0.5ml 加至另一含 4.5ml 磷酸缓冲液的试管内。②对排泄物、呕吐物消毒达设定的作用时间后，再进行采样，采样方法除在磷酸缓冲液中加入与所使

nèijìng xiāodú mièjūn xiàoguǒ jiǎncè

内镜消毒灭菌效果检测 （detection of endoscope disinfection effect）

根据内镜在人体内使用部位的不同，对其消毒或灭菌处理的要求也有所区别。凡是进入人体无菌组织、器官或者经外科切口进入人体无菌腔室的内镜及其附件，如腹腔镜、膀胱镜、宫腔镜等，必须灭菌；凡是穿破黏膜的内镜附件，如活检钳、高频电刀等，也必须灭菌；凡进入人体消化道、呼吸道等与黏膜接触的内镜，如喉镜、气管镜、胃镜、肠镜、直肠镜等，应进行高水平消毒。为了保证内镜灭菌消毒效果，消毒后的内镜应每季度进行生物学监测并做好监测记录，而灭菌后的内镜应每月进行生物学监测并做好记录。

检测按如下步骤进行。①采

yīyuàn wūshuǐ xiāodú xiàoguǒ jiǎncè

医院污水消毒效果检测 （detection of hospital sewage disinfection effect）

医院污水消毒主要采用化学消毒法，即在污水中投加化学消毒剂，杀灭医疗污水中的各种病原微生物，避免此类微生物对环境的污染。医院污水消毒是医院污水处理工艺流程中的重要环节，以氯、二氧化氯消毒较为常用。为了保证医院污水的消毒效果，应以医院污水排放标准为依据，按规定的采样频次、检测方法，对各项控制指标进行检测，据此结果评价与判定污水的消毒效果。一般以直接检验污水中的病原体最为可靠，但从污水中分离出各种病原体的检验技术较复杂、时间长，因此多以粪大肠菌群、肠道致病菌、肠道病毒与结核杆菌的数量，以及消毒

剂的接触时间与剩余量作为医院污水消毒效果的检测指标。

采用含氯消毒剂消毒时，接触池出口总余氯每日至少检测2次（经过间隙式消毒处理的，每次排放前检测）；粪大肠菌群每月检测不得少于1次；肠道致病菌，主要检测沙门菌、志贺菌，沙门菌每季度至少检测1次，志贺菌每年至少检测2次；结核病医疗机构根据需要检测结核杆菌；收治了传染病患者的医院，应加强对肠道致病菌和肠道病毒的检测，根据所收治的感染了同一肠道致病菌或肠道病毒的患者情况，及时检测该种传染病病原体。

医院污水经消毒后应达到《医疗机构水污染物排放标准》（GB 18466-2005）中规定的水质要求方可排放。医疗机构水污染物排放限值见表。

表　医疗机构水污染物排放限值（日均值）

项目	综合性医疗机构	传染病医疗机构	结核病医疗机构	其他医疗机构
粪大肠菌群（MPN/L）	500	100	100	500
肠道致病菌	不得检出	不得检出	不得检出	不得检出
肠道病毒	不得检出	不得检出	不得检出	不得检出
结核杆菌	–	不得检出	不得检出	–
含氯消毒剂消毒接触时间（小时）	≥1	≥1.5	≥1.5	≥1
接触池出口总余氯（mg/L）	3~10	6.5~10	6.5~10	3~10

（唐　非）

索　引

条目标题汉字笔画索引

说　明

一、本索引供读者按条目标题的汉字笔画查检条目。

二、条目标题按第一字的笔画由少到多的顺序排列，按画数和起笔笔形横（一）、竖（丨）、撇（丿）、点（、）、折（乛，包括丁乚く等）的顺序排列。笔画数和起笔笔形相同的字，按字形结构排列，先左右形字，再上下形字，后整体字。第一字相同的，依次按后面各字的笔画数和起笔笔形顺序排列。

三、以拉丁字母、希腊字母和阿拉伯数字、罗马数字开头的条目标题，依次排在汉字条目标题的后面。

四　画

七　画

八 画

十一　画

条 目 外 文 标 题 索 引

内 容 索 引

说 明

一、本索引是本卷条目和条目内容的主题分析索引。索引款目按汉语拼音字母顺序并辅以汉字笔画、起笔笔形顺序排列。同音时，按汉字笔画由少到多的顺序排列，笔画数相同的按起笔笔形横（一）、竖（丨）、撇（丿）、点（丶）、折（乛，包括丁乚㇏等）的顺序排列。第一字相同时，按第二字，余类推。索引标目中夹有拉丁字母、希腊字母、阿拉伯数字和罗马数字的，依次排在相应的汉字索引款目之后。标点符号不作为排序单元。

二、设有条目的款目用黑体字，未设条目的款目用宋体字。

三、不同概念（含人物）具有同一标目名称时，分别设置索引款目；未设条目的同名索引标目后括注简单说明或所属类别，以利检索。

四、索引标目之后的阿拉伯数字是标目内容所在的页码，数字之后的小写拉丁字母表示索引内容所在的版面区域。本书正文的版面区域划分如右图。

a	c	e
b	d	f

C

本卷主要编辑、出版人员

执行总编　谢　阳

编　　审　郭亦超

责任编辑　王　霞

索引编辑　张　安　李　慧

名词术语编辑　孙文欣

汉语拼音编辑　王　颖

外文编辑　景黎明

参见编辑　吴翠姣

绘　　图　北京心合文化有限公司

责任校对　李爱平

责任印制　陈　楠

装帧设计　雅昌设计中心·北京